Anatomia Funcional e Fisiologia dos Animais Domésticos

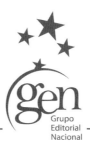

O GEN | Grupo Editorial Nacional – maior plataforma editorial brasileira no segmento científico, técnico e profissional – publica conteúdos nas áreas de ciências da saúde, exatas, humanas, jurídicas e sociais aplicadas, além de prover serviços direcionados à educação continuada e à preparação para concursos.

As editoras que integram o GEN, das mais respeitadas no mercado editorial, construíram catálogos inigualáveis, com obras decisivas para a formação acadêmica e o aperfeiçoamento de várias gerações de profissionais e estudantes, tendo se tornado sinônimo de qualidade e seriedade.

A missão do GEN e dos núcleos de conteúdo que o compõem é prover a melhor informação científica e distribuí-la de maneira flexível e conveniente, a preços justos, gerando benefícios e servindo a autores, docentes, livreiros, funcionários, colaboradores e acionistas.

Nosso comportamento ético incondicional e nossa responsabilidade social e ambiental são reforçados pela natureza educacional de nossa atividade e dão sustentabilidade ao crescimento contínuo e à rentabilidade do grupo.

Anatomia Funcional e Fisiologia dos Animais Domésticos

William O. Reece, DVM, PhD
University Professor Emeritus, Department of Biomedical Sciences, College of Veterinary Medicine, Iowa State University of Science and Technology – Ames, Iowa, USA.

Eric W. Rowe, DVM, PhD
Associate Professor, Department of Biomedical Sciences, College of Veterinary Medicine, Iowa State University of Science and Technology – Ames, Iowa, USA.

Tradução
Fabiana Buassaly Leistner
José Jurandir Fagliari

Revisão Técnica
José Jurandir Fagliari
Professor Titular Aposentado do Departamento de Clínica e Cirurgia Veterinária da Faculdade de Ciências Agrárias e Veterinárias da Universidade Estadual Paulista (Unesp). Pós-Doutorado pela Veterinary College da University of Minnesota – USA.

Quinta edição

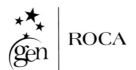

- Os autores deste livro e a editora empenharam seus melhores esforços para assegurar que as informações e os procedimentos apresentados no texto estejam em acordo com os padrões aceitos à época da publicação, *e todos os dados foram atualizados pelos autores até a data do fechamento do livro*. Entretanto, tendo em conta a evolução das ciências, as atualizações legislativas, as mudanças regulamentares governamentais e o constante fluxo de novas informações sobre os temas que constam do livro, recomendamos enfaticamente que os leitores consultem sempre outras fontes fidedignas, de modo a se certificarem de que as informações contidas no texto estão corretas e de que não houve alterações nas recomendações ou na legislação regulamentadora.

- Data do fechamento do livro: 22/06/2020

- Os autores e a editora se empenharam para citar adequadamente e dar o devido crédito a todos os detentores de direitos autorais de qualquer material utilizado neste livro, dispondo-se a possíveis acertos posteriores caso, inadvertida e involuntariamente, a identificação de algum deles tenha sido omitida.

- **Atendimento ao cliente: (11) 5080-0751 | faleconosco@grupogen.com.br**

- Traduzido de
Functional Anatomy & Physiology of Domestic Animals, FIFTH EDITION
Copyright © 2017 John Wiley and Sons, Inc.
Edition History: Wiley-Blackwell (4e, 2009)
Lippincott Williams & Wilkins (3e, 2004)
Lippincott Williams & Wilkins (2e, 1997)
Lea & Febiger (1e, 1990)
All Rights Reserved. This translation published under license with the original publisher John Wiley & Sons Inc.
ISBN: 9781119270843

- Direitos exclusivos para a língua portuguesa
Copyright © 2020 by
EDITORA GUANABARA KOOGAN LTDA.
Uma editora integrante do GEN | Grupo Editorial Nacional
Travessa do Ouvidor, 11
Rio de Janeiro – RJ – CEP 20040-040
www.grupogen.com.br

- Reservados todos os direitos. É proibida a duplicação ou reprodução deste volume, no todo ou em parte, em quaisquer formas ou por quaisquer meios (eletrônico, mecânico, gravação, fotocópia, distribuição pela Internet ou outros), sem permissão, por escrito, da EDITORA GUANABARA KOOGAN LTDA.

- Capa: Bruno Sales

- Imagens da capa: GlobalP / Denes Farkas

- Editoração eletrônica: Diretriz

- Ficha catalográfica

R254a
5. ed.

Reece, William O.
   Anatomia funcional e fisiologia dos animais domésticos / William O. Reece, Eric W. Rowe ; tradução José Jurandir Fagliari, Fabiana Buassaly Leistner. - 5. ed. - Rio de Janeiro : Roca, 2020.
   536 p. : il. ; 24 cm.

   Tradução de: Functional anatomy and physiology of domestic animals
   Apêndice
   Inclui índice
   ISBN 978-85-277-3655-8

   1. Animais domésticos. 2. Medicina veterinária. I. Rowe, Eric W. II. Fagliari, José Jurandir. III. Leistner, Fabiana Buassaly. IV. Título.

20-64471
                                     CDD: 636.089
                                     CDU: 636.09

Meri Gleice Rodrigues de Souza - Bibliotecária CRB-7/6439

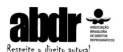

Dedicatória

Este livro é dedicado à minha esposa Shirley Ann Bruckner Reece, que nasceu em 12/03/1932 e faleceu em 29/09/1999.

Agradeço a Deus pelos nossos 46 anos de casamento e pelos sete filhos (Mary Kay, Kathy Ann, Barbara Jean, Sara Lucinda, Anna Marie, Susan Theresa e William Omar II) que tivemos o privilégio de gerar. Shirley foi criada em Chicago e recebeu seu título de bacharel em Alimentos e Nutrição pela Iowa State University. Antes de receber nossos diplomas, em 1954, já estávamos casados.

Shirley era uma esposa e mãe exemplar. Sempre mostrava uma sabedoria além de seu tempo e era admirada por todos que a conheciam. Ela era a alegria em pessoa, religiosa, amava viver e adorava a cidade de Ames. Por causa de seu exemplo, seu apoio à minha vocação e seu entusiasmo pela família, pela igreja, pela comunidade e pela veterinária, fui encorajado a prosseguir com a minha atividade profissional produtiva, que inclui esta quinta edição de *Anatomia Funcional e Fisiologia dos Animais Domésticos*. Por isso, faço essa homenagem à presença de minha esposa durante grande parte da minha vida.

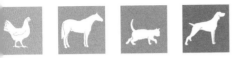

Colaboradores

Shannon Jones Hostetter, DVM, PhD, Diplomate ACVP
Assistant Professor
Department of Veterinary Pathology
College of Veterinary Medicine
Iowa State University
Ames, Iowa, USA

Michael Kimber, PhD
Associate Professor
Department of Biomedical Sciences
College of Veterinary Medicine
Iowa State University
Ames, Iowa, USA

Agradecimentos

A primeira edição deste livro foi desenvolvida a partir da necessidade que senti ao ensinar fisiologia de animais domésticos para estudantes de graduação, em sua maioria da Faculdade de Agronomia. Meu tempo de ensino nesse curso durou aproximadamente 45 anos e envolveu cerca de 4.500 estudantes. Sou grato a esses alunos não só pela inspiração que me proporcionaram, mas também por me ajudarem em meu desenvolvimento pessoal e profissional. Também agradeço ao Dr. Peter Holmes, da University of Glasgow, School of Veterinary Medicine, Department of Physiology, por aceitar minha visita sabática e por fornecer apoio administrativo, além de um ambiente estimulante para trabalhar enquanto eu preparava o manuscrito para a primeira edição. O Biomedical Sciences Department (anteriormente Veterinary Physiology and Pharmacology) da College of Veterinary Medicine, Iowa University, continuou a fornecer apoio administrativo e recursos para a quinta edição, assim como fez para as anteriores.

É uma lição de humildade participar da produção de um livro didático e ver o esforço da equipe e a cooperação cordial de tantas pessoas talentosas. São para essas pessoas envolvidas na quinta edição a quem expresso meu reconhecimento e estendo os meus sinceros agradecimentos.

Agradeço ao Dr. Eric Rowe, professor associado do Biomedical Sciences Department, College of Veterinary Medicine, Iowa State University, que aceitou ser coautor desta quinta edição. Seu ensino de anatomia veterinária, bem como sua experiência em clínica médica-veterinária, suas habilidades tecnológicas, seu entusiasmo e seu grande interesse foram muito enriquecedores para o livro.

Um destaque desta quinta edição são as figuras em cores no Encarte. A adição de cor foi iniciada por Jennifer Hunt, ilustradora sênior de assuntos referentes à biologia e medicina da Iowa State University e finalizada por Sarah Mientka, também ilustradora sênior de temas voltados à biologia e medicina da Iowa State University. Além disso, Sarah criou várias outras figuras. Dr. Rowe e eu somos gratos e temos orgulho das habilidades de Jennifer e Sarah.

Agradeço ao Dr. Anumantha Kanthasamy, professor emérito e membro do Department of Biomedical Sciences, College of Veterinary Medicine, Iowa State University, não só pelo incentivo a este projeto como também pelo fornecimento de recursos de escritório e serviços de ilustração médica dos estudantes seniores. Aos meus ex-reitores da College of Veterinary Medicine, Dr. Phillip Pearson, Dr. Richard Ross, Dr. John Thomson e, à nossa atual reitora, Dra. Lisa Nolan, pelo grande apoio.

Agradeço à Linda Erickson, especialista administrativa do Department of Biomedical Sciences, por ter servido como um elo para as minhas necessidades nas quatro primeiras edições. Atualmente, o papel de Linda Erickson no cumprimento das funções administrativas é desempenhado de forma competente por Shelly Loonan, especialista administrativa, auxiliada por Kim Adams, auxiliar de contabilidade, William Robertson, coordenador, e Emma Hashman, assistente.

Agradeço à Kristi Schaaf, diretora da Biblioteca de Medicina Veterinária da Iowa State University, pela cordialidade e pelo auxílio com a localização de material de referência e outras informações. Agradeço à Lana Greve, assistente da biblioteca, e aos estudantes-assistentes de veterinária, por terem sido muito prestativos também.

Agradeço ao Dean Biechler, por ter criado as silhuetas de animais utilizadas na capa da primeira edição, época em que ele foi contratado como desenhista pela Biomedical Communications na College of Veterinary

x Anatomia Funcional e Fisiologia dos Animais Domésticos

Medicine, da Iowa State University. Essas sofisticadas ilustrações continuaram a ser identificadas em todas as edições subsequentes.

Agradeço à editora John Wiley & Sons, Inc. e à sua equipe de especialistas, por terem participado desde o processo de comissionamento até a data de publicação. Isso envolveu Justinia Wood, editora sênior de comissionamento, Medicina Veterinária e Estudos em Equinos, Erica Judisch, editora executiva, Medicina Veterinária e Odontologia, e Purvi Patel, editor de projetos, que forneceu recomendações e assistência desde o início do projeto até o envio do material. Nancy Turner, como editora sênior de desenvolvimento, precedeu Purvi Patel como editora de projetos para a quarta edição e com assistência preliminar para a quinta edição. O processo de produção após o envio dos manuscritos envolveu Baljinder Kaur, gerente de projetos, Audrey Koh, editora de produção e Patricia Bateson, revisora de textos.

Agradeço aos inúmeros editores e autores por terem permitido o uso de suas ilustrações. Nossos agradecimentos a eles são transmitidos nos créditos em relação à fonte.

Agradeço à minha esposa Shirley, *in memoriam*, por seu tão importante incentivo para prosseguir com a terceira edição deste livro. Shirley era uma ótima ouvinte quando eu despejava ideias e problemas sobre ela. Sua memória permaneceu viva durante o preparo da quarta e da quinta edição.

E, acima de tudo, agradeço a Deus por essas pessoas com quem trabalhei e pelo privilégio de continuar a ter uma vida ativa e produtiva.

William O. Reec

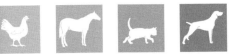

Prefácio

Anatomia Funcional e Fisiologia dos Animais Domésticos é voltado para estudantes de graduação que estão em busca de conhecimentos básicos sobre anatomia e fisiologia dos animais domésticos. Esta obra pressupõe uma formação básica em biologia, além de um forte interesse dos estudantes em compreender melhor os sistemas dos animais. Atualmente em sua quinta edição, este livro continua sendo de particular interesse para os estudantes de ciência animal, medicina veterinária, cursos técnicos em veterinária e outros cursos relacionados a animais; além disso, trata-se de uma excelente ponte de acesso a outros livros necessários para se alcançar um nível mais profundo de conhecimento. A experiência com as quatro primeiras edições e com os comentários dos leitores orientou os esforços para essa revisão.

● ANATOMIA FUNCIONAL

A anatomia funcional refere-se à apresentação concomitante da anatomia (tanto micro como macroscópica) com a fisiologia para se obter uma melhor apreciação de sua interconexão. Intitulada *Fisiologia dos Animais Domésticos* em sua primeira e segunda edições, a obra foi renomeada na terceira edição, com o objetivo de fornecer aos leitores maior reconhecimento de seu conteúdo em anatomia.

O primeiro capítulo, *Princípios Básicos de Estrutura e Função*, inclui tópicos sobre estruturas e funções celulares, produção de energia, funções do DNA e RNA, embriologia, tecidos, termos e planos direcionais, além de cavidades corporais. O estudo desses tópicos será útil para a leitura dos capítulos seguintes.

● CARACTERÍSTICAS PRINCIPAIS

Sumário

Além dos títulos dos capítulos, estão incluídos os principais tópicos de cada capítulo. A leitura do sumário dá uma visibilidade para o enfoque de cada capítulo e para a profundidade de seu conteúdo.

Visão geral do capítulo

Uma revisão adicional do sumário é apresentada no início de cada capítulo, com tópicos de primeiro e segundo nível. Estes estão desenvolvidos no capítulo, de maneira ordenada e coerente, com maior profundidade nos tópicos de segundo nível. Os tópicos de terceiro nível podem acompanhar os de segundo nível em alguns locais do texto.

Apoio ao estudo

Cada um dos tópicos de primeiro nível dentro do texto do capítulo é imediatamente seguido por um questionário, cujas respostas ou conceitos importantes são revelados no texto que se segue. Essas perguntas são mais úteis quando, após a leitura do texto que segue o tópico, o leitor retorna a elas, pois isso lhe ajudará a fazer uma rápida revisão para melhor entendimento. Quando os alunos abordam o conteúdo do capítulo de modo consciente, buscando as respostas para essas perguntas, aquilo que eventualmente poderia ser de difícil leitura e compreensão torna-se um esforço produtivo. Essas perguntas também podem representar um ponto de partida para rápida revisão no futuro, quando o estudante precisar se preparar para provas que exijam conhecimento relacionado à fisiologia.

Autoavaliação

Os exercícios de múltipla escolha, dispostos no fim de cada capítulo, são elaborados para aumentar a eficiência do ensino. As perguntas pretendem reforçar o conteúdo relevante dos capítulos e fornecer uma revisão fundamentada. As respostas constam no Apêndice B, ao fim do livro.

Correlações clínicas

Em muitos locais ao longo dos capítulos, os tópicos sobre anatomia ou fisiologia foram ampliados, fazendo-se uma breve menção a uma correlação clínica. Essas correlações são fornecidas não apenas por serem interessantes, mas também por sua relevância para o tópico que está sendo apresentado.

Termos-chave

Os termos-chave, que podem ser novos ou desconhecidos pelo aluno, estão destacados em negrito em sua primeira ocorrência no texto.

Leitura sugerida

Algumas referências estão listadas no final de cada capítulo para incentivar os alunos a se aprofundarem no estudo sobre o conteúdo apresentado.

Ilustrações atualizadas e melhoradas

A obra conta com mais de 350 ilustrações para auxiliar a apresentação do texto. Todas foram reavaliadas quanto à acurácia e compreensão, e as consideradas ineficazes foram substituídas por outras melhores.

Apêndice A

Intitulado *Valores Normais de Componentes Sanguíneos*, esse apêndice inclui seis tabelas com valores sanguíneos para várias espécies domésticas. Eles são oriundos de fontes autorizadas e podem ser um recurso muito útil.

■ COBERTURA EXPANDIDA DE TÓPICOS SOBRE AVES

Como as aves de criação são peças-chave do setor agrícola e os pássaros ornamentais estão cada vez mais presentes como pacientes das clínicas veterinárias, os tópicos sobre aves constam nos capítulos em que sua anatomia e fisiologia são claramente diferentes. Essa cobertura expandida consta nos capítulos sobre rim, respiração e digestão, bem como sobre reprodução do macho e da fêmea.

Os recursos de estudo, os exercícios de autoavaliação, o uso de figuras e tabelas, bem como as referências bibliográficas sugeridas, fornecem os elementos necessários para o estudo independente. Desse modo, esta edição é um valioso apoio aos cursos que ensinam anatomia e fisiologia dos animais domésticos e ainda serve como uma ponte para cursos mais avançados em ciência animal e medicina veterinária.

William O. Reece

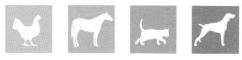

Sumário

1 Princípios Básicos de Estrutura e Função 1
  Célula, sua estrutura e suas funções 1
  Produção de energia 4
  Funções do DNA e do RNA 5
  Embriologia 9
  Tecidos. 12
  Termos e planos direcionais 18
  Cavidades corporais 19

2 Água Corporal: Propriedades e Funções 25
  Propriedades físico-químicas das soluções 25
  Distribuição da água corporal. 33
  Equilíbrio hídrico 35
  Desidratação, sede e ingestão de água 37
  Adaptação à falta de água 38

3 O Sangue e Suas Funções 42
  Características gerais 42
  Leucócitos 44
  Eritrócitos 51
  Remoção dos eritrócitos 55
  Metabolismo do ferro 57
  Anemia e policitemia. 59
  Hemostasia: prevenção da perda sanguínea 60
  Prevenção da coagulação sanguínea 67
  Testes de coagulação sanguínea 68
  Plasma e sua composição 70

4 Sistema Nervoso 79
  Estrutura do sistema nervoso 79
  Organização do sistema nervoso 82
  O impulso nervoso e sua transmissão 99
  Reflexos. 104
  Meninges e líquido cerebrospinal 107
  Metabolismo do sistema nervoso central 112

5 Órgãos dos Sentidos 117
  Classificação dos receptores sensoriais. 117
  Respostas dos receptores sensoriais 118
  Dor. 119
  Paladar 121

xiv Anatomia Funcional e Fisiologia dos Animais Domésticos

Olfato 123
Audição e equilíbrio 125
Visão 133

6 Sistema Endócrino 152
Hormônios 152
Hipófise 153
Glândula tireoide 157
Glândulas paratireoides 160
Glândulas adrenais 161
Pâncreas 166
Prostaglandinas e suas funções 167

7 Ossos, Articulações e Líquido Sinovial 170
Características gerais do esqueleto 170
Estrutura óssea 178
Formação do osso 183
Reparo ósseo 186
Articulações e líquido sinovial 188

8 Músculos 197
Classificação 197
Disposição (arranjo) muscular 199
Suporte musculoesquelético 200
Microestrutura do músculo esquelético 201
Contração do músculo esquelético 205
Comparação da contração entre os tipos de músculos 212
Alterações no tamanho do músculo 215

9 Sistema Cardiovascular 219
Coração e pericárdio 219
Vasos sanguíneos 224
Sistema linfático 228
Baço 233
Contratilidade cardíaca 235
Eletrocardiograma 239
Sons cardíacos 240
Frequência cardíaca e seu controle 241
Pressão arterial 244
Fluxo sanguíneo 246
Dinâmica capilar 248

10 Sistema Respiratório 257
Sistema respiratório 257
Fatores associados à respiração 264
Pressões respiratórias 268
Ventilação pulmonar 270
Difusão de gases respiratórios 273

Anatomia Funcional e Fisiologia dos Animais Domésticos **xv**

Transporte de oxigênio 273
Transporte de dióxido de carbono 276
Controle da ventilação 277
Limpeza (*clearance*) respiratória 282
Funções não respiratórias do sistema respiratório 285
Terminologia fisiopatológica 286
Respiração de aves 287

11 Sistema Urinário **296**
Anatomia macroscópica dos rins e da bexiga 296
Néfron 300
Formação (produção) de urina 303
Filtração glomerular 305
Reabsorção e secreção tubular 309
Mecanismo de contracorrente 311
Concentração da urina 314
Regulação do volume de líquido extracelular 318
Aldosterona 319
Outros hormônios associados aos rins 319
Micção 320
Características da urina de mamíferos 321
Depuração (*clearance*) renal 322
Manutenção do equilíbrio ácido-base 323
Sistema urinário de aves 328

12 Digestão e Absorção **337**
Introdução 338
Cavidade bucal e faringe 339
Estômago simples (monogástrico) 343
Intestinos 346
Órgãos acessórios 354
Composição dos alimentos 356
Funções mecânicas pré-estomacais 360
Motilidade gastrintestinal 362
Funções mecânicas do estômago e do intestino delgado 364
Funções mecânicas do intestino grosso 367
Secreções digestivas 368
Digestão e absorção 373
Estômago de ruminantes 376
Características da digestão dos ruminantes 379
Bioquímica e microbiologia do rúmen 382
Metabolismo de ruminantes 383
Digestão em aves 387

13 Calor Corporal e Termorregulação **396**
Temperatura corporal 396
Respostas fisiológicas ao calor 397
Respostas fisiológicas ao frio 401

xvi Anatomia Funcional e Fisiologia dos Animais Domésticos

Hibernação 402
Hipotermia e hipertermia 403

14 Reprodução do Macho 406
Testículos e estruturas associadas 406
Descida dos testículos 410
Glândulas sexuais acessórias e sêmen 412
Pênis e prepúcio 414
Músculos da genitália do macho 415
Irrigação sanguínea e inervação 417
Espermatogênese 419
Ereção 423
Monta e penetração do pênis 424
Emissão e ejaculação 424
Fatores que interferem na função testicular 425
Reprodução do macho da espécie aviária 425

15 Reprodução da Fêmea 431
Anatomia funcional do sistema reprodutor feminino 431
Hormônios do sistema reprodutor feminino 439
Atividade do folículo ovariano 444
Receptividade sexual 448
Ciclo estral e fatores relacionados 450
Prenhez 454
Parto 460
Involução uterina 462
Reprodução em aves (fêmeas) 464

16 Lactação 472
Anatomia funcional das glândulas mamárias das fêmeas 472
Mamogênese 477
Lactogênese e lactação 479
Composição do leite 481
Ordenha e outras considerações 484

Apêndice A | Valores Normais de Componentes Sanguíneos 489

Apêndice B | Respostas das Questões de Autoavaliação 493

Índice Alfabético 499

Encarte

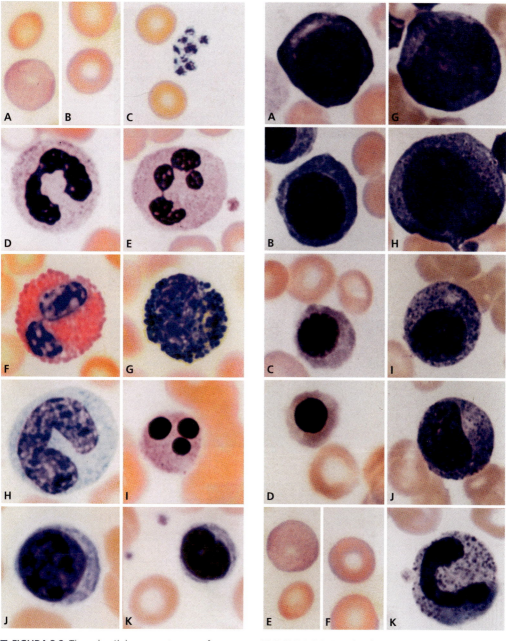

■ **FIGURA 3.2** Tipos de células presentes em esfregaços de sangue periférico normal. **A.** Eritrócito policromatófilo. **B.** Eritrócito (maduro). **C.** Plaquetas. **D.** Neutrófilo bastonete (imaturo). **E.** Neutrófilo (maduro). **F.** Eosinófilo. **G.** Basófilo. **H.** Monócito. **I.** Neutrófilo em degeneração. **J.** Grande linfócito. **K.** Pequeno linfócito. (De Cormack DH. Essential Histology. 2nd edn. Baltimore, MD: Lippincott Williams & Wilkins, 2001.)

■ **FIGURA 3.3** Estágios de maturação eritroide e granulocítica identificados no exame microscópico. **A.** Pró-eritroblasto. **B.** Eritroblasto basófilo. **C.** Eritroblasto policromatófilo. **D.** Normoblasto. **E.** Eritrócito policromatófilo. **F.** Eritrócito (maduro). **G.** Mieloblasto. **H.** Pró-mielócito. **I.** Mielócito neutrofílico. **J.** Metamielócito neutrofílico. **K.** Neutrófilo bastonete. (De Cormack DH. Essential Histology. 2nd edn. Baltimore, MD: Lippincott Williams & Wilkins, 2001.)

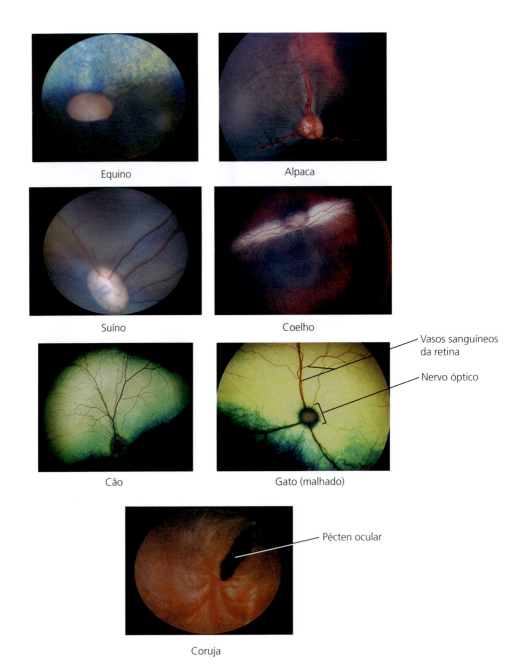

■ **FIGURA 5.23** Fotografias de fundos de olho de sete animais, vistos por meio de oftalmoscopia. As estruturas em formato de disco são os discos ópticos, ilustrados como uma cabeça do nervo óptico. O pécten ocular, visto em aves, é responsável pela nutrição da parte interna do olho e da retina. (Cortesia dos Drs. Rachel Allbaugh e Gil Ben-Shlomo, Lloyd Veterinary Medical Center, Ophthalmology Service, Iowa State University.)

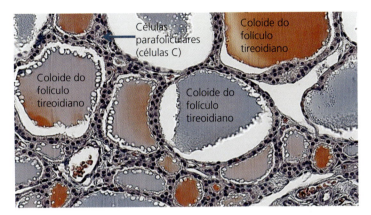

FIGURA 6.3 Fotomicrografia dos folículos tireoidianos, mostrando a tireoglobulina iodada armazenada no coloide. Células parafoliculares (células C, que secretam calcitonina) estão posicionadas ao lado dos folículos e costumam aparecer como células isoladas (seta). (De Goff JP. The Endocrine System. In Reece WO. ed. Dukes' Physiology of Domestic Animals. 13th edn. Ames, IA: Wiley-Blackwell, 2015.)

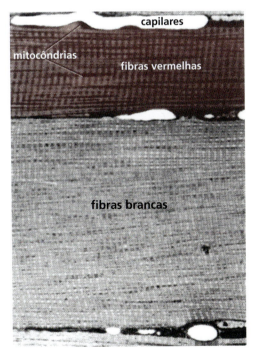

FIGURA 8.3 Fotomicrografia do músculo esquelético, mostrando fibras vermelhas e brancas. As fibras vermelhas possuem maior número de mitocôndrias compactadas entre suas miofibrilas, especialmente em associação com capilares. (De Ham AW, Cormack DC. Histology. 8th edn. Philadelphia, PA: JB Lippincott, 1979.)

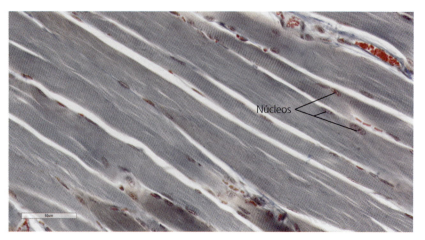

■ **FIGURA 8.4** Fotomicrografia de corte longitudinal de fibras de músculo esquelético. Observe as estrias e os múltiplos núcleos situados à periferia.

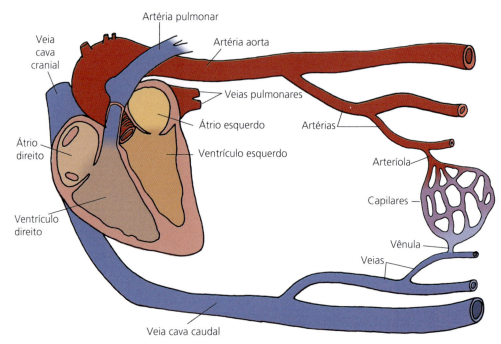

■ **FIGURA 9.8** Representação esquemática do sistema circulatório funcional. Há uma rede de artérias, arteríolas, capilares, vênulas e veias entre a artéria aorta e as veias cavas (cranial e caudal).

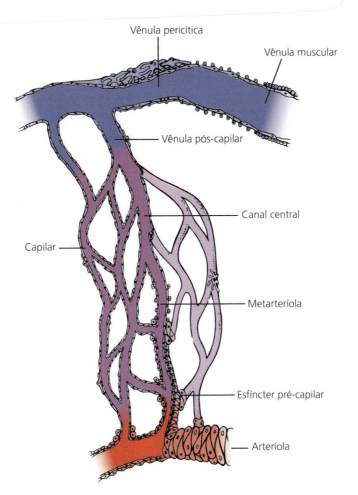

FIGURA 9.9 Desenho esquemático da microvasculatura. Os capilares surgem tanto de uma arteríola como de uma metarteríola; nota-se a presença de esfíncteres pré-capilares. A metarteríola continua em um canal central, seguido de uma vênula pós-capilar; à medida que o diâmetro das vênulas aumenta, elas recebem o nome de vênulas pericíticas, nas quais os pericitos formam uma camada contínua. (De Eurell JA, Frappier BL. Dellmann's Textbook of Veterinary Histology. 6th edn. Ames, IA: Blackwell Publishing, 2006.)

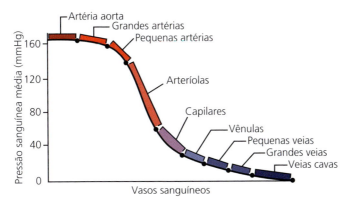

FIGURA 9.12 Ilustração gráfica de pressões decrescentes das artérias principais para as veias principais. Note a abrupta diminuição da pressão nas arteríolas e a inclinação mais suave no leito vascular muito mais amplo, composto de capilares. Desenho feito a partir de The Dukes Physiology Film Series (DKS-15), Ames, IA: Iowa State University, 1969.)

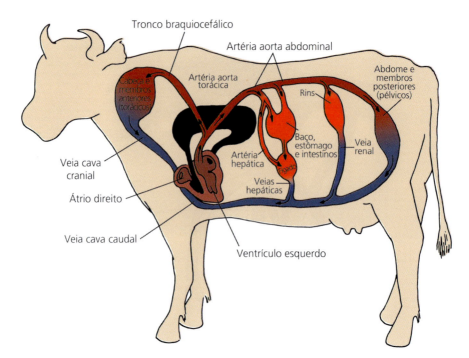

■ **FIGURA 9.13** Esquema geral do sistema circulatório de mamíferos, mostrando circulação pulmonar (em preto) que supre os pulmões e circulação sistêmica (em cores) que supre o restante do corpo.

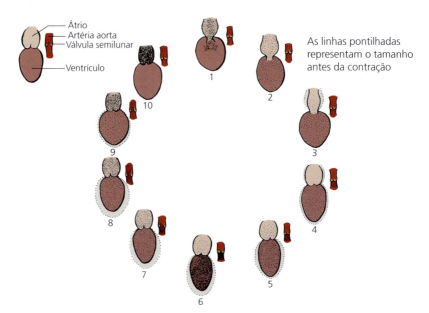

■ **FIGURA 9.23** Ciclo cardíaco do coração de mamíferos. Conforme mostrado no esquema da sequência do ciclo as câmaras únicas representam os átrios e ventrículos, tanto do lado direito como do lado esquerdo. A válvula semilunar única representa as válvulas semilunares pulmonar e aórtica, que separam os ventrículos do tronco pulmonar e da artéria aorta, respectivamente. As linhas pontilhadas em torno dos ventrículos correspondem à suposta dimensão relacionada aos processos de expansão e contração. 1, as valvas A-V se abrem; 2, os ventrículos recebem sangue dos átrios; 3, os átrios se contraem e se esvaziam; 4, os ventrículos iniciam a contração e fecham as valvas A-V; 5, os átrios relaxam e começam a se encher; 6, a pressão ventricular aumenta; 7, as válvulas semilunares se abrem; 8, ejeção de sangue começa a partir dos ventrículos através das válvulas semilunares; 9, os ventrículos iniciam o relaxamento; e 10, as válvulas semilunares se fecham, enquanto as valvas A-V ainda se encontram fechadas.

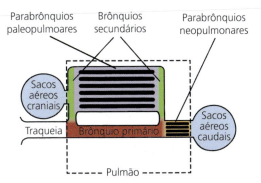

■ **FIGURA 10.27** Representação esquemática do pulmão e dos sacos aéreos de aves. São utilizadas diferentes cores para a identificação de estruturas. As áreas escurecidas correspondem aos capilares sanguíneos e as áreas azuladas adjacentes correspondem aos capilares aéreos. A combinação de capilares sanguíneos e capilares aéreos forma o revestimento parabronquial. Os sacos aéreos são prolongamentos dos pulmões que atuam como foles, para criar o fluxo de ar. (Adaptada de Fedde MR. Respiration in birds. In: Swenson MJ, Reece WO, eds. Dukes' Physiology of Domestic Animals. 11th edn. Ithaca, NY: Cornell University Press, 1993. Utilizada com permissão do editor Cornell University Press.)

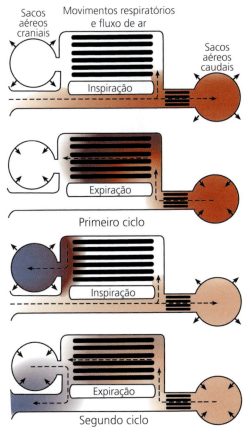

■ **FIGURA 10.29** Vias de fluxo de ar associadas com a inspiração e a expiração, em aves. O mesmo *bolus* de ar (área colorida) (área escurecida representa os capilares aéreos) passa por dois ciclos respiratórios. Pode-se notar que ocorre ventilação dos revestimentos parabronquiais durante a inspiração e a expiração. O ar que alcança os sacos aéreos caudais ventila o revestimento peribronquial neopulmonar e à medida que sai ele ventila os revestimentos parabronquiais neopulmonar e paleopulmonar. Quando os sacos aéreos craniais se expandem durante a expiração eles são preenchidos pelo ar que chega através dos revestimentos parabronquiais. Assim, o ar dos sacos aéreos craniais é excretado ao ambiente durante a expiração, sem ventilar os revestimentos parabronquiais. (Adaptada de Scheid P, Slama H, Piiper J. Mechanisms of unidirectional flow in parabronchi of avian lungs: measurements in duck lung preparations. Respir Physiol. 1972; 14: 83–95.)

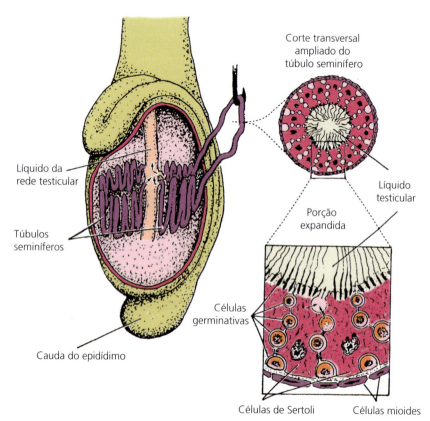

■ **FIGURA 14.2** Estrutura detalhada do testículo. São mostradas apenas duas das muitas alças dos túbulos seminíferos. O líquido testicular é secretado pelas células de Sertoli, no lúmen dos túbulos seminíferos. As células mioides são células contráteis contidas na membrana basal. (De Hafez ESE, Hafez B. Reproduction in Farm Animals. 7th ed, Baltimore, MD: Lippincott Williams & Wilkins, 2000.)

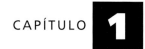

Princípios Básicos de Estrutura e Função

VISÃO GERAL DO CAPÍTULO

- Célula, sua estrutura e suas funções, *1*
  Organelas, *2*
- Produção de energia, *4*
- Funções do DNA e RNA, *5*
  DNA e sua replicação, *5*
  Mitose, *6*
  RNA e síntese proteica, *7*
- Embriologia, *9*
- Tecidos, *12*
  Epitélio, *12*
  Tecido conjuntivo, *16*
- Termos e planos direcionais, *18*
- Cavidades corporais, *19*
  Cavidade torácica, *20*
  Cavidade abdominopélvica, *20*
  Peritônio, *20*

Em geral, a anatomia refere-se ao estudo da estrutura de partes do corpo, incluindo a anatomia macroscópica (identificação por meio visual sem auxílio) e a microscópica (identificação que conta com o auxílio do microscópio e geralmente começa em nível celular). A fisiologia corresponde ao estudo das funções do corpo ou, conforme referido algumas vezes, "ao estudo de como o corpo funciona", e envolve processos biofísicos e bioquímicos, dispensando a necessidade de conhecimento de anatomia. Embora a anatomia e a fisiologia possam ser ensinadas como entidades separadas, as sobreposições são inevitáveis e, nesse caso, é mais produtivo integrar as duas disciplinas.

O estudo de anatomia e fisiologia é auxiliado por pré-requisitos que incluem as disciplinas de química, física e biologia, além de habilidades quantitativas em matemática. Com isso em mente, contamos não só com o seu preparo prévio, mas também com o desejo de ampliar seu conhecimento com aplicação à anatomia e fisiologia animal. Este capítulo fornece noções básicas de estrutura e função que serão úteis para o estudo dos capítulos a seguir.

- **Célula, sua estrutura e suas funções**

1. O que separa o citoplasma do líquido intersticial?
2. O que são organelas?
3. Defina a membrana nuclear.
4. Em que se transforma a cromatina nas células em processo de divisão?
5. Diferencie retículos endoplasmáticos granulares de agranulares e cite suas funções associadas.
6. As estruturas vesiculares do retículo endoplasmático são separadas ou interconectadas?
7. Qual a função do complexo de Golgi?
8. Em que organela acontece o ciclo do ácido cítrico?
9. Qual a principal substância dos lisossomos?
10. Qual a função celular associada aos centríolos? Como é conhecida a localização dos centríolos dentro da célula?

O número de células em um animal está na casa do trilhão e, para os seres humanos, estima-se que esse número seja por volta de 100 trilhões. Cada uma dessas células teve seu início com a fertilização de um oócito. A aparência das células varia de acordo com o órgão do qual elas fazem parte e será mostrada e descrita quando encontradas. As células são sistemas químicos altamente organizados e compartilham muitas características em comum, esquematicamente demonstradas na Figura 1.1. Os componentes básicos de uma célula são: a **membrana plasmática (membrana celular)** que delimita a célula e, consequentemente, confere limites a ela; o **citoplasma**, o qual corresponde à substância fundamental homogênea que forma a base onde os elementos formados ficam suspensos; e o **núcleo**. O núcleo é separado do citoplasma por uma membrana nuclear, enquanto o citoplasma é separado dos líquidos circundantes (líquido intersticial) por uma membrana celular. Além de ser geralmente flexível, a membrana celular é composta de fosfolipídios e proteínas. As moléculas de fosfolipídios subsistem em duas camadas. As moléculas de proteínas podem estar associadas à camada externa ou interna e penetrar de forma parcial ou completa (ver Capítulo 2).

Em virtude da especialização das células, nenhuma célula pode ser chamada de típica. O citoplasma é o local onde ocorrem diversas atividades metabólicas, sendo ocupado por partículas e organelas dispersas, pequenas e grandes.

Organelas

As **organelas** são estruturas físicas altamente organizadas, representadas na Figura 1.1, e, além da membrana celular, consistem em núcleo, retículo endoplasmático, complexo de Golgi, mitocôndrias, lisossomos e centríolos. Essas estruturas ajudam o citoplasma em suas

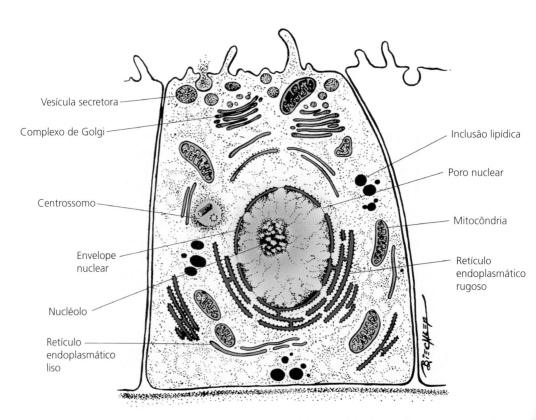

■ **FIGURA 1.1** Representação esquemática da organização geral de uma célula. (De Eurell JA, Frappier BL. Dellmann's Textbook of Veterinary Histology. 6th edn. Ames, IA: Blackwell Publishing, 2006.)

atividades metabólicas, recebendo materiais na célula, sintetizando novas substâncias, gerando energia, preparando materiais para transporte a outras partes da célula ou à circulação, excreção de catabólitos e multiplicação celular.

Núcleo

O núcleo é o centro de controle da célula, controlando suas reações químicas e a multiplicação celular. Essa organela contém grande quantidade de **DNA**. Os componentes nucleares consistem em uma membrana nuclear, um ou mais nucléolos e cromatina, todos imersos em um **suco nuclear** (**nucleoplasma**). A **membrana nuclear** (também conhecida como envelope nuclear) consiste em duas membranas, onde a membrana externa é contínua com o retículo endoplasmático, e o espaço entre as duas membranas nucleares, o lúmen, também é contínuo com o lúmen do retículo endoplasmático. Inúmeros poros nucleares penetram em ambas as camadas. Esses poros possibilitam permutas entre o nucleoplasma do núcleo e o citoplasma da célula, inclusive a transferência do **RNA** sintetizado no núcleo, para o citoplasma. Além de não ter uma membrana limitante, o **nucléolo** é uma estrutura que contém grandes quantidades de RNA e proteínas encontradas nos ribossomos. A **cromatina** aparece como partículas de coloração escura em todo o nucleoplasma de célula que não está em processo de divisão. Na célula em divisão, a cromatina se organiza em cromossomos.

Retículo endoplasmático

O **retículo endoplasmático** é uma rede de estruturas tubulares e vesiculares achatadas (pequenas cavidades de paredes finas) no citoplasma, todas interconectadas entre si. O líquido dentro do lúmen do retículo endoplasmático é contínuo com o líquido no envelope nuclear, mas é diferente do líquido contido no citoplasma. Um grande número de pequenas partículas granulares, chamadas **ribossomos**, está fixado às superfícies externas de muitas partes do retículo endoplasmático. Nos casos em que os ribossomos estão presentes, o retículo endoplasmático é denominado **retículo endoplasmático granular** ou **rugoso**; na ausência dos ribossomos, o retículo endoplasmático recebe o nome de **retículo endoplasmático agranular** ou **liso**. Os ribossomos são compostos de uma mistura de RNA e proteínas, atuando na síntese proteica. O retículo endoplasmático agranular atua na síntese de substâncias lipídicas e em outros processos enzimáticos da célula.

Complexo de Golgi

O **complexo de Golgi** está intimamente relacionado com o retículo endoplasmático. Também conhecido como aparelho de Golgi, esse complexo é proeminente em células secretoras, sendo bem desenvolvido em células responsáveis pela secreção de enzimas e hormônios. Ele prepara os materiais produzidos na célula e os transforma em unidades que são distribuídas para fora da célula. A preparação começa quando as vesículas se separam do retículo endoplasmático e depois se fundem com o complexo de Golgi. As substâncias vesiculares são então processadas nesse complexo para formar lisossomos ou outras vesículas secretoras, os quais vêm a ser envolvidos por uma membrana. Na sequência, essas substâncias vesiculares são liberadas do complexo de Golgi para armazenamento ou utilização na célula ou, então, são transportadas até a membrana celular, onde são liberadas para o líquido extracelular como uma secreção.

Mitocôndrias

As **mitocôndrias** são as "usinas" da célula porque constituem o principal local para a produção de energia. O número de mitocôndrias em uma célula depende da quantidade de energia necessária, embora o número dessas organelas suba quando as necessidades celulares aumentam. Uma mitocôndria é composta de membranas externa e interna. A **membrana interna** possui invaginações em forma de **prateleiras**, formando cristas para a fixação das enzimas envolvidas no processo de fosforilação oxidativa (enzimas para produção de energia). A **cavidade interna** consiste em uma **matriz** (substância de sustentação) que contém enzimas e coenzimas (cofatores) necessária para extrair energia dos nutrientes. A matriz é o local do **ciclo do ácido cítrico** (também conhecido como ciclo do ácido tricarboxílico e ciclo de Krebs).

Lisossomos

As organelas vesiculares denominadas **lisossomos** são formadas pelo complexo de Golgi e depois se dispersam por todo o citoplasma. Como os lisossomos contêm enzimas digestivas, a presença dessas organelas no citoplasma representa um sistema digestivo intracelular que possibilita a digestão de estruturas celulares danificadas, partículas de alimentos absorvidas pela célula e células bacterianas.

Centrossomo

O **centrossomo** está localizado no citoplasma, próximo ao núcleo, e contém dois centríolos. Os centríolos estão geralmente orientados em ângulo reto entre si e cada um deles consiste em nove grupos de três **microtúbulos** dispostos em um círculo. Durante a divisão celular, o centrossomo atua como um polo do fuso e ajuda a organizar os microtúbulos.

■ Produção de energia

1. Que substância é formada a partir do catabolismo de carboidratos, lipídios e proteínas para iniciar a fase aeróbia de produção de energia através do ciclo do ácido cítrico?
2. Quais cofatores estão envolvidos na transferência de elétrons do ciclo do ácido cítrico para a cadeia de transporte de elétrons?
3. Onde ficam os receptores de elétrons na cadeia de transporte dessas partículas?
4. Que substância rica em energia é produzida pela fosforilação oxidativa?
5. O que é água metabólica?
6. Qual o local de consumo de oxigênio pelo corpo?

Dentro das mitocôndrias, a energia é liberada das moléculas por meio de oxidação metabólica controlada. A **fase aeróbia** (que ocorre na presença de oxigênio) do catabolismo de carboidratos, lipídios e proteínas começa após a formação de **acetilCoA** a partir de glicose, ácidos graxos e alguns aminoácidos, respectivamente (Figura 1.2). A acetilCoA formada sofre oxidação no ciclo do ácido cítrico, na matriz mitocondrial. A oxidação de grupos acetilas envolve a subtração de elétrons e sua

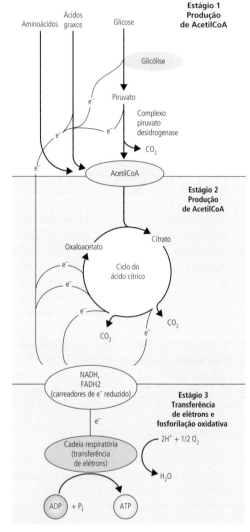

■ **FIGURA 1.2** Catabolismo de proteínas, gorduras e carboidratos, resultando na liberação de energia. O estágio 3, através da cadeia de transferência de elétrons, proporciona a fosforilação oxidativa do difosfato de adenosina (ADP) e a produção de uma substância de alta energia, o trifosfato de adenosina (ATP). Esse é o local do consumo de oxigênio pelo corpo e da produção de água metabólica. (Adaptada de Nelson DL, Cox MM. Lehninger Principles of Biochemistry. 3rd edn. New York: Worth Publishers, 2000.)

Capítulo 1 • Princípios Básicos de Estrutura e Função **5**

transferência para os **cofatores nicotinamida adenina dinucleotídeo (NAD)** e **flavina adenina dinucleotídeo (FAD)**, onde esses cofatores sofrem redução e se transformam em NADH e $FADH_2$.

Os elétrons transportados por NADH e $FADH_2$ são canalizados para a **cadeia de transferência de elétrons**, uma cadeia de aceptores de elétrons considerada parte integrante da membrana interna (a membrana em forma de prateleira) da mitocôndria. No fluxo de elétrons que se segue, o **trifosfato de adenosina (ATP)**, um composto de alta energia, é sintetizado a partir do **difosfato de adenosina (ADP)** no processo de **fosforilação oxidativa**. Além disso, o NADH e o $FADH_2$ são novamente oxidados e os íons hidrogênio (H^+) se combinam com o oxigênio (O_2) para formar água (H_2O). Cerca de 90% do total de ATP gerado pelo metabolismo da glicose é formado durante a fosforilação oxidativa, conforme descrito anteriormente. A água formada nesse local é referida como água metabólica (ver Capítulo 2), e o consumo de oxigênio pelo corpo também ocorre nesse local (ver Capítulo 10).

Funções do DNA e do RNA

1. De que é constituído cada cromossomo?
2. Que bases químicas compõem as duas cadeias de nucleotídeos do DNA?
3. Como as duas cadeias de nucleotídeos se unem e quais são as posições complementares das bases?
4. Qual a relação das proteínas histonas com as cadeias de nucleotídeos?
5. Onde está a localização química para o início da replicação do DNA?
6. Como é denominado o ponto de ligação de dois cromossomos recém-formados (cromátides)?
7. Descreva um gene relacionado com a molécula de DNA.
8. Quais são os quatro estágios da mitose?
9. Como se chama cada par de centríolos replicados?
10. Visualize e descreva cada um dos quatro estágios da mitose, reconhecendo a inter-

fase como um período entre sucessivas sequências.
11. O DNA do núcleo é capaz de alcançar o citoplasma para iniciar a síntese de proteína?
12. Quais as funções do RNAm, RNAt e RNAr?
13. Como a síntese proteica está relacionada com a ocorrência de alergias e rejeição de tecidos pelos animais, individualmente?

DNA e sua replicação

O núcleo é composto principalmente de **cromossomos**, estruturas que transmitem as características hereditárias e individuais de um animal. Cada cromossomo é constituído de uma grande molécula de DNA espiralada na forma de **dupla-hélice** (uma hélice é uma estrutura em forma de espiral) em torno de um núcleo (centro) de proteínas histonas. O DNA é composto por duas **cadeias de polinucleotídeos** extremamente longas, cada uma delas contendo as **bases purínicas** (adenina e guanina) e as **bases pirimidínicas** (timina e citosina) (Figura 1.3). Um **nucleotídeo** é formado pela combinação de uma molécula de ácido fosfórico, uma molécula de desoxirribose e uma das quatro bases. As cadeias são unidas por pontes de hidrogênio entre as bases, estando a adenina ligada à timina e a guanina à citosina. A relação de ligação é denominada como **complementar** (ou seja, não são idênticas). Sempre que a adenina aparece em uma fita de DNA, a timina estará na mesma posição na fita oposta.

As **histonas** são proteínas de carga positiva que se associam fortemente ao DNA por meio de interações iônicas com seus diversos grupos fosfatos, de carga negativa. Cerca de metade da massa de cromatina corresponde ao DNA, enquanto a outra metade se refere às histonas. Todo o complexo de DNA e histonas recebe o nome de cromatina. Antes da divisão celular, o formato espiral em torno das proteínas histonas fica mais frouxo e a replicação do DNA começa pela divisão da dupla-hélice no ponto de junção das bases complementares. As fitas

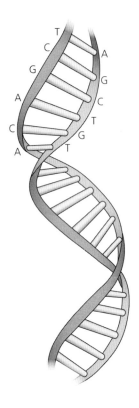

FIGURA 1.3 Duas cadeias de polinucleotídeos constituem a dupla-hélice da molécula de DNA. O pareamento obrigatório das bases ocorre entre A (adenina) e T (timina), bem como entre G (guanina) e C (citosina). As cadeias são mantidas unidas por pontes de hidrogênio entre as bases. As proteínas histonas formam um núcleo (centro) entre as cadeias de nucleotídeos.

separadas servem, então, como molde para a formação de sua base complementar durante a replicação (ou seja, a produção de uma cópia da fita) (Figura 1.4). O resultado é que cada uma das duas fitas originais de cada cromossomo está, agora, pareada com uma nova fita complementar, formando dois cromossomos em hélice ou espiral, onde havia apenas um. Os dois cromossomos recém-formados permanecem temporariamente unidos entre si (até o momento da mitose) em um ponto conhecido como centrômero, localizado próximo ao centro. Esses cromossomos duplicados, porém unidos, são denominados cromátides. As unidades de hereditariedade correspondem aos genes nos cromossomos, e cada gene é uma parte da molécula de DNA. Um grande número de genes se une de extremidade a extremidade, formando longas moléculas helicoidais de fita dupla do DNA,[1] cujos pesos moleculares são expressos em bilhões.

Mitose

A **mitose** é a divisão de células somáticas (células do corpo, em vez de células reprodutivas), em que a complexa divisão nuclear precede a fissão citoplasmática e envolve uma sequência de quatro estágios: **prófase, metáfase, anáfase** e **telófase** (Figura 1.5). O período entre sucessivas sequências é denominado **interfase**. Antes de iniciar a mitose, dois importantes componentes precisam sofrer duplicação: (1) os cromossomos (DNA) e (2) o centrossomo. O centrossomo é constituído de dois centríolos e, quando duplicado, cada um servirá como um futuro polo durante a divisão celular.

Na Figura 1.5A, nota-se que o centrossomo foi duplicado, conforme indicado pelos quatro centríolos localizados dentro dele. Conforme a prófase se inicia, os dois centrossomos se separam e começam a se mover para os polos opostos da célula (Figura 1.5B). No processo, cada centrossomo emite microtúbulos em todas as direções e, a partir daí, é denominado áster (do grego *aster*, que significa estrela). Quando os microtúbulos de cada áster se conectam entre si, eles formam o fuso mitótico. À medida que a célula entra em metáfase (Figura 1.5C), o núcleo se fragmenta e possibilita a interação de parte dos microtúbulos do fuso com uma região especializada nos cromossomos duplicados, conhecida como cinetócoro. Os microtúbulos que se unem ao cinetócoro são denominados microtúbulos cinetôquicos, enquanto aqueles que ligam os dois polos são os microtúbulos interpolares. A interação entre os microtúbulos e os cromossomos resulta no alinhamento dos cromossomos no ponto intermediário entre os polos do fuso. Quando a anáfase começa, os cromossomos duplicados se separam e se afastam um do outro em direções opostas a um dos polos do fuso pelos microtúbulos cinetôquicos (Figura 1.5D). Na telófase, os cromossomos alcançam o seu respectivo polo do fuso e um

---

[1] N.T.: Vários genes em sequência formam o DNA.

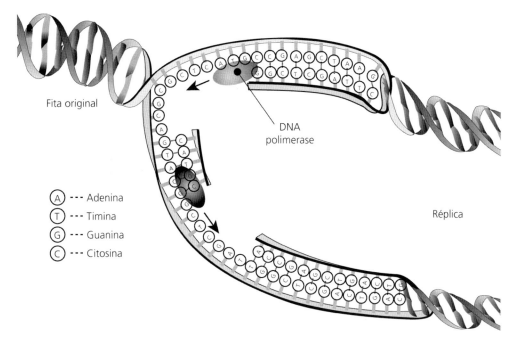

FIGURA 1.4 Replicação do DNA. A formação espiral em torno das proteínas histonas fica mais frouxa e a dupla-hélice se separa em um ponto de junção das bases complementares. As fitas separadas servem como molde para a formação de sua base complementar. Dois novos cromossomos de dupla-hélice se formam onde havia apenas um. (De Frandson RD, Wilke WL, Fails AD. Anatomy and Physiology of Farm Animals. 7th edn. Ames, IA: Wiley-Blackwell, 2009.)

novo núcleo se forma ao redor dos cromossomos (Figura 1.5E). No final da anáfase/início da telófase, desenvolve-se uma constrição conhecida como sulco de clivagem, em torno do meio da célula, o que separa o citoplasma; dessa forma, duas células-filhas são criadas, cada uma com seu próprio núcleo e citoplasma.

RNA e síntese proteica

Os genes controlam a produção de proteínas celulares por um complexo processo de codificação, conhecido como **código genético**. Em virtude do seu grande tamanho e da incapacidade de alcançar o citoplasma, o DNA do núcleo não é capaz de controlar diretamente a síntese proteica que ocorre no citoplasma. São as moléculas de RNA sintetizadas a partir do DNA que fazem isso. A primeira delas, o **RNA mensageiro (RNAm)**, move-se para o citoplasma através dos poros nucleares que transportam o código para a síntese proteica (**transcrição**) e ocupa uma posição no ribossomo do retículo endoplasmático granular, onde as moléculas de proteína são sintetizadas. Uma segunda molécula, o **RNA de transferência ou RNA transportador (RNAt)**, é sintetizada pelo DNA e se move para o citoplasma, onde capta um aminoácido e o transporta até o RNAm. Nesse local, o aminoácido é encaixado no código para a produção de uma molécula de proteína específica (**tradução**). Cada um dos 20 RNAt é específico para cada um dos 20 aminoácidos. O terceiro tipo de molécula é o **RNA ribossômico (RNAr)**, presente nos ribossomos. Acredita-se que esse RNA sirva como uma estrutura física na qual a proteína é sintetizada. A sequência da síntese proteica é mostrada na Figura 1.6. Em função da transferência de informações necessárias para a síntese proteica a partir das moléculas de DNA no núcleo, pode-se observar que as proteínas são específicas para cada animal, individualmente. A introdução de proteínas estranhas em um animal resulta em alergias, rejeições teciduais e outras incompatibilidades.

8 Anatomia Funcional e Fisiologia dos Animais Domésticos

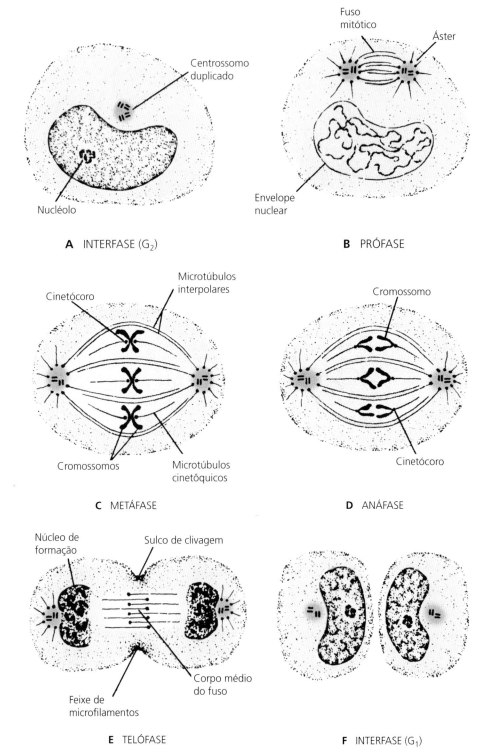

■ **FIGURA 1.5** Diagrama representativo dos estágios da mitose. Ver texto para mais detalhes. (De Cormack DH. Ham's Histology. 9th edn. Philadelphia, PA: JB Lippincott Company, 1987.)

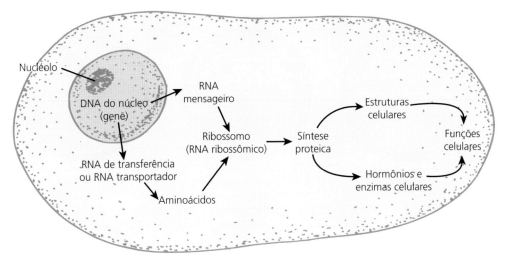

■ **FIGURA 1.6** Resumo esquemático da codificação genética e sua participação na síntese de proteínas e em funções celulares relacionadas.

■ **Embriologia**

1. Qual a diferença entre diploide e haploide?
2. Como meiose se diferencia de mitose?
3. Qual a nomenclatura da meiose acompanhada por divisão das células na fêmea e no macho?
4. O que é embriologia?
5. Qual a diferença de gameta, zigoto, mórula e blastocisto?
6. Como o trofoblasto contribui para o desenvolvimento fetal?
7. Cite as três camadas germinativas estabelecidas conforme o avanço do desenvolvimento embrionário.
8. Quais são os dois principais eventos representados pelo desenvolvimento das camadas germinativas?

Fertilização é o primeiro evento reprodutivo em nível celular e requer a união da célula sexual feminina (**gameta**), conhecida como **oócito**, com o gameta masculino, conhecido como **espermatozoide**.

Para que o oócito fertilizado tenha o número normal de cromossomos (**diploide** ou **2n**), cada gameta deve ser reduzido, em termos de número de cromossomos, pela metade (**haploide** ou **n**), enquanto ainda está nos respectivos sistemas reprodutivos, feminino e masculino. Essa redução de cromossomos é denominada **meiose**, em vez de **mitose**, em que cada célula após a divisão conserva o número de cromossomos 2n. A meiose acompanhada de divisão das células recebe o nome de **ovogênese**, na fêmea, e **espermatogênese**, no macho. Os gametas unidos, agora denominados **zigoto**, possuem o número apropriado de cromossomos (2n) para a espécie, e o desenvolvimento adicional pós-fertilização prossegue por mitose. O processo de fertilização e o início da mitose para a formação de um novo indivíduo estão ilustrados na Figura 1.7. Para mais detalhes sobre espermatogênese, ovogênese e fertilização, consulte os Capítulos 14 e 15.

Embriologia é o estudo do desenvolvimento pré-natal (antes do nascimento) de um indivíduo e, conforme mencionado anteriormente, começa com o zigoto. As divisões mitóticas continuam e formam um aglomerado de células conhecido como **mórula** que progride para **blástula** (Figura 1.8). A cavidade da blástula, a **blastocele**, é formada quando o líquido uterino se difunde para os espaços entre as células da mórula. À medida que o líquido se acumula, ele gradativamente separa as células em uma camada externa de células chamadas **trofoblastos** e uma **massa interna de células** que forma o corpo do embrião (Figura 1.9A). Os

10 Anatomia Funcional e Fisiologia dos Animais Domésticos

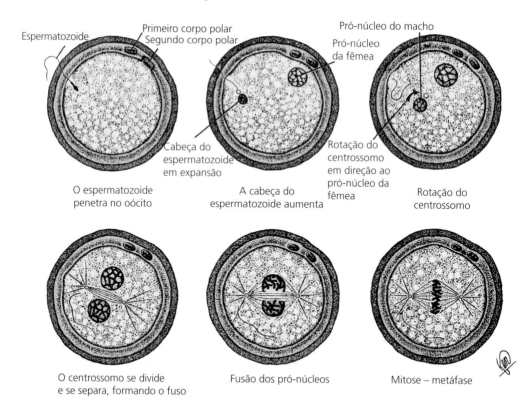

■ **FIGURA 1.7** Diagramas esquemáticos da fertilização. Ocorre meiose em espermatozoides e oócitos (divisão do número de cromossomos pela metade) quando os gametas se encontram em seus respectivos sistemas reprodutivos (masculino e feminino). A entrada do espermatozoide no oócito é seguida pela fusão dos respectivos pró-núcleos para formar um zigoto com número apropriado de cromossomos (2n ou diploide). A divisão celular prossegue, por mitose, para formar um novo indivíduo (De Crouch JE. Functional Human Anatomy. 4th edn. Philadelphia, PA: Lea & Febiger, 1985.)

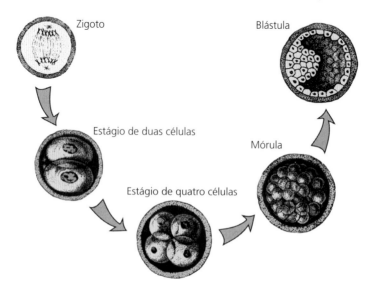

■ **FIGURA 1.8** Divisão mitótica contínua, desde zigoto até a formação da blástula. (De Frandson RD, Wilke WL, Fails AD. Anatomy and Physiology of Farm Animals. 7th edn. Ames, IA: Wiley-Blackwell, 2009.)

trofoblastos contribuem para a formação da **placenta fetal (membranas extraembrionárias)** que assegura a posição do embrião no útero e fornece sua nutrição a partir da conexão materna (ver Capítulo 15).

A porção da massa celular interna mais próxima ao trofoblasto é o **epiblasto**, enquanto a porção adjacente à blastocele é o **hipoblasto** (Figura 1.9B). A cavidade formada dorsalmente ao epiblasto é a **cavidade amniótica** do embrião (ver Capítulo 15). As células hipoblásticas em proliferação migram para revestir a blastocele. Esse revestimento torna-se o **endoderma**. O endoderma, por sua vez, progride em blastocele e origina pulmões, intestino, fígado e outras vísceras. O **ectoderma** se desenvolve a partir das células externas, com proliferação da massa celular interna (células epiblásticas) e migra em direção a um local do eixo longitudinal conhecido como linha primitiva, um espessamento das células epiblásticas (Figura 1.9C). A pele e seus derivados (p. ex., pelos, cascos, glândulas mamárias), bem como todo o sistema nervoso, são formados a partir do ectoderma. As células situadas entre o ectoderma e o endoderma tornam-se o **mesoderma** (Figura 1.9D). Além de crescer entre o ectoderma e o endoderma, o mesoderma divide-se em duas camadas, formando uma cavidade entre elas conhecida como **celoma (precursor das cavidades corporais)**.

As cavidades pericárdica, pleural e abdominopélvica são derivadas do celoma. Os três tipos de músculos (esquelético, liso e cardíaco),

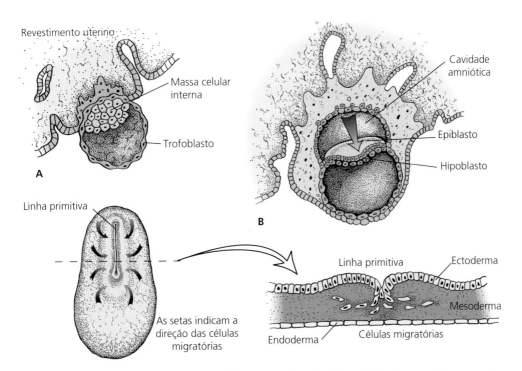

■ **FIGURA 1.9** A formação das camadas germinativas, a saber: ectoderma, mesoderma e endoderma. **A.** Implantação do embrião na parede do útero. **B.** Formação das camadas epiblásticas e hipoblásticas. A cavidade amniótica é formada dorsalmente ao epiblasto, enquanto as células hipoblásticas migram para revestir a cavidade da blástula (blastocele), o que se torna o endoderma. **C.** Embrião visto de cima. A linha primitiva é um espessamento das células epiblásticas no eixo longitudinal; tais células migram em direção a essa linha primitiva e se tornam o ectoderma. **D.** Corte transversal da região da linha primitiva, mostrando a migração de células (entre o ectoderma e o endoderma) que se tornam o mesoderma. (De Frandson RD, Wilke WL, Fails AD. Anatomy and Physiology of Farm Animals. 7th edn. Ames, IA: Wiley-Blackwell, 2009.)

12 Anatomia Funcional e Fisiologia dos Animais Domésticos

os rins, o esqueleto e outros tecidos conjuntivos se desenvolvem a partir do mesoderma. O estabelecimento das camadas germinativas consiste na primeira segregação de grupos celulares claramente distintos um do outro por meio de suas relações definidas dentro do embrião. Além disso, o estabelecimento das camadas germinativas marca a transição entre esse período de desenvolvimento, quando o aumento no número de células era o único evento notável, para outro período, em que os processos de diferenciação e especialização são os aspectos dominantes do crescimento. As camadas germinativas são a origem de todas as estruturas do corpo.

▪ Tecidos

1. Diferencie células, tecidos, órgãos e sistemas como unidades estruturais do corpo.
2. Quais os quatro tecidos básicos do corpo?
3. Onde se encontram as localizações gerais do epitélio?
4. Qual a função da membrana basal?
5. Como ocorre a nutrição do epitélio e a excreção de catabólitos?
6. Como se classifica o epitélio de acordo com o número de camadas celulares?
7. Como o epitélio classifica-se de acordo com o formato das células de superfície?
8. Onde se localizam o endotélio, o mesotélio e o epitélio mesenquimal, derivados do mesoderma, com aparência de epitélio escamoso simples derivado do ectoderma ou do endoderma?
9. Onde está localizado cada um dos vários tipos do epitélio?
10. O que distingue glândulas endócrinas de exócrinas?
11. Diferencie glândulas holócrinas, merócrinas e apócrinas.
12. Quais são os dois tipos de membranas epiteliais e onde se localizam?
13. Quais as principais funções dos tipos de tecido conjuntivo?

14. Que células produzem a substância intercelular do tecido conjuntivo comum?
15. Quais são as substâncias intercelulares do tecido conjuntivo frouxo e em que diferem umas das outras?
16. Diferencie os tipos de tecido conjuntivo denso (regular e irregular).
17. Reconheça por que a cartilagem, o osso e o sangue são outros elementos do tecido conjuntivo.

Ao considerar as unidades estruturais do corpo, uma primeira consideração envolve a célula. A próxima envolve os **tecidos** que, como uma unidade, são compostos de células com características semelhantes em termos de estrutura e função. Dois ou mais tecidos, quando combinados para executar determinadas funções, são conhecidos como **órgãos** (p. ex., o coração e o fígado são órgãos). As combinações de órgãos de funções semelhantes ou relacionadas, que trabalham juntos como uma unidade, são representados pelos **sistemas corporais** (p. ex., sistemas digestório e respiratório). A maior parte deste livro está organizada por sistemas, em que as células, os tecidos e os órgãos de um sistema são estudados para identificar a contribuição de cada um no desempenho funcional do sistema.

Existem quatro tecidos básicos no corpo, a saber: (1) **tecido epitelial** (epitélio), (2) **tecido conjuntivo**, (3) **tecido nervoso** e (4) **tecido muscular**. Ao contrário dos tecidos nervoso e muscular, os tecidos epitelial e conjuntivo não são considerados em capítulos isolados como um sistema. Portanto, algumas características de identificação são fornecidas agora.

Epitélio

Os tecidos epiteliais cobrem a superfície corporal e revestem as cavidades corporais, além de formar as glândulas e outras estruturas (p. ex., pelos, cascos e chifres). Com raras exceções, o epitélio origina-se do ectoderma ou endoderma, e as células repousam em uma membrana basal acelular. A **membrana basal** desempenha uma função adesiva, para que as células se mantenham próximas ao tecido conjuntivo subjacente, conferindo com isso maior resistência ao tecido.

Os tecidos epiteliais não são penetrados por vasos sanguíneos, mas são nutridos e excretam catabólitos por meio de difusão através dos vasos sanguíneos do tecido conjuntivo subjacente ou adjacente.

Classificação

Quando classificados de acordo com o número de camadas de células no tecido, dois tipos de epitélio são identificados: **epitélio simples** (uma camada) e **epitélio estratificado** (duas ou mais camadas). Há também uma classificação de acordo com o formato das células da superfície, a saber: (1) **escamoso** (epitélio delgado semelhante à placa), (2) **cuboide**, quase idêntico em termos de altura e largura (aparece quadrado em um corte perpendicular à superfície) e (3) **colunar**, em que as células são mais compridas do que largas e, em um corte perpendicular, são retangulares.

Os tipos de epitélio que comumente existem em todo o corpo estão ilustrados na Figura 1.10. Vale assinalar que cada um é identificado de acordo com o número de camadas e também segundo o formato da célula. Dessa forma, são identificados os seguintes tipos de epitélio:

1. Epitélio escamoso simples (Figura 1.10A).

   O epitélio escamoso simples consiste em uma única camada de células delgadas e planas de contornos irregulares que se encaixam, com substâncias de união entre suas bordas, para formar uma membrana contínua e delgada. Esse tipo de tecido não está adaptado para suportar desgaste, mas sim para realizar atuar como filtro (p. ex., algumas partes dos túbulos renais).

   Existem três tecidos com a mesma aparência do epitélio escamoso simples; no entanto, esses tecidos diferem porque são derivados do mesoderma e não do ectoderma ou endoderma. Nesses casos, eles são conhecidos como endotélio, mesotélio e epitélio mesenquimal. O **endotélio** é a camada simples de células escamosas que formam o revestimento interno do coração,

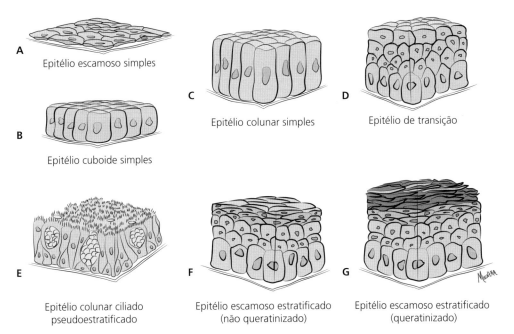

■ **FIGURA 1.10** Classificação dos tecidos epiteliais. Nota-se que as células epiteliais repousam em uma membrana basal acelular. Essa membrana, por sua vez, desempenha uma função de adesão, mantendo as células próximas ao tecido conjuntivo subjacente.

bem como dos vasos sanguíneos e linfáticos. O **mesotélio** é o epitélio escamoso simples que reveste as grandes cavidades do corpo (pleura e peritônio). O **epitélio mesenquimal** é encontrado em locais mais discretos, como os revestimentos dos espaços subaracnóideos (no encéfalo) e as câmaras do olho.

2. Epitélio cuboide simples (Figura 1.10B).

Trata-se de um tecido amplamente distribuído. Como exemplos, são encontrados no plexo coroide do sistema nervoso, no envoltório externo do sistema nervoso, no envoltório externo do ovário (sistema reprodutivo) e no revestimento dos folículos da glândula tireoide (sistema endócrino).

3. Epitélio colunar simples (Figura 1.10C).

Esse tecido fornece o revestimento para o sistema digestório. As células podem ser de absorção, secretoras ou com ambas as funções. Uma função secretora comum dessas células é a secreção de muco na superfície das membranas epiteliais e, assim, elas desempenham um papel protetor. Também existem tecidos ciliados colunares simples. Os **cílios** são extensões móveis de uma superfície celular, responsáveis pelo deslocamento do conteúdo tubular em uma única direção. Exemplos da presença desses cílios são as tubas uterinas (ovidutos).

4. Epitélio de transição (Figura 1.10D).

Esse tecido é comum no revestimento da musculatura da bexiga. Trata-se de um epitélio estratificado com aparência variada, dependendo da repleção vesical. Quando a bexiga se contrai, o epitélio se compacta em várias camadas; quando a bexiga se enche e se distende, apenas duas ou três camadas de células podem ser observadas.

5. Epitélio colunar ciliado pseudoestratificado com células caliciformes (Figura 1.10E).

Esses tecidos parecem apresentar muitas camadas, mas na verdade eles têm apenas uma única camada. O tecido ilustrado é o ciliado, mas também há aqueles que não são ciliados. A aparência estratificada se deve ao fato de que algumas das células são curtas e outras células mais longas se sobrepõem a elas. Ambas as células compartilham uma membrana basal em comum. O tipo apresentado, com cílios e células caliciformes, é encontrado no sistema respiratório. As **células caliciformes** conferem uma superfície úmida para o aprisionamento de partículas inaladas, enquanto os cílios conduzem as partículas aprisionadas em direção à cavidade bucal.

6. Epitélio escamoso estratificado (Figuras 1.10F e G).

As membranas estratificadas atuam principalmente como barreiras de proteção. Elas podem suportar maior desgaste do que as membranas simples. Existem diferentes tipos e graus de proteção necessários nos diversos locais do corpo; consequentemente, as membranas estratificadas possuem diferenças. O tipo mostrado na ilustração é o epitélio escamoso estratificado não queratinizado (Figura 1.10F), encontrado em superfícies úmidas sujeitas a desgaste. O interior da boca e o esôfago apresentam es se revestimento, conferindo proteção contra alimentos ásperos ou grosseiros. Apenas as células de superfície são realmente escamosas, ao passo que a camada mais profunda (sobre a membrana basal) das células é colunar. À medida que as células da camada profunda sofrem divisão mitótica, as células mais externas achatam-se, morrem e, por fim, desprendem-se (separam-se) da superfície. Dessa forma, o tecido se renova. A epiderme (camada mais externa da pele) é um tecido queratinizado escamoso estratificado (Figura 1.10G). Ele é diferente do epitélio não queratinizado, pois as células de superfície são **queratinizadas** (também denominadas **cornificadas**). As células desse tipo também se fundem entre si. A camada cornificada e fundida minimiza a perda de líquidos do corpo por evaporação e confere maior proteção contra o desgaste.

Glândulas

As glândulas do corpo são classificadas como exócrinas ou endócrinas. Embora ambas sejam secretoras, as **glândulas exócrinas** são aquelas que excretam suas secreções para fora do corpo (isso inclui o lúmen de órgãos), enquanto as **glândulas endócrinas** são aquelas cujas secreções são liberadas dentro do corpo. As glândulas exócrinas devem ser providas de ductos, ou seja, tubos que conduzem as secreções glandulares para uma superfície livre do corpo. Como as secreções endócrinas são aquelas liberadas dentro do corpo, não há necessidade de ductos e, por essa razão, elas são muitas vezes denominadas **glândulas sem ductos**.

O **desenvolvimento** de ambas as glândulas é mostrado de maneira esquemática na Figura 1.11.

Convém observar que ambas resultam do crescimento de células epiteliais da superfície, na forma de cordão ou túbulo, no tecido conjuntivo abaixo da membrana. Após a invasão do tecido conjuntivo, forma-se a glândula por meio de maior proliferação e diferenciação. A conexão epitelial entre a glândula e a superfície é conservada pelas glândulas exócrinas, enquanto essa conexão desaparece nas glândulas endócrinas. Aquelas células que formam a unidade secretora secretam suas substâncias em uma cavidade central ou lúmen.

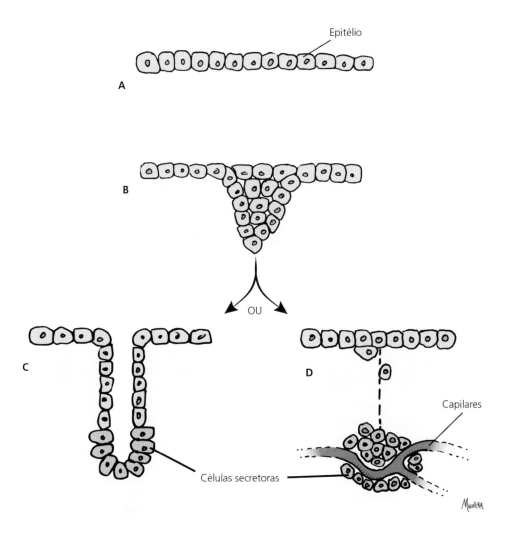

■ **FIGURA 1.11** Desenvolvimento de glândulas exócrinas e endócrinas. Células epiteliais de superfície (**A**). Células epiteliais invadindo o tecido conjuntivo (**B**). Uma conexão epitelial é mantida nas glândulas exócrinas (**C**), mas não nas glândulas endócrinas (**D**).

16　Anatomia Funcional e Fisiologia dos Animais Domésticos

As denominações **glândulas holócrinas, merócrinas** e **apócrinas** referem-se à maneira como as células secretoras da glândula elaboram suas secreções. As células das **glândulas holócrinas** acumulam os produtos secretados em seu citoplasma e, em seguida, morrem e se desintegram. As células mortas e seus produtos constituem a secreção (ou seja, toda a célula é secretada). As glândulas sebáceas (oleosas, gordurosas) da pele são deste tipo.

As **glândulas merócrinas** secretam sem que nenhuma parte da célula seja perdida. Os grânulos secretores são inclusões citoplasmáticas e, embora produzidos pelo citoplasma, não fazem parte dele. Portanto, os grânulos de secreção passam para o lúmen da unidade secretora sem a perda do citoplasma das células secretoras. O pâncreas e as glândulas salivares pertencem a este grupo.

As **glândulas apócrinas** são intermediárias, entre as glândulas holócrinas e merócrinas, porque suas secreções se acumulam na parte apical (ou seja, na extremidade externa) das células glandulares e depois se comprimem para excretar as secreções. As glândulas mamárias e algumas glândulas sudoríparas pertencem a este grupo.

Membranas epiteliais

As membranas epiteliais consistem em uma camada superficial de epitélio e uma camada subjacente de tecido conjuntivo. Os dois tipos de importância no corpo são as membranas mucosas e as membranas serosas.

As **membranas mucosas**, ou simplesmente **mucosas**, revestem cavidades e órgãos ocos que se abrem na superfície cutânea do corpo. Essas membranas revestem grande parte dos órgãos dos sistemas digestório, respiratório, urinário e reprodutivo. O epitélio de superfície pode variar em termos de tipo, mas sempre se mantém úmido pela presença de muco. O tecido conjuntivo subjacente ao epitélio é denominado lâmina própria.

As **membranas serosas**, ou simplesmente **serosas**, revestem as cavidades do corpo e recobrem as superfícies de órgãos relacionados. O epitélio de superfície consiste em um mesotélio apoiado em uma fina camada de tecido conjuntivo frouxo. O mesotélio fornece líquido que serve para umedecer e lubrificar. A pleura (revestimento do tórax), o pericárdio (revestimento da cavidade em torno do coração) e o peritônio (revestimento das cavidades abdominal e pélvica) são exemplos de membranas serosas.

Tecido conjuntivo

Uma ampla variedade de tecidos que compartilham uma origem em comum (ou seja, são derivados do mesoderma) representa os tecidos conjuntivos. As principais funções das várias células dos diferentes tipos de tecido conjuntivo são: (1) produção de substâncias intercelulares, (2) armazenamento de gordura (adipócitos) e (3) geração das diversas células sanguíneas – que, por sua vez, têm funções específicas (p. ex., fagocitose de bactérias e produção de anticorpos). A substância intercelular de condrócitos e osteócitos (cartilagem e osso, respectivamente) é um tecido conjuntivo especializado para a sustentação do corpo. **Cartilagem**, **osso** e **sangue** são elementos de tecido conjuntivo que serão descritos em capítulos à parte.

Tecidos conjuntivos comuns

Os tecidos conjuntivos comuns unem outros tecidos e são classificados como frouxos ou densos.

O **tecido conjuntivo frouxo** contém uma variedade de diferentes tipos de células e está amplamente distribuído no corpo, constituindo o tecido subcutâneo ou a fáscia superficial. Ele penetra entre os órgãos para ocupar espaço e unir estruturas. Em virtude de sua natureza frouxa, ele permite o movimento dos músculos, uns em relação aos outros. Os **fibroblastos** são as células que produzem a substância intercelular do tecido conjuntivo comum. Quando se encontram menos ativos durante a vida adulta, os fibroblastos são frequentemente referidos como **fibrócitos**.

As principais substâncias intercelulares do tecido conjuntivo frouxo são: (1) fibras colágenas ou brancas, (2) fibras elásticas ou amarelas, (3) fibras reticulares e (4) substância fundamental amorfa.

As **fibras colágenas** parecem fitas onduladas.[2] Além de serem fortes e sem elasticidade, essas fibras são compostas de colágeno, um grupo de

---

[2]N.T.: Em outras palavras, as fibras colágenas formam feixes de fibras brancas, geralmente de contorno ondulado.

proteínas estreitamente relacionadas. As **fibras elásticas** são longos filamentos cilíndricos ou fitas planas que tendem a recuperar seu formato original depois de serem distendidas ou esticadas. Essas fibras elásticas são encontradas nas paredes de artérias, elásticas, mescladas com outros tecidos, sempre que há necessidade de elasticidade. As **fibras reticulares de tecido conjuntivo** são delgadas e altamente ramificadas. Elas fazem parte da estrutura de órgãos endócrinos e linfáticos; ademais, formam redes onde as estruturas são adjacentes ao tecido conjuntivo, como verificado ao longo dos vasos sanguíneos, nas membranas basais e em torno de células nervosas, musculares e adiposas. Tais como as fibras colágenas, essas fibras reticulares não são elásticas. Todas as fibras mencionadas anteriormente estão imersas em **substância fundamental amorfa** (ou seja, sem forma). A viscosidade da substância fundamental amorfa varia de líquida a consistência gelatinosa. A Figura 1.12 mostra as células e fibras que podem ser observadas em um corte microscópico do tecido conjuntivo frouxo.

Os **tecidos conjuntivos densos** contêm basicamente os mesmos elementos fibrosos que os tecidos conjuntivos frouxos. Existem dois tipos de tecidos conjuntivos densos: **regular** e

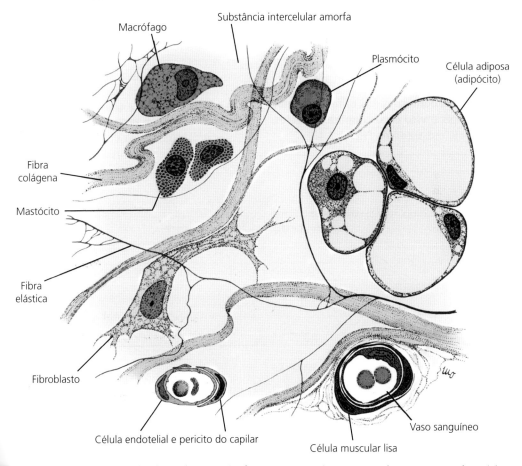

■ **FIGURA 1.12** Fibras e células do tecido conjuntivo frouxo. Os mastócitos são normalmente encontrados próximos a vasos sanguíneos de pequeno calibre e possuem grânulos que contêm potentes mediadores inflamatórios (p. ex., histamina). Os macrófagos são células fagocitárias, enquanto os plasmócitos são as fontes de anticorpos circulantes (imunoglobulinas). Os pericitos estão estreitamente associados a vênulas e capilares sanguíneos, sendo fontes potenciais de novos fibroblastos e células musculares lisas. (De Cormack DH. Ham's Histology. 9th edn. Philadelphia, PA: JB Lippincott Company, 1987.)

irregular. A regularidade diz respeito ao arranjo das fibras. No tecido conjuntivo denso regular, as fibras (especialmente as colágenas) estão dispostas em feixes paralelos, formando tendões. Nos ligamentos, as fibras colágenas não estão arranjadas de forma tão regular e podem estar mescladas com fibras elásticas.

No ligamento nucal, no pescoço de animais que pastejam, há predomínio de fibras elásticas. No tecido conjuntivo denso irregular, as fibras colágenas se entrelaçam e se compactam para formar um emaranhado denso. Esse tipo de tecido é encontrado na derme. A derme é utilizada na produção de couro, sendo submetida a tratamento com ácido tânico após a remoção da epiderme.

Cartilagem, osso e sangue são outros elementos do tecido conjuntivo que serão descritos separadamente em outros capítulos.

■ Termos e planos direcionais

1. Conheça as definições dos termos e planos direcionais e visualizar a aplicação deles, conforme mostrado na Figura 1.13.

Ao longo deste livro, os termos descritivos serão utilizados ao se referir à localização das partes do corpo. Esses critérios de referência são em relação ao animal, em si, e devem ser aplicáveis seja qual for a posição ou a direção do animal.

As definições dos termos a seguir estão ilustradas na Figura 1.13 e aplicam-se aos quadrúpedes (animais de quatro patas).

1. **Cranial** é um termo direcional que significa em direção à cabeça. Os pulmões são craniais aos intestinos (mais perto da cabeça).
2. **Caudal** significa em direção à cauda. Os intestinos são caudais aos pulmões (mais perto da cauda).
3. **Rostral** e **caudal** são termos direcionais usados em referência à cabeça, representando estruturas em direção ao nariz (rostral) ou em direção à cauda (caudal). O cérebro é rostral ao cerebelo.
4. O **plano mediano** é um plano imaginário traçado no centro do corpo no sentido craniocaudal (da cabeça à cauda), dividindo-o em metades iguais, direita e esquerda.

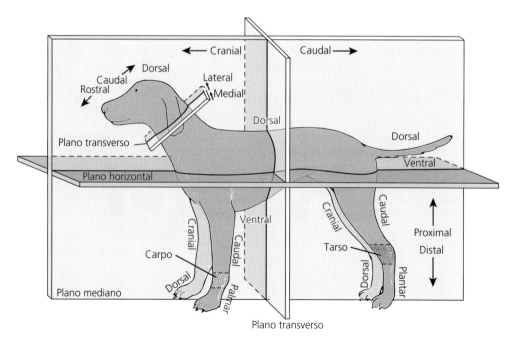

■ **FIGURA 1.13** Termos e planos direcionais aplicados a animais quadrúpedes. As áreas pontilhadas representam o carpo e o tarso, nos membros torácicos (anteriores) e pélvicos (posteriores), respectivamente.

Capítulo 1 • Princípios Básicos de Estrutura e Função **19**

5. Um **plano sagital** é qualquer plano paralelo ao plano mediano e, com exceção do plano sagital mediano (outro nome dado ao plano mediano), ele seria à direita ou à esquerda do plano mediano.

6. Um **plano transverso** é perpendicular ao plano mediano e divide o corpo em partes cranial e caudal. Um corte transversal do corpo ou de parte dele seria feito em um plano transverso.

7. Um **plano horizontal** é perpendicular aos planos mediano e transverso, dividindo o corpo em segmentos dorsal (superior) e ventral (inferior).

8. **Dorsal** refere-se às costas ou à superfície superior de um animal. O termo é frequentemente utilizado para indicar a posição de uma estrutura do corpo em relação à outra (ou seja, mais próxima do dorso do corpo). Os rins são dorsais aos intestinos.

9. **Ventral** refere-se à superfície inferior de um animal e, tal como acontece com o termo dorsal, é geralmente usado para indicar a posição de uma estrutura em relação à outra. Os intestinos são ventrais aos rins.

10. **Medial** diz respeito ao meio ou centro; mais próximo do plano mediano ou sagital mediano. Os pulmões são mediais às costelas.

11. **Lateral** é o antônimo de medial (ou seja, distante do plano mediano). As costelas são laterais aos pulmões. Uma projeção radiográfica (radiografia) lateral é aquela em que o animal fica de lado e o filme radiográfico é colocado no plano sagital.

12. **Superficial** diz respeito à superfície ou a uma estrutura situada próxima à superfície. A pele é superficial em relação aos músculos.

13. **Profundo** refere-se a uma estrutura situada em um nível mais profundo em relação a um ponto de referência específico. O fêmur é profundo em relação aos músculos do quadríceps.

14. **Proximal** significa que uma estrutura está mais próxima do centro do corpo ou do ponto de origem quando o termo se refere à parte de um membro, artéria ou nervo. O fêmur é proximal ao casco.

15. **Distal** significa que uma estrutura está relativamente mais distante do centro do corpo. O casco é distal ao fêmur.

16. **Palmar** refere-se à superfície do membro anterior (torácico) voltada para o sentido caudal, em posição distal ao carpo (articulação que une os ossos do rádio, ulna e carpo). Dorsal refere-se ao seu lado oposto voltado para o sentido cranial.

17. **Plantar** refere-se à superfície do membro posterior (pélvico) voltada para o sentido caudal, em posição distal ao tarso (também conhecido como jarrete; articulação que une os ossos da tíbia, fíbula e tarso). Dorsal refere-se ao seu lado oposto (cranial).

18. **Decúbito ventral** (ou posição prona) é aquele no qual o dorso do animal ou o aspecto dorsal de qualquer extremidade está voltado para cima, ou seja, em uma posição mais elevada. Em outras palavras, o decúbito ventral é aquele no qual o ventre do corpo está encostado na mesa de exame ou no chão. Uma radiografia nessa posição com o filme sob o aspecto ventral é identificada como uma projeção dorsoventral.

19. **Decúbito dorsal** (ou posição supina) é aquele no qual o ventre do animal ou o aspecto palmar ou plantar de uma extremidade está voltado para cima, ou seja, em uma posição mais elevada. Em outras palavras, o decúbito dorsal é aquele no qual o dorso do corpo está encostado na mesa de exame ou no chão. Uma radiografia nessa posição, com o filme sob o aspecto dorsal, é identificada como uma projeção ventrodorsal.

■ Cavidades corporais

1. **Quais as subdivisões da cavidade ventral do corpo?**
2. **Diferencie pleura visceral de parietal.**
3. **O que é o espaço mediastínico?**
4. **Que estruturas ocupam o espaço mediastínico?**

5. Diferencie as cavidades abdominal e pélvica quanto às estruturas contidas em cada uma.
6. O que é peritônio?
7. Distinga omento, mesentério e ligamentos.

Uma projeção no plano mediano mostraria duas cavidades corporais principais, a dorsal e a ventral, bem como suas subdivisões. A **cavidade dorsal** contém o encéfalo em sua **cavidade craniana** e a medula espinal em sua **cavidade medular** (também conhecida como canal medular). A **cavidade ventral** é subdividida pelo diafragma na **cavidade torácica**, cranialmente, e nas **cavidades abdominal e pélvica** (coletivamente conhecidas como **cavidade abdominopélvica**), caudalmente.

Cavidade torácica

A cavidade torácica é dividida em duas câmaras laterais. Cada câmara é revestida por uma membrana serosa conhecida como **pleura** e recebe o nome de cavidade pleural. Os pulmões direito e esquerdo ocupam suas respectivas cavidades e são envolvidos pela **pleura visceral**, a qual é contínua à **pleura parietal** (mediastínica, costal e diafragmática). O envelopamento ocorre durante o desenvolvimento embrionário. De forma análoga, isso se assemelha a um punho sendo empurrado para dentro de um balão parcialmente inflado, conforme ilustrado na Figura 1.14. O espaço entre os dois pulmões é conhecido como **espaço mediastínico** ou **mediastino** (Figura 1.15). Trata-se de um divisor entre as duas cavidades pleurais. O coração, a parte torácica do esôfago e a traqueia, bem como os vasos e nervos, estão contidos no mediastino, delimitado lateralmente pela pleura mediastínica. As **pleuras mediastínicas** constituem as pleuras parietais que cobrem as laterais da divisória entre as duas cavidades pleurais, enquanto as **pleuras costais** revestem as paredes do tórax. Em geral, a divisória separa completamente as cavidades pleurais direita e esquerda em todos os animais domésticos, exceto cães e equinos.

Cavidade abdominopélvica

A cavidade abdominal contém os rins, a maioria dos órgãos digestivos e partes dos órgãos reprodutivos internos de ambos os sexos. A cavidade pélvica contém o reto (porção terminal do tubo gastrintestinal) e as partes internas do sistema urogenital, normalmente não encontradas na cavidade abdominal. Uma membrana serosa semelhante à que envolve o coração e os pulmões também é encontrada na cavidade abdominopélvica, sendo conhecida como peritônio.

Peritônio

O peritônio reveste a cavidade abdominal e se estende até a cavidade pélvica. Os órgãos abdominais dão início ao seu desenvolvimento em uma localização subserosa (fora do peritônio), perto da parede corporal. Durante o desenvolvimento, os órgãos aumentam de volume e migram para a cavidade abdominal. Esses órgãos conduzem o peritônio antes deles (introversão), formando-se pregas que os deixam suspensos a partir da parede (Figura 1.16). As pregas de ligação são conhecidas como omentos, mesentérios e ligamentos. Essas pregas contêm uma quantidade variável de tecido conjuntivo, gordura e glândulas linfáticas, além de representar uma passagem ou via para os vasos e nervos

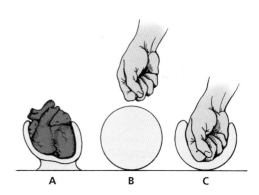

■ **FIGURA 1.14** Invaginação da membrana serosa, originando as camadas externa (parietal) e interna (visceral) (**A**). O desenvolvimento assemelha-se a um punho empurrado para dentro de um balão parcialmente inflado (**B** e **C**). (De Frandson RD, Wilke WL, Fails AD. Anatomy and Physiology of Farm Animals. 7th edn. Ames, IA: Wiley-Blackwell, 2009.)

Capítulo 1 • Princípios Básicos de Estrutura e Função 21

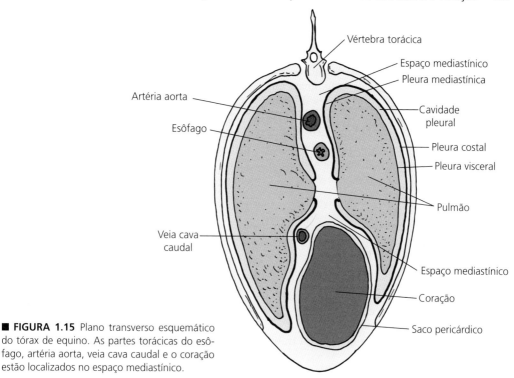

■ **FIGURA 1.15** Plano transverso esquemático do tórax de equino. As partes torácicas do esôfago, artéria aorta, veia cava caudal e o coração estão localizados no espaço mediastínico.

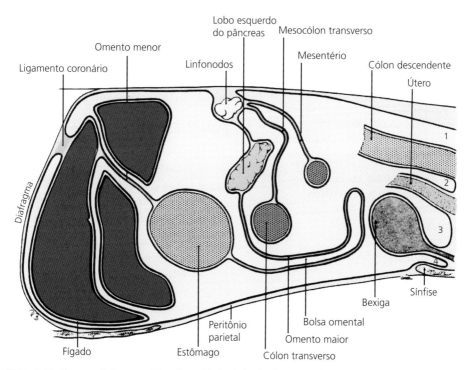

FIGURA 1.16 Plano sagital esquemático da cavidade abdominal, mostrando o peritônio e suas pregas de ligação. De Evans HE, deLahunta A. Guide to the Dissection of the Dog. 8th edn. St Louis, MO: Elsevier, 2017.). 1. Fossa pararretal. 2. Bolsa retogenital. 3. Bolsa vesicogenital. 4. Bolsa pubovesical.

22 Anatomia Funcional e Fisiologia dos Animais Domésticos

dos órgãos. O **omento** é uma prega que passa do estômago para outras vísceras (estruturas moles). O **mesentério** é uma prega que mantém o intestino preso à parede dorsal da cavidade abdominal. Os **ligamentos** são pregas que passam entre vísceras, outras partes do tubo digestório, ou as unem à parede abdominal. O ligamento coronário (ver Figura 1.16) é uma prega do peritônio que passa entre o diafragma e o fígado, em torno da veia cava caudal.

■ Leitura sugerida

Cormack DH. Ham's Histology. 9th edn. Philadelphia, PA: JB Lippincott, 1987.

Evans HE, deLahunta A. Guide to the Dissection of the Dog. 8th edn. St Louis, MO: Elsevier, 2017.

Frandson RD, Wilke WL, Fails AD. Anatomy and Physiology of Farm Animals. 7th edn. Ames, IA: Wiley-Blackwell, 2009.

Nelson DL, Cox MM. Lehninger Principles of Biochemistry. 3rd edn. New York: Worth Publishers, 2000.

☑ AUTOAVALIAÇÃO

CÉLULA, SUA ESTRUTURA E SUAS FUNÇÕES

1. O complexo de Golgi está associado a:
   a. Reprodução das células
   b. Produção de energia
   c. Compactação de materiais para transporte
   d. Síntese de proteínas

2. O retículo endoplasmático:
   a. É totalmente separado do núcleo
   b. Apresenta áreas agranulares associadas à síntese proteica
   c. Apresenta áreas granulares com ribossomos aderidos e está associado à síntese proteica
   d. Contém um líquido interno com a mesma composição daquele encontrado no citoplasma

3. Qual das organelas abaixo é o local onde ocorre o ciclo do ácido cítrico?
   a. Mitocôndria
   b. Lisossomo
   c. Centrossomo
   d. Retículo endoplasmático

PRODUÇÃO DE ENERGIA

4. A fase aeróbia da produção de energia a partir do catabolismo de carboidratos, lipídios e proteínas envolve:
   a. AcetilCoA
   b. NAD e FAD
   c. Ciclo do ácido cítrico
   d. Todas as alternativas anteriores

5. A cadeia de transferência de elétrons está localizada no(a):
   a. Retículo endoplasmático
   b. Mitocôndria
   c. Núcleo
   d. Complexo de Golgi

6. No fluxo de elétrons na cadeia de transferência dessas partículas:
   a. O ATP é sintetizado a partir do ADP (fosforilação oxidativa)
   b. NADH e $FADH_2$ são oxidados
   c. O oxigênio é consumido e há produção de água metabólica
   d. Todas as alternativas anteriores

FUNÇÕES DO DNA E RNA

7. Um cromossomo é:
   a. O mesmo que um gene
   b. Uma grande molécula de DNA
   c. Uma grande molécula de RNA
   d. A porção de proteína histona do DNA

8. Em qual estágio da mitose o envelope nuclear é reconstruído?
   a. Telófase
   b. Prófase
   c. Anáfase
   d. Metáfase

9. Mitose:
   a. É um processo de divisão celular, em que cada célula possui um número haploide de cromossomos após a divisão

Capítulo 1 • Princípios Básicos de Estrutura e Função **23**

b. É a divisão de células somáticas, em que a divisão nuclear precede a fissão citoplasmática

c. É a divisão de células reprodutivas (oócitos e espermatozoides), em que cada célula possui um número diploide de cromossomos após a divisão

d. Termina com o estágio de anáfase

10. A sequência de bases em um filamento de DNA é TGCCAT. Qual seria a sequência de bases de seu filamento complementar em uma dupla-hélice de DNA?
    a. ACGGTA
    b. CATTGC
    c. GTAACG
    d. TGCCAT

11. Durante a replicação do DNA:
    a. A dupla-hélice não se divide e uma nova dupla-hélice se forma ao seu lado
    b. A dupla-hélice se divide e cada cadeia de nucleotídeos é identificada como o novo cromossomo
    c. A dupla-hélice se divide e cada cadeia de nucleotídeos fica pareada com um novo filamento complementar, formando dois cromossomos de dupla-hélice
    d. Os cromossomos unidos e duplicados são chamados de centrômeros

12. A síntese de proteínas:
    a. Ocorre no citoplasma, sendo realizada por moléculas de RNA
    b. Ocorre no núcleo, sendo efetuada por moléculas de DNA
    c. Ocorre no retículo endoplasmático
    d. Não tem nada a ver com o DNA

13. Durante a síntese proteica:
    a. Apenas uma única molécula de RNAt está envolvida na síntese
    b. O RNAt é sintetizado pelo complexo de Golgi, no citoplasma
    c. O RNAt alcança o núcleo com seu aminoácido acoplado, para a síntese nuclear
    d. Os RNAt específicos para cada um dos 20 aminoácidos deslocam-se para o citoplasma para captar o respectivo aminoácido e conduzi-lo ao RNAm, onde é integrado ao código para a síntese de uma molécula de proteína específica

EMBRIOLOGIA

14. Meiose:
    a. É o mesmo que o processo de mitose, exceto o fato de ocorrer nas células reprodutivas (oócitos e espermatozoides)
    b. Inicia após a fertilização do oócito por espermatozoides
    c. Resulta em redução no número de cromossomos pela metade (haploide ou n), enquanto os gametas ainda se encontram nos sistemas reprodutivos do macho e da fêmea
    d. Acontece depois da fertilização e durante a formação de um novo indivíduo

15. O sistema nervoso se desenvolve a partir da camada germinativa conhecida como:
    a. Ectoderma
    b. Mesoderma
    c. Endoderma
    d. Hipoderma

16. O celoma é o precursor de:
    a. Músculos esquelético, liso e cardíaco
    b. Cavidades pericárdica, pleural e abdominopélvica
    c. Pele e seus anexos
    d. Placenta

TECIDOS

17. Os tecidos epiteliais são derivados do:
    a. Ectoderma
    b. Endoderma
    c. Mesoderma
    d. Alternativas a e b

18. O epitélio que parece constituído de várias camadas, mas na verdade possui apenas uma única camada é conhecido como:
    a. Epitélio escamoso estratificado
    b. Epitélio de transição
    c. Epitélio colunar simples
    d. Epitélio colunar pseudoestratificado

19. As glândulas com células que acumulam produtos secretados em seu citoplasma e depois morrem e se desintegram são conhecidas como:
    a. Glândulas apócrinas
    b. Glândulas merócrinas
    c. Glândulas holócrinas
    d. Glândulas pépticas

24 Anatomia Funcional e Fisiologia dos Animais Domésticos

20. As membranas mucosas ou simplesmente mucosas:
    a. Revestem as cavidades do corpo e recobrem as superfícies dos órgãos relacionados
    b. Revestem cavidades e órgãos cavitários que se abrem na superfície cutânea do corpo
    c. São representadas por pleura, pericárdio e peritônio
    d. Alternativas a e c

21. Os tecidos que produzem substâncias intercelulares (p. ex., cartilagens e ossos), armazenam gordura e geram várias células sanguíneas são conhecidos como:
    a. Tecidos conjuntivos
    b. Tecidos epiteliais
    c. Tecidos nervosos
    d. Tecidos musculares

22. As fibras colágenas ou brancas e as fibras elásticas ou amarelas:
    a. São substâncias intercelulares produzidas por fibroblastos
    b. São encontradas no tecido conjuntivo frouxo
    c. São encontradas no tecido conjuntivo denso
    d. Alternativas a, b e c

TERMOS E PLANOS DIRECIONAIS

23. Na cabeça, o termo rostral significa:
    a. Em direção ao nariz
    b. O mesmo que cranial
    c. Em direção à cauda
    d. O mesmo que caudal

24. Um plano sagital é:
    a. Aquele que divide o corpo em partes cranial e caudal
    b. Qualquer plano paralelo ao plano mediano
    c. Aquele que divide o corpo em segmentos superior (dorsal) e inferior (ventral)
    d. Suprido com divisórias

25. A parte de um membro, artéria ou nervo mais próxima do centro do corpo ou do ponto de origem é denominada:
    a. Proximal
    b. Palmar

c. Distal
d. Superficial

26. A posição na qual o dorso do animal ou a face dorsal de qualquer extremidade está voltada para cima ou em posição mais elevada é conhecida como:
    a. Decúbito dorsal (supina)
    b. Posição voltada para cima
    c. Decúbito ventral (prona)
    d. Posição voltada para baixo

CAVIDADES CORPORAIS

27. O mediastino:
    a. Está localizado na cavidade abdominal
    b. Contém o coração, as partes torácicas do esôfago e a traqueia, bem como os vasos e nervos
    c. Está delimitado pelo peritônio
    d. Contém os pulmões

28. O mesentério é uma prega do peritônio em forma de leque que:
    a. Mantém o intestino preso à parede dorsal da cavidade abdominal
    b. Passa do estômago para outras vísceras (estruturas moles)
    c. Passa entre as vísceras que não sejam partes do tubo digestório ou as une à parede abdominal
    d. Separa a cavidade abdominal da cavidade pélvica

29. A membrana serosa, ou simplesmente serosa, que reveste a parede da cavidade torácica é denominada:
    a. Pleura parietal
    b. Peritônio parietal
    c. Pleura visceral
    d. Peritônio visceral

30. O omento refere-se a uma prega peritoneal que:
    a. Passa do estômago para outras vísceras (estruturas moles)
    b. Passa entre as vísceras que não sejam partes do tubo digestório
    c. Mantém o intestino preso à parede dorsal da cavidade abdominal
    d. Está na cavidade torácica

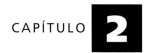

Água Corporal: Propriedades e Funções

VISÃO GERAL DO CAPÍTULO

- **Propriedades físico-químicas das soluções,** 25
  - Difusão, 26
  - Osmose e pressão osmótica, 28
  - Tonicidade das soluções, 29
  - Interconversão das unidades de medida, 32
- **Distribuição da água corporal,** 33
  - Volume total de água do corpo e compartimentos de líquidos, 33
  - Compartimentos de líquidos intracelular e extracelular, 33
  - Transferência de água entre os compartimentos líquidos, 34
- **Equilíbrio hídrico,** 35
  - Ganho de água, 36
  - Perda de água, 36
  - Necessidade de água, 36
- **Desidratação, sede e ingestão de água,** 37
  - Desidratação, 37
  - Estímulo da sede, 37
  - Alívio da sede, 38
- **Adaptação à falta de água,** 38
  - Camelos, 38
  - Ovinos e jumentos, 39

A água é o constituinte mais abundante dos líquidos corporais e compreende cerca de 60% do peso corporal total. Trata-se do solvente de muitas substâncias químicas presentes no corpo, e as soluções assim formadas representam os meios de difusão para as células corporais. As propriedades físicas da água a tornam ideal para essa função de transporte. Além disso, a água possui calor específico relativamente alto, por meio do qual o calor das células é absorvido com elevação mínima da temperatura. Ela também proporciona a lubrificação necessária para reduzir ao máximo o atrito associado ao fluxo de líquidos, movimento das células e movimento das partes do corpo. Além dessas propriedades físicas da água, a compreensão das propriedades físico-químicas das soluções aquosas é fundamental quando se consideram os inúmeros fenômenos fisiológicos, inclusive a manutenção do tamanho das células, a função renal na produção de urina, o movimento dos gases no sistema respiratório, a geração de impulsos nervosos, a dinâmica capilar, bem como muitos outros. Na prática da medicina veterinária, o conhecimento das soluções é importante para o planejamento de procedimentos terapêuticos para a reposição de líquidos e eletrólitos, em caso de perda.

- **Propriedades físico-químicas das soluções**

1. Qual a diferença da difusão facilitada para a difusão simples?
2. Que partes da membrana celular (proteínas ou lipídios) são responsáveis pela difusão de substâncias hidrossolúveis? E quais são conhecidas como poros?
3. Como o transporte ativo se difere da difusão facilitada?
4. Defina o mecanismo de osmose.
5. Conceitue membrana semipermeável.
6. O que é pressão osmótica e como ela é determinada?
7. Em que a membrana semipermeável se difere da seletivamente permeável?

26 Anatomia Funcional e Fisiologia dos Animais Domésticos

8. Diferencie pressão osmótica efetiva de uma solução e pressão osmótica mensurada quanto à tonicidade.
9. Como se distingue hemoglobinemia de hemoglobinúria?

A compreensão das propriedades físico-químicas das soluções pode ser considerada tão importante para o estudo da fisiologia quanto o conhecimento de anatomia. Essas propriedades são mencionadas no estudo da maior parte dos sistemas descritos a seguir. Além disso, o sucesso na terapia de reposição hídrica e na correção de déficits em animais vivos requer o conhecimento da composição das soluções e das consequências de sua administração. Quando H. F. Weisberg tratou desse assunto, ele, aparentemente, teve uma noção de sua importância básica quando citou o seguinte versículo bíblico (Provérbios 4.7): "O princípio da sabedoria é: Adquira sabedoria; sim, com tudo o que possuis, adquira o entendimento". É neste contexto que são apresentados os princípios básicos das propriedades físico-químicas das soluções, com ênfase no entendimento.

Difusão

A **difusão simples** refere-se ao movimento aleatório de moléculas, íons e partículas coloidais em suspensão sob a influência do **movimento browniano (térmico)**. O movimento browniano é observado quando a luz brilha através do ar e as partículas de poeira podem ser vistas em movimento aleatório. O movimento das partículas de poeira é gerado pelo bombardeamento das moléculas de ar. Esse mesmo movimento aleatório ocorre entre o ar e a poeira ou entre dois metais diferentes colocados lado a lado. Com o passar do tempo, os dois metais se fundem. Esse processo ainda constitui uma difusão simples. Quando há um **gradiente de concentração** (diferencial), as moléculas, os íons e as partículas coloidais tendem a se deslocar da área de sua maior concentração para a área de menor concentração, como em uma espécie de "descida ladeira abaixo". O movimento é específico para cada substância (ou seja, o Na^+ se difunde da área de sua maior concentração para a de menor concentração, independentemente da presença e das concentrações de outras substâncias). Se as moléculas e os íons estão igualmente dispersos, o movimento aleatório continua, porém não resulta em movimento ou fluxo efetivo; isso representa um estado de equilíbrio. Não há necessidade de energia para a difusão simples.

As barreiras à difusão geralmente são constituídas por membranas celulares. Essas membranas consistem em uma dupla camada lipídica que se trata de uma fina película de lipídios com apenas duas moléculas de espessura, através da qual as substâncias lipossolúveis (particularmente dióxido de carbono e oxigênio) podem se difundir com facilidade (Figura 2.1). Pode ocorrer **difusão facilitada** de outras substâncias, sendo necessário um carreador (Figura 2.2). Entretanto, a difusão facilitada de qualquer substância ainda ocorre da área de sua maior concentração para a de sua menor concentração e, tal como acontece na difusão simples, não há necessidade de energia. Como as membranas celulares são predominantemente lipídicas, elas são relativamente hidrofóbicas (i. e., repelem a água). Por conta disso, a difusão da água através da dupla camada lipídica é feita com dificuldade; no entanto, a água pode se difundir através de canais proteicos. Os **canais proteicos** (Figura 2.1), que consistem em grandes moléculas de proteína entremeadas na película de lipídios, são vias estruturais (**poros**) não somente para a água, mas também para substâncias hidrossolúveis. Algumas substâncias podem ser excluídas do processo de difusão através dos poros em razão de seu grande tamanho; em contrapartida, a difusão pode ser facilitada por outros fatores, como o tamanho relativamente menor de uma substância, sua carga elétrica (p. ex., a carga negativa do poro ajuda na difusão de Na^+) ou a especificidade do canal proteico (p. ex., canais iônicos específicos). Outros canais proteicos atuam como proteínas carreadoras para o transporte de substâncias em uma direção oposta ao seu trajeto natural de difusão. Esse processo é conhecido como **transporte ativo**. Embora o transporte de glicose a grande parte das células do corpo ocorra por difusão facilitada, há exceções no lúmen dos túbulos renais

Capítulo 2 • Água Corporal: Propriedades e Funções 27

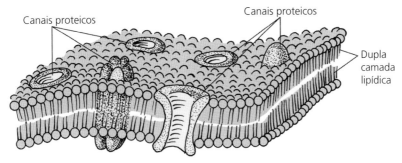

■ **FIGURA 2.1** Estrutura da membrana celular. A dupla camada lipídica é representada por uma fina película de lipídios com espessura de duas moléculas. Os canais proteicos (poros) podem ser compostos de uma única proteína ou de um aglomerado de proteínas. Os canais podem ter especificidade ou restrição para determinadas substâncias, em função do tamanho. Praticamente toda a água se difunde através dos canais proteicos.

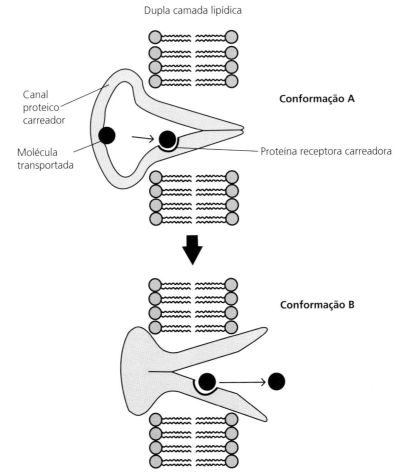

■ **FIGURA 2.2** Mecanismo postulado para difusão facilitada. **A.** A molécula transportada entra no canal proteico e liga-se ao receptor no sítio de ligação. **B.** Após a ligação, o canal proteico sofre uma mudança de conformação, de modo a provocar sua abertura no lado oposto e, com isso, a molécula transportada é liberada, fazendo com que esse canal retorne à sua conformação original.

e no lúmen intestinal, onde se requer transporte ativo. Nesses locais, a glicose é continuamente transportada do lúmen, onde a sua concentração pode ser mínima, para o sangue, onde está presente em alta concentração. Nesses locais, a perda de glicose do corpo é evitada em função de seu transporte ativo. O transporte ativo requer não só um carreador, mas também energia.

Osmose e pressão osmótica

A água é a substância mais abundante no corpo a sofrer difusão. A difusão dela ocorre em todo o corpo com relativa facilidade. A quantidade que se difunde para dentro das células é geralmente equilibrada por uma quantidade equivalente que sai das células por difusão. A **osmose** é o processo de difusão de água através de uma membrana semipermeável, de uma solução com maior concentração de água para uma solução de menor concentração de água. Uma **membrana semipermeável** é aquela permeável (ou seja, permite a passagem) à água, mas não a solutos. Quando se compara a concentração de água nas soluções, nota-se que a solução com maior concentração de água possui menor concentração de solutos. Uma situação em que pode ocorrer o processo de osmose está ilustrada na Figura 2.3, onde duas concentrações diferentes de água estão separadas por uma membrana semipermeável. A difusão efetiva ocorreu do compartimento com maior concentração de água (compartimento 1) para aquele com a menor concentração de água (compartimento 2).

A medida quantitativa da tendência da água em sofrer osmose é a **pressão osmótica**. No exemplo anterior, trata-se da pressão que teria de ser aplicada no compartimento com menor concentração de água (compartimento 2) para impedir a difusão efetiva de água do compartimento com maior concentração de água (compartimento 1). No corpo dos animais, a pressão osmótica é uma pressão em potencial, já que a osmose não é impedida quando ocorre desequilíbrio hídrico. O número de **partículas em uma solução** (i. e., íons, moléculas) determina a sua pressão osmótica; quanto maior o número de partículas, maior será a pressão

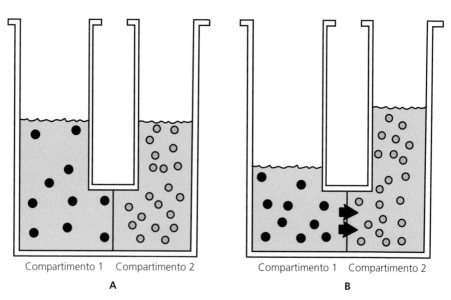

■ **FIGURA 2.3** Osmose. **A.** Antes da osmose. Volumes iguais de soluções aquosas (os solutos são representados pelos círculos pretos e círculos claros) são colocados em compartimentos separados por uma membrana permeável à água, mas não aos solutos (membrana semipermeável). A solução aquosa do compartimento 1 apresenta maior concentração de água (menor concentração de soluto). **B.** Durante a osmose. A osmose (difusão de água) ocorre do compartimento 1 para o compartimento 2 (da maior para a menor concentração de água) e o nível de água aumenta no compartimento 2.

osmótica. No caso de duas soluções aquosas de NaCl separadas por uma membrana que permite a difusão de água (mas não de NaCl), a maior pressão osmótica é verificada na solução que contém maior concentração de NaCl (menor concentração de água). A água se difunde para o compartimento com maior pressão osmótica.

Concentração osmolar é o termo utilizado para expressar a força osmótica das soluções (p. ex., urina, plasma, solução de NaCl). O valor de 1 mol de uma substância não dissociada (não ionizada) é igual a 1 **Osmol**. Quando uma substância se dissocia em dois íons (NaCl → Na^+ e Cl^-), 0,5 mol da substância equivale a 1 Osmol. O número de partículas, e não a massa do soluto, é o que determina a pressão osmótica. O volume de 1 ℓ de uma solução que contém 300 mOsmol de 0,3 mol/ℓ de glicose (que não se dissocia) exerce a mesma pressão osmótica que uma solução que contém 300 mOsmol de 0,15 mol/ℓ de NaCl. Do mesmo modo, a osmolalidade de uma amostra de urina (há muitas substâncias, tanto ionizadas quanto não ionizadas), que contém 300 mOsmol, exerce a mesma pressão osmótica que as soluções anteriores de glicose e NaCl.

A Tabela 2.1 fornece uma comparação da pressão osmótica de várias soluções. Os valores foram determinados por meio de osmômetro e são expressos em **osmolalidade** (**mOsmol/kg de H_2O**). O osmômetro é um aparelho que mensura a osmolalidade pelas técnicas de depressão do ponto de congelamento ou de redução da pressão de vapor (propriedades coligativas). Os valores obtidos são representativos da difusão através de membranas semipermeáveis. Note que a urina de bovinos apresenta pressão osmótica 3,3 vezes maior que a do plasma de animais dessa espécie (a urina apresenta concentração de água menor e concentração de solutos maior que a do plasma de bovinos). A urina de cães tem pressão osmótica 6,1 vezes maior que a do plasma de animais dessa espécie. Como a urina é formada a partir do plasma, os cães têm maior capacidade de concentrar a urina do que os bovinos.

Tonicidade das soluções

A permeabilidade das membranas no corpo é variável, possibilitando a difusão de alguns solutos (bem como de água) através delas. Estas são conhecidas como **membranas seletivamente permeáveis**. Nesse caso, a pressão osmótica mensurada de uma solução que contém solutos passíveis de difusão através dessas membranas não seria um índice de sua tendência em induzir osmose. Em vez disso, a **tonicidade de uma solução** é o fator determinante, correspondendo à **pressão osmótica efetiva**. Apenas as partículas (moléculas, íons) às quais a membrana não é permeável contribuem para a tonicidade. Os princípios de osmose continuam prevalecendo, exceto pelo fato de que agora a água se difunde para o compartimento de maior pressão osmótica efetiva. A Figura 2.4 ilustra a tonicidade das soluções. Duas soluções de volumes iguais e números de partículas equivalentes são separadas por uma membrana que permite a passagem de água e das partículas para o compartimento 2. Cada solução possui a mesma pressão osmótica mensurada (a mesma concentração de partículas). Como o compartimento 1 contém partículas que não conseguem se difundir através da membrana, essas partículas são as que contribuem para uma pressão osmótica efetiva, e, como a solução do compartimento 2 não apresenta pressão osmótica efetiva (visto que as partículas são passíveis de difusão), a água se difunde em direção à maior pressão osmótica efetiva,

Tabela 2.1 Osmolalidade de várias soluções, mensurada pela técnica de osmometria de redução da pressão de vapor.[a]

IDENTIFICAÇÃO DA SOLUÇÃO	OSMOLALIDADE (mOsmol/kg DE H_2O)
Plasma de bovinos	302
Urina de bovinos	1.031
Leite de vaca (desnatado)	272
Plasma de cães	312
Urina de cães	1.904
Água de torneira	58

[a]Valores obtidos de exercícios realizados por estudantes no laboratório.

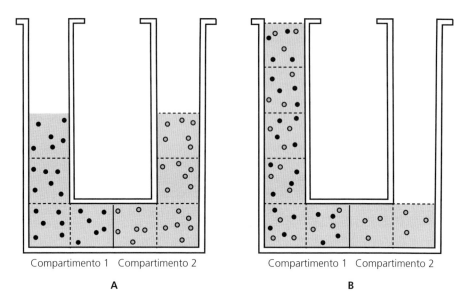

■ **FIGURA 2.4** Exemplo hipotético da tonicidade das soluções. **A.** Antes da osmose. Duas soluções aquosas (os solutos estão representados por círculos pretos e círculos claros) de pressão osmótica equivalente são separadas por uma membrana permeável à água e aos solutos representados por círculos abertos (membrana seletivamente permeável). **B.** Durante a osmose. A pressão osmótica efetiva só é exercida pelos solutos representados por círculos pretos, e a água se difunde do compartimento 2 para o compartimento 1. Em equilíbrio, o soluto representado por círculos abertos apresenta concentração mais baixa, que é igual nos compartimentos 1 e 2. As linhas tracejadas representam divisões de igual volume.

ou do compartimento 2 para o compartimento 1. Nesse exemplo, a difusão efetiva de água cessa quando a pressão resultante do peso da solução do compartimento 2 se opõe à difusão resultante da pressão osmótica efetiva do compartimento 1.

Do ponto de vista prático, a tonicidade das soluções que podem ser administradas por via intravenosa em animais costuma ser semelhante à da solução presente no interior dos eritrócitos (hemácias). A solução eritrocitária está em equilíbrio osmótico com o plasma (a parte líquida do sangue). Uma solução administrada será **hipotônica** se tiver pressão osmótica efetiva menor que a da solução eritrocitária, e será **hipertônica** se tiver pressão osmótica efetiva maior que a solução eritrocitária.

O efeito de soluções de diferentes tonicidades nos eritrócitos está ilustrado na Figura 2.5. Um eritrócito colocado na solução A aumenta de volume. Essa solução precisa ter uma pressão osmótica efetiva menor que a solução eritrocitária (a água se difunde para a pressão osmótica efetiva mais alta), sendo classificada como hipotônica em relação ao plasma. Na solução B, não ocorre alteração no tamanho do eritrócito. A solução do béquer e a solução eritrocitária devem ter a mesma pressão osmótica efetiva; nesse caso, a solução do béquer é classificada como **isotônica** em relação ao plasma. Na solução C, o eritrócito apresenta redução de tamanho, indicando uma perda de água eritrocitária para a solução do béquer. Nesse caso, a maior pressão osmótica efetiva é verificada na solução C (a água se difunde para a pressão osmótica efetiva mais alta). A perda de água dos eritrócitos causada por soluções hipertônicas faz com que as células adquiram uma aparência enrugada, o que lhes confere o nome de **crenadas**.

A Tabela 2.2 mostra os resultados de um exercício feito em laboratório, em que os eritrócitos de um cão foram colocados em soluções de NaCl de diferentes concentrações. A solução de NaCl com concentração de 0,167 mol/ℓ (0,977%) era considerada isotônica para os eritrócitos desse cão (sem alteração do volume celular). As soluções

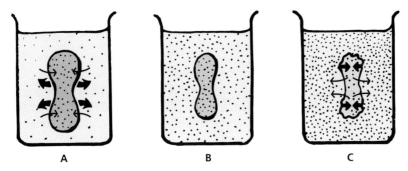

■ **FIGURA 2.5** Efeito da tonicidade de uma solução nos eritrócitos (hemácias). **A.** Em solução hipotônica, ocorre aumento de volume do eritrócito. **B.** Em solução isotônica, não ocorre alteração no volume do eritrócito. **C.** Em solução hipertônica, o eritrócito diminui de tamanho. As setas grossas indicam a direção da alteração do volume da célula, enquanto as setas finas indicam a direção da difusão da água.

Tabela 2.2 Alterações do volume dos eritrócitos de cães atribuíveis à tonicidade da solução de NaCl em suspensão.[a]

SOLUÇÃO EM SUSPENSÃO		ALTERAÇÃO DO VOLUME
MOLARIDADE	PERCENTUAL	PERCENTUAL
0,3	1,76	−16,7
0,167	0,977	0,0
0,15	0,877	+2,0
0,10	0,585	+16,7

[a]Valores obtidos de exercícios realizados por estudantes no laboratório.

Tabela 2.3 Fragilidade osmótica dos eritrócitos de cães normais (caninos) e cabras normais (caprinos).[a]

SOLUÇÃO EM SUSPENSÃO	CÃES NORMAIS	CABRAS NORMAIS
PERCENTUAL DE NaCl	PERCENTUAL DE HEMÓLISE	PERCENTUAL DE HEMÓLISE
0,85	0,0	0,0
0,75	0,6	2,1
0,65	0,7	88,0
0,60	1,7	93,6
0,55	14,0	97,7
0,50	67,4	97,7
0,45	94,4	97,7
0,40	95,7	100,0
0,35	100,0	100,0
0,30	100,0	100,0

[a]Valores obtidos de exercícios realizados por estudantes no laboratório.

com concentração de 0,15 mol/ℓ (0,877%) e de 0,10 mol/ℓ (0,585%) eram hipotônicas (aumento do volume celular), enquanto a solução com concentração de 0,3 mol/ℓ (1,76%) era claramente hipertônica (diminuição do volume celular).

A capacidade de os eritrócitos resistirem à **hemólise** (ruptura dos eritrócitos com liberação de hemoglobina) é variável. Os eritrócitos mais velhos são mais frágeis e são os primeiros a sofrer hemólise quando colocados em soluções de menor tonicidade. A fragilidade eritrocitária também pode aumentar na presença de algumas doenças ou à exposição a toxinas e medicamentos. O grau de fragilidade pode ser determinado pelo **teste de fragilidade osmótica**. O sangue de um animal é colocado em soluções de NaCl de concentrações decrescentes. O percentual de hemólise é determinado em cada solução e comparado com uma solução na qual se espera uma hemólise de 100%. Os resultados do teste de fragilidade osmótica em um cão normal (canino) são apresentados na Tabela 2.3 e comparados com os de uma cabra normal (caprino). É evidente que os eritrócitos de caprinos são menos resistentes à hemólise do que os de cães, quando colocados em soluções de hipotonicidade crescente. Enquanto os eritrócitos de cães se apresentam como discos bicôncavos, os eritrócitos de caprinos são mais esféricos; por conseguinte, o potencial de expansão é mínimo, e a hemólise ocorre mais precocemente.

As soluções que provocam aumento do volume dos eritrócitos podem ser hipotônicas o suficiente para causar hemólise. A hemoglobina dos eritrócitos confere cor vermelha à solução. O plasma de um animal com hemólise apresenta algum grau de coloração avermelhada, dependendo da extensão da hemólise (o plasma costuma ser amarelo-claro a incolor). Esse evento é conhecido como **hemoglobinemia**. Às vezes, a hemólise é tão marcante que a hemoglobina alcança os túbulos renais e é excretada na urina. Nessa condição, denominada **hemoglobinúria**, a urina adquire cor avermelhada.

Interconversão das unidades de medida

A composição e a concentração das soluções são variavelmente expressas em moles, osmoles e equivalentes, e cada uma dessas medidas tem como referência o peso em gramas, a partir do qual podem derivar. Como essas unidades estão relacionadas, é possível fazer interconversões. Tais interconversões, por sua vez, devem ser feitas de acordo com as vias apresentadas na Figura 2.6.

Os problemas listados a seguir são frequentemente encontrados quando se preparam soluções para administração intravenosa ou quando se interpreta o conteúdo apresentado em rótulos de soluções preparadas e disponíveis no mercado. Esses problemas ampliarão seu conhecimento e habilidade em relação às propriedades físico-químicas das soluções.

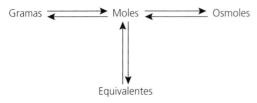

■ **FIGURA 2.6** Vias para interconversão em gramas, moles, osmoles e equivalentes. (De Reece WO. Physicochemical properties of solutions. In: Reece WO, ed. Dukes' Physiology of Domestic Animals. 13th edn. Ames, IA: Wiley-Blackwell, 2015.)

Questão 1: Quantos gramas são necessários para preparar 1 ℓ de uma solução de glicose 5%?

Resposta:

Passo 1: Porcentagem de uma solução = concentração de solutos em gramas por 100 mℓ de solução aquosa. Logo, uma solução de glicose 5% deve conter 5 g por 100 mℓ.

Passo 2: Como é necessário 1 ℓ (1.000 mℓ), a quantidade de glicose deve ser (5 g × 1.000)/100 = 50 g.

Questão 2: Qual é a molaridade (M) de uma solução de NaCl que contém 8,775 g/ℓ?

Resposta:

Passo 1: Molaridade = g por ℓ/peso molecular (PM).

Passo 2: Peso molecular do NaCl = 58,5; portanto, molaridade = 8,775/58,5 = 0,15 mol/ℓ.

Questão 3: Qual é a osmolaridade de uma solução de $CaCl_2$ 0,1 mol/ℓ?

Resposta:

Passo 1: A osmolaridade é uma medida da pressão osmótica, determinada com base no número de partículas.

Passo 2: Uma molécula de $CaCl_2$, quando colocada em solução, deve sofrer ionização e fornecer três partículas (uma de Ca^{2+} e duas de Cl^-).

Passo 3: Osmolaridade (para moléculas que sofrem ionização na solução) = número de íons das moléculas × molaridade = 3 × 0,1 = 0,3 Osmol = 300 mOsmol (miliOsmol).

Questão 4: Quantos gramas são necessários para fazer 1 ℓ de uma solução de 300 mOsmol de NaCl?

Resposta:

Passo 1: 300 mOsmol de NaCl = 150 mmol/ℓ de NaCl = 0,15 mol/ℓ de NaCl.

Passo 2: g/ℓ = molaridade × PM = 0,15 × 58,5 = 8,775 g.

Questão 5: Quantos equivalentes (mEq/ℓ) de Na$^+$ e Cl$^-$ estão contidos em uma solução de NaCl com concentração de 0,15 mol/ℓ?

Resposta:

Passo 1: O NaCl é uma molécula monovalente.

Passo 2: Equivalente (Eq) para cada íon = 1 (valência) × molaridade = 0,15 Eq de Na$^+$ e 0,15 Eq de Cl$^-$ = 150 mEq de Na$^+$ + 150 mEq de Cl$^-$.

Questão 6: Quantos equivalentes (mEq/ℓ) de Ca^{2+} e Cl$^-$ estão contidos em uma solução de CaCl$_2$ com concentração de 0,1 mol/ℓ?

Resposta:

Passo 1: O CaCl$_2$ é uma molécula bivalente.

Passo 2: Equivalente (Eq) para cada íon = 2 (valência) × molaridade = 2 × 0,1 = 0,2 Eq de Ca^{2+} e 0,2 Eq de Cl$^-$ = 200 mEq de Ca^{2+} e 200 mEq de Cl$^-$.

Questão 7: Qual é a osmolaridade (mOsmol/ℓ) de uma solução de CaCl$_2$ que contém 200 mEq de Ca^{2+} e 200 mEq de Cl$^-$?

Resposta:

Passo 1: Transformar miliequivalentes em milimols (mEq/valência) = 200/2 = 100 mmol/ℓ de CaCl$_2$.

Passo 2: Transformar mmol/ℓ em mOsmol = 100 mmol/ℓ × número de átomos por molécula (partículas) = 100 × 3 = 300 mOsmol.

Distribuição da água corporal

1. Como se diferenciam termos água e líquido?
2. Qual porcentagem do peso corporal é representada pela água?
3. Quais são os dois principais compartimentos de água corporal e qual a porcentagem do peso corporal representada por cada um?
4. Defina líquido intersticial e o espaço ocupado por ele.
5. Qual substância confere à água intersticial as características de um gel?

6. Líquido intravascular e plasma são sinônimos? Por que o volume plasmático é maior do que o volume de água no plasma?

Volume total de água do corpo e compartimentos de líquidos

Os termos "água" e "líquido" são praticamente iguais, mas diferem um do outro na medida em que um líquido, como aquele encontrado no corpo, contém não só água, mas também solutos. A mensuração do volume contido em um compartimento costuma incluir todo o espaço ocupado pela água e pelos solutos. Por exemplo, o plasma sanguíneo é um líquido, mas seu volume é um pouco maior que o do espaço ocupado pela água que ele contém. Para fins práticos, os compartimentos são designados como **compartimentos de líquidos**, visto que o volume de líquido, e não o volume de água, é o volume habitualmente mensurado.

O volume total de água do corpo refere-se à soma do volume de água contida em divisões arbitrárias de sua distribuição, entre os compartimentos intracelular e extracelular. O compartimento extracelular ainda pode ser subdividido em compartimentos intersticial, intravascular e transcelular.

O volume total de água do corpo é variável e depende, principalmente, da quantidade de gordura corporal. O tecido adiposo é único pela sua baixa quantidade de água (10% ou menos); dessa forma, a quantidade total de água de um animal obeso será menor que a de um animal magro. Em bovinos muito magros, cerca de 70% do peso corporal consistem em água, ao passo que, nos animais muito obesos, o total de água corporal pode ser de apenas 40%. O animal médio (nem obeso nem magro) provavelmente apresenta uma quantidade de água equivalente a 60% de seu peso corporal.

Compartimentos de líquidos intracelular e extracelular

Cerca de dois terços da água corporal encontram-se no interior das células, o que representa o **líquido intracelular**. As quantidades expressas como porcentagens do peso corporal consistem em valores médios, podendo ser variáveis. Toda a água que não se encontra dentro das células é considerada como **líquido extracelular**, ou fora das células, o que inclui o **líquido intersticial**, o **líquido intravascular** e o **líquido transcelular**. O líquido intravascular é mais frequentemente referido como **volume plasmático**. Cerca de 92% do volume plasmático é representado por água, enquanto os 8% restantes são constituídos principalmente por proteínas. As divisões da água corporal entre os compartimentos estão ilustradas na Figura 2.7.

O líquido intersticial é aquele que se encontra fora dos capilares e envolve cada célula de um tecido. Trata-se do ambiente que circunda as células. O líquido intersticial ocupa o **espaço intercelular** (também denominado **espaço intersticial** e **interstício**), juntamente com diversas **substâncias intercelulares** (p. ex., fibras colágenas e elásticas, além de fibroblastos, plasmócitos e mastócitos). É importante visualizar a localização do espaço intersticial (Figura 2.8) em relação aos capilares sanguíneos e às células corporais, particularmente no que se refere à presença de edema (ver Capítulo 9). Além das fibras colágenas e elásticas da substância intercelular, existe uma **substância fundamental amorfa** (*i. e.*, sem definição de forma ou morfologia). O principal componente dessa substância é o **ácido hialurônico**, um gel altamente hidratado que mantém o líquido tecidual em seus interstícios. Em virtude de sua forma gelatinosa, não há fluxo nem acúmulo desse líquido nas partes corporais inferiores, tampouco flui em um corte na superfície.

O líquido transcelular é aquele encontrado nas cavidades corporais, o que inclui o líquido intraocular, o líquido cerebroespinal, o líquido sinovial, a bile e os líquidos do sistema digestório. O líquido transcelular mais abundante encontra-se no trato digestório, e a sua quantidade é maior nos ruminantes, em virtude dos compartimentos gástricos associados à fermentação.

Transferência de água entre os compartimentos líquidos

As moléculas de água podem penetrar rapidamente na maioria das membranas celulares. Se há um gradiente de pressão osmótica ou hidrostática entre os compartimentos de líquidos corporais, ocorre transferência de água. Se não há pressão hidrostática razoável, o resultado da transferência da água será a igualdade da osmoconcentração nos compartimentos de líquidos.

A resposta à administração intravascular de água é a redução da osmoconcentração de todos os compartimentos. Isso acontece após a infusão intravascular de qualquer solução hipotônica cuja pressão osmótica efetiva é menor que a do líquido intracelular. A água se difunde para dentro do compartimento do líquido intracelular, causando hiperidratação celular. A infusão de grande volume pode alterar a função metabólica normal, e esse estado de hiperidratação é conhecido como **intoxicação hídrica**.

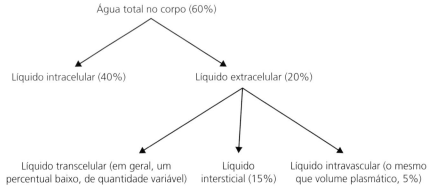

■ **FIGURA 2.7** Volume total de água do corpo e sua distribuição nos compartimentos de líquidos.

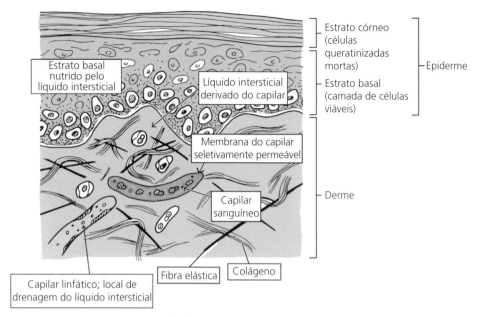

■ **FIGURA 2.8** Representação esquemática da parte externa da pele de um suíno, com ênfase especial ao espaço intersticial, o espaço externo aos capilares e células. O líquido do espaço intersticial é conhecido como líquido intersticial. O ácido hialurônico da substância fundamental amorfa confere ao líquido intersticial as características de um gel. A ocorrência de um aumento anormal do líquido intersticial nesse local é evidente em uma condição conhecida como edema.

A infusão de uma solução isotônica seria uniformemente distribuída nos compartimentos extracelular e intracelular, visto que não haveria diferença na osmoconcentração. A administração de uma solução hipertônica resultaria em maior pressão osmótica efetiva no compartimento extracelular do que no compartimento intracelular; além disso, ocorreria difusão de água das células para o compartimento extracelular. A infusão de uma solução hipertônica é útil no tratamento de traumatismo craniano, com intuito de reduzir o edema (volume) frequentemente associado a lesões desse tipo.

● Equilíbrio hídrico

1. Qual o significado de *turnover* da água?
2. Qual a origem da água metabólica? Por que 5 g de gordura geram mais água metabólica do que 5 g de proteína ou carboidrato?
3. Cite exemplos de perda insensível (não perceptível) de água.
4. **Por que as perdas excessivas de água (p. ex., diarreia) são mais graves em animais jovens do que em adultos da mesma espécie?**

Em qualquer animal, a quantidade de água do corpo permanece relativamente constante, no dia a dia, com equilíbrio entre ganhos e perdas. O *turnover* da água refere-se à quantidade de água ingerida por um animal para compensar o volume perdido. Na Tabela 2.4 há valores de referência para vacas lactantes e não lactantes, em condições ambientais moderadas. O *turnover* da água em uma vaca não lactante é de 29 ℓ/dia, enquanto o de uma vaca em lactação é de 56 ℓ/dia. Em ambos os casos, a ingestão (entrada) de água é igual ao débito (saída), havendo um equilíbrio hídrico. O "tamanho do reservatório" (litros) permanece constante, porém a água desse reservatório se renova (*turnover* da água). O débito (saída) de água na vaca lactante aumenta não só em razão da produção de leite mas também por conta da maior

36 Anatomia Funcional e Fisiologia dos Animais Domésticos

Tabela 2.4 Equilíbrio hídrico diário de vacas da raça holandesa alimentadas com feno de leguminosa (valores em litros).

EQUILÍBRIO	VACAS NÃO LACTANTES	VACAS LACTANTES
Entrada		
Água pura ingerida	26	51
Água contida nos alimentos	1	2
Água metabólica	2	3
Total	29	56
Saída		
Nas fezes	12	19
Na urina	7	11
Na forma de vapor	10	14
No leite	0	12
Total	29	56

De Houpt TR. Water and electrolytes. In: Reece WO, ed. Dukes' Physiology of Domestic Animals. 13th edn. Ames, IA: Wiley-Blackwell, 2015.

excreção de água nas fezes devido ao consumo quase duas vezes maior, e por causa da maior perda na urina e na forma de vapor devido ao aumento do metabolismo.

Ganho de água

O ganho de água ocorre por meio da ingestão de água pura em bebedouro, água contida nos alimentos e água metabólica. O alimento consumido pelos animais contém quantidade variável de água; habitualmente o animal ingere água pura, no bebedouro, ou, no caso de animal muito jovem, ocorre ingestão de água contida no leite. A **água metabólica** se origina de reações químicas do metabolismo celular, nas mitocôndrias. No final da cadeia de transferência de elétrons, o hidrogênio combina-se com o oxigênio para formar água, conhecida como água metabólica (ver Capítulo 1).

O metabolismo de proteínas, carboidratos e lipídios requer diferentes quantidades de cofatores; a maior quantidade é utilizada no metabolismo dos lipídios. Consequentemente, a produção de água metabólica é maior para determinada quantidade de gordura do que para quantidade equivalente de proteína ou carboidrato. Por exemplo, a produção de água metabólica a partir de cada 100 g de proteína, carboidrato e lipídios é de 40, 60 e 110 mℓ, respectivamente. A energia, na forma de trifosfato de adenosina (ATP), é gerada durante a transferência de elétrons. A quantidade de água metabólica produzida é variável, mas em certas condições pode ser substancial. Nos animais domésticos, ela corresponde, em média, a cerca de 5 a 10% do ganho diário de água, mas pode chegar a 100% do ganho em alguns pequenos roedores do deserto.

Perda de água

A perda de água do corpo é classificada em perda insensível (não mensurável) ou perda sensível (mensurável). As **perdas insensíveis** estão associadas a perdas na forma de vapor e ocorrem constantemente pela evaporação cutânea e pela perda de vapor d'água no ar expirado. O ar inspirado fica saturado com vapor d'água das vias respiratórias e dos pulmões, porém não existe nenhum mecanismo corporal para remover a umidade dos gases respiratórios antes de sua expiração. As **perdas sensíveis** são as perdas visíveis; incluem as perdas de água na urina e nas fezes, bem como nas secreções corporais excretadas e não sujeitas à evaporação. Às vezes, as perdas sensíveis podem ser exageradas, como ocorre na diarreia, colocando em risco a reserva de água do corpo.

Necessidade de água

Não há relação linear entre a necessidade basal de água e o peso corporal. Assim, uma vaca de 500 kg não requer uma quantidade de água 10 vezes maior do que um bezerro de 50 kg. No entanto, a **necessidade basal diária** de água (água necessária para manter o equilíbrio hídrico) está relacionada com o gasto calórico. Em **condições metabólicas basais** (p. ex., animal em repouso, ambiente térmico neutro, jejum), o **gasto calórico** tem uma relação linear

Capítulo 2 • Água Corporal: Propriedades e Funções

com a área de superfície corporal. A vaca pode necessitar um volume de água três a quatro vezes maior que a de um bezerro, pois a área de superfície corporal dela é três a quatro vezes maior. Se o líquido extracelular (20% do peso corporal) for considerado como o compartimento de onde a água de emergência é retirada, a vaca de 500 kg terá 100 kg de líquido extracelular, enquanto o bezerro de 50 kg terá apenas 10 kg desse líquido. Portanto, a vaca possui uma reserva de água consideravelmente maior para suprir suas necessidades basais do que o bezerro. Em outras palavras, a vaca tem uma reserva de água dez vezes maior para suprir suas necessidades, e essas necessidades são apenas três a quatro vezes maiores que as do bezerro. Em razão da reserva mais limitada associada à sua necessidade relativamente maior, os bezerros são afetados mais rapidamente por situações de perda descontrolada de água (como acontece nos casos de diarreia). Além disso, convém assinalar que, em função da maior área de superfície em relação ao peso corporal dos bezerros, eles também perdem calor corporal com mais rapidez do que as vacas.

▪ Desidratação, sede e ingestão de água

1. Em caso de desidratação, qual a fonte imediata (compartimento) de perda de água do corpo?
2. O que é perda grave de água do corpo, para a maioria dos animais?
3. Há perda proporcional de eletrólitos quando ocorre perda contínua de água (desidratação)?
4. Defina sede.
5. Onde se localiza o centro da sede?
6. Como a desidratação e a hipovolemia estimulam a sede?
7. Como a sede pode ser temporariamente aliviada?

Quando as perdas de água excedem os ganhos, surge uma condição conhecida como desidratação. O grau de desidratação é variável e, nos casos brandos, os mecanismos fisiológicos podem ser suficientes para restabelecer o equilíbrio hídrico por meio do mecanismo da sede, desde que haja água disponível. Entretanto, pode ser necessária a implementação de medidas terapêuticas (terapia hídrica, tratamento da causa primária) quando as perdas de água são moderadas a graves e estão relacionadas a alguma condição patológica.

Desidratação

Na desidratação, o líquido extracelular é a fonte imediata de perda de água do corpo, seguida de transferência de água do líquido intracelular para o compartimento extracelular. Uma perda de água correspondente a 10% do peso corporal é considerada grave, na maioria dos animais. As concentrações de eletrólitos (íons) nos líquidos corporais não aumentam durante a desidratação, mas esses eletrólitos são excretados pelos rins proporcionalmente à perda de água. Em casos de desidratação contínua, ocorre depleção de água e eletrólitos. Por isso, a reidratação requer não apenas água, mas também uma quantidade adequada de eletrólitos.

Estímulo da sede

Quando as perdas de água excedem os ganhos, há uma tentativa por parte dos rins em conservar a água. Além disso, os animais possuem um **mecanismo da sede** para reconhecer a necessidade de ingestão de maior volume de água do que aquele fornecido pelos alimentos e pela água metabólica. A **sede** refere-se ao desejo consciente de água. No mecanismo da sede, existe um centro da sede localizado no hipotálamo (ver Capítulo 4), cérebro, representado por "células da sede".[1] Essas células da sede são estimuladas por um aumento em sua **osmoconcentração** (perda de água e concentração elevada de sal). A osmoconcentração das "células da sede", por sua vez, é uma consequência da desidratação.

Outro estímulo da sede é a ação da **angiotensina II**, um hormônio produzido pelos rins

---

[1]N.T.: As "células da sede" são neurônios osmossensíveis, constituintes do órgão vascular da lâmina terminal.

38 Anatomia Funcional e Fisiologia dos Animais Domésticos

(ver Capítulo 11). Esse hormônio é secretado em resposta à hipotensão, de modo a provocar alterações capazes de elevar a pressão arterial (p. ex., retenção de sal, vasoconstrição periférica, ingestão de água). A perda de volume sanguíneo (**hipovolemia**), como acontece em casos de hemorragia (perda de líquido isotônico), resulta em diminuição da pressão arterial, com consequente produção de angiotensina II. A estimulação da sede previamente descrita faz com que o animal beba água, que é posteriormente absorvida. Dessa forma, o volume sanguíneo e a pressão arterial retornam ao normal.

Alívio da sede

É possível realizar um experimento com um cão para demonstrar o efeito da desidratação na estimulação da sede. Uma solução hipertônica de NaCl é injetada lentamente por via intravenosa, aumentando a osmoconcentração do plasma e, na sequência, a do ambiente em torno das "células da sede" do hipotálamo. Depois de alguns minutos, a água anteriormente oferecida ao cão e ignorada é agora ingerida. O volume de água consumido equivale, aproximadamente, à quantidade que deveria ser ingerida para que o plasma hipertônico se torne isotônico. Embora não tenha havido tempo suficiente para a absorção da água ingerida, a sede do cão foi temporariamente aliviada, uma vez que pode ocorrer um alívio temporário quando a boca e a faringe são umedecidas, bem como quando o estômago é distendido após a ingestão de água. Ambos os métodos de alívio temporário ajudam a evitar a ingestão excessiva que normalmente aconteceria, pois é necessário um breve período de tempo, após qualquer método, para que a água seja absorvida e para reduzir a osmoconcentração das células da sede ou aumentar a pressão arterial, dependendo do estímulo que provocou sede. A sede é um importante mecanismo de manutenção do equilíbrio hídrico. Por essa razão, a água precisa ser devidamente fornecida aos animais, pois caso contrário ocorrerá comprometimento da saúde, desconforto ou perda da produtividade.

■ Adaptação à falta de água

1. Por que as raças de bovinos indianas são mais tolerantes ao calor que as raças europeias?
2. Como o camelo se adaptou à disponibilidade limitada de água?
3. Compare os mecanismos de adaptação à falta de água de ovinos e jumentos tanto entre eles quanto com os de camelos.

Ao longo da história, alguns animais tiveram de se adaptar a condições de falta de água por conta de seu hábitat (entretanto, houve necessidade de pouca adaptação para bovinos, suínos, cães e gatos). O problema é agravado pela exposição a altas temperaturas. Os bovinos indianos (Zebu e Brahman) são mais tolerantes ao calor do que os bovinos europeus em virtude de sua maior sudorese (e, portanto, maior resfriamento) e não por causa de qualquer mecanismo especial de conservação da água. Portanto, é necessário o fornecimento de um volume adequado de água. No entanto, os camelos, os jumentos e os ovinos adaptaram-se para enfrentar períodos de falta de água.

Camelos

O meio pelo qual o dromedário (camelo de apenas uma corcova) se adaptou à falta de água foi alvo de muito interesse. Muitas lendas foram associadas aos camelos e à sua capacidade de sobreviver no deserto por longos períodos sem água. Acreditava-se que o metabolismo da gordura da corcova e a maior quantidade de água metabólica produzida a partir dela fornecessem a água adicional necessária; entretanto, essa noção foi, em geral, desacreditada. A quantidade de gordura na corcova não é grande, e embora uma maior quantidade de água metabólica seja obtida a partir do metabolismo da gordura, também há produção de mais energia (ATP). Em consequência, apenas metade da quantidade de gordura é metabolizada, como seria o caso das proteínas e dos carboidratos, resultando aproximadamente na mesma produção de água.

Capítulo 2 • Água Corporal: Propriedades e Funções 39

O achado mais importante é a capacidade de o camelo tolerar um grau de desidratação equivalente a cerca de 30% de seu peso corporal, em comparação com 10 a 12% da maioria dos animais. Essa capacidade possibilita a sobrevivência por um tempo maior quando não há água disponível. Outro mecanismo de adaptação é a capacidade de o camelo armazenar calor corporal durante o dia (resultando em aumento da temperatura corporal), em vez de dissipá-lo. Em um único dia, a temperatura corporal do camelo pode variar de 34,2 a 40,7°C, uma variação muito maior do que a de 38 a 39,3°C, de uma vaca leiteira. Dessa maneira, a água é conservada, pois a dissipação do calor requer a evaporação de água. O camelo aguarda a noite fria do deserto para dissipar o calor armazenado (ver Capítulo 13). O camelo também possui uma pelagem de verão, mais proeminente no dorso; essa pelagem é capaz de reduzir a absorção de calor do sol. Por fim, o camelo ingere água com rapidez, em uma quantidade de até 25% de seu peso corporal, depois de um período de desidratação, o que possibilita a reidratação em fontes de água raramente encontradas. A redução da pressão osmótica do plasma, quando esse grande volume de água é absorvido após rápida ingestão, não provoca a hemólise que normalmente poderia ocorrer, devido à razão exposta a seguir. Durante a desidratação, a osmolalidade do plasma aumenta e está associada a uma diminuição no volume eritrocitário. Com a reidratação, ocorre normalização da osmolalidade plasmática, possibilitando o retorno do volume dos eritrócitos ao volume anterior à desidratação (i. e., os eritrócitos não superam o seu volume normal, o que poderia predispô-los à hemólise).

Embora o camelo possa concentrar a urina e desidratar as fezes, estes não são fatores relevantes em relação à capacidade desse animal em suportar a privação de água.

Ovinos e jumentos

Os ovinos e os jumentos também apresentam notável capacidade de suportar a falta de água. Esses animais se assemelham ao camelo, pois são capazes de resistir à desidratação de até cerca de 30% de seu peso corporal. Além disso, os ovinos e os jumentos são semelhantes ao camelo em sua capacidade de ingerir um volume de água correspondente a quase 25% de seu peso corporal em uma só vez, sem gerar efeitos nocivos. Os ovinos são protegidos do calor solar pela sua lã; além disso, excretam fezes secas e urina relativamente concentrada. O jumento dissipa o calor por meio de sudorese maior que a dos camelos e dos ovinos; a sobrevida do jumento é correspondentemente menor. Como os ovinos não apresentam sudorese tão intensa quanto os camelos e os jumentos, a perda de calor por evaporação, através das vias respiratórias (respiração ofegante), é um fator mais importante em ovinos.

■ Leitura sugerida

Houpt TR. Water and electrolytes. In: Reece WO, ed. Dukes' Physiology of Domestic Animals. 12th edn. Ithaca, NY: Cornell University Press, 2004.

Reece WO. Body water: properties and solutions. In: Reece WO, ed. Dukes' Physiology of Domestic Animals. 13th edn. Ames, IA: Wiley-Blackwell, 2015.

Schmidt-Nielsen K. Animal Physiology: Adaptation and Environment. 5th edn. Cambridge, UK: Cambridge University Press, 1997.

☑ AUTOAVALIAÇÃO

PROPRIEDADES FÍSICO-QUÍMICAS DAS SOLUÇÕES

1. Uma membrana seletivamente permeável permite a passagem de água e da substância X, mas não da substância Y. Volumes iguais da solução aquosa X e da solução aquosa Y são colocados em lados opostos da membrana. Após o equilíbrio, qual dos lados conterá o maior volume?
   a. O lado que originalmente continha a solução X
   b. O lado que originalmente continha a solução Y

40 Anatomia Funcional e Fisiologia dos Animais Domésticos

2. Os eritrócitos são colocados em uma solução hemolítica. A solução deve ser:
   a. Isotônica
   b. Hipertônica
   c. Hipotônica

3. Soluções diferentes são colocadas em ambos os lados de uma membrana seletivamente permeável. A água se difunde do lado A para o lado B. Qual dos lados tem maior pressão osmótica efetiva para que isso ocorra?
   a. Lado A
   b. Lado B

4. A solução 1 apresenta maior pressão osmótica efetiva do que a solução 2. Qual dessas soluções tem maior tonicidade?
   a. Solução 1
   b. Solução 2

5. O que acontece com os eritrócitos colocados em uma solução hipotônica?
   a. Eles aumentam de volume
   b. Eles diminuem de volume
   c. Não há alteração no volume

6. Uma membrana separa a solução aquosa A da solução aquosa B. Considera-se que a solução A tem maior pressão osmótica efetiva. Portanto, a água se difundirá da:
   a. Solução B para a solução A
   b. Solução A para a solução B
   c. Não haveria nenhuma difusão efetiva de água

DISTRIBUIÇÃO DA ÁGUA CORPORAL

7. Qual dos compartimentos de líquidos corporais a seguir representa cerca de 40% do peso corporal?
   a. Transcelular
   b. Intravascular
   c. Intracelular
   d. Extracelular

8. O líquido intersticial é um componente do:
   a. Compartimento do líquido intracelular
   b. Compartimento do líquido extracelular
   c. Compartimento do líquido transcelular

9. O líquido intersticial é encontrado:
   a. Dentro das células
   b. Entre as células, mas fora dos vasos sanguíneos
   c. Dentro dos capilares
   d. Nas cavidades corporais

10. O ácido hialurônico (um componente da substância intercelular):
    a. Mantém o pH ideal do líquido intersticial
    b. Neutraliza os efeitos da hialuronidase
    c. É um gel altamente hidratado que mantém o líquido tecidual em seus interstícios

11. Os volumes dos líquidos corporais foram mensurados e os valores expressos em mililitros por quilograma de peso corporal, porém sem nenhuma ordem estabelecida e sem a identificação do compartimento corporal. A água total do corpo foi relatada como sendo 610 mℓ/kg de peso corporal, e os volumes dos compartimentos foram informados como sendo 170, 230, 380 e 60. Selecione a opção abaixo que corresponde aos valores apresentados.
    a. Líquido extracelular, líquido intracelular, líquido intersticial, volume plasmático
    b. Volume plasmático, líquido intersticial, líquido extracelular, líquido intracelular
    c. Líquido intersticial, líquido extracelular, líquido intracelular, volume plasmático
    d. Líquido extracelular, líquido intracelular, líquido intersticial, volume plasmático

EQUILÍBRIO HÍDRICO

12. A água do corpo perdida durante a expiração ou por evaporação cutânea é considerada perda por vapor d'água ou perda insensível (não mensurável). Essa perda geralmente excede às perdas sensíveis (mensuráveis), que inclui a água perdida nas fezes ou na urina.
    a. Verdadeiro
    b. Falso

Capítulo 2 • Água Corporal: Propriedades e Funções **41**

13. A necessidade de água de uma vaca de 454 kg é cerca de 30 ℓ por dia. Se um bezerro pesa 23 kg e apresenta área de superfície corporal em torno de um quinto da vaca, qual seria a sua necessidade diária aproximada de água?
    a. 30 ℓ
    b. 3 ℓ
    c. 6 ℓ

14. As necessidades basais diárias de água estão diretamente relacionadas a:
    a. Peso corporal
    b. Gasto calórico e área de superfície corporal
    c. Cor do animal

15. Uma maior quantidade de água metabólica é obtida a partir da metabolização de 100 g de gordura do que da metabolização de 100 g de proteína ou de carboidrato, visto que:
    a. Os animais bebem mais água ao consumirem gordura
    b. Durante a metabolização da gordura ocorre redução de uma quantidade maior de cofatores (e, portanto, precisam ser novamente oxidados)
    c. 1 g de gordura é mais pesado do que 1 g de proteína ou de carboidrato

DESIDRATAÇÃO, SEDE E INGESTÃO HÍDRICA

16. Se a pressão osmótica efetiva no plasma se torna maior do que a pressão osmótica efetiva dentro das "células da sede", no hipotálamo, qual dos itens a seguir seria previsto?
    a. O animal procuraria água
    b. O animal não procuraria água

17. A sede pode ser estimulada por:
    a. Osmoconcentração do líquido extracelular
    b. Hipotensão arterial associada à perda sanguínea
    c. Letras a e b

18. Qual das seguintes soluções faria um cão beber água (ficar com sede), se administrada por via intravenosa nesse animal?
    a. Solução de NaCl hipertônica
    b. Solução de NaCl isotônica
    c. Solução de NaCl hipotônica

19. Em caso de desidratação contínua:
    a. Ocorre depleção apenas de água
    b. Ocorre depleção apenas de eletrólitos
    c. Ocorre depleção tanto de água quanto de eletrólitos

ADAPTAÇÃO À FALTA DE ÁGUA

20. Qual das afirmações a seguir é correta no que diz respeito à tolerância à desidratação?
    a. Os bovinos são mais tolerantes do que os ovinos
    b. Os ovinos são mais tolerantes do que bovinos e suínos
    c. Ovinos, bovinos e suínos têm a mesma tolerância
    d. Os suínos são mais tolerantes do que os ovinos

21. Durante o calor do dia, qual das seguintes opções é mais produtiva na conservação da água corporal?
    a. Eliminação do calor do corpo por evaporação durante a sua produção
    b. Armazenamento do calor do corpo durante o dia, enquanto está sendo produzido e dissipação do calor quando a temperatura ambiente estiver mais fria
    c. Retenção de urina

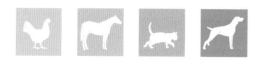 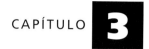

O Sangue e Suas Funções

VISÃO GERAL DO CAPÍTULO

- **Características gerais,** *42*
  Hematócrito (volume globular), *42*
  Cor do sangue, *43*
  Volume sanguíneo, *43*
  pH sanguíneo, *43*
- **Leucócitos,** *44*
  Classificação e morfologia, *44*
  Tempo de vida e quantidade, *45*
  Função, *46*
  Métodos de diagnóstico, *50*
- **Eritrócitos,** *51*
  Hemoglobina e suas formas, *51*
  Eritropoese, *52*
  Quantidade, *54*
  Morfologia, *54*
  Tamanho, *55*
  Índices eritrocitários, *55*
  Tempo de vida, *55*
- **Remoção dos eritrócitos,** *55*
- **Metabolismo do ferro,** *57*
- **Anemia e policitemia,** *59*
- **Hemostasia: prevenção da perda sanguínea,** *60*
  Componentes da hemostasia, *61*
  Proteínas, *61*
  Endotélio vascular, *61*
  Plaquetas, *62*
  Formação do coágulo (coagulação sanguínea), *64*
  Degradação da fibrina, *67*
- **Prevenção da coagulação sanguínea,** *67*
  Prevenção da coagulação sanguínea na circulação normal, *67*
  Prevenção de coagulação do sangue coletado, *68*
- **Testes de coagulação sanguínea,** *68*
  Defeitos de coagulação, *69*
  Diferenças entre as espécies, *69*
- **Plasma e sua composição,** *70*
  Proteínas plasmáticas, *70*
  Outros componentes do plasma, *73*

O sistema vascular evoluiu de modo a possibilitar o transporte de nutrientes até as células, quando estas se tornaram tão numerosas e tão distantes da superfície a ponto de o processo de difusão não ser mais suficiente. O meio circulante passou a ser conhecido como sangue. Em geral, as funções do sangue estão relacionadas ao transporte (p. ex., de nutrientes, oxigênio, dióxido de carbono, catabólitos, hormônios, calor e anticorpos). O sangue tem outras funções relacionadas à manutenção do equilíbrio hídrico e do pH, no organismo. Como o sangue precisa ser mantido em um sistema fechado para um transporte eficiente, ele dispõe de um mecanismo que evita a sua perda, caso haja alguma ruptura do sistema normalmente fechado.

- **Características gerais**

1. Quais são os componentes do hematócrito (ou volume globular)?
2. O que confere cor ao sangue e ao plasma?
3. Determine o volume sanguíneo, expresso em porcentagem do peso corporal, em um cão de 10 kg com volume globular de 42% e volume plasmático de 500 mℓ.
4. Por que o sangue venoso é mais ácido do que o sangue arterial.
5. Se o pH sanguíneo é 7,1 e ocorrer duplicação da concentração de íons hidrogênio [H$^+$]), qual seria o pH aproximado do sangue antes do aumento da [H$^+$]? O sangue se tornou mais alcalino ou mais ácido?

Hematócrito (volume globular)

A proporção relativa entre a quantidade de células sanguíneas e o volume do plasma, uma medida útil do ponto de vista clínico, pode ser obtida mediante a determinação do hematócrito. Quando uma coluna de sangue é centrifugada, os componentes são separados de acordo com a sua densidade específica relativa. Os componentes celulares (eritrócitos, leucócitos e plaquetas, também conhecidas como trombócitos) ocupam a parte inferior da coluna; esse conjunto é denominado hematócrito ou volume globular. O plasma ocupa a parte superior da coluna e representa o componente líquido do sangue, no qual as células e os coloides se encontram em suspensão; outras substâncias transportadas pelo sangue se encontram dissolvidas (Figura 3.1).

Cor do sangue

A cor vermelha do sangue se deve ao pigmento hemoglobina, presente no interior dos eritrócitos (ou hemácias). A tonalidade da cor pode variar de vermelho-vivo a púrpura-azulado, dependendo do grau de saturação de oxigênio na hemoglobina. Quanto maior a saturação, mais brilhante será a cor vermelha. O plasma é amarelo a incolor, dependendo da quantidade e da amostra examinada. O plasma, que costuma ser amarelo-claro quando observado em um tubo de ensaio, pode ser quase incolor em um tubo capilar. A cor do plasma se deve principalmente à presença de **bilirrubina**, um produto de degradação da hemoglobina. O plasma apresenta coloração amarela mais escura em bovinos e ainda mais escura em equinos (nesta espécie, em particular, há uma concentração relativamente alta de bilirrubina).

Volume sanguíneo

O **volume sanguíneo** depende do peso corporal magro e, em geral, corresponde a 8 a 10% do peso corporal. O volume sanguíneo não pode ser mensurado por via direta, visto que a exsanguinação (i. e., remoção do sangue) resulta na obtenção de apenas cerca de 50% do sangue total; o restante fica retido em capilares, seios venosos e outros vasos.

O volume eritrocitário e o **volume plasmático** podem ser mensurados por meio de diversas técnicas. Se um deles for mensurado e o hematócrito for conhecido, será possível calcular o volume sanguíneo. Por exemplo, se o

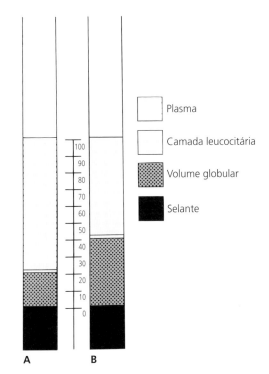

■ **FIGURA 3.1** O micro-hematócrito, tal como ele poderia aparecer, em animal anêmico (**A**) e normal (**B**). A camada leucocitária, uma banda estreita de leucócitos acima da massa eritrocitária, ocupa um volume insignificante e não é levada em consideração. Assim, no hematócrito normal, o volume plasmático seria de 60%.

volume plasmático for 600 mℓ e o hematócrito 40%, o volume plasmático representará 60% do volume sanguíneo. O volume sanguíneo, então, é determinado pela seguinte equação:

Volume sanguíneo = volume plasmático/
(1 − hematócrito) = 600/0,60 = 1.000 mℓ

em que se emprega o equivalente decimal do hematócrito. Se esses valores fossem obtidos de um cão de 12,5 kg, o volume sanguíneo de 1.000 mℓ equivaleria a 80 mℓ/kg. Um cálculo adicional mostra que isso equivale a 8% do peso corporal, caso não se faça a correção da densidade específica e se 1 mℓ de sangue for considerado como 1 g de peso (80 mℓ = 80 g/1.000 g = 0,08 = 8%).

pH sanguíneo

O sangue tem pH em torno de 7,4. O sangue venoso é um pouco mais ácido que o sangue

44 Anatomia Funcional e Fisiologia dos Animais Domésticos

arterial. Dessa forma, se o pH do sangue arterial for 7,4, seria de se esperar que o pH do sangue venoso fosse, aproximadamente, 7,36. A maior acidez do sangue venoso está relacionada à presença de dióxido de carbono; há maior concentração de CO_2 no sangue venoso. A hidratação do dióxido de carbono no sangue venoso ($CO_2 + H_2O \leftrightarrow H_2CO_3 \leftrightarrow H^+ + HCO_3^-$) forma íons hidrogênio, resultando, assim, em maior acidez e menor pH.

O **símbolo pH** é a notação química do logaritmo do recíproco da **concentração de íons hidrogênio** [H^+] em átomos-grama por litro de solução. Para as substâncias monovalentes, as medições em equivalentes são as mesmas que as medições em átomos-grama; quando o pH é 7,4, a [H^+] será 0,00000040 átomo-grama de H^+ em 1 ℓ de solução ou 40 nEq (nanoequivalentes). Quando a [H^+] duplica (80 nEq) ou diminui pela metade (20 nEq), o pH varia em 0,3 unidade, como se segue:

pH	[H^+]
7,4	Normal
7,1	Dobro do normal
7,7	Metade do normal
6,8	Quatro vezes o normal

Embora aparentemente a variação do valor do pH possa ser muito discreta, a [H^+] sofre alteração considerável. Por esse motivo, o pH dos líquidos corporais precisa ser regulado com precisão.

■ Leucócitos

1. Relacione o modo de classificação dos leucócitos, os locais onde as várias células são produzidas e a que tipo de células os termos segmentados e bastonetes se referem.
2. Quais leucócitos parecem ter o maior tempo de vida?
3. Compare as contagens de eritrócitos e leucócitos.
4. Quais os tipos de leucócitos predominantes em equinos, caninos, felinos, suínos, bovinos, ovinos e caprinos?
5. Descreva a migração dos neutrófilos da circulação para os locais de inflamação.

6. Qual a principal função de cada um dos leucócitos?
7. Que leucócito é classificado como célula do sistema mononuclear fagocitário? Qual célula do sistema mononuclear fagocitário está presente no fígado?
8. Qual dos leucócitos se torna mais numeroso em determinados tipos de parasitismos?
9. Quais as funções dos linfócitos T e B?
10. Defina plasmócitos e megacariócitos.
11. Qual a diferença entre leucopenia, leucocitose e leucemia?
12. Qual o significado de número absoluto de leucócito?
13. O que significam fagocitose, pinocitose e endocitose?

Classificação e morfologia

Os leucócitos, popularmente conhecidos como glóbulos brancos, são classificados como **granulócitos** (células que contêm grânulos no citoplasma) ou **agranulócitos** (células que contêm pouco ou nenhum grânulo no citoplasma). Há três tipos de granulócitos, denominados de acordo com qual componente dos corantes hematoxilina e eosina (H&E) (hematoxilina: básica e de cor azul; eosina: ácida e de cor vermelha) é absorvido pelos grânulos. Os **neutrófilos** não são acentuadamente acidófilos nem basófilos e absorvem ambos os componentes (ácido e básico) em seus grânulos. Os **basófilos** só absorvem o componente básico (hematoxilina), enquanto os **eosinófilos** só absorvem o componente ácido (eosina). Há dois tipos de agranulócitos: os **monócitos** e os **linfócitos**. Os granulócitos e os monócitos são produzidos na medula óssea a partir de **células-tronco mieloides**, conhecidas como **mieloblastos** e **monoblastos**, respectivamente. Os linfócitos originam-se de uma célula-tronco linfoide, conhecida como linfoblasto, em tecidos linfáticos, como linfonodos, baço, tonsilas e vários aglomerados linfoides no intestino e em outros locais. Os diferentes tipos de leucócitos de seres humanos estão ilustrados na

Figura 3.2; há muitas semelhanças com os tipos observados em animais.

Os núcleos dos granulócitos assumem vários formatos, à medida que amadurecem (Figura 3.3). Os núcleos das formas maduras são geralmente divididos em lobos ou segmentos conectados por filamentos; às vezes, esses leucócitos são denominados **células segmentadas**. As formas mais jovens (i. e., imaturas) possuem um núcleo que se assemelha a um bastão curvo ou espiralado, sem segmentação; essas formas são conhecidas como **bastonetes**.

Tempo de vida e quantidade

Após o seu desenvolvimento, os leucócitos circulam no sangue até o momento (período relativamente curto) em que eles deixam a circulação para desempenhar suas funções extravasculares. Os granulócitos podem permanecer no sangue por 6 a 20 horas e estão constantemente saindo da circulação. O tempo de permanência dos granulócitos nos tecidos varia consideravelmente, mas pode ser de 2 ou 3 dias. Quando deixam o sangue, os granulócitos normalmente não retornam à circulação. Essas células são eliminadas do corpo a partir dos locais de inflamação ou pelos tratos gastrintestinal, urinário, respiratório ou reprodutor. Esses órgãos costumam ser revestidos por neutrófilos, o que ajuda a impedir a entrada de microrganismos ou partículas estranhas. Os monócitos têm um tempo de circulação de 24 horas ou menos, mas podem permanecer nos tecidos por vários meses. Muitos monócitos transformam-se em macrófagos fixos nos sinusoides do fígado, baço, medula óssea e linfonodos; dessa maneira, eles continuam desempenhando a sua função no sangue e na linfa.

Os linfócitos recirculam repetidas vezes do sangue para os tecidos, passam para a linfa e voltam ao sangue. A **população de linfócitos** consiste em **células T** e **células B**. O tempo de vida dos linfócitos é variável, dependendo do tipo de célula. Em geral, as células T apresentam vida longa (100 a 200 dias), enquanto as células B têm vida curta (2 a 4 dias); já as células T e B de memória são de vida muito longa (anos).

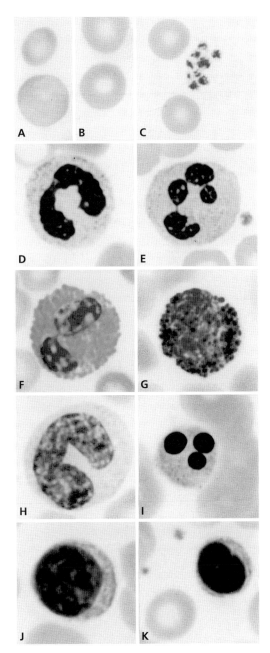

■ **FIGURA 3.2** Tipos de células presentes em esfregaços de sangue periférico normal. **A.** Eritrócito policromatófilo. **B.** Eritrócito (maduro). **C.** Plaquetas. **D.** Neutrófilo bastonete (imaturo). **E.** Neutrófilo (maduro). **F.** Eosinófilo. **G.** Basófilo. **H.** Monócito. **I.** Neutrófilo em degeneração. **J.** Grande linfócito. **K.** Pequeno linfócito. (De Cormack DH. Essential Histology. 2nd edn. Baltimore, MD: Lippincott Williams & Wilkins, 2001.) (Esta figura encontra-se reproduzida em cores no Encarte.)

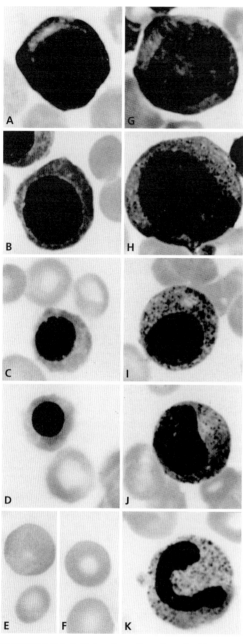

■ **FIGURA 3.3** Estágios de maturação eritroide e granulocítica identificados no exame microscópico. **A.** Próeritroblasto. **B.** Eritroblasto basófilo. **C.** Eritroblasto policromatófilo. **D.** Normoblasto. **E.** Eritrócito policromatófilo. **F.** Eritrócito (maduro). **G.** Mieloblasto. **H.** Prómielócito. **I.** Mielócito neutrofílico. **J.** Metamielócito neutrofílico. **K.** Neutrófilo bastonete. (De Cormack DH. Essential Histology. 2nd edn. Baltimore, MD: Lippincott Williams & Wilkins, 2001.) (Esta figura encontra-se reproduzida em cores no Encarte.)

A quantidade de leucócitos circulantes é consideravelmente menor que a de eritrócitos. Em animais domésticos, as contagens de leucócitos variam de 7.000 a 15.000 células por microlitro ($\mu\ell$) (Tabela 3.1). Para estimar o volume a partir do qual se obtém a contagem, convém lembrar que um microlitro ($\mu\ell$) corresponde a um milionésimo de um litro, enquanto um mililitro (mℓ) representa um milésimo de um litro. Logo, há 1.000 $\mu\ell$ em 1 mℓ. Há diferença na distribuição percentual dos vários tipos de leucócitos entre as espécies de animais domésticos. Em animais de casco fendido (suínos, bovinos, ovinos, caprinos) há maior porcentagem de linfócitos, em comparação com a de neutrófilos. O inverso (maior porcentagem de neutrófilos em comparação com a de linfócitos) é observado nas espécies equina, canina e felina.

Função

Como um grupo, os leucócitos atuam como um mecanismo de defesa contra infecções bacterianas, virais e parasitárias, bem como contra proteínas estranhas ao corpo. Cada um dos leucócitos tem uma participação específica nessa ampla e abrangente função.

Neutrófilos

As membranas celulares de algumas células são capazes de fagocitar material particulado (p. ex., bactérias, células, tecidos em degeneração) e líquido extracelular, conduzindo-os para dentro de seu citoplasma. A ingestão de material particulado é conhecida como **fagocitose**, ao passo que a ingestão de líquido extracelular recebe o nome de **pinocitose**. Ambos os processos constituem formas de **endocitose**.

Os neutrófilos possuem dois tipos de grânulos no citoplasma. Os **grânulos azurófilos** são os lisossomos dos neutrófilos e contêm enzimas que digerem bactérias, vírus e restos celulares. Os outros grânulos produzem peróxido de hidrogênio, uma substância bactericida, potencializado (que o torna mais ativo) pela peroxidase, uma das enzimas lisossômicas.

Tabela 3.1 Contagem total e diferencial de leucócitos por microlitro de sangue.

ESPÉCIES	CONTAGEM TOTAL (/$\mu\ell$) E DIFERENCIAL (%) DE LEUCÓCITOS (VARIAÇÃO)	CONTAGEM DIFERENCIAL (%) DE LEUCÓCITOS				
		NEUTRÓFILOS	LINFÓCITOS	MONÓCITOS	EOSINÓFILOS	BASÓFILOS
Suína						
1 dia	10.000 a 12.000	70	20	5 a 6	2 a 5	< 1
1 semana	10.000 a 12.000	50	40	5 a 6	2 a 5	< 1
2 semanas	10.000 a 12.000	40	50	5 a 6	2 a 5	< 1
6 semanas ou mais	15.000 a 22.000	30 a 35	55 a 60	5 a 6	2 a 5	< 1
Equina	8.000 a 11.000	50 a 60	30 a 40	5 a 6	2 a 5	< 1
Bovina	7.000 a 10.000	25 a 30	60 a 65	5	2 a 5	< 1
Ovina	7.000 a 10.000	25 a 30	60 a 65	5	2 a 5	< 1
Caprina	8.000 a 12.000	35 a 40	50 a 55	5	2 a 5	< 1
Canina	9.000 a 13.000	65 a 70	20 a 25	5	2 a 5	< 1
Felina	10.000 a 15.000	55 a 60	30 a 35	5	2 a 5	< 1
Aviária (frango)	20.000 a 30.000	25 a 30	55 a 60	10	3 a 8	1 a 4

Fonte: Reece WO, Swenson MJ. The composition and functions of blood. In: Reece WO, ed. Dukes' Physiology of Domestic Animals. 13th edn. Ames, IA: Wiley-Blackwell, 2015.

As substâncias contidas em grânulos específicos incluem **colagenase** e uma proteína de ligação do ferro denominada **transferrina**. A transferrina tem afinidade muito alta pelo ferro, na forma férrico, e pode privar as bactérias fagocitadas do ferro necessário para a sua multiplicação.

Os neutrófilos têm alta capacidade fagocitária e isso, aliado à sua mobilidade, proporciona um mecanismo de defesa efetivo. A quantidade de neutrófilos aumenta rapidamente durante infecções bacterianas agudas. O mecanismo pelo qual os neutrófilos migram do sangue até o local de inflamação é descrito a seguir (Figura 3.4).

1. Os produtos da degeneração do tecido inflamado ou das células bacterianas podem atuar como **quimiotáticos** (i. e., que atraem quimicamente os neutrófilos) e se difundem dos espaços intersticiais para os capilares e vênulas.
2. As substâncias quimiotáticas aumentam a porosidade desses vasos sanguíneos, além de promover a adesão dos neutrófilos ao endotélio vascular (**marginação**).
3. Os neutrófilos se alongam para passar pelas aberturas endoteliais (**diapedese**).

4. Os neutrófilos migram até os locais de inflamação por meio de movimento **ameboide**.

Esse mecanismo provavelmente também se aplica aos outros leucócitos. Quando os neutrófilos chegam ao local inflamado, eles fagocitam as bactérias e os restos celulares. O tempo de vida dos neutrófilos é relativamente curto; os neutrófilos degenerados e seu líquido formam **pus**. O acúmulo de pus em uma cápsula de tecido conjuntivo é conhecido como **abscesso**.

Monócitos

Os monócitos são geralmente os maiores leucócitos observados em um esfregaço sanguíneo corado. Estão presentes no sangue normal apenas em pequena quantidade. Em comparação com outros leucócitos, essas células apresentam um citoplasma abundante. Os monócitos circulantes fagocitam bactérias, vírus e imunocomplexos (i. e., complexos antígeno-anticorpo) presentes na corrente sanguínea. Entretanto, a ação fagocitária dos monócitos na circulação não é tão marcante quanto aquela observada nos tecidos. A migração de neutrófilos a partir dos capilares e das vênulas é acompanhada de

48 Anatomia Funcional e Fisiologia dos Animais Domésticos

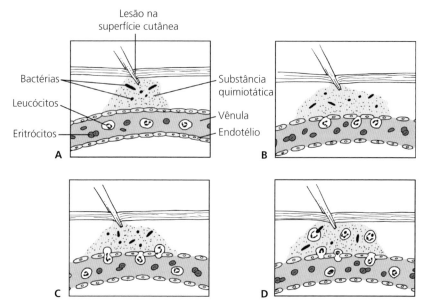

■ **FIGURA 3.4** Mecanismos pelos quais os neutrófilos são atraídos até os locais de lesão. **A.** A lesão tecidual e contaminação por bactérias provocam difusão de uma substância quimiotática aos capilares e vênulas. **B.** A substância quimiotática aumenta a porosidade do endotélio e a aderência dos neutrófilos a esse tecido. **C.** Por meio de diapedese, os neutrófilos aderidos se alongam para atravessar os poros endoteliais. **D.** Os neutrófilos migram até o local da lesão por meio de movimento ameboide e fagocitam as bactérias e outros restos celulares.

marginação e diapedese, semelhantes à migração dos monócitos. Ao alcançarem os tecidos, os monócitos se transformam em **macrófagos** (**grandes células fagocitárias**) e, inicialmente, participam da fagocitose de células bacterianas. Os macrófagos destroem os microrganismos fagocitados por apresentar pH ácido, proteínas bacteriostáticas e enzimas de degradação. Além disso, os macrófagos produzem maior quantidade de peróxido de hidrogênio que os neutrófilos. Os macrófagos predominam no local de inflamação por apresentar tempo de vida mais longo. Ademais, eles são atraídos por alguns microrganismos que não são detectados pelos neutrófilos e fagocitam restos celulares remanescentes da resolução da inflamação. Os sistemas enzimáticos dos monócitos degradam os restos teciduais fagocitados, nas reações inflamatórias crônicas; por essa razão, o número de monócitos aumenta nas infecções crônicas. Essas células são particularmente valiosas na defesa contra inflamação prolongada em função de seu maior tamanho e maior tempo de vida. Os lisossomos presentes no citoplasma de neutrófilos e monócitos auxiliam na digestão de materiais fagocitados.

Os monócitos são células que compõem o **sistema mononuclear fagocitário**, conhecido antigamente como sistema reticuloendotelial. As células desse sistema incluem monócitos (intravasculares) ou são oriundas de monócitos (extravasculares). As células são móveis (macrófagos) ou fixas (p. ex., **células de Kupffer**, nos sinusoides hepáticos, e outras no baço e nos linfonodos). As células fixas também atuam como fagócitos.

Eosinófilos

Em um esfregaço sanguíneo corado, os eosinófilos podem ser vistos com grânulos citoplasmáticos em seu interior; esses grânulos coram-se de vermelho ou laranja-avermelhado (grânulos eosinofílicos; ver Figura 3.2). Os eosinófilos têm quase o mesmo tamanho dos neutrófilos. Os grânulos contêm várias enzimas (p. ex., **histaminase**) que reduzem e interrompem as reações inflamatórias locais de origem alérgica. A quantidade de eosinófilos aumenta em certos tipos de parasitismo. Os parasitas sofrem **opsonização** (são revestidos por anticorpos) e os eosinófilos liberam seu conteúdo granular na superfície do parasita opsonizado, causando nele dano letal.

Na **síndrome de Cushing**, ocorre secreção excessiva de hormônios esteroides adrenocorticais (ver Capítulo 6). A administração de **cortisol** (um corticosteroide adrenal) mimetiza essa enfermidade, e o número de eosinófilos circulantes diminui. O cortisol reduz a contagem de eosinófilos por estimular a diapedese dessas células e diminuir a liberação desses leucócitos pela medula óssea. Como a produção de cortisol aumenta durante o estresse, baixas contagens de eosinófilos foram associadas a essa condição.

Basófilos

Os basófilos do sangue se assemelham um pouco aos **mastócitos** presentes nos espaços intersticiais, fora dos capilares. Aparentemente, os basófilos carecem de capacidade fagocitária. Os grânulos dos basófilos contêm histamina, bradicinina, serotonina e enzimas lisossômicas, substâncias que desencadeiam uma resposta inflamatória. As membranas celulares de basófilos e mastócitos possuem receptores de imunoglobulina E (anticorpo IgE associado a alergias). Quando o anticorpo presente na membrana celular entra em contato com o antígeno, o basófilo se rompe e libera o conteúdo de seus grânulos; com essa degranulação, manifestam-se as reações vasculares e teciduais locais da alergia. Os basófilos são raros no sangue normal e a sua quantidade na circulação é comumente considerada inferior a 1% do total de leucócitos.

Os basófilos exacerbam as reações alérgicas, enquanto os eosinófilos tendem a diminuí-las. Há um equilíbrio entre as funções dessas células, pois as reações inflamatórias progridem rapidamente com a ação dos basófilos e, em seguida, são minimizadas pelos eosinófilos, para que não ocorra uma reação exacerbada.

Linfócitos

Do ponto de vista morfológico, os linfócitos podem ser classificados como **pequenos** ou **grandes** (ver Figura 3.2). Acredita-se que os grandes linfócitos sejam formas imaturas, enquanto os pequenos linfócitos sejam formas mais maduras. Os linfócitos estão envolvidos nas respostas imunes e, com base nessa característica, são classificados como células T ou células B. Tanto as células T como as células B originam-se de **células-tronco hematopoéticas** (**linfoblastos**) que se diferenciam para formar os linfócitos. Nos mamíferos, pouco antes ou depois do nascimento, o timo é o local de processamento e diferenciação precoces (iniciais) das células-tronco em linfócitos T; no caso dos linfócitos B, os locais incluem o fígado, o baço e a medula óssea do feto. As células T estão envolvidas na **imunidade celular**, o que implica a produção de grande número de linfócitos para destruir substâncias estranhas (antígenos). Os três diferentes tipos de células T são as **células T citotóxicas**, as **células T auxiliares** (também conhecidas como células T *helper*) e as **células T de memória**. As células T citotóxicas são, às vezes, denominadas células exterminadoras (também conhecidas como células *killer*). Os receptores das células T se ligam a antígenos específicos e, então, substâncias citotóxicas são liberadas dentro da célula estranha (p. ex., bactérias, vírus, células teciduais) (Figura 3.5).

As células citotóxicas também danificam células de órgãos transplantados. Como as células cancerígenas produzem antígenos diferenciados (específicos) quando se tornam

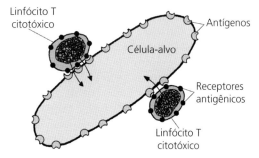

■ **FIGURA 3.5** Mecanismo pelo qual os linfócitos T citotóxicos sensibilizados destroem uma célula estranha. A célula-alvo é destruída pela liberação de enzimas citotóxicas e digestivas pelos linfócitos T diretamente no citoplasma da célula em questão. A ação dos linfócitos T pode continuar em outras células, após o ataque a uma célula.

neoplásicas, as células T citotóxicas reconhecem essas células como estranhas ao corpo e as danificam. As células T auxiliares são as mais numerosas desse tipo celular. Quando ativadas, as células T auxiliares auxiliam na ativação das células T citotóxicas e das células B.

Os antígenos normalmente ativam as células T citotóxicas e as células B, porém a ativação é mais intensa quando auxiliada pelas células T auxiliares. As células T de memória têm vida longa e respondem rapidamente quando expostas, mais tarde, ao mesmo antígeno.

Os linfócitos B foram detectadas pela primeira vez em aves. Foi constatado que o processamento e a diferenciação precoces (iniciais) ocorrem na **bolsa de Fabricius**, do qual advém o seu nome – B de bolsa (ver Capítulo 12). Após exposição a algum antígeno, as **células B ativadas** proliferam-se e transformam-se em **plasmócitos** e em um número menor de **células de memória**. As **células B de memória** desempenham uma função semelhante à das células T de memória e são prontamente transformadas em células efetoras ao se deparar, depois, com o mesmo antígeno. As células B não atacam diretamente as substâncias estranhas; em vez disso, os plasmócitos produzem grande quantidade de **anticorpos** (**moléculas de globulinas denominadas imunoglobulinas**) que inativam a substância estranha. Esse tipo de imunidade é conhecido como **imunidade humoral**. Os anticorpos podem causar inativação ao provocar **aglutinação**, **precipitação**, **neutralização** (quando recobrem os locais tóxicos) ou **lise** (ruptura da célula). As reações de aglutinação e de precipitação são mostradas na Figura 3.6.

Um tipo de imunidade humoral mais comum é representado pelo **sistema complemento**, composto por uma série de precursores enzimáticos ativados de forma sucessiva. A partir de um pequeno estímulo inicial, ocorre uma reação intensa. Os exemplos de **reações do complemento** incluem (1) **opsonização**, em que as substâncias estranhas são revestidas por anticorpos e se tornam vulneráveis à fagocitose por neutrófilos e macrófagos; e (2) **quimiotaxia**, em que o produto do complemento atrai os neutrófilos e macrófagos para a região onde o agente antigênico se encontra.

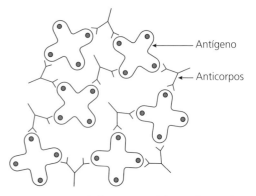

■ **FIGURA 3.6** Aglutinação e precipitação do complexo antígeno-anticorpo. Os antígenos (moléculas ou células) se unem a outros antígenos por anticorpos bi ou divalentes (dois sítios de ligação). Isso provoca aglutinação ou precipitação. (Adaptada de Hall JE. Guyton and Hall Textbook of Medical Physiology 12th edn. Philadelphia, PA: Saunders Elsevier, 2011.)

Métodos de diagnóstico

Os métodos de diagnóstico relacionados aos leucócitos inclui a contagem total e diferencial (ou percentual) dessas células. O número total pode ser determinado mediante diluição e subsequente contagem, manual (em hemocitômetro) ou eletrônica (em contador automático). **Leucocitose** refere-se ao aumento do número de leucócitos, que costuma ocorrer em infecções bacterianas. **Leucopenia** refere-se à diminuição do número de leucócitos, habitualmente associada aos estágios iniciais das infecções virais. **Leucemia** é uma neoplasia em leucócitos, caracterizada por leucocitose. A determinação da distribuição percentual dos leucócitos é conhecida como **contagem diferencial**. Nesse caso, faz-se um esfregaço com uma gota de sangue, o qual é subsequentemente corado. As células são examinadas ao microscópio e os diferentes tipos são contados e classificados até apurar um total de 100 leucócitos. O **número relativo** de cada tipo celular é, então, estimado como a distribuição percentual no sangue (ver Tabela 3.1).

O **número absoluto** de leucócitos é calculado após as contagens total e diferencial. O número absoluto refere-se ao número de células por microlitro, para cada tipo de leucócito. A determinação do número absoluto pode evitar uma interpretação errônea da contagem diferencial. Por exemplo, a contagem total de leucócitos de um bovino normal pode ser 9.000/μℓ. As contagens relativas podem indicar 30% de neutrófilos e 60% de linfócitos; nesse caso, os valores absolutos seriam 2.700/μℓ (0,3 × 9.000) e 5.400/μℓ (0,60 × 9.000), respectivamente. Na presença de reticuloperitonite traumática (doença decorrente da perfuração do retículo por corpo estranho metálico), esse mesmo bovino poderia ter uma contagem total de leucócitos de 27.000/μℓ, com contagem diferencial indicando 70% de neutrófilos e 20% de linfócitos. Uma primeira interpretação poderia ser a presença de linfopenia (diminuição dos linfócitos de 60% para 20%). Entretanto, um cálculo adicional mostra que a contagem absoluta de linfócitos permanece a mesma (27.000/μℓ × 0,20 = 5.400/μℓ), enquanto o número absoluto de neutrófilos aumenta (27.000/μℓ × 0,70 = 18.900/μℓ). O aumento da contagem de neutrófilos indica a presença de inflamação. Ver Apêndice A, onde são apresentados valores absolutos normais (variação e média) para as espécies de animais domésticos.

■ Eritrócitos

1. Qual átomo associado à hemoglobina liga-se frouxamente e de modo reversível ao oxigênio? Quantas moléculas de O_2 podem ser transportadas por uma única molécula de hemoglobina?
2. Qual valência do ferro antes e depois de sua ligação ao oxigênio?
3. O que significam os termos metemoglobina, mioglobina e carboxi-hemoglobina? E qual a diferença entre essas moléculas e a hemoglobina?
4. Qual a concentração média de hemoglobina no sangue dos animais domésticos?
5. Que nome fisiológico é atribuído à produção de eritrócitos?
6. Onde ocorre a produção de eritrócitos no período pós-natal, durante o crescimento e na vida adulta?
7. Como a presença de reticulócitos tem relação com o tempo de vida dos eritrócitos?

8. Qual a substância responsável pelo controle da taxa de eritropoese e onde é produzida?
9. Quanto tempo é gasto para a liberação de novos eritrócitos na circulação, após o início de sua formação?
10. Quantos eritrócitos há em 1 mℓ de sangue de bovinos, considerando que há 7 milhões dessas células em cada microlitro de sangue?
11. Quais as vantagens do formato discoide dos eritrócitos? Como é conhecida a tolerância à mudança de formato dos eritrócitos?
12. Qual animal doméstico possui os menores e os maiores eritrócitos?
13. Qual dos índices eritrocitários relaciona-se ao volume dos eritrócitos? Qual a unidade de expressão? E qual a unidade de expressão usada para se referir à quantidade de hemoglobina em cada eritrócito?

Hemoglobina e suas formas

O principal componente dos eritrócitos é a hemoglobina (Hb), um elemento que compõe cerca de um terço do conteúdo do eritrócito, sendo o restante constituído por água e estroma (componentes estruturais). A molécula de hemoglobina (Figura 3.7) possui peso molecular em torno de 67.000 dáltons, sendo composta de quatro grupos heme combinados com uma molécula de globina (o componente proteico). A globina é constituída de quatro cadeias polipeptídicas, contendo, cada uma, um dos grupos heme. Cada grupo heme contém um átomo de ferro que se combina frouxamente e de modo reversível com uma molécula de oxigênio.

Portanto, uma molécula de hemoglobina contém quatro moléculas de oxigênio. A valência do átomo de ferro do grupo heme é +2 (Fe^{2+} [ferro ferroso]), independentemente de sua combinação com o oxigênio molecular. Em razão da presença de hemoglobina, o sangue pode transportar cerca de 60 vezes mais oxigênio do que seria possível por meio de sua simples solução.

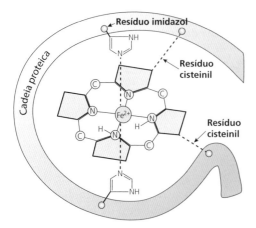

■ **FIGURA 3.7** Representação esquemática de um grupo heme e sua cadeia polipeptídica associada. A hemoglobina é constituída por quatro dessas combinações, em orientações diferentes entre si. O heme se liga à sua cadeia polipeptídica específica (uma de quatro na proteína globina) por meio de pontes de cisteína (um aminoácido) e pela ligação do ferro aos grupos imidazólicos da histidina (um aminoácido). O oxigênio molecular liga-se ao ferro. (Modificada de Conn EE, Stumpf PK. Outlines of Biochemistry. New York: John Wiley & Sons, 1963.)

Em determinadas condições, o ferro, na forma ferroso, do grupo heme, é oxidado e se transforma na forma férrico. Em uma dessas condições, a intoxicação por nitrato, a hemoglobina formada é denominada **metemoglobina** e não é capaz de transportar oxigênio. Outra forma anormal de hemoglobina é a **carboxi-hemoglobina** (às vezes denominada **monoxi-hemoglobina de carbono**). Como o próprio nome sugere, o monóxido de carbono ocupa o sítio normalmente ocupado pelo oxigênio. A hemoglobina possui uma afinidade pelo monóxido de carbono cerca de 200 vezes maior do que a sua afinidade pelo oxigênio. Dessa forma, pequenas concentrações de monóxido de carbono competem mais favoravelmente pelos sítios na hemoglobina do que concentrações normais de oxigênio.

A hemoglobina do músculo é conhecida como **mioglobina**. A mioglobina difere da hemoglobina pela presença de apenas uma cadeia polipeptídica e um grupo heme associado, de tal modo que ela só consegue se combinar com uma única molécula de oxigênio, em vez de quatro. A concentração de hemoglobina no sangue dos animais domésticos é, em média, 12 g/dℓ (Tabela 3.2).

Eritropoese

A produção de eritrócitos é conhecida como **eritropoese**. Antes do nascimento, a produção de eritrócitos ocorre no fígado, no baço e na medula óssea. No período pós-natal, durante o crescimento e na vida adulta, a eritropoese limita-se quase exclusivamente à medula óssea. Parece que a maioria dos ossos está envolvida na eritropoese. O esqueleto axial e o apendicular respondem por cerca de 35 e 65% da produção de eritrócitos, respectivamente. Esse padrão foi observado em cães da raça Beagle de 1 ano de idade e pode ser diferente em outros animais. O **esqueleto axial** inclui quase todos os ossos, com exceção daqueles dos membros, que pertencem ao **esqueleto apendicular**. Os eritrócitos são continuamente produzidos e destruídos. Considerando a grande quantidade de eritrócitos no sangue, deve-se reconhecer o aspecto dinâmico desse fenômeno. Por exemplo, em um equino de 450 kg são produzidos e destruídos, aproximadamente, 35.000.000 de eritrócitos a cada segundo.

Os eritrócitos são produzidos na medula óssea, a partir de uma célula-base denominada **rubriblasto** (ver Figura 3.3). Várias formas intermediárias são identificadas na gênese dos eritrócitos (Figura 3.8). A quantidade dessas formas pode ser estudada por meio de preparo e exame de esfregaços de medula óssea. Imediatamente antes da liberação do eritrócito em desenvolvimento na circulação, o núcleo é expelido. Os polirribossomos e os ribossomos são conservados e ainda podem ser visualizados em esfregaços corados, após 1 dia ou mais de liberação do eritrócito na circulação. Se os polirribossomos e ribossomos estiverem presentes, essas células são identificadas como **reticulócitos**, em função da aparência semelhante a uma rede formada por essas estruturas.

Os **polirribossomos (polissomos)** consistem em vários ribossomos unidos entre si pela mesma molécula de RNA-mensageiro. Durante períodos de rápida produção de eritrócitos, o número de reticulócitos pode aumentar. Os reticulócitos costumam estar presentes no sangue de animais quando o tempo de vida dos eritrócitos diminui para menos de 100 dias. O cão é uma exceção. Os

Capítulo 3 • O Sangue e Suas Funções 53

Tabela 3.2 Valores médios de diversas variáveis sanguíneas.[a]

VARIÁVEL	ESPÉCIE					
	EQUINA[b]	BOVINA	OVINA	SUÍNA	CANINA	AVIÁRIA (FRANGO)
Contagem total de eritrócitos/μℓ de sangue (×10⁶)	9,0	7,0	12,0	6,5	6,8	3,0
Diâmetro do eritrócito (μm)	5,5	5,9	4,8	6,0	7,0	Forma elíptica 7 × 12
Volume globular (%)	41,0	35,0	35,0	42,0	45,0	30,0
Taxa de sedimentação (mm/minuto)	2 a 12/10	0/60	0/60	1 a 14/60	6 a 10/60	1,5 a 4/60
Hemoglobina (g/dℓ)	14,4	11,0	11,5	13,0	15,0	9,0
Tempo de coagulação (método do tubo capilar; em minutos)	2 a 5	2 a 5	2 a 5	2 a 5	2 a 5	c
Densidade específica (g/dℓ)	1,060	1,043	1,042	1,060	1,059	1,050
Proteína plasmática (g/dℓ)	6 a 8	7 a 8,5	6 a 8	6,5 a 8,5	6 a 7,8	4,5
pH sanguíneo (arterial)	7,40	7,38	7,48	7,4	7,36	7,48
Volume sanguíneo (percentual do peso corporal)	8 a 10	5 a 6	5 a 6	5 a 7	8 a 10	7 a 9
Volume corpuscular (globular) médio (VCM; fℓ)	45,5	52,0	34,0	63,0	70,0	115,0
Hemoglobina corpuscular (globular) média (HCM; pg)	15,9	14,0	10,0	19,0	22,8	41,0
Concentração de hemoglobina corpuscular (globular) média (CHCM; %)	35,0	33,0	32,5	32,0	34,0	29,0

[a]Fonte: dados compilados de Swenson MJ. Physiological properties and cellular and chemical constituents of blood. In: Swenson MJ, Reece WO, eds. Duke's Physiology of Domestic Animals, 11th Ed. Ithaca, NY: Cornell University Press, 1993; and Jain NC. Essentials of Veterinary Hematology. Philadelphia, PA: Lea & Febiger, 1993.
[b]Animais de sangue quente.
[c]Ver "Diferenças entre as espécies" no tópico Testes de coagulação sanguínea.

 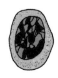

Rubriblasto   Rubrícito basofílico   Rubrícito policromatófilo   Metarrubrícito   Reticulócito   Eritrócito

■ **FIGURA 3.8** Estágios de desenvolvimento do eritrócito.

54 Anatomia Funcional e Fisiologia dos Animais Domésticos

ruminantes adultos e, em particular, os equinos com tempo de vida dos eritrócitos mais longo não apresentam reticulócitos no sangue circulante, em condições de saúde. Os núcleos dos eritrócitos das aves não são expelidos antes de sua liberação na circulação e persistem por toda a vida dessas células.

A taxa de eritropoese parece ser controlada pela necessidade tecidual de oxigênio. Uma baixa concentração de oxigênio nos tecidos resulta em secreção de um hormônio pelos rins, conhecido como **eritropoetina**. A eritropoetina estimula a medula óssea a iniciar a produção de novos eritrócitos. O tempo de vida da eritropoetina é menor que 1 dia; esse curto período de vida ajuda a propiciar maior flexibilidade no ajuste do número de eritrócitos, a fim de regular a necessidade de oxigênio pelos tecidos, com mais precisão. Novos eritrócitos não surgem na circulação até cerca de 5 dias após o início de sua produção. Por esse motivo, pode haver síntese adicional de eritropoetina para possibilitar a produção contínua, nesse ínterim. Quando os novos eritrócitos surgem na circulação, a necessidade de oxigênio pelos tecidos começa a ser suprida e a eritropoetina deixa de ser secretada.

Quantidade

A quantidade de eritrócitos pode ser determinada por meio da preparação de diluições conhecidas e da contagem dessas células em um volume conhecido, utilizando uma câmara de contagem do hemocitômetro, com auxílio de um microscópio. O sistema de microcoleta Unopette® (Becton Dickinson & Company, Franklin Lakes, NJ) é amplamente utilizado para essa finalidade. Além dos eritrócitos, os leucócitos e as plaquetas também podem ser contados nesse sistema. Utilizando vários fatores de multiplicação (que levam em conta a diluição e o volume limitado a partir do qual se realiza a contagem), é possível determinar a quantidade de eritrócitos por microlitro de sangue. Determinações mais acuradas (exatas) podem ser feitas com o uso de contador eletrônico. Há disponibilidade de vários sistemas capazes de fornecer as contagens de eritrócitos, leucócitos e plaquetas, além da

concentração de hemoglobina. As células são contadas à medida que passam por uma célula fotelétrica, uma por vez. Um computador fornece dados impressos das médias e dos intervalos de variação, bem como alertas de valores altos e baixos. Os índices eritrocitários também são calculados. Em geral, em bovinos, suínos e caninos existem cerca de 7.000.000 de eritrócitos por microlitro de sangue (ver Tabela 3.2). Há maior número de eritrócitos em equinos puros-sangues (9.000.000/$\mu\ell$) e ovinos (11.000.000/$\mu\ell$). Embora os valores para caprinos não tenham sido fornecidos na Tabela 3.2, eles são, em média, em torno de 13.000.000/$\mu\ell$. Ver Apêndice A, onde constam os perfis eritrocitários (intervalos e médias) das espécies de animais domésticos.

Morfologia

Em geral, os eritrócitos são considerados discócitos (formato discoide), com certo grau de concavidade. Os eritrócitos da espécie canina são discos bicôncavos típicos, enquanto os da espécie caprina são mais esféricos. Os camelos possuem eritrócitos elípticos, ao passo que os cervídeos têm eritrócitos de aspecto um tanto falciforme (i. e., forma de foice). As vantagens de um formato discoide são as seguintes: (1) propicia maior relação entre a área de sua superfície e o volume, (2) distância mínima para a difusão e (3) maior intumescimento osmótico (entrada de água) possível, sem colocar em risco a integridade da membrana.

O formato característico dos eritrócitos é mantido pela composição molecular da hemoglobina e por determinadas proteínas contráteis da membrana celular. A alteração do formato, em consequência de uma diferença na constituição da hemoglobina, pode resultar em doença, como a anemia falciforme em seres humanos. Nesse tipo de anemia, ocorre uma substituição, geneticamente induzida, do ácido glutâmico usual pelo aminoácido valina, na sequência de aminoácidos da hemoglobina, fazendo com que os eritrócitos adquiram um formato semelhante à foice (falciforme), em vez do formato habitual de disco bicôncavo, quando a hemoglobina libera oxigênio. A alteração do formato torna as células mais vulneráveis à destruição, com consequente ocorrência de anemia.

Os eritrócitos são tolerantes a mudanças de formato enquanto circulam. Inúmeras variações são observadas quando eles passam pelo pequeno lúmen (ducto) dos capilares ou, então, quando recuperam o formato depois de uma colisão com a bifurcação de um vaso (ramo). Essa propriedade de tolerância à mudança de formato é conhecida como **plasticidade**.

Tamanho

Entre os animais domésticos, os cães são os que possuem eritrócitos com maior diâmetro (7 μm), enquanto os ovinos e caprinos têm os menores eritrócitos (4 a 4,5 μm). Parece que essa variação é uma característica adaptativa para ovinos e caprinos, visto que os eritrócitos de menor tamanho são encontrados em maior número. Como os ovinos e caprinos eram comumente criados em regiões de altitudes elevadas, com menor concentração de oxigênio, a hemoglobina disponível foi concentrada em maior número de células menores, de modo que houvesse maior área da superfície disponível para difusão.

Índices eritrocitários

Os **índices eritrocitários** são valores calculados após a contagem dos eritrócitos, a determinação do hematócrito e a mensuração da concentração de hemoglobina. Existem três índices e cada um deles se refere a um valor para um único eritrócito. Assim, as unidades apresentam pequenos valores e cada uma delas é mencionada a seguir:

- **Volume corpuscular (globular) médio (VCM)**, expresso em fentolitros (fℓ); um fentolitro é igual a um quadrilionésimo (10^{-15})
- **Hemoglobina corpuscular (globular) média (HCM)**, expressa em picogramas (pg); um picograma é igual a um trilionésimo (10^{-12})
- Concentração de hemoglobina corpuscular (globular) média (CHCM), expressa em g/dℓ (decilitro) ou g por cento.

Esses valores são obtidos da seguinte maneira (foram calculados valores exponenciais, mas não incluídos):

Volume corpuscular (globular) médio

VCM = (Hematócrito/contagem de eritrócitos) × 10

Exemplo: Hematócrito = 42%; contagem de eritrócitos = 7 milhões/μℓ

VCM = (42/7) × 10 = 60 fℓ

Hemoglobina corpuscular (globular) média

HCM = (Concentração de hemoglobina [Hb]/contagem de eritrócitos) × 10

Exemplo: Concentração de hemoglobina [Hb] = 14 g/dℓ; contagem de eritrócitos = 7 milhões/μℓ

HCM = (14/7) × 10 = 20 pg

Concentração de hemoglobina corpuscular (globular) média

CHCM = (Concentração de hemoglobina [Hb]/hematócrito) × 100

Exemplo: Concentração de hemoglobina [Hb] = 14 g/dℓ; hematócrito = 42%
CHCM = (14/42) × 100 = 33,3%

A Tabela 3.2 fornece os valores desses índices para cada espécie. Os índices eritrocitários são recursos valiosos no diagnóstico de vários tipos de anemia.

Tempo de vida

O tempo de vida dos eritrócitos varia de acordo com a espécie. Os valores relatados para equinos são de 140 a 150 dias. Nos ruminantes adultos (bovinos, ovinos e caprinos), o tempo de vida dos eritrócitos varia de 125 a 160 dias. Nos suínos, esse tempo de vida é de 75 a 95 dias; nos cães, é de 100 a 120 dias, enquanto nos gatos, de 70 a 80 dias. O tempo de vida dos eritrócitos de aves (frangos) é de 20 a 30 dias.

■ Remoção dos eritrócitos

1. **Qual é a célula responsável pela remoção de cerca de 90% dos eritrócitos senescentes ou senis? Em que os órgãos ocorre essa remoção?**

2. Como pode ocorrer icterícia durante a degradação da hemoglobina?
3. Como podem ocorrer hemoglobinemia e hemoglobinúria em consequência da hemólise?

Com o envelhecimento, os eritrócitos passam por várias alterações metabólicas: a membrana torna-se mais rígida e frágil e, com isso, o discócito transforma-se em um esferócito pouco deformável. Em consequência disso, ocorre algum grau de hemólise intravascular (10%), enquanto o restante dos eritrócitos senescentes ou senis (cerca de 90%) é seletivamente removido do reservatório (*pool*) circulante por células do sistema mononuclear fagocitário, principalmente pelas células fixas no baço, no fígado e na medula óssea.

Quando fagocitados pelas células do sistema mononuclear fagocitário, os eritrócitos sofrem hemólise na célula fagocítica (**hemólise extravascular** ou **intracelular**); além disso, ocorre catabolismo da hemoglobina, de outras proteínas e dos lipídios da membrana dos eritrócitos fagocitados. A Figura 3.9 mostra um resumo da degradação da hemoglobina, que começa dessa maneira. O ferro e a globina são desalojados do grupo heme. Em seguida a globina é degradada em seus aminoácidos. Tanto o ferro como os aminoácidos da globina são reutilizados. O ferro é armazenado nas células do sistema mononuclear fagocitário na forma de **ferritina** e **hemossiderina** ou transferido ao plasma, onde se liga a uma proteína plasmática, a **apotransferrina**, que se transforma em **transferrina**. A transferrina circula até a medula óssea, onde o ferro é usado na síntese

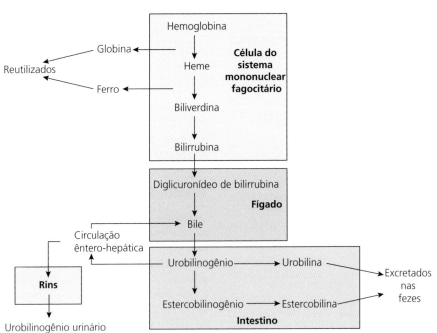

■ **FIGURA 3.9** A degradação da hemoglobina começa nas células do sistema mononuclear fagocitário. O ferro liberado, conforme exposto, é utilizado de preferência para a síntese de nova molécula de hemoglobina. A proteína (globina) é degradada em seus aminoácidos, os quais são reutilizados. A bilirrubina liberada das células do sistema mononuclear fagocitário é insolúvel e se liga a uma proteína (conhecida como bilirrubina livre), sendo transportada até o fígado, onde é transformada em diglicuronídeo de bilirrubina (forma solúvel da bilirrubina). A forma solúvel alcança o sistema biliar e é transportada até o intestino. A redução do diglicuronídeo de bilirrubina por bactérias origina urobilinogênio. O urobilinogênio, por sua vez, pode recircular por meio da circulação êntero-hepática ou ser ainda mais reduzido à urobilina ou estercobilinogênio. Certa quantidade do urobilinogênio recirculado desvia-se do fígado, alcança a circulação geral e é excretada na urina. (De Reece WO, Swenson MJ. The composition and functions of blood. In: Reece WO, ed. Dukes' Physiology of Domestic Animals. 13th edn. Ames, IA: Wiley-Blackwell, 2015.)

de nova molécula de hemoglobina. Durante a síntese de hemoglobina, o ferro liberado dos eritrócitos destruídos é utilizado, preferencialmente, para armazenamento.

O **heme** é convertido em **biliverdina** (um pigmento verde) e, em seguida, reduzido a bilirrubina (um pigmento amarelo). A **bilirrubina livre** (insolúvel em água) é liberada no plasma, onde se liga à albumina (uma proteína plasmática) e é transportada até o fígado e excretada. No fígado, a bilirrubina insolúvel conjuga-se com o ácido glicurônico para formar **glicuronídeo de bilirrubina**, principalmente diglicuronídeo, que é hidrossolúvel. Essa forma é secretada na bile e alcança o intestino. As bactérias presentes no intestino grosso reduzem o diglicuronídeo de bilirrubina e originam **urobilinogênio**. A maior parte do urobilinogênio é excretada nas fezes, na forma oxidada de **urobilina** ou **estercobilina**, pigmentos que conferem às fezes a sua cor normal. Parte do urobilinogênio é reabsorvida na circulação êntero-hepática e novamente excretada na bile. Certa quantidade do urobilinogênio absorvido desvia-se do fígado, alcança a circulação geral e é excretada na urina, passando a fazer parte do pigmento normal da urina na forma de urobilina. Com a abertura do anel porfirínico do grupo heme, ocorre a formação de monóxido de carbono (CO). Trata-se da única reação no organismo em que há formação de CO, que é excretado pelos pulmões.

Na presença de hepatopatia, a bilirrubina livre, combinada com a albumina, pode não ser excretada e, assim, permanece na circulação, notando-se alta concentração no plasma e nos líquidos intersticiais. Além disso, se houver obstrução do ducto biliar, o glicuronídeo de bilirrubina (bilirrubina solúvel) pode extravasar para o plasma. Ambas as condições podem conferir aos tecidos uma cor amarela, conhecida como **icterícia**.

Quando os eritrócitos sofrem hemólise intravascular, a hemoglobina liga-se inicialmente à **haptoglobina** (uma proteína plasmática). Esse complexo é rapidamente removido pelas células do sistema mononuclear fagocitário e a hemoglobina é degradada, conforme descrito anteriormente, para a hemólise extravascular.

Como o complexo é uma macromolécula, ele não é filtrado através dos glomérulos renais. Contudo, pode ocorrer hemólise intravascular excessiva (doença hemolítica) e pode não haver haptoglobina disponível em quantidade suficiente. O plasma adquire uma aparência avermelhada; a essa condição, dá-se o nome de **hemoglobinemia**. A hemoglobina livre é então filtrada nos glomérulos e alcança os túbulos renais. Grande parte é reabsorvida pelos túbulos, mas pode ultrapassar o limiar renal de reabsorção, permanecendo na urina e conferindo a ela uma cor avermelhada, condição conhecida como **hemoglobinúria**.

■ Metabolismo do ferro

1. **Qual o estado de oxidação da forma do ferro armazenado?**
2. **Qual estado de oxidação do ferro para transferência através das membranas celulares?**
3. **Que nome se dá à forma do ferro transportado?**
4. **A forma do ferro transportado é tóxica ou não? Em caso negativo, por que motivo?**
5. **Quais as limitações normais para a absorção do ferro? Há possibilidade de intoxicação por ferro causada por ingestão excessiva e subsequente absorção?**

O ferro livre (Fe^{3+}) catalisa a separação de radicais livres do oxigênio molecular, mas os radicais livres de oxigênio são tóxicos. Para evitar essa toxicidade, o ferro intracelular liga-se a várias proteínas ou é incorporado nelas. É transportado e armazenado na forma ligada à proteína, na **forma de oxidação férrica (Fe^{3+})**. Para ser transportado através das membranas, o ferro precisa estar em sua **forma de oxidação ferrosa (Fe^{2+})**.

Uma grande parte do ferro ingerido sofre redução e se apresenta na forma ferrosa (Fe^{2+}), no estômago. No duodeno e jejuno, a maior parte do ferro na forma ferroso é absorvida nas células do epitélio intestinal. A absorção, o transporte, o armazenamento e a utilização do ferro estão resumidos na Figura 3.10. A partir da célula intestinal, o ferro alcança a circulação sanguínea ou pode se combinar com uma proteína celular (apoferritina), transformando-se em ferritina, uma forma de armazenamento do ferro. Em 2 ou 3 dias, a ferritina é convertida de volta em sua forma livre (Fe^{2+}) e absorvida na circulação sanguínea ou alcança o lúmen intestinal. Este último caso seria o resultado da renovação (*turnover*) normal das células do epitélio intestinal, à medida que elas migram das criptas intestinais para as extremidades das vilosidades, a partir das quais são esfoliadas (liberadas no lúmen). O ferro que alcança a corrente sanguínea se combina com a apotransferrina (uma proteína plasmática) e origina transferrina. A combinação do ferro com uma proteína impede a sua excreção renal (ocorre baixa filtração glomerular dessa combinação).

Na medula óssea, todas as formas eritroides, incluindo os reticulócitos, possuem receptores de membrana para a transferrina. A transferrina plasmática liga-se a esses receptores, sofre o processo de internalização por endocitose e libera o ferro, e retorna ao plasma como apotransferrina. O ferro internalizado

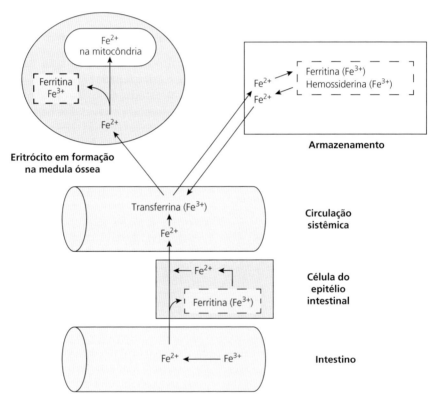

■ **FIGURA 3.10** Resumo da absorção, do armazenamento e do uso do ferro. O ferro deve estar no estado de oxidação ferroso (Fe^{2+}) para ser transportado através das membranas. O ferro intracelular é ligado ou incorporado a várias proteínas ou outras substâncias quelantes em seu estado de oxidação férrico (Fe^{3+}), a fim de reduzir a sua toxicidade. O ferro livre é capaz de catalisar radicais livres do oxigênio molecular e do íon hidrogênio, podendo ter consequências desastrosas para os materiais biológicos. O ferro transportado liga-se à proteína apotransferrina e, quando ligada ao ferro, a apotransferrina é denominada transferrina. O ferro é armazenado nos tecidos na forma de fração difusa, solúvel e móvel (ferritina) ou em depósitos agregados insolúveis (hemossiderina). Os principais locais de armazenamento do ferro são o fígado e o baço, seguidos de rins, coração, músculo esquelético e cérebro. Na medula óssea, todas as formas eritroides possuem receptores de membrana para a transferrina. Quando internalizado, o ferro liberado é transportado até as mitocôndrias dos eritrócitos em formação, onde é incorporado à so grupo heme da molécula ou se combina com a proteína apoferritina para ser armazenado na forma de ferritina. (De Reece WO, Swenson MJ. The composition and functions of blood. In: Reece WO, ed. Dukes' Physiology of Domestic Animals. 13th edn. Ames, IA: Wiley-Blackwell, 2015.)

é transportado para as mitocôndrias do eritrócito em formação, onde é incorporado no grupo heme da molécula ou, então, combina-se com a apoferritina para seu armazenamento na forma de ferritina, em sua forma de oxidação férrica (Fe^{3+}).

Dois fatores geralmente influenciam a absorção do ferro a partir do epitélio intestinal para o sangue: (1) a extensão das reservas de ferro no corpo, e (2) a taxa de eritropoese. Se a necessidade de ferro aumenta e há depleção das reservas de ferro, ocorre aumento da absorção. Se a necessidade de ferro diminui e as reservas de ferro são suficientes, ocorre redução da absorção intestinal desse elemento. Parece que há um mecanismo autolimitante para a absorção do ferro, com base em sua necessidade. Entretanto, pode haver ingestão de quantidade excessiva de ferro e subsequente absorção, com consequente intoxicação por esse elemento. A excreção de ferro é mínima, de modo que a regulação é unidirecional (i. e., absorção controlada). O ferro contido na transferrina pode ser liberado para as células teciduais em qualquer local, de modo que o excesso de ferro pode se depositar em todas as células, sobretudo nas do fígado. A ferritina é uma forma de armazenamento do ferro (ver texto anterior). Além disso, uma forma mais insolúvel, a **hemossiderina**, acumula-se quando há excesso de ferro. O fígado é o principal órgão de armazenamento desse elemento. Quando a reserva hepática é adequada, a produção de apotransferrina diminui e, quando ocorre depleção, a produção de apotransferrina aumenta. Os animais com anemia ferropriva (i. e., anemia por deficiência de ferro) apresentam alta concentração de apotransferrina.

▪ Anemia e policitemia

1. Defina anemia e policitemia.
2. Por que a anemia é comum em leitões que não recebem ferro suplementar?
3. Diferencie policitemia absoluta de policitemia relativa.
4. Quais são algumas das causas primárias de policitemia absoluta?

A **anemia**, que pode ter várias etiologia, refere-se a uma redução no número de eritrócitos e/ou na concentração de hemoglobina. É denominada **anemia funcional** quando a produção de eritropoetina não é estimulada em virtude da falta de atividade física (nesse caso, os tecidos não apresentam hipoxia). A perda de sangue por qualquer motivo (p. ex., traumatismo, parasitismo) também pode causar anemia. Um tipo comum de anemia em leitões é a **anemia ferropriva** (i. e., anemia por deficiência de ferro). Esse tipo de anemia é comum nesses leitões por conta de seu rápido crescimento e consequente necessidade de maior volume sanguíneo, bem como por carência de ferro na dieta normal, à base de leite materno. Em função da deficiência de ferro, há produção insuficiente de hemoglobina. A anemia também pode ser consequência de uma produção deficiente de eritrócitos, como acontece em casos de deficiência de certos fatores nutricionais ou quando algo causa toxicidade à medula óssea. Este último tipo é conhecido como **anemia aplásica**.

Uma condição oposta à anemia é a **policitemia**. Nessa condição, ocorre aumento acentuado da massa eritrocitária. A policitemia pode ser relativa ou absoluta. Na **policitemia relativa**, nota-se aumento da massa eritrocitária e diminuição do volume plasmático. Esse quadro costuma ser constatado em condições de choque e desidratação, bem como em animais tratados com diuréticos ou medicamentos cardíacos. A **policitemia absoluta** está associada a um aumento da massa eritrocitária, sem diminuição do volume plasmático. É secundária (i. e., não a condição primária) quando associada à hipoxemia (diminuição do conteúdo de O_2 no sangue arterial) ou a algum tumor, visto que ambas as condições aumentam a produção de eritropoetina. Na ausência de hipoxemia ou de tumor e quando a concentração de eritropoetina permanece normal ou encontra-se diminuída, o quadro é classificado como doença mieloproliferativa (aumento de produção na medula óssea) ou **policitemia vera**. A policitemia vera é rara em animais, embora tenha sido descrita em cães, gatos e bovinos.

60 Anatomia Funcional e Fisiologia dos Animais Domésticos

■ Hemostasia: prevenção da perda sanguínea

1. Qual a sequência de eventos entre a ocorrência de lesão vascular e o retorno à condição normal?
2. Qual é o principal componente químico dos fatores de coagulação? Assinale os principais locais de sua síntese.
3. Qual vitamina é necessária para a síntese de vários fatores de coagulação?
4. Qual elemento químico é necessário para quase todas as reações hemostáticas?
5. Qual é a substância (contida na membrana basal dos capilares e em todo o espaço intersticial) capaz de propiciar adesão plaquetária?
6. Que propriedades do endotélio vascular impedem a ativação das plaquetas e dos pró-coagulantes?
7. Que outro nome pode se dar às plaquetas?
8. Como é a delicada estrutura das plaquetas? Como sua estrutura se relaciona à liberação do conteúdo dos grânulos?
9. Qual a primeira resposta das plaquetas à ruptura do endotélio e ao contato com o tecido subendotelial?
10. Que substância (além do colágeno) é necessária para a adesão inicial das plaquetas?
11. Cite o principal mensageiro formado após o estímulo das plaquetas, responsável pela liberação de Ca^{2+} dos grânulos de armazenamento.
12. Como se dá a participação do ácido acetilsalicílico no processo de coagulação sanguínea?
13. Como é a resposta à liberação das plaquetas e como ela é iniciada?
14. O que acontece durante a agregação plaquetária?
15. Quais são as quatro principais respostas envolvidas na formação de um coágulo?
16. Qual a relação entre os complexos tenase e protrombinase e a formação de trombina?
17. Diferencie os sistemas extrínseco e intrínseco (vias do fator tecidual e da ativação por contato, respectivamente) e sua relação entre si.
18. Por que a ativação do fator X é o ponto central no processo de coagulação sanguínea?
19. Qual a importância do fator XIII e qual sua origem?
20. Como ocorre a retração do coágulo? Qual sua função?
21. O que impede, uma vez iniciada, a coagulação sanguínea disseminada (ou seja, a produção de coágulos)?
22. Descreva a participação da plasmina e identifique o principal ativador de plasminogênio.

A eficácia da função sanguínea depende de sua circulação em um sistema vascular fechado. Os vasos podem sofrer ruptura causada por doenças ou acidentes, mas a perda de sangue pode ser evitada ou reduzida ao máximo pela **hemostasia**. Como a hemostasia é um processo complexo, a seguir é fornecido um resumo como orientação para os detalhes apresentados posteriormente.

Quando um vaso sanguíneo é lesionado, as células endoteliais se separam, ocorrendo exposição do colágeno subjacente; com isso, a superfície perde suas características habituais de lisura e impermeabilidade (i. e., a superfície deixa de ser lisa e impermeável). Com frequência, o vaso sofre dilaceração, secção ou ruptura, exacerbando uma crise hemostática. Independentemente da gravidade, as plaquetas começam a entrar em contato com a superfície lesionada. Esse contato desencadeia o processo de adesão, visto que as plaquetas emitem projeções e se tornam aderentes. As plaquetas aderidas sofrem uma reação na qual agentes agregantes são liberados, ocasionando o acúmulo de mais plaquetas. Quando isso ocorre, a coagulação sanguínea logo se torna evidente no local lesionado; na sequência, o tampão plaquetário é reforçado pela formação de uma rede de fibrina. Ocorre retração do coágulo (redução de tamanho) e dá-se início ao processo de fibrinólise (dissolução da fibrina). Por fim, ocorre reparo do vaso lesionado por meio do crescimento de tecido conjuntivo e das células endoteliais. Quando o complexo plaquetas-fibrina e outros restos celulares são removidos, o fluxo sanguíneo retorna ao normal (Figura 3.11).

Componentes da hemostasia

O processo hemostático consiste em uma série complexa de reações bioquímicas. Os principais fatores que contribuem para a hemostasia são as proteínas, o endotélio vascular e as plaquetas.

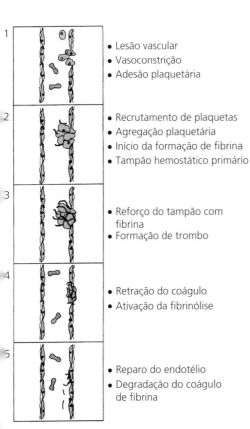

◀ **FIGURA 3.11** Cinco principais estágios na formação e dissolução de um coágulo sanguíneo ou trombo em torno do local de lesão vascular, começando com o início da ativação plaquetária após lesão vascular e terminando com o reparo endotelial. (Adaptada de Gentry PA. Blood coagulation and hemostasis. In: Reece WO, ed. Dukes' Physiology of Domestic Animals. 12th edn. Ithaca, NY: Cornell University Press, 2004. Reproduzida, com autorização, da Cornell University Press.)

Proteínas

A Tabela 3.3 apresenta os componentes proteicos da via de coagulação sanguínea, seus sinônimos ou abreviaturas comuns e seu local de síntese. A designação de cada fator com algarismo romano foi feita no momento de sua descoberta e inclui os fatores I a XIII. Conforme demonstrado na Tabela 3.3, muitos desses fatores ainda persistem, porém a identificação de outros se tornou obsoleta (p. ex., o fator VI foi descrito a princípio; entretanto, foi constatado posteriormente que ele não existe; o fator IV foi identificado como Ca^{2+} e removido, visto que não se trata de uma proteína). Como os principais componentes listados atualmente são proteínas, a lista aumentou como resultado de sua descoberta contínua. Essas proteínas são encontradas no sangue ou nos tecidos e só aguardam um mecanismo de ativação.

É importante reconhecer que o Ca^{2+} é necessário para quase todas as reações, assim como a vitamina K é requerida para a síntese hepática de protrombina, proteína C, proteína S e fatores VII, IX e X.

Endotélio vascular

Todo o sistema cardiovascular é revestido por uma única camada de células planas, conhecida como **endotélio**. O endotélio não só reveste o coração, mas também os vasos sanguíneos. Nos capilares, tudo o que há é a camada endotelial. Independentemente de sua localização, esse tecido possui uma membrana basal subjacente que contém **colágeno**. As fibras de colágeno também estão presentes em todo o espaço intersticial. O colágeno, no tecido subendotelial, e a **fibronectina** liberada das células endoteliais proporcionam a adesão das plaquetas ao local de lesão vascular.

Desde que o endotélio permaneça íntegro, as plaquetas e as proteínas associadas à coagulação sanguínea (**pró-coagulantes**) não são ativadas. As propriedades do endotélio que impedem a ativação incluem: (1) a carga negativa na superfície das células endoteliais, que repele as plaquetas carregadas negativamente; (2) a síntese de inibidores da função

62 Anatomia Funcional e Fisiologia dos Animais Domésticos

Tabela 3.3 Principais componentes da via de coagulação (enzimas, cofatores proteicos, e substratos) envolvidos na formação e degradação de fibrina.

COMPONENTE	SINÔNIMO	LOCAL DE SÍNTESE
Fibrinogênio	Fator I	Fígado
Protrombina	Fator II	Fígado[a]
Trombina		Plasma
Fator tecidual	Tromboplastina	Endotélio vascular
Fator V		Endotélio vascular
Fator VII		Fígado[a]
Fator VIII	Fator anti-hemofílico	Endotélio vascular
Fator IX	Fator de Christmas	Fígado[a]
Fator X	Fator de Stuart	Fígado[a]
Fator XI	Precursor da tromboplastina plasmática	Fígado
Fator XII	Fator de Hageman	Fígado
Fator XIII	Fator estabilizante de fibrina	Fígado
Fator de von Willebrand	FvW	Endotélio vascular
Pré-calicreína	PK, fator de Fletcher	Fígado
Cininogênio de alto peso molecular	HK, HMWK	Fígado
Proteína C		Fígado[a]
Proteína S		Fígado[a]
Trombomodulina	TM	Endotélio vascular
Plasminogênio		Fígado
Ativador do plasminogênio tecidual	t-PA	Fígado
Ativador do plasminogênio tipo uroquinase	uPA, pró-uroquinase	Desconhecido

[a]Proteína dependente de vitamina K. Fonte: Gentry PA. Blood coagulation and hemostasis. In: Reece WO, ed. Dukes' Physiology of Domestic Animals. 12th edn. Ithaca, NY: Cornell University Press, 2004. Utilizada com a permissão da editora, Cornell University.

plaquetária (p. ex., **prostaciclina**) e da formação de fibrina (p. ex., **trombomodulina**); e (3) a geração de ativadores da degradação de fibrina (p. ex., **ativador de plasminogênio tecidual**).

Plaquetas

As plaquetas também são conhecidas como **trombócitos**. Pode-se ter uma noção da complexidade das plaquetas na Figura 3.12. A faixa de microtúbulos que circunda as plaquetas contrai quando essas células são ativadas e resulta em alteração de seu formato e extrusão do conteúdo granular no sistema canalicular aberto com subsequente liberação desse conteúdo para o meio externo. Os grânulos (grânulos delta [densos] e alfa) contêm muitos dos fatores de coagulação, outras proteínas, cálcio, serotonina, difosfato de adenosina (ADP) e trifosfato de adenosina (ATP), que auxiliam ou potencializam o mecanismo de coagulação. A liberação do conteúdo dos grânulos requer energia proveniente das mitocôndrias, além de partículas de glicogênio e cálcio ionizado do sistema tubular denso, um componente do sistema membranoso das plaquetas.

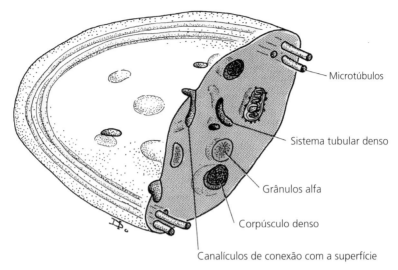

■ **FIGURA 3.12** Detalhes internos de uma plaqueta, observados ao microscópio eletrônico. Os corpúsculos densos também são conhecidos como grânulos densos ou delta. (De Cormack DH. Essential Histology. 2nd edn. Baltimore, MD: Lippincott Williams & Wilkins, 2001.)

Reações plaquetárias

As plaquetas circulantes são recrutadas no local da lesão vascular, onde sofrem alterações estruturais. Essas alterações estão associadas a reações plaquetárias que, juntamente com a liberação dos componentes dos grânulos, proporcionam uma superfície altamente reativa para a formação de trombina e fibrina.

Adesão plaquetária

A primeira resposta das plaquetas à lesão do endotélio e contato com o tecido subendotelial consiste em sua adesão ou fixação a essas superfícies. Quando isso acontece, uma monocamada de plaquetas se adere ao local; além disso, as plaquetas perdem o seu formato discoide e formam **pseudópodos**, conforme ilustrado na Figura 3.13. Os pseudópodos possibilitam maior contato com outras plaquetas que se dirigem ao local da lesão e, também, com as que já estão aderidas ao endotélio lesionado e subendotélio exposto. A adesão inicial requer o colágeno presente no subendotélio, bem como a fibronectina das células endoteliais. A propagação contínua da adesão plaquetária é o resultado da presença do **fator de von Willebrand (FvW)** e da fibronectina nos grânulos das plaquetas, cujo conteúdo é liberado após a ativação dessas células.

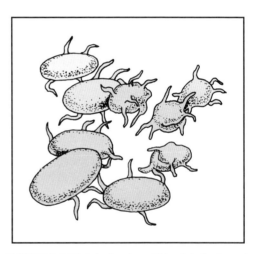

■ **FIGURA 3.13** Adesão plaquetária. Adesão é a primeira resposta à lesão do vaso sanguíneo. As plaquetas perdem seu formato discoide e formam projeções aderentes (pseudópodos) para adesão contínua ao vaso lesionado e o aprisionamento de outras plaquetas.

Ativação plaquetária

A ativação plaquetária é o mecanismo pelo qual as plaquetas são estimuladas a iniciar sua participação como componente auxiliar adicional na hemostasia. A interação de um **agonista** (p. ex., colágeno, trombina, ADP) com seu receptor específico na superfície da plaqueta inicia a transmissão de um sinal através da membrana celular, o que, por sua vez, ativa **mensageiros intracelulares**. A ativação desses mensageiros intracelulares resulta na liberação de Ca^{2+} dos reservatórios (*pools*) de armazenamento, no citoplasma da plaqueta. O principal mensageiro, o **tromboxano A_2 (TXA_2)**, é produzido a partir dos fosfolipídios da membrana plaquetária após interação do agonista com receptores de membrana. O ácido acetilsalicílico impede a formação de TXA_2, impedindo, com isso, que o mensageiro mobilize o Ca^{2+} dos grânulos para o citoplasma.

Resposta de liberação das plaquetas

Esse evento é iniciado pelo aumento do teor de cálcio intracelular em resposta ao mensageiro intracelular, com secreção do conteúdo granular. Tal processo envolve o agrupamento do **conteúdo granular** no centro da plaqueta após a contração dos microtúbulos e, por fim, a extrusão desse conteúdo para o meio externo pelo **sistema canalicular aberto**. Os mecanismos de liberação estão ilustrados na Figura 3.14.

Agregação plaquetária

A presença externa do conteúdo granular confere altas concentrações de fibrinogênio (necessário para a formação de fibrina), fibronectina e fator de von Willebrand (ambos necessários para a adesão plaquetária), fator V e outras proteínas (que auxiliam na conversão de protrombina em trombina, na superfície da plaqueta), o que, ao agregar as plaquetas umas sobre as outras, pode levar à formação do tampão plaquetário primário. Após a reação de liberação, as plaquetas perdem sua integridade individual e se fundem umas às outras através das membranas lipoproteicas; na sequência, os receptores são expostos às proteínas (fatores) de coagulação e, assim, ocorre a exposição de uma superfície altamente reativa (agregados plaquetários) para a formação de trombina e fibrina.

Formação do coágulo (coagulação sanguínea)

A formação de **trombina** é o penúltimo estágio da síntese da **fibrina** – que, além de ser

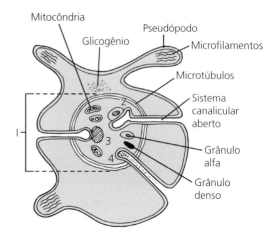

■ **FIGURA 3.14** Corte transversal de uma plaqueta, mostrando como a contração dos microtúbulos resulta em extrusão do conteúdo granular da plaqueta no sistema canalicular aberto e sua liberação a partir dessa célula. (1) Agrupamento dos grânulos no centro da plaqueta após a contração dos microtúbulos. (2) Contato da membrana do grânulo com a membrana do sistema canalicular aberto. (3) Fusão da membrana do grânulo com a membrana do sistema canalicular aberto. (4) Extrusão do conteúdo granular pelo sistema canalicular aberto. (Modificada de MacIntyre DE. The platelet release reaction: association with adhesion and aggregation and comparison with secretory responses in other cells. In: Gordon JL, ed. Platelets in Biology and Pathology, Vol. 1. Amsterdam: Elsevier, 1976.)

insolúvel, estabiliza o **tampão plaquetário**. O tampão plaquetário estabilizado, formado pela coagulação sanguínea, é conhecido como **tampão hemostático secundário** ou **coágulo**. Uma vez formado o coágulo, a perda de sangue através do endotélio lesionado é interrompida por completo. Era previamente reconhecido que, após as reações plaquetárias, havia o cenário perfeito para a coagulação sanguínea. A maioria das proteínas que participam do processo hemostático circula no plasma como proenzimas inativas, e cada uma delas sofre ativação em sequência (série) à medida que a coagulação progride. A essa sequência, dá-se o nome de **fenômeno em cascata**. Nesse fenômeno, cada reação representa um ponto de amplificação em que um pequeno estímulo resulta em uma resposta de maior magnitude.

Existem quatro reações-chaves envolvidas na formação do coágulo: (1) ativação do fator IX, (2) ativação do fator X, (3) formação de trombina e (4) formação de fibrina (Figura 3.15). O fator IX ativado (fator IXa) é um componente do **complexo tenase**, enquanto o fator X ativado (fator Xa) é um componente do **complexo protrombinase**. Trata-se de complexos enzimáticos essenciais reunidos em estreita proximidade na superfície dos agregados plaquetários. Esses complexos aceleram a velocidade das reações bioquímicas da cascata de coagulação, resultando na **geração de trombina** (Figura 3.15).

Vias de formação de trombina

A conversão de protrombina em trombina (a enzima-chave na hemostasia) é catalisada pelo complexo protrombinase, que compreende os fatores V ativado (Va) e Xa, além de fosfolipídios e Ca^{2+}. Há dois diferentes mecanismos de ativação que levam à formação do complexo protrombinase (ver Figura 3.15): a **via do fator tecidual (sistema extrínseco)** e a **via de ativação por contato (sistema intrínseco)**. A ativação da via do fator tecidual começa com o dano à parede vascular ou a tecidos extravasculares que entram em contato com o sangue. A ativação da via de ativação por contato inicia com o dano ao próprio sangue ou com a exposição do sangue ao colágeno da parede de um vaso sanguíneo lesionado. As duas vias não são independentes uma da outra e, após a lesão de um vaso sanguíneo, elas participam, simultaneamente, da coagulação. O **fator tecidual** (FT), também conhecido como **tromboplastina**, inicia o estímulo da via do fator tecidual (ver Figura 3.15), enquanto o contato do fator XII e das plaquetas com o colágeno na parede vascular inicia a via de ativação por contato (Figura 3.16).

Após a lesão vascular, o fator tecidual e os sítios de ligação dos fatores VII, IX e X ficam expostos na superfície das células endoteliais. Na presença de Ca^{2+}, inicialmente se forma o complexo fator tecidual–fator VIIa, que, em

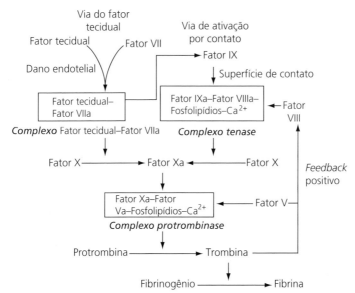

■ **FIGURA 3.15** As duas vias pelas quais pode ocorrer a ativação do fator X. Na via extrínseca (via do fator tecidual), o fator X ativado (fator Xa) é gerado pela ação direta do complexo fator tecidual–fator VIIa, ao passo que, na via intrínseca (via de ativação por contato), o fator IXa precisa se combinar com fator VIII, fosfolipídios e Ca^{2+} para formar o complexo tenase, antes que o fator X possa ser ativado em uma taxa fisiologicamente relevante. As etapas finais comuns na formação de fibrina envolvem a formação do complexo protrombinase, que ativa a protrombina, possibilitando a conversão do fibrinogênio em fibrina, pela ação da trombina. (De Gentry PA. Blood coagulation and hemostasis. In: Reece WO, ed. Dukes' Physiology of Domestic Animals. 12th edn. Ithaca, NY: Cornell University Press, 2004. Reproduzida, com autorização, da Cornell University Press.)

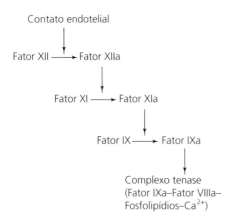

FIGURA 3.16 Fase de contato para ativação do fator IX, iniciada quando o fator XII é ativado por contato com o endotélio lesionado. O fator XIIa ativa o fator XI (processo acelerado pela pré-calicreína e pelo cininogênio de alto peso molecular). O fator XI ativado, na presença de Ca^{2+}, ativa o fator IX (fator IXa). O fator IXa, em associação com outros componentes do complexo tenase, possibilita a ativação do fator X e a associação do fator Xa com o complexo protrombinase.

seguida, ativa os fatores IX e X (ver Figura 3.15). Na sequência, o fator IX ativado (fator IXa) pode fazer parte do complexo tenase, sem a ativação do fator IX por meio do fator XII na via de ativação por contato, conforme ilustrado na Figura 3.16. A velocidade de formação do fator Xa pela ação proteolítica do complexo tenase ocorre muito mais rapidamente do que aquela induzida pela atuação isolada do complexo fator tecidual–fator VIIa e, portanto, representa uma etapa de amplificação na geração de trombina. Além disso, a formação inicial da trombina acelera a produção do fator Xa por meio de uma resposta de *feedback* positivo que ativa o fator VIII, um componente do complexo tenase, e o fator V, um componente do complexo protrombinase (ver Figura 3.15). A via de ativação por contato é necessária para manter a formação de trombina no local de lesão grave.

Após a ativação do fator X, existe uma via comum para a formação de trombina, estágio depois do qual a fibrina é formada a partir do fibrinogênio (ver Figura 3.15).

Formação de fibrina

A etapa final da coagulação sanguínea consiste na conversão do **fibrinogênio** (uma proteína plasmática) em fibrina. Essa etapa começa quando ocorre a formação de trombina. A primeira reação produz monômeros de fibrina que sofrem o processo de polimerização espontânea; com isso, ocorre a formação de uma rede frouxamente entrelaçada, unida por ligações peptídicas covalentes. Essa estrutura polimérica é permeável ao fluxo sanguíneo e recebe o nome de fibrina solúvel. A estabilização (formação de ligações isopeptídicas) da fibrina solúvel em um coágulo de fibrina insolúvel é catalisada pelo fator XIII ativado (fator XIIIa). O fator XIII é liberado de plaquetas aprisionadas. A conversão desse fator na forma ativa, então, é induzida pela trombina, na presença de Ca^{2+}. A estabilização torna a fibrina mais elástica e menos sujeita à lise.

Retração do coágulo

Após a estabilização, ocorre **retração (encolhimento) do coágulo** pela ação de **proteínas contráteis** das plaquetas, a saber: **trombostenina**, **actina** e **miosina**. Essas proteínas ficam expostas quando as plaquetas são ativadas. A ativação provoca alterações que ativam a trombostenina, a actina e a miosina, as quais reagem de forma análoga ao processo que ocorre durante a contração muscular, resultando em retração do coágulo (o soro é expelido do coágulo). A retração do coágulo possibilita maior fluxo sanguíneo na área lesionada, enquanto o tecido está sendo reparado. A falha de retração do coágulo pode estar associada à redução na quantidade de plaquetas.

Crescimento do coágulo

Uma vez iniciada a coagulação sanguínea, o processo se estende para o sangue circundante, um processo conhecido como **crescimento do coágulo**. O crescimento do coágulo cessa quando o sangue flui em uma velocidade rápida o suficiente para remover a trombina produzida; essa trombina normalmente não é absorvida pela fibrina formada e pelos outros fatores ativados. A trombina e os fatores ativados conduzidos pelo sangue não são efetivos porque foram diluídos e, também, pelo fato de haver substâncias anticoagulantes naturais no plasma (p. ex., antitrombina III). Essas substâncias podem evitar uma coagulação indesejada quando há pequena quantidade de pró-coagulantes (substâncias que favorecem a coagulação).

Degradação da fibrina

Uma vez estabelecida a hemostasia, ocorre reparo da área vascular lesionada mediante o crescimento de novo tecido, auxiliado por fatores de crescimento liberados pelas plaquetas ativadas. A fibrina formada para auxiliar no processo hemostático sofre degradação (**fibrinólise**) por uma enzima proteolítica denominada **plasmina** (Figura 3.17). O **plasminogênio**, uma proteína presente no plasma, fica retido no coágulo, quando este é formado. O plasminogênio sofre ativação, transformando-se em plasmina, por substâncias presentes no sangue e nos tecidos conhecidas como ativadores do plasminogênio. O principal ativador do plasminogênio endógeno é o ativador do plasminogênio tecidual, liberado pelas células endoteliais quando são estimuladas pela presença de trombina ou por estase sanguínea. A plasmina degrada a molécula de fibrina em fragmentos proteicos conhecidos como **produtos de degradação da fibrina**. Quando a superfície externa do coágulo de fibrina é removida, a superfície nova é exposta e degradada até que a remoção do coágulo seja completa. Os produtos de degradação da fibrina, as plaquetas e outros restos celulares são removidos da circulação pelo sistema mononuclear fagocitário. O ativador do plasminogênio tecidual está disponível no mercado para uso em medicina humana, com o objetivo de dissolver coágulos alojados em vasos sanguíneos e que causam obstrução do fluxo sanguíneo (p. ex., artérias coronárias).

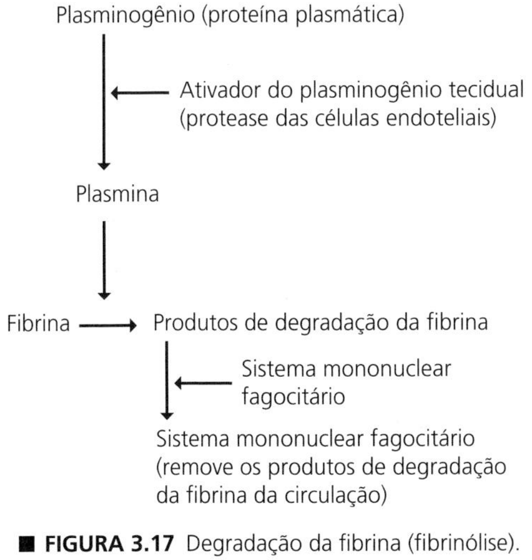

■ Prevenção da coagulação sanguínea

1. **Que fatores evitam a coagulação no sistema vascular normal?**
2. **Como a heparina impede a coagulação intravascular?**
3. **Qual a importância dos mastócitos e por que há grande número deles nos pulmões?**
4. **Como os agentes quelantes impedem a coagulação do sangue coletado?**

No sangue, além das substâncias pró-coagulantes, há anticoagulantes. A presença de anticoagulantes equilibra e evita a coagulação que, de outro modo, poderia ocorrer em função da pequena quantidade de pró-coagulantes normalmente presente. Além disso, quando se coleta sangue para fins analíticos ou para armazenamento, adicionam-se anticoagulantes aos frascos de coleta de sangue para impedir a coagulação.

Prevenção da coagulação sanguínea na circulação normal

A formação de trombina envolve uma série de reações químicas; portanto, é normal haver uma pequena quantidade de trombina na circulação. A trombina presente poderia causar a conversão do fibrinogênio (uma proteína plasmática normal) em fibrina, e não o faz devido à existência de outra proteína, a **antitrombina III**, que impede a ação da trombina no fibrinogênio e, também, inativa a trombina à qual se liga.

Além da ação da antitrombina III, a coagulação no sistema vascular normal é impedida

Plasminogênio (proteína plasmática)

← Ativador do plasminogênio tecidual (protease das células endoteliais)

Plasmina

Fibrina → Produtos de degradação da fibrina

← Sistema mononuclear fagocitário

Sistema mononuclear fagocitário (remove os produtos de degradação da fibrina da circulação)

■ **FIGURA 3.17** Degradação da fibrina (fibrinólise).

pela **superfície lisa do endotélio**. Essa textura lisa impede a ativação do fator XII por contato, um fator envolvido na ativação do fator IX do sistema intrínseco (ver Figura 3.16). Além disso, uma **camada monomolecular de proteína** (com **carga negativa efetiva**) é absorvida na superfície do endotélio, repelindo os fatores de coagulação e as plaquetas. Quando ocorre dano ao endotélio, tanto a textura lisa como a camada proteica são perdidas no local lesionado.

A heparina, um anticoagulante, é produzida pelos mastócitos que residem nos tecidos conjuntivos pericapilares. Os mastócitos são particularmente abundantes no pulmão, em razão da vulnerabilidade desse órgão a êmbolos (*i. e.*, coágulos que se desprendem de seu local de origem e circulam livremente no sangue). A concentração plasmática de heparina normalmente é baixa. A eficácia da heparina na prevenção de coagulação intravascular normal depende de sua combinação com a antitrombina III para formar um complexo que remove não só a trombina, mas também os fatores IX, X, XI e XII.

Em razão da potência biológica da trombina, há mecanismos que limitam a velocidade (taxa) e o grau (extensão) da geração dessa proteína nos locais de dano vascular. Um desses mecanismos, a **via anticoagulante da proteína C**, envolve a ligação de alta afinidade da trombina à **trombomodulina**, uma proteína de membrana das células endoteliais e células sanguíneas periféricas. Quando ligada à trombomodulina, a trombina perde a sua capacidade de ativar as plaquetas e de causar coagulação do fibrinogênio, tornando-se um ativador da proteína C. A proteína C ativada inibe a ação dos fatores Va e VIIIa (fatores V e VIII modificados pela trombina), que atuam como cofatores dos complexos protrombinase e tenase, respectivamente (ver Figura 3.15).

Prevenção de coagulação do sangue coletado

De modo geral, é desejável evitar a coagulação sanguínea quando se coleta sangue de um animal para exame e análise posteriores. Para essa finalidade, lança-se mão dos anticoagulantes.

Os **agentes quelantes** são utilizados com mais frequência; tais agentes se ligam aos íons cálcio, de modo que estes ficam indisponíveis para o processo de coagulação. Agentes como citrato trissódico, oxalato de sódio **ou** ácido etilenodiaminotetracético (EDTA sódico, sal dissódico) são adicionados em uma quantidade adequada ao frasco de coleta e misturado com o sangue coletado. A heparina também está disponível no mercado e pode ser usada para evitar a coagulação do sangue coletado. A heparina também é utilizada na prevenção da coagulação sanguínea no corpo, em determinadas condições patológicas que predispõem à formação de coágulos.

■ Testes de coagulação sanguínea

1. **Estime o tempo de coagulação normal, em minutos, pelo método do tubo capilar, em animais domésticos.**
2. **Por que a baixa contagem de plaquetas está associada a tempo de coagulação prolongado?**
3. **Como o dicumarol está associado a defeitos de coagulação?**
4. **Por que se deve suspeitar de hepatopatia como uma causa de defeitos de coagulação?**
5. **Como o fator de von Willebrand está associado a defeitos de coagulação?**
6. **Por que o sangue coletado de aves, na ausência de lesão às células endoteliais, coagula com dificuldade?**
7. **Por que as aves não manifestam problemas hemorrágicos na ausência do sistema de ativação por contato?**

Os testes de coagulação sanguínea são usados para determinar a adequação da coagulação em um animal. Existem várias técnicas disponíveis. O sangue é coletado e submetido a métodos-padrão; com esses métodos, avalia-se o intervalo de tempo entre a coleta da amostra e a sua coagulação. Um deles é o método do tubo capilar, em que o sangue é coletado diretamente em um tubo capilar não heparinizado. O tubo é quebrado manualmente em intervalos de

1 min até que o sangue nas extremidades quebradas permaneça conectado por um filamento de fibrina. O tempo em minutos para que isso ocorra é denominado tempo de coagulação (ver Tabela 3.2, para obter valores de referência normais). Tempo de coagulação prolongado indica a existência de um mecanismo inadequado no corpo. Como as plaquetas fornecem vários fatores para a coagulação (além de formar o tampão plaquetário), a sua contagem também é útil na avaliação da coagulação sanguínea.

Um teste de triagem laboratorial comum é o tempo de protrombina de etapa única. Nesse teste, o plasma é ativado com uma mistura de fator tecidual e fosfolipídios. Adiciona-se o cálcio e, então, determina-se o tempo de coagulação. Se o tempo de coagulação estiver prolongado, isso significa que pode haver anormalidades nos fatores V, VII, X, bem como na atividade da protrombina ou na concentração plasmática de fibrinogênio.

Defeitos de coagulação

O conhecimento do processo da coagulação é útil para entender os defeitos de coagulação, quando estes ocorrem. A deficiência de vitamina K resulta em hemorragia devido à formação inadequada de protrombina, bem como dos fatores VII, IX e X. Além disso, o dicumarol interfere na utilização da vitamina K e, portanto, na produção de protrombina.

O dicumarol é objeto de pesquisas sobre uma doença hemorrágica de bovinos conhecida como intoxicação por trevo-doce. Tanto o trevo-doce amarelo como o branco contêm alto teor de cumarina, metabolizada por vários fungos comuns; quando o fungo se multiplica na forrageira ocorre dimerização da cumarina em dicumarol. O feno de trevo-doce possui hastes espessas e está sujeito à secagem incompleta após a sua colheita e armazenagem (fardos, pilhas, palheiros). Assim, o crescimento de fungos é favorecido, com produção de dicumarol. Em razão de suas propriedades hemorrágicas, o dicumarol está disponível no mercado como componente de rodenticidas, utilizados como iscas comestíveis para roedores. Na medicina humana, utiliza-se um derivado do dicumarol como uma substância para "afinar o sangue".

Outras causas de defeitos de coagulação estão relacionadas com hepatopatia, defeitos plaquetários e uma enfermidade complexa conhecido como coagulação intravascular disseminada, bem como com defeitos hereditários. As anomalias hereditárias mais comuns identificadas em animais domésticos são aquelas associadas à ativação do fator IX e formação do complexo tenase. Nessa categoria, a deficiência do fator VIII (fator anti-hemofílico) é o defeito hereditário mais prevalente. Outros defeitos hereditários comuns incluem deficiências do fator IX e do fator de von Willebrand. Na deficiência do fator de von Willebrand, os agregados plaquetários são mal fixados ao endotélio lesionado e são mais facilmente desprendidos pelo sangue circulante. Essa deficiência é conhecida como **doença de von Willebrand**.

Diferenças entre as espécies

Em todos os animais, para um mecanismo hemostático apropriado, é necessária a interação das plaquetas ativadas com o endotélio lesionado e com as proteínas de coagulação, mesmo sabendo que a quantidade e a morfologia das plaquetas podem ser variáveis. A ausência do fator XII (um componente do mecanismo intrínseco) no sangue de répteis e mamíferos marinhos prolonga o tempo de coagulação nesses animais.

Nas aves, parece não haver via de ativação por contato, de modo que não ocorre a ativação do fator IX por essa via. Isso é perceptível quando se coleta sangue cuidadosamente, sem dano ao sangue e sem lesão do endotélio. Ocorre formação de coágulo; porém, o soro é extraído com dificuldade. Por esse motivo, quando se deseja efetuar uma análise química, deve-se utilizar um anticoagulante apropriado e obter uma amostra de plasma (considerando que a amostra de plasma é adequada à análise pretendida). Quando ocorre lesão da parede vascular durante a coleta, a coagulação do sangue será muito rápida. Nesse caso, a via do fator tecidual é ativada até formar trombina e potencializadores associados, para ativar o complexo tenase (ver Figura 3.15). Esta é a razão pela qual as espécies aviárias possuem um mecanismo de coagulação íntegro, mesmo não tendo um sistema funcional de ativação por contato.

70 Anatomia Funcional e Fisiologia dos Animais Domésticos

■ Plasma e sua composição

1. Qual a diferença de plasma e soro?
2. Qual é a concentração de proteína no plasma?
3. Quais são as três principais classes de proteínas plasmáticas?
4. Qual imunoglobulina é mais abundante em animais normais?
5. O que se entende por estado de equilíbrio entre proteínas plasmáticas, aminoácidos e proteínas teciduais?
6. Qual a principal contribuição das proteínas plasmáticas na pressão osmótica intravascular efetiva e por que ela ocorre?
7. Que cátion e que o ânion são mais abundantes no plasma?
8. Qual a concentração de glicose em suínos e caninos? Ela é menor em ruminantes e equinos?

O **plasma**, a parte líquida acelular do sangue, pode ser obtido em amostra de sangue coletado com anticoagulante. Quando se deixa o sangue coagular, os fatores de coagulação são efetivamente removidos; a esse líquido, dá-se o nome de soro. Todos os fatores de coagulação estão presentes no plasma. O plasma é um líquido complexo (com inúmeras substâncias quimicamente ativas) que representa o meio de troca entre os vasos sanguíneos e as células corporais. Várias dessas substâncias que costumam ser mensuradas no laboratório clínico, para diversas espécies animais, são mostradas na Tabela 3.4. O principal constituinte do plasma é a água (cerca de 92 a 94%), mas sua porcentagem é variável, dependendo, principalmente, da concentração de proteínas. As proteínas são as substâncias mais abundantes dissolvidas ou em suspensão na água e a sua concentração plasmática varia de 6 a 8 g/dℓ.

Proteínas plasmáticas

As três principais classes de proteínas plasmáticas são **albumina**, **globulinas** (α_1, α_2, β_1, β_2, γ) e **fibrinogênio**. Em seres humanos, caprinos, ovinos e caninos, a albumina predomina em relação às globulinas; em equinos, suínos, bovinos e felinos, as proporções relativas de albumina e globulinas são quase iguais.

As **gamaglobulinas** incluem proteínas denominadas **imunoglobulinas** (anticorpos), produzidas por linfócitos e plasmócitos. Há cinco isótipos principais de imunoglobulinas, classificadas como IgG, IgE, IgA, IgM e IgD. A IgG é a imunoglobulina mais abundante em animais normais. Essa imunoglobulina atravessa a barreira placentária da fêmea para conferir imunidade aos recém-nascidos em algumas espécies (primatas e roedores), mas não em outras. Nestas últimas, a transferência depende da presença de IgG no colostro e de sua ingestão precoce pelo recém-nascido (ver Capítulo 16). As imunoglobulinas IgE, IgA, IgM e IgD fornecem proteção imune contra doenças alérgicas ou parasitárias (liberação de histamina), microrganismos presentes na boca e no trato gastrintestinal (por meio do colostro), ativação do sistema complemento e produção de clones de linfócitos, respectivamente.

Alfaglobulinas e **betaglobulinas** atuam como substratos para novas substâncias, além de atuarem como transportadoras (p. ex., lactoferrina, uma globulina que transporta ferro).

Origem

A albumina plasmática, algumas globulinas e fibrinogênio (bem como outros fatores de coagulação) são sintetizados no fígado. O restante das globulinas, inclusive as gamaglobulinas, é sintetizado nos linfonodos e membranas mucosas.

Proteínas plasmáticas, aminoácidos e proteínas teciduais encontram-se em um estado de equilíbrio (Figura 3.18). Quando a concentração de aminoácidos nas células diminui abaixo daquela do plasma, os aminoácidos entram nas células e são usados na síntese de proteínas plasmáticas e teciduais essenciais. As proteínas plasmáticas, sintetizadas principalmente no fígado, também podem ser degradadas em aminoácidos por células do sistema mononuclear fagocitário, tornando-os disponíveis para a síntese de proteínas celulares. Isso ocorre particularmente quando o aporte de aminoácido

Capítulo 3 • O Sangue e Suas Funções **71**

Tabela 3.4 Valores de alguns componentes do sangue de animais domésticos adultos.

| | VALORES (FAIXA DE VARIAÇÃO) POR ESPÉCIE | | | | | |
COMPONENTES	EQUINA	BOVINA	OVINA	SUÍNA	CANINA	AVIÁRIA (FRANGO)
Glicose (mg/dℓ)	60 a 110	40 a 80 80 a 120 (bezerro)	40 a 80 80 a 120 (cordeiro)	80 a 120	70 a 120	130 a 270
Nitrogênio não proteico (mg/dℓ)	20 a 40	20 a 40	20 a 38	20 a 45	17 a 38	20 a 35
Nitrogênio ureico (BUN [ureia]) (mg/dℓ)	10 a 24	10 a 30	8 a 20	8 a 24	10 a 30	0,1 a 1,0
Ácido úrico (mg/dℓ)	0,5 a 1	0,1 a 2	0,1 a 2	0,1 a 2	0,1 a 1,5	1 a 2 1 a 7 (galinha-poedeira)
Creatinina (mg/dℓ)	1 a 2	1 a 2	1 a 2	1 a 2,5	1 a 2	1 a 2
Aminoácido nitrogenado (mg/dℓ)	5 a 7	4 a 8	5 a 8	6 a 8	7 a 8	4 a 10
Ácido láctico (mg/dℓ)	10 a 16	5 a 20	9 a 12		8 a 20	47 a 56 20 a 98 (galinha-poedeira)
Colesterol (mg/dℓ)	75 a 150	80 a 180	60 a 150	60 a 200	120 a 250	125 a 200
Bilirrubina						
Direta (mg/dℓ)	0 a 0,4	0 a 0,3	0 a 0,3	0 a 0,3	0,06 a 0,1	
Indireta (mg/dℓ)	0,2 a 5	0,1 a 0,5	0 a 0,1	0 a 0,3	0,01 a 0,5	
Total (mg/dℓ)	0,2 a 6	0,2 a 1,5	0,1 a 0,4	0 a 0,6	0,10 a 0,6	
Eletrólitos (mEq/ℓ)						
Sódio	132 a 152	132 a 152	139 a 152	135 a 150	141 a 155	151 a 161
Potássio	2,5 a 5,0	3,9 a 5,8	3,9 a 5,4	4,4 a 6,7	3,7 a 5,8	4,6 a 4,7
Cálcio	4,5 a 6,5	4,5 a 6,0	4,5 a 6,0	4,5 a 6,5	4,5 a 6,0	4,5 a 6,0 8,5 a 19,5 (galinha-poedeira)
Fósforo	2 a 6	2 a 7	2 a 7	3 a 6	2 a 6	3 a 6
Magnésio	1,5 a 2,5	1,5 a 2,5	1,8 a 2,3	2 a 3	1,5 a 2,0	
Cloro	99 a 109	97 a 111	95 a 105	94 a 106	100 a 115	119 a 130

Fonte: Reece WO, Swenson MJ. The composition and functions of blood. In: Reece WO, ed. Dukes' Physiology of Domestic Animals. 13th edn. Ames, IA: Wiley-Blackwell, 2015.

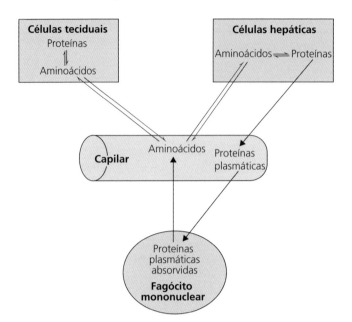

■ **FIGURA 3.18** Equilíbrio reversível entre as proteínas teciduais, as proteínas plasmáticas e os aminoácidos do plasma. (De Reece WO, Swenson MJ. The composition and functions of blood. In: Reece WO, ed. Dukes' Physiology of Domestic Animals. 13th edn. Ames, IA: Wiley-Blackwell, 2015.)

oriundos dos processos digestivos é insuficiente. As proteínas plasmáticas extravasam dos capilares para o líquido intersticial e retornam ao sangue por meio dos vasos linfáticos. Dessa maneira, ocorre um *turnover* de 12 a 24 horas (tempo durante o qual toda proteína sai e retorna ao sangue).

Proteínas plasmáticas e pressão coloidosmótica

A **pressão coloidosmótica do plasma** (também denominada **pressão oncótica**) refere-se à **pressão osmótica efetiva do plasma** (ver Capítulo 2). Está estreitamente associada ao equilíbrio dos líquidos corporais entre os compartimentos intravascular e intersticial. Isso acontece devido à presença de moléculas proteicas e cátions retidos pela carga negativa efetiva da proteína. As proteínas são coloides que não se difundem. A pressão osmótica efetiva induzida por essas moléculas opõe-se à pressão hidrostática do sangue nos capilares, sendo responsável pela reabsorção de líquido na extremidade venosa dos capilares (ver Capítulo 9).

A albumina é responsável por cerca de 80% da pressão coloidosmótica do plasma, em razão de sua abundância e do menor peso molecular. A contribuição de cada fração proteica na manutenção da pressão osmótica é inversamente proporcional ao peso molecular e diretamente proporcional a sua concentração em termos de número de partículas no plasma (vale lembrar que a pressão osmótica se refere ao número de partículas, e não à massa). Os pesos moleculares do fibrinogênio, da albumina e das globulinas giram em torno de 300.000, 70.000 e 180.000 dáltons, respectivamente. O peso molecular do fibrinogênio é alto, mas sua concentração plasmática é baixa; portanto, sua contribuição na manutenção da pressão coloidosmótica é pequena. Quando as concentrações de globulinas e albumina são quase as mesmas, a albumina contribui duas a três vezes mais para a pressão osmótica do que as globulinas, visto que há duas a três vezes mais moléculas (partículas) de albumina do que de globulina, em um peso (concentração) equivalente.

Em virtude das inúmeras funções das proteínas plasmáticas, é evidente que a ocorrência

Capítulo 3 • O Sangue e Suas Funções **73**

de hepatopatia, e consequente deficiência na síntese de proteínas, ou a carência prolongada de proteína na dieta pode ocasionar diversas disfunções orgânicas.

Outros componentes do plasma

O oxigênio, o dióxido de carbono e o nitrogênio são os principais gases da atmosfera e são encontrados no plasma. A concentração plasmática desses gases depende de sua concentração na atmosfera e de sua solubilidade no plasma. Os principais tipos de lipídios no plasma são os triglicerídios, os fosfolipídios e o colesterol. Os principais compostos nitrogenados não proteicos são aminoácidos, ureia, ácido úrico, creatina, creatinina e sais de amônio. As substâncias inorgânicas presentes no plasma são, principalmente, eletrólitos, incluindo cátions (Na^+, K^+, Ca^{2+}, Mg^{2+}) e ânions (Cl^-, HCO_3^-, HPO_4^{2-}). Os valores de muitos desses constituintes são mostrados na Tabela 3.4.

■ Leitura sugerida

Weiss DJ, Waldrop KJ, Schalm OW. Schalm's Veterinary Hematology. 6th edn. Ames, IA: Wiley-Blackwell, 2010.

Gentry PA. Blood coagulation and hemostasis. In: Reece WO, ed. Dukes' Physiology of Domestic Animals. 12th edn. Ithaca, NY: Cornell University Press, 2004.

Jackson ML. Platelet physiology and platelet function: inhibition by aspirin. Compend Contin Educ Pract Vet. 1987; 9: 627.

Jain NC. Essentials of Veterinary Hematology. Philadelphia, PA: Lea & Febiger, 1993.

Reece WO. The composition and functions of blood. In: Reece WO, ed. Dukes' Physiology of Domestic Animals. 13th edn. Ames, IA: Wiley-Blackwell, 2015.

✅ AUTOAVALIAÇÃO

CARACTERÍSTICAS GERAIS

1. O volume globular (hematócrito) refere-se a:
   a. Camada de leucócitos e trombócitos entre a massa eritrocitária e o plasma
   b. Massa eritrocitária na parte inferior do tubo
   c. Camada de líquido amarelo no topo do hematócrito
   d. Comprimento total do conteúdo do tubo do hematócrito

2. Qual das porcentagens a seguir se aproxima com maior precisão do volume de sangue de um animal?
   a. 2% do peso corporal
   b. 16% do peso corporal
   c. 8% do peso corporal
   d. 24% do peso corporal

3. O sangue arterial muda de uma cor vermelho-vivo para uma cor púrpura mais escura quando se torna sangue venoso. A que se deve isso?
   a. Perda de oxigênio
   b. Ganho de dióxido de carbono

4. O valor normal do pH do sangue arterial seria próximo de:
   a. 3,8
   b. 6,5
   c. 7,4
   d. 8,2

5. O volume de sangue de um cão de 25 kg é de 2.000 mℓ, dos quais 1.200 mℓ se referem ao volume plasmático. Qual será o volume globular (hematócrito) desse cão?
   a. 8%
   b. 60%
   c. 40%
   d. Nenhuma das alternativas anteriores

LEUCÓCITOS

6. Qual leucócito é mais abundante em suínos, bovinos, ovinos e caprinos?
   a. Eosinófilo
   b. Neutrófilo
   c. Linfócito
   d. Monócito
   e. Basófilo

74 Anatomia Funcional e Fisiologia dos Animais Domésticos

7. O neutrófilo é o leucócito mais abundante em todas as espécies domésticas.
   a. Verdadeiro
   b. Falso

8. Qual leucócito se transforma em macrófago quando presente nos espaços teciduais ou aderidos a alguns vasos sanguíneos?
   a. Neutrófilo
   b. Basófilo
   c. Eosinófilo
   d. Monócito

9. Foram obtidas as contagens total e diferencial de leucócitos. Sessenta dos 100 leucócitos contados eram neutrófilos. A contagem total de leucócitos foi de $10.000/\mu\ell$. Qual é o número absoluto de neutrófilos?
   a. $6.000/\mu\ell$
   b. $10.000/\mu\ell$
   c. 60%
   d. $60/\mu\ell$

10. Qual dos leucócitos a seguir tem como função propiciar imunidade contra antígenos (substâncias estranhas)?
    a. Monócitos
    b. Eosinófilos
    c. Linfócitos
    d. Basófilos
    e. Neutrófilos

11. O termo que se refere à redução no número de leucócitos é:
    a. Anemia
    b. Leucopenia
    c. Leucocitose
    d. Policitemia

ERITRÓCITOS

12. Qual dos períodos abaixo se aproxima do tempo de vida dos eritrócitos na maioria dos mamíferos domésticos?
    a. 150 a 180 horas
    b. 70 a 80 dias
    c. 80 a 150 dias
    d. 35 a 60 segundos

13. Qual dos itens a seguir descreve melhor a molécula de hemoglobina do sangue?
    a. Contém ferro na forma férrico (Fe^{3+}), que se combina com uma molécula de oxigênio
    b. Contém um grupo heme e uma molécula de globina
    c. Contém ferro na forma ferroso (Fe^{2+}), que se combina com quatro moléculas de oxigênio
    d. Contém ferro na forma ferroso (Fe^{2+}), quando desoxigenada, e ferro na forma férrico (Fe^{3+}) quando oxigenada

14. Qual é o valor aproximado da concentração de hemoglobina em um cão saudável?
    a. 5 g/dℓ
    b. 20 g/dℓ
    c. 15 g/dℓ
    d. 10 g/dℓ

15. O eritrócito recém-liberado na corrente sanguínea, com aparência semelhante a uma rede devido à presença de polirribossomos e ribossomos, é denominado:
    a. Reticulócito
    b. Rubriblasto
    c. Rubrícito policromatófilo
    d. Eosinófilo

16. Em que local a eritropoetina é produzida?
    a. Medula óssea
    b. Pulmão
    c. Baço
    d. Rins

17. Qual dos itens a seguir representa a quantidade de eritrócitos na maioria das espécies domésticas?
    a. 7.000.000
    b. 7.000.000 por microlitro de sangue
    c. 7.000.000 por mililitro de sangue
    d. 7.000.000 por libra (~0,45 kg) de peso corporal

18. Qual é o estímulo para a produção de eritropoetina?
    a. Necessidade de oxigênio nos tecidos
    b. Deficiência de ferro

c. A produção é contínua, sem necessidade de estímulo
d. Divisão simpática do sistema nervoso autônomo

19. A eritropoese refere-se a:
    a. Coagulação sanguínea
    b. Reciclagem do ferro
    c. Esquema de desintegração dos eritrócitos
    d. Produção de eritrócitos

DESTINO DOS ERITRÓCITOS

20. A cor avermelhada do plasma, que pode estar associada a uma cor vermelha da urina, é causada por:
    a. Hemoglobina
    b. Bilirrubina
    c. Ferro
    d. Bilinogênio

21. Qual dos órgãos abaixo é o local onde a bilirrubina insolúvel liberada pelas células do sistema mononuclear fagocitário se torna solúvel antes de seu transporte ao intestino?
    a. Rins
    b. Fígado
    c. Medula óssea
    d. Baço

22. Quando um eritrócito é desintegrado, a hemoglobina permanece íntegra, sendo reutilizada na produção de novos eritrócitos.
    a. Verdadeiro
    b. Falso

23. Ao se observar icterícia em um cão com hepatopatia grave evidente, qual forma de bilirrubina seria a causa mais provável dessa icterícia?
    a. Bilirrubina livre
    b. Bilirrubina conjugada
    c. Nenhuma das duas

24. A hemoglobina livre proveniente de hemólise intravascular:
    a. Resulta invariavelmente em hemoglobinúria
    b. É uma molécula muito grande para alcançar os túbulos renais

c. Não alcança os túbulos renais quando combinada com haptoglobina
d. Combina-se com haptoglobina, em todas as circunstâncias

METABOLISMO DO FERRO

25. Qual é o nome da forma de transporte do ferro?
    a. Hemossiderina
    b. Transferrina
    c. Ferritina
    d. Minério de ferro

26. Para evitar toxicidade, o ferro é transportado no sangue e/ou armazenado nas células ligado a uma proteína em seu:
    a. Estado de oxidação férrico (Fe^{3+})
    b. Estado de oxidação ferroso (Fe^{2+})

27. Como a absorção do ferro é relativamente controlada com base em sua necessidade, é impossível ocorrer intoxicação pelo ferro ocasionada por ingestão excessiva.
    a. Verdadeiro
    b. Falso

28. Qual das formas de ferro a seguir seria mais notada nas células hepáticas em caso de degradação excessiva de hemoglobina (p. ex., doença hemolítica)?
    a. Hemossiderina
    b. Ferritina
    c. Transferrina
    d. Ferro na forma ferroso (Fe^{2+})

ANEMIA E POLICITEMIA

29. Supondo que a concentração de hemoglobina em um leitão seja de 4 g/dℓ, qual seria a condição desse animal?
    a. Normal
    b. Anêmico
    c. Leucopênico
    d. Policitêmico

30. Um ovino com contagem de eritrócitos de $6,0 \times 10^{6}/\mu\ell$ e concentração de hemoglobina de 5 g/dℓ:
    a. Não seria considerado anêmico porque a contagem de eritrócitos está quase normal

76 Anatomia Funcional e Fisiologia dos Animais Domésticos

b. Seria considerado anêmico porque tanto a contagem de eritrócitos quanto a concentração de hemoglobina estão abaixo do limite normal

c. Seria considerado anêmico porque apenas a concentração de hemoglobina está abaixo do limite normal

d. Não seria considerado anêmico porque tanto a contagem de eritrócitos quanto a concentração de hemoglobina estão no limite normal

31. A policitemia vera é:
    a. Rara em animais.
    b. Uma forma de anemia
    c. Associada a baixo volume globular (massa eritrocitária)
    d. Associada a hipoxemia, tumores e produção elevada de eritropoetina

32. Sem a suplementação de ferro, a ocorrência de anemia é comum em leitões por causa de:
    a. Rápido crescimento e aumento do volume sanguíneo
    b. Leite materno deficiente em ferro
    c. Carência de ferro para ingerir, no ambiente
    d. Todas as alternativas anteriores

HEMOSTASIA: PREVENÇÃO DA PERDA SANGUÍNEA

33. Qual das células abaixo auxilia na hemostasia (prevenção de perda sanguínea)?
    a. Basófilo
    b. Plaqueta
    c. Eritrócito
    d. Linfócito

34. A rede do coágulo sanguíneo é composta de:
    a. Trombina
    b. Fibrina
    c. Fibrinogênio
    d. Protrombina

35. Qual dos cátions a seguir tem participação importante na coagulação sanguínea?
    a. Na^+
    b. Mg^{2+}
    c. K^+
    d. Ca^{2+}

36. Qual das substâncias abaixo propicia degradação da fibrina em produtos de degradação da fibrina?
    a. Plasmina
    b. Tromboxano A_2
    c. Fibrinogênio
    d. EDTA

37. Quase todos os fatores de coagulação são:
    a. Carboidratos
    b. Proteínas
    c. Lipídios
    d. Minerais

38. A maioria dos fatores de coagulação, mas nem todos, são produzidos no(s):
    a. Rins
    b. Pulmão
    c. Fígado
    d. Epitélio intestinal

39. Perda de integridade individual, fusão de membranas lipoproteicas e exposição de receptores aos fatores de coagulação são características de:
    a. Adesão plaquetária
    b. Ativação plaquetária
    c. Reação de liberação das plaquetas
    d. Agregação plaquetária

40. O ativador do plasminogênio tecidual está associado a:
    a. Produção de heparina
    b. Iniciação do mecanismo extrínseco da coagulação sanguínea
    c. Produção de eritrócitos
    d. Degradação de fibrina

41. Que substância formada durante o processo de coagulação é capaz de transformar fibrinogênio em fibrina?
    a. Tromboxano A_2
    b. Tromboplastina
    c. Trombina
    d. Protrombina

42. O complexo protrombinase (fator Xa, fator Va, fosfolipídios e Ca^{2+}):
    a. É igual ao complexo tenase
    b. Ativa o fator IX

c. Catalisa a conversão de protrombina em trombina

d. É ativado apenas pelo complexo fator tecidual–fator VIIa

43. O sangue de mamíferos (sem dano endotelial) coletado em tubos de vidro coagula pela via do:
    a. Complexo fator tecidual–fator VIIa (sistema extrínseco)
    b. Complexo tenase (fator IXa–FVIIIa–fosfolipídios–Ca^{2+}) (sistema intrínseco)
    c. Alternativas a e b
    d. Não coagula

PREVENÇÃO DA COAGULAÇÃO SANGUÍNEA

44. A proteína C:
    a. Promove coagulação sanguínea
    b. É ativada pela ligação da trombomodulina à trombina e limita a produção de trombina
    c. Faz parte da antitrombina III
    d. É uma vitamina que evita escorbuto

45. A antitrombina III:
    a. Não é uma proteína plasmática normal
    b. Precisa se combinar com a heparina para ser efetiva
    c. Inibe a ação da trombina no fibrinogênio
    d. Promove a formação de fibrina ao desativar o complexo protrombinase

46. A heparina:
    a. É produzida pelos mastócitos, em tecidos pericapilares
    b. É um importante anticoagulante nos pulmões
    c. Combina-se com a antitrombina III para ser efetiva
    d. Todas as alternativas anteriores

47. O uso de agentes quelantes em tubos utilizados para a coleta de sangue:
    a. Promove a coagulação sanguínea
    b. Possibilita a obtenção de soro
    c. Liga-se ao cálcio e evita a coagulação sanguínea
    d. Auxilia na mensuração da concentração de cálcio

TESTES DE COAGULAÇÃO SANGUÍNEA

48. Qual dos valores abaixo seria considerado tempo de coagulação normal para os mamíferos domésticos (método do tubo capilar)?
    a. 20 a 30 segundos
    b. 20 a 30 minutos
    c. 2 a 5 segundos
    d. 2 a 5 minutos

49. A vitamina necessária para a produção de protrombina e dos fatores VII, IX e X é:
    a. Vitamina C
    b. Vitamina D
    c. Vitamina E
    d. Vitamina K

50. A deficiência do fator de von Willebrand está associada a:
    a. Ativação do fator VIII
    b. Agregação inadequada das plaquetas
    c. Ativação do fator IX
    d. Coagulação sanguínea acelerada

51. As espécies aviárias não possuem fase de contato completa e sua ativação associada do fator IX. Consequentemente:
    a. A via do fator tecidual não pode prosseguir
    b. O sangue coletado sem dano endotelial coagula com rapidez
    c. A hemorragia em aves é sempre fatal
    d. A via do fator tecidual prossegue para formar trombina e ativar o complexo tenase

PLASMA E SUA COMPOSIÇÃO

52. Qual das opções a seguir descreve melhor o plasma?
    a. Representa cerca de 40% da composição do sangue e não contém proteína
    b. Consiste na parte celular do sangue, compreendendo cerca de 40% da composição do sangue
    c. Representa cerca de 60% da composição do sangue e contém fibrinogênio
    d. perfaz cerca de 60% da composição do sangue, cuja coagulação foi evitada

78 Anatomia Funcional e Fisiologia dos Animais Domésticos

53. A concentração de proteínas plasmáticas no cão seria próxima de:
    a. 7 g/ℓ
    b. 7 mEq/ℓ
    c. 7 mg/dℓ
    d. 7 g/dℓ

54. Qual das sequências a seguir representa a concentração plasmática aproximada de Na^+, K^+ e Cl^-, em mEq/ℓ, respectivamente?
    a. 110, 5, 145
    b. 145, 110, 5
    c. 5, 145, 110
    d. 145, 5, 110

55. Qual das três principais classes de proteínas plasmáticas (albumina, globulinas e fibrinogênio) está presente em menor concentração?
    a. Albumina
    b. Globulinas
    c. Fibrinogênio

56. Qual das imunoglobulinas abaixo é importante componente do colostro por ser absorvida pelo recém-nascido?
    a. IgE
    b. IgG
    c. IgD
    d. IgA

57. Qual das três principais classes de proteínas plasmáticas responde por cerca de 80% da pressão coloidosmótica do plasma?
    a. Albumina
    b. Globulinas
    c. Fibrinogênio

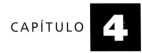

CAPÍTULO 4

Sistema Nervoso

VISÃO GERAL DO CAPÍTULO

- **Estrutura do sistema nervoso,** *79*
  Neurônios e sinapses, *80*
  Células da glia, *81*
  Bainhas de mielina, *82*
- **Organização do sistema nervoso,** *82*
  Sistema nervoso central, *84*
  Sistema nervoso periférico, *90*
  Sistema nervoso autônomo, *92*
  Neurotransmissores, *98*
- **O impulso nervoso e sua transmissão,** *99*
  Mecanismos de transmissão, *100*
  Potencial de ação, *102*
  Condução saltatória, *103*
  Disposição dos neurônios, *103*
- **Reflexos,** *104*
  Reflexo espinal, *106*
  Reflexos somáticos e viscerais, *106*
  Centros reflexos, *106*
  Reflexos e reações posturais, *107*
- **Meninges e líquido cerebrospinal,** *107*
  Meninges cerebrais, *107*
  Meninges da medula espinal, *109*
  Ventrículos cerebrais, *109*
  Circulação e função do líquido cerebrospinal, *110*
- **Metabolismo do sistema nervoso central,** *112*
  Barreira hematencefálica, *112*
  Necessidade de sangue, *112*

O sistema nervoso é uma rede de comunicação que permite a um animal se adaptar ou ajustar partes de seu corpo a mudanças nos ambientes externo e interno. Esse sistema é constituído de: (a) componentes sensoriais que detectam as alterações ambientais, (b) componentes integrativos que processam os dados sensoriais associados às informações armazenadas na memória e (c) componentes motores que fornecem uma resposta às informações processadas.

- **Estrutura do sistema nervoso**

1. Diferencie dendritos de axônios.
2. Faça um esboço de um neurônio multipolar.
3. O que é uma fibra nervosa?
4. Qual a diferença entre neurilema e axolema?
5. Defina núcleo, gânglio, trato e nervo.
6. Quais são os componentes e as características de uma sinapse?
7. Qual das células da glia facilita o transporte de componentes sanguíneos dos capilares para os neurônios?
8. As bainhas de mielina dos sistemas nervosos central e periférico são formadas pelas mesmas células?
9. Qual a diferença entre as bainhas de mielina do sistema nervoso central e as do sistema nervoso periférico?
10. Em que local o axolema tem contato com o líquido extracelular nas fibras nervosas mielinizadas?

As inúmeras funções complexas do sistema nervoso são realizadas por dois tipos de células: os neurônios e as células da glia (também conhecidas como neuróglia ou simplesmente glia). Os neurônios transmitem impulsos nervosos e se conectam a outros por meio de sinapses. As células da glia dão sustentação[1] aos

---

[1] N.T.: As células gliais são responsáveis por dar sustentação aos neurônios, fornecer-lhes nutrientes e oxigênio, isolar um neurônio do outro, destruir patógenos e remover neurônios mortos.

neurônios e ao ambiente onde se encontram essas células. O cérebro humano contém cerca de 100 bilhões de neurônios e um número 10 vezes maior de células da glia.

Neurônios e sinapses

O **neurônio (célula nervosa)** é constituído de corpo celular e de todos os seus prolongamentos, a saber: os dendritos e o axônio (Figura 4.1). O **dendrito** é um prolongamento da célula nervosa que conduz os impulsos em direção ao corpo celular, enquanto o **axônio** é um prolongamento da célula nervosa que conduz os impulsos para longe desse corpo celular. O neurônio possui um único axônio, mas pode ter muitos dendritos. Os dendritos são os locais de recepção das informações vindas de outros neurônios. Eles podem ser altamente ramificados, a fim de possibilitar uma ampla superfície de comunicação com um grande número de axônios.

A **polaridade de um neurônio** refere-se ao número de polos ou prolongamentos que se originam a partir de seu corpo celular. Os neurônios de mamíferos podem ser classificados como **bipolares** (um único axônio e um único dendrito que se estendem a partir do corpo celular) ou **multipolares** (muitos dendritos ramificados e um único axônio que se estendem a partir do corpo celular; ver Figura 4.1). Os neurônios bipolares são encontrados na retina e na região olfatória (percepção do olfato) (ver Capítulo 5). A maioria dos neurônios do sistema nervoso central (SNC) é do tipo multipolar, conforme ilustrado na Figura 4.1.

O **axônio** (e seu envoltório de mielina, se presente) é denominado **fibra nervosa**. A parte da membrana celular que recobre o axônio é denominada **axolema**. Em um axônio mielinizado, o axolema é circundado por uma **bainha de mielina (neurilema)**, interrompida em intervalos regulares por locais sem mielina. A essas lacunas, dá-se o nome de **nódulos de Ranvier**.

Um grupo de corpos de células nervosas localizados no cérebro ou na medula espinal é denominado **núcleo**, ao passo que um grupo de corpos de células nervosas situadas fora do cérebro ou da medula espinal recebe o nome de **gânglio**. Um feixe de fibras nervosas paralelas presentes no cérebro ou na medula espinal é denominado como **trato** ou **fascículo**, enquanto um feixe de fibras nervosas localizadas fora do cérebro ou da medula espinal é designado **nervo**.

A conexão entre os neurônios é feita pela **sinapse** (Figura 4.2). Não há contato físico

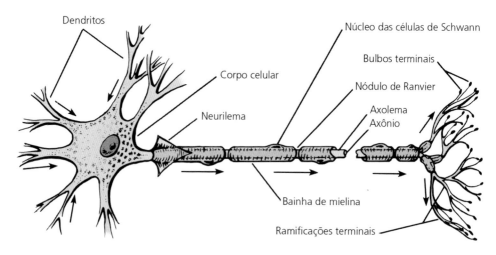

■ **FIGURA 4.1** Representação esquemática de um neurônio. As setas indicam o sentido da condução dos impulsos. Nessa fibra nervosa mielinizada de um nervo periférico é possível notar as seguintes estruturas: neurilema (bainha de mielina formada pelas células de Schwann), axolema (membrana plasmática do axônio) e nódulos de Ranvier. As terminações ramificadas também são referidas como zona telodendrítica. O axônio é mostrado como uma estrutura descontínua, para possibilitar um comprimento variável.

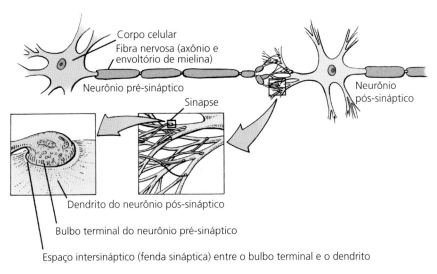

■ **FIGURA 4.2** Representação esquemática de uma sinapse. Os trechos ampliados progridem na direção das setas.

dos neurônios na sinapse. Há um espaço entre os neurônios, chamado **fenda sináptica**, e os impulsos de um neurônio a outro são transmitidos por mediadores químicos através desse espaço. Esta é a **transmissão sináptica química** que contrasta da transmissão sináptica elétrica. Como a maioria das transmissões sinápticas é de natureza química, esse texto se limitará à propagação química dos impulsos. Três características notáveis da sinapse são: (1) condução unidirecional (i. e., em uma única direção); (2) facilitação (impulsos repetidos facilitam as transmissões subsequentes) e (3) maior grau de fadiga do que o neurônio (faz com que os impulsos repetitivos se enfraqueçam).

Células da glia

As **células da glia** são elementos celulares não neuronais do SNC. Tais células excedem em torno de 10 vezes o número de neurônios e representam cerca da metade do volume do SNC. A alta densidade de neurônios e a maior quantidade de células da glia fazem com que o tecido nervoso tenha menos espaço intersticial, em comparação com outros tecidos. Do ponto de vista metabólico, as células da glia são muito ativas.

As células da glia incluem oligodendrócitos, astrócitos, células ependimárias e micróglias.

A função mais relevante dos **oligodendrócitos** é o seu envolvimento na formação da bainha de mielina no SNC. As células de Schwann têm função semelhante no sistema nervoso periférico. Os **astrócitos** são as células da glia mais proeminentes e seus prolongamentos circundam os vasos sanguíneos e as estruturas sinápticas, bem como os corpos celulares e os prolongamentos dos neurônios. Em razão de sua interposição entre vasos sanguíneos e neurônios, os astrócitos não só dão sustentação a essas estruturas, mas também facilitam o transporte de componentes sanguíneos dos capilares para os neurônios. Além disso, os astrócitos liberam o **neurotransmissor excitatório glutamato** em resposta à estimulação. Isso possibilita uma comunicação com os neurônios, estimulando ou modificando sua resposta. Em algumas circunstâncias, pode haver liberação de quantidade excessiva de glutamato e subsequente toxicidade excitatória, com possibilidade de morte dos neurônios.

As **células ependimárias** revestem os ventrículos cerebrais e o canal central da medula espinal (também conhecido como canal medular). Nesses locais, as células ependimárias se unem aos capilares para formar o **plexo coroide**, onde o líquido cerebrospinal é produzido.

As **micróglia** atuam como fagócitos. Essas células alcançam o SNC a partir dos vasos

82 Anatomia Funcional e Fisiologia dos Animais Domésticos

sanguíneos e sua quantidade aumenta durante doenças inflamatórias ou em locais onde ocorreu lesão neuronal.

Bainhas de mielina

A **mielina** é uma substância **lipídica branca** (**esfingomielina**) que forma uma bainha em torno das fibras nervosas e atua como isolante elétrico. Essa bainha é formada por **oligodendrócitos**, no SNC, e pelas **células de Schwann**, no sistema nervoso periférico (SNP).

As fibras nervosas contidas na substância cinzenta do SNC não são mielinizadas; a aparência branco-brilhante das fibras nervosas fora da substância cinzenta, como verificada na substância branca e nos nervos periféricos, é conferida pela mielina que envolve tais fibras nervosas. Nem todas as fibras nervosas situadas fora da substância cinzenta apresentam mielina, mas em função da proximidade das fibras não mielinizadas com as mielinizadas, elas tendem a se invaginadas (comprimidas) na substância mielínica. Entretanto, mesmo quando isso ocorre as fibras não mielinizadas não são isolantes, pois mantêm uma associação direta com o líquido extracelular em toda a sua extensão.

O citoplasma das células de Schwann (que contém mielina) enrola-se sobre uma fibra nervosa várias vezes; por sua vez, o núcleo situa-se no interior dessa célula, logo abaixo do neurilema externo à bainha de mielina (ver Figura 4.1). O citoplasma do oligodendrócito difere daquele da célula de Schwann pela existência de diversos prolongamentos, cada um dos quais forma um envoltório ao redor de uma fibra nervosa (Figura 4.3). Portanto, uma célula, forma bainha em vários locais.

As interrupções da bainha de mielina, ao longo do comprimento de uma fibra, são conhecidas como **nódulos de Ranvier**. Esses nódulos são as junções de envoltórios adjacentes, nos prolongamentos citoplasmáticos dos oligodendrócitos ou das células de Schwann. Nesses pontos, a membrana plasmática (axolema) da fibra nervosa fica diretamente exposta ao líquido extracelular. A exposição é mais estreita no SNC (Figura 4.4). A parte da fibra nervosa com bainha é isolante, mas os nódulos

não. A despolarização ocorre nos nódulos (ver a seção a seguir) e a função das bainhas de mielina será melhor esclarecida durante a abordagem sobre a condução nervosa.

■ Organização do sistema nervoso

1. Quais são as três principais subdivisões do sistema nervoso?
2. Quais são as três principais divisões macroscópicas do cérebro?
3. Em que subdivisões se divide o tronco encefálico?
4. O hipotálamo é uma subdivisão do cérebro, do cerebelo ou do tronco encefálico?
5. Liste as principais características de estruturas como os hemisférios cerebrais, o cerebelo e o tronco encefálico.
6. Quais são os cinco grupos de vértebras, em ordem, desde sua localização cranial até sua localização caudal?
7. Descreva a fórmula vertebral para o cão.
8. Como os nervos espinais são numerados em relação às vértebras?
9. O que significa cauda equina?
10. Qual raiz de um nervo espinal contém uma fibra aferente e qual raiz contém uma fibra eferente?
11. Onde estão as localizações relativas dos corpos e tratos de células nervosas na medula espinal?
12. Defina o termo segmento medular.
13. Os neurônios motores estão localizados na parte dorsal ou ventral da substância cinzenta da medula espinal?
14. Como se dá a distribuição geral de um nervo espinal?
15. Defina o termo plexo nervoso.
16. Quantos pares de nervos cranianos existem?
17. Como ocorre a distribuição geral dos nervos cranianos?
18. Qual dos nervos cranianos fornece fibras parassimpáticas às estruturas viscerais do tórax e abdome?
19. Todos os nervos espinais e todos os cranianos são nervos mistos?

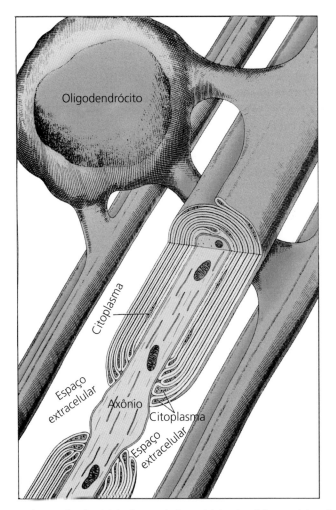

■ **FIGURA 4.3** Ilustração de um oligodendrócito formando internódulos de mielina em três axônios. Imagem bisseccionada de um nódulo, regiões paranodulares adjacentes e parte de um internódulo são mostradas em primeiro plano. Há um abaulamento do axônio (projeção axonal) no nódulo, deixando o axônio exposto no espaço extracelular. Os contornos das alças contendo o citoplasma entram em contato com o axônio nas regiões paranodulares. (De Eurell JA, Frappier BL. Dellmann's Textbook of Veterinary Histology. 6th edn. Ames, IA: Blackwell Publishing, 2006.)

20. Que tecidos são inervados por nervos autônomos?
21. Que divisão dos nervos autônomos está associada à resposta de "luta, medo e fuga"?
22. Onde se encontram as células oriundas dos neurônios simpáticos e parassimpáticos?
23. Como ocorre a inervação das estruturas dos nervos autônomos?
24. Estude a Tabela 4.2.

O sistema nervoso atua em todas as partes do corpo. Com base na localização de seus componentes, o sistema nervoso é subdividido em:

1. Sistema nervoso central
   a. Cérebro
   b. Medula espinal
2. Sistema nervoso periférico
   a. Nervos cranianos
   b. Nervos espinais

O sistema nervoso autônomo (SNA) consiste em outra subdivisão do sistema nervoso,

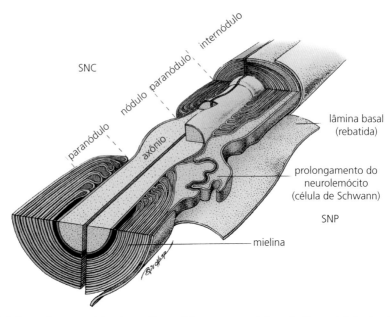

■ **FIGURA 4.4** Ilustração esquemática das regiões nodulares e paranodulares de fibras mielinizadas do sistema nervoso central (SNC) (à esquerda) e do sistema nervoso periférico (SNP) (à direita). No SNC, a mielina é formada por oligodendrócitos e os nódulos ficam amplamente expostos ao espaço extracelular. No SNP, os prolongamentos citoplasmáticos externos de neurolemócitos adjacentes (células de Schwann) se sobrepõem, limitando a exposição ao espaço extracelular. (De Eurell JA, Frappier BL. Dellmann's Textbook of Veterinary Histology. 6th edn. Ames, IA: Blackwell Publishing, 2006.)

diferente do esquema mencionado anteriormente, porque possui componentes centrais e periféricos, com subdivisões adicionais, como se segue:

1. Sistema nervoso autônomo
   a. Simpático
   b. Parassimpático
   c. Entérico

Sistema nervoso central

O SNC não só contém componentes de transmissão nervosa; o cérebro também desempenha as funções que associamos aos computadores, como memória, unidade de processamento central para a solução de problemas e capacidade de entrada (*input*) e saída (*output*) (sensações resultantes de impulso sensorial aferente).

Cérebro

As divisões macroscópicas do cérebro incluem o **cérebro** (**hemisférios cerebrais pareados**), o **cerebelo** e o **tronco encefálico**. Um organograma (Figura 4.5) mostra subdivisões adicionais. Outro esquema (Figura 4.6) também é comumente utilizado; ele tem diferentes nomes para as diversas partes do cérebro. As localizações relativas das várias subdivisões entre si, de acordo com o primeiro esquema, estão ilustradas na Figura 4.7.

Hemisférios cerebrais. Os hemisférios cerebrais direito e esquerdo são grandes estruturas que compõem a maior parte do cérebro (Figura 4.8). Cada hemisfério é composto de uma camada de substância cinzenta, o **córtex cerebral**, e uma massa central de substância branca, a **substância medular** (constituída de fibras nervosas), bem como dos **núcleos da base** (antigamente conhecidos como gânglios da base, mas atualmente denominados núcleos da base devido sua localização no SNC).

O córtex cerebral possui as seguintes características:

1. Formado tardiamente na evolução dos vertebrados.

2. Envolvido nas respostas nervosas que resultam na consciência.
3. Considerado como a sede do mais alto tipo de correlação nervosa (associação).
4. Identificado pelo alto grau de educabilidade (especialmente em seres humanos).
5. Dotado de uma área motora:
   a. Os impulsos dessas áreas em um único hemisfério provocam movimentos musculares no lado oposto (contralateral) do corpo.
   b. O tamanho da área motora, bem como o número e a complexidade dos movimentos da musculatura esquelética dos quais um animal é capaz, estão diretamente relacionados.
6. Apresenta áreas ou centros sensoriais, onde chegam fibras sensoriais.

As áreas sensoriais incluem: (1) a **área somestésica** ou **sensorial corporal**, que recebe impulsos da pele relacionados ao tato, calor, frio e local da dor; impulsos envolvidos com o paladar; e impulsos de músculos, tendões e articulações; (2) a **área visual** (visão); (3) a **área auditiva** (audição) e; (4) a **área olfatória** (olfato).

A **substância branca** é composta de **fibras nervosas mielinizadas** situadas abaixo do córtex cerebral. Estas incluem **fibras de associação**, que estabelecem conexão entre as diferentes partes do córtex; **fibras comissurais**, que conectam os dois hemisférios; e **fibras de projeção**, que unem o córtex cerebral com outras partes do cérebro e da medula espinal.

Os **núcleos da base** (ver Figura 4.7) estão situados profundamente nos hemisférios cerebrais. Esses núcleos contêm grandes agregados de neurônios, separados e organizados para controlar movimentos semivoluntários complexos, como caminhada e corrida. Nas aves, o córtex cerebral é pouco desenvolvido, mas

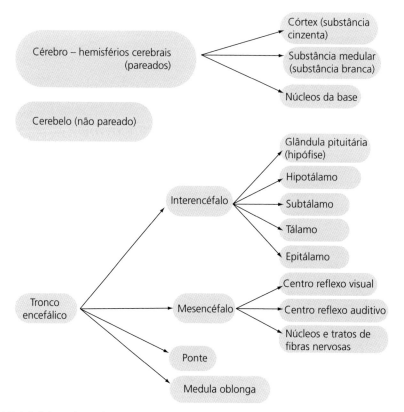

FIGURA 4.5 Subdivisões do cérebro, de acordo com as principais divisões – cérebro, cerebelo e tronco encefálico.

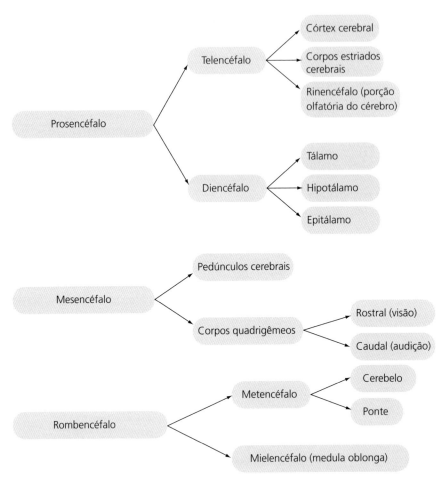

■ **FIGURA 4.6** Subdivisões do cérebro, de acordo com o seu desenvolvimento a partir das vesículas embrionárias primárias – prosencéfalo, mesencéfalo e rombencéfalo.

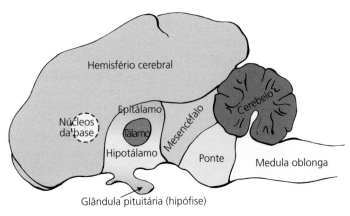

■ **FIGURA 4.7** Localizações relativas das subdivisões cerebrais entre si. A linha pontilhada limitando os núcleos da base representa sua localização na linha média.

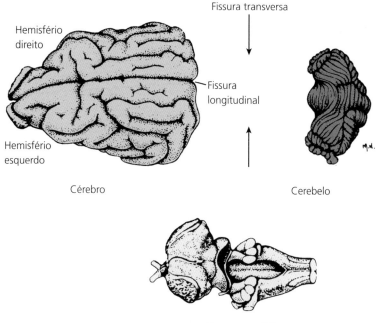

FIGURA 4.8 Subdivisões macroscópicas do cérebro do cão. (De Beitz AJ, Fletcher TF. The brain. In: Evans HE, ed. Miller's Anatomy of the Dog. 3rd edn. Philadelphia, PA: WB Saunders Company, 1993.)

os núcleos da base são altamente desenvolvidos. Em virtude desse contraste, os núcleos da base em aves executam praticamente todas as funções motoras, até mesmo os movimentos voluntários, quase da mesma forma que a área motora do córtex humano controla o movimento voluntário. No gato e, em menor grau no cão, a remoção do córtex cerebral impede muitas funções motoras refinadas. No entanto, por conta da presença dos núcleos da base, isso não interfere na capacidade de deambulação, alimentação, luta e até mesmo de atividades sexuais.

Cerebelo

O cerebelo (ver Figuras 4.7 e 4.8) não está envolvido com a consciência ou sensação, como é o caso do córtex cerebral. Graças à sua função motora, o córtex cerebral pode iniciar o movimento de um membro ou de parte do corpo, mas uma vez em movimento, as forças de inércia tendem a mantê-lo em movimento até que forças opostas o interrompam. O córtex cerebral não está organizado para mobilizar a força oposta. O **cerebelo**, no entanto, pode fazer **ajustes automáticos** para evitar a distorção da inércia e do momento. Para conseguir isso, o cerebelo recebe impulsos: (1) dos receptores proprioceptivos (localizados na massa interna do corpo) encontrados em todas as articulações, músculos e áreas de pressão (p. ex., coxins palmoplantares); (2) do sistema de equilíbrio da orelha interna; (3) do córtex visual; e (4) diretamente do córtex motor de todos os impulsos motores enviados aos músculos (Figura 4.9). Enquanto a área motora de um dos hemisférios cerebrais exerce seu efeito no lado oposto (**contralateral**) do corpo, o efeito de um dos lados do cerebelo é exercido no mesmo lado (**ipsilateral**) do corpo. O cerebelo atua como um "centro coletor" de todas as informações relativas ao estado físico instantâneo do corpo. Um exemplo de disfunção do cerebelo é a **hipoplasia cerebelar felina** (desenvolvimento interrompido), em que a gata (mãe) adquire infecção viral durante a gestação. Após o nascimento, o movimento

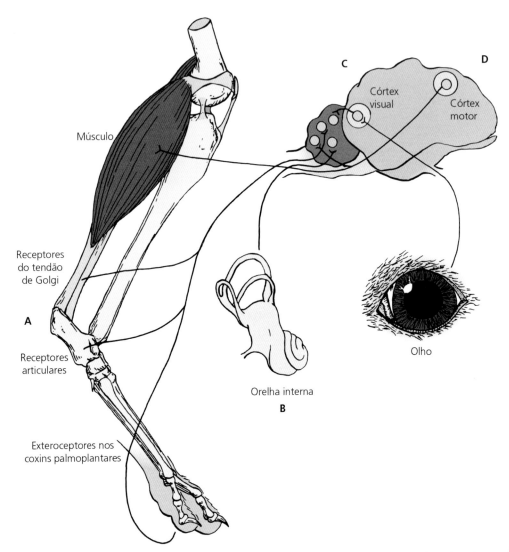

■ **FIGURA 4.9** Origens de impulsos aferentes para o cerebelo do cão. **A.** Exteroceptores nos coxins palmoplantares (pressão) e proprioceptores em articulações, músculos e tendões (tensão). **B.** Aparelho vestibular (equilíbrio) da orelha interna. **C.** Córtex visual do cérebro. **D.** Córtex motor cerebral (impulso simultâneo ao músculo).

muscular voluntário de seus filhotes ultrapassa o alvo pretendido (**hipermetria**); ausência de coordenação muscular (**ataxia**) e agitação involuntária (**tremor**). A necropsia desses filhotes revela um cerebelo muito subdesenvolvido.

Tronco encefálico

O **tronco encefálico** é composto do **interencéfalo**, rostralmente, seguido, no sentido caudal, do **mesencéfalo**, da **ponte** e da **medula oblonga**, nessa ordem (ver Figuras 4.7 e 4.8). Os hemisférios cerebrais e o cerebelo originam-se do tronco encefálico. Além dos inúmeros tratos de fibras nervosas ascendentes e descendentes entre a medula espinal e o cérebro e cerebelo, é do tronco encefálico que originam todos os nervos cranianos, exceto dos nervos óptico, olfatório e vestibulococlear (sentidos especiais). As células oriundas do último situam-se fora do crânio.

De sua parte inferior para a superior, o interencéfalo é composto de **hipotálamo**, **tálamo** epitálamo (ver Figura 4.7). O **hipotálamo** contém a **hipófise** ou **glândula pituitária**, que é um órgão endócrino. Uma complexa função detectora[2] e neurossecretora está associada ao hipotálamo. Além disso, o hipotálamo assume um importante papel na integração de funções realizadas pelo sistema nervoso autônomo. Para essas funções, as porções anterior e intermediária contêm componentes parassimpáticos, enquanto a porção posterior contém componentes simpáticos.

O tálamo contém muitos núcleos; na verdade, constitui um centro de retransmissão. Os impulsos de todas as áreas do corpo são transmitidos ao tálamo para subsequente transferência ao córtex cerebral. Outros núcleos no tálamo estão associados à retransmissão de impulsos no cérebro. O **epitálamo** contém um centro de correlação olfatória (olfato) e a glândula pineal. Este último é um órgão neurossecretor que regula os hormônios gonadais e alguns ritmos circadianos (ciclos diários).

O **mesencéfalo** (ver Figura 4.7) contém os centros reflexos auditivos e visuais, bem como os núcleos de dois nervos cranianos e vários tratos nervosos descendentes.

A **medula oblonga** e a **ponte** (ver Figura 4.7) contêm muitas vias ascendentes e descendentes, os núcleos sensoriais e motores de todos os nervos cranianos originários do tronco encefálico (exceto os dois localizados no mesencéfalo[3]) e uma grande parte do mecanismo central dos **reflexos posturais** (p. ex., salto, endireitamento, posição). Também existem vários centros reflexos associados à regulação de importantes funções viscerais, como frequência cardíaca, tônus muscular dos vasos sanguíneos (**tônus vasomotor**), respiração e atividades motoras e secretoras do trato digestório.

Medula espinal

A **medula espinal** é a continuação caudal da medula oblonga. A **segmentação** (associação aos segmentos vertebrais) é notável, pois cada segmento dá origem a um par de nervos espinais. A medula espinal recebe **fibras aferentes sensoriais (influxo)** por meio das **raízes dorsais** dos nervos espinais e emite **fibras motoras eferentes (efluxo)** às **raízes ventrais** dos nervos espinais (Figura 4.10).

A **substância cinzenta** de localização central (que se assemelha a um H maiúsculo e, algumas vezes, é chamada de H cinza) consiste principalmente dos corpos das células nervosas e de seus prolongamentos. A **substância branca** de disposição periférica, cuja aparência branca se deve às suas bainhas de mielina, é composta por muitos tratos distintos (Figura 4.11). Um **trato**, que corresponde a um feixe de fibras nervosas com origem, terminação e função em comum, une o tronco encefálico e os centros superiores com os nervos espinais. Diferentes tratos sensoriais e motores encontram-se segregados na medula espinal. **Impulsos proprioceptivos** (relacionados com a detecção da posição dos membros ou de outras partes do corpo sem o uso da visão) vindos de músculos, tendões e articulações possuem tratos ascendentes bem definidos, assim como impulsos sensoriais para dor, temperatura e tato.

Da mesma forma, os impulsos associados a certas funções motoras descem em tratos nervosos definidos. Muitos dos tratos são nomeados de acordo com as estruturas conectadas a eles. Por exemplo, o trato espinocerebelar ventral conduz impulsos da medula espinal para o cerebelo. O trato espinotalâmico lateral transporta impulsos da medula espinal para o tálamo. As células que originam os impulsos

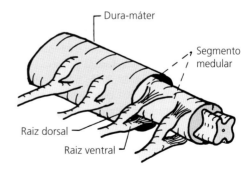

■ **FIGURA 4.10** Estrutura da medula espinal do cão, ilustrando um segmento medular (Reproduzida de Breazile JE. Textbook of Veterinary Physiology. Philadelphia, PA: Lea & Febiger, 1971.)

---

[2]N.T.: O hipotálamo detecta diversas alterações no corpo, tais como mudanças da temperatura corporal, nível de hormônios no sangue, entre outras funções.

[3]N.T.: O III e o IV pares de nervos cranianos, respectivamente, nervos oculomotor e troclear, emergem do mesencéfalo.

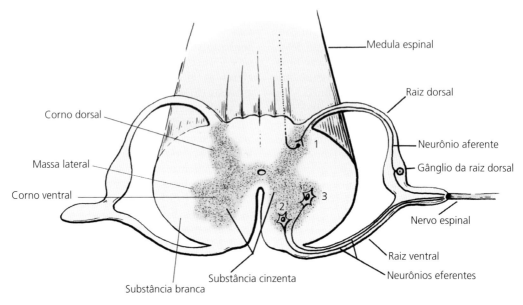

■ **FIGURA 4.11** Corte transversal da medula espinal do cão. Na substância cinzenta estão localizados: (1) corpos das células nervosas dos neurônios sensoriais nos cornos dorsais; (2) neurônios motores somáticos nos cornos ventrais; e (3) neurônios motores autônomos nas massas laterais dos cornos ventrais.

sensoriais para o cérebro ou para outras partes da medula espinal estão localizadas nos **cornos dorsais da substância cinzenta**, enquanto as células que originam os impulsos motores para os nervos espinais estão situadas nos **cornos ventrais da substância cinzenta**. As células que originam os impulsos nervosos autônomos oriundos da medula espinal são as **massas laterais** dos cornos ventrais (**localização intermediária**) da **substância cinzenta** (ver Figura 4.11).

À medida que a medula espinal desce e segue em sentido caudal, sua área de corte transversal diminui. Por fim, na extremidade caudal, os tratos nervosos terminam e os nervos espinais se estendem em forma de leque para fora e para a parte posterior da coluna vertebral, conferindo a aparência de uma vassoura ou de rabo de cavalo. Por essa razão, a porção terminal da medula espinal, das meninges e dos nervos recebe o nome de **cauda equina**[4] (Figura 4.12).

---
[4]N.T.: Em outras palavras, a cauda equina corresponde às raízes nervosas do canal espinal abaixo do cone medular, a terminação da medula espinal.

Sistema nervoso periférico

O sistema nervoso periférico consiste em nervos espinais e cranianos.

Nervos espinais

Os **nervos espinais**, bem como os **nervos cranianos**, são referidos como nervos **somáticos** por estarem associados com o controle voluntário dos músculos. Os **nervos autônomos** são denominados nervos **viscerais** porque estão envolvidos com funções involuntárias, como o controle da musculatura lisa, do músculo cardíaco e das glândulas. Os nervos espinais são aqueles oriundos da medula espinal e emergem das vértebras. No cão, por exemplo, há 7 vértebras cervicais, 13 torácicas, 7 lombares, 3 sacrais e, em média, 20 caudais.

Com exceção dos nervos cervicais e caudais, há um par de nervos espinais (um direito e outro esquerdo) que emergem atrás das vértebras de mesmos número e nome. Nesse plano, o primeiro par de nervos torácicos emerge da coluna vertebral através dos forames intervertebrais localizados entre as vértebras T1 e T2, enquanto o último par de nervos torácicos

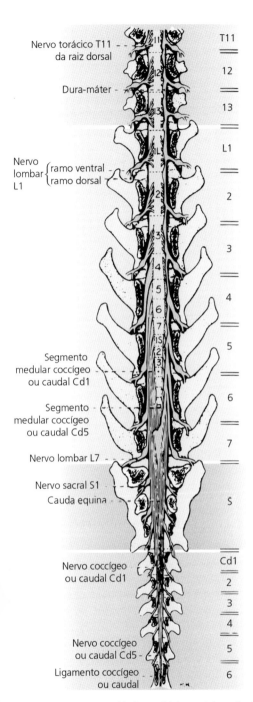

■ **FIGURA 4.12** Extremidade caudal da medula espinal, demonstrando a cauda equina. Os números das vértebras estão à direita e os segmentos da medula espinal estão identificados dentro do desenho da medula. T = torácico, L = lombar, S = sacral, Cd = coccígea ou caudal. (De Fletcher TF, Kitchell RL. Anatomical studies on the spinal cord segments of the dog. Am J Vet Res. 1966; 27: 1762.)

deixa a coluna vertebral através dos forames intervertebrais situados entre as vértebras T13 e L1 (Figura 4.13B e C). O número de pares de nervos torácicos, lombares e sacrais é o mesmo que o das respectivas vértebras. No entanto, em vez de sete pares de nervos cervicais (que correspondem a sete vértebras cervicais), existem oito pares. O primeiro par de nervos cervicais emerge da coluna vertebral através dos forames na vértebra C1, ao passo que o segundo par deixa a coluna vertebral entre as vértebras C1 e C2 (Figura 4.13A). Em geral, há apenas seis ou sete pares de nervos caudais.

Um nervo espinal é composto de uma raiz dorsal e outra ventral, bem como de seus ramos. A raiz dorsal entra na porção dorsal da medula espinal e conduz impulsos aferentes (sensoriais) da periferia em direção a essa medula (ver Figura 4.11). Os corpos das células nervosas dos neurônios que compõem a raiz dorsal estão localizados no **gânglio da raiz dorsal**. Essa estrutura se apresenta como uma porção dilatada da raiz dorsal próxima ao ponto onde as raízes dorsal e ventral se unem para formar o nervo espinal propriamente dito.

A raiz ventral emerge do corno ventral da medula espinal e conduz impulsos eferentes (motores) dessa medula para as fibras musculares estriadas (ver Figura 4.11). Próximo ao forame intervertebral, a raiz dorsal se une à raiz ventral para formar a parte principal do nervo espinal. O nervo espinal propriamente dito é classificado como **nervo misto**, pois contém fibras tanto sensoriais como motoras. Depois de sair do forame intervertebral, o nervo espinal divide-se em **ramo dorsal** e **ramo ventral**; esses ramos fornecem inervação às estruturas localizadas dorsal ou ventralmente aos processos transversos das vértebras, respectivamente (Figura 4.14).

Os nervos espinais geralmente distribuem fibras sensoriais e motoras à região do corpo na área onde emergem da medula espinal, mas este não é o caso das extremidades. Estas são inervadas pelos ramos ventrais de vários nervos espinais e, próximo ao membro inervado por eles, os nervos se unem em arranjos semelhantes a tranças conhecidos como plexos. Cada

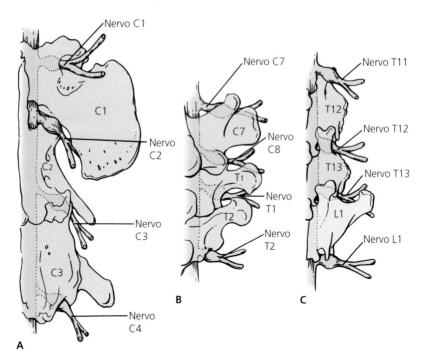

■ **FIGURA 4.13** Representação esquemática da associação dos nervos espinais com as vértebras, no cão. A ilustração representa apenas a metade direita da medula espinal, as vértebras e o par de nervos espinais. **A.** Vértebras C1 a C3. **B.** Vértebras C7, T1 e T2. **C.** Vértebras T12, T13 e L1. Embora não estejam consistentemente ilustrados, os gânglios da raiz dorsal são mediais à saída dos nervos espinais através dos forames intervertebrais.

membro torácico é suprido por nervos oriundos do **plexo braquial** (Figura 4.15), enquanto cada membro pélvico é suprido pelos nervos oriundos do **plexo lombossacro**.

Nervos cranianos

Há **12 pares de nervos cranianos**, e cada par é composto de um nervo do lado direito e outro do lado esquerdo. De modo geral, os nervos cranianos fornecem inervações para estruturas da cabeça e do pescoço. O **nervo vago** é uma exceção. Além de sua inervação sensorial e motora para a faringe e laringe, o nervo vago também fornece fibras parassimpáticas para estruturas viscerais do tórax e abdome (Figura 4.16). Os nervos cranianos não se dividem em raízes dorsais ou ventrais, mas emergem através de forames presentes no crânio. Alguns nervos cranianos são estritamente sensoriais (aferentes), enquanto outros são estritamente motores (eferentes); já alguns são mistos, ou seja, tanto sensoriais como motores. Os nervos cranianos estão listados por número, nome, tipo e distribuição na Tabela 4.1.

Sistema nervoso autônomo

O sistema nervoso autônomo (SNA), também conhecido como sistema nervoso involuntário, vegetativo ou visceral, é essencial para a manutenção das funções orgânicas normais (homeostasia), a adaptação às mudanças ambientais (p. ex., temperatura corporal) e à resposta ao estresse (p. ex., agitação). Essas respostas são realizadas por reflexos simples ou complexos e com pouca ou nenhuma percepção consciente. O SNA possui subdivisões simpáticas, parassimpáticas e entéricas: (1) o **sistema nervoso simpático** está associado à resposta do corpo ao estresse; (2) o **sistema nervoso parassimpático** está ligado às funções homeostáticas na ausência de estresse; e (3) o **sistema nervoso entérico** está relacionado

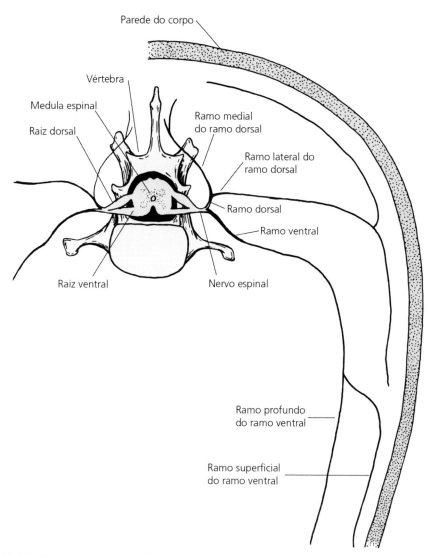

FIGURA 4.14 Um nervo espinal e sua localização em relação aos seus ramos, raízes, medula espinal e vértebra.

com a regulação do sistema gastrintestinal (trato digestório). O sistema nervoso entérico, descrito com mais detalhes no Capítulo 12, atua principalmente sozinho, mas pode ser modulado pelos sistemas nervosos simpático e parassimpático. Essas subdivisões apresentam atividades principalmente eferentes; no entanto, não se devem negligenciar as muitas fontes de informações aferentes necessárias para o seu funcionamento reflexo.

A inervação pelo SNA estende-se até a musculatura lisa, o músculo cardíaco e as glândulas. A maioria dos órgãos recebe inervação tanto simpática como parassimpática. As exceções incluem as glândulas sudoríparas, a maior parte dos vasos sanguíneos, o útero e os músculos piloeretores da pele, todos dos quais recebem apenas inervação simpática. O efeito do estímulo simpático é geralmente oposto ao do estímulo parassimpático. Assim, podem ser considerados antagônicos. Para visualizar suas respectivas funções em relação a um órgão, pode-se considerar o conhecido **conceito de "luta, medo ou fuga"**. As ações consideradas

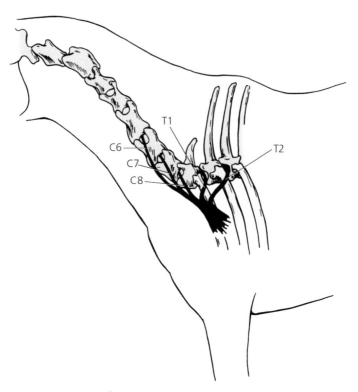

FIGURA 4.15 Plexo braquial do equino. É formado por contribuições dos três últimos nervos espinais cervicais e dos dois primeiros nervos espinais torácicos para inervar os membros torácicos. C, cervical; T, torácico. Os números correspondentes referem-se ao seu respectivo nervo espinal.

favoráveis em uma situação de luta, medo ou fuga podem ser atribuídas à atividade simpática, enquanto aquelas associadas a situações de repouso ou serenidade (**conceito de comer ou dormir**) podem ser decorrências da atividade parassimpática. A Tabela 4.2 apresenta uma comparação de suas respectivas ações em diversos órgãos.

Componentes centrais

O **componente central** consiste em uma unidade de processamento central, resultante de informações recebidas (p. ex., nível de pressão arterial, distensão de órgãos) de neurônios aferentes. O processamento central também se baseia em uma série de sinais sanguíneos, como temperatura, pH, glicemia e outros. O processamento central para a integração e modulação reflexas das condições corporais pelo SNA ocorre em regiões da medula espinal e em várias áreas do cérebro. Este último é mais bem representado pelo hipotálamo. Após o processamento central, são feitos ajustes reflexos pelos componentes periféricos (eferentes) do SNA.

Componentes periféricos

As células que originam os nervos simpáticos estão localizadas nas massas laterais dos cornos ventrais dos segmentos torácico e lombar da medula espinal, enquanto as células que originam os nervos parassimpáticos estão situadas no tronco encefálico e nos segmentos sacrais da medula espinal; daí o termo de sua origem ser referido como **craniossacral**, para os nervos parassimpáticos, e o termo **toracolombar** para os nervos simpáticos (Figura 4.17). Para ambas as atividades (tanto simpática como parassimpática), dois neurônios (em série) estão associados à transmissão de impulsos das células

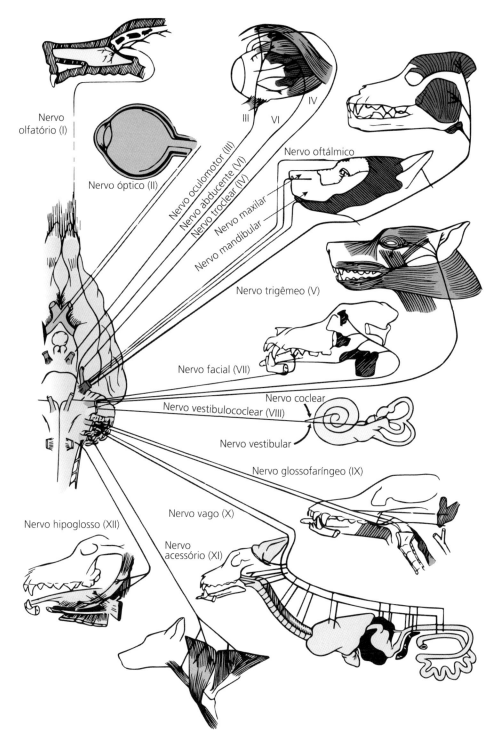

FIGURA 4.16 Origem e distribuição principal dos nervos cranianos no cão. (De Hoerlein BF, Oliver JE, Mayhew G. Neurologic examination and the diagnostic plan. In: Oliver JE, Mayhew IG, eds. Veterinary Neurology. Philadelphia, PA: WB Saunders Company, 1987.)

96 Anatomia Funcional e Fisiologia dos Animais Domésticos

Tabela 4.1 Nervos cranianos.

NÚMERO	NOME	TIPO	DISTRIBUIÇÃO
I	Olfatório	Sensorial	Mucosa nasal (olfato)
II	Óptico	Sensorial	Retina (visão)
III	Oculomotor	Motor	A maioria dos músculos oculares
			Parassimpático para os músculos ciliar e circular da íris
IV	Troclear	Motor	Músculo oblíquo dorsal dos olhos
V	Trigêmeo	Misto	Sensorial – para o olho e a face; motor – para os músculos mastigatórios
VI	Abducente	Motor	Músculos retratores e laterais dos olhos
VII	Facial	Misto	Sensorial – para a região auricular e o paladar (dois terços anteriores da língua); motor – para os músculos da expressão facial; parassimpático – para as glândulas salivares mandibulares e sublinguais
VIII	Vestibulococlear	Sensorial	Cóclea (audição); canais semicirculares (equilíbrio)
IX	Glossofaríngeo	Misto	Sensorial – para a faringe e o paladar (terço posterior da língua); motor – para o músculo da faringe; parassimpático – para as glândulas salivares parótidas
X	Vago	Misto	Sensorial – para a faringe e a laringe; motor – para os músculos da laringe; parassimpático – para as estruturas viscerais do tórax e abdome
XI	Acessório	Motor	Motor – para os músculos do ombro e pescoço
XII	Hipoglosso	Motor	Motor – para os músculos da língua

Modificada de Frandson RD, Wilke WL, Fails AD. Anatomy and Physiology of Farm Animals. 7th edn. Ames, IA: Wiley-Blackwell, 2009.

de origem na medula espinal ou no cérebro para o órgão efetor (glândulas ou músculos). As células que originam o segundo neurônio encontram-se nos gânglios. O primeiro neurônio é denominado **pré-ganglionar**, enquanto o segundo recebe o nome de **pós-ganglionar**.

Distribuição simpática eferente

O neurônio pré-ganglionar de um nervo simpático atravessa a raiz ventral de um nervo espinal torácico ou lombar, alcança o nervo espinal propriamente dito e logo se ramifica a partir dele e chega ao gânglio vertebral do **tronco simpático**, uma cadeia bilateral de gânglios ventrais às vértebras (ver Figura 4.17), com um gânglio de cada lado de cada vértebra. O neurônio pré-ganglionar faz sinapse em um gânglio do mesmo segmento vertebral ou pode prosseguir por uma distância considerável até outro gânglio vertebral, onde ocorre a sinapse. Talvez a sinapse nem sequer

ocorra em um gânglio vertebral, mas ela pode continuar em alguns gânglios pareados ventrais ao tronco simpático; estes são conhecidos como **gânglios pré-vertebrais**. Esses gânglios pré-vertebrais são em menor número e incluem o gânglio cervical cranial (com distribuição para a musculatura lisa e as glândulas da cabeça), o gânglio cervical médio (coração e pulmões), o gânglio cervicotorácico (artérias no pescoço e tórax), o gânglio celíaco (estômago, fígado, pâncreas, rins, adrenal), o gânglio mesentérico cranial (intestino delgado e porção superior do cólon) e o gânglio mesentérico caudal (porção inferior do cólon e colo da bexiga urinária). O neurônio pós-ganglionar deixa o gânglio vertebral ou pré-vertebral e segue até o órgão efetor geralmente por meio de um vaso sanguíneo, até esse órgão. Esse neurônio pós-ganglionar também pode deixar o gânglio vertebral, alcançar novamente um nervo espinal e ser distribuído pelas ramificações do nervo espinal.

Capítulo 4 • Sistema Nervoso **97**

Tabela 4.2 Ações do estímulo do sistema nervoso autônomo.

ÓRGÃO/ESTRUTURA	AÇÃO SIMPÁTICA	AÇÃO PARASSIMPÁTICA
Olho		
Músculos da íris	Contração do músculo radial (dilata a pupila)	Contração do músculo circular (contrai a pupila)
Coração		
Nó sinoatrial	Aumento da frequência cardíaca	Diminuição da frequência cardíaca
Nó atrioventricular	Aumento da velocidade de condução	Diminuição da velocidade de condução
Miocárdio	Aumento da força de contração	Diminuição da força de contração
Arteríolas		
Pele e mucosa	Constrição	
Glândulas salivares	Constrição	
Cerebrais	Leve constrição	
Músculo esquelético	Dilatação	
Coronárias	Dilatação	Leve dilatação
Pulmonares	Dilatação	
Vísceras abdominais	Constrição	
Intestinos		
Músculo	Diminuída	Aumentada
Secreção	Diminuída	Aumentada
Pulmões		
Brônquios	Dilatação	Constrição
Rins	Constrição das arteríolas aferentes	Nenhuma
Bexiga		
Parede vesical	Nenhuma	Contração
Esfíncter	Contração	Relaxamento
Pênis	Ejaculação	Ereção
Músculos piloeretores	Contração	Nenhuma
Glândulas salivares	Secreção mucosa	Secreção serosa

Distribuição parassimpática eferente

Os neurônios pré-ganglionares da divisão parassimpática são distribuídos para os gânglios próximos aos órgãos efetores antes que façam sinapse com o neurônio pós-ganglionar. Por essa razão, as fibras pré-ganglionares são relativamente mais longas e as pós-ganglionares relativamente mais curtas, quando comparadas com as fibras pré e pós-ganglionares da divisão simpática. A maior parte dos gânglios parassimpáticos é microscópica e constitui um componente íntimo do tecido inervado por eles. As fibras pré-ganglionares parassimpáticas que surgem dos corpos das células nervosas no cérebro são distribuídas aos seus respectivos órgãos em comum com um dos quatro nervos cranianos (III, VII, IX ou X). Os três primeiros pares de nervos cranianos inervam regiões da cabeça, enquanto o último, o nervo craniano X (o nervo vago) inerva o coração e os pulmões, no tórax, e quase todas as vísceras abdominais (ver Figura 4.17). O nervo vago outrora foi denominado, algumas vezes,

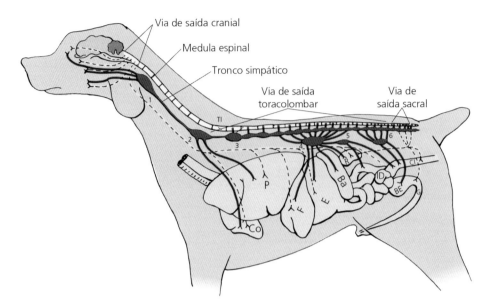

■ **FIGURA 4.17** Diagrama representativo do sistema nervoso autônomo eferente do cão. A ilustração mostra apenas uma cadeia do tronco simpático bilateral. As linhas que mostram a via de saída simpática (toracolombar) estão em vermelho; as linhas da via de saída parassimpática (craniossacral) estão em azul. Os números indicam os gânglios simpáticos: (1) cervical cranial; (2) cervical médio; (3) cervicotorácico; (4) celíaco; (5) mesentérico cranial; (6) mesentérico caudal. Co: coração; P: pulmão; F: fígado; E: estômago; Ba: baço; IE: intestino delgado; R: rim; Be: bexiga; Cl: cólon; G: genitália; T1, primeira vértebra torácica.

de "nervo errante" por causa de suas extensas "andanças" pelo corpo (i. e., ramificações complexas). As fibras pré-ganglionares parassimpáticas que se originam dos corpos das células nervosas na porção sacral da medula espinal inervam a última porção do trato digestório e grande parte do sistema urogenital (ver Figura 4.17). Essas fibras emergem dos ramos ventrais de seus respectivos segmentos e são distribuídas para os gânglios próximos aos órgãos efetores inervados pelo nervo pélvico.

Reflexos do sistema nervoso autônomo

A função do sistema nervoso autônomo baseia-se na atividade reflexa e tais reflexos controlam funções como pressão arterial e frequência cardíaca, além da atividade dos tratos digestório e urogenital (ver Tabela 4.2). Os reflexos autônomos envolvem a transmissão aferente de informações sensoriais dos órgãos efetores para o SNC, o processamento das informações e o retorno de uma resposta motora a esses órgãos efetores. Os aferentes do sistema nervoso autônomo não são designados como simpáticos ou parassimpáticos (i. e., eles transmitem informações seja qual for a divisão do SNA) e a maioria deles alcança o SNC por meio de nervos dos sistemas nervosos simpático e parassimpático. Os corpos celulares desses aferentes autônomos encontram-se no gânglio da raiz dorsal e nos núcleos cranianos. Alguns aferentes (p. ex., vasos sanguíneos do músculo esquelético) seguem os nervos espinais e cranianos. A maioria das funções autônomas não alcança o estágio de consciência. Contudo, algumas informações aferentes conduzidas por neurônios autônomos sensoriais alcançam níveis de consciência. Isso pode ser normal ou patológico. As condições normais incluem sensações de repleção vesical ou retal enquanto as patológicas podem incluir dor na vesícula biliar ou angina peitoral, como aquelas manifestados pelos seres humanos.

Neurotransmissores

Um impulso nervoso gera um efeito em uma sinapse ou na estrutura que está sendo inervada. Os axônios terminam por meio de ramificação os ramos terminam em uma estrutura conhecida como bulbo terminal pré-sináptico, na sinapse, e com outras estruturas modificadas similares, nos órgãos inervados (ver Figura 4.2). Essas terminações possuem vesículas que contêm substâncias químicas liberadas com a chegada do impulso nervoso. A substância química, então, se difunde para a membrana do neurônio pós-sináptico ou estrutura pós-sináptica e influencia a permeabilidade da membrana aos íons sódio.

Neurotransmissores periféricos

Os neurotransmissores do sistema nervoso somático periférico são de natureza excitatória, ou seja, eles aumentam a permeabilidade da membrana aos íons sódio. Essa substância é a **acetilcolina (ACh)**, nos nervos somáticos espinais e cranianos. A ACh também é o neurotransmissor liberado nas terminações pré e pós-ganglionares da parte parassimpática do sistema nervoso autônomo (Figura 4.18). Por isso, essa divisão do sistema nervoso autônomo é algumas vezes denominada **sistema colinérgico**. O neurotransmissor liberado na terminação pré-ganglionar da parte simpática também é a ACh, mas o neurotransmissor secretado na terminação pós-ganglionar costuma ser a **norepinefrina**. **Noradrenalina** é outro nome dado à norepinefrina e, por essa razão, a parte simpática é muitas vezes referida como **sistema adrenérgico**.

Neurotransmissores centrais

No sistema nervoso central, há neurotransmissores não apenas excitatórios, mas também inibidores. Além da acetilcolina e norepinefrina (presentes nos neurônios periféricos), outros neurotransmissores excitatórios são encontrados no sistema nervoso central. No mínimo, dois neurotransmissores inibidores são reconhecidos no cérebro e na medula espinal, o **ácido gama-aminobutírico (GABA)** e a **glicina**, que é um aminoácido simples. Um dos mecanismos de inibição é a redução da permeabilidade da membrana aos íons sódio.

■ O impulso nervoso e sua transmissão

1. Que função tem a bomba Na⁺/K⁺ ATPase no axolema?
2. Qual o valor aproximado do potencial de membrana em repouso?
3. Qual a polaridade de uma membrana neuronal em repouso?

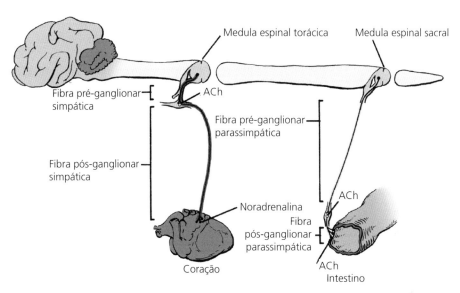

◄ **FIGURA 4.18** Neurotransmissores acetilcolina (ACh) e norepinefrina (noradrenalina) associados ao sistema nervoso autônomo dos mamíferos.

100 Anatomia Funcional e Fisiologia dos Animais Domésticos

4. Que mecanismos são responsáveis por despolarização e repolarização?
5. Descreva a sequência de eventos associados à neurotransmissão em mamíferos.
6. O que são potencial de ação, limiar e período refratário?
7. O que significa "disparo" de uma fibra nervosa?
8. O que é o princípio do "tudo ou nada" para as fibras nervosas?
9. Em que difere a neurotransmissão nas fibras mielinizadas?
10. Quais são as duas funções da condução nervosa saltatória?
11. Qual tipo de fibra apresenta a transmissão de impulso mais rápida?
12. Determine a finalidade de um neurotransmissor.
13. Quais são os neurotransmissores associados ao sistema nervoso autônomo e onde se localizam?
14. Qual a natureza dos neurotransmissores centrais?
15. O que é uma via comum final?
16. Diferencie os diferentes tipos de circuitos neuronais.
17. Qual o número mínimo de neurônios necessário para a transmissão de um impulso nervoso da periferia para o córtex cerebral através de um nervo espinal?

A comunicação entre os neurônios e as células por eles controladas é realizada mediante a transmissão de um impulso nervoso. Um impulso nervoso surge em resposta a algum estímulo de natureza elétrica, química, térmica ou mecânica – estímulo este que foi recebido pela membrana celular do neurônio. O estímulo provoca uma onda de despolarização e repolarização que se propaga ao longo do axolema, distante do local onde o estímulo foi recebido, resultando na transmissão do **impulso nervoso**.

Mecanismos de transmissão

O termo *potencial* é utilizado para as células nervosas, assim como é usado no estudo de eletricidade; nesse caso, ele se refere a cargas elétricas relativas entre dois pontos, em um campo ou circuito elétrico. No caso do neurônio, esse potencial recebe o nome de potencial transmembrana e os dois pontos correspondem às partes interna e externa dos limites da membrana celular. Embora todas as células do corpo tenham um **potencial transmembrana**,[5] os neurônios são as únicas células capazes de alterar esse potencial para gerar um impulso. O potencial transmembrana carregado é um fenômeno local próximo à membrana celular e não se refere a uma carga dentro e fora da célula – que, no caso, é eletricamente neutra. No entanto, um potencial mensurado é relativamente pequeno e sua unidade é expressa em milivolts e não em volts.

Potencial de membrana em repouso

Em um neurônio em repouso, o potencial entre os dois lados da membrana é denominado potencial de repouso. O **potencial de membrana em repouso** é o resultado da distribuição desigual de íons sódio (Na^+) e íons potássio (K^+) dentro e fora do neurônio. O transporte ativo do Na^+ para o meio extracelular do neurônio, juntamente com o transporte de K^+ para o meio intracelular dessa célula (através da bomba Na^+/K^+ ATPase) mantém baixa a concentração de Na^+ no interior da membrana. Se as velocidades (taxas) de transporte desses íons fossem iguais entre si, a neutralidade elétrica entre as partes interna e externa da membrana seria mantida. Entretanto, o transporte ativo de Na^+ para fora do neurônio ocorre em uma taxa mais rápida do que o transporte ativo de K^+ para dentro dessa célula e, assim, mantém-se eletronegatividade no interior da membrana e eletropositividade no exterior dessa membrana (Figura 4.19). Dessa forma, a membrana é **polarizada**. O potencial de membrana em repouso foi mensurado em torno de –70 milivolts (mV). Esse potencial não ultrapassa esse valor porque, nesse nível, o gradiente elétrico é suficiente para fazer com que a difusão de Na^+ para dentro da célula se equilibre com a taxa de transporte ativo para fora da célula.

---

[5]N.T.: Potencial elétrico através da membrana neuronal.

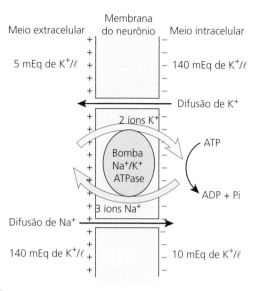

FIGURA 4.19 Indução de potencial de membrana em repouso pelo transporte ativo de 3 íons Na$^+$ para fora do neurônio, juntamente com o transporte de 2 íons K$^+$ para dentro dessa célula. A distribuição desigual resulta em eletronegatividade no interior da fibra nervosa. Os altos gradientes de concentração de sódio e potássio através da membrana do neurônio em repouso são ocasionados pela bomba Na$^+$/K$^+$ ATPase. ATP, trifosfato de adenosina; ADP, difosfato de adenosina; Pi, fosfato inorgânico.

Despolarização, repolarização e impulso nervoso

O estímulo químico ou físico de um neurônio aumenta a permeabilidade da membrana ao íon Na$^+$ no local de origem do estímulo e, por haver alta concentração de Na$^+$ no líquido extracelular, externo à membrana, esse íon desloca-se rapidamente para o interior da célula. Isso inverte o potencial de membrana no local do estímulo, de modo que a membrana agora se torna positiva do lado de dentro e negativa do lado de fora; a isso dá-se o nome de **despolarização**. O influxo de Na$^+$ logo cessa e a permeabilidade da membrana ao íon K$^+$ aumenta; o K$^+$ então flui para o meio extracelular, pois ele se encontra em maior concentração dentro do neurônio do que fora dele. O efluxo de K$^+$ restabelece o potencial de membrana em repouso no local do estímulo; isso recebe o nome de **repolarização**. As mensurações do potencial de membrana durante a despolarização e a repolarização da membrana, bem como seu registro contínuo em um gráfico dinâmico, são mostrados na Figura 4.20.

Quando uma microrregião de uma fibra nervosa é estimulada e subsequentemente despolarizada, ocorre um fluxo de corrente do ponto de despolarização para as microrregiões adjacentes. O **fluxo de corrente** acontece porque agora existe uma carga positiva

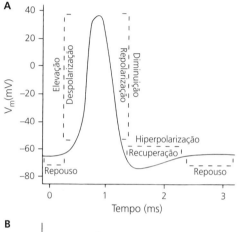

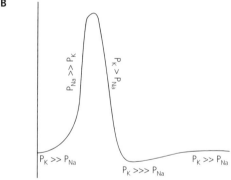

FIGURA 4.20 Registro de um potencial transmembrana durante os processos de despolarização e repolarização de uma microrregião da fibra nervosa. **A.** As várias fases do potencial de ação. **B.** As relações de permeabilidade relativa da membrana entre os íons sódio e potássio, associadas a cada uma das fases (p. ex., P$_{Na}$ >> P$_K$ refere-se a uma maior permeabilidade ao Na do que ao K, onde > = maior, >> = muito maior e >>> = máximo). V$_m$, voltagem transmembrana; P$_{Na}$, permeabilidade da membrana ao sódio; P$_K$, permeabilidade da membrana ao potássio. (De Klein BG. Membrane potentials: the generation and conduction of electrical signals in neurons. In: Reece WO, ed. Dukes' Physiology of Domestic Animals. 12th edn. Ithaca, NY: Cornell University Press, 2004, 42. Utilizada com autorização, Cornell University Press.)

dentro do axolema no ponto de despolarização inicial; em virtude da carga negativa no interior do axolema após o ponto de estimulação, as cargas positivas (íons) fluem para a parte carregada negativamente. Além disso, o lado externo do axolema (que se tornou negativamente carregado no ponto de despolarização) atrai íons positivos para essa região, a partir do axolema carregado mais adiante. Em função desses dois eventos, o interior da fibra imediatamente após a região despolarizada torna-se um pouco mais carregado positivamente e o exterior da fibra logo depois da região despolarizada torna-se menos carregado positivamente. Assim, uma corrente elétrica flui do interior (que ganhou cargas positivas) para o exterior (onde as cargas positivas foram removidas) através do axolema. A passagem da corrente para fora, através do axolema, imediatamente depois do local onde ocorreu a despolarização, faz com que essa região da membrana se torne despolarizada (porque o fluxo de corrente aumenta a permeabilidade ao Na^+), assim como o axolema fez no local do estímulo. O processo de despolarização seguido de fluxo de corrente é repetido ao longo da fibra nervosa, sendo responsável pelo impulso nervoso (Figura 4.21).

Potencial de ação

Os **potenciais de ação** são mudanças no potencial de membrana em repouso, ativamente propagados ao longo da membrana celular. A aplicação de um estímulo a uma membrana do neurônio diminui o potencial de membrana em repouso (próximo a zero). Quando o potencial de membrana atinge um valor crítico (em geral, 10 a 15 mV a menos do que a voltagem em repouso de –70 mV), ocorre um potencial de ação. O potencial de membrana no qual ocorre um potencial de ação recebe o nome de **limiar**. Nem todos os estímulos conseguem despolarizar a membrana até o limiar.

Durante um potencial de ação, o processo de despolarização pode alterar o potencial de membrana de –70 mV para cerca de +40 mV. Durante a repolarização, há um retorno ao potencial de membrana em repouso (–70 mV). O registro ilustrado na Figura 4.20 representa

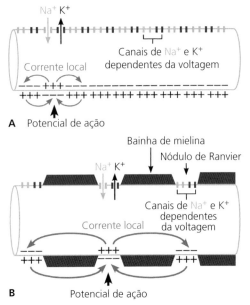

■ **FIGURA 4.21** Percursos da corrente durante a propagação do potencial de ação em axônios mielinizados (**A**) e não mielinizados (**B**). Em ambos os axônios, a parte superior da membrana ilustra a distribuição dos canais de Na^+ e K^+ dependentes da voltagem. A parte inferior do axônio mostra a inversão da polaridade da membrana deflagrada pela despolarização local. As correntes locais geradas por um potencial de ação fluem para áreas adjacentes da membrana do axônio, despolarizando e gerando outros potenciais de ação. Os axônios mielinizados possuem canais de Na^+ e K^+ no nódulo de Ranvier e os potenciais de ação saltam de um nódulo de Ranvier para o próximo. Esse processo é conhecido como condução saltatória. (De Uemura EE. Electrochemical basis of neuronal function. In Reece WO, ed. Dukes Physiology of Domestic Animals. 13th edn. Wiley Blackwell, Ames IA, 2015.)

um potencial de ação. A fibra nervosa não pode ser estimulada novamente até que a repolarização esteja quase concluída; a isso se dá o nome de **período refratário**. Entende-se por disparo da fibra nervosa o momento em que um potencial de ação é iniciado. Se o estímulo for forte o bastante para iniciar um potencial de ação, toda a fibra será disparada. Isso é conhecido como o **princípio do "tudo ou nada"** para as fibras nervosas. Um impulso fraco, na verdade, não existe. Se o estímulo for forte o suficiente para iniciar o processo de despolarização, o impulso será conduzido com potenciais de ação de magnitude normal. Os eventos de despolarização e repolarização seguem de uma microrregião para a microrregião adjacente até que toda a fibra seja percorrida.

Condução saltatória

Nas fibras mielinizadas, os processos de despolarização e repolarização são iguais, mas os potenciais de ação ocorrem de um nódulo de Ranvier para o próximo, em vez de ocorrer em toda a área da membrana. Esse processo de transmissão de impulsos é chamado de **condução saltatória** (o salto refere-se a um movimento abrupto, como dançar ou pular) (ver Figura 4.21). O axolema está em estreita associação com o líquido extracelular nos nódulos de Ranvier, e o restante do axolema está relativamente isolado do líquido extracelular. Assim, o fluxo de corrente suficiente para aumentar a permeabilidade de membrana salta de um nódulo de Ranvier para o próximo, em vez de ser propagado para a microrregião adjacente. A condução saltatória tem duas funções. Primeiro, a transmissão do impulso é acelerada; segundo, uma menor área da membrana é despolarizada e repolarizada, reduzindo, assim, a necessidade de energia para "recarregar" a membrana.

Velocidade de transmissão

Quanto maior o diâmetro da fibra e maior a espessura da bainha de mielina, mais rápida será a transmissão do impulso. A transmissão mais rápida gira em torno de 100 m/s, enquanto a mais lenta está por volta de 0,5 m/s. Grandes fibras mielinizadas podem transmitir cerca de 2.500 impulsos/s, em contraste com aproximadamente 250 impulsos/s para pequenas fibras não mielinizadas.

Via comum final

Os **neurônios motores inferiores** somáticos são neurônios motores da medula espinal e dos núcleos do tronco encefálico que inervam os efetores de músculos esqueléticos. Os **neurônios motores superiores** estão localizados no cérebro e possuem fibras descendentes que modificam a atividade dos neurônios motores inferiores. Em geral, os ramos de muitos axônios (alguns neurônios motores superiores),

talvez 2.000 ou mais, se convergem para a região dos dendritos de um neurônio motor inferior – que, por sua vez, dependendo da soma algébrica do impulso aferente inibidor ou facilitador, será disparado ou não. Assim, o neurônio motor inferior atua como **via comum final** (e o último local de integração) para todo impulso eferente ao músculo esquelético estriado (Figura 4.22).

Disposição dos neurônios

No sistema nervoso central, há vários esquemas de disposição dos neurônios (circuitos) que possibilitam diferentes padrões de atividade.

Circuito convergente

O **circuito convergente** é aquele em que vários neurônios convergem para um neurônio (Figura 4.23A). Esse tipo de circuito faz com que os impulsos de muitas fontes diferentes provoquem alguma resposta ou propiciem alguma sensação.

Circuito divergente

O **circuito divergente** é aquele em que os ramos do axônio de um neurônio convergem para dois ou mais neurônios e cada um deles, por sua vez, converge para dois ou mais neurônios (Figura 4.23D). Esse tipo de circuito possibilita a ampliação dos impulsos, sendo encontrado no controle de músculos esqueléticos.

Circuito reverberante

O **circuito reverberante** é aquele em que cada neurônio de uma série envia um ramo de volta ao neurônio inicial, de modo que uma onda de impulsos seja recebida no neurônio terminal (Figura 4.23C). Esse tipo de circuito está associado a atividades rítmicas, e a onda de impulsos prossegue até que a sinapse entre em fadiga ou algum outro mecanismo desconhecido interrompa o circuito reverberante.

Circuito paralelo

O **circuito paralelo** contém diversos neurônios em série, em que cada neurônio envia um ramo até o neurônio terminal (Figura 4.23D).

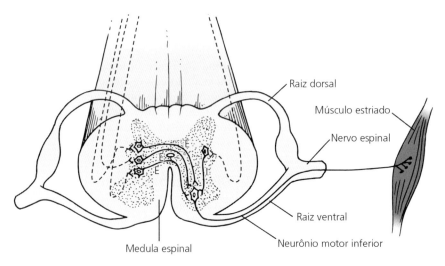

■ **FIGURA 4.22** Representação de um neurônio motor inferior em direção ao músculo estriado. Isso corresponde à via comum final. Para disparar o estímulo, é necessária a liberação de uma quantidade maior de neurotransmissor excitatório (E) do que de neurotransmissor inibidor (I). As linhas tracejadas representam os axônios dos neurônios motores superiores.

Como há um retardo na transmissão da sinapse, uma onda de estímulos chega ao neurônio terminal. Ao contrário do circuito reverberante, os impulsos são interrompidos. Esse tipo de circuito representa um reforço para um único estímulo.

Circuitos simples

Embora sejam possíveis muitas conexões neuronais complexas, as conexões neuronais também podem ser simples e diretas. Nesse sentido, os neurônios associados ao olfato (nervo olfatório) e visão (nervo óptico) podem envolver não mais do que dois neurônios para sua projeção ao córtex cerebral. Em relação aos outros neurônios, há necessidade de, no mínimo, três neurônios para a transmissão de um impulso nervoso da periferia para o córtex cerebral através de um nervo espinal (Figura 4.24). O circuito de três neurônios corresponde ao circuito clássico das sensações conscientes.

■ **Reflexos**

1. Quais são os componentes do arco reflexo?
2. Descreva o reflexo patelar.
3. Que finalidade tem o reflexo de estiramento?
4. Por que o reflexo de estiramento é considerado um reflexo postural?
5. Em que difere o reflexo extensor cruzado do reflexo patelar?
6. Diferencie reflexos somáticos de viscerais.
7. Como se transmitem os reflexos viscerais?
8. Liste as funções dos centros reflexos localizados em estruturas como: (a) medula oblonga, (b) cerebelo, (c) hipotálamo e (d) mesencéfalo.
9. O que significa tônus muscular?
10. Qual o elemento básico do tônus muscular?
11. Descreva os reflexos de imobilidade, postural e endireitamento.

Reflexo é definido como uma resposta automática ou inconsciente de um órgão efetor (músculo ou glândula) a um estímulo apropriado. Os componentes envolvidos na ocorrência de um reflexo constituem o que se conhece como **arco reflexo** e consistem em: (1) um receptor, (2) um membro aferente, (3) conexões centrais, (4) um membro eferente e (5) um órgão efetor.

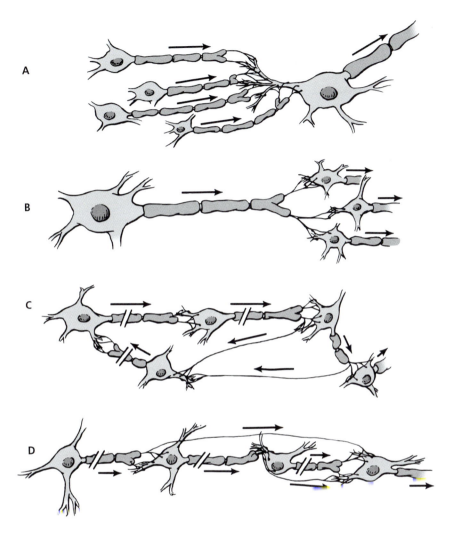

■ **FIGURA 4.23** Exemplos da disposição dos neurônios no sistema nervoso central de mamíferos. **A.** Circuito convergente. **B.** Circuito divergente. **C.** Circuito reverberante. **D.** Circuito paralelo.

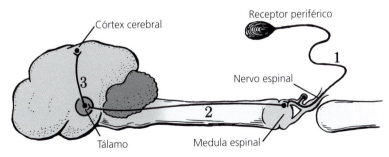

■ **FIGURA 4.24** Circuito neuronal da periferia para o córtex cerebral. Há necessidade de, no mínimo, três neurônios: (1) neurônio aferente em um nervo espinal misto; (2) neurônio que ascende de um trato da medula espinal até o tálamo; (3) neurônio terminal no circuito que transmite o impulso para o córtex cerebral.

Reflexo espinal

Um reflexo pode envolver partes do cérebro e do sistema nervoso autônomo, mas o reflexo mais simples é representado pelo **reflexo espinal miotático** (i. e., **reflexo de estiramento**). Um exemplo de reflexo espinal é o reflexo patelar (Figura 4.25). Esse reflexo é induzido pela percussão do ligamento patelar médio. Esse ligamento, localizado no joelho, corresponde ao tendão de inserção do quadríceps femoral, e sua ação resulta na extensão da tíbia.

A percussão do ligamento patelar médio provoca estiramento do músculo quadríceps, que, por sua vez, estimula os fusos musculares (receptores sensoriais localizados no interior das fibras musculares). Um impulso é transmitido por meio da raiz dorsal do nervo espinal propriamente dito ao neurônio motor pertinente no corno ventral da substância cinzenta e dali para as fibras musculares do músculo quadríceps, fazendo com que ele se contraia. A finalidade do reflexo é a de se opor ao estiramento do músculo. Como esse reflexo envolve uma medula espinal íntegra e funcional com certo nível de segmentação, a integridade da medula nesse nível pode ser avaliada por essa ação reflexa. A ausência do reflexo patelar pode auxiliar na confirmação da suspeita de dano ou lesão à medula espinal ou a qualquer um dos cinco componentes do arco reflexo. Trata-se de um reflexo postural que ajuda a manter o animal em pé.

Os reflexos espinais também podem ser bastante complexos; nesse caso, as conexões centrais do reflexo se estendem por vários segmentos, bem como nos sentidos contralateral e ipsilateral. A resposta do extensor cruzado é um exemplo de reflexo espinal complexo. Ela ocorre quando há um estímulo doloroso na pele ou em tecido subcutâneo e no músculo como, por exemplo, tocar em uma superfície quente. A resposta consiste na contração dos músculos flexores e inibição dos músculos extensores, de modo que a parte estimulada é flexionada e retirada do local que originou o estímulo; ao mesmo tempo ocorre extensão do membro oposto (auxiliando na retirada).

Reflexos somáticos e viscerais

Se os órgãos efetores contêm músculo estriado, o reflexo será somático. Se eles contêm músculos liso ou cardíaco ou são glândulas, o reflexo será visceral. Os reflexos viscerais regulam as funções das vísceras e são transmitidos pelo sistema nervoso autônomo (por fibras aferentes viscerais e fibras eferentes pré e pós-ganglionares simpáticas ou parassimpáticas).

Centros reflexos

Os **centros reflexos** estão localizados em todo o sistema nervoso central. Eles estão envolvidos na integração de reflexos mais complexos. Os reflexos mais simples são aqueles associados à medula espinal, enquanto os mais complexos envolvem centros reflexos cerebrais. Alguns

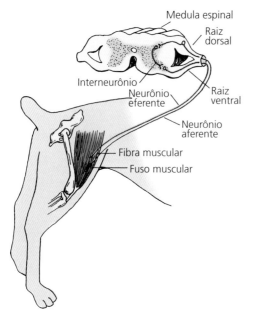

■ **FIGURA 4.25** Reflexo de estiramento. O estiramento do músculo estimula o fuso muscular. O impulso segue até a medula espinal através de um neurônio aferente. A transmissão do impulso para um neurônio eferente pode ser direta ou via interneurônio, conforme ilustrado. O estímulo de um neurônio eferente do músculo estriado se contrapõe ao estiramento, provocando a contração muscular. Além de estarem envolvidos no reflexo, os fusos musculares também emitem impulsos sensoriais aferentes até o nível corticocerebral e atuam no controle voluntário da atividade muscular.

desse centros estão situados na ponte e na medula oblonga, incluindo os centros reflexos associados ao controle do sistema cardiovascular (atividade do coração e diâmetro dos vasos), respiração, deglutição, vômito, tosse e espirro. O cerebelo contém a maioria dos centros reflexos associados à locomoção e postura. O hipotálamo é o principal centro de integração e regulação do sistema nervoso autônomo; por exemplo, contém centros reflexos relacionados à termorregulação. O mesencéfalo contém reflexos visuais e auditivos que podem provocar constrição ou dilatação das pupilas e evocar uma reação de sobressalto a ruídos altos.

Reflexos e reações posturais

Os **reflexos** e **reações posturais** auxiliam na manutenção de uma posição ereta. As respostas que envolvem o córtex cerebral são mais corretamente chamadas de reações, em vez de reflexos. **Tônus muscular** é o estado de tensão muscular que permite ao animal adotar uma postura ereta e nela permanecer. O reflexo de estiramento, previamente descrito, é o principal elemento do tônus muscular. A seguir, são descritos exemplos de reflexos e reações posturais:

1. Reflexo de imobilidade – o ato de pressionar o dorso de um cão para baixo provoca movimentos musculares que compensam e resistem ao deslocamento do animal.
2. Reflexos posturais – o deslocamento de uma parte do corpo é acompanhado de alterações posturais em outras partes (p. ex., a elevação da cabeça de um equino é seguida de alterações posturais no quarto traseiro, adotando-se uma nova postura).
3. Reflexo de endireitamento – a queda de um gato em uma posição invertida é seguida de seu "pouso" em posição ereta.
4. Reflexo de Salto – impulsionar um cão apoiado em um único membro com os outros três membros suspensos (elevados) resulta em correção proprioceptiva do membro intacto, que atua como um pilar de sustentação firme.

A medula espinal de animais domésticos constitui a maior parte do SNC (cérebro e medula

espinal) em comparação com seres humanos. Isso se deve ao fato de que nos animais uma maior atividade do SNC é realizada mais por atividade reflexa do que por atividade cerebral. A atividade da medula espinal em cães é aproximadamente 10 vezes maior do que em seres humanos.

■ Meninges e líquido cerebrospinal

1. **Visualize a localização relativa das camadas de meninges entre si, em relação ao crânio e cérebro e ao canal vertebral e medula espinal.**
2. **O que são as extensões das vilosidades aracnóideas e em que elas se estendem?**
3. **O que é injeção epidural?**
4. **O líquido cerebrospinal circula pelo espaço epidural?**
5. **Qual camada de meninge forma o revestimento dos espaços perivasculares e qual sua extensão?**
6. **Que líquido ocupa o espaço perivascular?**
7. **Onde ficam os ventrículos cerebrais?**
8. **Que estruturas dos ventrículos produzem líquido cerebrospinal?**
9. **Descreva a circulação do líquido cerebrospinal.**
10. **O que pode causar aumento da pressão do líquido cerebrospinal?**
11. **Quais as funções do líquido cerebrospinal?**
12. **Há ou não células sanguíneas no líquido cerebrospinal?**

No interior do crânio e da coluna vertebral, o cérebro e a medula espinal possuem três envoltórios de tecido conjuntivo conhecidos como meninges. Além disso, as meninges são protegidas pelo líquido cerebrospinal que atua como um amortecedor de impacto. O líquido cerebrospinal é formado em cavidades cerebrais conhecidas como ventrículos.

Meninges cerebrais

As **meninges** são revestimentos do cérebro e da medula espinal. De fora para dentro, observam-se as seguintes meninges:

dura-máter, aracnoide e pia-máter, respectivamente (Figura 4.26). No crânio, o folheto externo da dura-máter está intimamente fundido com o periósteo interno da **calvária (calota ou abóbada craniana)**. Dorsalmente, entre os hemisférios cerebrais e entre o cérebro e o cerebelo, há uma separação dos folhetos externo e interno da dura-máter de modo a formar seios venosos avalvulares (i. e., sem válvulas) para onde drenam as veias encefálicas e seu envoltório ósseo. Os seios venosos estão localizados abaixo do cérebro, e o seio cavernoso pareado tem importante participação na distribuição ventral das veias cerebrais. Essas áreas de acúmulo de sangue continuam como veias que retornam o sangue do cérebro para o coração. O único espaço entre o folheto interno da dura-máter e a aracnoide é aquele suficiente para acomodar os vasos sanguíneos. A **aracnoide** emite projeções (**trabéculas**) de seu folheto interno em direção ao envoltório encefálico mais íntimo, a pia-máter. As trabéculas dão a aparência de teia de aranha; daí o nome aracnoide (oriundo do nome das aranhas pertencentes à classe Arachnida). O espaço entre a aracnoide e a pia-máter é relevante e conhecido como **espaço subaracnóideo**. Há projeções do espaço subaracnóideo em direção aos seios da dura-máter, as **vilosidades aracnóideas** microscópicas. Quando há aglomerados de vilosidades aracnóideas em quantidade suficiente a ponto de formar uma estrutura macroscópica, eles são denominados **granulações aracnóideas**. O espaço subaracnóideo contém líquido cerebrospinal e as vilosidades aracnóideas possibilitam a reabsorção desse líquido de volta ao sangue. A **pia-máter** acompanha todos os sulcos e fissuras da superfície encefálica. Essa meninge forma uma bainha em torno dos vasos sanguíneos e os acompanha em direção à substância encefálica (Figura 4.27). Os espaços perivasculares assim formados estendem-se até as arteríolas e vênulas, mas não até os capilares.

As partes internas do cérebro, portanto, estão em comunicação com o líquido cerebrospinal (isso pode ter uma função "linfática", uma vez que não há vasos linfáticos no cérebro). As meninges (e o líquido cerebrospinal) continuam por uma curta distância até os nervos cranianos e espinais. O ramo vestibular (auditivo) do nervo vestibulococlear (oitavo par de nervos cranianos) coloca as meninges em certo risco quando há inflamação da orelha interna devido sua proximidade com o exterior do corpo.

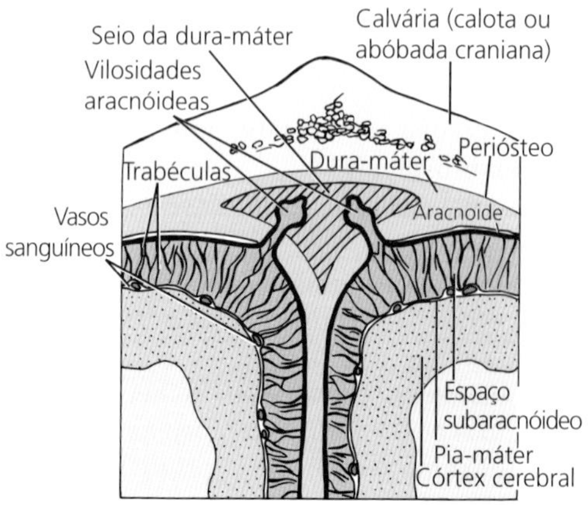

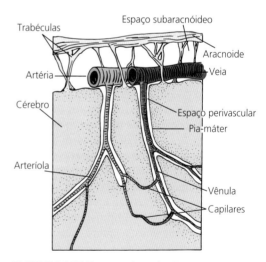

■ **FIGURA 4.26** Meninges cerebrais e vilosidades aracnóideas. As meninges consistem em dura-máter (espessura exageradamente aumentada para ilustrar o seio da dura-máter), aracnoide (linha escurecida) e pia-máter. O espaço subaracnóideo (ilustração ampliada) contém líquido cerebrospinal. As vilosidades aracnóideas projetam-se para o seio da dura-máter (seio venoso) e representam uma via de saída ou escape do líquido cerebrospinal.

■ **FIGURA 4.27** Espaço perivascular. Esse espaço é revestido pela pia-máter que acompanha os vasos sanguíneos em direção à substância cerebral. Além disso, é ocupado pelo líquido cerebrospinal e se comunica com o espaço subaracnóideo. Tal espaço se estende apenas até os capilares e tem função linfática.

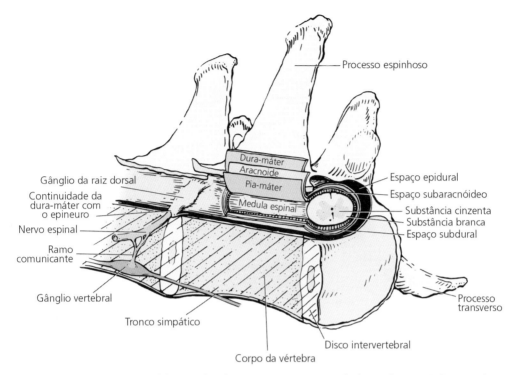

■ **FIGURA 4.28** Meninges da medula espinal. A figura mostra apenas metade da vértebra para indicar o prolongamento da dura-máter até os nervos espinais. Note a presença do espaço epidural.

Meninges da medula espinal

As meninges da medula espinal são contínuas com as meninges do cérebro. O folheto externo da dura-máter não está fundido com o canal vertebral (o orifício das vértebras por onde passa a medula espinal) e, por conta disso, existe um espaço epidural (fora da dura-máter) preenchido por gordura (Figura 4.28). Os locais de acesso ao espaço epidural incluem aqueles entre L1–L2 (vértebras lombares), entre as vértebras lombares e sacrais (lombossacrais) e entre as vértebras sacrais e caudais (sacrocaudais), para diversos propósitos e em diferentes espécies. O espaço epidural na junção sacrocaudal é utilizado para a aplicação de anestésicos locais em bovinos. Nesse local, há projeções de nervos espinais; quando anestesiados, ocorre perda sensorial e motora em determinadas áreas, o que é útil no tratamento médico ou cirúrgico. Por exemplo, em vacas com prolapso uterino (eversão do útero pela vagina) o órgão pode ser recolocado em sua posição normal, sem o esforço que normalmente seria necessário sem o uso de anestesia.

Ventrículos cerebrais

Os quatro ventrículos cerebrais são cavidades ou espaços ocos localizados na substância cerebral (Figuras 4.29 e 4.30). Os **ventrículos laterais** são cavidades pareadas dentro de cada hemisfério cerebral (direito e esquerdo).

Cada ventrículo lateral é contínuo com o **terceiro ventrículo** (um ventrículo único) através de um forame interventricular (forame de Monro). O terceiro ventrículo está localizado no interencéfalo, sendo contínuo com o quarto ventrículo através do **aqueduto cerebral** (aqueduto mesencefálico). O **quarto ventrículo** está situado abaixo do cerebelo e acima da medula oblonga e se comunica com o espaço subaracnóideo por meio de recessos laterais pareados (ver Figura 4.29) e aberturas laterais (forames de Luschka). Além

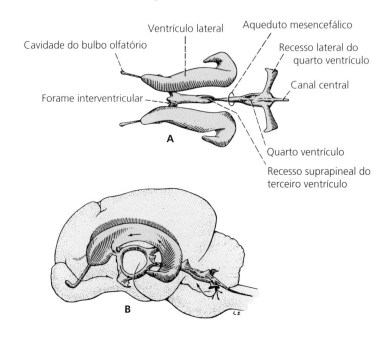

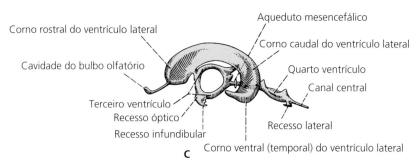

■ **FIGURA 4.29** Ventrículos cerebrais no cão. **A.** Vista dorsal dos ventrículos sem a substância cerebral. **B.** Vista lateral dos ventrículos, mostrando sua localização no cérebro. **C.** Vista lateral dos ventrículos sem a substância cerebral. (De Evans HE, de Lahunta A. A Guide to the Dissection of the Dog. 8th edn. Ames, IA: Wiley-Blackwell, 2017.)

dos forames pareados de Luschka, os primatas possuem uma única abertura mediana (forame de Magendie). O quarto ventrículo continua caudalmente como o **canal central da medula espinal**. Cada um dos quatro ventrículos tem uma estrutura conhecida como **plexo coroide**, que se projeta neles. O plexo coroide consiste em um tufo de capilares que secreta líquido cerebrospinal. Os capilares pertencem à pia-máter, mas são recobertos por células ependimárias (uma célula da glia) que se unem com os capilares para formar o plexo coroide.

Circulação e função do líquido cerebrospinal

O líquido cerebrospinal, produzido nos plexos coroides, flui através das cavidades dos ventrículos laterais e do terceiro ventrículo, através do aqueduto cerebral e do quarto ventrículo e, por fim, através dos forames de Luschka, e alcançam o espaço subaracnóideo do cérebro e da medula espinal. Além disso, o líquido cerebrospinal alcança o canal central da medula espinal a partir do quarto ventrículo. O líquido cerebrospinal, então, deixa o espaço subaracnóideo do

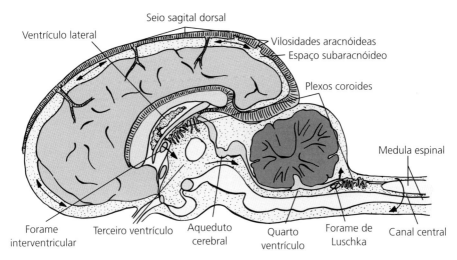

■ **FIGURA 4.30** Trajeto percorrido pelo líquido cerebrospinal dos plexos coroides para as vilosidades aracnóideas que se projetam para os seios da dura-máter. Os forames interventriculares são aberturas de cada um dos dois ventrículos laterais (um em cada hemisfério cerebral). Os plexos coroides produzem líquido cerebrospinal (pontilhado da figura). Os dois forames de Luschka (apenas um é mostrado) representam uma via de saída do líquido cerebrospinal dos locais de formação para o espaço subaracnóideo do cérebro e da medula espinal. Note que o líquido cerebrospinal circula em torno da medula espinal. O líquido cerebrospinal circula no sentido caudal através do canal central da medula espinal como uma continuação do quarto ventrículo. O canal central pode não ser patente até os níveis caudais.

cérebro através de estruturas especializadas (granulações ou vilosidades aracnóideas), em que o espaço subaracnóideo se invagina nos seios venosos cerebrais (**seios da dura-máter**) (ver Figura 4.26). A relação do espaço subaracnóideo com os seios venosos é tal que cada vilosidade atua como uma válvula que regula o fluxo do líquido cerebrospinal para o seio venoso. Dessa forma, evita-se o fluxo retrógrado de sangue para o espaço subaracnóideo, sem prejuízo ao fluxo anterógrado do líquido cerebrospinal para os seios cerebrais. Portanto, deve haver uma pressão maior dentro do espaço subaracnóideo do que no interior do sistema venoso. Nesse sentido, a remoção do líquido cerebrospinal depende da pressão venosa que deve ser, no mínimo, 1 mmHg menor que a pressão do líquido cerebrospinal. A pressão normal do líquido cerebrospinal varia de 8 a 12 mmHg, enquanto a pressão no interior dos seios da dura-máter varia de 1 a 8 mmHg.

A produção do líquido cerebrospinal é razoavelmente constante, uma vez que se trata de um processo ativo, sejam quais forem as pressões dentro da cavidade craniana. A quantidade total do líquido cerebrospinal varia com a espécie e o porte do animal. Os cães produzem cerca de 0,05 mℓ de líquido cerebrospinal/minuto, enquanto os gatos produzem ao redor de 0,015 mℓ/minuto. Em geral, os mamíferos produzem 3 a 5 vezes o volume total de seu líquido cerebrospinal em um período de 24 horas. Se há obstrução do fluxo dos plexos coroides para os seios venosos da dura-máter, a pressão do líquido cerebrospinal aumenta, podendo resultar em hidrocefalia. O líquido cerebrospinal que acompanha as meninges por uma pequena distância, até os nervos cranianos e espinais pode alcançar os vasos linfáticos desse local e retornar ao sangue. Trata-se de uma via de saída particularmente importante do líquido cerebrospinal que envolve a medula espinal. Nos equinos e ovinos, há uma saída do líquido cerebrospinal que chega ao canal central na extremidade caudal, via ventrículo terminal. O ventrículo terminal então se comunica com o espaço subaracnóideo da medula espinal. É provável que haja um arranjo semelhante em outros animais.

O **líquido cerebrospinal** é fino e aquoso. Ele deriva-se do plasma sanguíneo por um

Anatomia Funcional e Fisiologia dos Animais Domésticos

processo de secreção. Exceto pela presença de alguns linfócitos, os elementos celulares normais do sangue estão ausentes. Em casos de lesão ou inflamação das meninges, o número de elementos celulares do sangue pode aumentar.

A principal função do líquido cerebrospinal é atuar como uma espécie de "amortecedor hidráulico" para o cérebro e a medula espinal. O deslocamento do cérebro, portanto, é minimizado quando ocorrem rápidas alterações direcionais da cabeça. A **função** "**linfática**" (ver seção anterior) do líquido cerebrospinal auxilia no retorno das proteínas que extravasam dos capilares ao cérebro e a medula espinal. Quando o volume sanguíneo no cérebro aumenta, o volume do líquido cerebrospinal diminui, mantendo assim o volume do conteúdo craniano constante. Pode ser útil a mensuração da pressão do líquido cerebrospinal (p. ex., no exame neurológico de um animal), cujo valor costuma ser em torno de 10 mmHg.

■ Metabolismo do sistema nervoso central

1. **Qual a principal fonte de energia do SNC e como ela alcança as células cerebrais?**
2. **Qual a porcentagem da necessidade de oxigênio do corpo utilizada pelo SNC?**
3. **O que significa barreira hematencefálica?**
4. **Que células transportam substâncias entre o sangue e o tecido cerebral?**
5. **Há uma barreira entre o líquido cerebrospinal e o cérebro?**
6. **O que são limites máximos de privação de oxigênio ao SNC antes que ocorra lesão?**

O SNC recebe energia basicamente de carboidratos, sendo a glicose uma das principais fontes. Ao contrário de muitos tecidos corporais que necessitam insulina para a difusão facilitada de glicose através das membranas celulares, o SNC recebe a glicose por meio de difusão simples, não havendo necessidade de insulina. Isso é uma vantagem para o animal com deficiência ou escassez de insulina, porque

permite que a função do SNC continue quando outros sistemas falham.

A taxa metabólica relativamente alta no SNC, comparada com a de outros tecidos, pode ser constatada mediante a verificação do seu consumo de oxigênio. Embora o SNC represente apenas 2% da massa corporal, ele consome aproximadamente 20% do oxigênio total obtido pelo organismo. Além disso, a taxa metabólica da substância cinzenta é 3 a 4 vezes maior que a da substância branca.

Barreira hematencefálica

Muitas substâncias presentes no sangue não alcançam prontamente as células do SNC por conta de um obstáculo denominado **barreira hematencefálica**. Os capilares do SNC possuem junções estreitas entre suas células endoteliais, em vez de poros do tipo fenda, o que limita a difusão de substâncias a partir dos capilares. No entanto, substâncias liposolúveis, como oxigênio e dióxido de carbono, difundem-se com facilidade. O transporte da maioria das substâncias é feito por células do SNC conhecidas como **astrócitos** (uma célula da glia). Os astrócitos (células interpostas entre os capilares e os neurônios) são seletivos em relação aos materiais por eles transportados; daí a existência da barreira hematencefálica. Algumas áreas do hipotálamo, bem como outras partes do cérebro que atuam como zonas quimiorreceptoras, carecem de barreia hematencefálica.

Também, há uma barreira entre as células do plexo coroide e o líquido cerebrospinal, conferida pelas células desse plexo. É provável que exista uma barreira entre o líquido cerebrospinal e a pia-máter, para certas substâncias; no entanto, a maior parte das substâncias costuma se difundir facilmente entre o líquido cerebrospinal e o cérebro. Medicamentos presentes no sangue podem não ter efeito algum no cérebro, mas quando em contato direto com o líquido cerebrospinal eles podem ter um efeito considerável.

Necessidade de sangue

O SNC deve ter um suprimento (aporte) contínuo de sangue para seu funcionamento normal. Outros tecidos podem ser privados do aporte sanguíneo por longos períodos e recuperar a função normal quando esse suprimento retorna. Cinco a dez minutos de pouco ou nenhum sangue no cérebro lesionam, de modo irreversível, as células encefálicas superiores (no cérebro). Os centros respiratórios e cardiovasculares (na medula oblonga) são mais resistentes à hipoxia (deficiência de oxigênio) e ocorre restabelecimento funcional mesmo após 10 minutos sem sangue. A tolerância do cérebro de um adulto à hipoxia é muito menor que a tolerância do cérebro de um recém-nascido.

■ Leitura sugerida

Behan M. Organization of the nervous system. In: Reece WO, ed. Dukes' Physiology of Domestic Animals. 12th edn. Ithaca, NY: Cornell University Press, 2004.

Evans HE, de Lahunta A. A Guide to the Dissection of the Dog. 8th edn. Ames, IA: Wiley-Blackwell, 2017.

Frandson RD, Wilke WL, Fails AD. Anatomy and Physiology of Farm Animals.7th edn. Ames, IA: Wiley-Blackwell, 2009.

Kitchell RL. Introduction to the nervous system. In: Evans HE, ed. Miller's Anatomy of the Dog. 3rd edn. Philadelphia, PA: WB Saunders Company, 1993.

Klein BG. Membrane potentials: The generation and conduction of electrical signals in neurons. In: Reece WO, ed. Dukes' Physiology of Domestic Animals. 12th edn. Ithaca, NY: Cornell University Press, 2004.

Oliver JE, Lorenz MD, Kornegay JN. Handbook of Veterinary Neurology. 3rd edn. Philadelphia, PA: WB Saunders Company, 1997.

Uemura EE. Autonomic nervous system. In: Reece WO, ed. Dukes' Physiology of Domestic Animals. 13th edn. Ames, IA: Wiley-Blackwell, 2015.

Uemura EE. Electrochemical basis of neuronal function. In Reece WO, ed. Dukes' Physiology of Domestic Animals. 13th edn. Ames, IA: Wiley-Blackwell, 2015.

✓ AUTOAVALIAÇÃO

ESTRUTURA DO SISTEMA NERVOSO

1. As bainhas de mielina das fibras nervosas do sistema nervoso central são prolongamentos citoplasmáticos de:
   a. Células de Schwann
   b. Oligodendrócitos

2. Fibra nervosa é outro nome para:
   a. Nervo
   b. Neurônio
   c. Axônio
   d. Dendrito

3. Qual das afirmações a seguir sobre a sinapse neuronal é falsa?
   a. Condução unidirecional (axônio ao dendrito ou soma)
   b. Transmissão por meios químicos
   c. Contato físico de um neurônio com o próximo
   d. Mais sujeito à fadiga do que o neurônio

4. Qual das afirmações a seguir sobre as bainhas de mielina é verdadeira?
   a. A bainha de mielina é formada a partir do corpo celular do neurônio do qual faz parte

b. Não há nenhuma possibilidade de o líquido extracelular entrar em contato com a fibra nervosa em toda a sua extensão, em caso de fibra nervosa mielinizada
c. As fibras não mielinizadas podem ser quase todas circundadas por mielina das fibras mielinizadas adjacentes, mas mantêm uma associação direta com o líquido extracelular em todo o seu comprimento
d. Os nódulos de Ranvier são as estruturas linfáticas do sistema nervoso

ORGANIZAÇÃO DO SISTEMA NERVOSO

5. As divisões do sistema nervoso autônomo de origem celular nas regiões cranial e sacral (craniossacral) da medula espinal e nas regiões torácica e lombar (toracolombar) são, respectivamente.
   a. Simpática e parassimpática
   b. Parassimpática e simpática

114 Anatomia Funcional e Fisiologia dos Animais Domésticos

6. Com exceção das vértebras cervicais e caudais, os nervos espinais:
   a. Emergem na frente das vértebras de mesmo número e nome
   b. Emergem atrás das vértebras de mesmo número e nome

7. As fibras nervosas aferentes entram na medula espinal através da raiz _____ e as fibras nervosas eferentes saem pela raiz_____.
   a. Dorsal, ventral
   b. Ventral, dorsal
   c. Dorsal, dorsal
   d. Ventral, ventral

8. O estímulo parassimpático aumenta a atividade muscular e secretora intestinal.
   a. Verdadeiro
   b. Falso

9. Qual dos itens a seguir descreve melhor a função do hipotálamo?
   a. Importante para o equilíbrio
   b. Grandes agregados de neurônios, formados para a realização de movimentos semivoluntários complexos (caminhada e corrida)
   c. Mecanismo central para a maioria dos reflexos posturais (saltatório, endireitamento, posição)
   d. Detecta a necessidade de hormônios da hipófise anterior, secreta os hormônios da hipófise posterior e promove a integração de funções do sistema nervoso autônomo

10. Qual dos itens abaixo diz respeito a uma função própria do cerebelo?
    a. Modula (regula) a atividade motora
    b. Proporciona a consciência
    c. Representa um centro de retransmissão de impulsos nervosos para o córtex cerebral
    d. É o local de produção de vários hormônios

11. O estímulo parassimpático do coração diminui sua atividade.
    a. Verdadeiro
    b. Falso

12. Qual divisão do sistema nervoso autônomo é designada como sistema colinérgico?
    a. Simpática
    b. Parassimpática

13. Qual das estruturas encefálicas a seguir é uma subdivisão do tronco encefálico, contém a glândula pituitária (hipófise) e desempenha importante papel na integração das funções executadas pelo sistema nervoso autônomo?
    a. Núcleos da base
    b. Córtex cerebral
    c. Hipotálamo
    d. Tálamo

14. Uma bainha de mielina em uma fibra nervosa periférica:
    a. É ininterrupta em todo o seu comprimento
    b. É formada a partir do neurônio do qual faz parte
    c. Impede o contato da fibra nervosa com o líquido extracelular em toda a sua extensão
    d. Aumenta a velocidade de condução do impulso nervoso

15. O nervo vago (décimo par de nervos cranianos) emite fibras do sistema nervoso autônomo para estruturas viscerais do tórax e abdome. Qual tipo de fibra do sistema nervoso autônomo está presente nesse nervo?
    a. Simpática
    b. Parassimpática

16. O estímulo simpático dos brônquios (vias respiratórias) pulmonares resulta em:
    a. Diminuição do seu diâmetro
    b. Aumento do seu diâmetro

17. Quantos neurônios estão associados à transmissão de um impulso autônomo desde a célula de origem (no cérebro ou na medula espinal) até o órgão efetor?
    a. Um
    b. Dois
    c. Três
    d. Inúmeros para serem contados

18. Qual divisão do sistema nervoso autônomo é conhecida como sistema nervoso adrenérgico (o neurônio pós-ganglionar secreta norepinefrina)?
a. Simpática
b. Parassimpática

O IMPULSO NERVOSO E SUA TRANSMISSÃO

19. Um estímulo aumenta a permeabilidade do neurônio ao íon sódio.
a. Verdadeiro
b. Falso

20. Se há um estímulo que diminui o potencial de membrana em repouso (de –80 mV para –70 mV) e o limiar do potencial de ação for –65 mV, ocorre disparo da fibra nervosa.
a. Verdadeiro
b. Falso

21. Qual dos itens abaixo contém os respectivos neurotransmissores para os neurônios pós-ganglionares simpáticos e parassimpáticos?
a. Acetilcolina, norepinefrina
b. Acetilcolina, acetilcolina
c. Norepinefrina, acetilcolina
d. Norepinefrina, norepinefrina

22. O fenômeno da condução saltatória está associado a:
a. Fluxo do líquido cerebrospinal
b. Fibras nervosas não mielinizadas
c. Fibras nervosas mielinizadas
d. Transmissão de impulsos nervosos em uma sinapse

23. Quando se constata um potencial de membrana em repouso de –85 mV em uma fibra nervosa, em determinado ponto, e o limiar de disparo é de –70 mV, qual dos itens abaixo é falso?
a. Há alta concentração de Na^+ na parte externa e baixa concentração de Na^+ na parte interna da fibra
b. Há relativa impermeabilidade da fibra para a difusão de Na^+

c. Não há fluxo de corrente nesse ponto
d. Um estímulo que diminuiria o potencial de membrana em repouso (de –85 para –80) ocasionaria disparo da fibra nervosa

24. A repolarização de uma fibra nervosa:
a. É realizada pelo transporte ativo de Na^+ de dentro para fora
b. É realizada pela difusão de K^+ da parte interna para a parte externa da fibra nervosa

25. Qual das afirmações a seguir, sobre a velocidade de transmissão do impulso, é falsa?
a. Ocorre transmissão mais rápida do impulso no corpo em uma fibra não mielinizada de pequeno diâmetro
b. Nos locais onde é necessária alta velocidade, seria alcançada uma maior redução de espaço mais por meio de mielinização do que pelo aumento do tamanho da fibra

26. A acetilcolina é um neurotransmissor excitatório e, consequentemente, aumenta a permeabilidade da membrana da fibra nervosa ao Na^+.
a. Verdadeiro
b. Falso

27. Um estímulo aplicado a um neurônio causa despolarização da membrana. Isso significa que a membrana:
a. Se torna positiva na parte externa devido ao efluxo de Na^+
b. Se torna positiva na parte interna e negativa na parte externa devido ao influxo de Na^+
c. Não será capaz de propagar o impulso nervoso

28. Um estímulo de intensidade suficiente para causar um potencial de ação significa que a magnitude da despolarização foi suficiente para:
a. Desmielinizar a fibra
b. Incitar um distúrbio
c. Atingir o limiar
d. Aumentar ou diminuir o limiar

116 Anatomia Funcional e Fisiologia dos Animais Domésticos

29. O período de tempo em que uma fibra nervosa não pode ser induzida ao disparo é conhecido como:
    a. Repolarização
    b. Condução saltatória
    c. Vazamento
    d. Período refratário

REFLEXOS

30. O tônus muscular:
    a. É um estado de completo relaxamento muscular
    b. É um estado de tensão muscular (contração) que permite a um animal adotar uma posição ereta e nela permanecer
    c. Refere-se ao ruído produzido pela contração muscular
    d. É uma função do sistema nervoso autônomo

31. O fuso muscular é melhor descrito como:
    a. Centro reflexo localizado na medula espinal, para fins de controle muscular
    b. O ponto em um osso sobre o qual um músculo passa
    c. Um receptor especializado em manter o tônus muscular que, quando estirado, provoca contração do músculo onde está localizado
    d. Um receptor especializado (presente em tendões) que, quando estimulado, faz com que o músculo do tendão se relaxe

32. A capacidade de um gato pousar em pé ao cair com as patas voltadas para cima é conhecida como:
    a. Reflexo postural
    b. Posição de amarelinha
    c. Reflexo de endireitamento
    d. Reflexo de posição

33. A elevação da cabeça de um equino em pé permite maior atividade do quarto traseiro (reflexo postural).
    a. Verdadeiro
    b. Falso

34. Qual reflexo é o principal elemento do tônus muscular?
    a. Reflexo de estiramento
    b. Reflexo postural

c. Reflexo de endireitamento
d. Reflexo do extensor cruzado

MENINGES E LÍQUIDO CEREBROSPINAL

35. A pressão do líquido cerebrospinal:
    a. Aumenta quando há resistência ao fluxo sanguíneo venoso da cabeça
    b. Diminui se ocorre resistência ao fluxo sanguíneo venoso da cabeça
    c. Independe de qualquer alteração na pressão sanguínea venosa

36. O líquido cerebrospinal é produzido:
    a. No plexo coroide, em cavidades (ventrículos) intracerebrais
    b. Nos processos ciliares da câmara posterior do olho
    c. Como uma neurossecreção, pelos neurônios do hipotálamo
    d. Nos corpos de células nervosas do cérebro e medula espinal

37. Qual dos itens abaixo NÃO se aplica ao líquido cerebrospinal?
    a. É uma espécie de "amortecedor hidráulico" para o cérebro e medula espinal
    b. Ajuda a manter o volume do conteúdo craniano em nível constante
    c. Contém inúmeras células sanguíneas
    d. É secretado no plexo coroide e devolvido ao sangue através das vilosidades aracnóideas

METABOLISMO DO SISTEMA NERVOSO CENTRAL

38. A barreira hematencefálica:
    a. É uma barreira para todas as substâncias do sangue
    b. Aplica-se a todas as áreas do cérebro
    c. Impede o transporte de algumas substâncias do sangue para o cérebro, permitindo o transporte de outras

39. A lesão ao cérebro ocorre quando esse órgão é privado de sangue por (selecione o intervalo de tempo mais apropriado):
    a. Segundos
    b. Minutos
    c. Horas
    d. Dias

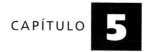

Órgãos dos Sentidos

VISÃO GERAL DO CAPÍTULO

- Classificação dos receptores sensoriais, *117*
- Respostas dos receptores sensoriais, *118*
  Respostas graduadas, *119*
  Adaptação, *119*
- Dor, *119*
  Dor visceral, *120*
  Dor referida, *120*
- Paladar, *121*
  Recepção gustativa, *121*
  Sensações gustativas, *121*
  Temperatura e paladar, *122*
  Apetite caprichoso, *123*
- Olfato, *123*
  Estrutura da região olfatória, *123*
  Percepção de odor, *125*
  Ferormônios, *125*
- Audição e equilíbrio, *125*
  Orelha externa, *126*
  Orelha média, *126*
  Orelha interna, *126*
  Estrutura e função vestibular, *128*
  Estrutura e função coclear, *130*
  Resumo da recepção de som, *132*
- Visão, *133*
  Estruturas e funções do olho, *134*
  Química da visão, *140*
  Adaptação a variações da intensidade luminosa, *142*
  Campo visual, *144*
  Movimentos do bulbo ocular e estruturas acessórias do olho, *145*

As sensações são resultados de estímulos que desencadeiam impulsos aferentes, o que acaba por atingir um nível de consciência no córtex cerebral. As sensações incluem os sentidos somáticos – dor, frio, calor, tato, pressão e um grupo conhecido como os sentidos especiais – visão, audição, paladar, olfato e orientação espacial. Todas as sensações envolvem órgãos receptores; o mais simples consiste em uma terminação nervosa desprotegida (ou seja, não mielinizada), enquanto o mais complexo diz respeito àqueles associados aos sentidos especiais.

Classificação dos receptores sensoriais

1. Diferencie exteroceptores de interoceptores.
2. Defina proprioceptores.
3. Qual é a função do fuso muscular?
4. Qual é a relação da mielinização com a velocidade de transmissão dos impulsos nervosos?

Os receptores sensoriais são órgãos-alvo de nervos aferentes e pertencem a um dos dois principais grupos fisiológicos: (1) **exteroceptores**, responsáveis pela detecção de estímulos que surgem externamente ao corpo e (2) **interoceptores**, encarregados da detecção de estímulos que se originam internamente. Os exteroceptores detectam estímulos próximos à superfície externa do corpo e incluem aqueles provenientes da pele, os quais respondem ao frio, calor, tato e pressão. Os órgãos receptores especiais para a audição e visão também são classificados como exteroceptores. Os interoceptores detectam estímulos de dentro do corpo e incluem receptores para o paladar, o olfato e aqueles gerados no interior das vísceras, os quais respondem ao pH, distensão e espasmo (tal como acontece no intestino), bem como ao fluxo (como no caso da uretra), além dos sensores de equilíbrio na orelha interna. Os **proprioceptores** constituem uma classe especial de interoceptores que sinalizam condições ocorridas em níveis profundos do corpo ao sistema nervoso central. Os proprioceptores estão localizados em músculos esqueléticos, tendões, ligamentos e cápsulas articulares. São exemplos de proprioceptores: fusos musculares, órgãos tendinosos de Golgi e receptores articulares. Assim como os fusos musculares evitam o estiramento indevido ou excessivo dos músculos (ver Capítulo 4), os órgãos tendinosos de Golgi nos tendões e ligamentos respondem ao estiramento, contrapondo-se à tensão muscular que provocou esse estiramento. Os fusos musculares e os órgãos tendinosos de Golgi são sensíveis ao estiramento e, por reflexo, impedem o estiramento inapropriado ou demasiado de músculos, tendões e ligamentos. Os fusos musculares também mantêm o tônus muscular, de modo que a contração intencional seja mais efetiva e ajude a evitar o colapso de animais em estação como resultado da força da gravidade. Os receptores articulares são sensíveis à posição ou ao ângulo das articulações e dão uma noção da posição do corpo. Em virtude da necessidade de uma rápida transmissão dos impulsos proprioceptores, o grau de mielinização das fibras proprioceptivas é o maior dentre todas as fibras nervosas periféricas.

- **Respostas dos receptores sensoriais**

1. Os receptores sensoriais respondem a mais de um tipo de energia?
2. Um receptor sensorial apresenta apenas um único nível de resposta?
3. Diferencie receptores fásicos e tônicos. Os fusos musculares são receptores fásicos ou tônicos?

Um **receptor sensorial** é o componente periférico de um axônio aferente e do corpo da célula nervosa localizado no centro desse axônio. Alguns exemplos de receptores sensoriais estão ilustrados na Figura 5.1. Os receptores sensoriais convertem diferentes tipos de energia em potenciais de ação; estes incluem

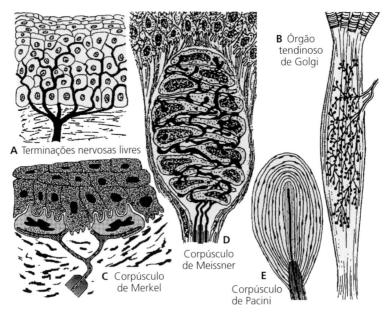

■ **FIGURA 5.1** Desenhos esquemáticos de cinco receptores sensoriais. **A.** Terminações nervosas livres ramificam-se entre as células da epiderme. **B.** Órgãos tendinosos de Golgi (um fuso neurotendíneo) ficam entrelaçados nos feixes de colágeno de um tendão e são ativados por tensão. **C.** Corpúsculo de Merkel, que termina na epiderme, são receptores de tato sensíveis à pressão. **D.** Corpúsculo de Meissner, na derme, é altamente sensível a leve toque. **E.** Corpúsculo de Pacini, na derme, é extremamente sensível à pressão transitória, como os estímulos vibratórios. (De Eurell JA, Frappier BL. Dellmann's Textbook of Veterinary Histology. 6th edn. Ames, IA: Blackwell Publishing, 2006.)

energia sonora, luminosa, química, térmica e mecânica. De modo geral, os receptores são **específicos**, pois respondem mais prontamente a uma forma de energia do que a outra. Por exemplo, o órgão tendinoso de Golgi (responsivo à tensão) não gera potencial de ação quando se aplica um leve toque; nesse caso, os corpúsculos de Meissner responderiam.

Respostas graduadas

Os receptores sensoriais estão sujeitos a **respostas graduadas**, dependendo da intensidade do estímulo. O receptor pode ser considerado como um gerador, em que a magnitude da voltagem produzida é determinada pelo estímulo. Se a geração de voltagem atingir o limiar do receptor, cria-se um impulso nervoso (aferente). À medida que a intensidade (amplitude) do estímulo aumenta, a frequência de disparo aumenta.

Adaptação

Os receptores podem não continuar a disparar a uma taxa (velocidade) compatível com a intensidade do estímulo, mas estão sujeitos à **adaptação**. A resposta a um estímulo prolongado pode, a princípio, mostrar uma explosão de potenciais de ação em alta frequência, seguida de diminuição na taxa que rapidamente retorna a zero. Os receptores variam quanto ao grau de sua adaptação. A resposta prévia, na qual a taxa de descarga retorna a zero, é característica dos corpúsculos de Pacini (sensíveis à pressão). Este é um exemplo de **órgão receptor fásico** – ou seja, um que se adapta com rapidez a um estímulo prolongado. Um receptor de rápida adaptação é mais adequado para sinalizar mudanças súbitas no ambiente ou oscilações vibratórias. O fuso muscular, que responde ao estiramento, é um exemplo de **órgão receptor tônico**, no que diz respeito à sua adaptação. A aplicação de um estímulo prolongado ao fuso muscular induz uma breve salva de potenciais de ação em alta frequência, seguida de uma taxa de potencial de ação que, além de diminuir para um nível mais baixo, é mantida ao longo de toda a duração do estímulo. Isso é conhecido como órgão receptor

tônico, da mesma forma que o tônus muscular (resultado da estimulação do fuso muscular) representa um estado contínuo de tensão muscular de baixo nível.

■ Dor

1. Qual é a nomenclatura dos receptores específicos para dor?
2. Um receptor de frio ou calor pode enviar um impulso aferente ao córtex cerebral para ser reconhecido como dor?
3. Que estruturas viscerais são mais sensíveis indutoras de dor?
4. Como ocorre a dor oriunda dos intestinos?
5. Descreva um bom exemplo de dor referida em bovinos.

A dor é um mecanismo de proteção. A sensação de dor é desencadeada por estímulos prejudiciais ou nocivos provenientes de quase todas as partes do corpo, com exceção do sistema nervoso central (a menos que haja dano às vias da dor). Os receptores específicos para dor recebem o nome de **nociceptores**. A sensação de dor não se deve à estimulação excessiva de receptores que atuam secundariamente na geração de uma outra sensação. Os receptores consistem em terminações nervosas desprotegidas, ou seja, não mielinizadas (ver Figura 5.1) de neurônios sensoriais (neurônios da dor) que respondem a todos os estímulos intensos. As terminações nervosas são basicamente quimiorreceptores, e o estímulo da dor (p. ex., térmico, químico, mecânico) produz lesão celular, o que gera uma reação química e provoca o disparo da fibra nervosa. As **fibras de dor** são **mielinizadas** ou **não mielinizadas**. As fibras mielinizadas exibem um intervalo de tempo curto entre o estímulo e a reação e, nesse caso, há dor intensa, enquanto as fibras não mielinizadas apresentam um tempo de latência mais longo e a dor é mais difusa, latejante e contínua. As fibras de dor, assim como as fibras de outras modalidades sensoriais, estão agrupadas em um trato específico da medula espinal.

O limiar de reação à dor é altamente variável entre os indivíduos. O que é doloroso para um animal pode não ser tão doloroso a outro. Além disso, o desvio da atenção de uma parte dolorida ou da situação dolorosa reduz a percepção de dor. Isso pode ser demonstrado quando um pito é aplicado ao lábio superior de um equino e apertado, produzindo um movimento de contração ou espasmo. A atenção ao desconforto gerado por essa manobra é desviada da dor ou da manipulação de outras partes do corpo.

Dor visceral

A dor visceral, como o próprio nome diz, é aquela que surge das vísceras (ou seja, dos órgãos contidos dentro das cavidades abdominal, torácica e pélvica); as partes mais sensíveis são os revestimentos peritoneal e pleural das cavidades abdominal e torácica, respectivamente. Os quadros de peritonite e pleurite (inflamação do peritônio e da pleura) provocam dor intensa. Algumas vísceras torácicas (p. ex., o coração) podem ser fontes de dor, enquanto outras (p. ex., os pulmões) podem não ser. A dor proveniente de vísceras ocas (p. ex., intestinos) do abdome é induzida por distensão grave ou contrações vigorosas (espasmos). Distensões ou contrações normais podem ser inofensivas, mas um processo inflamatório pode fazer com que elas se tornem dolorosas.

Dor referida

A **dor referida** é aquela sentida na superfície do corpo. De modo geral, a origem desse tipo de dor é nas vísceras torácicas ou abdominais. É causada por uma convergência de fibras aferentes de dor cutânea e visceral no mesmo neurônio, em algum ponto da via sensorial (Figura 5.2). A dor pode ser identificada conscientemente como cutânea (referindo-se à pele) porque uma dor cutânea prévia foi de fato sentida e percebida como da pele. Quando a dor é de origem visceral, no entanto, ela é erroneamente percebida como originária do local das fibras cutâneas relevantes (referidas) porque seu neurônio em comum tem a mesma projeção cerebral. A pericardite traumática (inflamação do pericárdio causada por perfuração por corpo estranho oriundo do retículo) em bovinos causa uma forma de dor referida. A pressão aplicada à cernelha provoca

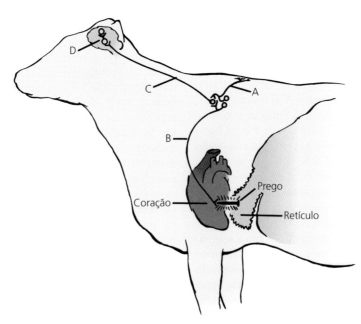

■ **FIGURA 5.2** Via sensorial da dor. Uma fibra aferente da dor cutânea (**A**) e uma fibra aferente da dor visceral (**B**) convergem para um neurônio em comum (**C**). O neurônio (**D**) transmite o impulso da dor, do tálamo para o córtex cerebral.

uma resposta dolorosa em bovinos acometidos por pericardite traumática, enquanto uma resposta mínima seria observada em bovinos normais. O estímulo cutâneo se soma àquele vindo do saco pericárdico inflamado devido à convergência das fibras nervosas.

■ Paladar

1. Defina a terminologia fisiológica do paladar.
2. Qual é a importância do paladar para animais?
3. Onde fica a maioria dos botões gustativos?
4. Onde se localizam os botões gustativos em relação às papilas e às glândulas de von Ebner?
5. Em que parte de um botão gustativo devem entrar substâncias dissolvidas para estimular os cílios gustativos?
6. Como as substâncias intensificadoras de sabor são classificadas nos animais?
7. A que temperatura ocorre rejeição de água pelas aves?
8. O que se entende por apetite caprichoso nos animais?

O sentido do paladar é denominado gustação. O papel desempenhado pelo paladar nos animais parece ser discriminatório; aparentemente, os animais são capazes de discriminar entre substâncias saudáveis e nocivas. Além disso, eles podem buscar por alimentos que contenham os nutrientes em falta em sua dieta.

Recepção gustativa

O órgão receptor do paladar é o **botão gustativo**. A maioria dos botões gustativos está localizada na língua, juntamente com as diversas papilas existentes (Figura 5.3A); outros são encontrados no palato, na faringe e na laringe. A Figura 5.3B mostra um conjunto de botões gustativos e suas localizações em relação a uma papila valada. O botão gustativo contém células gustativas e células de sustentação (Figura 5.3C). As **células gustativas** são os receptores sensoriais do paladar. De cada célula gustativa, surge um cílio minúsculo que se estende até a **depressão** (fossa) do botão gustativo. Essa depressão se comunica com a cavidade bucal por meio de um **poro** (ver Figura 5.3C). Qualquer substância experimentada deve se transformar em uma solução e entrar no poro de um botão gustativo. O cílio da célula gustativa, que se estende até a depressão, é atingido de alguma forma, de tal modo que essa célula é estimulada. O impulso gerado é transmitido ao encéfalo por meio de ramos do sétimo e nono pares de nervos cranianos (dois terços anteriores e terço posterior da língua, respectivamente). As extremidades aferentes desses ramos de nervos cranianos originam-se nas extremidades profundas dos botões gustativos e estão em estreito contato com as células gustativas.

As **glândulas de von Ebner** (ver Figura 5.3B) estão incrustadas profundamente no tecido muscular subjacente. A secreção aquosa dessas glândulas é conduzida até um sulco semelhante a um fosso que envolve as papilas por meio de ductos excretores; as substâncias a serem provadas são nela dissolvidas.

Sensações gustativas

As sensações gustativas em seres humanos são classificadas de acordo com relatos verbais como salgadas, doces, amargas ou azedas. Cada sensação gustativa provavelmente é o resultado de alguma combinação desses sabores básicos. Grande parte da opinião atual sobre as sensações gustativas que podem ser percebidas ou detectadas pelos animais baseia-se em observações casuais e crenças.

Um método comumente utilizado para avaliar o paladar dos animais é o **teste de preferência**. De acordo com esse método, as respostas são classificadas como **agradáveis, desagradáveis** e **indiferentes**. Há considerável variação individual entre as espécies. Uma substância considerada agradável por um cão pode ser desagradável ou indiferente por outros. Do mesmo modo, existe uma variabilidade do paladar entre suínos da mesma ninhada para as mesmas substâncias.

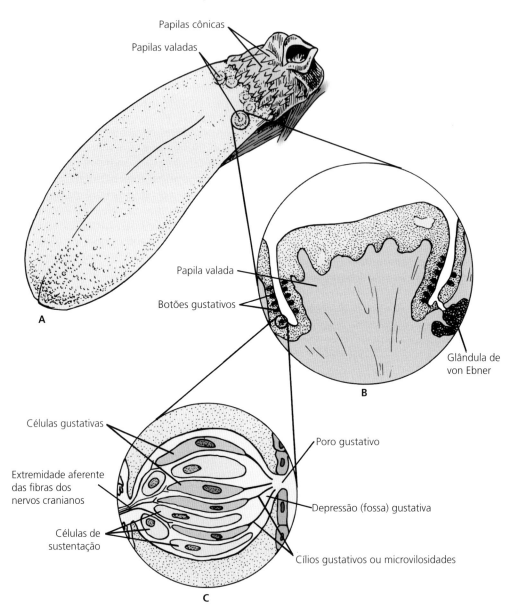

■ **FIGURA 5.3** Botões gustativos associados com papilas na língua do cão. **A.** Papilas fungiformes e filiformes são representadas pelos pontos menores. Papilas circunvaladas e cônicas estão localizadas na base da língua. **B.** Papila valada com botões gustativos que revestem seu sulco semelhante a um fosso. As glândulas de von Ebner produzem secreção aquosa para dissolver as substâncias a serem provadas. **C.** Botão gustativo com suas células gustativas e de sustentação.

Temperatura e paladar

Em seres humanos, a temperatura de uma bebida ou alimento influencia sobremaneira o seu sabor. Os efeitos da temperatura da água e sua aceitação foram avaliados em aves domésticas. A aceitabilidade da água diminui à medida que sua temperatura aumenta acima da temperatura ambiente. A água colocada sob a luz solar logo fica mais quente do que a temperatura ambiente e, por conta disso, é rejeitada pelas aves domésticas. As aves acabam manifestando sede aguda, em vez de beberem água à temperatura de 5°C acima de sua temperatura corporal (41°C); no entanto, as aves aceitam prontamente uma água abaixo do nível de congelamento. O reconhecimento dessas preferências é importante para a máxima produtividade e saúde em avicultura.

Apetite caprichoso

O **apetite caprichoso** é notado nos animais quando são vistos ingerindo lixo, madeira e outros materiais normalmente não comestíveis, ou seja, não considerados como gêneros alimentícios (isso difere de hábitos semelhantes que podem se desenvolver em alguns animais). Essa condição de apetite caprichoso também é conhecida como **pica**. Embora não seja fácil determinar a sua causa exata, a pica pode estar relacionada com certas deficiências nutricionais.

■ Olfato

1. Defina a terminologia fisiológica do olfato.
2. Onde estão localizados os corpos das células nervosas responsáveis pelo olfato?
3. Por que os cães têm um olfato melhor que o dos seres humanos?
4. Como se distinguem indivíduos anosmáticos, microsmáticos e macrosmáticos?
5. Qual é a função da secreção das glândulas de Bowman?
6. Descreva a função das células basais do epitélio olfatório.
7. É possível perceber ou detectar mais de um odor de uma só vez?
8. O que se entende por adaptação a odores?
9. Defina feromônios.
10. Quais são algumas das funções dos feromônios em animais?

Conforme os animais evoluíram, a partir de suas formas mais primitivas, os corpos das células nervosas migraram para uma localização central, de modo que apenas as fibras nervosas permaneceram em uma posição periférica. Como os corpos das células nervosas não são regenerados, essa localização central conferiu maior proteção contra danos. Se os prolongamentos dos neurônios forem lesionados, a regeneração será possível, até certo ponto. No entanto, essa migração central não aconteceu para os corpos das células nervosas do primeiro par de nervos cranianos (nervo olfatório) e, por essa razão, eles são encontrados na membrana mucosa da cavidade nasal. Esses corpos celulares estão localizados na **região olfatória**. O tamanho da região olfatória está diretamente relacionado ao grau de desenvolvimento do olfato; ele varia entre as espécies. O receptor olfatório dos cães provavelmente não é mais sensível do que o de seres humanos, mas sua maior região olfatória permite aos cães detectarem substâncias odoríferas em concentrações de 1:1.000 daquelas detectáveis pelos humanos.

A sensação de olfato é conhecida como **olfação**. Os animais com olfato muito desenvolvido (a maioria dos animais domésticos) são **macrosmáticos**. Um olfato relativamente menos desenvolvido é chamado de **microsmático**; seres humanos, macacos e alguns mamíferos aquáticos pertencem a esse grupo. Os animais sem olfato (p. ex., muitos mamíferos aquáticos) são **anosmáticos**. Os animais macrosmáticos podem se tornar microsmáticos ou anosmáticos e os microsmáticos podem se tornar anosmáticos em função de perda patológica das células ou déficit temporário. A localização periférica dos corpos celulares dos neurônios olfatórios torna-os mais suscetíveis à destruição por doença inflamatória. A sensibilidade olfativa provavelmente diminui com o tempo.

Estrutura da região olfatória

A Figura 5.4 mostra uma imagem microscópica de um corte obtido da região olfatória. Cada **célula receptora olfatória** possui um corpo celular e uma fibra nervosa que se estende a partir de cada uma de suas extremidades. Um dos prolongamentos corresponde ao dendrito, enquanto o outro consiste no axônio (ver Figura 5.4). O prolongamento dendrítico da

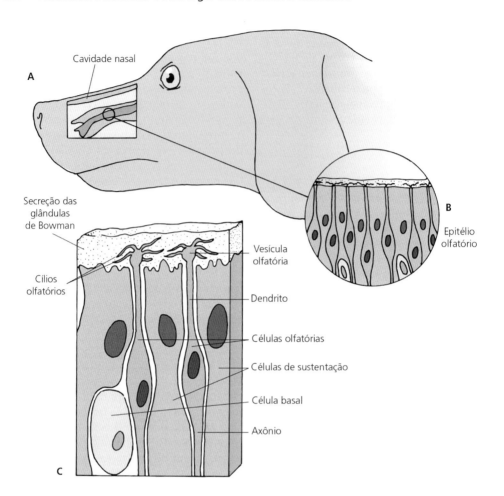

- **FIGURA 5.4** Região olfatória do cão e células associadas ao olfato. **A.** Cavidade nasal. **B.** Epitélio olfatório da mucosa da cavidade nasal. **C.** Células olfatórias, células basais e células de sustentação associadas ao epitélio olfatório. As glândulas de Bowman subepiteliais (não ilustradas) produzem uma secreção que recobre os cílios olfatórios.

célula olfatória se estende para fora da mucosa da região olfatória em fendas existentes entre as células de sustentação.[1] As **células de sustentação**, por sua vez, parecem proporcionar maior suporte aos prolongamentos dendríticos e permitem que os corpos celulares olfatórios sejam protegidos da cavidade nasal. Nesse local, pode haver várias estruturas semelhantes a cílios (cílios olfatórios) que se estendem das vesículas olfatórias (parte expandida de um dendrito) para a cavidade nasal. De modo geral, esses cílios estão recobertos por uma fina secreção produzida pelas **glândulas de Bowman** (glândulas subepiteliais). Os ductos dessas glândulas conduzem a secreção através do epitélio até a superfície. A secreção dessas glândulas promove uma constante renovação da camada delgada de líquido que continuamente banha os cílios olfatórios na superfície da região olfatória. O farejamento permite o deslocamento de ar para a frente e para trás (ou seja, um movimento de vaivém) e aumenta as chances de que a substância a ser aspirada se transforme em uma solução. Isso se torna o estímulo para que o impulso seja transmitido ao encéfalo. Os axônios das células olfatórias juntam-se a outros e prosseguem com eles sob

---
[1]N.T.: As células de sustentação também são conhecidas como células sustentaculares.

Capítulo 5 • Órgãos dos Sentidos **125**

a forma de fibras e ramos dos nervos olfatórios. As células basais se dividem e se diferenciam em células de sustentação ou células olfatórias. Isso representa uma proteção contra a perda do olfato que normalmente poderia ocorrer como resultado de doença da mucosa nasal.

Percepção de odor

Considerando o grande número de possibilidades de odores, é improvável que exista um tipo específico de célula olfatória para cada odor. É mais provável que odores básicos se combinem para induzir a sensação de um odor específico.

Apenas um único odor pode ser percebido ou detectado de cada vez. Alguns desodorizantes ou aromatizadores de ambiente são eficazes, pois eles são capazes de estimular as células olfatórias mais do que o odor ofensivo ou desagradável. Nesse caso, tal odor não é eliminado, mas apenas mascarado. As células olfatórias se adaptam aos odores, de tal modo que eles não persistem em determinados indivíduos. Esta é a razão pela qual o cheiro de um pão que acabou de sair do forno é tão perceptível quando alguém entra em uma padaria, enquanto o padeiro talvez nem sinta mais o cheiro.

Ferormônios

Os animais utilizam odores para se comunicar uns com os outros. Constatou-se que os veados-de-cauda-preta e os veados-mula das Montanhas Rochosas usam as glândulas tarsais existentes em seus membros posteriores como transmissores de odor para identificar as espécies como amigas ou estranhas à sua espécie. O odor da substância produzida pelas glândulas tarsais impregna a pele e os pelos, e a comunicação é estabelecida mediante farejamento de outros animais de seu grupo, aproximadamente uma vez a cada hora. Uma substância química secretada por um animal, que influencia o comportamento de outros animais, é conhecida como **ferormônio**. A primeira análise química de um ferormônio de mamíferos foi realizada utilizando a substância secretada pela glândula tarsal de cervídeos. Alguns animais possuem glândulas odoríferas nos espaços entre os coxins plantares. Os coelhos têm glândulas

odoríferas na região peitora e ao redor do orifício anal. Os gatos apresentam glândulas no queixo e nos lábios e, por conta disso, marcam pessoas ou objetos esfregando a cabeça neles. Os ferormônios são substâncias envolvidas na linguagem química entre os animais, para certas finalidades, tais como marcação de trilhas ou limites, reconhecimento de animais do mesmo rebanho ou ninhada, marcação do local dos comedouros e emissão de sinais de alarme.

■ Audição e equilíbrio

1. Acompanhe o movimento iniciado por uma onda sonora a partir da membrana timpânica através da janela coclear (janela redonda).
2. Qual é função dos dois músculos estriados localizados na orelha média?
3. Qual é o reflexo inerente à função dos músculos da orelha média?
4. Descreva as respectivas funções das porções vestibular e coclear da orelha interna.
5. Por que a cóclea é espiralada?
6. Diferencie labirinto membranoso de labirinto ósseo e seus respectivos líquidos.
7. Como as cristas (localizadas nos canais semicirculares) são estimuladas?
8. Como os receptores da mácula são estimulados?
9. Quais são as divisões da cóclea ocasionadas pelo prolongamento do labirinto membranoso?
10. Qual divisão coclear contém o órgão de Corti e qual é a função desse elemento anatômico?
11. Resuma o mecanismo de recepção do som (relacionada ao item 1).

A orelha possui componentes associados ao sentido especial da audição e aqueles envolvidos com o equilíbrio postural. As ondas sonoras são direcionadas aos receptores de audição, na orelha interna, através das orelhas externa e média. A orelha interna possui receptores não só para a audição, mas também para o equilíbrio.

Orelha externa

A orelha externa (Figura 5.5) consiste na parte externa visível (**pina**[2]) e no canal auditivo, que se estende da pina até a orelha média (cavidade timpânica), passando pelo crânio (**meato acústico externo**). Na maioria dos animais, a pina consiste em uma cartilagem em formato de funil, revestida na parte de fora por pele com quantidade abundante de pelos e na parte de dentro por pele relativamente glabra (i. e., sem pelos). Graus variados de inserção muscular conferem mobilidade à pina, o que é útil para a localização e captação dos sons. A cartilagem em formato de funil concentra as ondas sonoras e as direciona através do canal auditivo para a membrana timpânica, que separa a orelha média da orelha externa.

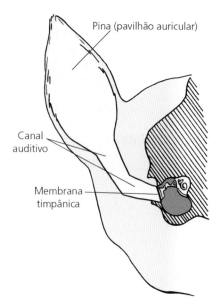

■ **FIGURA 5.5** Cabeça do cão, em corte transversal. A orelha externa (pina e canal auditivo) possibilita a transmissão de ondas sonoras para a membrana timpânica. O canal auditivo no cão tem um componente vertical e outro oblíquo.

Orelha média

As orelhas média e interna estão ilustradas na Figura 5.6. A orelha média é separada da orelha interna por membranas que fecham a **janela vestibular** (oval) e a **janela coclear** (redonda). A orelha média se comunica com a faringe por meio da **tuba auditiva** (frequentemente chamada de trompa de Eustáquio). A tuba auditiva possibilita a equalização da pressão entre a cavidade normalmente fechada e a parte externa. Na orelha média, há uma ligação mecânica entre a membrana timpânica e a membrana que fecha a janela vestibular, por meio de três **ossículos auditivos** (ossos). Do aspecto lateral para o medial, encontram-se as seguintes estruturas: o **martelo**, a **bigorna** e o **estribo**. A amplificação das ondas sonoras é produzida pela alavancagem dos ossículos e pela maior área da superfície da membrana timpânica, que transmite as ondas sonoras para a janela vestibular, cuja área de superfície é menor. Ruídos excessivamente altos são atenuados por dois músculos esqueléticos da orelha média: o **tensor do tímpano** e o **estapédio** (Figura 5.7). Os fusos musculares desses músculos respondem ao estiramento muscular desencadeando um reflexo que faz com que os músculos se contraiam. O músculo tensor do tímpano está ligado ao martelo e sua contração tensiona a membrana timpânica, limitando assim o seu movimento. O músculo estapédio (o menor músculo esquelético

[2]N.T.: A pina também é conhecida como pavilhão auricular.

do corpo) está unido ao estribo e sua contração tensiona o estribo de modo a reduzir o seu movimento. O grau de estiramento é determinado pela intensidade (sonoridade) da onda sonora. Ruídos altos são atenuados pelo estiramento muscular excessivo e pela subsequente contração muscular reflexa, o que impede o movimento exagerado dos ossículos.

Orelha interna

A orelha interna pode ser dividida em duas partes, de acordo com a função: (1) a **porção vestibular**, que é sensorial para **posição** e **equilíbrio**, e (2) a **porção coclear**, que é sensorial para o **som** (Figura 5.8). A porção coclear recebe inervação do nervo coclear, um ramo do nervo vestibulococlear (oitavo par de nervos cranianos), enquanto a porção vestibular recebe inervação do ramo do nervo vestibular do mesmo nervo craniano (oitavo par). A orelha interna está contida dentro de uma escavação óssea conhecida como **labirinto ósseo** (Figura 5.9). O labirinto refere-se a uma combinação complexa de vias labirínticas. Por ser espiralada, a cóclea pode ocupar um espaço limitado. Uma cóclea não espiralada se protegeria no cérebro.

Capítulo 5 • Órgãos dos Sentidos   127

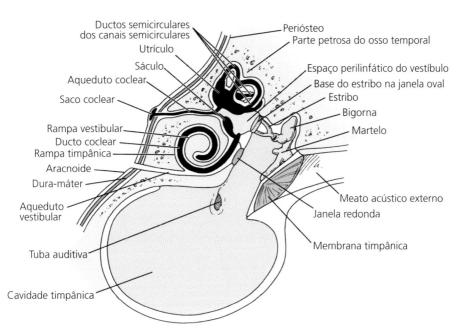

■ **FIGURA 5.6** Representação esquemática das orelhas média e interna. A orelha interna consiste em um labirinto membranoso (em preto) dentro de um labirinto ósseo. O labirinto membranoso contém ductos preenchidos com endolinfa, enquanto o labirinto ósseo contém a perilinfa dentro dos canais semicirculares e do vestíbulo. O aqueduto vestibular se comunica com o espaço subaracnóideo e seu líquido cerebrospinal. (Adaptada de Getty R, Foust HL, Presley ET, Miller ME. Macroscopic anatomy of the ear of the dog. Am J Vet Res, 1956; 17: 366.)

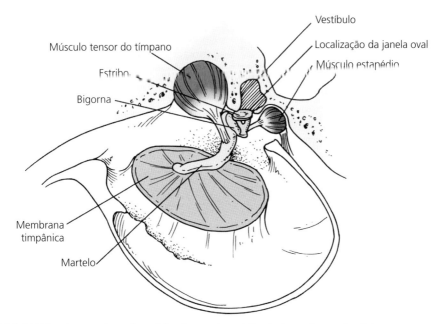

■ **FIGURA 5.7** Vista interna da orelha média. O martelo está ligado à membrana timpânica, enquanto o estribo está unido à janela vestibular (oval). Os fusos musculares dos músculos tensor do tímpano e estapédio iniciam o reflexo de estiramento em resposta a ruídos altos. A contração desses músculos, respectivamente, tensiona a membrana timpânica, limitando o seu movimento, e reduz o movimento do estribo.

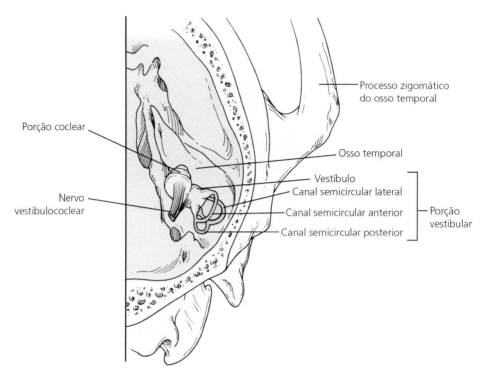

■ **FIGURA 5.8** Orelha interna do lado direito (visualizada de cima, mostrando sua posição em relação ao crânio). (Adaptada de Getty R, Foust HL, Presley ET, Miller ME. Macroscopic anatomy of the ear of the dog. Am J Vet Res. 1956; 17: 369.)

Estrutura e função vestibular

A **porção vestibular** está alojada nas partes do labirinto ósseo conhecidas como **vestíbulo** e **canais semicirculares** (em um total de três, a saber: anterior, lateral e posterior). Cada canal semicircular sai do vestíbulo e retorna a ele (ver Figura 5.9). Além disso, os canais semicirculares estão arranjados em ângulos retos entre si, de modo que cada canal fique em um plano geométrico diferente dos outros. A porção coclear fica alojada principalmente na porção coclear do labirinto ósseo que sai do vestíbulo. Dentro do labirinto ósseo, há um **labirinto membranoso**, que se trata de uma estrutura de tecido conjuntivo completamente fechada (Figura 5.10). O labirinto membranoso contém um líquido conhecido como **endolinfa** (rico em potássio e pobre em sódio), secretado pelo tecido vascular existente na parede externa da rampa média. Fora do labirinto membranoso e dentro do labirinto ósseo, existe outro líquido conhecido como **perilinfa**. Através do aqueduto vestibular (conexão com o espaço subaracnóideo), a perilinfa circula livremente com o líquido cerebrospinal e compartilha uma composição semelhante (ver Figura 5.6). Em virtude da conexão meníngea, existe a possibilidade de que as infecções da orelha interna ascendam até as meninges e produzam **meningite** (inflamação das meninges). No interior da porção vestibular, o labirinto membranoso também inclui **três ductos semicirculares** e dois sáculos no interior do vestíbulo conhecidos como **utrículo** e **sáculo**. Ambas as extremidades de cada canal semicircular se abrem no utrículo e este, por sua vez, se comunica com o sáculo (ver Figura 5.10). O sáculo possui duas outras comunicações, uma delas importante, com o labirinto membranoso da cóclea e outra com o **aqueduto coclear**, que conduz ao **saco coclear** localizado entre as camadas das meninges (subdural) (ver Figura 5.6). O saco coclear é um local de absorção ativa de endolinfa. Além disso, os neutrófilos e macrófagos do tecido conjuntivo circundante são capazes de atravessar o epitélio e fagocitar restos celulares e outros materiais particulados que podem se acumular no lúmen do saco coclear.

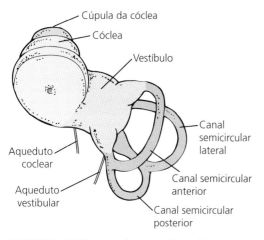

■ **FIGURA 5.9** Desenho de um molde de látex da orelha interna do cão, ocupando o labirinto ósseo. O labirinto membranoso ocuparia o espaço preenchido pelo molde de látex. (Adaptada de Getty R, Foust HL, Presley ET, Miller ME. Macroscopic anatomy of the ear of the dog. Am J Vet Res. 1956; 17: 370.)

No local em que cada labirinto membranoso que ocupa os canais semicirculares deixa o utrículo, nota-se uma estrutura dilatada – a **ampola**. Cada uma das três ampolas contém receptores sensoriais para o equilíbrio conhecidos como **crista** (Figura 5.11). Tanto o utrículo como o sáculo contêm uma área receptora sensorial conhecida como **mácula** (Figura 5.12). Em ambos os casos, as regiões receptoras são placas de epitélio contendo células ciliadas, e os impulsos vestibulares gerados por essas células ciliadas contribuem para a noção geral de orientação e equilíbrio.

As máculas no utrículo e no sáculo (ver Figura 5.12) possuem **células ciliadas receptoras** incorporadas em uma **membrana otolítica**. Essa membrana, por sua vez, consiste em um material gelatinoso recoberto por glicoproteína, intercalada com cristais de carbonato de cálcio, chamados **otólitos** (**otocônia**), relativamente pesados. Os receptores do utrículo repousam em um plano horizontal, enquanto os do sáculo ficam em um plano vertical. Em razão da força da gravidade e dependendo da posição da cabeça,

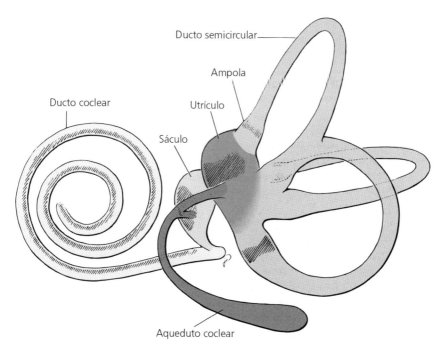

■ **FIGURA 5.10** Labirinto membranoso. As áreas hachuradas indicam as regiões do neuroepitélio, incluindo o órgão espiral do ducto coclear, as máculas do utrículo e do sáculo, bem como a crista ampular dos ductos semicirculares. (De Banks WJ. Applied Veterinary Histology. 2nd edn. Baltimore, MD: Lippincott Williams & Wilkins, 1986.)

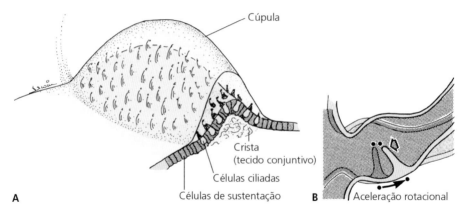

■ **FIGURA 5.11 A.** Estrutura geral da crista ampular em um ducto semicircular. **B.** Células ciliadas ampulares que respondem à deflexão da cúpula. (De Cormack DH. Ham's Histology. 9th edn. Philadelphia, PA: JB Lippincott Company, 1987.)

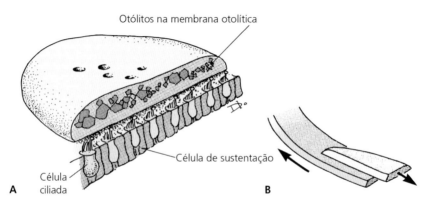

■ **FIGURA 5.12 A.** Estrutura geral das máculas utriculares e saculares. **B.** Células ciliadas das máculas que respondem ao movimento das membranas otolíticas. (De Cormack DH. Ham's Histology. 9th edn. Philadelphia, PA: JB Lippincott Company, 1987.)

os otólitos pesados, em uma ou ambas as máculas, podem aplicar uma força de cisalhamento às células ciliadas. Essa força registra a posição da cabeça. Em função do peso dos otólitos, é fornecida uma inércia suficiente à membrana otolítica para que as máculas também detectem aceleração ou desaceleração linear da cabeça.

A aceleração ou desaceleração rotacional da cabeça é detectada em qualquer plano pela crista ampular do ducto semicircular correspondente. As células ciliadas das cristas são estimuladas ao movimentar a cabeça, pois essas células ciliadas são movidas mecanicamente através da endolinfa, a qual não se movimenta devido à inércia. Quando a cabeça para, a endolinfa é finalmente deslocada; isso estimula as células ciliadas em uma direção oposta, inibindo uma maior acomodação.

Estrutura e função coclear

O prolongamento do labirinto membranoso até a cóclea é conhecido como **ducto coclear** ou, mais comumente, **rampa média**. Essa estrutura ocupa uma posição central dentro da cóclea, estendendo-se de um lado para o outro e dividindo a cóclea em uma parte acima da rampa média (**rampa do vestíbulo**) e outra parte abaixo (**rampa do tímpano**) (Figura 5.13). Estas últimas divisões não se comunicam entre si, exceto por um pequeno orifício no ápice ou na extremidade da cóclea, conhecido como **helicotrema**. Ao longo de toda a rampa média, há um grande número de estruturas; a cada uma delas, individualmente, dá-se o nome de **órgão de Corti** (ver Figura 5.13). Essas estruturas transformam as ondas sonoras em impulsos nervosos. Esses impulsos, por sua vez, são transmitidos ao córtex cerebral para propiciar a sensação de audição. As inserções de nervos nessas estruturas e nas células basais maiores estão dispostas de tal modo que a base mais espessa é denominada **membrana basilar**. A localização de cada órgão de Corti específico dentro da rampa média, desde a base (próxima à orelha média) até o ápice da cóclea, com sua inervação individual, determina a frequência da onda sonora percebida ou detectada (Figura 5.14).

Ondas sonoras de diferentes frequências apresentam distintos padrões de transmissão, desde a base até o ápice. Uma onda sonora fraca (de qualquer frequência) na base se fortalece quando atinge a porção da membrana basilar que possui uma frequência ressonante natural igual à sua. Nesse ponto, a membrana basilar pode vibrar com facilidade; a energia da onda sonora é dissipada e não percorre a distância restante ao longo da membrana basilar. Portanto, uma **onda sonora de alta frequência**

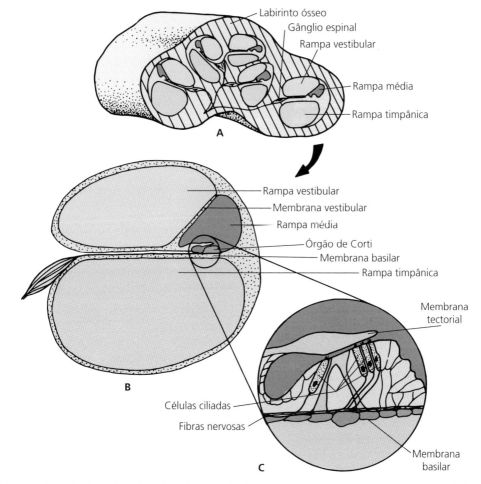

FIGURA 5.13 Porção coclear da orelha interna. **A.** Cóclea em corte transversal, ilustrando sua característica espiralada. **B.** Representação esquemática de um corte através de um dos giros da cóclea. **C.** Detalhes de um órgão de Corti.

132 Anatomia Funcional e Fisiologia dos Animais Domésticos

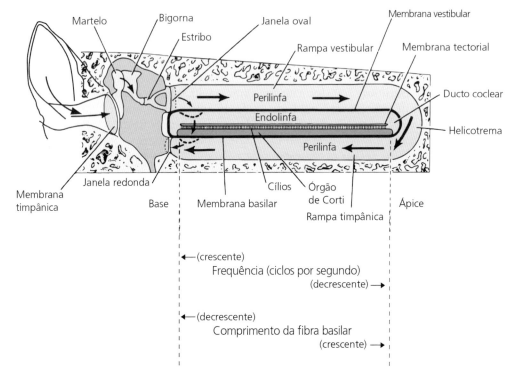

■ **FIGURA 5.14** Transmissão de ondas de pressão na cóclea. Quando o movimento do estribo é lento, as ondas de pressão são transmitidas através da perilinfa, sem o movimento da membrana basilar. Com maior movimentação do estribo (maior frequência), as ondas de pressão são direcionadas através da endolinfa com o movimento da membrana basilar e, consequentemente, o som é percebido ou detectado. Ruídos de alta e baixa frequência estão relacionados com regiões da membrana basilar, onde diferentes frequências de ondas sonoras podem causar deslocamento. (Adaptada de Spence AP, Mason EB. Human Anatomy and Physiology. 4th edn. St Paul, MN: West Publishing Co., 1992.)

percorre uma curta distância ao longo da membrana basilar, onde atinge seu ponto resonante e desaparece. Uma **onda sonora de baixa frequência** percorre uma distância maior, ocorrendo um fenômeno semelhante. Todas as frequências entre alta e baixa estão representadas em diferentes pontos da membrana basilar, entre a base e o ápice da cóclea.

O órgão de Corti é composto principalmente de receptores sensoriais conhecidos como células ciliadas. Tais células possuem cílios que se projetam na **membrana tectorial** (ver Figura 5.13). O deslocamento dos cílios das células ciliadas em oposição à membrana tectorial, causado por oscilações da membrana basilar (resultantes da dissipação de ondas sonoras), faz com que essas células ciliadas se despolarizem e gerem impulso nervoso. O impulso nervoso, então, é transmitido ao córtex cerebral auditivo por meio do **nervo vestibulococlear.**

Resumo da recepção de som

As estruturas transversais e as ações iniciadas para que uma onda sonora seja ouvida podem ser resumidas da seguinte forma (Figura 5.15):

1. A onda sonora é direcionada para o meato acústico externo, pela pina (pavilhão auricular).
2. A onda sonora colide com a membrana timpânica (tímpano) e a coloca em movimento.
3. O movimento do tímpano é transmitido da orelha média pelos ossículos auditivos até a janela vestibular (oval).
4. A janela vestibular é colocada em movimento e desloca a perilinfa no vestíbulo da orelha interna.
5. A perilinfa (um líquido) não é passível de compressão e, por essa razão, transmite a onda sonora através da rampa vestibular da cóclea.

Capítulo 5 • Órgãos dos Sentidos

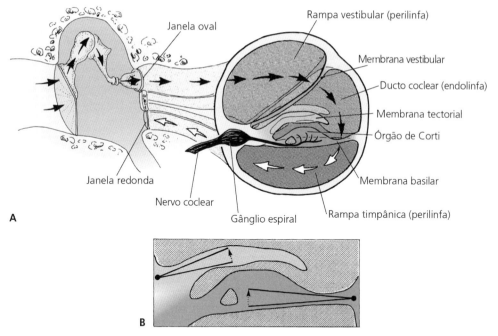

FIGURA 5.15 A. Representação esquemática do trajeto das ondas sonoras que entram na orelha. **B.** As células ciliadas no órgão de Corti respondem à força de cisalhamento gerada pelo pivotamento independente das membranas tectorial e basilar, em eixos separados. (De Cormack DH. Essential Histology. 2nd edn. Baltimore, MD: Lippincott Williams & Wilkins, 2001.)

6. Um órgão de Corti a certa distância da base (característica da onda sonora que se aproxima) é estimulado quando uma onda sonora é transmitida para a rampa média e daí para a rampa timpânica.
7. O deslocamento do líquido na rampa timpânica é finalmente compensado por um movimento externo da janela coclear (redonda) em direção à cavidade da orelha média.
8. A estimulação das células ciliadas em um órgão de Corti inicia um impulso nervoso que é transmitido pelo ramo coclear do nervo vestibulococlear ao encéfalo.

A faixa de frequências através da qual o som pode ser percebido ou detectado varia entre as espécies. Em seres humanos, o limite parece estar entre 20 e 20.000 ciclos por segundo. Os cães podem detectar frequências de até cerca de 50.000 ciclos por segundo, o que é a base de **assobios** feitos para esses animais. Tais dispositivos emitem um som de alta frequência que não é percebido pelos seres humanos, mas detectado pelos cães devido à estimulação do órgão de Corti.

■ Visão

1. Quais são as partes externas do olho e as estruturas básicas do bulbo ocular?
2. Qual é a disposição (arranjo) normal do estroma corneano?
3. A córnea possui irrigação sanguínea?
4. Há fibras nervosas na córnea?
5. Como ocorre o processo de acomodação do cristalino?
6. Qual é o grau de acomodação entre os animais domésticos?
7. Descreva o modo de alteração do tamanho da pupila.
8. O formato da pupila é o mesmo entre todos os animais?

9. Qual seria o impacto de uma localização central do disco óptico e da contração circular da pupila?
10. Estude a produção, localização, circulação, função e drenagem do humor aquoso.
11. Qual é a substância química visual que, quando excitada pela luz, começa a se decompor e estimula as células bastonetes da retina?
12. Defina *tapetum lucidum* e entenda como essa estrutura propicia uma visão melhor em condições de baixa luminosidade.
13. O que são campo visual, visão binocular e visão monocular?
14. Descreva a conjuntiva.
15. Por que um equino com obstrução do ducto nasolacrimal fica com a face úmida?
16. Defina o termo "olho de cereja", no cão.

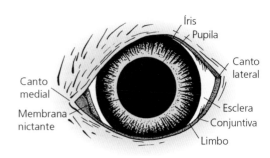

■ **FIGURA 5.16** Estruturas externas do olho. O canto medial está do lado do nariz. O ducto nasolacrimal origina-se no canto medial. O limbo consiste na junção da esclera com a íris.

Os órgãos receptores da visão são os olhos. A luz é o estímulo receptor e, consequentemente, muitas das estruturas oculares são adaptadas à transparência, para que os raios luminosos possam alcançar os receptores. As partes do olho vistas de frente (**as partes externas do olho**) estão ilustradas na Figura 5.16. As estruturas básicas do bulbo ocular são mostradas na Figura 5.17.

Estruturas e funções do olho

O olho é composto por **bulbo ocular** (globo), nervo óptico e estruturas acessórias, incluindo as pálpebras, as conjuntivas, o aparelho lacrimal e os músculos do bulbo ocular.

Túnicas do bulbo ocular

O bulbo ocular possui três camadas ou estratos distintos, conhecidos como **túnicas**. A camada mais externa (**túnica fibrosa**) é o estrato de sustentação (suporte) do bulbo ocular, sendo composta por **córnea** (anterior) e **esclera** (posterior). A esclera é a parte opaca (branca) resistente da túnica fibrosa. A camada média ou intermediária corresponde à túnica vascular, sendo composta por **coroide**, **corpo ciliar** e **íris**. A túnica mais interna é a **retina sensível à luz** (**túnica nervosa**). Essa túnica nervosa, por sua vez, possui várias camadas; três de suas camadas são constituídas por células. A camada de células sensíveis à luz é constituída de **bastonetes** (visão em branco e preto) e **cones** (visão colorida). Esses receptores convertem a luz em um impulso nervoso. A retina é preta devido à presença de **melanina**. Essa pigmentação preta não só auxilia na absorção de luz, mas também impede a reflexão descontrolada ou desordenada para outras partes do olho.

Córnea

A **córnea** é a continuação transparente e anterior da esclera. É transparente para possibilitar a entrada de luz. Em uma imagem de corte transversal da córnea, podem ser identificadas cinco camadas, de fora para dentro (Figura 5.18): (1) o epitélio anterior (epitélio escamoso estratificado não queratinizado), (2) membrana basal subepitelial (membrana de Bowman), (3) substância própria ou estroma (4) lâmina limitante posterior (membrana de Descemet) e (5) endotélio posterior (endotélio de Descemet).

Há maior transmissão de luz se a área de superfície (i. e., a relação entre a córnea e a esclera) for aumentada. Os **animais de hábito noturno** possuem córneas relativamente maiores do que aqueles de **hábito diurno**. Aproximadamente 17% do bulbo ocular do cão são representados pela córnea (animal de hábito diurno), enquanto cerca de 30% do bulbo ocular

Capítulo 5 • Órgãos dos Sentidos   135

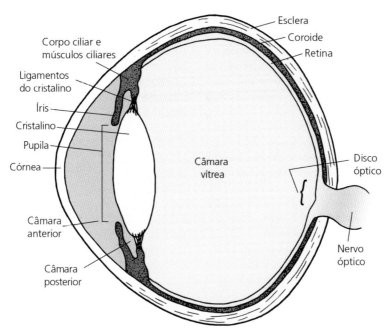

■ **FIGURA 5.17** Diagrama do bulbo ocular mostrando sua estrutura básica. A pupila consiste na abertura (orifício) entre a projeção central da íris.

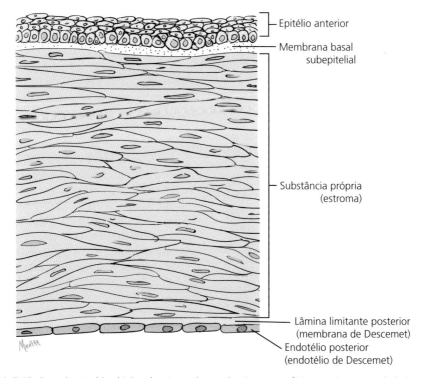

■ **FIGURA 5.18** Organização histológica da córnea (parte de cima, superfície anterior; parte de baixo, superfície posterior).

no gato são constituídos pela córnea (animal de hábito noturno).

Cerca de 90% da espessura da córnea se devem às **fibras de colágeno** (chamadas **estroma**). As fibras de colágeno apresentam um arranjo laminado e ordenado, relacionado à natureza transparente da córnea.

A córnea é **avascular** (ou seja, sem vasos sanguíneos), para que esses vasos não interfiram na transmissão interna da luz. A córnea é inervada abundantemente por **fibras nervosas não mielinizadas**, terminações nervosas desprotegidas que entram no limbo e penetram na camada epitelial externa. A córnea é um dos tecidos mais sensíveis do corpo.

A **transparência da córnea** depende, ainda, do seu grau de hidratação; a córnea transparente normal contém menos água do que ela é capaz de absorver. O aumento na captação (absorção) de água com uma consequente redução na transparência pode ocorrer como resultado de dano ao epitélio anterior ou endotélio posterior ou devido à diminuição de oxigênio. Se isso ocorrer, haverá um rearranjo das fibras de colágeno, tornando a córnea turva ou esbranquiçada. Outras causas de turvação ou branqueamento da córnea incluem o adelgaçamento dessa estrutura por aumento da pressão intraocular, ruptura traumática da córnea ou substituição do tecido corneano por tecido cicatricial.

Cristalino e acomodação

O **cristalino** está situado entre a córnea e a retina. Por meio de **ligamentos suspensores** (**fibras zonulares**) é fixado ao corpo ciliar, uma crista anterior espessa da coroide que circunda o bulbo ocular (Figura 5.19). O **corpo ciliar** contém três grupos de fibras musculares lisas (**músculos ciliares**), e cada grupo está orientado em uma direção diferente. O tônus normal dos músculos ciliares resulta em visão normal com um cristalino que, além de convexo, tem uma **distância focal** (distância do cristalino à retina), onde a imagem é focada na retina. Os cristalinos convexos convergem os raios de luz. Um cristalino mais convexo encurtaria a distância focal, enquanto um cristalino menos convexo aumentaria a distância focal. Consequentemente, quando objetos mais próximos são visualizados, a distância focal fica

na parte de trás da retina e o cristalino deve se tornar mais convexo para encurtar a distância focal e fazer com que ela se concentre na retina. Isso é conseguido pelo aumento na contração dos músculos ciliares. Como os músculos ciliares envolvem o bulbo ocular, a contração diminui a tensão sobre os ligamentos do cristalino, tornando-os mais frouxos (ver Figura 5.19). Em função de sua cápsula elástica, a tensão reduzida sobre os ligamentos faz com que o cristalino assuma uma configuração mais convexa e, com isso, a distância focal é encurtada. Quando objetos mais distantes são visualizados, a distância focal fica na parte da frente da retina e o cristalino deve se tornar menos convexo (mais divergente), a fim de aumentar a distância focal até a retina.

Quando o objeto está distante, ocorre maior relaxamento dos músculos ciliares e aplica-se maior tensão à cápsula elástica do cristalino, tornando assim o cristalino menos convexo; dessa forma, a distância focal é aumentada devido à maior divergência. Os ajustes necessários para objetos próximos e distantes são conhecidos como **acomodação**. A acomodação entre os animais domésticos parece limitada. Acredita-se que isso seja verdade por conta da escassez de músculos ciliares, exceto no gato. Nos animais da espécie felina, a convexidade do cristalino aumenta durante a acomodação para objetos próximos a ponto de comprimir a íris anteriormente à córnea.

A **acuidade visual** corresponde à capacidade de distinguir os detalhes e as formas de objetos, com precisão. A **região da fóvea** é uma área da retina onde há uma alta acuidade visual, sendo caracterizada por uma depressão ou fossa (**fóvea central**). Nos primatas e nas aves, a fóvea contém apenas as **células cones** (**visão colorida**). Os mamíferos domésticos carecem de fóvea, mas possuem áreas de alta acuidade visual, chamadas de **estrias visuais**.[3]

Íris

A quantidade de luz que pode penetrar nos olhos é controlada pela **íris**, a parte colorida dos

---

[3]N.T.: Faixas ou estrias visuais = área alongada da retina, encontrada em alguns animais, que proporciona uma acuidade visual superior.

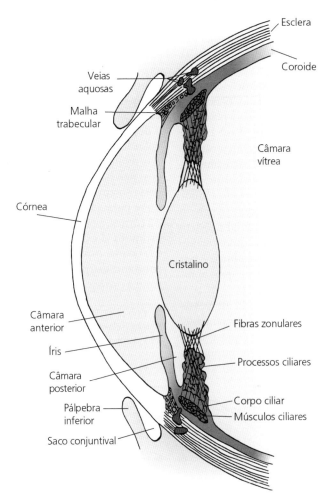

■ **FIGURA 5.19** Representação esquemática da relação dos processos ciliares com o corpo ciliar, as fibras zonulares (ligamentos do cristalino) e a câmara posterior, no cão. Os músculos ciliares fazem parte do corpo ciliar e estão presos às fibras zonulares. A malha trabecular[4] é um local de fluxo do humor aquoso que é drenado para as veias aquosas, na esclera. Os músculos ciliares envolvem o bulbo ocular. Quando contraídos, a tensão sobre os ligamentos do cristalino diminui e o cristalino se torna mais convexo.

olhos (ver Figura 5.19). A abertura ou orifício, de tamanho variado, recebe o nome de **pupila**. A pupila é horizontal nos herbívoros domésticos e nos suínos, mas é vertical e elíptica no gato e circular no cão. A íris contém dois grupos de músculos lisos: (1) **fibras em disposição circular**, inervadas pelo sistema nervoso autônomo **parassimpático**, e (2) **fibras em disposição radial**, inervadas pelo SNA **simpático**. A contração das fibras dispostas circularmente diminui o tamanho da pupila e permite menor entrada de luz nos olhos, enquanto a contração das fibras dispostas radialmente aumenta o tamanho da pupila e possibilita maior entrada de luz nos olhos.

Humores oculares

Os espaços anteriores ao cristalino são divididos pela íris, em duas partes. O espaço atrás da íris e na frente do cristalino é denominado **câmara posterior**, ao passo que o espaço atrás da córnea e na frente da íris é conhecido como **câmara**

---

[4]N.T.: Também conhecida como rede trabecular ou trabéculo.

anterior. Os **processos ciliares** são estruturas que se projetam a partir do corpo ciliar em direção à câmara posterior (ver Figura 5.19). Esses processos ciliares são bem vascularizados e apresentam uma área de superfície considerável devido seu arranjo pregueado. Eles secretam ativamente um líquido na câmara posterior, o **humor aquoso** (Figura 5.20). Esse humor aquoso comunica-se livremente com a câmara anterior e assim ocupa todos os espaços anteriores ao cristalino. O material transparente atrás do cristalino, que ocupa grande parte do volume do bulbo ocular (a **câmara vítrea**), recebe o nome de **corpo vítreo**. Esse material não tem as características de fluxo de um líquido, sendo mais parecido com uma massa gelatinosa – por isso, a denominação corpo vítreo é mais apropriada do que humor vítreo.

O humor aquoso pode se difundir através da massa do corpo vítreo, mas apenas lentamente.

O fluxo principal do humor aquoso após a sua formação ocorre através da pupila em direção à câmara anterior, onde é reabsorvido no **ângulo iridocorneano**, um ângulo formado pelo encontro da córnea com a íris (Figura 5.21). Como há produção contínua de humor aquoso, também deve haver uma remoção contínua. Esse humor aquoso entra na malha trabecular corneoescleral, no ângulo iridocorneano, e depois é direcionado para as **veias aquosas coletoras** e o **plexo venoso escleral**, para o seu retorno ao sangue. Nos animais domésticos, não há **canal de Schlemm**,[5] como aquele descrito em seres humanos. O humor aquoso serve para: (1) fornecer nutrição ao cristalino e à córnea, avasculares, (2) remover catabólitos oriundos do metabolismo dessas estruturas, (3) ocupar espaço e (4) manter uma distância constante das partes refrativas. É possível mensurar a pressão mantida pelo humor aquoso no

---

[5]N.T.: O canal de Schlemm, também conhecido como seio venoso escleral, é um canal circular do olho que recolhe o humor aquoso da câmara anterior e o envia para a corrente sanguínea através da veia ciliar anterior.

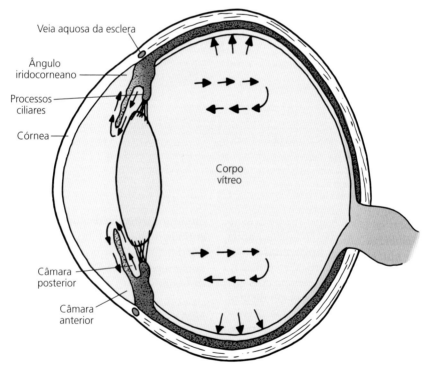

■ **FIGURA 5.20** Formação de humor aquoso pelos processos ciliares e seu fluxo anterior. As setas no corpo vítreo indicam o fluxo do humor aquoso por difusão através do corpo vítreo. Ocorre alguma absorção de humor aquoso, do corpo vítreo para os vasos coroidais.

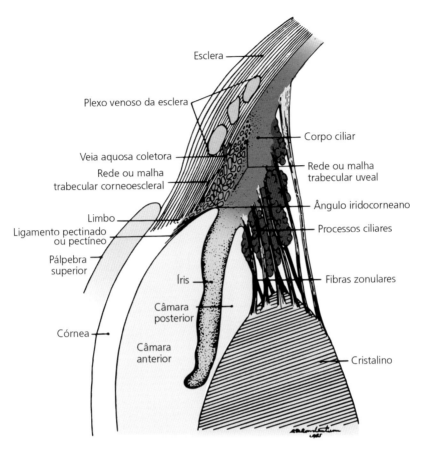

FIGURA 5.21 Desenho esquemático da região do ângulo iridocorneano, no cão. Trata-se do local de drenagem do humor aquoso. (De Dellmann HD. Textbook of Veterinary Histology. 4th edn. Philadelphia, PA: Lea & Febiger, 1993.)

interior do bulbo ocular; no cão, ela situa-se em torno de 20 mmHg. Essa pressão mantém o formato e a firmeza normais do bulbo ocular. Se a reabsorção do humor aquoso for impedida, ocorre aumento da pressão. Essa condição é conhecida clinicamente como **glaucoma** e pode levar à cegueira, se não tratado.

Retina

A túnica mais interna do olho corresponde à **túnica nervosa** ou **retina neural** (Figura 5.22). Os **fotorreceptores**, **bastonetes** e **cones**, estão localizados próximos à parte mais externa da retina, imediatamente adjacente ao epitélio pigmentado. A transmissão do impulso nervoso é direcionada para dentro do vítreo. Ocorre uma convergência considerável de impulsos dos fotorreceptores nas duas camadas celulares interpostas, sendo a camada mais interna representada pelas **células ganglionares**. Os axônios não mielinizados da camada de células ganglionares formam um arco em direção ao **disco óptico**, também conhecido como cabeça do nervo óptico. Nesse local, esses axônios se tornam mielinizados e convergem para formar o **nervo óptico**. A porção mielinizada intraocular do nervo forma o disco óptico. Não existem fotorreceptores sobrejacentes ao disco e, por essa razão, o disco óptico é um **ponto cego**. Esse ponto está em posição ventrolateral ao polo posterior do bulbo ocular. O polo posterior corresponde à localização posterior do **eixo óptico**, uma linha traçada do ponto central da córnea até o ponto central da esfera posterior.

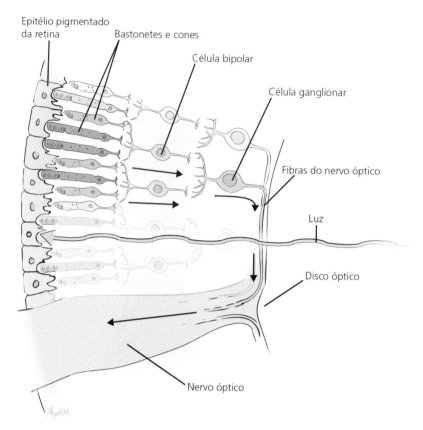

FIGURA 5.22 Versão simplificada da retina. As setas indicam a direção da transmissão dos impulsos nervosos, desde os cones e bastonetes, da parte externa da retina, até as células ganglionares, da parte interna da retina. A transmissão dos impulsos é oposta à direção da luz.

As retinas de **mamíferos domésticos** contêm **principalmente bastonetes**, enquanto as retinas de **aves domésticas** contêm **predominantemente cones**. Os bastonetes são os fotorreceptores associados à **visão em branco e preto**, ao passo que os **cones** são ligados à **visão colorida**. Os bastonetes são extremamente sensíveis à luz, sendo utilizados para a visão noturna; já os cones funcionam melhor na visão diurna.

A parte da retina e todas as estruturas associadas visíveis ao exame oftalmoscópico são conhecidas clinicamente como **fundo do olho**. Os fundos de olhos de vários animais domésticos estão ilustrados na Figura 5.23.

Química da visão

A luz que penetra nos olhos estimula reações bioquímicas nos bastonetes e cones. As substâncias químicas nos bastonetes e cones se decompõem quando expostas à luz. Nos bastonetes, essa substância sensível à luz é a rodopsina, enquanto nos cones essa substância é apenas um pouco diferente da rodopsina. O esquema de reação mostrado na Figura 5.24 é característico do ciclo visual.

A **rodopsina** (também conhecida como **púrpura visual**) é um pigmento sensível à luz presente na parte externa do bastonete, localizado no epitélio pigmentado. Esse pigmento é composto de 11-*cis*-retinal (também conhecido como retineno) e escotopsina. A **escotopsina é uma proteína encontrada nos bastonetes**, ao passo que a **fotopsina** é uma opsina semelhante, presente nos cones. A exposição da rodopsina à energia luminosa induz imediatamente a sua decomposição, com formação de uma série de intermediários instáveis, de vida curta

Capítulo 5 • Órgãos dos Sentidos 141

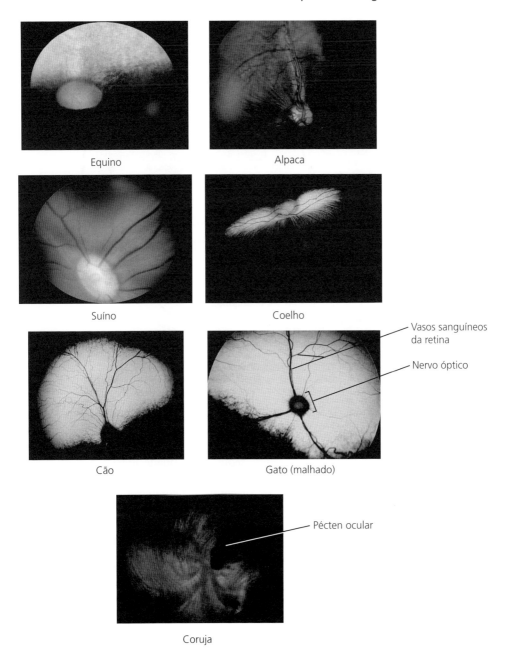

■ **FIGURA 5.23** Fotografias de fundos de olho de sete animais, vistos por meio de oftalmoscopia. As estruturas em formato de disco são os discos ópticos, ilustrados como uma cabeça do nervo óptico. O pécten ocular,[6] visto em aves, é responsável pela nutrição da parte interna do olho e da retina. (Cortesia dos Drs. Rachel Allbaugh e Gil Ben-Shlomo, Lloyd Veterinary Medical Center, Ophthalmology Service, Iowa State University.) (Esta figura encontra-se reproduzida em cores no Encarte.)

---

[6]N.T.: O pécten ocular (latim: *pecten oculi*) é uma estrutura de vasos sanguíneos, pertencente à coroide e observada nos olhos das aves, com forma semelhante a um pente.

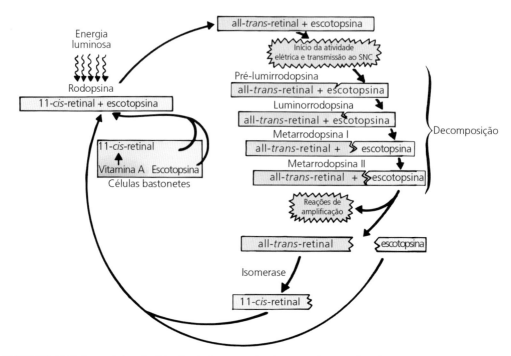

■ **FIGURA 5.24** Fotoquímica do ciclo visual. A metarrodopsina II, também conhecida como rodopsina ativada ou fotoexcitada, desencadeia uma excitação visual altamente amplificada. SNC, sistema nervoso central.

(nanossegundos, para a pré-luminorrodopsina, e segundos para a metarrodopsina II). O metabólito final, a metarrodopsina II, desencadeia uma excitação visual altamente amplificada e se transforma em escotopsina e all-*trans*-retinal. A all-*trans*-retinal é quimicamente igual à 11-*cis*-retinal, embora tenha uma estrutura física diferente; trata-se de uma molécula retilínea, não curva. A conversão de all-*trans*-retinal em 11-*cis*-retinal requer a presença da enzima isomerase da retina. A all-*trans*-retinal é convertida em 11-*cis*-retinal que, então, se recombina com a escotopsina para, novamente, formar a rodopsina.

Acredita-se que a estimulação dos bastonetes ocorra no instante em que a molécula de rodopsina é excitada (ativada) pela luz. A estimulação resultante de um flash instantâneo de luz pode persistir por cerca de 0,05 a 0,5 segundo, dependendo da intensidade da luz. Flashes rapidamente sucessivos com intensidade alternada se fundem, dando a aparência de continuidade. Esse efeito é observado ao assistir a filmes ou à televisão.

Há uma relação entre a visão e a vitamina A. A deficiência dessa vitamina resulta em produção inadequada de rodopsina. A visão noturna requer quantidade ideal de rodopsina e sua escassez, causada pela carência de vitamina A, é conhecida como **cegueira noturna**.

Adaptação a variações da intensidade luminosa

A **adaptação ao escuro** refere-se a uma adaptação a ambientes relativamente escuros. Em função da luminosidade menos intensa, a concentração de rodopsina aumenta, permitindo uma reação máxima à luz disponível. Ao entrar em um quarto escuro, pode ser quase impossível enxergar alguma coisa, a princípio; após a adaptação ao escuro, no entanto, os objetos podem ser percebidos ou detectados com mais facilidade.

A **adaptação à claridade** refere-se à adaptação a ambientes com luminosidade mais intensa. Ocorre decomposição de maior quantidade de rodopsina devido ao excesso de luz. As imagens percebidas ou detectadas parecem estar superexpostas. A visão retorna ao normal quando a concentração de rodopsina se equilibra com a luz disponível.

Os **reflexos visuais**, que aumentam ou diminuem o diâmetro da pupila (ver a seção anterior), são concomitantes aos processos de adaptação. Consequentemente, no escuro há não apenas aumento da concentração de rodopsina, mas também do diâmetro da pupila, a fim de permitir máxima entrada de luz. Por outro lado, a concentração de rodopsina diminui na claridade e o tamanho da pupila diminui para reduzir a entrada de luz.

O **tapete**[7] (*tapetum lucidum*) é uma camada de células de reflexão localizadas internamente à coroide e bem próximo ao epitélio pigmentado da retina (Figura 5.25). A partir do epitélio pigmentado da retina, onde está o tapete, não há melanina. O tapete está ausente em toda a coroide e o seu tamanho varia em função das espécies domésticas que o possui (p. ex., gatos, cães, equinos, ruminantes). O tapete permite que a luz que acabou de estimular as células receptoras seja refletida de volta para essas células, de modo que sejam novamente estimuladas. Dessa forma, obtém-se uma maior capacidade de visão, mesmo com iluminação mínima. A luz refletida segue um trajeto anterógrado através da pupila e para fora do olho, novamente. Essa luz refletida induz à aparência de **olho brilhante**, ou seja, quando os olhos brilham à noite na presença de luz.

[7]N.T.: Essa estrutura é responsável pelo brilho dos olhos de alguns animais, como gatos e cães, refletidos na luz no escuro.

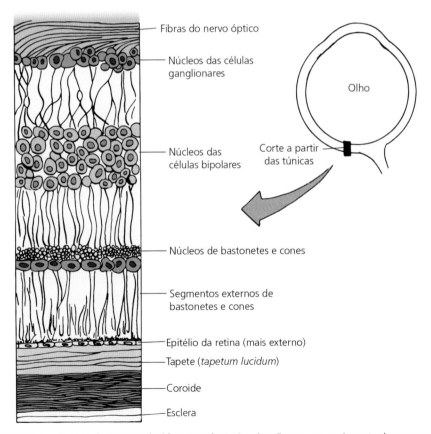

■ **FIGURA 5.25** Localização do *tapetum lucidum* em relação à retina. Essa estrutura é mostrada como uma ampla faixa de camadas de células entre a coroide e a retina. A partir do epitélio pigmentado da retina (camada externa da retina), onde o *tapetum lucidum* está presente, não há melanina. Há uma camada pigmentada na coroide para ajudar na absorção de luz.

Campo visual

O **campo visual** de um animal corresponde à área espacial a partir da qual se forma a imagem completa. Quanto mais lateral a posição dos olhos, maior será o campo visual. De fato, alguns animais podem até ver tudo ao redor deles, com exceção dos objetos posicionados atrás de seu corpo. Esses objetos, por sua vez, ainda podem ser vistos com apenas um leve movimento da cabeça. Se o campo visual de cada um dos olhos se sobrepor ao do outro, forma-se uma **área visual binocular**; por outro lado, se não há sobreposição forma-se uma **área visual monocular**. A visão binocular possibilita uma maior percepção de profundidade e isso é mais marcante em animais predadores (ou seja, aqueles que atacam outros animais para se alimentar). Antes do salto para capturar a presa, é necessária uma maior precisão de posicionamento. Tipicamente, tais animais possuem olhos em posição mais anterógrada, ou seja, posicionados mais na frente da cabeça (Figura 5.26). Em contraste, os herbívoros (consumidores de vegetais) apresentam olhos em posição mais lateral e têm um campo visual mais amplo; isso confere maior proteção durante o pastejo, ao mesmo tempo em que possibilita escapar de predadores (Figura 5.27). Em todos os animais domésticos, independentemente de quão distantes os seus olhos estão situados na lateral da cabeça, existe alguma área central de sobreposição que origina uma área visual binocular.

O equino tem pouca ou nenhuma capacidade de acomodação. Ao observar objetos mais distantes, ele progressivamente eleva a sua cabeça e levanta o nariz. Ao observar objetos muito mais próximos, ele pode arquear o pescoço e virar a cabeça para o lado. No passado, esses comportamentos eram explicados como uma tentativa de compensar a falta de acomodação, utilizando uma **retina em formato de rampa**. Presumia-se que isso fornecesse uma maior distância focal para uma visão para baixo

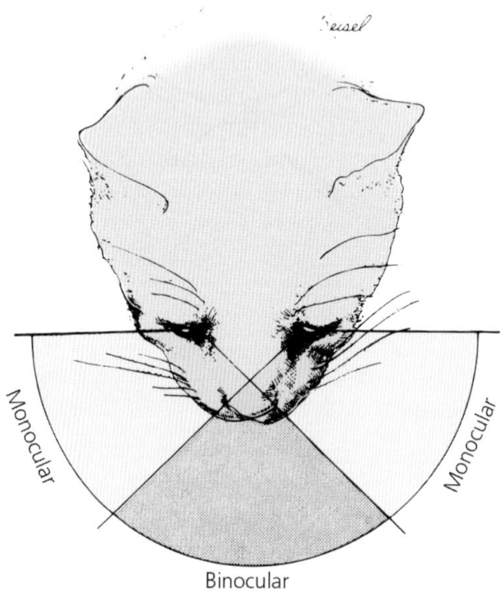

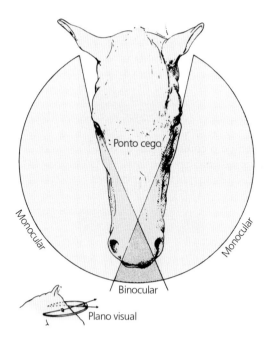

■ **FIGURA 5.26** Campo visual do gato. A ampla área binocular central é resultado da posição anterógrada dos olhos. (De Coulter DB, Schmidt GM. Special senses I: Vision. In: Swenson MJ, Reece WO, eds. Dukes' Physiology of Domestic Animals. 11th edn. Ithaca, NY: Cornell University Press, 1993. Utilizada com permissão do editor, Cornell University Press.)

■ **FIGURA 5.27** Campo visual do equino. Nessa espécie, o campo visual é relativamente amplo devido à posição mais lateral dos olhos. Note a pequena área binocular. (De Coulter DB, Schmidt GM. Special senses I: Vision. In: Swenson MJ, Reece WO, eds. Dukes' Physiology of Domestic Animals. 11th edn. Ithaca, NY: Cornell University Press, 1993. Utilizada com permissão do editor, Cornell University Press.)

do que para uma visão ao longo do eixo do olho. Supunha-se que essa característica da retina fosse responsável pelas alterações na posição da cabeça, por meio do qual o animal estava encontrando uma distância adequada do cristalino à retina para focar a imagem.

Atualmente, sabe-se que não há retina em formato de rampa. Foram realizadas mensurações que indicaram que o equino tem uma retina equidistante do cristalino, exceto no caso de retina bem dorsal e bem ventral. Nessas regiões periféricas, a retina está mais próxima do cristalino e não mais distante, conforme preconizado para a retina em formato de rampa.

No equino, as densidades das células ganglionares foram mapeadas em toda a retina e correlacionadas com acuidade visual máxima. As densidades de células são baixas na periferia e altas na **estria visual** situada ventralmente (uma região estreita e intensa, visível na retina ventral logo acima da cabeça do nervo óptico). Nas regiões da retina, exceto na estria visual, a acuidade visual do equino é muito baixa. A acuidade é semelhante em qualquer ponto ao longo da estria estreita, e o equino consegue ver uma imagem frontal e circular estreita e bem circunscrita. Como a acuidade periférica é muito baixa, seria de pouco benefício para um equino usar qualquer parte da retina que não a estria visual para observação direta. Quando o equino ergue a cabeça e o nariz fica direcionado para a frente, a fim de usar seu campo binocular para explorar o horizonte, seu campo monocular é reduzido e a visão lateral fica mais limitada (ver Figura 5.27). Quando o animal abaixa a cabeça de modo que o nariz se aproxima da posição vertical, a visão binocular é direcionada ao solo, para o pastejo, e os campos monoculares laterais ficam novamente em posição de exploração do horizonte lateral.

O equino pode observar o campo frontal com a cabeça erguida ou o campo lateral com a cabeça abaixada. O equino possui um ponto cego frontal, de tal modo que, quando o nariz é abaixado e a face se aproxima da vertical, o animal é incapaz de ver diretamente de frente. Essa situação ocorre quando o equino está sendo montado "com freio", com o pescoço arqueado e o nariz bem na frente, em posição vertical. Se um cavalo de salto for avaliar e estimar a distância de um obstáculo que se aproxima, ele deve ser capaz de erguer a cabeça e direcionar o campo binocular para a frente.

Movimentos do bulbo ocular e estruturas acessórias do olho

Os movimentos do bulbo ocular são realizados por músculos esqueléticos, inervados por nervos cranianos (Figura 5.28). São possíveis os seguintes movimentos: para cima e para baixo, lateral, rotacional e para dentro (retração). Esses músculos também mantêm o bulbo ocular dentro da órbita, a despeito da abundante quantidade de gordura nessa região. Os movimentos laterais são gerados

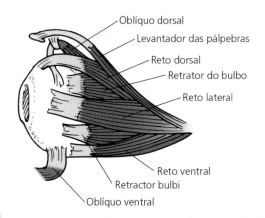
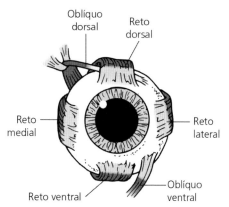

FIGURA 5.28 Músculos extrínsecos do olho, no cão. (Adaptada de Helper LC. Magrane's Canine Ophthalmology. 4th edn. Philadelphia, PA: Lea & Febiger, 1989.)

146 Anatomia Funcional e Fisiologia dos Animais Domésticos

pela contração de um músculo posicionado lateralmente, enquanto os movimentos para cima e para baixo são ocasionados pela contração de um músculo posicionado dorsal e ventralmente; já os movimentos rotacionais são efetuados pela contração de um músculo em posição oblíqua dorsal ou ventral. O músculo oblíquo dorsal gira a parte dorsal (topo) do olho em sentido medial, ao passo que o músculo oblíquo ventral rotaciona a parte ventral do olho em sentido medial. Em seres humanos, não há músculos retratores; nos animais, esses músculos parecem conferir proteção em situações nas quais uma protrusão do bulbo ocular seria perigosa. Além disso, a retração do bulbo ocular faz com que a **terceira pálpebra**[8] deslize sobre o bulbo ocular e espalhe o filme lacrimal.

Conjuntivas

As conjuntivas são as membranas que revestem as pálpebras e se voltam para o bulbo ocular (ver Figura 5.19). A parte que reveste a pálpebra é a **conjuntiva palpebral**, enquanto a parte voltada para o bulbo é a **conjuntiva bulbar** ou **ocular**. O espaço entre a conjuntiva palpebral e o bulbo ocular forma o **saco conjuntival**. Além de ser normalmente mínimo, esse espaço constitui um reservatório para o acúmulo de lágrimas. Também é usado para a aplicação de colírios e pomadas oftálmicas. Em razão de sua localização superficial, a **membrana conjuntival** é útil na avaliação da cor das membranas mucosas. Cor rósea é considerada normal. Cor pálida indica carência de sangue ou anemia, enquanto cor azulada (cianótica) indica carência de oxigênio. A cor amarelada está associada à icterícia.

Aparelho lacrimal

O **aparelho lacrimal** está associado à produção de secreção lacrimal (lágrimas), ao transporte para o saco conjuntival e à drenagem para a cavidade nasal (Figura 5.29). A **glândula lacrimal** está localizada na órbita, dorsalmente ao bulbo ocular. Ductos curtos conduzem a secreção para a parte superior do saco conjuntival dorsal. A secreção lacrimal mantém o bulbo ocular úmido e proporciona lubrificação, mantendo-o limpo e livre de materiais estranhos. Os ductos (nasolacrimais), no aspecto medial de cada olho, conduz o excesso de secreção para a cavidade nasal, onde é eliminada. Se ocorre obstrução desses ductos, a secreção lacrimal se acumula no saco conjuntival e transbordam para a face. As glândulas que secretam uma substância cerosa, conhecidas como **glândulas meibomianas**, estão situadas ao longo da margem palpebral. A secreção dessas glândulas ajuda a formar uma espécie de barreira, de tal modo que a secreção lacrimal normalmente não escorre na face.

Filme lacrimal

A camada de líquido na córnea é denominada **filme lacrimal** (também conhecido como **filme pré-corneano**). Esse filme lacrimal consiste em uma camada interna de mucina, uma camada intermediária de secreção lacrimal (lágrimas) e uma camada externa de lipídios.

A **camada lipídica externa** contém as glândulas meibomianas e glândulas sebáceas acessórias. Além de reduzir a taxa de evaporação da camada lacrimal subjacente, a camada lipídica ajuda a evitar o extravasamento de lágrima na margem palpebral.

A **camada intermediária** de líquido é composta de **secreção lacrimal** que umedece a córnea e diminui a evaporação ocular. Essa camada intermediária contém glândulas lacrimais principais e acessórias (como aquelas associadas à terceira pálpebra).

A **camada mucinoide interna** é formada pelas **células caliciformes** da conjuntiva. Além da mucina, essa camada contém uma alta concentração de **lisozima**, uma enzima capaz de digerir as paredes de células bacterianas. A lisozima está presente na maioria dos tecidos e das secreções dos animais, mas só é encontrada em concentrações suficientemente altas (a ponto de ter ação bactericida) em leucócitos, secreções nasais e lágrimas. Além da lisozima, uma fração proteica, a **gamaglobulina**, também contribui para a ação antibacteriana das lágrimas. A manutenção da umidade (tensão superficial favorável entre a córnea e as lágrimas) é conferida pela mucina da camada interna.

---

[8]N.T.: Também conhecida como membrana nictitante/nictante ou prega semilunar da conjuntiva.

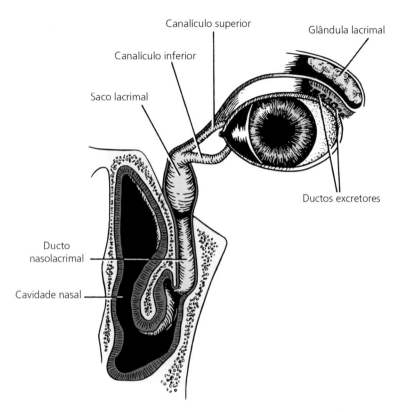

■ **FIGURA 5.29** Produção de lágrima e sistema de drenagem do olho, no cão. As glândulas lacrimais acessórias não constam na ilustração. (De Helper LC. Magrane's Canine Ophthalmology. 4th edn. Philadelphia, PA: Lea & Febiger, 1989.)

O filme lacrimal é formado constantemente, toda vez que as pálpebras se fecham ou quando a terceira pálpebra passa pelo olho, quando há retração do bulbo ocular.

Terceira pálpebra

A **terceira pálpebra** surge como uma prega a partir do aspecto ventromedial da conjuntiva (a parte visível ilustrada como membrana nictante, na Figura 5.16). No cão, a terceira pálpebra é bem desenvolvida, altamente móvel e grande o suficiente para recobrir toda a face anterior da córnea. A terceira pálpebra é reforçada por uma cartilagem em forma de T, cercada em sua base por uma glândula que contribui para a produção do filme lacrimal (Figura 5.30). Os suínos e bovinos também possuem uma segunda glândula, mais profunda. A terceira pálpebra se

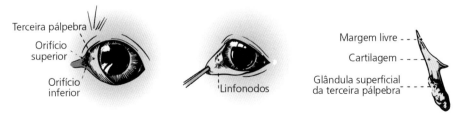

■ **FIGURA 5.30** Terceira pálpebra, no cão. (De Evans HE, deLahunta A. A Guide to the Dissection of the Dog. 8th edn. St Louis, MO: Elsevier, 2017.)

148 Anatomia Funcional e Fisiologia dos Animais Domésticos

torna proeminente quando todos os músculos do bulbo ocular se contraem, tal como acontece em algumas situações clínicas, como intoxicação por estricnina. A contração muscular retrai o bulbo ocular e pressiona a placa cartilaginosa, empurrando-a para a frente. Na face interna da terceira pálpebra, também há nódulos linfáticos. No cão, quando há inflamação da glândula presente na terceira pálpebra, frequentemente ocorre prolapso dessa glândula; a essa condição, dá-se o nome de "olho de cereja".

▪ Leitura sugerida

Chibuzo GA. The tongue. In: Evans HE, ed. Miller's Anatomy of the Dog. 3rd edn. Philadelphia, PA: W.B. Saunders Company, 1993; 396.

Cormack DH. Essential Histology. 2nd edn. Baltimore, MD: Lippincott Williams & Wilkins, 2001.

Eurell JA, Frappier BL. Dellmann's Textbook of Veterinary Histology. 6th edn. Ames, IA: Blackwell Publishing, 2006.

Evans HE, deLahunta A. A Guide to the Dissection of the Dog. 8th edn. St Louis, MO: Elsevier, 2017.

Harman AM, Moore S, Hoskins R, Keller P. Horse vision and an explanation for the visual behaviour originally explained by the "ramp retina." Equine Vet J. 1999; 31: 384–390.

Helper LC. Magrane's Canine Ophthalmology. 4th edn. Philadelphia, PA: Lea & Febiger, 1989.

Kare MR, Beauchamp GK, Marsh RR. Special senses II: Taste, smell, and hearing. In: Swenson MJ, Reece WO, eds. Dukes' Physiology of Domestic Animals. 11th edn. Ithaca, NY: Cornell University Press, 1993; 816.

☑ AUTOAVALIAÇÃO

CLASSIFICAÇÃO DOS RECEPTORES SENSORIAIS

1. Os fusos musculares e órgãos tendinosos de Golgi (proprioceptores) pertencem à classe de receptores sensoriais conhecidos como:
   a. Interoceptores
   b. Nociceptores
   c. Exteroceptores
   d. Receptores musculares e tendíneos

2. O estímulo de bulbos terminais de Krause (receptores térmicos de frio) pode resultar na sensação de dor.
   a. Verdadeiro
   b. Falso

DOR

3. A dor sentida na superfície do corpo e oriunda das vísceras é conhecida como:
   a. Dor cardíaca
   b. Dor de janela terapêutica
   c. Dor referida
   d. Pleurite ou peritonite

4. Qual das afirmações sobre a dor, a seguir, é falsa?
   a. A dor é um mecanismo de proteção
   b. A córnea é uma estrutura insensível
   c. O desvio da atenção reduz a percepção de dor
   d. A dor referida é aquela percebida ou detectada como proveniente de uma parte externa do corpo, mas na verdade sua origem é visceral

PALADAR

5. O botão gustativo é um órgão receptor para o olfato.
   a. Verdadeiro
   b. Falso

6. O maior número de botões gustativos está associado a:
   a. Cavidade nasal
   b. Papilas linguais
   c. Bochecha
   d. Faringe

7. A água que se encontra em uma temperatura mais baixa (até mesmo abaixo do nível de congelamento) que a temperatura ambiente é prontamente aceita por galinhas e perus, embora essas aves possam recusar a água (colocada sob a luz solar)

com uma temperatura mais alta que a do corpo.
a. Verdadeiro
b. Falso

8. Qual dos itens abaixo não está associado à gustação, em animais?
a. Papilas, botões gustativos, língua
b. Poro gustativo, depressão (fossa) gustativa, cílios gustativos
c. Agradável, desagradável, indiferente
d. Ferormônios

OLFATO

9. Um sinal químico odorífero secretado por um animal com intuito de influenciar o comportamento de outro animal é conhecido como:
a. Ferormônio
b. Faro
c. Perfume
d. *Pheroscent*

10. Qual das seguintes células da região olfatória pode proporcionar o retorno do olfato após a destruição das células receptoras olfativas?
a. Células de sustentação (também conhecidas como sustentaculares)
b. Células receptoras olfativas
c. Células basais

11. Os ferormônios estão associados a qual dos sentidos especiais a seguir?
a. Paladar
b. Olfato
c. Audição
d. Visão

12. Qual das afirmações abaixo explica melhor por que a maioria dos animais domésticos é macrosmática?
a. Receptores individuais mais sensíveis
b. Maior capacidade de farejamento
c. O epitélio que contém receptores é mais extenso

13. Qual dos itens a seguir não está associado ao olfato, em animais?
a. Apetite caprichoso (pica)

b. Farejamento
c. Adaptação
d. Animais macrosmáticos, microsmáticos, anosmáticos

AUDIÇÃO E EQUILÍBRIO

14. Os ruídos de alta frequência são dissipados (e, portanto, estimulam as células apropriadas para o sentido da audição):
a. Próximo à base da cóclea (mais próxima ao vestíbulo)
b. Próximo à extremidade da cóclea (mais distante do vestíbulo)
c. Próximo à base dos canais semicirculares
d. Na parte curva dos canais semicirculares

15. Os músculos da orelha média ligados aos ossículos auditivos:
a. Amplificam as ondas sonoras
b. Protegem a orelha de amplificação excessiva
c. Ajudam a direcionar as ondas sonoras para o canal auditivo

16. O movimento de líquido nos canais semicirculares membranosos desloca as células ciliadas das ampolas. Isso informa o encéfalo sobre:
a. Equilíbrio
b. Audição
c. Olfato
d. Dor

17. Qual componente auricular depende da condução de ondas sonoras através de líquidos para a sua função?
a. Orelha externa
b. Orelha média
c. Aparelho vestibular
d. Cóclea

18. A equalização da pressão entre a orelha média e o exterior do corpo é realizada por meio de:
a. Pina (pavilhão auricular)
b. Canal auditivo
c. Tuba auditiva (trompa de Eustáquio)
d. Ducto coclear

150 Anatomia Funcional e Fisiologia dos Animais Domésticos

19. Qual o órgão sensorial proprioceptivo presente nos músculos esqueléticos da orelha média que respondem ao estiramento e atenuam ruídos altos?
    a. Terminações nervosas não mielinizadas (ou seja, desprotegidas)
    b. Fuso muscular
    c. Órgão tendinoso de Golgi
    d. Corpúsculo de Pacini

20. A observação de um suíno com a cabeça inclinada e uma noção estranha de equilíbrio corporal indica funcionamento anormal de:
    a. Estrutura vestibular da orelha interna
    b. Estrutura coclear da orelha interna
    c. Estrutura vestibular da orelha média
    d. Estrutura coclear da orelha média

21. O primeiro líquido deslocado pelo movimento interno do estribo é:
    a. Endolinfa na rampa média (ducto coclear)
    b. Endolinfa no vestíbulo
    c. Perilinfa no vestíbulo
    d. Perilinfa na rampa média

22. O receptor sensorial da orelha interna que converte energia sonora em impulso nervoso é conhecido como:
    a. Órgão de Corti
    b. Crista ampular
    c. Mácula
    d. Nenhuma das alternativas anteriores

VISÃO

23. Um corante verde gotejado no saco conjuntival de um equino deve aparecer mais tarde na cavidade nasal (perto das narinas) se o aparelho nasolacrimal estiver funcionando normalmente.
    a. Verdadeiro
    b. Falso

24. O líquido que fornece nutrição à córnea e ao cristalino, avasculares (sem vasosanguíneo), é:
    a. Humor vítreo
    b. Bom humor

c. Humor aquoso
d. Endolinfa

25. Os músculos da íris em arranjo radial (responsáveis pela dilatação da pupila) são inervados pelo:
    a. Sistema nervoso autônomo simpático
    b. Pelo sistema nervoso autônomo parassimpático

26. O filme lacrimal:
    a. Tem pouca função
    b. Desempenha funções ópticas, mecânicas, lubrificantes e bactericidas
    c. É um bom filme
    d. É secretado por glândulas da cavidade nasal

27. Os animais com olhos em posição anterógrada (bem na frente da cabeça), como o gato, têm campo visual mais amplo do que aqueles com olhos em posição lateral, embora possuam uma visão binocular mais restrita.
    a. Verdadeiro
    b. Falso

28. Qual das seguintes afirmações sobre o corpo ciliar é falsa?
    a. Faz parte da túnica vascular
    b. Contém músculos ciliares que, quando contraídos, diminuem a tensão nos ligamentos do cristalino, fazendo com que o cristalino fique mais convexo
    c. Tem prolongamentos secretores conhecidos como plexo coroide
    d. Na maioria dos animais domésticos os músculos ciliares são pouco desenvolvidos

29. A função do tapete (*tapetum lucidum*) é:
    a. Converter a luz em um impulso nervoso
    b. Focalizar a luz na retina
    c. Refletir a luz de volta para as células bastonetes da retina
    d. Secretar humor aquoso

30. Qual das afirmações a seguir sobre a córnea é falsa?
    a. A relação entre a área da córnea e a área do bulbo ocular varia entre as espécies de animais

Capítulo 5 • Órgãos dos Sentidos 151

b. A córnea é desprovida de vasos sanguíneos

c. A córnea é bem inervada, com terminações nervosas não mielinizadas (ou seja, desprotegidas) para recepção de dor

d. A córnea é normalmente clara em função do arranjo aleatório das fibras de colágeno

31. Qual das afirmações sobre a retina, a seguir, é falsa?
a. As células sensíveis à luz (bastonetes e cones) estão na parte interna da retina (mais próxima do vítreo)
b. Tem a maior taxa metabólica por unidade de peso de qualquer tecido no corpo
c. Pode ser lesionada por deficiência ou excesso de oxigênio
d. Apresenta cor preta devido à camada externa pigmentada (na coroide, se há tapete [*tapetum lucidum*])

32. A adaptação ao escuro (maior visão no escuro) implica uma depleção da rodopsina.
a. Verdadeiro
b. Falso

33. A córnea é normalmente clara e transparente porque as fibras de colágeno (estroma):
a. Possuem um arranjo lamelar (paralelo)
b. São aleatoriamente dispostas
c. Têm um bom aporte sanguíneo
d. Apresentam aporte insuficiente de oxigênio

34. Para que o cristalino se torne mais convexo e aumente a convergência da luz incidente, os músculos ciliares devem:
a. Relaxar
b. Contrair

35. Em animais domésticos, parece que a acomodação visual (avaliada pelo desenvolvimento dos músculos ciliares) é:
a. Limitada, mas alguns podem ter características auxiliares
b. Bem desenvolvida em todas as espécies

36. Quais as duas estruturas avasculares do olho nutridas pelo humor aquoso e cujos resíduos são removidos por esse líquido?
a. Retina e coroide
b. Íris e músculos ciliares
c. Cristalino e córnea
d. Veias aquosas coletoras e esclera

37. Um campo visual ampliado, com visão binocular mais limitada, é observado em animais que possuem:
a. Olhos posicionados mais lateralmente
b. Olhos em posição mais anterógrada (anterior)
c. Olhos posicionados em posição central

38. Nos animais, o brilho dos olhos se deve às células reflexivas da parte interna da coroide, conhecidas como:
a. Cones
b. Corpo vítreo
c. Retina em rampa
d. Tapete (*tapetum lucidum*)

CAPÍTULO **6**

Sistema Endócrino

VISÃO GERAL DO CAPÍTULO

- **Hormônios,** *152*
  Modos de transporte, *153*
  Bioquímica, *153*
- **Hipófise,** *153*
  Adeno-hipófise (hipófise anterior), *155*
  Hormônios da adeno-hipófise, *155*
  Neuroipófise e seus hormônios, *156*
- **Glândula tireoide,** *157*
  Hormônios tireoidianos, *157*
- **Glândulas paratireoides,** *160*
  Paratormônio e regulação do íon
  de cálcio, *161*
- **Glândulas adrenais,** *161*
  Hormônios do córtex adrenal, *162*
  Funções e regulação dos
  glicocorticoides, *163*
  Funções e regulação dos
  mineralocorticoides, *164*
  Hormônios da medula adrenal, *165*
- **Pâncreas,** *166*
  Hormônios pancreáticos, *166*
  Controle da secreção de insulina
  e glucagon, *167*
- **Prostaglandinas e suas funções,** *167*

O sistema endócrino é considerado um dos sistemas de comunicação do corpo dos animais, e os produtos desse sistema (os hormônios) ajudam a enviar mensagens para outras células. O outro sistema de comunicação é o sistema nervoso. Nesse sistema, redes de fibras nervosas conduzem mensagens das células de uma parte do corpo para as células de outra parte. O sistema nervoso utiliza estruturas físicas (neurônios) para transmitir mensagens (impulsos), enquanto o sistema endócrino usa líquidos corporais (humores) como meio de transporte de mensagens (hormônios). Em função disso, o controle feito pelo sistema endócrino é designado controle humoral, e pelo sistema nervoso é denominado controle neural.

As principais ações dos controles neural e humoral consistem no controle ou na regulação de várias funções corporais. Impulsos nervosos que seguem do encéfalo para o coração através do nervo vago auxiliam no controle das atividades cardíacas. Do mesmo modo, os hormônios tireoidianos são liberados pelas células da glândula tireoide e circulam no sangue e nos líquidos intersticiais, alcançando todas as células do corpo e, assim, auxiliam na regulação da taxa metabólica.

■ **Hormônios**

1. Todos os hormônios são transportados pelo sangue? Como se diferem os modos de transmissão endócrina dos de transmissão exócrina?
2. Defina os tipos de hormônios (aminas, peptídeos e esteroides). Qual a origem bioquímica das prostaglandinas?
3. Qual é o precursor comum dos hormônios esteroides?

Os **hormônios** foram classicamente definidos como substâncias químicas produzidas por glândulas especializadas sem ductos, liberadas no sangue e transportadas para outras partes do corpo, com o objetivo de gerar efeitos reguladores específicos. Em virtude disso, muitas substâncias que aparentemente têm atividade semelhante a um hormônio são consideradas como hormônios, mas com algumas reservas, uma vez que não estão em conformidade com um ou mais dos critérios desta definição. Por exemplo, as prostaglandinas não são produzidas em nenhuma glândula do corpo, mas sim pela maioria das células do corpo. Além disso, as prostaglandinas podem ser transmitidas por difusão no líquido intersticial e não pela circulação sanguínea.

Portanto, parece melhor considerar os hormônios como reguladores químicos e reconhecer que podem ser produzidos por células de locais específicos de determinada glândula ou por células difusamente distribuídas em muitas partes do corpo.

Modos de transporte

Assim, de acordo com o exposto anteriormente, deve-se desconsiderar o conceito de que o transporte de hormônios é realizado apenas pela circulação sanguínea, reconhecendo que há outros meios de transporte hormonal. Esses modos de transporte são classificados como epícrinos, neurócrinos, parácrinos, endócrinos e exócrinos.

Transporte epícrino

No **transporte epícrino**, os hormônios passam por junções comunicantes, entre as células adjacentes, sem entrar no líquido extracelular.

Transporte neurócrino

No **transporte neurócrino**, os hormônios se difundem através das fendas sinápticas, entre os neurônios, como acontece com os neurotransmissores. Além disso, o hormônio (como a ocitocina) pode ser sintetizado no corpo da célula nervosa e armazenado nos axônios (como ocorre com os neurotransmissores), mas pode ser liberado no sangue.

Transporte parácrino

No **transporte parácrino**, os hormônios se difundem pelo líquido intersticial, como acontece com as prostaglandinas.

Transporte endócrino

No **transporte endócrino**, os hormônios são transportados pela circulação sanguínea. Trata-se do modo de transmissão típico da maioria dos hormônios.

Transporte exócrino

No **transporte exócrino**, o agente regulador (hormônio) é secretado para o exterior do corpo. Como o lúmen do intestino também é considerado externo ao corpo, os hormônios secretados nesse local podem influenciar atividades celulares mais distantes do local de secreção. Alguns hormônios, como a somatostatina, podem ser submetidos ao transporte exócrino (secreção no lúmen intestinal) e, subsequentemente, atuar como inibidores de muitas funções gastrintestinais, inclusive a motilidade e a absorção intestinal. Como os feromônios são substâncias químicas de comunicação, pode-se considerar que são submetidos ao transporte exócrino, pois são percebidos por outros animais da mesma espécie (por meio do olfato), após sua excreção para o exterior do corpo.

Bioquímica

Segundo a definição clássica, os hormônios são bioquimicamente classificados como aminas, peptídeos ou esteroides. Os **hormônios aminas** incluem aqueles produzidos pelas glândulas tireoide (hormônios tireoidianos) e adrenal (catecolaminas [epinefrina e norepinefrina]). Todos os hormônios aminas derivam-se do aminoácido **tirosina**. Os **hormônios peptídeos** incluem peptídeos, polipeptídeos e proteínas. Todos os hormônios do hipotálamo e da hipófise, bem como a insulina e o glucagon do pâncreas, são classificados como hormônios peptídeos. Os **hormônios esteroides** incluem os hormônios adrenocorticais, os metabólitos ativos da vitamina D e aqueles produzidos pelas gônadas (andrógenos). O colesterol é o precursor comum dos hormônios esteroides. As **prostaglandinas** (diferentemente dos hormônios clássicos) derivam-se do ácido araquidônico (um ácido graxo). Neste capítulo, são fornecidos mais detalhes estruturais quando se aborda alguns hormônios produzidos por glândulas endócrinas e outros tecidos específicos.

■ Hipófise

1. **O que é a função da circulação porta-hipofisária e qual é sua função?**

2. Quais são as abreviaturas (em inglês) dos hormônios sintetizados na adeno-hipófise (lobo anterior da hipófise)?
3. Liste resumidamente, as funções de cada um dos hormônios da adeno-hipófise. O hormônio somatotrófico é necessário ao longo da vida ou somente durante a fase de crescimento?
4. Por que os hormônios da neuroipófise (lobo posterior da hipófise) são conhecidos como neurossecreções ou secreções neurais?
5. Especifique em poucas palavras, as funções dos hormônios da adeno-hipófise.

A hipófise (também conhecida como hipófise cerebral, glândula pituitária ou, simplesmente, pituitária) possui duas partes distintas: o lobo anterior (hipófise anterior; adeno-hipófise) e o lobo posterior (hipófise posterior; neuroipófise). A hipófise está localizada em um recesso ósseo denominado sela túrcica, na base do cérebro. Na Figura 6.1 há ilustrações das divisões, dos aportes sanguíneos e das conexões nervosas ao hipotálamo. A localização da hipófise logo abaixo do hipotálamo possibilita a distribuição direta de hormônios (liberadores e inibidores) do hipotálamo para a adeno-hipófise e a entrada direta

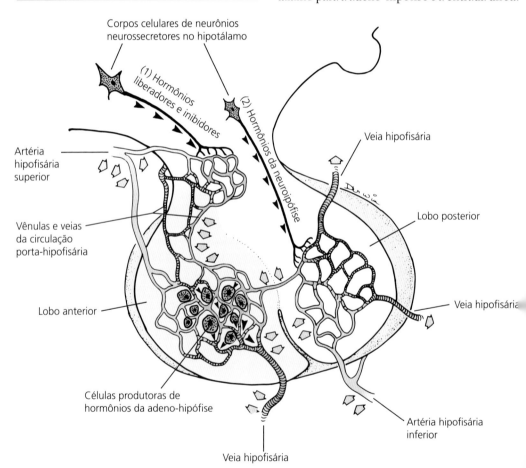

■ **FIGURA 6.1** Representação esquemática da hipófise e da circulação porta-hipofisária. Os hormônios hipotalâmicos liberadores e inibidores (1) alcançam as células da adeno-hipófise através dessa circulação (à esquerda). Os hormônios da neuroipófise (2) alcançam os capilares dessa parte da hipófise (à direita). As setas vazadas indicam a direção do fluxo sanguíneo, enquanto as pontas de setas apontam o sentido do transporte hormonal para as terminações nervosas dos axônios. (De Cormack DH. Essential Histology. 2nd edn. Baltimore, MD: Lippincott Williams & Wilkins, 2001.)

de neurônios (secretores) do hipotálamo na neuroipófise. A **circulação porta-hipofisária** consiste em um arranjo peculiar de vasos sanguíneos que auxiliam na distribuição de hormônios para a adeno-hipófise (ver Figura 6.1). Semelhantemente a outros sistemas-porta sanguíneos, o sangue venoso oriundo do hipotálamo é redistribuído para outro sistema capilar dentro do lobo anterior. A falta ou escassez de hormônios no sangue arterial é detectada por células específicas do hipotálamo; como resultado, essas células são estimuladas a secretar hormônios liberadores. Os hormônios produzidos são distribuídos pelo segundo leito capilar para células apropriadas do lobo anterior.

Adeno-hipófise (hipófise anterior)

A adeno-hipófise situa-se à frente da neuroipófise; a adeno-hipófise contém cinco tipos diferentes de células que secretam sete hormônios: (1) **células somatotróficas**, que secretam o hormônio do crescimento; (2) **células corticotróficas**, que secretam os hormônios adrenocorticotrófico e betalipotrófico;[1] (3) **células mamotróficas**, que secretam prolactina; (4) **células tireotróficas**, que secretam o hormônio estimulante da tireoide; e (5) **células gonadotróficas**, que secretam o hormônio foliculoestimulante e o hormônio luteinizante.

Em função do número relativamente grande de importantes hormônios associados à hipófise, esse órgão endócrino algumas vezes recebe o nome de glândula-mestra. No passado, empresas farmacêuticas obtinham as hipófises de animais nos abatedouros e extraíam diversos hormônios para fins comerciais e experimentais. A recuperação da hipófise em abatedouros é trabalhosa por conta de sua localização protegida e seu baixo rendimento (340 g/100 bovinos; 30 g/100 suínos), devido o seu pequeno tamanho.

Hormônios da adeno-hipófise

Os hormônios da adeno-hipófise pertencem à **classe dos hormônios peptídeos**, variando de polipeptídeos a macroproteínas. Como se observam diferenças estruturais entre as espécies, a eficácia da terapia de reposição hormonal não é uniforme entre as espécies. Às vezes, identifica-se o núcleo ativo de um hormônio, fato que possibilita o seu subsequente uso após a remoção da parte não central.

Hormônio do crescimento

O **hormônio do crescimento** também é conhecido como **hormônio somatotrófico (STH)** por causa de seu efeito estimulante nas células somáticas (células do corpo). O hormônio somatotrófico é invariavelmente denominado hormônio do crescimento por estimular o aumento de tamanho do corpo. Esse hormônio não só induz o crescimento de todos os tecidos corporais capazes de se desenvolver, mas também ocasiona o aumento do tamanho das células e do processo de mitose, com produção de um maior número de células. As placas epifisárias dos ossos longos são particularmente sensíveis ao hormônio do crescimento: ele estimula a atividade mitótica, resultando no alongamento dos ossos. O hormônio do crescimento estimula o fígado a produzir várias microproteínas conhecidas como **somatomedinas**, que atuam em cartilagens e ossos para promover o seu crescimento. Portanto, os ossos e as cartilagens não são diretamente estimulados pelo hormônio do crescimento, mas indiretamente por esse composto intermediário.

Além de seu efeito geral na indução do crescimento, o hormônio somatotrófico possui vários efeitos metabólicos específicos. Por causa disso, fica claro que esse hormônio é necessário ao longo da vida e não somente durante a fase de crescimento. Esses efeitos metabólicos incluem: (1) aumento da síntese proteica em todas as células do corpo, (2) aumento da mobilização de ácidos graxos dos lipídios e da utilização de ácidos graxos para a produção de energia, e (3) diminuição da taxa de captação (absorção) de glicose em todo o organismo. O uso preferencial dos lipídios para a geração de energia preserva a glicose e promove o armazenamento de glicogênio. Em razão do armazenamento de glicogênio, o coração pode suportar contrações emergenciais de uma forma mais efetiva, pois em tal situação o glicogênio armazenado no tecido cardíaco

---

[1] N.T.: Também conhecido como betalipotrofina.

é transformado em glicose. É provável que a maioria das funções metabólicas do hormônio do crescimento seja causada por efeitos indiretos das somatomedinas e não por seus efeitos diretos nos tecidos.

O efeito do hormônio do crescimento no aumento da produção de leite em vacas lactantes tem recebido considerável atenção de pesquisadores. O hormônio do crescimento não produz seus efeitos por meio da estimulação da glândula mamária; parece que o aumento da produção de leite provocado por injeções contínuas do hormônio somatotrófico exógeno seja decorrência da distribuição dos nutrientes disponíveis nos tecidos corporais para a síntese do leite.

Hormônio adrenocorticotrófico

O **hormônio adrenocorticotrófico (ACTH)** induz aumento da atividade do córtex adrenal. Antigamente, acreditava-se que o ACTH estimulasse apenas a secreção de glicocorticoides pelo córtex adrenal; no entanto, atualmente, sabe-se que a secreção de mineralocorticoides (aldosterona) também é estimulada. Além disso, está claro que o ACTH tem efeitos metabólicos um tanto semelhantes aos do hormônio somatotrófico, como aumento na síntese de proteínas e a absorção de ácidos graxos e redução na absorção de glicose.

Hormônio estimulante da tireoide

O **hormônio estimulante da tireoide (TSH)** estimula a síntese de coloide pelas células da glândula tireoide e a liberação dos hormônios tireoidianos. O acúmulo de iodo, a ligação orgânica de iodo e a formação de tiroxina na glândula tireoide estão associados a essas funções. Não há nenhuma atividade extratireoidiana aparente do TSH, assim como para o STH e o ACTH.

Hormônios gonadotróficos e prolactina

Os **hormônios gonadotróficos** – hormônio foliculoestimulante (**FSH**) e hormônio luteinizante (**LH**), desempenham papéis específicos na reprodução de machos e fêmeas; explicações mais detalhadas são apresentadas no Capítulo 14 (*Reprodução do Macho*) e Capítulo 15 (*Reprodução da Fêmea*). Em particular, o FSH estimula os processos de ovogênese[2] e espermatogênese nas fêmeas e nos machos, respectivamente. Nas fêmeas, o LH auxilia na ovulação e no desenvolvimento de corpo lúteo funcional; nos machos, esse hormônio estimula a secreção de testosterona. A prolactina ajuda a iniciar e manter a lactação, após o parto. Além disso, nas ovelhas, a prolactina está associada à manutenção do corpo lúteo.

Hormônio betalipoproteico

O **hormônio betalipoproteico (β-LPH)** é secretado nas mesmas células (células corticotróficas) que secretam ACTH (ver texto anterior). O participação fisiológica do hormônio betalipoproteico ainda é desconhecido. Os produtos que propiciam alívio da dor (p. ex., opiáceos endógenos: endorfinas e encefalinas) podem ser derivados desse hormônio betalipoproteico. Como esses opiáceos estão associados ao ACTH (mesmas células secretoras), a resposta ao estresse pode envolver a secreção do hormônio betalipoproteico e o alívio da dor como uma resposta neural.

Neuroipófise e seus hormônios

A neuroipófise (lobo posterior) é uma excrescência do hipotálamo (ver Figura 6.1) e contém as terminações axonais de dois pares de núcleos (núcleo supraóptico e núcleo paraventricular) localizados no hipotálamo. Os **núcleos supraóptico** e **paraventricular** sintetizam, respectivamente, o hormônio antidiurético e a ocitocina (neurossecreções), que são transportados para as terminações de axônios da neuroipófise, onde ficam armazenados em grânulos secretores até serem liberados. Um potencial de ação, gerado pela necessidade de cada um dos hormônios armazenados, provoca a liberação do hormônio e a subsequente absorção na corrente sanguínea, a partir da qual é distribuído para as células receptoras. Os hormônios da

---

[2]N.T.: A ovogênese também é conhecida como ovulogênese.

neuroipófise pertencem à classe dos hormônios peptídeos, especificamente **nonapeptídeos**, pois contêm nove aminoácidos.

Hormônio antidiurético

Quando um animal recebe uma sobrecarga hídrica, ocorre um período de **diurese** (aumento da produção de urina diluída). A diurese pode ser prevenida pela administração do **hormônio antidiurético (ADH)**, também conhecido como **vasopressina**. Caso ocorra desidratação (osmoconcentração), os osmorreceptores respondem à concentração elevada, estimulando uma maior produção de ADH pelas terminações axonais da neuroipófise. As células-alvo do ADH secretado são os túbulos e ductos coletores dos rins. A presença de ADH torna as células desses túbulos e ductos mais permeáveis à água; consequentemente, uma maior quantidade de água é absorvida do líquido tubular, de modo que a osmolalidade plasmática diminui (a concentração de Na^+ retorna ao normal), bem como o volume de urina (a urina torna-se mais concentrada). Portanto, o ADH é importante para a conservação de água pelos animais. Outros fatores que estimulam a secreção do ADH incluem redução do volume sanguíneo, traumatismo, dor e ansiedade.

Ocitocina

A atividade funcional da **ocitocina** está relacionada a processos reprodutivos, inclusive a lactação (ver Capítulo 16). A ocitocina é liberada pela neuroipófise como resultado de reflexos neuroendócrinos. O ato da sucção durante a amamentação ou um estímulo semelhante nas mamas induz a liberação de ocitocina e subsequente descida do leite. Do mesmo modo, o miométrio sensibilizado por estrogênio, como acontece na ovulação e no parto, é mais responsivo à ocitocina, resultando em maior contração uterina. A liberação de ocitocina nesses períodos está associada a um nível adequado de estímulos e à subsequente contração do miométrio, o que ajuda no transporte de espermatozoides até o oviduto no momento da cópula e na expulsão do feto durante o parto.

▪ Glândula tireoide

1. Que substância ocupa os folículos tireoidianos?
2. Faça um esboço da molécula de tiroxina e observe a presença de iodo. Diferencie os hormônios T_3 e T_4.
3. O que é tireoglobulina? Como T_3 e T_4 são armazenados na glândula tireoide após a sua produção? Descreva o modo de liberação e absorção de T_3 e T_4 dos folículos tireoidianos.
4. Qual fração de liberação do hormônio tireoidiano pela glândula tireoide corresponde ao T_4?
5. Quais são as características de transporte e liberação de T_3 e T_4 no plasma, bem como o uso desses hormônios pelas células?
6. Qual é a função mais bem conhecida dos hormônios tireoidianos?
7. Como os baixos níveis de hormônios tireoidianos induzem sua secreção?
8. O que é calcitonina e qual é seu local de secreção? Ela é secretada em resposta à hipercalcemia ou à hipocalcemia? Qual é, então, sua função?

Na maioria dos mamíferos, a glândula tireoide está localizada na traqueia, em posição imediatamente caudal à laringe. Nos bovinos, essa glândula consiste em dois lobos lateralmente posicionados, um tanto achatados, unidos por um istmo (Figura 6.2). Nos equinos, os lobos laterais possuem um istmo menos evidente; já cães e gatos não apresentam istmo. Nos suínos, a glândula tireoide apresenta uma forma mais compacta, com um grande lobo mediano (em vez de um istmo), além dos lobos laterais. A **glândula tireoide** é composta de inúmeros **folículos** (Figura 6.3) revestidos por epitélio cuboide simples e preenchidos por um líquido conhecido como coloide. A área de superfície do epitélio de revestimento é aumentada por vilosidades que se projetam no folículo.

Hormônios tireoidianos

Os **hormônios tireoidianos** pertencem à **classe** dos hormônios **amina**, ou seja, são derivados do aminoácido **tirosina**. Outra característica dos

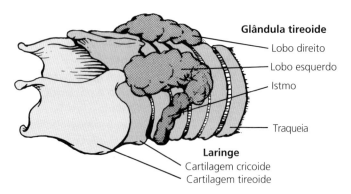

■ **FIGURA 6.2** Glândula tireoide (bovinos).

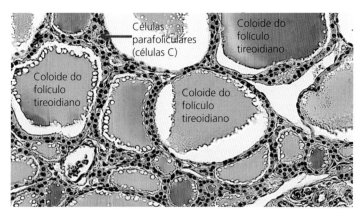

■ **FIGURA 6.3** Fotomicrografia dos folículos tireoidianos, mostrando a tireoglobulina iodada armazenada no coloide. Células parafoliculares (células C, que secretam calcitonina) estão posicionadas ao lado dos folículos e costumam aparecer como células isoladas (seta). (De Goff JP. The Endocrine System. In Reece WO. ed. Dukes' Physiology of Domestic Animals. 13th edn. Ames, IA: Wiley-Blackwell, 2015.) (Esta figura encontra-se reproduzida em cores no Encarte.)

hormônios tireoidianos é o seu conteúdo de iodo. O **iodo** está ligado organicamente à glândula tireoide de quatro formas. Os hormônios da tireoide 3,5,3′,5′-tetraiodotironina (tiroxina [T_4]) e 3,5,3′-triiodotironina (T_3) (Figura 6.4), são combinações de duas moléculas de 3,5-diiodotirosina, no T_4, ou de uma molécula de 3-monoiodotirosina com uma molécula de 3,5-diiodotirosina, no T_3. Em ambos os casos, a combinação resulta na perda de uma molécula de água e de um resíduo de aminoácido correspondente à glicina. O aprisionamento do iodo e o processo de iodação são características exclusivas da glândula tireoide, auxiliadas pelo TSH.

Bioquímica da formação de T_3 e T_4

A **tireoglobulina** é uma macromolécula de glicoproteína secretada no folículo pelas células de revestimento. A tireoglobulina tem peso molecular em torno de 680.000 dáltons. A tireoglobulina contém muitas moléculas de tirosina; quando iodadas, elas consistem em ambas, 3-monoiodotirosina e 3,5-diiodotirosina.

O **acoplamento da tirosina** ocorre enquanto os resíduos desse aminoácido ainda estão ligados à molécula de tireoglobulina. As células de revestimento dos folículos fornecem as enzimas necessárias ao acoplamento, para a síntese dos hormônios T_3 e T_4. Após a síntese, as tirosinas acopladas, ainda ligadas à molécula de tireoglobulina, ficam armazenadas no folículo.

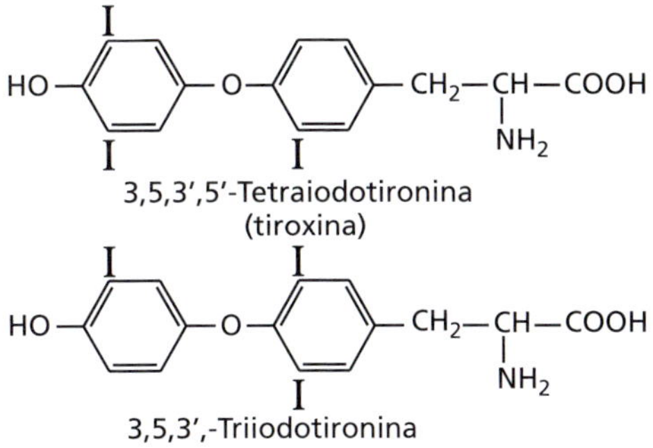

Funções

A função mais bem conhecida dos hormônios tireoidianos é a sua capacidade de elevar a temperatura interna e, assim, aumentar o consumo de oxigênio. Os hormônios tireoidianos estimulam as atividades metabólicas da maioria dos tecidos corporais, exceto de órgãos como cérebro, pulmões, retina, testículos e baço. A capacidade de aumentar a atividade metabólica e o consumo de oxigênio é, em parte, o resultado da estimulação ou ativação de algumas enzimas-chave, incluindo alfaglicerofosfato desidrogenase, hexoquinase e difosfoglicerato mutase, além dos citocromos b e c. O efeito lipolítico da epinefrina também é acentuadamente potencializado pelos hormônios da tireoide. A participação específica dos hormônios tireoidianos no aumento da temperatura interna não foi claramente definida; todavia, sugere-se que essa elevação de temperatura seja secundária ao aumento da síntese proteica estimulada pelos hormônios da tireoide.

Regulação da secreção

Para a síntese contínua de hormônios tireoidianos, são acionados mecanismos de controle por *feedback* pelo hipotálamo e pela adeno-hipófise. Baixo teor de hormônios da tireoide resulta na secreção do hormônio liberador de tirotrofina (TRH) na circulação porta-hipofisária. Dessa forma, as células tireotróficas da adeno-hipófise são estimuladas pelo TRH a secretar TSH. A secreção do TSH é seguida de aumento de atividade da glândula tireoide, incluindo a liberação de T_3/T_4 da molécula de tireoglobulina, a captação desses hormônios pelo sangue e o transporte para as células. O mecanismo de *feedback* assegura uma concentração constante e compatível com o metabolismo normal. A secreção do TSH aumenta acima do normal pela exposição dos animais a ambientes frios. A resposta é mediada pelo resfriamento do hipotálamo anterior, resultando em maior taxa metabólica e consequente elevação na produção de calor. Condições como agitação e ansiedade resultam em declínio na produção dos hormônios tireoidianos porque o estímulo do sistema nervoso simpático por tais condições aumenta a síntese de epinefrina e norepinefrina, culminando em incremento da taxa metabólica e produção de calor.

■ FIGURA 6.4 Fórmulas estruturais dos hormônios tireoidianos – tiroxina (T_4) e 3,5,3′-triiodotirosina (T_3).

Liberação e transporte de T_3 e T_4

A molécula de tireoglobulina, que contém T_3 e T_4, não é liberada no sangue pelos folículos tireoidianos. Prolongamentos das células foliculares envolvem partes de coloide, de modo que o coloide se torna uma vesícula dentro da célula (endocitose). Os lisossomos secretam enzimas proteolíticas que liberam os hormônios T_3 e T_4 da tireoglobulina e possibilitam sua absorção a partir da base das células. A 3-monoiodotirosina e a 3,5-diiodotirosina liberadas de forma semelhante por digestão não são absorvidas, mas desiodadas. Tanto o iodo como a tirosina são reaproveitados na produção de uma nova molécula de tireoglobulina. Cerca de 90% dos hormônios tireoidianos liberados correspondem ao T_4.

Para o seu transporte no sangue, os hormônios T_3 e T_4 se combinam imediatamente com proteínas plasmáticas. A principal proteína plasmática envolvida é a **globulina ligadora de tiroxina (TBG)**. Essa proteína tem alta afinidade pelos hormônios tireoidianos, porém uma maior afinidade por T_4 do que por T_3. Todas as moléculas de T_4 e T_3 se ligam à proteína; no entanto, por causa da maior afinidade da globulina ligadora de tiroxina pelo T_4, uma maior quantidade de T_3 é liberada nas células teciduais, em comparação ao T_4. Uma vez no interior das células, o T_3 é mais potente que o T_4, mas seu tempo de ação é menor. Assim, as demandas celulares a curto e longo prazos podem ser atendidas de forma eficiente pelas diferentes características de liberação e potência de T_4 e T_3.

Insuficiência da tireoide e compostos antitireoidianos

A forma típica de deficiência dos hormônios tireoidianos é causada pela deficiência de iodo e consequente incapacidade da glândula tireoide em sintetizar os hormônios T_3 e T_4. A carência de hormônios circulantes ativa os mecanismos normais de *feedback*, para a produção do TSH; a consequente estimulação da glândula tireoide provoca acúmulo de tireoglobulina, porém sem a síntese efetiva de T_3 e T_4. Ocorre aumento do volume da glândula tireoide devido ao acúmulo de coloide, condição conhecida como **bócio**. O aumento de volume da tireoide pode ser causado por **hipotireoidismo** (p. ex., deficiência de iodo) ou **hipertireoidismo** (p. ex., alta demanda por tiroxina, presença de tumor). O bócio causado pela deficiência de iodo raramente é visto nos animais domésticos e outras causas de disfunção da tireoide são relativamente incomuns em ovinos, bovinos e suínos. Os sinais clínicos de hipotireoidismo e hipertireoidismo, no entanto, são comuns em cães e gatos. Falta de atividade (letargia), perda de pelos, pelagem seca e opaca, sensibilidade ao frio e anemia são sinais clínicos comuns de hipotireoidismo. Fadiga, perda de peso, fome, nervosismo e sensibilidade ao calor estão associados ao hipertireoidismo.

Foram identificadas substâncias naturais capazes de causar bócio por inibir a função da tireoide. Tais substâncias são conhecidas como **bociogênicas** ou goitrogênicas. Como a função da tireoide é inibida, a tiroxina não é produzida em quantidade suficiente e o TSH continua a ser secretado, resultando no acúmulo de tiroglobulina. Uma dessas substâncias bociogênicas, a **goitrina**, é produzida no trato intestinal, após a ingestão de uma pró-goitrina contida em vegetais crucíferos (p. ex., repolho, rutabaga, nabo). O **tiocianato**, outra substância bociogênica, também está contido em alguns vegetais, e as substâncias bociogênicas de vegetais são importantes causas de bócio em animais, em algumas partes do mundo. A goitrina e compostos relacionados causam bócio ao interferirem na ligação orgânica do iodo, enquanto o tiocianato interfere no aprisionamento de iodo pela glândula tireoide. Neste último caso, os efeitos podem ser superados pelo fornecimento de alta quantidade de iodo. Compostos antitireoidianos são utilizados no tratamento de hipertireoidismo; tais compostos incluem metimazol, propiltiouracila e carbimazol. O uso de compostos antitireoidianos para promover ganho de peso não mostrou resultados satisfatórios.

Calcitonina

A **calcitonina** é um hormônio da glândula tireoide secretado pelas **células parafoliculares** ou **células C** (ver Figura 16.3) que também estão presentes nas paredes dos folículos da tireoide. A calcitonina é um polipeptídeo composto por 32 aminoácidos (peso molecular de 3.000 dáltons).

O estímulo para a secreção de calcitonina é a **hipercalcemia** e, em menor grau, a **hipermagnesemia**. A calcitonina inibe a reabsorção óssea osteoclástica (ver Capítulo 7) e, por meio disso, tenta diminuir a concentração de Ca^{2+} no plasma. A calcitonina também inibe a reabsorção de fosfato e aumenta a excreção de cálcio pelos rins. Além disso, a calcitonina é antagônica à ação de outro hormônio associado à homeostase do cálcio, o paratormônio (ver seção adiante). Este hormônio protege o organismo contra baixa concentração plasmática de Ca^{2+}.

■ Glândulas paratireoides

1. **O que é paratormônio (PTH) e onde é secretado? Quais os estímulos necessários para a secreção do PTH? A concentração plasmática de Ca^{2+} aumenta após a secreção do PTH?**
2. **Quais são os mecanismos pelos quais o PTH aumenta a absorção de Ca^{2+} do osso?**
3. **Como o PTH influencia os rins, de modo que o aumento do teor plasmático de Ca^{2+} oriundo da absorção óssea não seja reduzido pela excreção renal?**
4. **Cite a forma ativa da vitamina D e esclareça onde é sintetizada. O PTH está envolvido em sua produção?**
5. **Onde a forma ativa da vitamina D atua e qual é o seu efeito?**

Capítulo 6 • Sistema Endócrino **161**

As **glândulas paratireoides** estão localizadas próximas à glândula tireoide ou nela incrustadas. Nos animais domésticos, essas glândulas paratireoides consistem em um (suínos) ou dois (cães, gatos, ruminantes, equinos) pares de órgãos em formato de feijão. Algumas vezes, as paratireoides estão tão próximas à tireoide que fica difícil a distinção entre elas.

Paratormônio e regulação do íon de cálcio

O **paratormônio (PTH)** é um **polipeptídeo** que contém uma cadeia de 84 aminoácidos, cujo peso molecular é 9.500 dáltons.

A baixa concentração plasmática de Ca^{2+} (**hipocalcemia**) estimula a secreção do PTH pela glândula paratireoide, enquanto a **hipercalcemia** inibe a secreção desse hormônio. A **hipomagnesemia** é um estímulo menos efetivo para secreção do PTH.

O cálcio e o fósforo são absorvidos a partir do osso sob a influência do PTH, por meio de dois processos. O método mais rápido pelo qual o PTH aumenta a concentração plasmática de Ca^{2+} é conhecido como **osteólise**; esse processo envolve a atuação de **osteoblastos** e **osteócitos** (ver Capítulo 7). Essas células estão normalmente envolvidas no depósito de cálcio e fósforo; na osteólise, entretanto, elas estão envolvidas na absorção desses elementos. O PTH inibe a síntese de novo tecido ósseo pelos osteoblastos, mas aumenta o recrutamento (iniciado pelos osteoblastos) de osteócitos para transportar o cálcio e o fósforo do osso para o líquido extracelular. Assim, ocorre a absorção de Ca^{2+} e fósforo, sem perda de matriz óssea. Contudo, o PTH também aumenta o recrutamento (iniciado pelos osteoblastos) de **osteoclastos** (causam reabsorção óssea). Diferentemente da osteólise, a atividade osteoclástica provoca perda da matriz óssea e, após algum tempo, escavações ósseas são visíveis. O processo de osteólise é considerado como a fase rápida de absorção de cálcio e fosfato, enquanto a ativação dos osteoclastos é considerada a fase lenta de absorção óssea e de liberação de cálcio e fosfato.

Ação do PTH nos rins

Embora o PTH aumente a concentração plasmática de Ca^{2+}, a ação desse hormônio não seria efetiva se não ocorresse uma alteração renal de modo a aumentar a absorção desse íon, do líquido tubular. Essa alteração é induzida pelo PTH. Ao mesmo tempo, a reabsorção de fosfato pelos rins diminui. Tal alteração também é influenciada pelo PTH, com consequente manutenção da relação cálcio:fósforo no plasma em, aproximadamente, 2:1.

PTH e síntese de 1,25-di-hidroxicolecalciferol

O paratormônio aumenta consideravelmente a absorção intestinal tanto de cálcio como de fosfato, elevando a taxa de produção de 1,25-di-hidroxicolecalciferol, conhecido como **calcitriol**, a forma ativa da vitamina D. As formas originais da vitamina D, quer sejam provenientes da dieta ou da ação da luz ultravioleta em precursores cutâneos, são convertidas por meio de sucessivas reações no fígado e nos rins. As primeiras conversões ocorrem no fígado e a conversão final para calcitriol acontece nos rins, sob a influência do PTH. No epitélio intestinal, o calcitriol induz a síntese de uma proteína ligadora de cálcio que atua na borda em escova para transportar o cálcio para o citoplasma celular. A proteína ligadora de cálcio permanece nas células por várias semanas, propiciando um efeito prolongado na absorção de cálcio.

O aumento na absorção intestinal de fosfato pode não só resultar do efeito direto do calcitriol, mas também pode ser um efeito secundário à ação do hormônio na absorção de cálcio, pois o cálcio atua como um mediador no transporte de fosfato.

■ Glândulas adrenais

1. **Onde se localizam as glândulas adrenais?**
2. **Quais são os dois principais hormônios do córtex adrenal e qual sua classificação bioquímica?**
3. **Como os glicocorticoides participam do metabolismo dos carboidratos? Qual a**

principal fonte (que não seja os carboidratos) de produção de novas moléculas de glicose?
4. Os glicocorticoides têm alguma atividade mineralocorticoide?
5. Qual é a principal função dos mineralocorticoides? Eles têm alguma atividade glicocorticoide?
6. O que regula a secreção dos glicocorticoides?
7. Quais são os processos envolvidos no aumento de secreção da aldosterona?
8. Cite os hormônios da medula da adrenal.
9. Qual é a classificação bioquímica de epinefrina e norepinefrina? Elas também são consideradas catecolaminas?
10. Qual parte do sistema nervoso autônomo (simpático ou parassimpático) é responsável pela secreção de norepinefrina? Essa secreção é pós ou pré-ganglionar?

As **glândulas adrenais** são pequenas estruturas pareadas situadas em posição imediatamente cranial aos rins e próximas à junção da veia renal com a veia cava caudal (Figura 6.5).

O corte sagital da glândula adrenal (Figura 6.6) revela um córtex externo e uma medula interna. O **córtex adrenal** possui três diferentes tipos celulares, dispostos em zonas, de fora para dentro – zona glomerulosa, zona fasciculada e zona reticular. A **medula da adrenal** apresenta estrutura homogênea e contém grânulos secretores. A inervação da medula da adrenal é feita por meio de neurônios simpáticos pré-ganglionares. Acredita-se que as células da medula sejam corpos de neurônios simpáticos pós-ganglionares modificados.

Hormônios do córtex adrenal

Os hormônios do córtex adrenal são esteroides formados principalmente a partir do colesterol. A membrana do córtex adrenal possui receptores para lipoproteínas de baixa densidade (ricas em colesterol) e, após a sua fixação, estas são absorvidas por endocitose. São identificados sete hormônios adrenocorticais (corticosteroides) como secreções do córtex adrenal. Quatro desses – corticosterona, cortisol, cortisona e 11-desidrocorticosterona – são denominados **glicocorticoides**. Os outros três – 11-desoxicorticosterona, 11-hidroxi--11-desoxicorticosterona e aldosterona – são conhecidos como mineralocorticoides. As

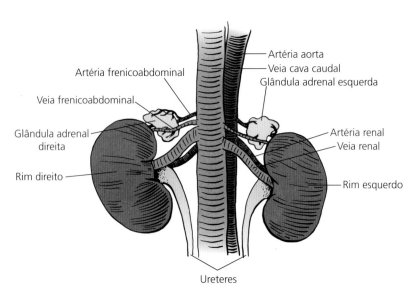

■ **FIGURA 6.5** Glândulas adrenais do cão (vista ventral). A irrigação arterial e a drenagem venosa são feitas por meio de ramos das artérias e veias frenicoabdominais.

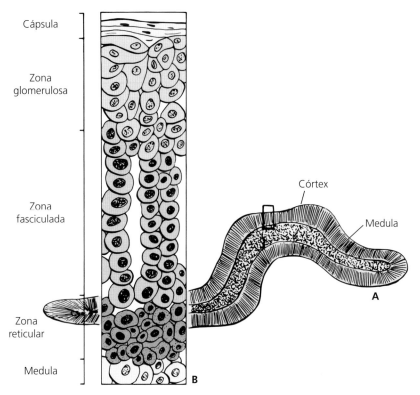

■ **FIGURA 6.6** Diagrama representativo da glândula adrenal. **A.** Corte transversal da glândula adrenal, mostrando o contraste entre o córtex e a medula. **B.** Ampliação de uma área da figura A, revelando os diferentes tipos celulares associados às três zonas do córtex.

fórmulas estruturais dos dois principais esteroides adrenocorticais (**aldosterona e cortisol**) estão apresentadas na Figura 6.7.

Funções e regulação dos glicocorticoides

Os **glicocorticoides** têm participação fundamental no metabolismo de carboidratos, uma vez que estimulam a **gliconeogênese**. Outra fonte (que não seja os carboidratos) a partir da qual ocorre nova síntese de glicose é representada principalmente pelas proteínas, mas também se reconhece um claro efeito no metabolismo de lipídios. Dois outros hormônios, **glucagon** e **epinefrina**, aumentam a glicemia mediante um mecanismo de glicólise do glicogênio hepático. Os glicocorticoides, no entanto, parecem ser necessários para a glicólise influenciada pelo glucagon e pela epinefrina. O efeito gliconeogênico dos glicocorticoides é a base para o uso desses agentes no tratamento de **cetose bovina** (ver Capítulo 12).

Um uso terapêutico comum dos glicocorticoides está relacionado à atividade anti-inflamatória desses agentes; eles são incluídos em preparações oftálmicas, soluções otológicas e pomadas cutâneas. A injeção de glicocorticoides em articulações ou bolsas sinoviais inflamadas confere alívio temporário e, às vezes, o seu uso sistêmico é útil no alívio de algumas reações alérgicas. O uso sistêmico prolongado está frequentemente associado à exacerbação de outras funções fisiológicas dos glicocorticoides, como retenção de sódio por apresentarem alguma atividade mineralocorticoide (retenção de Na^+ e H_2O). Preparações farmacológicas mais potentes (que requerem doses menores) podem minimizar esses efeitos colaterais, mas não os eliminam totalmente.

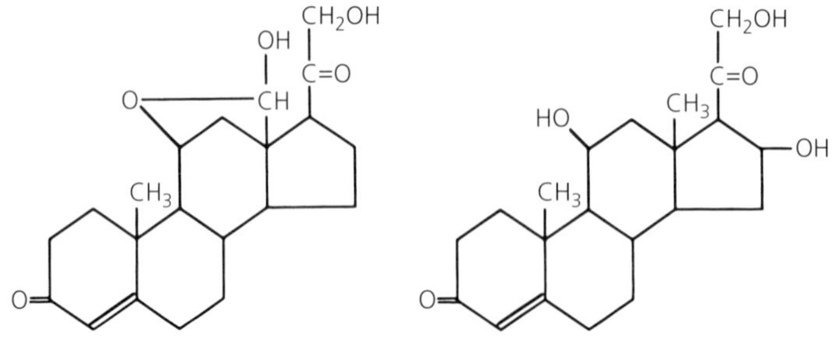

Anatomia Funcional e Fisiologia dos Animais Domésticos

Aldosterona   Cortisol

■ **FIGURA 6.7** Fórmulas estruturais dos principais hormônios adrenocorticais.

Os glicocorticoides são secretados na zona fasciculada do córtex adrenal. A secreção dos glicocorticoides é regulada pelo ACTH, secretado pela adeno-hipófise. A concentração plasmática de cortisol livre (não ligado à proteína) influencia a secreção de ACTH – baixa concentração estimula a liberação de ACTH e subsequente secreção de glicocorticoides pela zona fasciculada. Estímulos, como o estresse, também podem induzir a secreção de ACTH e, consequentemente, aumentar a concentração de glicocorticoide acima do conteúdo normal. Um exemplo de resposta adrenal à adaptação pode ser notado quando há superlotação de aves domésticas; nessa circunstância, a secreção excessiva de ACTH resulta em hipertrofia da adrenal devido à maior produção de glicocorticoides estimulada pelo estresse gerado pela superlotação. A mesma condição é observada em mamíferos silvestres, quando há alta densidade populacional.

Funções e regulação dos mineralocorticoides

A principal função dos **mineralocorticoides** pode ser ilustrada pela **aldosterona** e sua ação nos rins, aumentando a reabsorção de sódio e a excreção de potássio (ver Capítulo 11). Os mineralocorticoides também são efetivos para favorecer o transporte transmembrana em glândulas sudoríferas, glândulas salivares e mucosa intestinal, bem como entre os compartimentos de líquidos intracelular e extracelular. Assim como os glicocorticoides possuem alguma atividade mineralocorticoide,

os mineralocorticoides têm alguma atividade glicocorticoide. Essas atividades secundárias são mais evidentes quando se faz uso terapêutico desses compostos e se utilizam doses acima da concentração endógena normal.

Três condições são geralmente consideradas os meios pelos quais a secreção de aldosterona pela zona glomerulosa aumenta: (1) sistema renina-angiotensina; (2) alta concentração plasmática de potássio (hiperpotassemia); e (3) estímulo pelo ACTH. No sistema renina-angiotensina (ver Capítulo 11), a renina é secretada pelas células justaglomerulares, nos rins, em resposta ao declínio da perfusão sanguínea. A renina atua em uma globulina da corrente sanguínea, o angiotensinogênio, para formar angiotensina I. A angiotensina I, por sua vez, é convertida pelo endotélio vascular em angiotensina II, que estimula a secreção de aldosterona pela zona glomerulosa. O resultado desse estímulo é a reabsorção de Na^+ e consequente retenção de água, o que expande o volume sanguíneo e, assim, restabelece a pressão arterial normal (a hipotensão foi a causa da secreção de renina). Do ponto de vista sistêmico, a angiotensina II provoca vasoconstrição arteriolar, aumentando a resistência vascular e a pressão arterial sistêmica.

A secreção de aldosterona em resposta à hiperpotassemia é um meio de controlar a concentração plasmática crítica de potássio (ver Capítulo 11). A secreção de aldosterona induz a reabsorção de Na^+, com excreção simultânea de K^+. Essa ação da aldosterona ocorre nos túbulos distais, túbulos coletores e ductos coletores. Em outros locais do néfron, o K^+ é reabsorvido. Embora o Na^+ seja reabsorvido no processo de excreção de K^+, a concentração de Na^+ no plasma não é regulada pela aldosterona. Uma diminuição na concentração plasmática de Na^+ pode induzir a secreção de aldosterona, mas a redução necessária para tal estímulo é de maior magnitude do que o aumento de K^+ que efetivamente causa a secreção desse hormônio.

A participação do ACTH na secreção de aldosterona é de menor importância. A elevação do ACTH associada ao estresse acarreta certo aumento na produção de aldosterona e pode aumentar a produção gerada por outros meios, tal qual a angiotensina II.

Hormônios da medula adrenal

Os hormônios da medula adrenal pertencem à **classe química das aminas** e são conhecidos como **epinefrina (adrenalina)** e **norepinefrina (noradrenalina)**. Eles são denominados **catecolaminas** e são oriundos do aminoácido tirosina. As fórmulas estruturais das catecolaminas (inclusive da epinefrina e da norepinefrina) estão ilustradas na Figura 6.8. A epinefrina é secretada apenas pela medula adrenal, mas a norepinefrina também é secretada pelos neurônios simpáticos pós-ganglionares. Uma maior quantidade de epinefrina é secretada pela medula adrenal em comparação à norepinefrina. A inativação das catecolaminas é rápida – a meia-vida da epinefrina é cerca de 20 a 40 segundos.

Parece que a secreção da medula adrenal é um processo contínuo e aumenta drasticamente durante uma situação de emergência.

A secreção contínua permite a manutenção de um estado de prontidão, ou tônus, e uma maior produção propicia uma resposta imediata a uma situação de emergência.

As ações de epinefrina e norepinefrina são semelhantes e as diferenças dependem da expressão dos receptores, que podem ter preferência pela epinefrina ou pela norepinefrina (ver Capítulo 4). Os dois receptores adrenérgicos são alfarreceptores ou betarreceptores. Os **alfarreceptores** são estimulatórios (exceto no músculo liso intestinal, onde têm função inibidora), enquanto os **betarreceptores** são inibitórios (exceto no miocárdio, onde têm ação estimulante). A epinefrina e a norepinefrina estimulam ambos os receptores, mas o efeito alfa da norepinefrina é mais potente que o da epinefrina, e a epinefrina tem uma ação

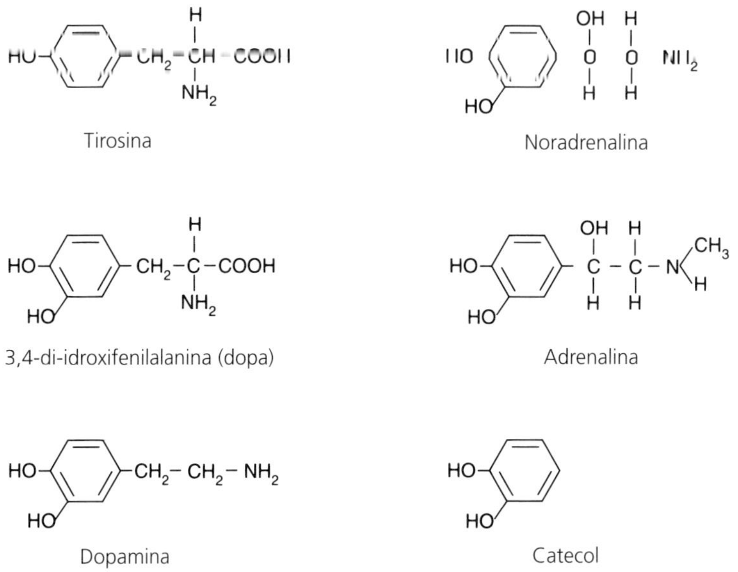

Tirosina

Noradrenalina

3,4-di-idroxifenilalanina (dopa)

Adrenalina

Dopamina

Catecol

FIGURA 6.8 Fórmulas estruturais das catecolaminas. Elas são sintetizadas a partir do aminoácido tirosina e são derivados do catecol. A abreviatura "DOPA" se deve ao nome desse composto em alemão, *dioxyphenylalanin* (diofenilalanina).

166 Anatomia Funcional e Fisiologia dos Animais Domésticos

mais potente que a norepinefrina nos receptores beta.

Além das reações de "luta, medo e fuga" associadas às catecolaminas, esses hormônios têm efeitos metabólicos marcantes. Tais efeitos estão relacionados ao aumento de atividade induzido pelas catecolaminas e incluem hiperglicemia, aumento da termogênese, lipólise e elevação na concentração sanguínea de lactato. A hiperglicemia se deve à glicogenólise hepática acentuada, enquanto o aumento da concentração sanguínea de lactato é causado pelo estímulo da glicogenólise muscular. O efeito termogênico resulta do aumento tanto da atividade muscular como da oxidação hepática do ácido láctico.

▪ Pâncreas

1. Em que consistem as funções endócrinas e exócrinas do pâncreas?
2. Quais são os quatro hormônios pancreáticos? Faça uma breve descrição das funções conhecidas de cada um.
3. Defina ilhotas pancreáticas.
4. A atividade da insulina aumenta ou diminui a concentração de glicose no sangue?
5. Como o glucagon aumenta a glicemia?

O pâncreas tem funções exócrinas e endócrinas. As funções exócrinas são aquelas associadas à digestão e incluem a secreção de enzimas digestivas e bicarbonato.

Hormônios pancreáticos

Os hormônios produzidos pelo pâncreas são insulina, glucagon, somatostatina e polipeptídeo pancreático. Tais hormônios são secretados por células específicas localizadas em ilhotas dispersas por todo o pâncreas. Quatro tipos principais de células são encontrados nas ilhotas, sendo cada um deles responsável pela secreção de um hormônio. As células são identificadas como células alfa (glucagon), células beta (insulina), células delta (somatostatina) e células F (polipeptídeo pancreático). Os hormônios pancreáticos são polipeptídeos.

Insulina

Os tecidos diferem em relação à sua sensibilidade à insulina. Enquanto o fígado, os músculos, o tecido adiposo e os leucócitos respondem prontamente à insulina, alguns órgãos (como cérebro, rins, intestinos) e os eritrócitos demonstram uma pequena resposta. O principal efeito da insulina no metabolismo de carboidratos em tecidos sensíveis à insulina (exceto o fígado) é possibilitar o transporte de glicose através da membrana celular (ver Capítulo 11). Nesses tecidos, a insulina aumenta a difusão facilitada. No fígado, a insulina intensifica a captação de glicose pelos hepatócitos, estimulando enzimas que auxiliam na produção de glicogênio e no processo de lipogênese e inibindo enzimas que catalisam a glicogenólise. De modo geral, a insulina promove o depósito de lipídios e a síntese de proteínas. O resultado da atividade da insulina é a diminuição da concentração de glicose no sangue.

Glucagon

A atividade do glucagon resulta na elevação da concentração de glicose no sangue. Isso acontece devido a ativação da adenilciclase nos hepatócitos, o que, por sua vez, estimula a fosforilase e culmina na degradação do glicogênio. Além disso, o glucacon aumenta a gliconeogênese, eleva a taxa metabólica e estimula a lipólise. Outra ação do glucagon envolve a estimulação da secreção de insulina (para que a nova molécula de glicose sintetizada possa se difundir para as células) e de somatostatina.

Somatostatina

A somatostatina em geral parece atuar como um agente inibidor não só para retardar a saída de nutrientes para a circulação, mas também como moderadora dos efeitos metabólicos da insulina, do glucacon e do hormônio do crescimento. Nesse sentido, a somatostatina inibe a secreção de insulina e glucagon. Além disso, como moderador, a somatostatina inibe a secreção de gastrina, secretina, colecistoquinina e ácido gástrico, bem como a secreção exócrina pancreática. A somatostatina também atua como moderadora da motilidade do trato gastrintestinal e da absorção de glicose.

Polipeptídeo pancreático

A secreção de polipeptídeo pancreático é estimulada pela ingestão de proteína, por atividade física e pelo jejum. No entanto, ainda não foi estabelecida nenhuma função clara para o polipeptídeo pancreático.

Controle da secreção de insulina e glucagon

A secreção da insulina e do glucagon é controlada diretamente pela concentração de glicose no sangue. Por conta desse controle duplo da glicemia (diminuída pela insulina e aumentada pelo glucagon), a variação do teor sanguíneo de glicose é pequena.

Hormônios gastrintestinais (como gastrina, secretina, colecistoquinina) e outros hormônios são relevantes na estimulação da secreção de insulina. Os hormônios gastrintestinais são secretados em resposta à ingestão de alimentos e, na verdade, fazem com que a insulina seja secretada antes da absorção de glicose. A secreção de insulina também é estimulada pelo glucagon pancreático (ver texto anterior).

A secreção de glucagon é estimulada por hipoglicemia, gastrina, colecistoquinina e estresse, e inibida por glicose, secretina, insulina e somatostatina.

A liberação de somatostatina é estimulada por quase todos os fatores que aumentam a secreção de insulina.

◾ Prostaglandinas e suas funções

1. **De onde vem o nome das prostaglandinas?**
2. **Que gama de tecidos está associada à produção de prostaglandina?**
3. **As prostaglandinas promovem ou inibem a inflamação?**
4. **As prostaglandinas promovem ou inibem a coagulação sanguínea?**
5. **O uso do ácido acetilsalicílico pode interferir na inflamação ou na coagulação sanguínea?**

As prostaglandinas foram isoladas pela primeira vez em líquidos das glândulas sexuais acessórias e foram assim nomeadas por conta de sua associação com a próstata. Atualmente, admite-se que as prostaglandinas sejam secretadas por quase todos os tecidos do corpo e, na verdade, a associação com a próstata é uma definição muito limitada.

As **prostaglandinas** derivam-se do **ácido araquidônico**. A estrutura e a síntese de prostaglandinas estão ilustradas na Figura 6.9. Os efeitos das prostaglandinas geralmente são de curta duração. Algumas formas nunca aparecem no sangue (e, portanto, não foram classificadas como hormônios), enquanto outras são degradadas após sua circulação pelo fígado e pulmões.

As funções das prostaglandinas foram mais estudadas em relação a sua participação no processo reprodutivo. A **prostaglandina $F_{2\alpha}$** (**$PGF_{2\alpha}$**) é o agente luteolítico natural que faz cessar a fase lútea do ciclo estral e possibilita o início de um novo ciclo estral, na ausência de fertilização (ver Capítulo 15). Além disso, a $PGF_{2\alpha}$ é particularmente potente na interrupção de gestação precoce.

As prostaglandinas causam inflamação. A atividade anti-inflamatória do **ácido acetilsalicílico** (e, talvez, de outros medicamentos) se deve à sua capacidade de inibir a síntese de prostaglandina G_2 (PGG_2) a partir do ácido araquidônico. A ação anti-inflamatória dos glicocorticoides também pode ser decorrência de sua interferência na síntese de prostaglandinas. Outras funções de algumas prostaglandinas incluem inibição da secreção gástrica e relaxamento da musculatura lisa dos brônquios. Uma das prostaglandinas, a **prostaciclina** (**PGI_2**), produzida no endotélio dos vasos sanguíneos, inibe a agregação plaquetária (essencial para a coagulação sanguínea), enquanto um derivado da prostaglandina (**tromboxano A_2**) favorece a agregação plaquetária (ver Capítulo 3).

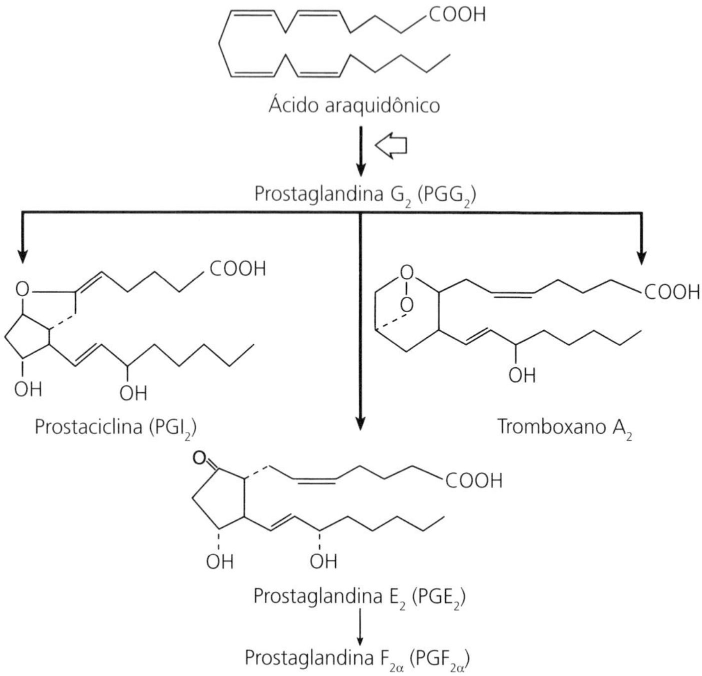

168 Anatomia Funcional e Fisiologia dos Animais Domésticos

FIGURA 6.9 As três principais vias de síntese das prostaglandinas. A seta vazada indica o local de inibição pelo ácido acetilsalicílico. O tromboxano A_2 está bioquimicamente relacionado às prostaglandinas, sendo sintetizado a partir delas, conforme exposto. O tromboxano A_2 promove a reação de liberação das plaquetas associada à coagulação sanguínea. Portanto, o ácido acetilsalicílico retarda a coagulação sanguínea.

Leitura sugerida

Goff JP. The endocrine system. In: Reece WO, ed. Dukes' Physiology of Domestic Animals. 13th edn. Ames, IA: Wiley-Blackwell, 2015.

Frandson RD, Wilke WL, Fails AD. Anatomy and Physiology of Domestic Animals. 7th edn. Ames, IA: Wiley-Blackwell, 2009.

☑ AUTOAVALIAÇÃO

HORMÔNIOS

1. O colesterol e o ácido araquidônico são os respectivos precursores de:
   a. Hormônios aminas e peptídeos
   b. Hormônios esteroides e prostaglandinas
   c. Prostaglandinas e hormônios esteroides
   d. Hormônios peptídeos e aminas

2. Qual é a classificação do modo de transmissão dos ferormônios?
   a. Epícrina
   b. Endócrina
   c. Parácrina
   d. Exócrina

HIPÓFISE

3. O hormônio da adeno-hipófise, que não só provoca o crescimento de todos os tecidos corporais capazes de crescer, mas que também tem vários efeitos metabólicos é:
   a. Hormônio somatotrófico
   b. Hormônio adrenocorticotrófico
   c. Hormônio estimulante da tireoide
   d. Hormônio gonadotrófico

4. Qual dos hormônios a seguir é uma neurossecreção da neuroipófise?
   a. Hormônio adrenocorticotrófico
   b. Hormônio antidiurético
   c. Epinefrina
   d. Hormônio somatotrófico

GLÂNDULA TIREOIDE

5. Os hormônios T_4 (tiroxina) e T_3 são produzidos no(a)s:
   a. Folículo tireoidiano
   b. Células epiteliais que revestem os folículos tireoidianos
   c. Adeno-hipófise
   d. Sangue, após a secreção dos componentes desses hormônios pelas células epiteliais da tireoide

6. O iodo faz parte de qual dos hormônios abaixo?
   a. Hormônio do crescimento
   b. Hidrocortisona
   c. Paratormônio
   d. Tiroxina

7. Qual dos seguintes hormônios é liberado em resposta ao resfriamento do hipotálamo anterior?
   a. Hormônio antidiurético
   b. Insulina
   c. T_4 e T_3 (hormônios tireoidianos)
   d. Aldosterona

GLÂNDULAS PARATIREOIDES

8. O paratormônio aumenta a absorção de cálcio no trato intestinal por atuar no(a)s:
   a. Células do epitélio intestinal
   b. Células ósseas
   c. Rim, para ativar a vitamina D
   d. Colesterol, para formar a vitamina D

9. A concentração plasmática de cálcio é reduzida por:
   a. Calcitonina
   b. Paratormônio
   c. 1,25-di-hidroxicolecalciferol
   d. Cortisol

GLÂNDULAS ADRENAIS

10. A ação de qual dos itens a seguir promove gliconeogênese (síntese de novas moléculas de glicose)?
    a. Hormônio do crescimento
    b. Norepinefrina
    c. Aldosterona
    d. Hormônio adrenocorticotrófico

11. O hormônio que indiretamente influencia a reabsorção de água pelos rins é:
    a. Ocitocina
    b. Aldosterona
    c. Hormônio antidiurético
    d. Insulina

12. Os mineralocorticoides influenciam as concentrações plasmáticas de:
    a. Cálcio e fósforo
    b. Sódio e potássio
    c. Cálcio e sódio
    d. Potássio e cálcio

13. A epinefrina e a norepinefrina parecem ser secretadas continuamente pela medula adrenal, com elevações marcantes durante uma situação de emergência.
    a. Verdadeiro
    b. Falso

PÂNCREAS

14. Que função pancreática está associada à secreção de insulina, glucagon, somatostatina e polipeptídeo pancreático?
    a. Endócrina
    b. Exócrina

15. A glicemia (concentração de glicose no sangue) é diminuída pela secreção de:
    a. Glucagon
    b. Polipeptídeo pancreático
    c. Insulina
    d. Glicocorticoides

PROSTAGLANDINAS E SUAS FUNÇÕES

16. O uso de ácido acetilsalicílico está associado à sua capacidade de ser anti-inflamatório e também de inibir a agregação plaquetária e, consequentemente, prevenir a coagulação sanguínea. Essas características são mediadas por:
    a. Prostaglandinas específicas
    b. Glicocorticoides
    c. Um dos hormônios tireoidianos
    d. Hormônio betalipoproteico

CAPÍTULO 7

Ossos, Articulações e Líquido Sinovial

VISÃO GERAL DO CAPÍTULO

- **Características gerais do esqueleto**, 170
  Esqueleto axial, 171
  Esqueleto apendicular, 173
- **Estrutura óssea**, 178
  Composição do osso, 180
  Sistemas de Havers, 180
  Células ósseas, 182
- **Formação do osso**, 183
  Crescimento dos ossos longos, 184
  Remodelagem óssea, 185
- **Reparo ósseo**, 186
- **Articulações e líquido sinovial**, 188
  Aporte sanguíneo, drenagem linfática e inervação das articulações, 190
  Membrana sinovial, 190
  Cartilagem articular, 191
  Lubrificação das articulações sinoviais, 193

Os **ossos** são estruturas celulares nas quais o compartimento do líquido extracelular está envolto por uma estrutura rígida e calcificada. A estrutura de um osso, quando combinada com todas aquelas de todos os outros ossos do corpo, compõe o que é comumente conhecido como **esqueleto**. O esqueleto dá uma forma identificável ao corpo de um animal e confere proteção ao cérebro, bem como às vísceras torácicas, abdominais e pélvicas. Além disso, a **cavidade medular** dos ossos é o principal local de formação das células do sangue, e as regiões calcificadas atuam como reservatórios e fontes de muitos minerais (cátions e ânions) essenciais ao organismo. O movimento das partes do corpo é possibilitado pela inserção dos músculos aos ossos. Os ossos são estruturas dinâmicas capazes de se adaptar a diferentes cargas e tensões, remodelando o seu formato. Ademais, a função pode ser restabelecida em ossos fraturados (fraturas) por meio de reparação óssea após alinhamento (fixação) apropriado das partes desses ossos fraturados.

Um importante aspecto da osteologia (estudo dos ossos) é a junção móvel entre dois ossos conhecida como **articulação**. Essa junção é envolta por uma cápsula articular. A parte interna da **cápsula articular** é revestida pela **membrana sinovial**, uma estrutura responsável pela produção do líquido sinovial, que confere lubrificação e nutrição da superfície articular.

A fisiologia dos ossos, das articulações e do líquido sinovial é importante não só devido à associação dos ossos com outros sistemas corporais, mas também pelo fato de as doenças ósseas e articulares serem frequentemente diagnosticadas em animais.

- **Características gerais do esqueleto**

1. Diferencie os tipos de esqueleto (axial e apendicular).
2. Quais são os componentes do esqueleto axial?
3. Qual o termo coletivo para designar os ossos da cabeça?
4. Descreva os grupos de vértebras, em ordem, começando pelas mais craniais.
5. O que é disco intervertebral?
6. O que é prolapso de disco intervertebral?
7. Qual é o osso proeminente na cintura peitoral de mamíferos domésticos?

8. Que ossos fazem parte dos ossos do quadril? Qual a posição deles entre si?
9. Onde se localiza o forame obturador?
10. Cite os ossos do membro pélvico do equino, distais ao jarrete.
11. O que são ossos sesamoides?
12. Qual é a articulação do casco de cavalo?

Os ossos do corpo são geralmente semelhantes entre os animais, mas variam de acordo com o tamanho, a forma e o número. Os esqueletos dos equinos (Figura 7.1), dos bovinos (Figura 7.2) e das aves (Figura 7.3) estão ilustrados como exemplos que apresentam a disposição geral dos ossos e suas semelhanças. Os ossos do esqueleto são classificados como pertencentes ao esqueleto axial ou ao esqueleto apendicular.

Esqueleto axial

Os componentes do **esqueleto axial** situam-se no eixo longitudinal (linha média) do corpo e incluem o crânio, as vértebras e os ossos ligados às vértebras, como as costelas, as conexões ventrais das costelas e o esterno.

O crânio compreende o **neurocrânio (calota craniana)** e o **viscerocrânio (ossos da face)**. O crânio é um termo coletivo para os ossos da cabeça.

A calota craniana fornece proteção ao cérebro e possui aberturas para as conexões dos nervos cranianos. Os ossos da face albergam os órgãos dos sentidos especiais e conferem proteção a eles, além de possuírem aberturas para os sistemas digestório e respiratório. As características especiais são abordadas nos respectivos capítulos.

As costelas e o esterno delimitam as vísceras torácicas (coração e pulmões) e, com isso, conferem proteção a elas. Em virtude do seu

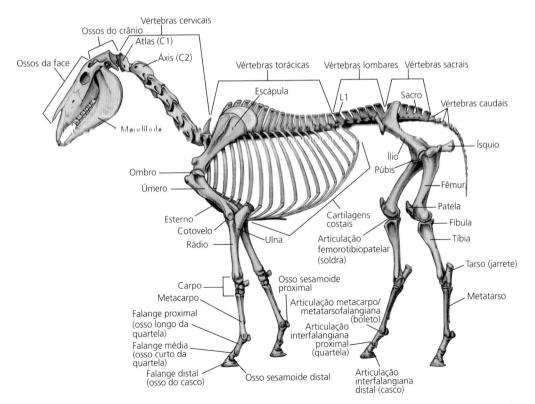

■ **FIGURA 7.1** Esqueleto de equino. (Adaptada de McCracken TO, Kainer RA, Spurgeon TL. Spurgeon's Color Atlas of Large Animal Anatomy: The Essentials. Baltimore, MD: Lippincott Williams & Wilkins, 1999.)

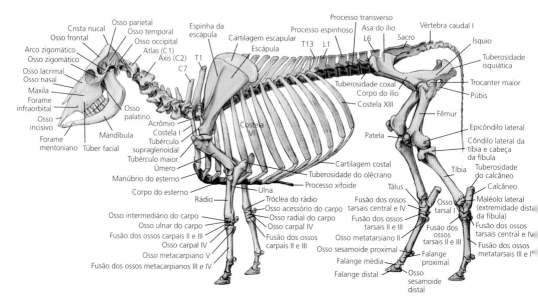

■ **FIGURA 7.2** Esqueleto de bovino. (De McCracken TO, Kainer RA, Spurgeon TL. Spurgeon's Color Atlas of Large Animal Anatomy: The Essentials. Baltimore, MD: Lippincott Williams & Wilkins, 1999.)

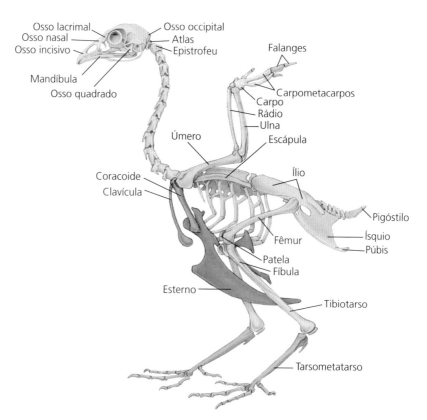

■ **FIGURA 7.3** Esqueleto de ave. (Adaptada de McCracken TO, Kainer RA, Spurgeon TL. Spurgeon's Color Atlas of Large Animal Anatomy: The Essentials. Baltimore, MD: Lippincott Williams & Wilkins, 1999.)

potencial de movimento, as costelas e o esterno auxiliam na respiração e no fluxo sanguíneo.

As características gerais das vértebras estão ilustradas na Figura 7.4. Informações mais específicas para o cão foram apresentadas na descrição da relação entre as vértebras e os nervos espinais (ver Capítulo 4). Os números associados às regiões de sua localização (cervical [C], torácica [T], lombar [L], sacral [S] e caudal ou coccígea [Cd]) são representados por uma **fórmula vertebral**, para cada espécie. A fórmula vertebral de equinos é C7, T18, L6, S5, Cd15-20. Os números de vértebras em cada região, para as espécies de animais domésticos e os seres humanos estão apresentados na Tabela 7.1.

Os corpos de vértebras contíguas (adjacentes) se mantêm unidos por uma **sínfise modificada**, que é uma articulação ligeiramente móvel onde os ossos são mantidos unidos por uma combinação de cartilagem hialina e fibrocartilagem. Uma **sínfise verdadeira** consiste apenas em fibrocartilagem. Nas vértebras, a sínfise modificada é conhecida como **disco intervertebral** (Figura 7.5). As superfícies cranial e caudal de vértebras contíguas possuem um revestimento de cartilagem hialina, e a interconexão desses revestimentos corresponde ao disco intervertebral. O interior gelatinoso e macio do disco é denominado **núcleo pulposo**. O anel fibrocartilaginoso que dá sustentação à periferia do disco recebe o nome de **anel fibroso**. O disco intervertebral (núcleo pulposo e anel fibroso) é uma espécie de coxim (almofada) que resiste à compressão e permite o movimento limitado entre as vértebras contíguas.

Prolapso ou hérnia de disco intervertebral ocorre quando o núcleo pulposo se desloca através da ruptura do anel fibroso. Quando o processo inflamatório prossegue no local da herniação, pode haver compressão das raízes dos nervos espinais nesse nível e comprometimento dos nervos periféricos com perda de função da região inervada.

Esqueleto apendicular

O **esqueleto apendicular** é constituído pelos ossos dos membros torácicos (anteriores) e

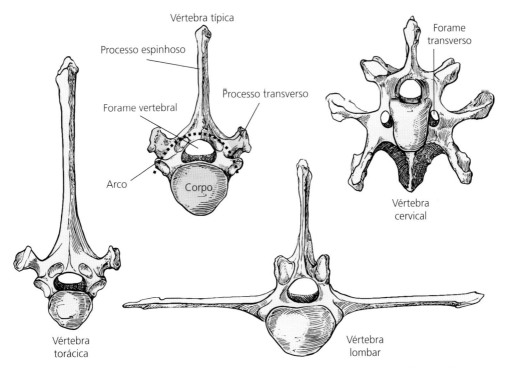

■ **FIGURA 7.4** Características gerais das vértebras típicas. (De Frandson RD, Wilke WL, Fails AD. Anatomy and Physiology of Farm Animals. 7th edn. Ames, IA: Wiley-Blackwell, 2009.)

Tabela 7.1 Fórmulas vertebrais de animais domésticos comuns e seres humanos.

ESPÉCIE	VÉRTEBRAS CERVICAIS	VÉRTEBRAS TORÁCICAS	VÉRTEBRAS LOMBARES	VÉRTEBRAS SACRAIS	VÉRTEBRAS CAUDAIS OU COCCÍGEAS
Equinos	7	18	6	5	15 a 20
Bovinos	7	13	6	5	18 a 20
Ovinos	7	13	6 a 7	4	16 a 18
Caprinos	7	13	7	4	12
Suínos	7	14 a 15	6 a 7	4	20 a 23
Caninos	7	13	7	3	20 a 23
Aves	14	7	14 (lombossacrais)		6
Seres humanos	7	12	5	5	4

De Frandson RD, Wilke WL, Fails AD. Anatomy and Physiology of Farm Animals. 7th edn. Ames, IA: Wiley-Blackwell, 2009.

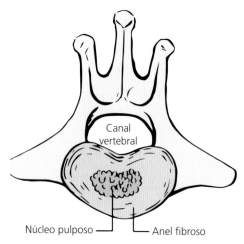

■ **FIGURA 7.5** Disco intervertebral. O disco intervertebral, composto de cartilagem hialina e fibrocartilagem, serve para conectar corpos de vértebras contíguas. O interior gelatinoso e macio do disco corresponde ao núcleo pulposo. O anel fibrocartilaginoso dá sustentação à periferia do disco. Hérnia ou prolapso de disco ocorre quando há protrusão do núcleo pulposo através do anel fibroso. (De Uemura EE. Fundamentals of Canine Neuroanatomy and Neurophysiology. 1 st edn. Ames, IA: Wiley-Blackwell, 2016.)

pélvicos (posteriores) e suas respectivas **cinturas peitoral** (ombro) e **pélvica** (pelve). A cintura peitoral é composta pela escápula, clavícula e coracoide, enquanto a cintura pélvica é composta pelo ílio, ísquio e púbis.

Enquanto a cintura peitoral das aves possui estruturas visivelmente discerníveis (**escápula, coracoide** e **clavícula**), a única proeminência óssea na cintura peitoral dos mamíferos domésticos é a escápula (omoplata). O coracoide é reduzido a um pequeno processo coracoide que se projeta no sentido medial, a partir do tubérculo supraglenoidal, de onde surge o músculo coracobraquial. Esse músculo estabiliza o ombro. A clavícula é representada apenas por uma estrutura fibrosa no músculo braquiocefálico (um músculo dos membros torácicos (anteriores), exceto no gato, em que um osso clavicular muito pequeno está incorporado nesse músculo. Apesar de não ter função, esse osso aparece em radiografias, podendo ser erroneamente interpretado como um osso alojado no esôfago. A Figura 7.6 mostra as projeções medial e lateral da escápula de equino.

A cintura pélvica é formada pelos ossos do quadril que se unem ventralmente ao osso do lado oposto na sínfise pélvica e se articulam com o sacro, dorsalmente (Figura 7.7). Os **ossos do quadril** consistem no **ílio, ísquio** e **púbis**, que se unem para formar o **acetábulo**, a cavidade que se articula com a cabeça do fêmur. O ílio é o maior dos três componentes e projeta-se no sentido craniodorsal a partir do acetábulo para se articular com o sacro na tuberosidade sacral. O ísquio projeta-se em sentido caudoventral a partir do acetábulo e forma grande parte do assoalho caudal da cavidade pélvica. O púbis é o menor dos três ossos pélvicos e forma a parte cranial do assoalho dessa cavidade. O **forame obturador** é delimitado pelo púbis, cranialmente, e pelo ísquio, caudalmente. As proeminências da tuberosidade coxal e da tuberosidade isquiática dos animais domésticos é variável; nos bovinos, são

Capítulo 7 • Ossos, Articulações e Líquido Sinovial   175

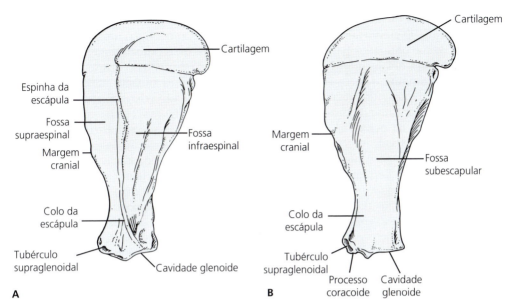

■ **FIGURA 7.6** Escápula de equino. **A.** Vista lateral. **B.** Vista medial. Os músculos supraespinal e infraespinal ocupam as respectivas fossas observadas na superfície lateral. O nervo supraescapular, que inerva esses músculos, é um ramo do plexo braquial e surge da superfície medial na altura do colo da escápula. A lesão ao nervo é uma das causas de atrofia (redução do tamanho e perda da função) dos músculos associados.

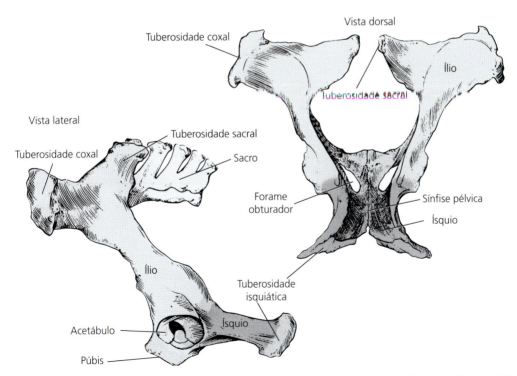

■ **FIGURA 7.7** Pelve de bovino. Vista lateral (à esquerda) e vista dorsal (à direita). (De Frandson RD, Wilke WL, Fails AD. Anatomy and Physiology of Farm Animals. 7th edn. Ames, IA: Wiley-Blackwell, 2009.)

denominadas ponta do ílio e ponta do ísquio, respectivamente. O **nervo obturador** passa através do forame obturador para inervar os músculos adutores dos membros pélvicos. A lesão ao nervo durante o parto (Figura 7.8) pode provocar abdução dos membros pélvicos. Além disso, por causa da sustentação dos membros pélvicos na pelve (no acetábulo), uma fratura da pelve pode resultar em incapacidade do animal em se levantar.

Em geral, nos animais domésticos, os ossos dos membros torácicos e pélvicos possuem nomes semelhantes, mas diferem em termos de tamanho e formato e, em certas partes do corpo, diferem em número. A Tabela 7.2 mostra a comparação dos nomes dos ossos dos membros torácicos e pélvicos. A relação desses ossos entre si está ilustrada nas Figuras 7.9 e 7.10, para os membros torácicos e pélvicos, respectivamente, para fins comparativos, de equinos, bovinos e suínos. Em função dos problemas de claudicação, maior atenção é dada à anatomia dos membros de equinos; assim, a descrição mais detalhada a seguir se refere a essa espécie. Enquanto os seres humanos, cães e gatos possuem cinco ossos metacarpianos (correspondentes às mãos ou patas dianteiras), os equinos apresentam um grande osso **metacarpiano (osso canhão)**, que é o terceiro metacarpo. O segundo e o quarto metacarpos são pequenos ossos situados ao lado do terceiro metacarpo e são referidos como **ossos metacarpianos** (Figura 7.11A).

A fusão desses ossos com o osso canhão, juntamente com formação óssea excessiva, pode causar um tipo de claudicação em equinos, conhecida como **claudicação metacarpiana**. Distalmente ao osso canhão, o equino tem um único dígito (correspondente ao dedo médio dos humanos) com três falanges (Figura 7.11B). As articulações entre o osso canhão e a primeira falange (osso longo da quartela), entre a primeira e a segunda falange (osso curto da quartela) e entre a segunda e a terceira falange (osso do casco) são conhecidas como articulações do **boleto**, da **quartela** e do **casco**, respectivamente. Há dois ossos sesamoides proximais e um osso sesamoide distal. Apenas o sesamoide proximal lateral é mostrado na Figura 7.11B. Esses **ossos sesamoides** servem para a inserção de ligamentos direcionados às partes mais distais e, por conta da articulação com os ossos

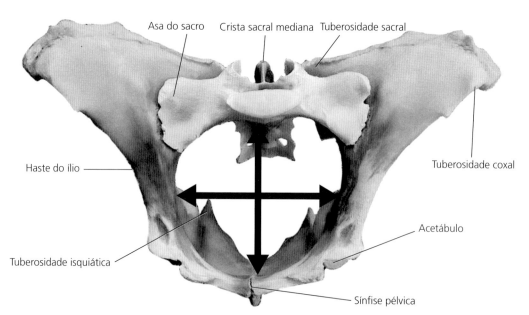

■ **FIGURA 7.8** Ossos da pelve da vaca (vistos de frente e um pouco abaixo) através dos quais o bezerro deve passar ao nascer. O aspecto caudal do sacro aparece erroneamente como uma obstrução devido ao ângulo da imagem. As setas indicam os diâmetros máximos (tanto transverso como dorsoventral) da cintura pélvica.

Tabela 7.2 Comparação de ossos dos membros torácicos e pélvicos.

MEMBRO TORÁCICO		MEMBRO PÉLVICO	
PARTE DO MEMBRO	OSSOS	PARTE DO MEMBRO	OSSOS
Cintura torácica (ombro)	Escápula, clavícula, coracoide	Cintura pélvica	Sacro, ílio, ísquio e púbis
Braço	Úmero	Coxa	Fêmur
Antebraço	Rádio, ulna	Perna	Tíbia, fíbula
Carpo (joelho)	Ossos carpais	Tarso (jarrete)	Ossos tarsais
Metacarpo (ossos da tala[1] e canhão)	Ossos metacarpais	Metatarso (ossos da tala e canhão)	Ossos metatarsais
Falanges (dígitos)	Falanges proximal, média e distal Ossos sesamoides proximal e distal	Falanges (dígitos)	Falanges proximal, média e distal Ossos sesamoides proximal e distal

De Frandson RD, Wilke WL, Fails AD. Anatomy and Physiology of Farm Animals. 7th edn. Ames, IA: Wiley-Blackwell, 2009.

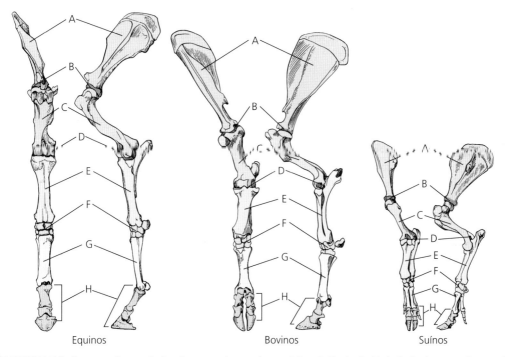

Equinos   Bovinos   Suínos

FIGURA 7.9 Comparação anatômica dos ossos do membro torácico. **A.** Escápula. **B.** Articulação escapuloumeral (ombro). **C.** Úmero. **D.** Articulação do cotovelo. **E.** Antebraço (rádio e ulna). **F.** Carpo. **G.** Metacarpo. **H.** Dígitos (falanges). (De Frandson RD, Wilke WL, Fails AD. Anatomy and Physiology of Farm Animals. 7th edn. Ames, IA: Wiley-Blackwell, 2009.)

---

[1] N.T.: Um dos ossos metacarpais ou metatarsais rudimentares de cada lado do canhão nos membros do cavalo e animais relacionados.

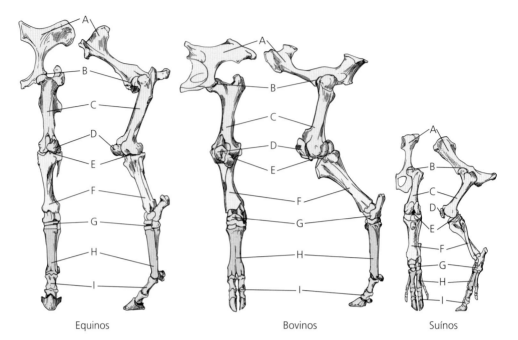

■ **FIGURA 7.10** Comparação anatômica dos ossos do membro pélvico. **A.** Pelve. **B.** Articulação coxofemoral (quadril). **C.** Fêmur. **D.** Patela. **E.** Articulação femorotibiopatelar (soldra). **F.** Perna (tíbia e fíbula). **G.** Tarso (jarrete). **H.** Metatarso. **I.** Dígitos (falanges). (De Frandson RD, Wilke WL, Fails AD. Anatomy and Physiology of Farm Animals. 7th edn. Ames, IA: Wiley- Blackwell, 2009.)

adjacentes, diminui-se o atrito que, de outro modo, haveria sem essa disposição. O sesamoide distal é conhecido como **osso navicular** e está situado atrás da junção da segunda e terceira falanges. À inflamação na região da articulação do casco (localização do osso sesamoide distal), dá-se o nome de **doença navicular**. Em função do pequeno tamanho dos ossos sesamoides, o nome desses ossos deriva-se da pequena semente de sésamo ou gergelim (*sesame* em inglês). No entanto, nem todos os ossos sesamoides são pequenos, e a **patela** (um **osso sesamoide**), que se articula com o fêmur, é um exemplo.

O metatarso e os dígitos dos membros posteriores (pélvicos) são semelhantes ao metacarpo e aos dígitos dos membros anteriores (torácicos). As principais diferenças são a forma e o tamanho dos ossos.

■ **Estrutura óssea**

1. Que outro nome têm os ossos esponjosos?
2. As trabéculas (espículas) estão associadas a ossos compactos ou esponjosos?
3. Como as trabéculas contribuem para a resistência dos ossos longos?
4. Qual a diferença entre epífise, metáfise e diáfise?
5. Qual a relação dos ossos com a produção de células sanguíneas?
6. O que é placa epifisária? Que partes do osso são separadas por ela?
7. Descreva o significado de periósteo e endósteo.
8. Qual o percentual de água nos ossos de adultos?
9. Qual o percentual de conteúdo mineral nos ossos de adultos, com base no peso seco?
10. Que parte do osso se transforma em gelatina quando aquecida em solução aquosa?
11. Quais são os dois principais constituintes da fase mineral do osso?

Capítulo 7 • Ossos, Articulações e Líquido Sinovial

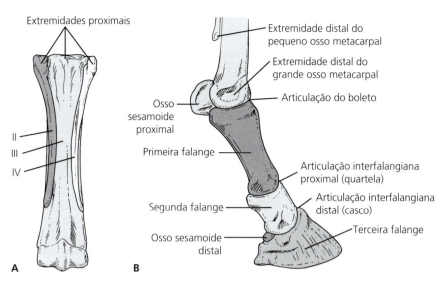

■ **FIGURA 7.11** Ossos metacarpais e falanges do membro torácico de equino. **A.** Ossos metacarpais do lado direito (vista palmar). O osso metacarpal III ou grande osso metacarpal (osso canhão) está completamente desenvolvido; os ossos metacarpais II e IV são muitos pequenos e comumente conhecidos como pequenos ossos metacarpais ou ossos da tala. **B.** Falanges e a parte distal dos ossos metacarpais do lado direito (vista lateral).

12. Qual é a unidade estrutural do osso compacto? Descreva-a.
13. Qual é o significado de lacunas e canalículos? Onde o líquido intersticial dos ossos está localizado?
14. O que significam lamelas intersticiais e circunferenciais?
15. Como as células osteoprogenitoras, os osteoblastos e os osteócitos estão relacionados?
16. O que é mais maduro? O osteócito ou o osteoblasto?
17. Como os osteócitos comunicam-se entre si?
18. Quais são as células de reabsorção óssea e de onde se originam?

A estrutura de um osso longo (p. ex., o fêmur) é mostrada na Figura 7.12. Um corte longitudinal revela a sua estrutura interna. Estão destacadas as características dos ossos compacto e esponjoso. O **osso compacto** parece sólido, enquanto o **osso esponjoso** (também conhecido como osso canceloso), como o próprio nome diz, tem a aparência de uma esponja. No osso esponjoso, existem trabéculas (espículas) de tecido mineralizado, e os espaços vazios entre as trabéculas ocupam um volume considerável. Nos animais vivos, as regiões entre as trabéculas são preenchidas por **medula óssea**. A rigidez e a resistência dos ossos longos se devem não só à dureza de seu osso compacto, mas também ao arranjo tipo andaime ou armação das trabéculas – que, em geral, são paralelas às linhas de tensão máxima e, portanto, atuam como pilares nos pontos de estresse (ver Figura 7.12).

A **epífise** refere-se a qualquer uma das extremidades de um osso longo, enquanto a **diáfise** é a haste cilíndrica situada entre as duas epífises. A **metáfise** é a parte expandida ou dilatada do osso nas extremidades da diáfise. A diáfise contém a **cavidade medular** circundada por um tubo de osso compacto de parede espessa. A cavidade medular ou medula óssea é o local de produção das células sanguíneas. Uma pequena quantidade de osso esponjoso pode revestir a superfície interna do osso compacto. As epífises consistem principalmente em osso esponjoso com uma fina camada externa de osso compacto. A **placa epifisária** (também denominada **fise**) é composta de cartilagem hialina e representa o ponto de crescimento em direção longitudinal. A **cartilagem hialina**

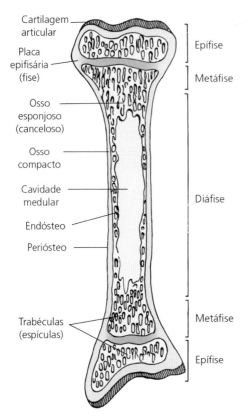

■ **FIGURA 7.12** Estrutura do osso longo. As designações de endósteo e periósteo referem-se apenas às suas localizações e não refletem sua natureza celular nem sua extensão. Note o arranjo paralelo das trabéculas, formando uma espécie de andaime ou armação para a máxima resistência em resposta à sua suposta carga.

é um tipo comum de cartilagem, sendo assim denominada porque sua matriz (substância intercelular) é branco-azulada vítrea (*hyalos*, do grego, significa vidro) e um pouco translúcida. Nos ossos maduros, a cartilagem foi substituída por osso e as linhas epifisárias permanecem no local onde a havia placa epifisária. A área de contato do osso que se articula com o seu osso adjacente em uma articulação móvel é recoberta por cartilagem articular (descrita mais adiante neste capítulo).

Com exceção das superfícies articulares, todas as outras superfícies externas do osso são recobertas por periósteo. O **periósteo** é composto de uma camada fibrosa externa e uma camada interna rica em células, contendo **osteoblastos** (se a formação óssea estiver em andamento) ou outras células que podem se transformar em osteoblastos em resposta a um estímulo apropriado (**células osteoprogenitoras**). Os osteoblastos sintetizam e secretam a substância orgânica do osso e participam da mineralização da matriz orgânica. O periósteo é responsável pelo aumento do diâmetro dos ossos e também atua na consolidação de fraturas. O endósteo é o tecido de revestimento de todas as superfícies ósseas voltadas para a cavidade medular e também das trabéculas de osso esponjoso. Além disso, o endósteo tem uma espessura unicelular, e as células podem se transformar em osteoblastos quando estimuladas.

Composição do osso

Com base no peso úmido, o osso de adultos tem aproximadamente 25% de água, 45% de minerais e 30% de matéria orgânica. O cálcio constitui cerca de 37% do conteúdo mineral, enquanto o fósforo representa cerca de 18,5%. Com base no peso seco, o conteúdo mineral situa-se entre 65% e 70%, ao passo que a fração orgânica compreende 30% a 35%. A fração orgânica contém em torno de 90% de colágeno, que se transforma em gelatina quando aquecido em solução aquosa. Embora vários elementos diferentes sejam incorporados na fase mineral do osso, o cálcio e o fósforo são os principais constituintes.

Sistemas de Havers

A Figura 7.13 contém uma ilustração tridimensional que mostra a aparência da haste de um osso longo maduro, em cortes transversal e longitudinal. Os canais que correm paralelamente ao eixo longitudinal do osso são os **canais de Havers**, os quais contêm vasos sanguíneos. Esses vasos, por sua vez, comunicam-se com outros vasos sanguíneos que irrigam as superfícies externas e a cavidade medular. Estes últimos vasos sanguíneos são perpendiculares ao eixo longitudinal do osso e estão contidos nos **canais de Volkmann**. A unidade estrutural do osso compacto é o **sistema de Havers** (também conhecido como **osteon**), o qual consiste em um canal central de Havers circundado

Capítulo 7 • Ossos, Articulações e Líquido Sinovial

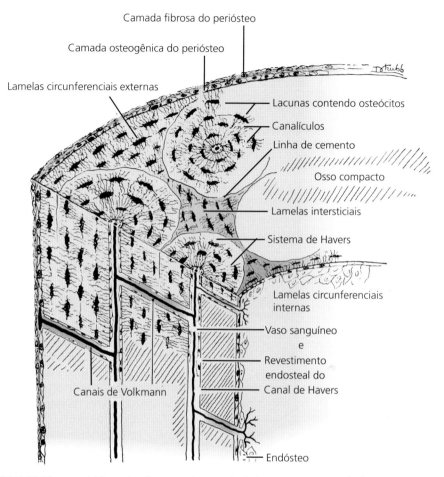

■ **FIGURA 7.13** Diagrama tridimensional mostrando a aparência (em cortes transversal e longitudinal) dos elementos que compõem a estrutura do córtex da haste de osso longo. (De Ham AW, Cormack DH. Histology. 8th edn. Philadelphia, PA: JB Lippincott Company, 1979.)

por camadas concêntricas de osso, as **lamelas** (Figura 7.14). As células ósseas, os **osteócitos**, situam-se em pequenas cavidades conhecidas como **lacunas (pequenos lagos)**. Os osteócitos se comunicam entre si e com o canal de Havers através de uma rede ramificada de canais, os **canalículos**. O líquido intersticial dos osteócitos fica contido dentro das lacunas e dos canalículos.

Esse líquido intersticial se difunde através da rede canalicular, a partir dos vasos sanguíneos dos canais, para a manutenção dos osteócitos. O transporte do líquido pode ser facilitado pela contração periódica dos osteócitos. Embora não haja sistema de Havers no osso esponjoso, observa-se a presença de lamelas concêntricas com lacunas cercadas por substância intercelular e osteócitos com canalículos intercomunicantes. Além das lamelas concêntricas que compõem o sistema de Havers, existem outros padrões lamelares na forma de **lamelas intersticiais**, bem como **lamelas circunferenciais** externas e internas (ver Figura 7.13). Essas lamelas circunferenciais, tanto externas como internas, são produzidas pelos osteoblastos que recobrem as superfícies externas e internas do osso enquanto este se encontra em crescimento para atingir sua largura máxima. Durante esse período, ocorre o desenvolvimento dos sistemas de Havers, o que dá uma aparência descontínua à parte interna das lamelas circunferenciais externas e à parte externa das

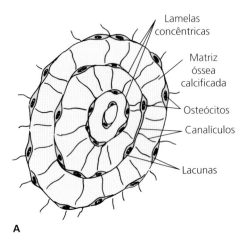

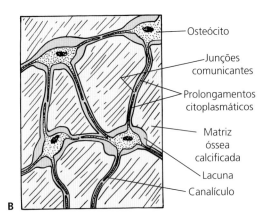

■ **FIGURA 7.14** Um osteon (sistema de Havers). **A.** Lamelas concêntricas, mostrando os osteócitos dentro de suas lacunas e seus canalículos comunicantes. **B.** Prolongamentos citoplasmáticos de osteócitos nos canalículos para a comunicação com outros osteócitos.

lamelas circunferenciais internas. Os aspectos ininterruptos, no entanto, dão uma aparência lisa às superfícies lamelares externas e internas. As lamelas intersticiais são resquícios dos sistemas de Havers mais antigos ou das lamelas circunferenciais.

Células ósseas

Quatro tipos diferentes de células estão associados ao osso: células osteoprogenitoras, osteoblastos, osteócitos e osteoclastos. A primeira delas, as **células osteoprogenitoras**, compreende a população de células na camada mais interna do periósteo e as células de revestimento endosteal das cavidades medulares, bem como as células de revestimento dos canais de Havers e Volkmann. Quando estimuladas, as células osteoprogenitoras se transformam em células secretoras mais ativas, os osteoblastos. Nos locais onde não está ocorrendo a formação óssea ativa, as superfícies são recobertas por células de revestimento ósseo, análogas às células osteoprogenitoras, exceto pelo fato de que estas representam um estado mais quiescente da célula óssea.

O **osteoblasto** é uma célula osteoformadora diferenciada, responsável pela produção da matriz óssea. A secreção de colágeno e da substância fundamental realizada pelo osteoblasto compõe o osso inicial não mineralizado ou osteoide. O osteoblasto também está associado à calcificação da matriz.

O **osteócito** é a célula óssea madura envolta pela matriz óssea (ou osteoide) previamente secretada pelo osteoblasto; representa um osteoblasto transformado. Os osteócitos mantêm a matriz óssea e são capazes de sintetizar e reabsorver a matriz em uma extensão limitada. Tais osteócitos estendem seus prolongamentos citoplasmáticos através de estreitos túneis ou canalículos situados na matriz óssea para entrar em contato com prolongamentos semelhantes de células adjacentes por meio de **junções comunicantes**. Essas junções comunicantes, por sua vez, têm uma baixa resistência elétrica que possibilita o fluxo de íons e pequenas moléculas entre as células. Assim, a comunicação entre os osteócitos é possível, de tal modo que as células mais externas, bem como aquelas mais próximas dos vasos sanguíneos, podem responder a estímulos (p. ex., de hormônios). O osteócito é menor do que a sua forma anterior de osteoblasto, devido ao pequeno citoplasma perinuclear. A Figura 7.14B ilustra a aparência dos osteócitos em lacunas, no interior da matriz óssea calcificada, e seus prolongamentos citoplasmáticos nos canalículos.

Os **osteoclastos** são células de reabsorção óssea grandes, móveis e, muitas vezes, multinucleadas. Os osteoclastos são células diferenciadas a partir de células-tronco hematopoéticas da medula óssea e do baço. Essas células-tronco se diferenciam em monócitos, responsáveis pela reabsorção óssea, e depois se fundem com

Capítulo 7 • Ossos, Articulações e Líquido Sinovial

outros para formar os grandes osteoclastos multinucleados. Os osteoclastos são considerados membros do sistema mononuclear fagocitário difuso (ver Capítulo 3).

Embora as células osteoprogenitoras, os osteoblastos e os osteócitos sejam caracterizados como tipos celulares distintos, eles devem ser considerados como estados funcionais diferentes do mesmo tipo celular.

■ Formação do osso

1. Qual método de formação óssea é representado pelo osso do pênis, em alguns animais, e pelo osso do coração em bovinos?
2. Como ocorre o processo de ossificação endocondral?
3. Qual o método responsável pela formação dos ossos chatos do crânio e da face?
4. Qual o nome da zona mais antiga dentro da placa epifisária?
5. Visualize o alongamento de um osso ocasionado pela divisão das células, secreção da matriz e afastamento da zona de cartilagem de reserva, a partir da diáfise.
6. A cartilagem tem irrigação sanguínea?
7. As lacunas da cartilagem são conectadas por canalículos?
8. Quais são as causas de morte dos condrócitos?
9. O que ocupava anteriormente os túneis existentes na zona de matriz calcificada?
10. Verifique a invasão dos túneis por capilares como pré-requisito para a formação de novo tecido ósseo.
11. Visualize o desenvolvimento de lamelas (camadas) em torno dos capilares, de tal modo que o túnel fica reduzido a um canal estreito (sistema de Havers).
12. Por que as paredes ósseas não se tornam excessivamente espessas, uma vez que o osso cresce em largura? Qual o mecanismo de crescimento ósseo aposicional?

13. Qual camada osteogênica é responsável pelas lamelas circunferenciais externas e internas?
14. Qual célula propicia a erosão necessária para formar novos canais durante o processo de remodelagem óssea?
15. Após a erosão, qual a sequência de eventos responsáveis pela formação de novos sistemas de Havers?
16. Como a massa óssea está relacionada com o aumento da massa muscular e da atividade física?

A formação óssea (ossificação) é identificada como heteroplástica, endocondral ou intramembranosa, de acordo com o ambiente onde o osso é formado. A **ossificação heteroplástica** é aquela em que o osso se forma em outro tipo de tecido que não o esqueleto. Esse tipo de ossificação ocorre no osso do pênis, em alguns animais, e no osso do coração, em bovinos, mas é essencialmente patológico. A **ossificação endocondral** é aquela que se desenvolve a partir da cartilagem e é basicamente pré-formada no feto, mas continua após o nascimento, a partir das placas cartilaginosas localizadas entre a metáfise e a epífise, bem como a partir do periósteo ao redor do córtex. A maioria dos ossos longos se forma por esse método. A **ossificação intramembranosa** é aquela em que o osso se forma sem a intervenção de cartilagem. Esses ossos são pré-formados em uma membrana fibrosa infiltrada com tecido osteoide que, mais tarde, se torna calcificado. Os ossos assim formados são os ossos chatos do crânio e da face, bem como a clavícula (gato) e a mandíbula. Os mecanismos citados anteriormente referem-se apenas ao modo como os ossos existentes foram originalmente formados. A remodelagem óssea se dá no osso preexistente e o mecanismo de remodelagem é idêntico, se o osso original foi formado por ossificação endocondral ou intramembranosa. A sequência da formação óssea real durante a remodelagem consiste na deposição de tecido osteoide pelos osteoblastos, com subsequente calcificação desse tecido.

Crescimento dos ossos longos

O aumento do comprimento de um osso depende da presença de uma placa cartilaginosa (placa epifisária), onde são identificadas quatro zonas que se estendem da epífise até a diáfise (Figura 7.15). Estas são denominadas **zonas de cartilagem de reserva** (a mais jovem), de **proliferação, hipertrofia** e de **matriz calcificada** (a mais antiga). Além dos limites da zona de matriz calcificada, existem trabéculas em desenvolvimento que compõem o osso esponjoso das metáfises.

Como a cartilagem não possui irrigação sanguínea, a nutrição das **células cartilaginosas (condrócitos)** depende da difusão do líquido extracelular, a partir de sua fonte, até os condrócitos que se encontram no interior das lacunas. Além disso, ao contrário dos osteócitos, os condrócitos ainda são capazes de se dividir depois de terem sido incorporados à matriz cartilaginosa. Quando os condrócitos da zona de cartilagem de reserva sofrem divisão, eles se organizam em colunas distintas e uma zona de proliferação em direção à diáfise é identificada. As colunas são formadas devido ao sequestro de condrócitos dentro das lacunas. Cada célula-filha dentro de uma lacuna produz uma matriz e isso faz com que a matriz cartilaginosa se expanda a partir de seu interior. Isso faz a epífise se afastar da diáfise e, com isso, ocorre o alongamento do osso.

Cada divisão dos condrócitos produz células maiores, originando a zona de hipertrofia (ver Figura 7.15). Isso exerce um efeito de compressão da matriz em bandas lineares entre as colunas de células hipertrofiadas. Após várias divisões, as células hipertrofiadas afastam-se ainda mais da placa epifisária e tornam-se ativas no processo de calcificação da matriz cartilaginosa. A calcificação, juntamente com o aumento na distância da fonte nutricional, faz com que os condrócitos morram e a matriz torna-se a zona de matriz calcificada. Os aspectos dos cortes longitudinal e transversal de diferentes áreas da placa epifisária e da metáfise na periferia de uma haste em crescimento são mostrados na Figura 7.16. Um corte transversal na altura da matriz calcificada (Figura 7.16C2) revelaria a existência de túneis nos locais onde ninhos de células hipertrofiadas ocupavam anteriormente o espaço entre as bandas lineares da matriz cartilaginosa comprimida (agora calcificada). As trabéculas (colunas) visualizadas em cortes longitudinais, na verdade, constituem uma estrutura em forma de favo de mel, em cortes transversais, e os espaços observados entre as trabéculas em cortes longitudinais são vistos como túneis, em cortes transversais.

Os túneis são agora invadidos por capilares, a partir da diáfise, e os osteoblastos se alinham ao longo das laterais dos túneis e depositam tecido ósseo em suas superfícies internas. Os osteoblastos continuam a se dividir e cada divisão de osteoblastos empurra a camada original de osteoblastos para mais perto do capilar central. As lamelas concêntricas da substância óssea são assim estabelecidas, com os osteócitos ocupando as lacunas e os canalículos. Após o depósito de várias camadas de tecido ósseo (lamelas concêntricas), o túnel é reduzido a um canal estreito, contendo um

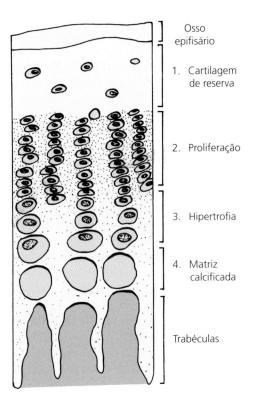

■ **FIGURA 7.15** As quatro zonas de uma placa epifisária (cartilaginosa).

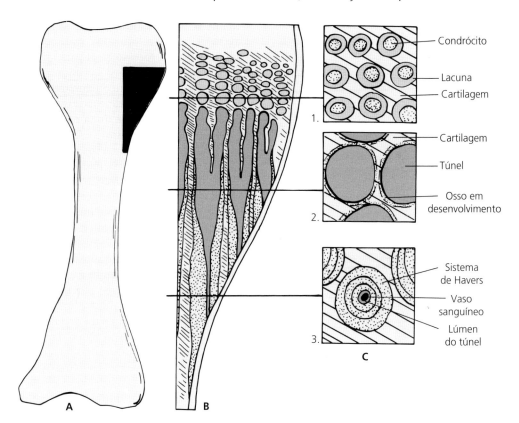

■ **FIGURA 7.16** Aparência notada em cortes longitudinal e transversal de diferentes áreas da placa epifisária e da metáfise, na periferia de uma haste em crescimento. **A.** A área negra corresponde à localização no osso longo, em relação às partes B e C. **B.** Linhas horizontais se estendem até seus respectivos cortes transversais. As áreas de cor marrom são túneis ou aberturas de túneis. As linhas oblíquas representam a cartilagem, enquanto as estruturas pontilhadas constituem a matriz calcificada. **C1.** Condrócitos em suas lacunas, na zona de hipertrofia. **C2.** Túneis formados na zona de matriz calcificada. As trabéculas são compostas de cartilagem e osso. **C3.** Sistema de Havers, que transformam os túneis em osso compacto.

vaso sanguíneo, alguns osteoblastos ou células osteogênicas e, às vezes, um vaso linfático (Figura 7.16C3). Esse arranjo é conhecido como sistema de Havers, a unidade estrutural do osso compacto.

Enquanto um osso longo está crescendo em comprimento, ele também cresce em largura. Novas camadas de osso são adicionadas do lado externo da haste, ao mesmo tempo em que o osso é dissolvido do lado interno da haste. Embora a haste do osso se torne mais larga, suas paredes não ficam excessivamente espessas, e o diâmetro da cavidade medular aumenta gradativamente. A largura da haste óssea cresce pelo **mecanismo aposicional** (Figura 7.17). O periósteo fornece a camada osteogênica e, por meio de proliferações repetidas, um novo osso se forma para preencher os sulcos existentes entre as cristas longitudinais dos sistemas de Havers formados enquanto o osso estava se alongando. O mesmo processo de crescimento aposicional ocorre na parte interna da haste óssea, a partir do endósteo. O osso formado a partir do periósteo e endósteo é responsável pelas lamelas circunferenciais externas e internas, respectivamente (ver Figura 7.13).

Remodelagem óssea

Conforme descrito previamente, o crescimento dos ossos não envolve um mero aumento de espessura. Em vez disso, há uma formação

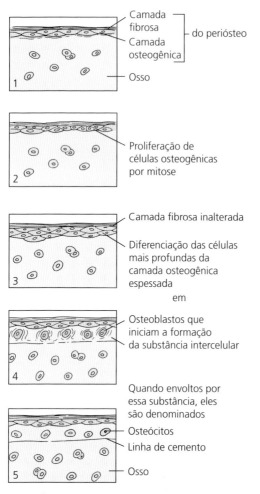

■ **FIGURA 7.17** Crescimento ósseo por aposição. (Adaptada de Ham AW. Histology. 1 st edn. Philadelphia, PA: J.B. Lippincott, 1950.)

coordenada de novo tecido ósseo nas superfícies externas e reabsorção óssea nas superfícies internas (Figura 7.18). Isso também ocorre com os ossos do neurocrânio para acomodar o cérebro em crescimento durante a sua maturação. Em todos os casos, os dois processos, de crescimento aposicional e de reabsorção óssea, são as únicas maneiras pelas quais o formato e o tamanho de um osso podem mudar antes e após o nascimento. Como isso se aplica aos ossos longos do corpo, o formato do osso não sofre mudanças extremas durante o crescimento, e sua cavidade medular é ampliada a fim de garantir uma área suficiente para a produção suficiente de células sanguíneas.

Durante o crescimento ósseo, os sistemas de Havers estão sendo formados, reabsorvidos e remodelados. O processo geral para formação de novos sistemas de Havers costuma ser iniciado pelos osteoclastos, concomitantemente à invasão de vasos sanguíneos (Figura 7.19). Os osteoclastos estão na linha de frente dos vasos sanguíneos invasores. Assim, novos túneis são formados por erosão através da superfície endosteal e orientados em relação ao eixo longitudinal da haste. Uma camada de osteoblastos se forma na superfície do túnel erodido (que, no caso, possui um vaso sanguíneo central) e as lamelas concêntricas se formam, conforme descrição prévia dos sistemas de Havers. Os vasos sanguíneos crescem e se ramificam, acompanhando a atividade de osteoclastos e osteoblastos; por meio disso, novos canais são produzidos e novos sistemas de Havers se formam para preenchê-los. Além da remodelagem para acomodar o crescimento, também ocorre remodelagem em resposta à tensão imposta aos ossos. A redução na massa óssea acompanha a perda de massa muscular e a diminuição da mobilidade, enquanto o aumento da massa muscular e de atividade física é acompanhado por um incremento na massa óssea. Portanto, a organização do osso se modifica em resposta às tensões mecânicas e outras tensões impostas ao esqueleto e representa um equilíbrio entre a formação e a reabsorção óssea.

■ **Reparo ósseo**

1. O que ocorre com os osteócitos, o periósteo e a medula óssea quando a irrigação sanguínea é interrompida, após fratura óssea?
2. Se o aporte sanguíneo não for restabelecido em um local de fratura, haverá reparo ósseo?
3. Defina calo no que diz respeito ao reparo ósseo.
4. Qual é a fonte de células osteogênicas necessárias para a formação de calos externo e interno?
5. O que determina se um calo será composto de osso esponjoso ou cartilagem?

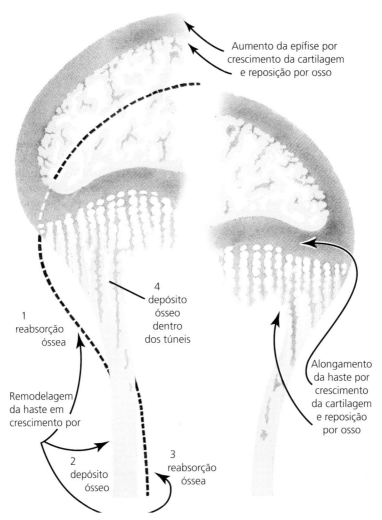

■ **FIGURA 7.18** Locais de depósito e reabsorção óssea no processo de alongamento e remodelagem de ossos longos. O osso está ilustrado em marrom-claro, enquanto a cartilagem, em azul-esverdeado. (De Ham AW and Cormack DH. Histology. 8th edn. Philadelphia, PA: JB Lippincott Company, 1979.)

6. Descreva o que acontece com um calo cartilaginoso.
7. O osso esponjoso será substituído por osso compacto no local da fratura?
8. O que determina o momento em que ocorrerá a remodelagem do reparo ósseo inicial?

As **fraturas ósseas** são as consequências mais comuns de lesão aos ossos. As fraturas podem resultar em separação das partes ósseas com perda de alinhamento, separação do periósteo e endósteo e hemorragia intensa seguida de formação de coágulo. Os vasos sanguíneos dilacerados podem ser aqueles que irrigam os canais de Volkmann, os sistemas de Havers, o periósteo e o endósteo, no local da fratura. Nas proximidades do suprimento sanguíneo interrompido, os osteócitos começam a morrer e o periósteo e a medula óssea necrosam. A condição inflamatória aguda que se segue estimula a migração de células fagocíticas até o local da fratura, com

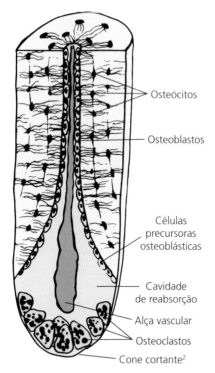

■ **FIGURA 7.19** Atividade osteoclástica que precede a remodelagem óssea. Os osteoclastos originam uma cavidade de reabsorção no osso e são imediatamente seguidos de uma alça vascular acompanhada por células precursoras que se multiplicam e se diferenciam em osteoblastos. Os osteoblastos depositam novas camadas de osteoide. Os canalículos se formam e os osteoblastos se transformam em osteócitos. Camadas sucessivas de novo tecido ósseo são depositadas de modo originar os anéis lamelares concêntricos do sistema de Havers. (De Whittick WG. Canine Orthopedics. 2nd edn. Philadelphia, PA: Lea & Febiger, 1990.)

intuito de remover os componentes do coágulo sanguíneo e do tecido necrosado. Novos vasos sanguíneos chegam à área lesionada e a formação de um novo tecido ósseo se inicia. O reparo ósseo não ocorre antes do restabelecimento da irrigação sanguínea.

O tipo mais comum de reparo ósseo envolve a formação de **calo**. Esse tipo de reparo ocorre quando as extremidades fraturadas não são perfeitamente realinhadas e estabilizadas. Um halo de tecido de reparo se forma em torno da superfície externa de cada extremidade fraturada e, quando uma ponte se forma de um lado a outro da fratura, isso é denominado **calo externo**. O periósteo íntegro saudável é a fonte de células osteogênicas para o calo externo, enquanto o endósteo é a fonte para o **calo interno**. Dependendo da abundância dos capilares periosteais, o calo será composto de osso esponjoso ou cartilagem. Uma irrigação sanguínea inadequada predispõe à formação de cartilagem. Quando a cartilagem se forma, ela é subsequentemente substituída por osso. A transformação de cartilagem em osso é semelhante àquela previamente descrita para o crescimento de ossos longos a partir da placa epifisária. Os condrócitos sofrem hipertrofia e a matriz cartilaginosa torna-se calcificada. A cartilagem calcificada é removida e substituída por osso esponjoso após a entrada dos vasos sanguíneos. Qualquer tecido ósseo necrosado que foi incorporado ao calo é removido pela ação dos osteoclastos e substituído por osso formado por osteoblastos, que migram para os espaços originados pela atividade osteoclástica. À medida que o osso compacto se forma no local da fratura, o osso esponjoso na periferia do calo não é mais necessário para conferir resistência e, por conta disso, ele é reabsorvido. A remodelagem final ocorre quando as tensões associadas ao uso normal retornam. A Figura 7.20 ilustra um resumo do processo de consolidação de fratura.

■ **Articulações e líquido sinovial**

1. Cite o sinônimo de conexão (normalmente conhecida como articulação) entre as partes constitutivas do esqueleto.
2. Qual termo é utilizado para descrever a inflamação de uma articulação?
3. O que facilita o deslizamento de duas superfícies da articulação sinovial, uma sobre a outra?
4. Defina cápsula articular.
5. Qual é a parte da cápsula articular responsável pela secreção do líquido sinovial?
6. As articulações têm drenagem linfática?
7. Quais são as funções dos nervos nas articulações?

---
[2]N.T.: Mecanismo de remodelagem óssea.

Capítulo 7 • Ossos, Articulações e Líquido Sinovial   189

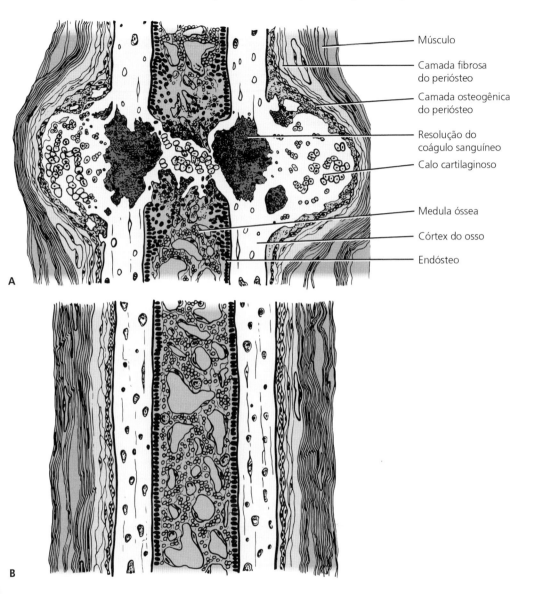

■ **FIGURA 7.20** Reparo de fratura óssea. **A.** A fratura foi reduzida e imobilizada. O reparo envolve o aparecimento de calo ósseo palpável. Um calo cartilaginoso precede o calo mineralizado. **B.** Fratura completamente consolidada. O osso foi remodelado seguindo as linhas de estresse. O local original da fratura é obliterado. (De Whittick WG. Canine orthopedics. 2nd Edn. Philadelphia, PA: Lea & Febiger, 1990.).

8. Existem fibras nervosas para dor na cartilagem articular? Como é feita a distribuição dessas fibras associadas à articulação?
9. A membrana sinovial recobre a cartilagem articular?
10. O que são synoviócitos?
11. Quais são as principais funções do líquido sinovial?
12. Que componente do líquido sinovial confere sua viscosidade?
13. Explique a diferença de viscosidade do líquido sinovial nas articulações de diferentes tamanhos.

190 Anatomia Funcional e Fisiologia dos Animais Domésticos

14. Os constituintes do plasma normal são comuns ao líquido sinovial?
15. Descreva cartilagem articular de adultos e avalie se ela possui células, vasos sanguíneos e nervos.
16. O que representa a zona de crescimento durante a ossificação endocondral da epífise?
17. Como a pressão intermitente na cartilagem articular está relacionada a sua nutrição?
18. Que substâncias do líquido sinovial contribuem para suas propriedades lubrificantes?
19. Como a compressão sobre as cartilagens articulares contribui para a lubrificação?
20. O que é lubrificação exsudativa?

A conexão entre quaisquer partes constitutivas rígidas do esqueleto é conhecida como articulação. Essas conexões também são conhecidas como juntas. O estudo das articulações é conhecido como artrologia e a inflamação das articulações recebe o nome de artrite. A artrite é uma doença comum em animais domésticos; portanto, esse breve estudo da anatomia e fisiologia das articulações visa auxiliar a compreensão dos estudantes sobre as doenças articulares. Uma articulação ligeiramente móvel foi descrita como conexão de vértebras contíguas (ver Figura 7.5).

As **articulações sinoviais** são aquelas que permitem o deslizamento de uma superfície sobre a outra (Figura 7.21). Esse movimento é facilitado pela presença de cartilagem articular em cada superfície óssea da articulação e também pela existência de **líquido sinovial**. A articulação sinovial é envolta por uma **cápsula articular**. O líquido sinovial está contido dentro da cavidade da cápsula articular e é secretado por sua membrana interna, a **membrana sinovial**. A camada externa da cápsula articular é uma camada fibrosa que se estende a partir do periósteo de cada osso e contribui para a estabilidade da articulação. Algumas articulações contêm um **menisco** (placa fibrocartilaginosa), cuja função é de amortecimento.

Aporte sanguíneo, drenagem linfática e inervação das articulações

A irrigação arterial e a inervação de uma articulação sinovial estão ilustradas na Figura 7.22. As artérias que suprem uma articulação e o osso adjacente geralmente têm origem em comum. Essas artérias costumam entrar no osso próximo da linha de inserção da cápsula e formam uma rede ao redor da articulação. Os capilares dessa rede representam uma das fontes de nutrição para a cartilagem articular, o que já foi mencionado na seção anterior. Vasos linfáticos estão presentes juntamente com vasos sanguíneos, e os vasos linfáticos que deixam uma articulação desembocam em linfonodos regionais. A difusão entre a cavidade articular e os capilares sanguíneos e linfáticos acontece com facilidade.

A inervação de uma articulação tem duas funções principais. A primeira função tem a ver com a dor e as respostas reflexas que podem acompanhar a doença articular. A segunda função está associada à participação da inervação na postura, locomoção e cinestesia[3] (uma sensação mediada pela estimulação de órgãos-alvo em músculos, tendões e articulações, em resposta aos movimentos corporais e à tensão (ver Capítulos 4 e 5). As fibras de dor estão distribuídas na camada fibrosa e membrana sinovial da cápsula articular.

Membrana sinovial

A membrana sinovial é um tecido conjuntivo vascular que reveste a superfície interna da cápsula articular, mas não recobre as superfícies de apoio (a **cartilagem articular**). Os **sinoviócitos**, dentro da membrana sinovial, secretam líquido sinovial por um processo ativo que requer energia.

As principais funções do líquido sinovial são lubrificação e nutrição da cartilagem articular. O líquido sinovial é um líquido pegajoso e viscoso, frequentemente semelhante à clara de ovo, em termos de consistência. Esse líquido costuma ser levemente alcalino e varia de incolor a amarelo-escuro. A cor e a viscosidade variam em função da espécie e do tipo de

---

[3]N.T.: Cinestesia é uma sensação ou percepção de movimento.

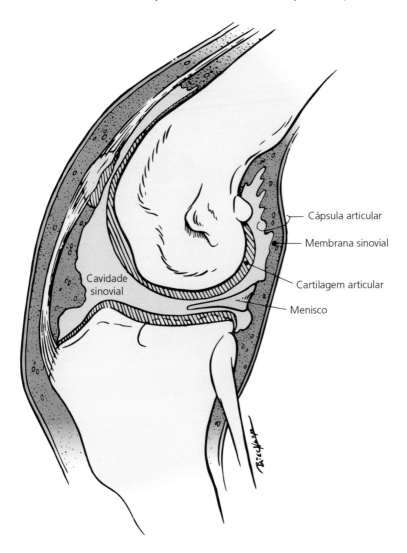

■ FIGURA 7.21 A cartilagem articular recobre as superfícies ósseas opostas de uma articulação sinovial, conforme mostrado neste diagrama da articulação femorotibiopatelar (soldra). O espaço articular é preenchido por líquido sinovial produzido pela membrana sinovial da cápsula articular circundante. Um menisco fibrocartilaginoso se estende para o interior da cartilagem articular. (De Dellmann HD and Eurell JA, eds. Textbook of Veterinary Histology. 5th edn. Baltimore, MD: Williams & Wilkins, 1998.)

articulação. O líquido de grandes articulações é geralmente menos viscoso do que o de pequenas articulações. A viscosidade do líquido sinovial é atribuída quase exclusivamente ao **ácido hialurônico**. Outros constituintes químicos do líquido sinovial são aqueles normalmente presentes no plasma sanguíneo. De modo geral, o líquido sinovial contém algumas células, principalmente mononucleares. O exame do conteúdo celular e químico, bem como das características físicas do líquido sinovial, pode ser um procedimento auxiliar de diagnóstico valioso na avaliação de doença articular.

Cartilagem articular

A **cartilagem articular de adultos** é, em geral, de natureza hialina, avascular e aneural. Além

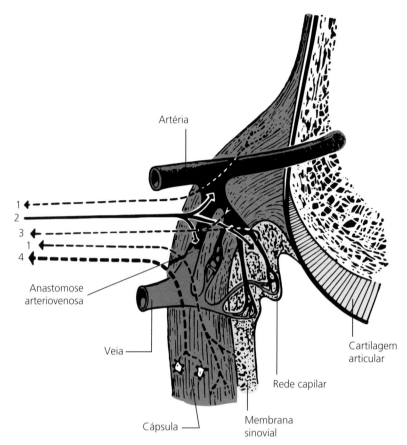

■ **FIGURA 7.22** Irrigação sanguínea e inervação de uma articulação sinovial. A figura ilustra uma artéria suprindo estruturas como epífise, cápsula articular e membrana sinovial. Note a anastomose arteriovenosa. O nervo articular contém as seguintes estruturas: (1) fibras sensoriais (principalmente de dor) oriundas da cápsula e membrana sinovial, (2) fibras nervosas autônomas (pós-ganglionares simpáticas para os vasos sanguíneos), (3) fibras sensoriais (de dor e outras com funções desconhecidas) na camada adventícia dos vasos sanguíneos e (4) fibras proprioceptivas oriundas das terminações de Ruffini e de pequenos corpúsculos lamelados (não mostrados). As setas indicam a direção da condução. (De Gardner E, Gray DJ, O'Rahilley R. Anatomy. 4th edn. Philadelphia, PA: WB Saunders, 1975.)

disso, ela possui uma matriz acelular que envolve um número relativamente pequeno de células chamadas condrócitos. Trata-se de um tecido conjuntivo altamente especializado com características bioquímicas e biofísicas que lhe permitem desempenhar dupla função, como amortecedor de impacto e como superfície de apoio. Durante o período de crescimento, a cartilagem articular representa a zona de crescimento para a ossificação endocondral na epífise. Durante o crescimento, a cartilagem articular também é capaz de se regenerar e, assim, reparar defeitos que possam surgir. Contudo, quando o crescimento cessa, a cartilagem perde grande parte de seu potencial de reparo. A cartilagem é um tecido resiliente e elástico que se torna mais delgado quando comprimido e recupera lentamente sua espessura original quando a pressão é aliviada. Uma pressão intermitente associada à compressão e liberação dessa compressão faz com que a cartilagem se expanda por meio da captação (absorção) de líquido. O líquido sinovial é absorvido por essa propriedade semelhante à esponja e se difunde através da matriz cartilaginosa para fornecer sua nutrição. Outras fontes possíveis de nutrição da cartilagem articular incluem a difusão a partir dos vasos epifisários

Capítulo 7 • Ossos, Articulações e Líquido Sinovial

que passam pelo osso subcondral e a difusão de líquido a partir dos capilares associados ao círculo arterial em torno da articulação, na linha de inserção capsular.

Lubrificação das articulações sinoviais

Os líquidos que lubrificam a articulação sinovial são o líquido sinovial e o líquido que extravasa da cartilagem articular durante sua compressão. As substâncias do líquido sinovial que contribuem para suas propriedades lubrificantes são o **ácido hialurônico** e uma glicoproteína conhecida como **lubricina**. Ambas as substâncias são secretadas pela membrana sinovial e lubrificam a superfície articular durante cargas leves associadas à compressão mínima da cartilagem articular. Durante cargas pesadas, os líquidos da membrana sinovial são deslocados das cartilagens articulares e a compressão faz com que o líquido da cartilagem seja comprimido e forme uma camada entre as superfícies opostas. A lubrificação conferida pelo líquido da cartilagem é conhecida como **lubrificação exsudativa**. A cartilagem articular foi comparada com uma esponja rígida; ela resiste à tração, sofre deformação elástica sob pressão, contém grande quantidade de líquido extracelular (hiperidratada) e exsuda líquido sob pressão (o que é de suma importância na lubrificação).

■ Leitura sugerida

Frandson RD, Wilke WL, Fails AD. Anatomy and Physiology of Farm Animals. 7th edn. Ames, IA: Wiley-Blackwell, 2009.

Goff JP. Cartilage, bones, and joints. In: Reece WO, ed. Dukes' Physiology of Domestic Animals. 13th edn. Ames, IA: Wiley-Blackwell, 2015.

☑ AUTOAVALIAÇÃO

CARACTERÍSTICAS GERAIS DO ESQUELETO

1. Os membros anteriores (torácicos) e posteriores (pélvicos) e suas respectivas cinturas peitoral e pélvica fazem parte do:
   a. Esqueleto axial
   b. Esqueleto apendicular

2. Os discos intervertebrais, entre vértebras contíguas:
   a. Consistem em cartilagem hialina sólida
   b. Estão presentes apenas entre vértebras lombares
   c. Representam uma espécie de coxim (almofada) que resiste à compressão e possibilita movimento limitado
   d. Não possibilita movimento

3. O esqueleto axial é composto de:
   a. Crânio e vértebras
   b. Crânio, vértebras, costelas e esterno
   c. Crânio, vértebras e cinturas (peitoral e pélvica)

   d. Costelas, esterno e cinturas (peitoral e pélvica)

4. Do sentido cranial ao caudal, o conjunto de vértebras é dividido por regiões. São elas:
   a. Cervicais, sacrais, torácicas, lombares, caudais
   b. Torácicas, cervicais, lombares, sacrais, caudais
   c. Torácicas, lombares, sacrais, cervicais, caudais
   d. Cervicais, torácicas, lombares, sacrais, caudais

5. Os ossos do quadril:
   a. Fazem parte da cintura peitoral
   b. Unem-se dorsalmente ao osso oposto, formando uma sínfise sem articulação
   c. Unem-se ventralmente ao osso oposto na sínfise pélvica
   d. Referem-se a outra nomenclatura para a espécie bovina

194 Anatomia Funcional e Fisiologia dos Animais Domésticos

6. Em bovinos, uma protuberância proeminente conhecida como ponta do ílio refere-se a(o):
   a. Tuberosidade sacral
   b. Tuberosidade isquiática
   c. Tuberosidade coxal
   d. Simplesmente tuberosidade

7. Distalmente ao osso canhão do equino, as articulações falangianas são referidas como:
   a. Quartela, boleto, casco
   b. Boleto, quartela, casco
   c. Casco, quartela, boleto
   d. Quartela, casco, boleto

8. Os ossos sesamoides:
   a. Articulam-se com outros ossos e, assim, reduzem o atrito por sua inserção a ligamentos direcionados a locais mais distais
   b. Estão firmemente ligados a outros ossos sem movimento visível
   c. São os mesmos que os ossos da tala
   d. Seu nome é oriundo de Vila Sésamo

ESTRUTURA ÓSSEA

9. A haste cilíndrica de um osso longo é conhecida como:
   a. Epífise
   b. Metáfise
   c. Diáfise

10. O principal local de hematopoese (produção de células sanguíneas) é:
    a. Cápsula articular
    b. Cavidade medular da diáfise
    c. Placa epifisária
    d. Lacunas

11. A superfície externa dos ossos (com exceção das superfícies articulares) é recoberta por:
    a. Endósteo
    b. Cartilagem hialina
    c. Periósteo
    d. Osteoblastos

12. Os osteoblastos:
    a. São as células hematopoéticas do osso
    b. Sintetizam e secretam a substância orgânica do osso

   c. São as células que dissolvem os ossos
   d. São as células maduras do osso

13. O líquido intersticial dos osteócitos:
    a. Fica contido no interior de lacunas e canalículos
    b. Difunde-se a partir dos vasos sanguíneos para dentro dos canais de Havers
    c. Passa pelos osteócitos em todas as lamelas concêntricas, inclusive as mais externas
    d. Todas as alternativas anteriores estão corretas

14. Quando estimuladas, as células osteoprogenitoras se transformam diretamente em:
    a. Osteoclastos
    b. Osteócitos
    c. Osteoblastos
    d. Condrócitos

15. A produção de osteoide e sua subsequente calcificação são realizadas por:
    a. Osteoclastos
    b. Osteócitos
    c. Osteoblastos
    d. Condrócitos

16. As células ósseas, que são osteoblastos transformados, e se comunicam entre si por meio de junções comunicantes nos canalículos e mantêm a matriz óssea são:
    a. Células osteoprogenitoras
    b. Osteoblastos
    c. Osteoclastos
    d. Osteócitos

17. Os osteoclastos:
    a. São osteócitos transformados
    b. São grandes células de reabsorção óssea consideradas como membros do sistema mononuclear fagocitário difuso
    c. São ativos na produção de matriz óssea

18. O cálcio e o fósforo:
    a. São os principais constituintes da fase mineral do osso e se encontram na proporção 2:1 (cálcio:fósforo)
    b. Representam a matéria orgânica do osso
    c. Nunca são recuperados do osso, uma vez que são depositados na fase mineral

Capítulo 7 • Ossos, Articulações e Líquido Sinovial **195**

19. Os sistemas de Havers:
    a. São as unidades estruturais do osso compacto
    b. Desenvolvem-se dentro de túneis formados na zona de matriz calcificada
    c. Desenvolvem-se quando os capilares invadem os túneis formados por ninhos de condrócitos mortos
    d. Todas as alternativas anteriores estão corretas

FORMAÇÃO DO OSSO

20. O osso do pênis, o osso do coração e os depósitos ósseos patológicos representam:
    a. Formação óssea endocondral
    b. Formação óssea intramembranosa
    c. Formação óssea heteroplástica

21. A maioria dos ossos longos se desenvolve:
    a. Sem a intervenção de cartilagem
    b. Por meio de ossificação endocondral
    c. Por meio de ossificação heteroplástica

22. A placa epifisária:
    a. É uma placa cartilaginosa situada entre a epífise e a diáfise
    b. Tem um suprimento sanguíneo abundante
    c. Não tem zonas distinguíveis
    d. Localiza-se apenas em uma das extremidades de um osso longo

23. O osso se forma:
    a. Em ambas as direções a partir da placa epifisária
    b. Em direção à diáfise, com efeito de levantamento na placa epifisária
    c. Porque os condrócitos nunca morrem
    d. Porque a zona de cartilagem de reserva morre

24. A remodelagem óssea:
    a. Ocorre durante o crescimento e em resposta à pressão imposta aos ossos
    b. Não ocorre (uma vez formado, o osso não é removido)
    c. Não envolve atividade osteoclástica

REPARO ÓSSEO

25. Um pré-requisito para o reparo de fratura é:
    a. Alívio da dor
    b. Perfeito realinhamento
    c. Restabelecimento da irrigação sanguínea
    d. Imobilização

26. A formação de calo após fratura óssea:
    a. É o tipo mais comum de reparo ósseo
    b. Está localizada apenas na superfície externa
    c. Ocorre a partir dos osteoblastos que se originam do periósteo, independentemente de o calo estar na superfície interna ou externa
    d. Não reverte para osso compacto e subsequente remodelagem

ARTICULAÇÕES E LÍQUIDO SINOVIAL

27. A membrana sinovial:
    a. Cobre a superfície de apoio (cartilagem articular) de uma articulação
    b. É a camada fibrosa externa de uma cápsula articular que contribui para a estabilidade da articulação
    c. É a superfície interna de revestimento de uma cápsula articular que contém os sinoviócitos, células responsáveis pela secreção do líquido sinovial

28. A(s) principal(is) função(ões) do líquido sinovial é(são):
    a. Atuar como uma espécie de adesivo para manter os ossos unidos em uma articulação
    b. Fazer um ruído de estalo quando os ossos são separados
    c. Proporcionar lubrificação e nutrição da cartilagem articular

29. Quanto ao líquido sinovial:
    a. A viscosidade é atribuída quase exclusivamente ao ácido hialurônico
    b. A cor é sempre amarela
    c. A viscosidade é igual em todas as articulações
    d. Trata-se de um líquido que contém inúmeras células

30. A cartilagem articular de adultos é:
   a. Suprida por nervos e vasos sanguíneos
   b. Lisa, mas muito rígida
   c. Um tecido resiliente e elástico que se torna mais delgado quando comprimido e recupera a espessura original quando a pressão é aliviada

31. A nutrição da cartilagem articular de adultos:
   a. Não é necessária
   b. É proporcionada pelo líquido sinovial e pelo líquido que se difunde a partir dos capilares na cápsula articular
   c. É fornecida a partir de capilares que se infiltram em sua substância

32. Qual das opções a seguir descreve melhor a lubrificação das articulações sinoviais?
   a. Elas não precisam disso, porque são lisas
   b. Humor aquoso
   c. Ácido hialurônico e lubricina, ambos secretados pela membrana sinovial
   d. Secreções do plexo coroide

33. As fibras nervosas para dor:
   a. Estão localizadas na cartilagem articular
   b. Estão situadas na cápsula articular
   c. Não existem fibras nervosas nas articulações sinoviais

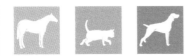

CAPÍTULO 8

Músculos

VISÃO GERAL DO CAPÍTULO

- Classificação, *197*
  Músculo liso, *197*
  Músculo cardíaco, *198*
  Músculo esquelético, *198*
- Disposição (arranjo) muscular, *199*
- Suporte musculoesquelético, *200*
- Microestrutura do músculo esquelético, *201*
  Divisão da fibra muscular, *202*
  Sistema sarcotubular, *203*
  Junção neuromuscular, *205*
- Contração do músculo esquelético, *205*
  Despolarização das fibras musculares, *207*
  Mecanismo de contração, *208*
  Alterações de energia, *208*
  Contração *versus* contratura, *210*
  Força de contração, *211*
- Comparação da contração entre os tipos de músculos, *212*
- Alterações no tamanho do músculo, *215*
  Hipertrofia e hiperplasia, *215*
  Atrofia, *215*

A contração muscular possibilita os movimentos do esqueleto, induz alterações na quantidade de sangue que supre as partes do corpo e propicia o transporte do bolo alimentar através do trato intestinal, além de possibilitar a geração de calor corporal e o fluxo da circulação sanguínea. Estes são exemplos da função muscular. Em virtude dessas funções variadas em todo o corpo e por conta da necessidade de um esforço considerável para realizá-las, não é de se surpreender que 45 a 50% do peso corporal são representados por componentes do sistema muscular. O tecido muscular possui propriedades fisiológicas básicas associadas à contratilidade. Essas propriedades incluem excitabilidade, extensibilidade e elasticidade. A excitabilidade (também conhecida como hipersensibilidade) é a capacidade de receber e responder a um estímulo. A extensibilidade é a capacidade de ser estirado, enquanto a elasticidade é a capacidade de retornar ao formato original após contração ou estiramento. Todas essas propriedades estão relacionadas com a capacidade do músculo de produzir movimento.

Classificação

1. Quais são os tipos de nervos associados à atividade dos músculos liso, cardíaco e esquelético?

2. Qual é a principal característica que distingue os músculos liso, cardíaco e esquelético?
3. Um disco intercalado no músculo cardíaco desempenha que função?
4. Qual é a diferença funcional entre fibras vermelhas e brancas do músculo esquelético?

Há três tipos de células musculares no corpo animal: lisas, cardíacas e esqueléticas. Cada uma delas é caracterizada não só por diferenças estruturais microscópicas, mas também por localização, função e inervação.

Músculo liso

O músculo liso é assim denominado devido à ausência de estrias visíveis. A célula muscular lisa é fusiforme (ou seja, tem formato de fuso) e possui um núcleo localizado no centro (Figura 8.1). Os músculos lisos são regulados pelo sistema nervoso autônomo e estão localizados em estruturas viscerais que exigem movimentos de natureza automática. Os agregados de miofilamentos nos músculos lisos são compostos de proteínas contráteis, a actina e a miosina. As fibras do músculo liso não têm

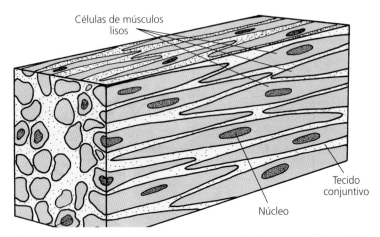

FIGURA 8.1 Células de músculos lisos mostradas nos planos longitudinal e transversal. As células são tipicamente fusiformes e possuem um núcleo central.

uma disposição regular (como acontece no músculo esquelético), o que explica a ausência de estrias visíveis.

Músculo cardíaco

O músculo cardíaco, como o próprio nome diz, está presente apenas no coração. É regulado pelo sistema nervoso autônomo, como acontece com os músculos lisos. No entanto, diferentemente do músculo liso, o músculo cardíaco apresenta estrias microscopicamente caracterizadas por bandas claras e escuras alternadas. O músculo cardíaco é composto de células alongadas e ramificadas, com contornos irregulares em suas junções com outras células (Figura 8.2). A área limítrofe onde a extremidade de uma célula se une por anastomose com a próxima célula é conhecida como **disco intercalado**.

Essa estrutura, cuja membrana celular é altamente especializada, facilita a transmissão de impulsos nervosos de uma célula para a outra em função de sua baixa resistência elétrica. Cada célula tem um único núcleo (às vezes dois) localizado no centro.

Músculo esquelético

As células dos músculos esqueléticos (fibras) de muitos animais podem ser de três tipos: (1) **vermelhas** ou escuras, (2) **brancas** ou pálidas, ou (3) **intermediárias**, com distinções entre as fibras vermelhas e brancas (Figura 8.3). As fibras musculares vermelhas são caracterizadas pelo maior conteúdo de mioglobina e maior número de mitocôndrias, em comparação às fibras brancas. Todos os músculos apresentam, provavelmente, uma mistura desses três tipos de fibras; em alguns animais, no entanto, há predomínio de fibras vermelhas enquanto em outros as brancas predominam. Um exemplo notável disso é o músculo peitoral vermelho-carmesim (músculo do peito) de pombos que, nitidamente, contrasta com a cor branca do músculo peitoral de galinhas.

De modo geral, as fibras musculares vermelhas apresentam contração mais lenta e são mais resistentes à fadiga do que as fibras musculares brancas. Nas aves, o grau de pigmentação vermelha no músculo peitoral pode estar diretamente relacionado com a capacidade de sustentar o voo. Gansos e patos, bem como pombos, são conhecidos por seu voo contínuo e neles há predomínio de fibras vermelhas no músculo peitoral.

O músculo esquelético compõe a maior parte da massa muscular do corpo animal. Cada fibra de músculo esquelético pode estender comprimento do músculo do qual faz parte. Assim como notado no músculo cardíaco, no exame microscópico dos músculos esqueléticos notam-se estrias, como características. Esses músculos esqueléticos não são ramificados

Capítulo 8 • Músculos   199

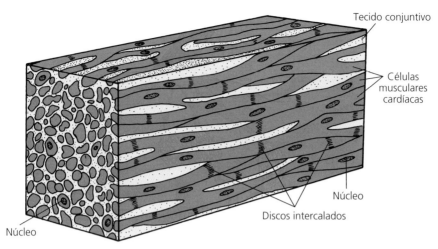

■ **FIGURA 8.2** Células do músculo cardíaco mostradas nos planos longitudinal e transversal. Observe as células alongadas e ramificadas, com contornos irregulares em suas junções com outras células, condição conhecida como disco intercalado. Os discos intercalados indicam as posições de bordas justapostas de células musculares contíguas. A maioria das células possui um único núcleo, embora algumas contenham dois núcleos. O núcleo ocupa uma posição central na célula muscular.

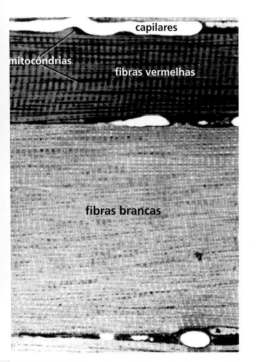

FIGURA 8.3 Fotomicrografia do músculo esquelético, mostrando fibras vermelhas e brancas. As fibras vermelhas possuem maior número de mitocôndrias compactadas entre suas miofibrilas, especialmente em associação com capilares. (De Ham AW, Cormack DC. Histology. 8th edn. Philadelphia, PA: JB Lippincott, 1979.) (Esta figura encontra-se reproduzida em cores no Encarte.)

tampouco se unem por anastomose (assim, não possuem disco intercalado). Os músculos esqueléticos são inervados pelos nervos cranianos e espinais, havendo a necessidade de impulso nervoso transmitido a cada fibra muscular para a sua estimulação. Em cada célula de músculo esquelético existem múltiplos núcleos dispostos na periferia (Figura 8.4), diferentemente do que acontece nas células de músculos lisos e cardíaco.

■ **Disposição (arranjo) muscular**

1. Qual a diferença de origem e inserção do músculo esquelético?
2. Diferencie músculos esqueléticos flexores de extensores.
3. Diferencie músculos esqueléticos adutores de abdutores.

A função dos músculos é se contrair, ou encurtar. Ao fazer isso, eles movimentam uma parte do corpo ou conteúdo corporal ou conferem resistência a algum movimento. Uma condição importante para determinar a função desempenhada pelos músculos está em seu arranjo (disposição) celular. De acordo com

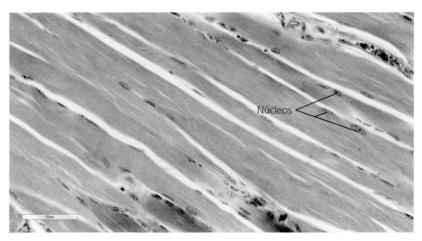

■ **FIGURA 8.4** Fotomicrografia de corte longitudinal de fibras de músculo esquelético. Observe as estrias e os múltiplos núcleos situados à periferia. (Esta figura encontra-se reproduzida em cores no Encarte.)

isso, as células musculares podem estar dispostas em lâminas isoladas, lâminas enroladas em tubos, feixes, anéis (esfíncteres) ou cones ou, então, permanecer como células ou aglomerados isolados para ações mais precisas (exatas) ou menos vigorosas. O esvaziamento de estruturas viscerais (p. ex., bexiga, estômago, coração) ou o transporte de conteúdos intestinais ou secreções orgânicas, propiciado pelos músculos lisos e cardíaco, se deve à estreita associação desses músculos com a parte envolvida.

Com exceção dos esfíncteres formados por músculo esquelético, os efeitos do músculo esquelético podem ser notados em um ponto a certa distância de sua localização. Isso significa que a contração do músculo esquelético deve ser transmitida, de algum modo, para a parte envolvida. Para que isso aconteça, uma das extremidades do músculo precisa estar relativamente fixa ou ancorada, enquanto a outra extremidade deve estar ligada diretamente, ou através de tendões, à parte móvel. Dessa forma, a descrição anatômica de um músculo esquelético algumas vezes se refere à sua origem e inserção, sendo a **origem** a extremidade menos móvel e a **inserção** a extremidade mais móvel. A contração do músculo esquelético aproxima a origem e a inserção muscular e, quando as conexões envolvem dois ossos, um ou ambos os ossos irão se mover.

Os músculos esqueléticos são frequentemente descritos de acordo com o tipo de movimento realizado. São **flexores** se estiverem localizados no lado do membro para o qual a articulação se dobra ao diminuir o ângulo articular. São **extensores** se estiverem situados no lado do membro para o qual a articulação se dobra ao aumentar o ângulo articular. **Adutores** são os músculos que tracionam um membro em direção ao plano mediano, ao passo que **abdutores** tracionam um membro para longe do plano mediano. Os **esfíncteres** têm disposição (arranjo) circular para possibilitar a constrição de orifícios corporais. Os músculos estão estrategicamente localizados para melhor atender à estrutura influenciada por eles. Ocasionalmente, não ocorre adução nos membros pélvicos de vacas após o parto. Os músculos adutores são inervados pelos nervos obturadores (um para cada membro), cada um dos quais passa por uma abertura (**forame obturador**) no canal de parto (ver Capítulo 7). A lesão a esse nervo durante o parto pode ser acompanhada de incapacidade de adução de um ou ambos os membros pélvicos (**paralisia do obturador**).

■ **Suporte musculoesquelético**

1. Qual a diferença de epimísio, perimísio e endomísio? Qual desses tecidos está mais intimamente associado a cada fibra muscular, individualmente?

O suporte (sustentação) das fibras de músculos esqueléticos consiste em elementos de tecido conjuntivo (**epimísio, perimísio, endomísio**) que são contínuos desde as fibras musculares, individualmente, até o tecido conjuntivo da estrutura à qual o músculo se liga e sobre a qual ele exerce sua tração quando se contrai. Muitas vezes, o tecido conjuntivo da estrutura à qual o músculo está ligado corresponde a um **tendão** (Figura 8.5). Uma ampla lâmina de tecido conjuntivo com uma função semelhante é denominada **aponeurose**.

Os elementos de tecido conjuntivo do músculo esquelético são:

1. As fibras musculares que compõem um feixe muscular (também denominado fascículo) são unidas por um revestimento celular (sarcolema) a um elemento de tecido conjuntivo, o endomísio.
2. O endomísio é contínuo com o tecido conjuntivo que envolve os feixes musculares, o perimísio.
3. O perimísio é contínuo com o tecido conjuntivo que envolve o músculo (conjunto de feixes musculares), o epimísio.
4. O epimísio é contínuo com o tendão ou a aponeurose, que pode percorrer certa distância até o seu ponto de fixação.

Alguns músculos parecem surgir diretamente de um osso, e o ponto de fixação desses músculos pode ser considerado uma junção **muscular carnosa**. Essas células musculares, no entanto, possuem um curto tendão de fixação ao periósteo.

■ **Microestrutura do músculo esquelético**

1. Uma fibra muscular é o mesmo que uma célula muscular?
2. Como se dá a divisão de uma fibra muscular em miofibrilas, de miofibrilas em sarcômeros, de sarcômeros em miofilamentos e de miofilamentos em actina e miosina?
3. Faça o esboço de um sarcômero e a disposição espacial dos miofilamentos.
4. Relacione as estrias (bandas) do músculo esquelético com os miofilamentos.
5. Que conjunto de túbulos do sistema sarcotubular se abre para o exterior da fibra muscular e contém líquido extracelular?
6. Onde se localiza o retículo sarcoplasmático em relação aos túbulos T e às miofibrilas?
7. Qual a função do sistema sarcotubular?
8. O que é junção neuromuscular? Há quantas junções para cada fibra muscular?
9. O que é unidade motora?

As células dos músculos esqueléticos são mais comumente conhecidas como fibras musculares devido o seu formato alongado. O diâmetro de cada fibra muscular pode variar de 5 a 100 micrômetros e o comprimento de 10 a 30 cm, e pode não se estender por toda a extensão do músculo. Contudo, a extremidade

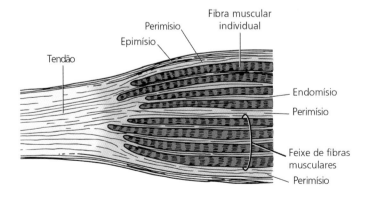

FIGURA 8.5 Corte longitudinal de um músculo. Os elementos de tecido conjuntivo do músculo são contínuos com um tendão. (Adaptada de Ham AW. Histology. 7th edn. Philadelphia, PA: JB Lippincott, 1974.)

de uma fibra pode se ligar à extremidade de outra para formar estruturas mais longas, cada uma com o seu próprio envoltório de endomísio (que, inclusive, também contém uma rica rede capilar associada).

Divisão da fibra muscular

A divisão dos músculos em partes menores, até as miofibrilas, está ilustrada na Figura 8.6. Dependendo do diâmetro da fibra muscular, pode haver centenas a milhares de **miofibrilas** dentro de uma fibra muscular. Cada miofibrila possui estrias ou bandas. A Figura 8.7 mostra a subdivisão das miofibrilas em repetidas unidades (**sarcômeros**) e seus componentes. Os sarcômeros contêm os **miofilamentos proteicos** (**actina** e **miosina**) que, por sua disposição, dão origem às estrias (Figura 8.7B). Como as estrias são características da fibra muscular, fica claro que os sarcômeros de uma miofibrila estão alinhados com os sarcômeros de todas as outras miofibrilas da fibra muscular. A **linha Z** está localizada em cada extremidade de um sarcômero e é comum a ambos os sarcômeros que ela separa. Os filamentos de actina se projetam a partir da linha Z nos sarcômeros separados por ela (Figura 8.7B). Assim, cada sarcômero tem filamentos de actina projetados em direção ao seu centro, a partir de cada extremidade. A actina de dois sarcômeros comuns à mesma linha Z compõe uma **banda I**. Os filamentos de miosina têm localização central dentro de um sarcômero e, juntamente com a sobreposição dos filamentos de actina, produzem a faixa escura (**banda A**) das estrias características. Os filamentos de actina e miosina têm uma

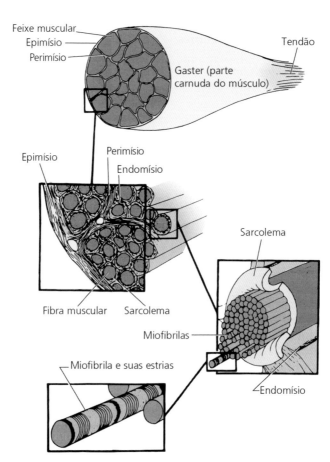

■ **FIGURA 8.6** Divisão dos músculos em partes menores, até as miofibrilas. (De Feduccia A, McCrady E. Torrey Morphogenesis of the Vertebrates. 5th edn. New York: John Wiley & Sons, 1991.)

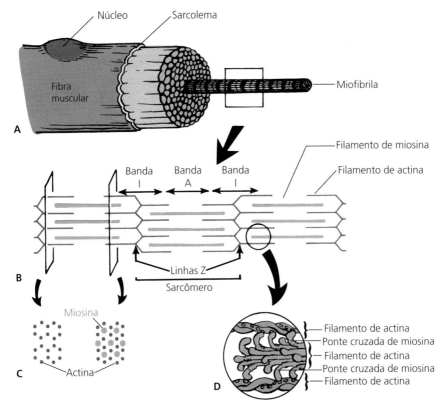

■ **FIGURA 8.7** Divisão das miofibrilas em sarcômeros. **A.** Corte transversal de uma fibra muscular. **B.** Disposição longitudinal dos miofilamentos dentro dos sarcômeros. **C.** Disposição espacial dos miofilamentos dentro de um sarcômero. **D.** Mais detalhes da relação entre as moléculas de actina e miosina.

disposição espacial regular entre si, conforme mostrada no corte transversal de uma miofibrila (Figura 8.7C), a qual contém actina e miosina na proporção 2:1.

Um corte longitudinal dos miofilamentos em disposição espacial mostra a existência de ligações cruzadas que se estendem dos filamentos de miosina em direção aos filamentos de actina (Figura 8.7D). Durante o encurtamento da fibra muscular, os filamentos de actina parecem deslizar mais profundamente nos filamentos de miosina. A presença de estrias (bandas) características (bandas A e I) no músculo esquelético está ilustrada na Figura 8.8.

Sistema sarcotubular

As fibras de músculos esqueléticos contêm uma rede de túbulos conhecida como **sistema sarcotubular**. Esses túbulos estão localizados

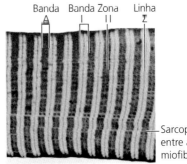

■ **FIGURA 8.8** Fotomicrografia de corte longitudinal de uma miofibrila do músculo esquelético, mostrando as estrias características. As faixas verticais grossas e escuras são as estrias A das miofibrilas; as faixas claras contêm bandas I, com as linhas Z no centro. A zona H, uma região mais pálida, é vista no centro de cada estria A. As linhas delgadas pálidas que correm horizontalmente através das estrias escuras A são regiões estreitas de sarcoplasma situadas entre as miofibrilas. (De Ham AW. Histology. 7th ed. Philadelphia, PA: JB Lippincott, 1974.)

dentro da fibra muscular, porém fora das miofibrilas. O sistema sarcotubular é composto de dois conjuntos de túbulos distintos, cada um deles apresentando um arranjo diferente entre as miofibrilas (Figura 8.9).

Os túbulos que estão dispostos paralelamente às miofibrilas e as circundam são conhecidos como **retículo sarcoplasmático**. Os túbulos dispostos na transversal (ângulos retos) em relação às miofibrilas são conhecidos como **túbulos T**. Os túbulos T se estendem transversalmente de um lado da fibra a outro. Eles se abrem para o exterior da fibra (superfície do sarcolema) e, portanto, seu lúmen contêm líquido extracelular. As aberturas dos túbulos T são regularmente espaçadas por todo o comprimento da fibra muscular devido sua orientação em relação a cada sarcômero. Da mesma forma, suas aberturas são regularmente espaçadas em torno da circunferência da fibra, de tal modo que todas as miofibrilas são intimamente servidas pelo sistema sarcotubular.

Em referência ao sarcômero, os túbulos T estão localizados próximos à junção dos filamentos de actina com os filamentos de miosina. Portanto, cada sarcômero está próximo de dois túbulos T (ver Figura 8.9). Cada túbulo (**sarcotúbulo**) do retículo sarcoplasmático está

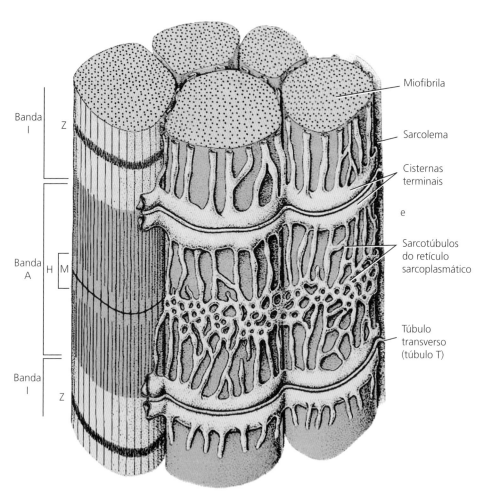

■ **FIGURA 8.9** Corte transversal de parte de uma fibra de músculo esquelético de mamíferos, mostrando as miofibrilas circundadas pelo retículo sarcoplasmático. Dois túbulos transversos (T) suprem um sarcômero e estão em estreita associação com o retículo sarcoplasmático. Os túbulos T se abrem na superfície do sarcolema e contêm líquido extra celular. (De Ham AW, Cormack DC. Histology. 8th edn. Philadelphia, PA: JB Lippincott, 1979.)

regularmente disposto ao longo de todo o comprimento da fibra muscular entre os túbulos T, e estes, por sua vez, contêm líquido extracelular. Os túbulos T não se abrem no retículo sarcoplasmático; em vez disso, as extremidades bulbosas do retículo sarcoplasmático estão intimamente associadas aos túbulos T (Figura 8.10).

O ponto de proximidade de um túbulo T com as extremidades bulbosas de dois retículos sarcoplasmáticos adjacentes é conhecido como **tríade**. A principal função do sistema sarcotubular é fornecer um meio para a condução de um impulso da superfície da fibra muscular para suas partes mais internas. O retículo sarcoplasmático é um importante local de armazenamento de íons cálcio e desempenha um papel fundamental no início e término da contração muscular. Além disso, o retículo sarcoplasmático possui uma estrutura semelhante a um canal de anastomose que envolve cada miofibrila (ver Figura 8.9).

Junção neuromuscular

Cada fibra de músculo esquelético possui uma área especializada, a **junção neuromuscular**. Essa junção é a junção íntima da terminação de uma fibra nervosa com a fibra muscular (Figura 8.11). A terminação da fibra nervosa não é contínua com a fibra muscular; existe um espaço entre o nervo e a fibra muscular. Esse espaço está centralmente localizado na superfície da fibra muscular. Uma fibra nervosa pode ter inúmeras terminações, com cada uma delas se dirigindo para uma fibra muscular diferente (Figura 8.12). Uma **unidade motora** consiste em uma fibra nervosa e as fibras musculares inervadas por ela. Uma relação de unidade motora 1:150 significa que uma única fibra nervosa está inervando 150 fibras musculares, enquanto uma relação de 1:4 indica que uma única fibra nervosa está inervando quatro fibras musculares. Hipoteticamente, uma proporção menor será útil se houver necessidade de maior precisão para a contração muscular.

■ Contração do músculo esquelético

1. Descreva a cadeia de eventos que inicia a despolarização da membrana da fibra muscular.
2. Qual a associação do Ca^{2+} com a liberação de acetilcolina? Como isso se relaciona à ocorrência de febre do leite em vacas leiteiras?

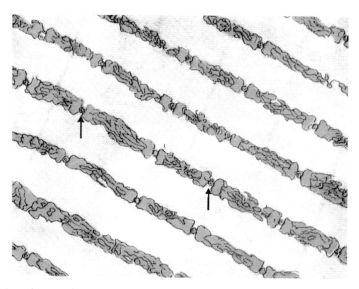

FIGURA 8.10 Retículo sarcoplasmático nos espaços extracelulares entre as miofibrilas, mostrando um sistema longitudinal paralelo às miofibrilas. Em corte transversal, também estão exibidos os túbulos T (setas) que se direcionam para o exterior da membrana da fibra e são importantes para transmitir o sinal elétrico até o centro da fibra muscular. (De Fawcett DW: The Cell. Philadelphia, PA: WB Saunders, 1981.)

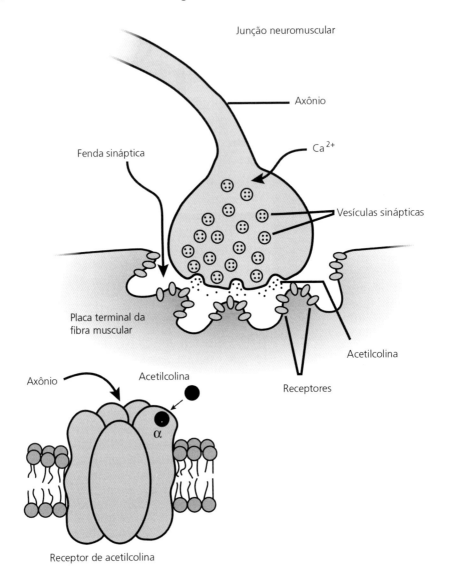

■ **FIGURA 8.11** Representação esquemática da junção neuromuscular e do canal do receptor de acetilcolina associado. A terminação axonal é separada da fibra muscular por um espaço conhecido como fenda sináptica. Um neurotransmissor, a acetilcolina (ACh), fica armazenado nas vesículas da sinápse ligadas à membrana. (De Bailey JG Muscle physiology. In: Reece WO, ed. Dukes' Physiology of Domestic Animals, 12th edn. Ithaca, NY: Cornell University Press, 2004. Used with permission of the publisher, Cornell University Press.)

3. Qual o gatilho para a liberação de Ca^{2+} do retículo sarcoplasmático? Para onde esse íon se dirige após ser liberado?
4. Estabeleça a base molecular da contração muscular com ênfase na sequência de eventos e relacione-a com os processos de encurtamento e relaxamento das fibras musculares.
5. Que molécula parece ser necessária para o relaxamento?
6. Qual é a causa do *rigor mortis*?
7. O que é tetania muscular? Trata-se de um reflexo do somatório de unidades motoras ou do somatório de ondas?

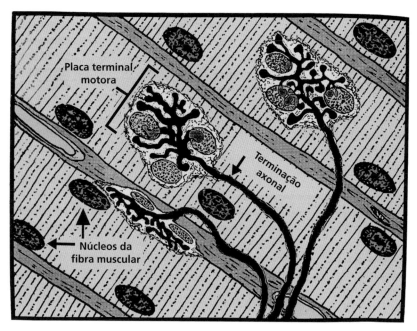

■ **FIGURA 8.12** Desenho de três placas terminais motoras em sinapse com as fibras de músculos esqueléticos. Cada uma das três terminações axonais termina em uma perfusão de ramos curtos coletivamente denominados placa terminal. A placa terminal, na parte inferior da figura, é visualizada a partir de sua borda. (De Eurell JA, Frappier BL. Dellmann's Textbook of Veterinary Histology. 6th edn. Ames, IA: Blackwell Publishing, 2006.)

8. Como o tétano, uma doença bacteriana, está relacionado com neurotransmissores do sistema nervoso central?

Despolarização das fibras musculares

A junção neuromuscular atua como amplificador do impulso nervoso. A chegada de um impulso nervoso espinal ou craniano à junção neuromuscular resulta na liberação de **acetilcolina (ACh)** na fenda sináptica, um espaço entre a terminação da fibra nervosa e a fibra muscular (ver Figura 8.11). A liberação de ACh é acelerada pela entrada de **íons cálcio** do líquido extracelular na membrana pré-juncional, na chegada do impulso nervoso. A ação da ACh é o estímulo que aumenta a permeabilidade da membrana da fibra muscular ao íon sódio, depois do qual se inicia a despolarização da membrana. A despolarização propaga-se em todas as direções a partir da junção neuromuscular, e um impulso é gerado (ver Impulso nervoso e sua transmissão, Capítulo 4). O impulso é transmitido para todas as partes da fibra muscular pelo sistema sarcotubular (ver texto anterior). Como o impulso inicia a contração muscular, uma contração mais sincronizada surge quando todas as partes da fibra são despolarizadas quase simultaneamente, como resultado da transmissão sarcotubular.

Quase imediatamente após a sua liberação, a ACh é hidrolisada pela enzima **acetilcolinesterase**, em ácido acético e colina. A acetilcolinesterase é altamente concentrada na fenda sináptica e isso, aliado à limitada distância de difusão da ACh, responde pela rápida hidrólise desse neurotransmissor.

Uma baixa concentração de cálcio no líquido extracelular é identificada clinicamente em vacas leiteiras após o parto. Essa condição é conhecida como **paresia da parturiente**, popularmente chamada de **febre do leite**,[1] um estado de semiparalisia causado por **bloqueio**

---

[1] N.T.: A febre do leite também é conhecida por outros nomes: febre vitular, hipocalcemia puerperal, paresia puerperal.

neuromuscular parcial. Quando a concentração do íon cálcio se encontra baixa, a quantidade de ACh liberada diminui; isso pode não ser suficiente para induzir à transmissão neuromuscular, resultando em bloqueio neuromuscular.

Mecanismo de contração

O mecanismo de contração envolve uma interação entre os filamentos de actina e os filamentos de miosina. Existe uma atração natural entre a actina e a miosina que envolve locais ativos do filamento de actina. A atração é inibida durante o relaxamento porque os locais ativos estão recobertos; quando o íon cálcio entra na miofibrila, no entanto, os locais ativos são descobertos. As porções salientes das **cabeças das pontes cruzadas** do filamento de miosina se ligam aos locais ativos do filamento de actina durante a contração e se inclinam para o centro, fazendo com que a actina deslize em direção ao centro do filamento de miosina. A Figura 8.13 ilustra a localização relativa dos miofilamentos de actina e de miosina entre si, dentro de um sarcômero.

O filamento de actina possui três elementos principais (todos de composição proteica): **actina, tropomiosina e troponina** (Figura 8.14A).

A actina e a tropomiosina estão dispostas em filamentos helicoidais entrelaçados entre si. A troponina está localizada em intervalos regulares ao longo dos filamentos e contém três proteínas, duas das quais se ligam à actina e tropomiosina, enquanto a terceira tem afinidade pelo íon cálcio. Os locais ativos (regiões onde as pontes cruzadas do filamento de miosina se ligam) estão situados nos filamentos de actina e são normalmente recobertos pelos filamentos de tropomiosina (Figura 8.14B). Quando o íon cálcio se liga ao complexo de troponina, ocorre alteração da conformação entre os filamentos de actina e tropomiosina. Essa mudança, por sua vez, faz com que os locais ativos sejam descobertos. Os locais descobertos favorecem a ativação da atração natural existente entre a actina e a miosina e, com isso, permite a ligação das cabeças das pontes cruzadas do filamento de miosina (Figura 8.14C). A Figura 8.15 mostra a interação entre os filamentos de actina e os filamentos de miosina, exibindo um ciclo de contração seguido de relaxamento.

Alterações de energia

As alterações de energia que possibilitam a ligação e separação das cabeças das pontes cruzadas do filamento de miosina são sincronizadas

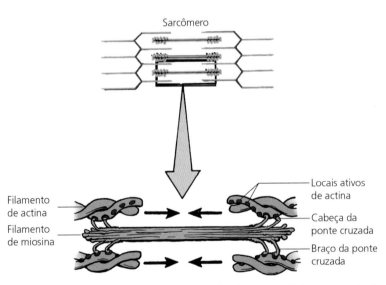

■ **FIGURA 8.13** Componentes dos miofilamentos de actina e de miosina, associados à contração do sarcômero. A setas indicam a direção do movimento da actina durante a contração (encurtamento das miofibrilas).

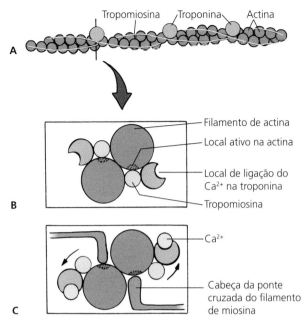

■ **FIGURA 8.14** Alterações de conformação do filamento de actina após a ligação do cálcio. **A.** Filamento de actina com suas três proteínas: actina, troponina e tropomiosina. A linha vertical indica o local do corte transversal para os itens **B** e **C**. **B.** Os locais ativos na actina estão recobertos pela tropomiosina. **C.** O cálcio (Ca^{2+}) liga-se à troponina, resultando em uma alteração da conformação que expõe os locais ativos na actina. As cabeças das pontes cruzadas do filamento de miosina ligam-se aos locais ativos da actina, iniciando a contração das miofibrilas.

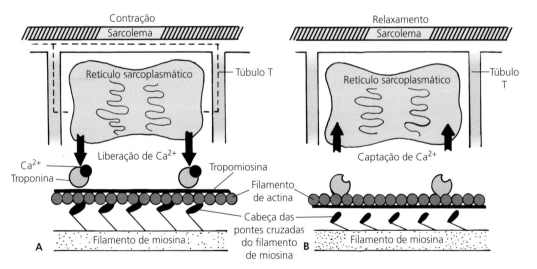

■ **FIGURA 8.15** Ciclo de contração seguido de relaxamento. **A.** A linha tracejada indica a transmissão da despolarização do sarcolema e dos túbulos T ao retículo sarcoplasmático. A despolarização é acompanhada de liberação de cálcio (Ca^{2+}) do retículo sarcoplasmático, com difusão para as miofibrilas. O Ca^{2+} liga-se à troponina, inativando a ação bloqueadora da tropomiosina. As cabeças das pontes cruzadas do filamento de miosina ligam-se aos locais ativos na actina e se inclinam em direção ao centro da molécula de miosina. **B.** O relaxamento começa quando o ATP se liga às cabeças das pontes cruzadas, ocasionando sua separação da actina. O Ca^{2+} retorna ao retículo sarcoplasmático utilizando a energia fornecida pelo ATP. A remoção do Ca^{2+} da troponina restabelece a ação bloqueadora da tropomiosina.

com as modificações mecânicas da molécula de actina durante os processos de contração e relaxamento. Tais alterações estão resumidas a seguir e ilustradas na Figura 8.16 (supondo que as cabeças das pontes cruzadas tenham acabado de se ligar ao trifosfato de adenosina [ATP] e tenham se separado dos locais ativos dos filamentos de actina):

1. A enzima **adenosina trifosfatase** (ATPase) das cabeças das pontes cruzadas do filamento de miosina hidrolisa o ATP em difosfato de adenosina (ADP) + fósforo inorgânico (Pi), deixando o complexo ADP + Pi ligado às cabeças. A energia proveniente da hidrólise do ATP "arma" as cabeças, de tal modo que elas aumentam seu ângulo de ligação ao braço das pontes cruzadas e ficam perpendiculares aos locais ativos dos miofilamentos de actina (Figura 8.16A).
2. Após a despolarização do sistema sarcotubular, os íons cálcio se difundem do retículo sarcoplasmático para as miofibrilas e se ligam à troponina; com isso, os locais ativos do filamento de actina são liberados da ação bloqueadora da tropomiosina. Assim, retorna a afinidade natural entre a miosina e a actina e as cabeças "erguidas" se ligam aos locais ativos (Figura 8.16B).
3. A ligação à actina provoca alteração da conformação nas cabeças ("abaixadas") e estas se inclinam em direção aos braços das pontes cruzadas (ou seja, para o centro do sarcômero), levando com ela a actina. A energia necessária para isso deriva-se da hidrólise prévia do ATP. Os íons cálcio retornam rapidamente ao retículo sarcoplasmático assim que o processo de encurtamento se inicia (Figura 8.16).
4. A inclinação das cabeças das pontes cruzadas ocasiona liberação de ADP e Pi e, dessa forma, os locais nas cabeças ficam expostos para a ligação de nova molécula de ATP. A ligação do novo ATP causa separação das cabeças das pontes cruzadas do filamento de miosina, dos miofilamentos de actina (Figura 8.16D).

A ATPase das cabeças das pontes cruzadas do filamento de miosina, então, hidrolisa o ATP como antes, armando as cabeças; o processo é repetido quando a próxima transmissão neuromuscular causa despolarização do sistema sarcotubular. A repetição do processo faz com que os miofilamentos de actina sejam tracionados mais para o centro, encurtando, assim, o sarcômero.

Dessa forma, a energia imediata para a contração muscular deriva-se do ATP, formando o complexo ADP + Pi. A quantidade de ATP nas fibras musculares é limitada e deve ocorrer refosforilação do ADP para que a contração possa continuar. Isso é conseguido por meio da transferência de **fosfocreatina**,[2] que é cerca de 5 vezes mais abundante que o ATP, de acordo com a reação a seguir:

$$CP + ADP \xrightarrow{\text{kinase}} C + ATP$$

Como a quantidade de fosfocreatina também é limitada, a refosforilação necessária da creatina e do ADP se deve, por fim, ao metabolismo intermediário dentro da célula muscular e à reoxidação associada de cofatores reduzidos que ocorre na cadeia de transferência de elétrons das mitocôndrias. A presença de ATP é necessária para o relaxamento (ou seja, a separação de actina e miosina), bem como para o retorno dos íons cálcio ao retículo sarcoplasmático.

A eficiência da contração muscular na realização da atividade é de 50 a 70%. A parte não destinada à atividade é dissipada sob a forma de calor. Essa fonte de calor é importante para a manutenção da temperatura corporal. O resfriamento do corpo resulta em tremores, na tentativa do corpo em gerar calor por meio de contração muscular.

Contração *versus* contratura

O encurtamento muscular pode ocorrer na ausência de potenciais de ação. Esse tipo de encurtamento é referido como **rigidez** ou **contratura fisiológica**, em oposição à contração. Os filamentos de actina e de miosina permanecem

---

[2]N.T.: A fosfocreatina, também conhecida como fosfato de creatina, é uma molécula de creatina fosforilada que atua como uma importante fonte de energia no músculo esquelético, pois contém uma ligação fosfato de alta energia, similar às ligações do ATP.

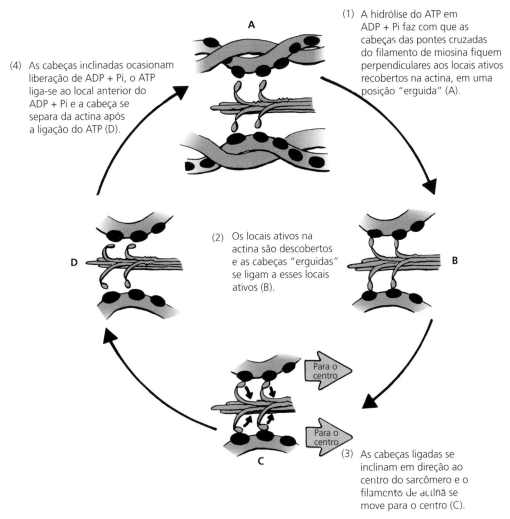

■ **FIGURA 8.16** Alterações de energia associadas à interação entre actina e miosina, e consequente encurtamento muscular. Ver o texto, para mais detalhes. ATP, trifosfato de adenosina; ADP, difosfato de adenosina; Pi, fósforo inorgânico.

em um estado contraído contínuo, pois não há disponibilidade de ATP suficiente para provocar relaxamento (ver texto anterior). A contratura que ocorre depois do óbito é designada ***rigor mortis***.[3] Nesse caso, a falta de ATP para o relaxamento persiste e o relaxamento só ocorre após a autólise pós-morte causada por enzimas liberadas dos lisossomos, 12 a 24 horas após o óbito. Os músculos que eram mais ativos imediatamente antes da morte são os primeiros a desenvolver *rigor mortis* (ou seja, maior exaustão de ATP e fosfocreatina associada com maior atividade muscular).

Força de contração

A força de contração é variável; é alcançada pelo somatório de unidades motoras ou pelo somatório de ondas. A estimulação de uma unidade motora provoca contração fraca, enquanto a estimulação de um grande número de unidades motoras ocasiona uma forte contração. Isso é conhecido como **somatório de unidades motoras**. Todos os graus de força de contração

---
[3]N.T.: Também conhecida como rigidez cadavérica.

são possíveis, dependendo do número de unidades motoras estimuladas. O aumento da força de contração pelo **somatório de ondas** ocorre quando a frequência de contração é aumentada. Quando um músculo é estimulado a contrair antes de relaxar, ocorre um aumento da força da contração subsequente, conforme mensurada pela altura de uma carga suspensa. Quando a frequência é suficiente a ponto de cada espasmo muscular se fundir em uma única contração prolongada, a força atinge o máximo; essa condição é conhecida como **tetania** (Figura 8.17).

Tétano

O **tétano** é uma doença bacteriana causada por uma potente neurotoxina produzida pelo microrganismo *Clostridium tetani*. A neurotoxina chega ao sistema nervoso central e impede a liberação de um neurotransmissor inibidor, a glicina. A resultante sensibilidade aos impulsos excitatórios, não controlados pelos impulsos inibidores, causa espasmos musculares generalizados (**tetania**). O tétano também é conhecido como **trismo**, pois os músculos masseteres, responsáveis pelo fechamento da boca são mais fortes que os músculos que abrem a boca; assim, as mandíbulas permanecem fechadas (travadas).

Efeito em cascata

Os músculos parecem "aquecer" até um estado de contração máxima. Isso pode ser demonstrado pela aplicação de estímulos de mesma intensidade a um músculo com intervalos de alguns segundos. Cada espasmo muscular sucessivo tem um pouco mais de força que o anterior até que a força de contração ideal é atingida (Figura 8.18). Isso é conhecido como efeito em cascata, **fenômeno da "escada"** ou *treppe* (escada em alemão). Acredita-se que estímulos sucessivos propiciam aumento na concentração de íons cálcio no sarcoplasma durante as contrações iniciais dos músculos descansados.

■ Comparação da contração entre os tipos de músculos

1. Que característica da contração muscular costuma ser semelhante entre as fibras de músculos liso, esquelético e cardíaco?
2. Diferencie sustentação, inervação e condução do estímulo entre os músculos cardíaco e esquelético.
3. As fibras de músculo liso possuem proteínas contráteis (actina e miosina), junção neuromuscular, aparato de suporte (sustentação) e sistema sarcotubular?

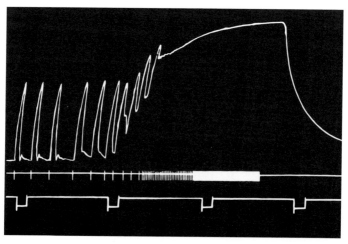

■ **FIGURA 8.17** Aumento da força muscular pelo aumento na frequência de contração. Isso é conhecido como somatório de ondas. O quadro de tetania se desenvolve quando contrações sucessivas se fundem, sendo impossível a distinção entre elas. (De Carlson AJ, Johnson V. The Machinery of the Body. 4th edn. Chicago, IL: University of Chicago Press, 1953.)

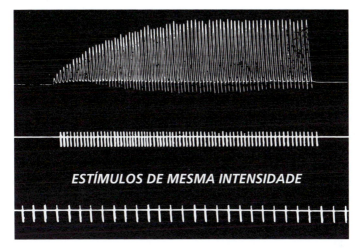

■ **FIGURA 8.18** Fenômeno da "escada" do músculo esquelético. Também é conhecido como efeito em cascata ou *treppe* (escada em alemão). Estímulos sucessivos de mesma intensidade produzem contrações de força crescente. (De Carlson AJ, Johnson V. The Machinery of the Body. 4th edn. Chicago, IL: University of Chicago Press, 1953.)

4. Como o ciclo mais lento de ligação e separação das cabeças das pontes cruzadas do músculo liso se relaciona com sua função?

Pequenas diferenças estruturais entre os três tipos de músculos já foram mencionadas anteriormente. O mecanismo de contração dos três tipos de músculos é geralmente semelhante, pois os filamentos de actina deslizam entre os filamentos de miosina e provocam encurtamento da célula. Há maior semelhança na disposição (arranjo) desses filamentos entre o músculo cardíaco e o esquelético (daí a descrição comum deles como músculos estriados). As miofibrilas do músculo cardíaco constituem a maior parte da fibra muscular, mas em vez de serem isoladas e cilíndricas, como no músculo esquelético, elas se unem e seu diâmetro é variável. Isso pode estar relacionado com a contração mais circular do coração (músculo cardíaco), em comparação com a contração mais linear do músculo esquelético.

Enquanto a atividade das fibras do músculo esquelético é atrelada a elementos de tecido conjuntivo, as fibras do músculo cardíaco se conectam entre si por anastomose. Assim, a contração de uma junção com outra diminui o diâmetro das respectivas câmaras cardíacas. Além disso, cada fibra de músculo esquelético recebe estímulos isolados através de nervos espinais ou cranianos e da junção neuromuscular, ao passo que o músculo cardíaco recebe estímulos de células do miocárdio, contráteis e especializadas conhecidas como **marca-passos**. O sistema nervoso autônomo regula os marca-passos. A condução dos estímulos acontece de célula a célula (através do disco intercalado) e por meio de fibras condutoras especiais (fibras de Purkinje, nas paredes ventriculares). O sistema sarcotubular do músculo cardíaco não é tão bem desenvolvido quanto o do músculo esquelético.

Os miofilamentos do músculo liso não são alinhados em miofibrilas, como acontece nos músculos cardíaco e esquelético. Além disso, existe uma maior proporção de actina e miosina (15:1, em vez de 2:1). Os filamentos de actina são unidos a corpúsculos densos dispersos no interior da célula, mas alguns também se ligam à membrana celular. Os corpúsculos densos correspondem às linhas Z do músculo esquelético e são mantidos na posição por uma estrutura proteica que liga um corpúsculo denso a outro. Os filamentos de actina de dois corpúsculos densos se estendem em direção um ao outro e envolvem um filamento de miosina, estabelecendo assim uma unidade contrátil semelhante à unidade contrátil do músculo esquelético (Figura 8.19).

Também há diferenças entre as contrações do músculo liso e do músculo estriado. O ciclo de ligação e separação das cabeças das pontes cruzadas que se estendem da miosina à actina é muito mais lento no músculo liso. Isso propicia uma contração tônica prolongada, em contraste com as rápidas contrações verificadas no músculo esquelético. Os ciclos mais lentos são consequências da atividade muito menor da ATPase nas cabeças das pontes cruzadas do filamento de miosina, em comparação a do músculo esquelético; ademais, as cabeças permanecem em uma posição "abaixadas" por mais tempo. Somado à frequência mais lenta do ciclo ligação-separação, há menor necessidade de energia para manter a mesma tensão de contração no músculo liso do que no músculo esquelético. Isso é importante quando se pensa na conservação de energia, uma vez que os órgãos formados por músculo liso (p. ex., bexiga, intestinos) devem manter o tônus ao longo do dia e da noite.

As células do músculo liso são capazes de se encurtar em um percentual muito maior de sua extensão total, em comparação às células do músculo esquelético. Essa característica permite que um órgão formado por tecido muscular liso, como a bexiga, diminua o diâmetro de seu lúmen, de um estado expandido para praticamente zero.

As junções neuromusculares associadas ao músculo liso são **junções difusas**. As fibras nervosas autônomas que inervam o músculo liso não entram em contato direto com as fibras musculares, mas formam junções difusas que secretam neurotransmissor no líquido intersticial, de onde se difunde para as células do músculo liso. As vesículas das terminações

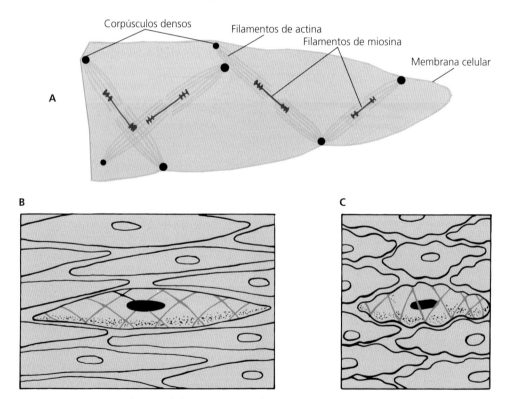

■ **FIGURA 8.19** Contração do músculo liso. **A.** Estrutura física do músculo liso. Os corpúsculos densos se ligam à membrana celular ou a alguma proteína estrutural intracelular que une vários corpúsculos densos. Os corpúsculos densos são funcionalmente semelhantes às linhas Z. **B.** Visão translúcida de uma célula do músculo liso relaxada. **C.** Visão translúcida de uma célula de músculo liso contraída. Tanto os corpúsculos densos como os detalhes dos filamentos de actina e miosina não são mostrados em B e C.

axonais contêm ACh ou norepinefrina, dependendo do tipo de fibra pós-ganglionar, ou seja, parassimpática ou simpática, respectivamente. A secreção das vesículas pode ser excitatória ou inibitória, dependendo dos receptores localizados na membrana do músculo liso. Os receptores determinam se o músculo liso será estimulado ou inibido e qual dos dois neurotransmissores será efetivo em gerar a resposta excitatória ou inibitória. O sistema sarcotubular das fibras do músculo liso é pouco desenvolvido. As contrapartes dos túbulos T são representadas por **vesículas** (conhecidas como **cavéolas**) que se abrem na superfície da fibra logo abaixo da membrana celular.

■ Alterações no tamanho do músculo

1. **Qual a diferença de hiperplasia e hipertrofia?**
2. **Como as fibras do músculo esquelético desenvolvem hipertrofia (aumento de tamanho) após o nascimento?**
3. **É possível a regeneração das fibras dos músculos esquelético, cardíaco e liso?**
4. **O que é atrofia muscular?**

O músculo é o tecido mais adaptável do corpo animal. Cada célula dos músculos esquelético, cardíaco e liso aumenta de tamanho em resposta normal ao estresse mecânico crônico, como acontece na atividade física regular. Estresse semelhante nos músculos esquelético e liso induz à divisão das células musculares por mitose, originando novas células. Pode ocorrer diminuição no tamanho nos músculos esquelético, cardíaco e liso em resposta à doença.

Hipertrofia e hiperplasia

Um aumento no tamanho da fibra muscular é denominado **hipertrofia**. Isso é comum em células dos músculos esquelético, cardíaco e liso. O crescimento das fibras do músculo esquelético após o nascimento não é influenciado pelo aumento no número de fibras musculares, mas sim pela adição de miofibrilas à periferia

e de sarcômeros às extremidades dos tendões. O aumento no número de fibras musculares é denominado **hiperplasia**. A regeneração das fibras do músculo esquelético é possível a partir das **células-satélite**, mas isso requer um endomísio íntegro para um reparo efetivo. O aumento de tamanho do músculo cardíaco é semelhante ao do músculo esquelético, pois envolve hipertrofia, mas não hiperplasia. Em contrapartida, não ocorre regeneração das fibras do músculo cardíaco porque não há nenhuma célula equivalente às células-satélite do músculo esquelético. Se as células do miocárdio morrem, elas são substituídas por tecido cicatricial fibroso não contrátil. Como os órgãos formados por músculo liso podem aumentar de tamanho por hipertrofia e hiperplasia, esse tipo de músculo tem considerável capacidade regenerativa.

Atrofia

A diminuição do tamanho de um músculo é denominada **atrofia**. Quando uma parte do corpo é imobilizada por algum tempo, os músculos ficam menores (um processo referido como **atrofia por desuso**). A perda da inervação em um músculo resulta em **atrofia por denervação**. Antigamente, esta era uma condição comum em cavalos de tração. As faixas ou cordas do arreio pressionam o nervo supraescapular, responsável pela inervação das duas principais massas musculares da escápula (ver Capítulo 7). A denervação resultante faz com que os músculos do ombro atrofiem, culminando com condição conhecida como *sweeny* (também conhecida como **deslocamento do ombro**).

■ Leitura sugerida

Bailey JG. Muscle physiology. In: Reece WO, ed. Dukes' Physiology of Domestic Animals. 12th edn. Ithaca, NY: Cornell University Press, 2004.

Cormack DC. Essential Histology. 2nd edn. Baltimore, MD: Lippincott Williams & Wilkins, 2001.

Frandson RD, Wilke WL, Fails AD. Anatomy and Physiology of Farm Animals. 7th edn. Ames, IA: Wiley-Blackwell, 2009.

Hall JE. Excitation of skeletal muscle: neuromuscular transmission and excitation-contraction coupling. In: Guyton and Hall Textbook of Medical Physiology. 12th edn. Philadelphia, PA: Saunders-Elsevier, 2011.

216 Anatomia Funcional e Fisiologia dos Animais Domésticos

✔ AUTOAVALIAÇÃO

CLASSIFICAÇÃO

1. As fibras musculares que apresentam contração mais lenta e são mais resistentes à fadiga são:
   a. Fibras vermelhas
   b. Fibras brancas

2. As células do músculo cardíaco apresentam separações entre as células adjacentes conhecidas como discos intercalados. A função desses discos é:
   a. Regenerar novas células
   b. Indicar a localização das junções neuromusculares
   c. Conferir baixa resistência elétrica e, assim, facilitar a despolarização de uma célula a outra
   d. Liberar Ca^{2+} para o início da contração muscular

3. O sistema nervoso autônomo regula a atividade de:
   a. Apenas o músculo cardíaco
   b. Apenas o músculo esquelético
   c. Apenas o músculo liso
   d. Músculos cardíaco e liso

DISPOSIÇÃO (ARRANJO) MUSCULAR

4. Um parto pélvico de um bezerro anormalmente grande fez com que a vaca caísse e não conseguisse a adução dos membros pélvicos (posteriores). Suspeita-se de paralisia do nervo obturador; nesse caso, os músculos afetados são classificados como:
   a. Abdutores
   b. Adutores
   c. Extensores
   d. Flexores

5. Os músculos que tracionam um membro em direção ao plano mediano são:
   a. Abdutores
   b. Adutores
   c. Flexores
   d. Extensores

SUPORTE MUSCULOESQUELÉTICO

6. O componente do suporte (sustentação) musculoesquelético mais intimamente associado ao sarcolema é:
   a. Endomísio
   b. Perimísio
   c. Epimísio

7. A parte do suporte musculoesquelético contínua com um tendão ou uma aponeurose é:
   a. Perimísio
   b. Epimísio
   c. Endomísio
   d. Nenhuma das alternativas anteriores

MICROESTRUTURA DO MÚSCULO ESQUELÉTICO

8. Nas fibras do músculo esquelético, os sarcômeros de uma miofibrila estão alinhados com os sarcômeros de todas as outras miofibrilas.
   a. Verdadeiro
   b. Falso

9. Qual dos itens a seguir é o menor componente de um músculo esquelético?
   a. Sarcômero
   b. Miosina
   c. Miofibrila
   d. Fibra muscular

10. O sistema sarcotubular:
    a. Está localizado dentro das fibras musculares, mas fora das miofibrilas
    b. É um sistema contido em cada uma das miofibrilas
    c. Não tem comunicação direta (abertura) com o líquido extracelular
    d. Consiste em uma fibra nervosa e nas fibras musculares inervadas por ela

11. A condução da despolarização da superfície de uma fibra muscular para suas partes internas é realizada por:
    a. Junção neuromuscular

b. Filamentos de actina
c. Endomísio
d. Sistema sarcotubular

12. O filamento do músculo esquelético ligado à linha Z é o de:
   a. Actina
   b. Miosina
   c. Troponina
   d. Tropomiosina

13. Em relação ao músculo esquelético, a junção neuromuscular:
   a. Está localizada na superfície, no ponto médio da fibra muscular (uma para cada fibra muscular)
   b. Libera acetilcolina quando o nervo é estimulado
   c. Promove a liberação de substâncias químicas, facilitada pelo Ca^{2+} extracelular
   d. Todas as alternativas anteriores

CONTRAÇÃO DO MÚSCULO ESQUELÉTICO

14. Qual conjunto de túbulos do sistema sarcotubular libera Ca^{2+} quando despolarizado, para sua difusão até as miofibrilas?
   a. Túbulos transversos
   b. Retículo sarcoplasmático

15. Que substância química é liberada das vesículas na junção neuromuscular quando chega um impulso nervoso?
   a. Succinilcolina
   b. Epinefrina
   c. Acetilcolina
   d. Curare

16. É mais provável que o *rigor mortis* aconteça quando:
   a. A actina e a miosina se separam
   b. Há depleção de Ca^{2+}
   c. Não há disponibilidade de ATP suficiente para o relaxamento
   d. A frequência de contração é rápida e contínua

17. A função do Ca^{2+} nos miofilamentos é:
   a. Liberar os locais ativos na actina para que as projeções "erguidas" do filamento de miosina possam se ligar

b. Despolarizar a membrana da fibra muscular
c. Iniciar a liberação de acetilcolina
d. Bloquear os poros para impedir o influxo de Na^+

18. Qual substância química inicia a despolarização das fibras de músculo esquelético após sua liberação desencadeada por um impulso nervoso?
   a. Ca^{2+}
   b. Acetilcolina
   c. Succinilcolina
   d. Acetilcolinesterase

19. Após a despolarização do retículo sarcoplasmático, qual substância química é liberada para iniciar o processo de contração?
   a. ATP
   b. Tropomiosina
   c. Ca^{2+}
   d. Acetilcolina

20. O aumento da força muscular associado à tetania é um exemplo de:
   a. Somatório de ondas
   b. Somatório de unidades motoras
   c. Atividade da neurotoxina produzida por *Clostridium tetani*

21. As cabeças das pontes cruzadas do filamento de miosina se desprendem dos locais ativos da actina quando as cabeças dessas pontes cruzadas se ligam a:
   a. Ca^{2+}
   b. ATP
   c. Fosfocreatina
   d. ADP + Pi (fosfato inorgânico)

22. O *rigor mortis* é um exemplo de _____, resultante de uma depleção de _____ e de falha das cabeças das pontes cruzadas para _____ à/da actina. (Selecione a opção abaixo que tenha as respectivas palavras para os espaços em branco acima)
   a. Contração; Ca^{2+}; se ligar
   b. Relaxamento; Ca^{2+}; se ligar
   c. Contratura; ATP; se desligar
   d. Contração; ATP; se desligar

23. O Ca^{2+} liberado do retículo sarcoplasmático inicia o mecanismo de contração:
    a. "Erguendo" as cabeças das pontes cruzadas dos filamentos de miosina
    b. Promovendo a refosforilação do ADP
    c. Expondo os locais de ligação das pontes cruzadas dos filamentos de actina
    d. Facilitando a liberação de acetilcolina na junção neuromuscular

COMPARAÇÃO DA CONTRAÇÃO ENTRE OS TIPOS DE MÚSCULOS

24. Os corpúsculos densos (correspondentes às linhas Z) e os feixes de filamentos intermediários estão associados ao encurtamento do eixo longitudinal de:
    a. Células de músculo liso
    b. Células de músculo esquelético
    c. Células de músculo cardíaco

25. A ligação-separação mais lenta das cabeças das pontes cruzadas que se estendem da miosina à actina é uma vantagem do:
    a. Músculo liso
    b. Músculo cardíaco
    c. Músculo esquelético

ALTERAÇÕES NO TAMANHO DO MÚSCULO

26. Os músculos que exibem um aumento no tamanho de suas fibras musculares, individualmente, sofreram:
    a. Atrofia
    b. Efeito em cascata
    c. Hipertrofia
    d. Gangrena

27. O aumento no número de fibras musculares é denominado:
    a. Atrofia
    b. Hipertrofia
    c. Hiperplasia

CAPÍTULO 9

Sistema Cardiovascular

VISÃO GERAL DO CAPÍTULO
■ Coração e pericárdio, 219 Miocárdio, 220 Valvas e válvulas cardíacas, 220 Fluxo sanguíneo através do coração, 223 ■ Vasos sanguíneos, 224 Sistemas circulatórios sanguíneos, 228 ■ Sistema linfático, 228 ■ Baço, 233 ■ Contratilidade cardíaca, 235 Origem dos batimentos cardíacos, 236 Condução do impulso cardíaco, 236 Ciclo cardíaco, 238 ■ Eletrocardiograma, 239 Formas das ondas, 239 Linha isoelétrica, 240 ■ Sons cardíacos, 240 ■ Frequência cardíaca e seu controle, 241 Taxa metabólica, 242	Sistema nervoso autônomo, 243 Autorregulação, 243 Reflexos, 243 ■ Pressão arterial, 244 Geração de pressão e fluxo, 244 Pressões sistólica e diastólica, 245 Medições, 245 ■ Fluxo sanguíneo, 246 Autorregulação, 247 Débito cardíaco e desvio sanguíneo, 247 Respiração e fluxo sanguíneo, 247 Tempo de circulação, 248 ■ Dinâmica capilar, 248 Fluxo de massa e difusão, 249 Mecanismo do fluxo de massa, 250 Desequilíbrios nos capilares, 253

No início do desenvolvimento embrionário, as células em divisão recebem seus nutrientes e expelem seus resíduos por difusão, a partir dos líquidos uterinos que as cercam. Com o desenvolvimento contínuo, as células mais internas ficam muito distantes dos líquidos, comprometendo a eficiência dessa troca por difusão. O sistema cardiovascular se desenvolve para atender às necessidades de nutrição e excreção dessas células distantes. Esse sistema consiste em uma rede de vasos conectados (artérias, veias e capilares) para a circulação do líquido nutritivo (o sangue) e uma bomba (o coração) para impulsionar o líquido através dos vasos. Um sistema auxiliar de vasos (os linfáticos) também se desenvolve para auxiliar o retorno de líquido dos espaços intersticiais para o sangue.

■ **Coração e pericárdio**

1. Qual é a posição do coração dentro do tórax, no que diz respeito à base e ao ápice desse órgão?
2. O que é saco pericárdico? Onde se insere no coração e qual é sua função?
3. Descreva as câmaras cardíacas. Qual delas normalmente tem a maior espessura?
4. Onde se localizam as valvas atrioventriculares e as válvulas semilunares? O que impede a eversão das valvas atrioventriculares quando os ventrículos se contraem?
5. Verifique o trajeto de uma gota de sangue desde a sua entrada no coração pela veia cava até sua ejeção cardíaca pela artéria aorta.

O coração é uma estrutura muscular oca em forma de cone, localizada na cavidade torácica (Figura 9.1). As grandes artérias e veias são contínuas com a base do coração. A **base** do coração está voltada para cima (dorsal) e para a frente (cranial). A extremidade oposta do cone é conhecida como **ápice**. Durante o início

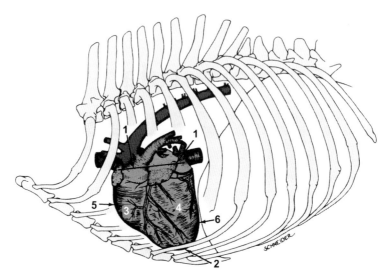

■ **FIGURA 9.1** Coração de cão e seus principais vasos no tórax (vista lateral esquerda). 1, base aplainada; 2, ápice; 3, ventrículo direito; 4, ventrículo esquerdo; 5, margem ventricular direita; 6, margem ventricular esquerda. (De Adams DR. Canine Anatomy: A Systemic Study. Ames, IA: Iowa State Press, 2004.)

do desenvolvimento embrionário, o coração é empurrado para o interior de um saco seroso conhecido como **pericárdio**. A parte do saco adjacente ao coração se funde com o músculo cardíaco e é conhecida como **pericárdio visceral**, ou **epicárdio** (Figura 9.2). A parte externa desse saco é contínua com o epicárdio e se estende para fora, a partir de sua fusão na base, de modo a envolver completamente o coração. O ápice do coração está livre (solto) dentro do pericárdio. Essa camada externa é conhecida como **pericárdio parietal**. A **cavidade pericárdica** é um espaço em potencial e contém uma pequena quantidade de líquido que confere lubrificação à superfície externa do coração durante seu movimento quase contínuo. É citado como um espaço em potencial, uma vez que ele pode aumentar o seu volume de líquido durante períodos de inflamação. A **pericardite traumática** é uma das principais causas de inflamação em bovinos. Esse quadro se instala quando um objeto estranho (p. ex., prego, arame) se aloja no retículo (pré-estômago) e penetra sua parede em direção ao coração (Figura 9.3). Ocasionalmente, durante a auscultação pode-se constatar um ruído tipo "esguicho", semelhante ao barulho da água em uma máquina de lavar, a cada batimento cardíaco, por conta do acúmulo de líquido no saco pericárdico.

Miocárdio

A parte muscular do coração é conhecida como **miocárdio**, um tecido que forma as paredes dos compartimentos (câmaras) cardíacos. As fibras musculares estão dispostas de tal modo que, quando se contraem, o sangue é ejetado das câmaras (Figura 9.4). As **câmaras cardíacas** são divididas entre as do lado direito do coração e as do lado esquerdo (Figura 9.5); cada lado possui um **átrio** e um **ventrículo**. Para conservar espaço, cada átrio tem uma extensão conhecida como **aurícula**, com um formato que se adapta ao das partes adjacentes. Os átrios recebem sangue das veias, enquanto os ventrículos recebem sangue dos átrios. Os ventrículos direito e esquerdo atuam como bombas e distribuem o sangue do coração através do tronco pulmonar e da artéria aorta, respectivamente.

Valvas e válvulas cardíacas

As valvas localizadas entre os átrios e os ventrículos são conhecidas como **valvas atrioventriculares (A-V)** (Figura 9.6A). A valva A-V

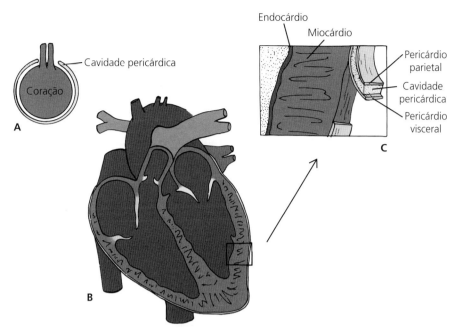

■ **FIGURA 9.2** Representação esquemática do coração de mamíferos, em corte transversal. **A.** Invaginação embriológica do coração no celoma pericárdico (que, no caso, transforma-se em saco pericárdico). **B.** Corte sagital do coração com o saco pericárdico. **C.** Detalhes da parede cardíaca e do pericárdio.

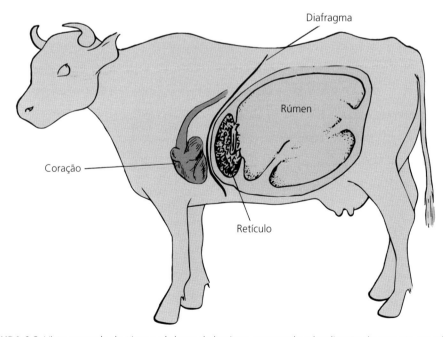

■ **FIGURA 9.3** Vista esquerda do tórax e abdome de bovinos, mostrando a localização do coração em relação ao retículo. Objetos estranhos (prego, arame), ocasionalmente ingeridos pelos bovinos, se alojam no retículo (um dos pré-estômagos dessa espécie animal). A contração do retículo pode forçar objetos pontiagudos contra sua parede e o diafragma, ocasionando a penetração do pericárdio e subsequente inflamação (pericardite).

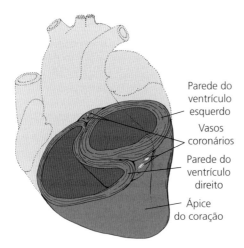

■ **FIGURA 9.4** Vista do coração de equino, em corte transversal, na altura dos ventrículos, mostrando a espessura relativa do miocárdio e a direção das fibras musculares.

do lado direito tem três cúspides (folhetos) e, por isso, é denominada **tricúspide**; a valva A-V do lado esquerdo possui duas cúspides e, por essa razão, recebe o nome de **bicúspide**, também conhecida como **mitral**. As valvas A-V impedem a ejeção do sangue ventricular para os átrios quando os ventrículos se contraem. Em virtude da pressão associada à ejeção de sangue dos ventrículos, as valvas A-V podem sofrer eversão de suas cúspides para os átrios.

Essa eversão é evitada por cordões (**cordas tendíneas**) ligados a uma extremidade da borda livre das cúspides e, na outra extremidade, a pequenos músculos (**músculos papilares**) que são extensões do miocárdio. A contração dos músculos papilares é sincronizada com a contração do miocárdio, de tal modo que a tensão aplicada às cordas tendíneas é devidamente

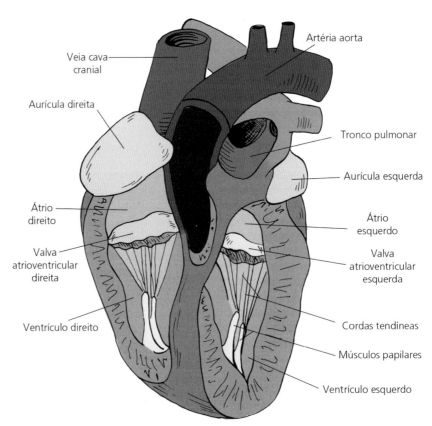

■ **FIGURA 9.5** Coração de cão, em corte sagital. As câmaras cardíacas direita e esquerda estão ilustradas com a separação dos átrios e ventrículos pelas valvas atrioventriculares. As aurículas são extensões (prolongamentos) dos átrios. Note a origem da artéria aorta no ventrículo esquerdo. O tronco pulmonar origina-se no ventrículo direito (origem não mostrada) e divide-se em artérias pulmonares direita e esquerda, após o limite da válvula semilunar pulmonar. As veias cava cranial e cava caudal (não mostrada) enviam sangue venoso (pouco oxigenado) ao átrio direito.

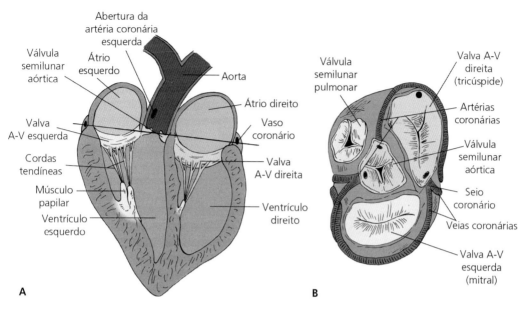

■ **FIGURA 9.6** Valvas e válvulas cardíacas. **A.** Localização em relação às câmaras cardíacas e à artéria aorta. O tronco pulmonar e sua válvula semilunar não são mostrados. **B.** Vista de cima do coração, mostrando os ventrículos sem os átrios (corte feito na altura da linha reta traçada em **A** para mostrar as válvulas semilunares e as valvas atrioventriculares). Os primeiros ramos da aorta são as artérias coronárias. O seio coronário desemboca no átrio direito e recebe sangue da parede do coração através das veias coronárias.

controlada. O refluxo de sangue que acabou de ser ejetado dos ventrículos é impedido por válvulas localizadas nas saídas das artérias dos ventrículos (Figura 9.6B). As válvulas dos lados direito e esquerdo possuem três cúspides e são conhecidas como **válvulas semilunares**. A válvula do lado direito é designada como **válvula semilunar pulmonar** devido sua localização em relação ao tronco pulmonar, enquanto a válvula do lado esquerdo é denominada **válvula semilunar aórtica** em razão de sua localização em relação à artéria aorta.

Fluxo sanguíneo através do coração

O sangue que originalmente entra no coração e, por fim, é ejetado, segue um trajeto específico (Figura 9.7). O sangue que circula nos tecidos retorna ao coração através da **veia cava cranial** (sangue proveniente das partes anteriores do corpo) e da **veia cava caudal** (sangue oriundo das partes posteriores do corpo). Este é o sangue venoso. Esse sangue cedeu oxigênio aos tecidos, acumulou dióxido de carbono e, agora, precisa chegar aos pulmões, onde se transforma em sangue arterial ao receber oxigênio e eliminar dióxido de carbono. O sangue venoso entra no átrio direito durante a fase de relaxamento atrial do ciclo cardíaco. No tempo apropriado desse ciclo, o sangue é direcionado, através da valva A-V direita, ao ventrículo direito. Os ventrículos se contraem e o sangue passa pelas válvulas semilunares pulmonares para os pulmões, através das artérias pulmonares. Estes vasos sanguíneos são denominados artérias, embora transportem sangue venoso, porque transportam o sangue para longe do coração. Após a circulação do sangue pelos pulmões, ele alcança novamente o coração (mais especificamente, o átrio esquerdo), pelas veias pulmonares (que contêm sangue arterial). A partir do átrio esquerdo, o sangue se dirige para o ventrículo esquerdo, de onde é bombeado para a circulação sistêmica (ou seja, para todo o corpo) através da artéria aorta. O ventrículo esquerdo é a câmara cardíaca com maior massa muscular por causa da maior atividade necessária para bombear o sangue para todo o corpo.

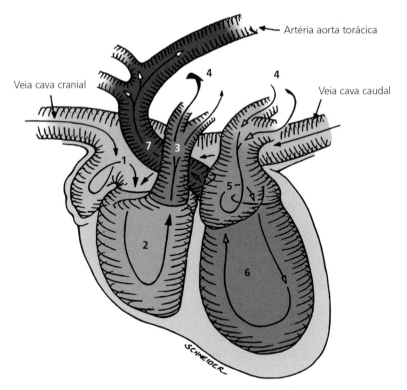

■ **FIGURA 9.7** Representação esquemática do percurso do sangue através do coração. O sangue venoso de todo o corpo (exceto dos pulmões e de parte do coração) entra no átrio direito (1) e, em seguida, flui sequencialmente através do ventrículo direito (2), tronco pulmonar (3), artérias pulmonares/leito capilar/veias pulmonares (4), átrio esquerdo (5), ventrículo esquerdo (6), artéria aorta descendente (7) e, daí, para todo o corpo (com exceção dos alvéolos). (De Adams DR. Canine Anatomy: A Systemic Study. Ames, IA: Iowa State Press, 2004.)

■ Vasos sanguíneos

1. Qual é a relação dos revestimentos dos vasos sanguíneos com o coração?
2. Qual é a ordem dos vasos sanguíneos dos ventrículos para os átrios? Que tipo de vasos possibilita a permuta com o líquido intersticial?
3. As fibras elásticas das artérias têm que função?
4. Quais são os componentes de um capilar? Eles têm fibras musculares e elásticas em suas paredes?
5. Refluxo de sangue pode ocorrer nas veias? Estas contêm fibras musculares em suas paredes?
6. Que vasos sanguíneos apresentam menor pressão em seu lúmen?
7. Diferencie a circulação pulmonar da sistêmica (origem e distribuição).

A parte interna do pericárdio é descrita como a camada celular externa do coração (devido sua fusão), sendo conhecida como **epicárdio** (pericárdio visceral). As células do músculo cardíaco ocupam a camada média do coração; a camada mais interna de células é conhecida como **endocárdio**. O endocárdio é descrito aqui porque ele continua como o revestimento (**endotélio**) de todos os vasos sanguíneos. O tecido endotelial é classificado como epitélio escamoso (em forma de placas) simples (de camada única), um tipo primário de tecido que também reveste as superfícies corporais e forma partes ativas das glândulas. O epitélio escamoso simples é encontrado sempre que há necessidade de uma superfície lisa, para reduzir o atrito. Nesse sentido, ele é ideal para o revestimento das partes internas do coração, de suas valvas/válvulas e da camada interna dos vasos sanguíneos, a fim de minimizar a resistência (e, portanto, a necessidade de energia) ao fluxo sanguíneo. A inflamação do revestimento endotelial do coração é denominada **endocardite**; ao envolver o revestimento das valvas ou válvulas, essa inflamação recebe o nome de **endocardite valvar ou valvular**, respectivamente.

Os vasos sanguíneos possibilitam um trajeto contínuo do sangue que deixa o coração e retorna a ele. Dos ventrículos para os átrios, os vasos sanguíneos apresentam a seguinte ordem: artérias, arteríolas, capilares, vênulas e veias. A Figura 9.8 mostra uma visão geral do sistema circulatório funcional. As grandes artérias têm uma proporção maior de sua massa composta de tecido elástico, em comparação às pequenas artérias. Esse tecido elástico possibilita sua expansão, à medida que o sangue é bombeado para as grandes artérias, e as fibras expandidas atuam como fonte de energia para manter a circulação sanguínea quando os ventrículos relaxam. Por outro lado, parte das fibras elásticas das pequenas artérias é substituída por músculo liso. Dessa forma, a contração do músculo liso também contrai esses vasos sanguíneos, possibilitando a redução do fluxo sanguíneo em uma parte específica do corpo e o desvio do fluxo sanguíneo para outras partes. As arteríolas apresentam estrutura muscular, pouco antes de desembocarem nos capilares. As alterações no tônus muscular (grau de contração) regulam o fluxo sanguíneo para os leitos capilares (Figura 9.9).

O volume do leito capilar é pequeno (4% do volume sanguíneo total), mas o grande número de capilares representa uma ampla área transversal total que ocasiona lentidão do fluxo sanguíneo. Essa baixa velocidade do fluxo, por sua vez, favorece a permuta transcapilar.

Os **capilares** são tubos endoteliais com diâmetro que varia de 5 a 10 μm. As paredes são compostas de células endoteliais, **lâmina basal** (membrana basal) associada e pericitos. A lâmina basal envolve tanto as células endoteliais como os **pericitos** (Figura 9.10). Os

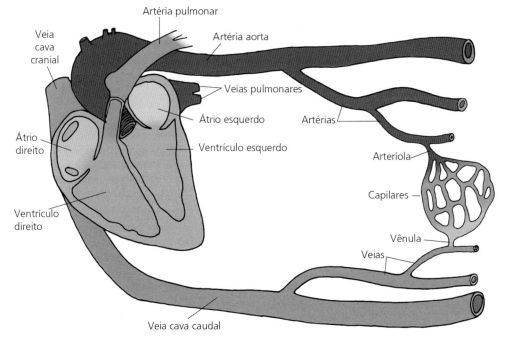

◾ **FIGURA 9.8** Representação esquemática do sistema circulatório funcional. Há uma rede de artérias, arteríolas, capilares, vênulas e veias entre a artéria aorta e as veias cavas (cranial e caudal). (Esta figura encontra-se reproduzida em cores no Encarte.)

226 Anatomia Funcional e Fisiologia dos Animais Domésticos

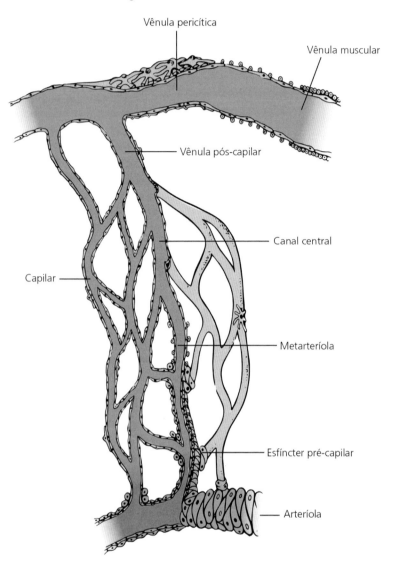

■ **FIGURA 9.9** Desenho esquemático da microvasculatura. Os capilares surgem tanto de uma arteríola como de uma metarteríola; nota-se a presença de esfíncteres pré-capilares. A metarteríola continua em um canal central, seguido de uma vênula pós-capilar; à medida que o diâmetro das vênulas aumenta, elas recebem o nome de vênulas pericíticas, nas quais os pericitos formam uma camada contínua. (De Eurell JA, Frappier BL. Dellmann's Textbook of Veterinary Histology. 6th edn. Ames, IA: Blackwell Publishing, 2006.) (Esta figura encontra-se reproduzida em cores no Encarte.)

pericitos são células mesenquimais não diferenciadas com potencial de se transformarem em outros tipos celulares (p. ex., fibroblastos, células musculares lisas). Dessa forma, os capilares também podem se transformar em outros tipos de tubos vasculares (i. e., artérias, veias) se as características do fluxo interno mudam. Os pericitos capilares sintetizam e liberam os componentes da membrana basal.

Nos locais onde as células endoteliais têm limites em comum, existe uma **fenda intercelular** delgada (poro tipo fenda) que possibilita a difusão de substâncias dissolvidas no plasma. O tamanho limitado dessas fendas impede a passagem de macromoléculas (p. ex., moléculas de proteína). Nas células endoteliais, também há vesículas pinocitóticas. Estas são formadas na superfície da célula e migram para a superfície

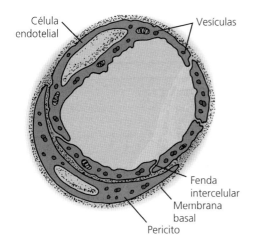

■ **FIGURA 9.10** Representação esquemática de um corte transversal da parede endotelial de um capilar muscular (contínuo). São mostrados os componentes das células endoteliais; eles são separados entre si por fendas intercelulares. Os pericitos situam-se fora das células endoteliais e são envolvidos por uma membrana basal em comum. Também, são mostradas muitas vesículas pinocitóticas.

oposta, onde eliminam seu conteúdo. Muitas moléculas de proteína são provavelmente transportadas através das células endoteliais dessa maneira. Os capilares se unem entre si para formar vasos maiores conhecidos como vênulas e as vênulas se unem com outras vênulas para formar as veias. As veias de maior calibre são as veias cavas, responsáveis pelo retorno do sangue venoso ao átrio direito.

As veias são tubos de paredes delgadas reforçadas por tecido conjuntivo e, também, contêm fibras musculares lisas. A contração das fibras musculares aumenta a resistência ao fluxo sanguíneo e ajuda a controlar a circulação. A constrição venosa aumenta a pressão sanguínea em todos os vasos que precedem as veias. Em intervalos regulares, nas veias existem válvulas direcionadas (ou que se abrem) ao coração (Figura 9.11). A pressão externa nas veias faz com que o sangue avance apenas em uma única direção, porque o refluxo é impedido pelo fechamento das válvulas. Da mesma forma, não ocorre refluxo quando cessa a pressão externa.

As pressões no lúmen das veias são as mais baixas das pressões vasculares (Figura 9.12). Isso decorre da lei da física de dissipação de pressão à medida que aumenta a distância da fonte (coração). A pressão observada nos capilares pode parecer maior do que o que poderia ser tolerada para um tubo unicelular, mas, por

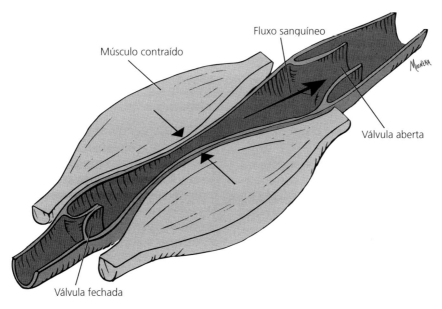

■ **FIGURA 9.11** Válvulas de uma veia, ilustrando a ação de bombeamento dos músculos adjacentes. A pressão externa nas veias faz com que o sangue avance apenas em uma única direção, porque o refluxo é impedido pelo fechamento da válvula da veia.

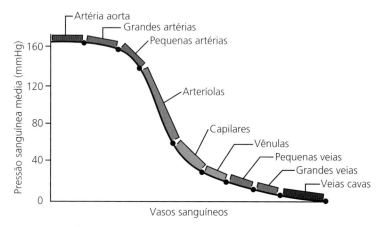

FIGURA 9.12 Ilustração gráfica de pressões decrescentes das artérias principais para as veias principais. Note a abrupta diminuição da pressão nas arteríolas e a inclinação mais suave no leito vascular muito mais amplo, composto de capilares. (Desenho feito a partir de The Dukes Physiology Film Series (DKS-15), Ames, IA: Iowa State University, 1969.) (Esta figura encontra-se reproduzida em cores no Encarte.)

causa do diâmetro demasiadamente pequeno, a tensão exercida sobre a parede capilar é extremamente baixa. Para uma determinada pressão dentro do sistema vascular, a tensão da parede aumenta com o raio do vaso, de acordo com a **lei de Laplace**:

$$T = Pr/2$$

em que T = tensão na parede, P = pressão no vaso e r = raio do vaso.

Sistemas circulatórios sanguíneos

Os vasos sanguíneos descritos participam de dois sistemas circulatórios distintos (Figura 9.13). Na **circulação pulmonar** o sangue circula através dos pulmões (Figura 9.14). A pressão que propicia essa circulação origina-se no ventrículo direito. Os capilares do sistema pulmonar estão estreitamente associados às menores terminações das vias respiratórias, os alvéolos pulmonares. O sangue proveniente desse sistema retorna ao átrio esquerdo.

A **circulação sistêmica** conduz o sangue que retornou dos pulmões para todas as regiões do corpo. A pressão necessária para essa circulação tem origem no ventrículo esquerdo. O sangue que passa por esse sistema sai do ventrículo esquerdo, pela artéria aorta, e retorna ao átrio direito pelas veias cavas. Os primeiros ramos da aorta suprem o músculo cardíaco através das artérias coronárias (Figura 9.15). Na circulação sistêmica, existem alguns **sistemas-porta**. Um sistema-porta não apresenta o padrão circulatório habitual, pois a veia-porta se ramifica até formar capilares, e estes se reúnem para formar as veias hepáticas antes de retornar o sangue ao coração. O principal exemplo de sistema-porta é o sistema porta-hepático (Figura 9.16). Os capilares formados são os sinusoides do fígado, revestidos por células envolvidas em muitas funções hepáticas e por aquelas que auxiliam na purificação do sangue ou na remoção de substâncias nocivas pelos **macrófagos** (células de Küpffer).

■ Sistema linfático

1. O que se entende por sistema linfático? Como é conhecido o líquido que circula em seus vasos?
2. As proteínas extravasam dos capilares? Como é sua taxa de renovação (*turnover*)?
3. Qual a via de retorno das proteínas ao sangue após o extravasamento desse nutriente?
4. Quais são as principais funções dos vasos linfáticos?
5. Onde se localizam os linfonodos e quais são suas funções?

Capítulo 9 • Sistema Cardiovascular   229

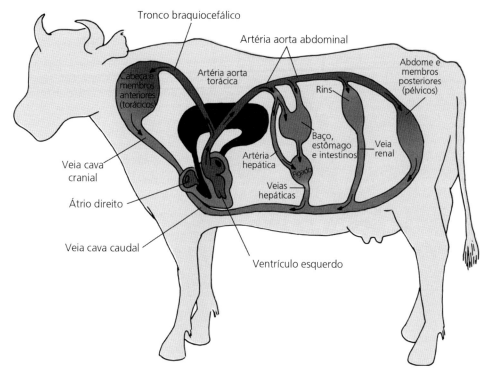

FIGURA 9.13 Esquema geral do sistema circulatório de mamíferos, mostrando circulação pulmonar (em preto), que supre os pulmões e circulação sistêmica (em tons de cinza) que supre o restante do corpo. (Esta figura encontra-se reproduzida em cores no Encarte.)

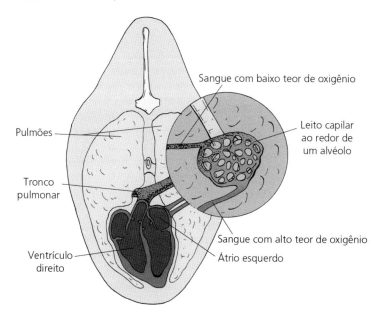

FIGURA 9.14 Representação esquemática dos pulmões e da circulação pulmonar. A figura inserida em formato circular sobre a figura maior representa uma unidade funcional do pulmão, o alvéolo. O sangue venoso misto deixa o ventrículo direito através do tronco pulmonar e é oxigenado nos alvéolos. O sangue oxigenado retorna ao átrio esquerdo através das veias pulmonares.

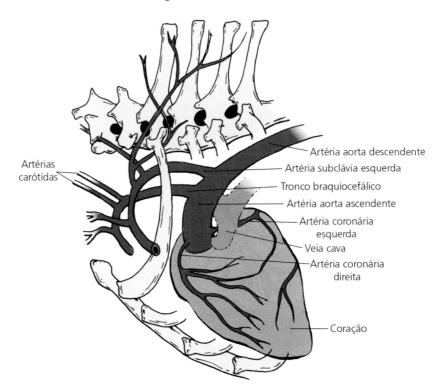

■ **FIGURA 9.15** Aspectos craniais (anteriores) da circulação sistêmica (cão). Os primeiros ramos da artéria aorta suprem os músculos cardíacos através das artérias coronárias. A aorta descendente é composta pela aorta torácica e aorta abdominal. As artérias principais dos membros anteriores (torácicos) originam-se da artéria subclávia esquerda, do lado esquerdo, e do tronco braquiocefálico, do lado direito. As artérias carótidas seguem para a cabeça.

O sistema linfático é um importante coadjuvante do sistema circulatório sanguíneo. Os vasos linfáticos possuem fundo cego (capilares linfáticos), situam-se em espaços intersticiais (os espaços compreendidos entre as células e fora dos vasos sanguíneos) e o seu trajeto tende ser paralelo às veias (Figura 9.17). Os vasos linfáticos se unem entre si e formam alguns vasos linfáticos de grande calibre que desembocam diretamente nas veias de grande calibre. O líquido dos vasos linfáticos recebe o nome de **linfa**. Há pouca diferença entre a composição da linfa e a do líquido intersticial. Embora os capilares sanguíneos permitam que a maioria dos componentes do plasma se difunda através do seu endotélio, parte das moléculas de proteína ficam retidas em razão de seu tamanho. No entanto, é essencial que as proteínas entrem no líquido intersticial, porque elas atuam como carreadoras (transportadoras) de produtos celulares ou de substâncias necessárias às células. Além disso, os anticorpos (moléculas proteicas) são necessários no espaço intersticial para um contato mais estreito com o antígeno. Há uma renovação (*turnover*) completa (nos capilares e retorno ao sangue) das proteínas plasmáticas, a cada 12 a 24 horas.

Como a concentração de proteína é maior no plasma do que no espaço intersticial, o gradiente de concentração favorece a difusão das proteínas em direção ao espaço intersticial. A proteína contida no espaço intersticial não se difunde de volta ao plasma; ela só consegue retornar ao plasma através dos vasos linfáticos. Os vasos linfáticos de fundo cego são adaptados para a captação de macromoléculas, e os gradientes de concentração e pressão favorecem essa via (Figura 9.18). Os filamentos de ancoragem evitam o colapso dos vasos quando o tecido contém excesso de líquido (**edema**). Além disso, a sobreposição

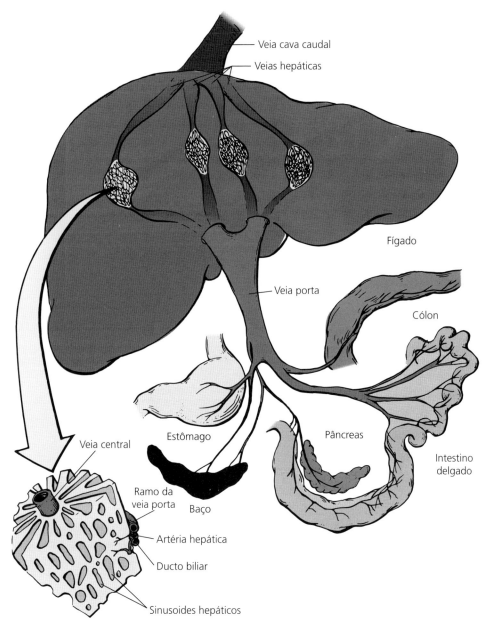

■ **FIGURA 9.16** Sistema porta-hepático de mamíferos. A veia porta conduz o sangue do estômago, baço, pâncreas e intestinos até o fígado, de onde ele flui pelos sinusoides hepáticos até a veia central de cada lóbulo. Por fim, o sangue entra na veia cava caudal pelas veias hepáticas.

de células endoteliais entre si permite o fácil acesso do líquido intersticial, mas, por causa de seu arranjo semelhante a uma válvula, o refluxo é evitado. O retorno da proteína que extravasou ou que normalmente é transportada dos capilares sanguíneos de volta à circulação sistêmica é uma das funções mais importantes dos vasos linfáticos.

Os **linfonodos** são estruturas nodulares de tamanhos variáveis, localizados ao longo do trajeto de vasos linfáticos. Essas estruturas contêm aglomerados de células germinativas que

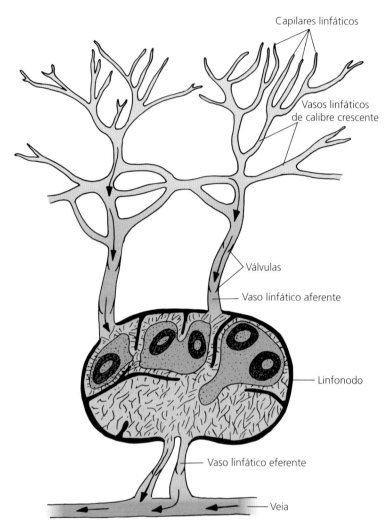

■ **FIGURA 9.17** Representação esquemática da drenagem linfática. O líquido intersticial é absorvido por capilares linfáticos de "fundo cego" e prossegue centralmente através dos vasos linfáticos de calibre crescente. Os linfonodos estão localizados ao longo do trajeto dos vasos linfáticos. A linfa retorna ao sangue por meio de drenagem para as veias.

se reproduzem para formar linfócitos (Figura 9.19). Os linfócitos, por sua vez, podem ser um tipo de célula produtora de anticorpos ou, então, podem ser linfócitos sensibilizados. Em ambos os casos, os linfócitos são altamente específicos contra substâncias (antígenos) estranhas ao corpo. Os anticorpos e os linfócitos sensibilizados deixam os linfonodos, juntamente com a linfa, através de vasos linfáticos e alcançam o sangue, onde podem circular por todo o corpo.

Os linfonodos também contêm macrófagos fixos ligados ao retículo (estrutura interna) dos próprios linfonodos. Dessa forma, a linfa que circula através dos linfonodos está em estreito contato com os macrófagos e, por conta da alta capacidade fagocítica dessas células, os materiais estranhos presentes na linfa (p. ex., bactérias, restos celulares) são fagocitados e impedidos de avançar ainda mais. A infecção ou inflamação de uma região do corpo muitas vezes ocasiona aumento de tamanho de linfonodos (ou seja, aqueles responsáveis pela drenagem dessa região específica) devido ao aprisionamento de materiais antigênicos e da proliferação de linfócitos estimulada pela presença desses materiais. Células cancerígenas podem ser conduzidas, a partir de sua origem, até os linfonodos e neles ficarem aprisionadas. Nos linfonodos, essas células podem se proliferar e prosseguir para o próximo linfonodo da cadeia linfática. A inspeção de linfonodos quanto à presença de aumento de volume é uma parte importante do procedimento de exame pós-morte de carcaças nos animais abatidos para consumo humano.

Os vasos linfáticos são canais unidirecionais que contêm válvulas semelhantes àquelas presentes nas veias, impedindo o refluxo da linfa, caso tenha avançado em direção às veias. A linfa segue através dos canais por meio de contrações dos vasos linfáticos e por uma ação massageadora dos músculos que envolvem esses vasos. O movimento anterógrado (ou seja, para a frente) da linfa diminui a pressão na parte do vaso esvaziado e, por não haver refluxo da linfa, a entrada desse líquido a partir de partes posteriores é favorecida. Como não há nenhuma bomba central (como o coração) para facilitar a circulação da linfa, os distúrbios do fluxo linfático podem causar acúmulo de líquido intersticial em partes baixas do corpo. O retorno da linfa é auxiliado pela elevação dessas partes (como os membros) a um nível acima das veias mais internas e pelo movimento muscular resultante de exercícios físicos.

■ Baço

1. Quais são as quatro funções do baço?

O **baço** é o maior órgão linfoide do corpo (Figura 9.20). Ao contrário dos linfonodos, o líquido circulante no baço é o sangue e não a linfa. Trata-se do único órgão especializado na filtração imunológica do sangue. O corte do baço (Figura 9.21) mostra que ele está envolto por uma cápsula composta de tecido conjuntivo e células musculares lisas. A quantidade de músculo liso varia com a espécie, mas é bastante grande em carnívoros. As **trabéculas** do baço se estendem a partir da cápsula e são compostas de fibras elásticas, colágeno e músculo liso.

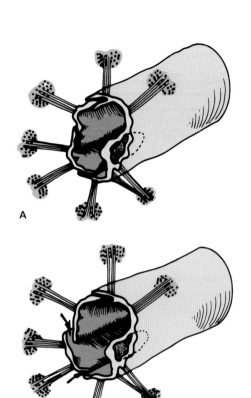
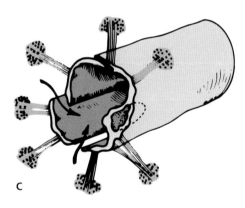

■ **FIGURA 9.18** Estrutura especial dos capilares linfáticos que permite a passagem de substâncias de alto peso molecular para a linfa. As estruturas que se irradiam a partir dos capilares são filamentos de ancoragem que dão sustentação a porções de células endoteliais onde os capilares se originam. A porção não sustentada do endotélio possibilita o fluxo de líquido para o capilar (setas), conforme demonstrado em **B** e **C**. A maior pressão no capilar fecha o folheto contra o endotélio sustentado sobrejacente, conforme ilustrado em **A**. (De Leak LV. The fine structure and function of the lymphatic vascular system. In: Meessen H, ed. Handbüch der Allgemeinen Pathologie. New York: Springer-Verlag, 1972.)

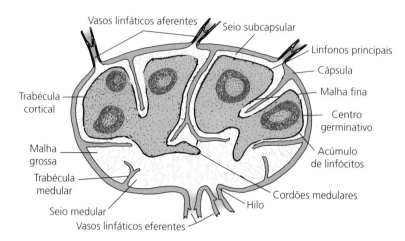

■ **FIGURA 9.19** Estrutura interna de um linfonodo. A linfa entra através dos vasos linfáticos aferentes e sai pelos vasos linfáticos eferentes. A linfa é filtrada pela malha grossa, onde há muitas células mononucleares fagocitárias fixas. Os linfócitos são produzidos nos linfonodos principais e se acumulam em toda a malha fina. A malha fina barra, de modo mais eficiente do que a malha grossa, os pequenos linfócitos.

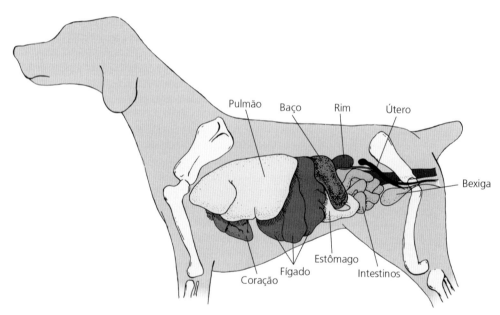

■ **FIGURA 9.20** Projeção das vísceras na parede corporal esquerda de uma cadela, mostrando a localização do baço em relação a outros órgãos do corpo. A posição do baço no cão é um tanto variável e seu eixo longo pode ser quase longitudinal.

Artérias, veias, vasos linfáticos e nervos estão contidos dentro das trabéculas. O **parênquima do baço (polpa esplênica)**, composto de **polpa vermelha e branca**, é sustentado por cápsula, trabéculas e fibras reticulares. A maior parte da polpa esplênica consiste em polpa vermelha, e o sangue ocupa o interior da malha de fibras reticulares, o que representa a porção do baço que atua como filtro; além disso, a polpa vermelha possui inúmeros macrófagos fixos. A polpa branca, que produz linfócitos, consiste em um tecido linfático distribuído por todo o baço na forma de linfonodos e bainhas de vasos linfáticos, ao redor de

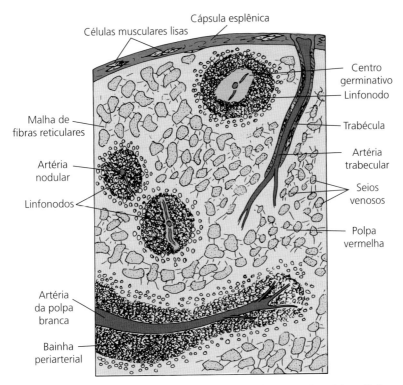

■ **FIGURA 9.21** Representação esquemática do baço de suíno. Múltiplos ramos da artéria esplênica entram na cápsula e se propagam para o interior das trabéculas. Os linfonodos e as bainhas periarteriais compõem a polpa branca, responsável pela produção de linfócitos. A polpa vermelha consiste na malha de fibras reticulares – uma malha que atua como filtro devido à presença de macrófagos fixos. Células musculares lisas estão presentes na cápsula e nas trabéculas. Os seios venosos recolhem o sangue filtrado e desembocam em vênulas e, por fim, em veias trabeculares (não mostradas).

artérias e arteríolas. O sangue entra no baço a partir do hilo e das trabéculas, sendo distribuído para os linfonodos através de capilares nodulares ou para a polpa vermelha ou os seios venosos através de capilares terminais. O sangue que alcança a polpa vermelha (espaços reticulares) através dos capilares terminais é, então, capaz de penetrar nos seios venosos, através de fendas, nas paredes desses seios. O sangue que entra nos espaços reticulares propicia maior exposição às células do **sistema mononuclear fagocitário**. Os seios venosos drenam o sangue filtrado para as vênulas e, por fim, para as veias trabeculares.

Como o sangue circula pelo baço, esse órgão é ativo na destruição de eritrócitos envelhecidos e anormais, por conter inúmeras células do sistema mononuclear fagocitário. Além disso, o baço armazena o ferro oriundo de hemólise. O baço é um importante reservatório de sangue, especialmente de eritrócitos, que se acumulam nos sinusoides venosos. A presença de músculo liso torna a contração esplênica possível e isso acontece quando há necessidade de maior número de eritrócitos. A contração esplênica induzida por agitação, no cão, pode aumentar o volume globular (hematócrito) de 40% para mais de 50%.

■ Contratilidade cardíaca

1. Defina nó sinoatrial e sua função de marca-passo.
2. Quais são os dois sincícios do coração e como eles estão separados?
3. Qual é a sequência de contração dos dois sincícios e quais são suas funções?

236 Anatomia Funcional e Fisiologia dos Animais Domésticos

4. Como se dá a condução do impulso por todo o coração? Qual a finalidade da condução rápida?
5. Ambos os átrios se contraem ao mesmo tempo? Com os ventrículos ocorre o mesmo?
6. Defina sístole e diástole.
7. Detalhe os eventos do ciclo cardíaco.

Todos os músculos parecem ter uma ritmicidade inerente de contração. Se os três tipos de músculo (cardíaco, esquelético, liso) forem removidos de nervos e artérias e, depois, colocados em líquidos fisiológicos, a contração começa de maneira rítmica. A frequência de contração é maior no músculo cardíaco, seguido do músculo esquelético e, por fim, do músculo liso.

Origem dos batimentos cardíacos

No músculo cardíaco, os átrios apresentam maior frequência de contração que os ventrículos. Além disso, uma pequena área de fibras musculares cardíacas especializadas próximas à junção da veia cava cranial com o átrio direito tem uma frequência de contração superior a dos átrios. Essas fibras musculares especializadas constituem o que é conhecido como **nó sinoatrial (S-A)**. Os impulsos originados no nó S-A se propagam por toda a musculatura dos átrios, e o impulso cardíaco é conduzido para os ventrículos por meio de **vias internodais**. Como a frequência de contração do nó S-A excede a dos átrios e ventrículos, o impulso desse nó torna-se o estímulo para a contração dessas câmaras cardíacas; por meio disso, a frequência de contração do nó S-A torna-se a frequência de contração dos átrios e ventrículos. O nó S-A, portanto, atua como marca-passo.

Condução do impulso cardíaco

As fibras musculares dos átrios e as dos ventrículos estão dispostas de modo a formar um sincício atrial e outro ventricular. Um **sincício** é um arranjo de fibras musculares em que elas formam um conjunto de fibras interconectadas. O sincício atrial é separado do sincício ventricular por um anel fibroso que envolve as valvas A-V. O anel fibroso atua como um isolante entre os dois sincícios. Um impulso que se propaga pelos átrios não se espalha para os ventrículos, e um impulso dos ventrículos não se difunde para os átrios. Isso permite a contração independente e possibilita que os átrios e os ventrículos coordenem sua função de esvaziamento, de modo que os ventrículos sejam preenchidos, durante seu relaxamento, pela contração e esvaziamento dos átrios.

É desejável que as fibras musculares de cada sincício se contraiam o mais simultaneamente possível. Todas as fibras contribuem para o aumento de pressão necessário para remover o sangue das câmaras do sincício. As fibras que se contraem em momentos diferentes podem não ocasionar uma pressão suficiente para uma remoção efetiva. Como a função dos átrios é preencher os ventrículos antes que eles se contraiam, a condução do impulso é concluída primeiro nos átrios. Após um pequeno atraso, o impulso é, então, conduzido aos ventrículos.

Para facilitar a condução rápida (e a contração coordenada), o coração possui um sistema de condução especializado, composto de tratos e fibras de condução especializados denominados **fibras de Purkinje** (Figura 9.22). O nó S-A conduz o impulso pelos átrios através de vários e pequenos tratos de fibras conhecidos como vias internodais. A despolarização dessas vias fornece o estímulo para a despolarização de fibras musculares adjacentes; a transmissão de impulsos com a subsequente despolarização de outras fibras musculares é facilitada pelos discos intercalados interpostos entre as fibras musculares. O impulso conduzido pelas vias internodais alcança o nó A-V, localizado em um ponto entre os átrios e os ventrículos. O nó A-V continua através do anel fibroso, pelo **feixe A-V**. As fibras do feixe A-V têm diâmetro menor que o das outras fibras de Purkinje, e a condução do impulso é reduzida para cerca de 10% da velocidade das fibras musculares cardíacas. Isso possibilita o retardo do impulso, facilitando o esvaziamento completo dos átrios antes que os ventrículos se contraiam. As fibras de condução continuam a partir do feixe A-V, na parede cardíaca, seguindo como fibras de Purkinje, que se distribuem ao ventrículo

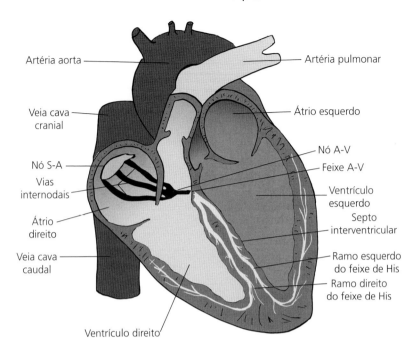

FIGURA 9.22 Sistema de condução do coração de mamíferos. O impulso origina-se no nó S-A, localizado próximo à junção das veias cavas com o átrio direito. As vias internodais conduzem o impulso ao longo dos átrios, enquanto os ramos direito e esquerdo do feixe de His e as fibras de Purkinje conduzem o impulso ao longo dos ventrículos. O nó e o feixe atrioventriculares (A-V) conduzem o impulso dos átrios para os ventrículos.

direito (ramo direito do feixe) e ao ventrículo esquerdo (ramo esquerdo do feixe). Essas fibras grandes transmitem impulsos a uma velocidade cerca de 2 a 3 vezes mais rápida que as fibras musculares cardíacas. O músculo das paredes dos ventrículos é mais espesso que o das paredes dos átrios e, consequentemente, a distância de condução é maior. Portanto, para conseguir uma contração coordenada das fibras musculares dos ventrículos, é essencial ter uma maior velocidade de condução; tal velocidade é conferida pelas fibras de Purkinje.

O músculo cardíaco não só se contrai mais lentamente que o músculo esquelético, mas também possui um período refratário maior. Um **período refratário** é aquele verificado durante a repolarização, quando um estímulo não é capaz de evocar outra despolarização. Isso é vantajoso para o coração porque, ao completar seu percurso através de cada sincício, o impulso é interrompido, uma vez que todas as fibras previamente estimuladas ficam refratárias a outro estímulo. Quando o impulso é interrompido, as fibras musculares podem relaxar e as câmaras cardíacas se enchem de sangue, preparando-se para o próximo ciclo.

Nessa discussão sobre a condução do impulso cardíaco, deve-se ressaltar que ambos os átrios se contraem ao mesmo tempo, o que completa o enchimento dos ventrículos, e que ambos os ventrículos se contraem ao mesmo tempo, bombeando o sangue para as circulações pulmonar e sistêmica, simultaneamente. A contração e o relaxamento das fibras musculares dentro de um sincício são sincronizados. Quando a contração das fibras musculares e o relaxamento de outras fibras musculares ocorrem ao mesmo tempo, no mesmo sincício, essa condição é referida como **fibrilação**. A corrente elétrica conduzida através do coração durante a fibrilação provoca a despolarização simultânea de todas as fibras (um procedimento conhecido como **desfibrilação**) e, então, o coração pode iniciar um novo ciclo com impulsos que começam no nó S-A.

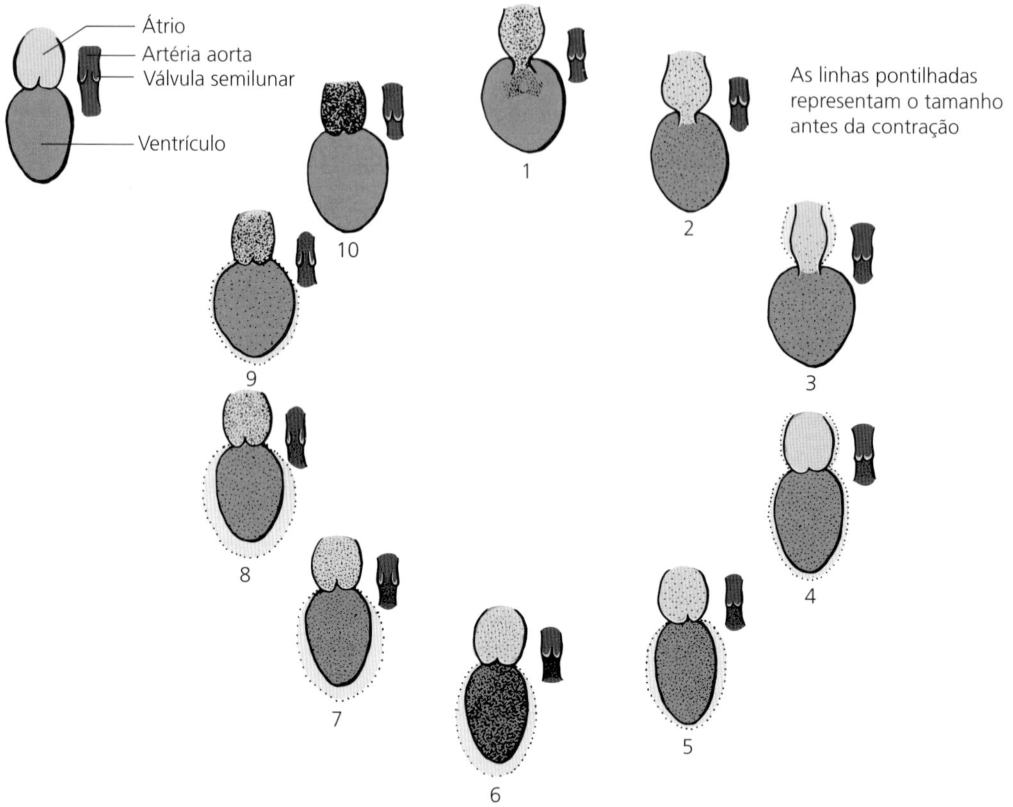

238 Anatomia Funcional e Fisiologia dos Animais Domésticos

■ **FIGURA 9.23** Ciclo cardíaco do coração de mamíferos. Conforme mostrado no esquema da sequência do ciclo, as câmaras únicas representam os átrios e ventrículos, tanto do lado direito como do lado esquerdo. A válvula semilunar única representa as válvulas semilunares pulmonar e aórtica, que separam os ventrículos do tronco pulmonar e da artéria aorta, respectivamente. As linhas pontilhadas em torno dos ventrículos correspondem à suposta dimensão relacionada aos processos de expansão e contração. 1, as valvas A-V se abrem; 2, os ventrículos recebem sangue dos átrios; 3, os átrios se contraem e se esvaziam; 4, os ventrículos iniciam a contração e fecham as valvas A-V; 5, os átrios relaxam e começam a se encher; 6, a pressão ventricular aumenta; 7, as válvulas semilunares se abrem; 8, a ejeção de sangue começa a partir dos ventrículos através das válvulas semilunares; 9, os ventrículos iniciam o relaxamento; e 10, as válvulas semilunares se fecham, enquanto as valvas A-V ainda se encontram fechadas. (Esta figura encontra-se reproduzida em cores no Encarte.)

Ciclo cardíaco

O **ciclo cardíaco** refere-se à sequência de eventos que ocorre durante um batimento cardíaco completo. Esses eventos são contínuos e os períodos nomeados separadamente são arbitrários, para fins descritivos. **Diástole** é o relaxamento de uma câmara cardíaca antes e durante o seu enchimento. **Sístole** é a contração de uma câmara cardíaca durante o seu esvaziamento.

Durante a diástole atrial, os átrios são preenchidos com sangue. Após a sístole ventricular e durante a diástole ventricular, ocorre a sequência de eventos exposta a seguir (Figura 9.23):

1. O volume e a pressão aumentam nos átrios à medida que eles se enchem ao receber sangue das veias cavas e das veias pulmonares (isso ocorre durante a sístole ventricular); as valvas A-V se abrem quando a pressão

atrial excede a pressão ventricular, o que acontece no início da diástole ventricular.

2. O sangue flui para os ventrículos relaxados; isso responde por até 70% do enchimento ventricular.
3. Os átrios se contraem, realizando o enchimento completo ou repleção dos ventrículos.
4. Os átrios relaxam e começam a se encher.
5. Os ventrículos iniciam a contração e as valvas A-V se fecham, porque as pressões ventriculares excedem as pressões atriais.
6. A contração contínua dos ventrículos cria uma pressão suficiente para exceder as pressões arteriais.
7. As válvulas semilunares se abrem.
8. O sangue é ejetado dos ventrículos.
9. Os ventrículos começam a relaxar.
10. As pressões arteriais começam a exceder as pressões ventriculares e as válvulas semilunares se fecham.

O ciclo se encerra, sendo repetido a uma frequência compatível com a frequência cardíaca de cada espécie. O processo de registro dessas alterações recebe o nome de **eletrocardiografia** e o registro obtido é conhecido como **eletrocardiograma (ECG)**.

■ Eletrocardiograma

1. **Defina ECG. Quais são as formas de ondas associadas a um ciclo cardíaco? Que fase da atividade elétrica está associada a cada forma de onda?**
2. **Como as amplitudes de ondas e os intervalos entre as ondas são medidos?**

Na discussão sobre a condução do impulso pelas fibras nervosas e musculares (ver Capítulo 4), destacou-se a ocorrência de mudanças de voltagem através das membranas nervosas e musculares durante as ondas de despolarização e repolarização. Essas mudanças são relativamente pequenas e medidas em milivolts. Ocorrem alterações de voltagem semelhantes durante a despolarização e repolarização do músculo cardíaco. As alterações de voltagem que acontecem localmente são conduzidas através dos líquidos corporais, pois esses líquidos são bons condutores. Com amplificação apropriada, essas mudanças de voltagem podem ser registradas na medida em que ocorrem.

Formas das ondas

A conexão do amplificador com fios (também conhecida como derivações) a partes do corpo selecionadas (em geral, os membros) e a um aparelho de registro produz uma forma de onda característica. A **forma de onda** é um registro da atividade elétrica do coração. Como a atividade elétrica pode ser modificada por alterações no músculo cardíaco (como espessamento das paredes das câmaras cardíacas ou interrupções do fluxo de corrente causadas por lesões musculares), essa atividade elétrica é útil para o estudo da atividade do coração, em condições de saúde e doença. O registro da forma das ondas é conhecido como ECG. Várias derivações e suas formas de ondas características, no cão, são mostradas na Figura 9.24. O ECG em cada ciclo cardíaco apresenta deflexões características associadas à despolarização e repolarização dos átrios e ventrículos, à medida que ocorrem em sequência.

A Figura 9.25 ilustra um registro de ECG, como aquele que pode ser obtido na derivação II, no cão. A sequência de deflexões e a atividade associada a elas são:

1. A onda P representa a despolarização dos átrios; após a despolarização, ocorre a contração atrial.
2. O complexo de ondas QRS representa as deflexões positivas (para cima) e negativas (para baixo) associadas à despolarização ventricular; a contração ventricular começa após a despolarização das fibras.
3. A onda T é a última onda de cada batimento cardíaco; ela representa a repolarização ventricular (pode ser positiva ou negativa).

Como a repolarização dos átrios ocorre durante a despolarização dos ventrículos, não se observa uma forma de onda diferente. Em vez disso, as mudanças de voltagem da repolarização atrial são somadas algebricamente no complexo QRS.

240 Anatomia Funcional e Fisiologia dos Animais Domésticos

Derivação	Colocação dos Eletrodos		Ilustração da Derivação	Exemplo de ECG
	Negativo	Positivo		
I	Membro torácico direito	Membro torácico esquerdo	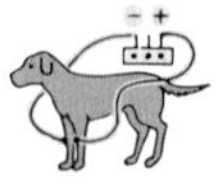	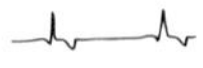
II	Membro torácico direito	Membro pélvico esquerdo	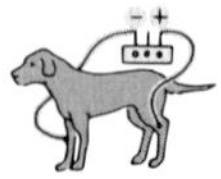	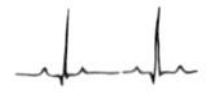
III	Membro torácico esquerdo	Membro pélvico esquerdo	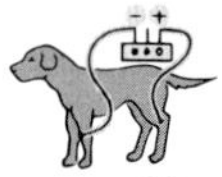	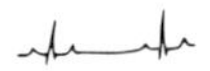
aVR	Membro torácico esquerdo-membro pélvico esquerdo	Membro torácico direito	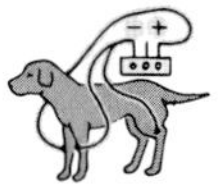	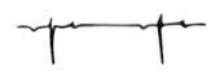
aVL	Membro torácico direito-membro pélvico esquerdo	Membro anteriortorácico esquerdo	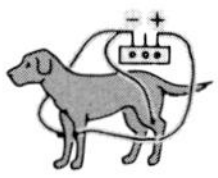	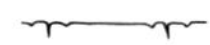
aVF	Membro torácico direito-membro torácico esquerdo	Membro pélvico esquerdo	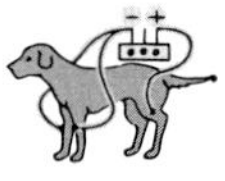	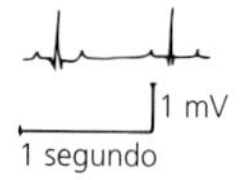 1 mV / 1 segundo

■ **FIGURA 9.24** Exemplos das diferentes posições dos eletrodos (derivações) e suas formas de ondas características, no cão. (De Breazile JE. Textbook of Veterinary Physiology. Philadelphia, PA: Lea & Febiger, 1971.)

Agora fica claro por que a condução do impulso ao longo de cada sincício atrial e ventricular ocorre rapidamente. A condução do impulso resulta em despolarização, o que deve ocorrer antes de a contração prosseguir. A contração coordenada de todas as fibras musculares, portanto, requer uma despolarização quase simultânea.

Linha isoelétrica

Ao visualizar um ECG, pode-se observar que as deflexões das ondas, sejam positivas (para cima) ou negativas (para baixo), começam a partir de uma linha comum, conhecida como linha isoelétrica. Os desvios a partir dessa linha representam a amplitude da onda; essa amplitude é medida em milivolts e pode ser positiva ou negativa. O intervalo entre as ondas é medido em centésimos de segundo (ver Figura 9.25). A presença de hipertrofia do músculo ventricular pode exigir um tempo maior para a despolarização e, nesse caso, o intervalo QRS (tempo da despolarização ventricular) estaria aumentado. Algumas doenças cardíacas podem

fazer com que o segmento do intervalo fique abaixo da linha isoelétrica. Uma depressão do segmento S-T é observada em casos de hipoxia (falta de oxigênio) do músculo cardíaco.

■ Sons cardíacos

1. O que são as bulhas cardíacas? A que estão associadas?

O ato de auscultar o coração (**auscultação cardíaca**) permite ouvir os sons que acompanham a contração do músculo cardíaco e aqueles associados ao fechamento das valvas e válvulas cardíacas. Tais ruídos se repetem a cada ciclo cardíaco. Os sons mais evidentes são aqueles ocasionados pelo fechamento das valvas e válvulas, mas a contração do músculo também produz um ruído.

A **primeira bulha cardíaca** lembra a palavra *lub*, enquanto a **segunda bulha cardíaca** se assemelha à palavra *dub*. Elas geralmente ocorrem uma após a outra – lub-dub, lub-dub, lub-dub, e assim por diante. A primeira bulha

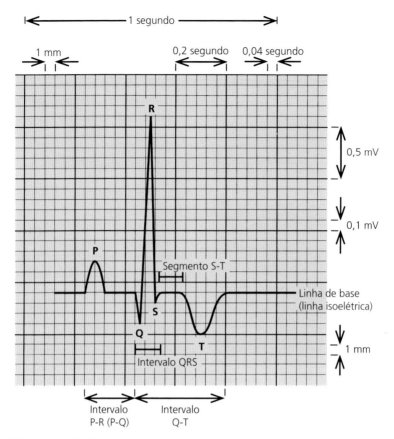

■ **FIGURA 9.25** Complexo P-QRS-T ampliado na derivação II do registro eletrocardiográfico de cão normal. As medidas de amplitude (em milivolts) estão indicadas por movimento positivo e negativo; os intervalos de tempo (em centésimos de segundo) estão indicados da esquerda para a direita. Há muita variação na configuração da onda T, vista como negativa nesta ilustração. Velocidade do papel, 25 mm/s; 1 cm = 1 mV. (Modificada de Tilley LP. Essentials of Canine and Feline Electrocardiography. 3rd edn. Philadelphia, PA: Lea & Febiger, 1992.)

é ouvida quando os ventrículos se contraem e as valvas A-V se fecham. A segunda bulha ocorre quando o relaxamento ventricular se inicia e as válvulas semilunares se fecham. O fechamento abrupto das valvas/válvulas e seu potencial de produzir sons podem ser visualizados. Algumas vezes, uma **terceira bulha cardíaca** pode ser detectada em um **fonocardiograma** (registro dos sons cardíacos); isso ocorre no final do enchimento rápido dos ventrículos. Os sons cardíacos são úteis como recursos diagnósticos, uma vez que as valvas ou válvulas do coração podem apresentar anormalidades e não se fechar por completo. Quando isso acontece, ocorre regurgitação do sangue nas valvas ou válvulas e a turbulência do vazamento é auscultada como um som semelhante a chiado (*shhh*) após o *lub* ou *dub*. Sons cardíacos anormais são denominados **sopros cardíacos** e geralmente se devem a anormalidades valvares ou valvulares. Os registros simultâneos de fonocardiograma, eletrocardiograma, respiração e pressão arterial estão ilustrados na Figura 9.26; fornece uma revisão sobre a relação das ondas do ECG com a sístole ventricular e pressões associadas e dos consequentes fechamentos valvares ou valvulares com seus sons associados.

■ **Frequência cardíaca e seu controle**

1. **Qual é a relação entre a frequência cardíaca e o porte do animal?**

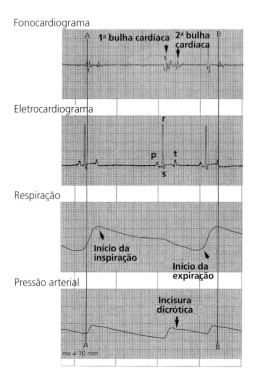

■ **FIGURA 9.26** Registros simultâneos de eletrocardiograma (derivação II), fonocardiograma, respiração e pressão arterial do cão. A correlação de eventos é representada pelas linhas **A** (primeira bulha cardíaca, *lub*; ECG; pressão arterial) e **B** (segunda bulha cardíaca, *dub*; pressão arterial). Para a linha **A**: imediatamente após a despolarização dos ventrículos, inicia-se a contração cardíaca; com isso, a primeira bulha cardíaca torna-se perceptível e a pressão arterial começa a aumentar. Para a linha **B**: o relaxamento dos ventrículos se inicia; com isso, a diminuição da pressão arterial começa e as válvulas semilunares se fecham. O fechamento das válvulas semilunares produz a segunda bulha cardíaca e faz com que a pressão arterial momentânea se desloque para cima (incisura dicrótica). Nesta figura, está ilustrada uma arritmia sinusal respiratória (um exemplo do reflexo de Bainbridge), correlacionando a fase inspiratória do ciclo respiratório (o fluxo sanguíneo para o átrio direito aumenta) com o aumento da atividade cardíaca (intervalo R-R diminuído). Velocidade do papel, 25 mm/s; 1 cm = 1 mV. Ver a Figura 9.25 para informações sobre as medidas dos quadradinhos do registro eletrocardiográfico.

2. Como ocorre a relação entre frequência cardíaca e condicionamento físico, bem como os fatores associados a animais jovens *versus* adultos?
3. Quais são os efeitos do estímulo simpático e do parassimpático no coração?
4. O que é a lei de Starling?
5. Como se dá a resposta dos receptores dos seios carotídeo e aórtico ao aumento da pressão arterial?
6. Onde estão localizados os receptores para o reflexo de Bainbridge? Como eles são estimulados e qual o seu efeito?

A **frequência cardíaca** refere-se à frequência de ciclos cardíacos e geralmente é medida pelo número de **batimentos por minuto (bpm)**. Os fatores fisiológicos que influenciam a frequência cardíaca são agitação, atividade muscular, temperatura ambiente elevada, digestão e sono. Alterações na frequência cardíaca são observadas em uma série de condições patológicas.

Taxa metabólica

Em geral, os pequenos animais apresentam frequência cardíaca mais elevada que os grandes animais. Isso é consequência da maior taxa metabólica (e do consumo de oxigênio), pois os pequenos animais apresentam área de superfície corporal mais ampla por unidade de massa corporal. A relação inversa entre frequência cardíaca e porte do animal se aplica tanto dentro de uma espécie como entre espécies diferentes. Por exemplo, um cão de pequeno porte pode apresentar frequência cardíaca em repouso de 120 bpm, enquanto um de grande porte pode ter frequência cardíaca em repouso de apenas 80 bpm, ou menos. A frequência cardíaca em repouso do camundongo gira em torno de 600 bpm; rato, 400 bpm; porquinho-da-índia, 280 bpm; elefante, 30 bpm. O condicionamento físico e a consequente hipertrofia cardíaca reduzem a frequência cardíaca em repouso, em todos os animais. Os animais jovens apresentam frequência cardíaca mais elevada que os animais adultos, o que é explicado, em parte, pelo menor porte dos primeiros. Outro fator é que a inibição do tônus vagal é menos efetiva em animais jovens. A Tabela 9.1 apresenta as frequências cardíacas em repouso de algumas espécies de animais domésticos e do ser humano.

Tabela 9.1 Frequências cardíacas em espécies adultas em repouso.

ESPÉCIE	FREQUÊNCIA CARDÍACA (BATIMENTOS/MINUTO)
Equinos	32 a 44
Equinos (puro-sangue)	38 a 48
Bovinos leiteiros	60 a 70
Ovinos e caprinos	70 a 80
Suínos	60 a 80
Cães	70 a 120
Gatos	110 a 130
Aves	200 a 400
Seres humanos	60 a 90

Sistema nervoso autônomo

As comparações das frequências cardíacas entre as espécies costumam ser obtidas com os animais em repouso. Uma série de fatores pode influenciar a frequência cardíaca, incluindo atividade, agitação, febre, cardiopatia e altitude. A regulação da frequência cardíaca é uma das funções do sistema nervoso autônomo. A inervação simpática para o coração é oriunda de fibras eferentes dos gânglios cervicotorácicos ou estrelados do tronco simpático. A inervação parassimpática é oriunda de fibras provenientes do nervo vago. O **estímulo simpático** aumenta todas as atividades do coração, enquanto o **estímulo parassimpático** diminui (ver Capítulo 4). Nesse sentido, as atividades cardíacas importantes incluem: (1) frequência de contração, (2) força de contração, (3) frequência de condução do impulso e (4) quantidade de fluxo sanguíneo coronariano.

Autorregulação

Além da regulação nervosa da função do coração e do débito cardíaco, também ocorre **autorregulação** do **débito cardíaco** com base na quantidade de sangue recebido. Em outras palavras, quanto mais o coração se enche durante a diástole, maior será o volume de sangue bombeado. Isso é conhecido como **lei de Starling**. O coração consegue fazer isso, porque o maior volume de sangue recebido ocasiona estiramento das fibras musculares cardíacas, resultando em maior força de contração. No entanto, há limitações para o grau de estiramento por meio do qual a força de contração aumenta. O fenômeno de estiramento é característico de todos os tipos de músculo.

Reflexos

Vários reflexos importantes no sistema cardiovascular auxiliam em sua regulação. No arco aórtico e no local onde a artéria carótida se ramifica para formar a carótida interna (os **seios aórtico e carotídeo**, respectivamente), existem muitos receptores que respondem ao estiramento desses vasos. Esse estiramento é causado pelo aumento da pressão arterial em seu lúmen. Os receptores são estimulados com maior frequência, quando estirados. Os impulsos provenientes do arco aórtico são transmitidos à medula oblonga pelo nervo vago e aqueles oriundos das artérias carótidas são transmitidos a essa medula pelo nervo glossofaríngeo. As respostas do maior número de impulsos são atuam reduzindo a pressão arterial. Isso acontece devido à maior estimulação do **centro cardioinibidor** (o que aumenta o estímulo parassimpático ao coração e reduz suas atividades) e à inibição do **centro vasomotor**, provocando dilatação dos vasos sanguíneos sistêmicos (o que diminui a resistência periférica). Os efeitos dessas respostas (redução da frequência cardíaca e diminuição da resistência periférica) baixam a pressão arterial (Figura 9.27). Quando há hipotensão arterial, as respostas são inversas àquelas descritas para hipertensão arterial. Dessa forma, um declínio na pressão arterial faz com que menos impulsos sejam transmitidos a partir dos seios aórtico e carotídeo; por meio disso, o centro cardioinibidor recebe menos estímulo e o grau de inibição do centro vasomotor é menor, ocasionando aumento da pressão arterial.

Também há receptores no átrio direito estimulados pelo estiramento dessa câmara cardíaca, como acontece durante atividade física, quando maior volume de sangue retorna ao coração. O reflexo resultante é conhecido como **reflexo de Bainbridge**. Os receptores de estiramento transmitem seus impulsos, através do nervo vago, à medula oblonga cerebral. O efeito desse reflexo é incrementar todas as atividades do coração para intensificar o esforço circulatório exigido pelas crescentes necessidades.

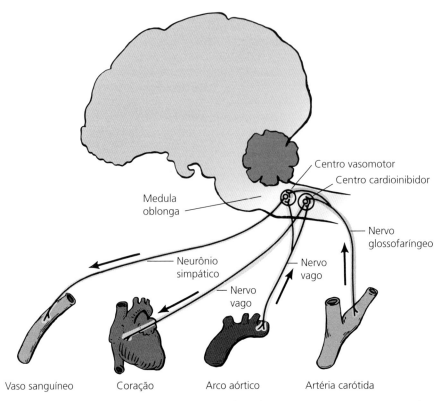

FIGURA 9.27 Os reflexos que controlam a pressão arterial envolvem os receptores presentes nos seios aórtico e carotídeo, bem como os centros existentes na medula oblonga. Para reduzir a pressão arterial, o centro vasomotor é inibido, com consequente vasodilatação, e o centro cardioinibidor é estimulado, com consequente diminuição da atividade cardíaca.

- **Pressão arterial**

1. Por que o sangue flui de forma contínua e não intermitente, considerando a contração intermitente dos ventrículos?
2. Defina as pressões arteriais diastólica, sistólica e média, bem como a pressão arterial do pulso.

O sangue é mantido sob pressão em um sistema fechado; a pressão varia em diferentes partes do sistema circulatório. Quando os vasos são seccionados, é possível observar diferenças de pressão. O sangue da extremidade central de uma artéria seccionada está sob alta pressão e, por isso, espirra; já o sangue da extremidade periférica de uma veia seccionada pode ter um fluxo rápido, mas se encontra sob baixa pressão e não há pulsação. Assim, o sangue está sob alta pressão nas artérias, pressão moderada nos capilares e baixa pressão nas veias. O termo geral "pressão sanguínea" usualmente se refere à pressão arterial.

Geração de pressão e fluxo

A pressão arterial foi mencionada brevemente, sem levar em conta seus aspectos dinâmicos. Como há um gradiente de pressão na circulação (maior na artéria aorta e menor nas veias cavas), o sangue flui a partir do ventrículo esquerdo, através dos vasos, e retorna ao átrio direito. A pressão máxima no lúmen da artéria aorta é verificado quando o ventrículo esquerdo se contrai. O ventrículo relaxa por completo após a contração, mas a pressão arterial na aorta não diminui totalmente. As grandes artérias contêm um número maior de fibras de tecido conjuntivo elástico do que de fibras musculares. Essas fibras elásticas possibilitam a expansão quando o sangue avança em direção a elas, a partir do ventrículo esquerdo; as fibras elásticas estiradas tendem a ter um efeito rebote, exercendo pressão no sangue dos grandes vasos depois de o coração deixar de exercer pressão (Figura 9.28). A pressão contínua nas artérias permite um fluxo sanguíneo contínuo, e não intermitente, pelo corpo.

Pressões sistólica e diastólica

O maior valor da pressão arterial obtido no pico da contração do ventrículo esquerdo (sístole) recebe o nome de **pressão arterial sistólica**. O menor valor de pressão arterial é verificado durante o relaxamento do ventrículo esquerdo (diástole), antes de iniciar a próxima contração. O menor valor da pressão é denominado **pressão diastólica**. As medidas da pressão arterial são frequentemente fornecidas como dois valores, um sobre o outro (p. ex., 130/70). O valor superior corresponde à pressão sistólica, enquanto o inferior se refere à pressão diastólica. O termo **pressão do pulso** diz respeito à diferença entre as pressões sistólica e diastólica; no exemplo anterior, seria 60. A unidade apropriada para expressar os valores da pressão arterial é milímetros de mercúrio (mmHg) ou **torr**. A **pressão arterial média** não é um valor intermediário entre as pressões arteriais sistólica e diastólica; de modo geral, essa pressão arterial média tende a ser a pressão diastólica mais cerca de um terço da pressão do pulso. Portanto, no exemplo anterior, a pressão arterial média seria de, aproximadamente, 90 mmHg. A pressão arterial média determina a velocidade média em que o sangue flui através dos vasos sanguíneos sistêmicos. Essa pressão está mais próxima da pressão diastólica do que da sistólica porque, durante cada ciclo de pressão, esta costuma permanecer em nível sistólico por um período mais curto do que ela permanece em nível diastólico.

Medições

A conformação das partes do corpo dos animais não é favorável nem propícia para a mensuração

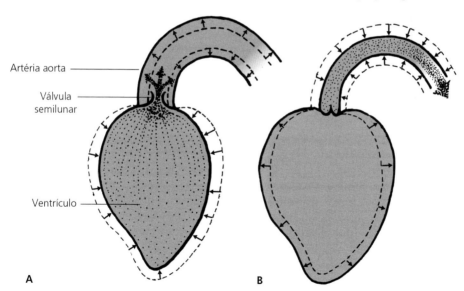

FIGURA 9.28 Geração de pressão arterial sistêmica durante a sístole do ventrículo esquerdo e manutenção do fluxo sanguíneo e da pressão arterial durante a diástole. **A.** Contração do ventrículo e estiramento da artéria aorta elástica (as setas indicam a direção da contração e do estiramento). **B.** Isso é acompanhado de retenção de sangue nos vasos sistêmicos pela válvula semilunar aórtica fechada. O fluxo sanguíneo contínuo é propiciado pela retração elástica da aorta. As linhas sólidas em A representam a dimensão dos ventrículos e da artéria aorta ao final da sístole, enquanto as linhas sólidas em B retratam a dimensão dos ventrículos e da aorta ao final da diástole. O pontilhado no ventrículo e na aorta representa o sangue. As linhas pontilhadas indicam a suposta dimensão antes e depois da contração e/ou do estiramento.

da pressão arterial pelos mesmos métodos não invasivos (pelo uso de esfigmomanômetro) utilizados em seres humanos. Nos últimos anos, foram desenvolvidos equipamentos que agora possibilitam a mensuração não invasiva da pressão arterial em animais. O método de aferição do fluxo por Doppler emite um feixe ultrassônico no vaso sanguíneo; o ultrassom refletido pelo sangue em movimento altera a sua frequência (efeito Doppler) e, por meio de calibração apropriada, mensura-se a pressão arterial. Outro aparelho é o oscilômetro, que detecta as oscilações do fluxo sanguíneo. Esse oscilômetro pode ser calibrado para medir as pressões sistólica, média e diastólica. Ambos os equipamentos necessitam da fixação de um transdutor ou manguito em locais apropriados, nos membros torácicos ou pélvicos ou na cauda. O método mais preciso em animais envolve a canulação de artéria e medição da pressão por meio eletrônico, com transdutores apropriados. A Figura 9.29 ilustra uma medição da pressão arterial na artéria carótida de um cão. As pressões sistólica, média e diastólica, bem como a pressão de pulso, também são mostradas, bem como a relação com o ECG.

A Tabela 9.2 fornece os valores da pressão arterial típica de vários animais.

■ Fluxo sanguíneo

1. Como o fluxo sanguíneo para as partes do corpo é autorregulado?
2. Quais são as alterações relacionadas com o débito cardíaco e o desvio do fluxo sanguíneo quando a atividade muscular aumenta, do estado de repouso para atividade extrema?
3. Estude muito bem "Respiração e Fluxo Sanguíneo". Visualize a expansão das veias cavas a cada inspiração. Como ocorre a expansão das veias cavas frente ao aumento do fluxo sanguíneo ao coração?
4. Qual é a diferença entre tempo de circulação e tempo de mistura?

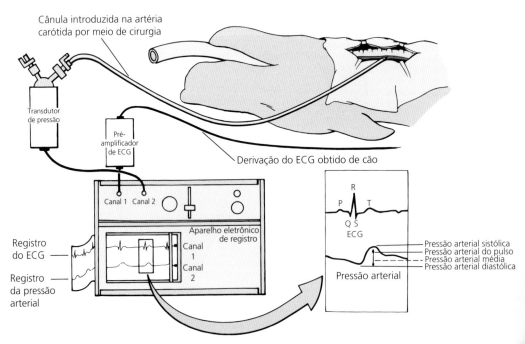

■ **FIGURA 9.29** Registro da pressão arterial obtido a partir de uma cânula introduzida por meio de acesso cirúrgico e eletrocardiograma (derivação II), em cão anestesiado. Note o aumento da pressão que segue as ondas QRS (despolarização dos ventrículos e subsequente contração). A pressão do pulso é representada pela seta dupla, entre as pressões arteriais diastólica e sistólica.

Tabela 9.2 Pressões arteriais típicas em espécies adultas, em repouso.

ESPÉCIES	PRESSÕES SISTÓLICA/ DIASTÓLICA (mmHg)	PRESSÃO MÉDIA (mmHg)
Girafa	260/160	219
Equino	130/95	115
Bovino	140/95	120
Suíno	140/80	110
Ovino	140/90	114
Ser humano	120/70	100
Cão	120/70	100
Gato	140/90	110
Coelho	120/80	100
Porquinho-da-índia	100/60	80
Rato	110/70	90
Camundongo	111/80	100
Peru	250/170	190
Frango	175/145	160
Canário	220/150	185

Fonte: Detweiler DK. Control mechanisms of the circulatory system. In: Swenson MJ, Reece WO, eds. Dukes' Physiology of Domestic Animals. 11th edn. Ithaca, NY: Cornell University Press, 1993. Utilizada com permissão da editora, Cornell University Press.

Deve haver uma diferença na pressão arterial entre a entrada e a saída do fluxo de sangue. A pressão arterial, por si só, não implica fluxo sanguíneo. O fluxo de sangue para uma parte do corpo pode ser alterado ao modificar o diâmetro do vaso responsável pela irrigação dessa parte. A constrição de um vaso diminui o fluxo sanguíneo, enquanto a dilatação aumenta o fluxo.

Autorregulação

De modo geral, há um mecanismo autorregulador que interfere no fluxo sanguíneo para determinada parte do corpo. Esse mecanismo é controlado pela quantidade de oxigênio recebida pelas células. Quando a concentração de oxigênio diminui, os vasos sanguíneos se dilatam, possibilitando o fluxo de maior quantidade de sangue, de modo que haja reposição do oxigênio. Também se acredita que o fornecimento de oxigênio acima das necessidades resulte em vasoconstrição, o que reduziria o fluxo sanguíneo e restabeleceria o oxigênio em seu nível mais baixo.

Débito cardíaco e desvio sanguíneo

O **débito cardíaco** é definido como o volume de sangue bombeado pelo coração em determinado período de tempo. Esse débito cardíaco é geralmente medido em mililitros ou litros por minuto. Em condição de repouso, cada órgão ou massa muscular recebe uma quantidade relativamente constante de sangue. No entanto, a porcentagem do débito cardíaco que chega aos vários órgãos ou tecidos do corpo muda com a atividade física. Em repouso, os músculos podem receber apenas 20% a 25% do débito cardíaco; durante esforço muscular extremo, entretanto, eles podem receber até 75%. Em tais circunstâncias, há desvio do fluxo sanguíneo de outros órgãos (p. ex., rins, intestinos), de tal modo que ele possa ser utilizado pelos músculos. Isso se deve não só à constrição das artérias e arteríolas que irrigam os rins e intestinos, mas também pela dilatação dos vasos que irrigam os músculos. Durante o esforço muscular, o débito cardíaco também aumenta; juntamente com a vasodilatação, isso possibilita um fluxo sanguíneo adequado ao músculo, suficiente para atender a maior demanda por oxigênio durante a atividade muscular (Figura 9.30).

Respiração e fluxo sanguíneo

Durante a fase inspiratória da respiração ocorre um auxílio ao fluxo sanguíneo. As veias cavas seguem seu trajeto pelo tórax e desembocam no átrio direito. Mais especificamente, essas veias percorrem o **mediastino**, um espaço compartilhado por outros vasos sanguíneos importantes e por grandes vasos linfáticos, bem como pelo coração e esôfago (Figura 9.31). O espaço mediastínico está estreitamente relacionado ao espaço intrapleural, um espaço no interior do tórax, mas fora dos pulmões. Durante a inspiração ocorre expansão do tórax e subsequente instalação de pressão negativa (vácuo) no espaço intrapleural. Esse vácuo possibilita a expansão pulmonar. A pressão negativa no espaço intrapleural também é transferida

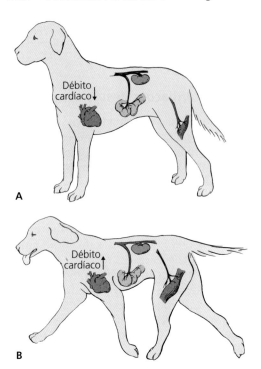

FIGURA 9.30 Desvio do fluxo sanguíneo de acordo com a necessidade. Nota-se, em repouso, um maior fluxo sanguíneo aos rins e intestinos (**A**), e aos músculos durante atividade física (**B**). O débito cardíaco é maior durante o esforço. Os vasos enegrecidos indicam os locais de maior fluxo sanguíneo.

ao espaço mediastínico, em razão da parede delgada que os separa. Qualquer estrutura de parede delgada no mediastino responde ao vácuo ocasionado pela expansão, o que resulta em diminuição da pressão no interior das estruturas de parede fina (veias cavas, vasos linfáticos, esôfago). Isso é útil para o retorno do sangue venoso e da linfa ao coração, pois aumenta o gradiente de pressão, para auxiliar o fluxo sanguíneo e linfático a cada movimento respiratório.

A sequência de eventos (descrita anteriormente) está ilustrada na Figura 9.32. Nesse modelo experimental, o diafragma muscular está representado por uma luva de borracha esticada sobre o fundo de um recipiente de vidro. A tração da luva para baixo simula a contração do diafragma. O pulmão e a veia cava caudal estão representados por balões que respondem à pressão externa decrescente e crescente por meio de expansão e esvaziamento, respectivamente. Durante a inspiração, o diafragma se contrai; isso é seguido, nessa ordem, por: (1) aumento do volume torácico, (2) diminuição da pressão intrapleural, (3) aumento de volume no pulmão e na veia cava, (4) redução das pressões intrapulmonar e intravenosa e (5) fluxo de ar para o pulmão e fluxo de sangue para o ramo torácico da veia cava.

Durante a expiração, o diafragma retorna à posição original, de tal modo que: (1) o volume no tórax, no pulmão e na veia cava diminui e (2) as pressões intrapleural, intrapulmonar e intravenosa aumentam. O refluxo de sangue é impedido pela presença de válvulas na veia cava, e o ar flui para fora do pulmão.

Tempo de circulação

O **tempo de circulação** refere-se ao tempo necessário para que o sangue retorne ao átrio direito, depois de sua ejeção pelo ventrículo esquerdo. Apesar de ser variável, esse tempo gira em torno de 40 a 60 segundos. O tempo de circulação difere do **tempo de mistura**, que corresponde ao tempo necessário para uma substância injetada no sangue ser completamente misturada com o próprio sangue ou com o compartimento de líquido corporal com o qual ela é compatível. Em todos os casos, o tempo de mistura excede o de circulação.

■ Dinâmica capilar

1. Qual é a diferença de difusão e fluxo de massa?
2. Quais são as quatro pressões associadas ao fluxo de massa?
3. O que contribui para a pressão osmótica coloidal do plasma?
4. Considerando cada uma das quatro pressões, qual é a direção do fluxo de líquido gerado por cada uma delas?
5. Estude os exemplos dados para as extremidades arterial e venosa de um capilar que determinam o grau de filtração e reabsorção.
6. Avalie os exemplos de desequilíbrio capilar. Associe suas causas a fatores relacionados à pressão.

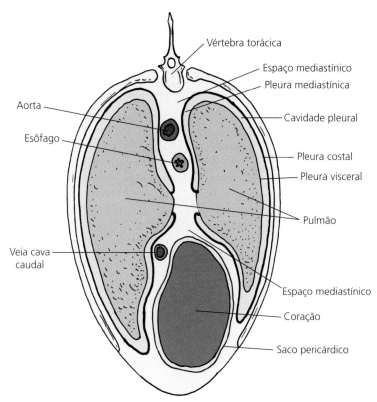

■ **FIGURA 9.31** Tórax de equino em corte transversal em posição que mostra estruturas como esôfago, veia cava caudal, artéria aorta e coração, no espaço mediastino. Com a inspiração ocorre expansão do volume torácico, o que leva à redução da pressão no espaço mediastínico. Isso é acompanhado de expansão do volume (e queda da pressão) em estruturas de parede delgada (p. ex., vasos linfáticos, veias cavas, esôfago) no espaço mencionado.

7. Por que os aumentos de pressão do lado venoso favorecem mais o desequilíbrio gerado pela elevação da pressão capilar do que pelo aumento da pressão do lado arterial?

O tópico sobre **dinâmica capilar** refere-se aos fatores físicos associados à troca de líquido entre o sangue e o líquido intersticial, nos capilares. Os capilares e as células endoteliais adjacentes que compõem a parede capilar possuem espaços semelhantes a fendas, conhecidos como **fendas intercelulares**. Embora a água possa se difundir em todas as partes do endotélio (membrana capilar), ela parece se difundir mais livremente através de fendas ou poros. Materiais lipossolúveis (p. ex., oxigênio, dióxido de carbono) se difundem livremente no sangue através da porção lipídica da membrana capilar; todavia, as substâncias não lipossolúveis (p. ex., eletrólitos, glicose, ureia) precisam se difundir através dos poros. Macromoléculas não lipossolúveis (p. ex., proteína) se difundem através dos poros, com dificuldade.

Fluxo de massa e difusão

A difusão de água e de substâncias nela dissolvidas é responsável pela maior parte da permuta entre os capilares e o líquido intersticial (Figura 9.33). No momento em que o sangue percorre a distância de um capilar, a água do plasma é trocada por água do líquido intersticial cerca de 80 vezes. De modo geral, as proporções relativas da água extracelular entre o plasma e o espaço intersticial estão em

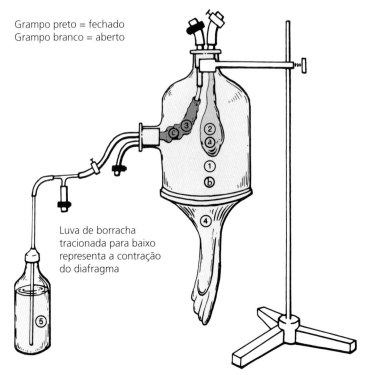

■ **FIGURA 9.32** Modelo experimental de um tórax. Isso ilustra a mecânica do movimento respiratório e a influência da respiração no retorno venoso ao coração. Estruturas: 1, tórax, 2, pulmão; 3, veia cava; 4, diafragma; 5, reservatório de sangue venoso. Pressões: a, intrapulmonar; b, intrapleural; c, intravenosa. Durante a inspiração, o diafragma (4) se contrai (tração da luva para baixo), resultando em aumento do volume torácico (1) e diminuição da pressão intrapleural (b). Isso é acompanhado de elevação do volume pulmonar (2) e redução da pressão intrapulmonar (a). O ar flui para dentro do pulmão. Além disso, ocorre aumento do volume da veia cava (3), simultaneamente com a expansão do volume pulmonar e diminuição da pressão intravenosa (c). O fluxo sanguíneo (5) ao coração aumenta devido a essa menor pressão intravenosa. Durante a expiração, o diafragma (4) se relaxa, culminando em redução do volume do tórax (1), do pulmão (2) e da veia cava (3), além de elevação das pressões intrapleural (a), intravenosa (b) e intrapulmonar (c). O ar flui para fora do pulmão. As válvulas presentes nas veias impedem o refluxo do sangue.

equilíbrio. Além do fluxo de líquido por **difusão**, também existe um **fluxo de massa**; ele se origina pelas diferenças de pressão osmótica e hidrostática entre o plasma e o líquido intersticial. Contudo, deve-se ressaltar que o volume de troca que ocorre por difusão é muitas vezes maior do que o volume de troca por fluxo de massa. O volume do fluxo de massa do plasma para o espaço intersticial costuma ser equilibrado pela quantidade que retorna aos capilares a partir do espaço intersticial, juntamente com aquele que retorna através dos vasos linfáticos. Em determinadas circunstâncias, ocorrem desequilíbrios, podendo haver um acúmulo excessivo de líquido nos espaços intersciais. Em tais casos, o fluxo de massa dos capilares sanguíneos para o espaço intersticial excede o volume devolvido aos capilares sanguíneos por difusão, a partir do espaço intersticial, e pela linfa, através dos capilares linfáticos.

Mecanismo do fluxo de massa

O mecanismo do fluxo de massa é determinado por vários parâmetros.

Pressão capilar

A **pressão capilar** (P_c) é a pressão hidrostática no capilar, cujo valor médio é 17 mmHg (25 mmHg na extremidade arterial e 10 mmHg na extremidade venosa).

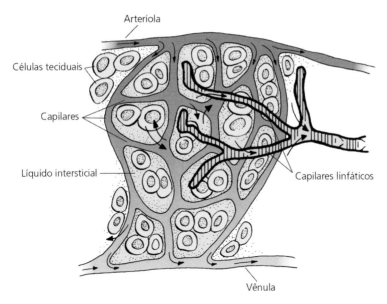

■ **FIGURA 9.33** Representação esquemática de um leito capilar. O sangue chega aos capilares pelas arteríolas e deixa os capilares pelas vênulas. As células teciduais são envolvidas pelo líquido intersticial. No sangue dos capilares sanguíneos, a água e as substâncias nela dissolvidas são permutadas, por difusão, com o líquido intersticial, o líquido intracelular e os capilares linfáticos. O líquido intersticial que não retorna aos capilares sanguíneos é devolvido como linfa, através dos capilares linfáticos. As setas de cabeça menor representam a direção do fluxo sanguíneo, enquanto as setas de cabeça maior indicam o sentido da difusão.

Pressão do líquido intersticial

A **pressão do líquido intersticial** (P_{if}) é a pressão hidrostática no líquido intersticial, cujo valor médio gira em torno de –6 mmHg. Trata-se de uma pressão negativa (vácuo) gerada pelo retorno do líquido intersticial à extremidade venosa do capilar e aos vasos linfáticos. Isso pode ser comparado com a fixação de um dispositivo a uma torneira de água para criar um vácuo. Quando a água flui através de sua extremidade aberta, cria-se um vácuo em sua entrada lateral.

Pressão osmótica coloidal do plasma

A **pressão osmótica coloidal do plasma** (π_c) é a pressão osmótica efetiva do plasma, cujo valor médio é cerca de 28 mmHg. Tal pressão é gerada pela presença de moléculas de proteína e cátions (íons positivos) retidos pela carga negativa líquida da proteína. Essa pressão também é conhecida como pressão oncótica.

Pressão osmótica coloidal do líquido intersticial

A **pressão osmótica coloidal do líquido intersticial** (π_{if}) é a pressão osmótica efetiva do líquido intersticial e, como a π_c, resulta da presença de moléculas de proteína que extravasaram do plasma e ainda não retornaram ao sangue através dos vasos linfáticos. A π_{if} é, em média, cerca de 5 mmHg.

Para compreender o fluxo de massa, é importante considerar essas várias pressões e determinar os seus efeitos, primeiro na extremidade arterial do capilar e depois na extremidade venosa. Normalmente, a **filtração**, ou fluxo líquido de saída, ocorre na extremidade arterial, enquanto a **reabsorção**, ou fluxo líquido de entrada, ocorre na extremidade venosa do capilar.

As extremidades arterial e venosa de um capilar estão ilustradas na Figura 9.34. Cada uma das quatro pressões que influenciam a direção do fluxo de líquido é mostrada com uma seta apontada na direção de sua influência.

Os efeitos dessas quatro pressões estão resumidos na Tabela 9.3.

Uma pressão de filtração de 8 mmHg e uma pressão de reabsorção de 7 mmHg aparentemente representaria um desequilíbrio (ou seja, a filtração excede a reabsorção em 1 mmHg); assim, ocorreria um acúmulo de líquido no líquido intersticial. No entanto, o acúmulo normalmente não ocorre porque a filtração extra representada por esses valores é removida do líquido intersticial pelos vasos linfáticos. Na verdade, parte do fluxo de massa do líquido intersticial precisa ser removida pelos vasos linfáticos para transportar as proteínas que extravasaram dos capilares, de volta ao sangue. Novamente, os vasos linfáticos constituem a única via pela qual a proteína extravasada consegue retornar ao sangue.

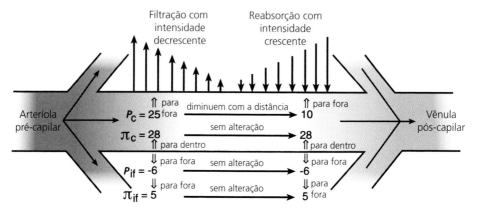

■ **FIGURA 9.34** Fatores físicos associados à filtração na extremidade arterial e à reabsorção na extremidade venosa de um capilar. Os valores estão expressos em milímetros de mercúrio (mmHg). P_c, pressão hidrostática no capilar; π_c, pressão osmótica coloidal do plasma; P_{if}, pressão hidrostática do líquido intersticial; π_{if}, pressão osmótica coloidal do líquido intersticial. As setas abertas indicam a direção da influência de P_c, π_c, P_{if} e π_{if}.

Tabela 9.3 Pressões que determinam os processos de filtração e reabsorção de líquido nos capilares.

EXTREMIDADE ARTERIAL				
	Pressão externa (mmHg)	Pressão interna (mmHg)	Resumo	
	$P_c = 25$	$\pi_c = 28$	Pressão externa = 36 mmHg	
	$P_{if}{}^a = -6$		Pressão interna = 28 mmHg	
	$\pi_{if} = 5$			
Extremidade venosa total	36	28	Pressão de filtração = 8 mmHg	
	Pressão externa (mmHg)	Pressão interna (mmHg)	Resumo	
	$P_c = 10$	$\pi_c = 28$	Pressão externa = 28 mmHg	
	$P_{if}{}^a = -6$		Pressão interna = 21 mmHg	
	$\pi_{if} = 5$			
Total	21	28	Pressão de reabsorção = 7 mmHg	

[a]Um valor negativo da pressão do líquido intersticial favorece o fluxo para fora; o mesmo acontece com um valor positivo equivalente no capilar. P_c, pressão hidrostática capilar; π_c, pressão osmótica coloidal do plasma; P_{if}, pressão hidrostática do líquido intersticial; π_{if}, pressão osmótica coloidal do líquido intersticial.

Desequilíbrios nos capilares

Pode ocorrer um **desequilíbrio** do fluxo de massa; quando isso acontece, o líquido se acumula no espaço intersticial. Tal condição pode ser observada quando fatores como elevação da pressão capilar, baixa concentração de proteínas no sangue, obstrução linfática e aumento da permeabilidade capilar (que possibilita maior escape de proteínas) são suficientes para favorecer a filtração, em detrimento da absorção e da drenagem linfática. Pode ocorrer aumentos da pressão hidrostática capilar na extremidade arterial ou venosa do capilar. A elevação da pressão arterial (p. ex., retenção renal de sal e água) é transmitida aos capilares e pode influenciar a dinâmica dessas estruturas; no entanto, o aumento da pressão venosa favorece mais o desequilíbrio gerado pela alta pressão capilar do que o aumento da pressão na extremidade arterial. O aumento de pressão do lado venoso transmite o aumento por todo o comprimento do capilar, enquanto o efeito do aumento na extremidade arterial é minimizado por sua redução na passagem da extremidade arterial para a venosa. Algumas causas de aumento da pressãos venosa incluem insuficiência cardíaca (em que o coração enfraquecido é incapaz de fazer circular todo o sangue que a ele retorna, e a pressão venosa aumenta), obstrução venosa (p. ex., traumatismo, curativos apertados) e insuficiência do bombeamento venoso (p. ex., paralisia muscular, partes imobilizadas).

A obstrução linfática aumenta a pressão osmótica coloidal intersticial, porque as proteínas (que, em condições normais, retorna ao sangue pelos vasos linfáticos) fica retida no líquido intersticial, reduzindo a eficiência de reabsorção de líquidos. A falha na reabsorção, por sua vez, provoca aumento da pressão hidrostática do líquido intersticial (do seu valor negativo para um valor positivo), contribuindo para a elevação da pressão hidrostática capilar por todo o capilar, o que reduz a eficiência de reabsorção na extremidade venosa. Algumas causas de obstrução linfática incluem obstrução de linfonodos (p. ex., câncer, infecção), destruição de vasos linfáticos (p. ex., cirurgia, traumatismo) e obstrução de vasos linfáticos (p. ex., aparatos que causam obstrução, tumores).

A redução da concentração plasmática de proteínas a um valor suficientemente baixo provoca desequilíbrio, pois a pressão osmótica coloidal do plasma, a condição para a reabsorção, diminui ao ponto de a filtração exceder a reabsorção. Algumas causas de depleção das proteínas plasmáticas incluem nefropatia (p. ex., perda de proteína na urina [proteinúria]), redução da síntese proteica (p. ex., hepatopatia, carência nutricional) e perda de líquido intersticial (p. ex., pele exposta).

A ocorrência de lesão capilar causada por traumatismo ou por toxina aumenta a permeabilidade das células endoteliais e a consequente perda de proteínas dos capilares, o que reduz o potencial de reabsorção.

Em cada um desses exemplos, ocorre acúmulo de líquido no espaço intersticial, conferindo uma aparência inchada ao local, uma condição conhecida como **edema**. Quando generalizado, o edema recebe o nome de **anasarca**.

■ Leitura sugerida

Borgarelli M, Häggström J. Heart sounds and murmurs. In: Reece WO, ed. Dukes' Physiology of Domestic Animals. 13th edn. Ames, IA: Wiley-Blackwell, 2015.

Frandson RD, Wilke WL, Fails AD. Anatomy and Physiology of Farm Animals. 7th edn. Ames, IA: Wiley-Blackwell, 2009.

Hall JE. The microcirculation and the lymphatic system: capillary fluid exchange, interstitial fluid, and lymph flow. In: Guyton and Hall Textbook of Medical Physiology. 11th edn. Philadelphia, PA: Saunders Elsevier, 2006.

Martinez-Lemus LA, Laughlin MH. Microcirculation, lymph, and edema. In: Reece WO, ed. Dukes' Physiology of Domestic Animals. 13th edn. Ames, IA: Wiley-Blackwell, 2015.

254 Anatomia Funcional e Fisiologia dos Animais Domésticos

☑ AUTOAVALIAÇÃO

CORAÇÃO E PERICÁRDIO

1. Um aumento na resistência ao fluxo sanguíneo aos pulmões causaria hipertrofia (por causa da maior atividade) de qual das câmaras cardíacas a seguir?
   a. Átrio direito
   b. Átrio esquerdo
   c. Ventrículo direito
   d. Ventrículo esquerdo

2. O sangue venoso (não oxigenado) entra no:
   a. Átrio esquerdo, pela veia cava
   b. Tronco pulmonar, pelo ventrículo esquerdo
   c. Tronco pulmonar, pelo ventrículo direito
   d. Átrio esquerdo, pelas veias pulmonares

3. O fluxo sanguíneo através das artérias é mantido durante a diástole devido a:
   a. Contração dos ventrículos
   b. Inércia
   c. Presença de fibras elásticas em grandes vasos
   d. Expansão do tórax durante a inspiração

4. O sangue ejetado pelo ventrículo esquerdo passa pela:
   a. Válvula semilunar aórtica
   b. Válvula semilunar do tronco pulmonar
   c. Valva A-V direita (tricúspide)
   d. Valva A-V esquerda (mitral)

5. O fluxo sanguíneo que chega ao coração pelas veias cavas segue a seguinte ordem:
   a. Átrio esquerdo, átrio direito, ventrículo direito, ventrículo esquerdo
   b. Átrio direito, átrio esquerdo, ventrículo esquerdo, ventrículo direito
   c. Átrio direito, ventrículo direito, átrio esquerdo, ventrículo esquerdo
   d. Átrio esquerdo, ventrículo esquerdo, átrio direito, ventrículo direito

6. Por conta de sua maior atividade, a câmara cardíaca com maior massa muscular é o:
   a. Ventrículo direito

   b. Ventrículo esquerdo
   c. Átrio direito
   d. Átrio esquerdo

7. Durante a contração ventricular (sístole):
   a. As valvas A-V se fecham e as válvulas semilunares se abrem
   b. As válvulas semilunares se fecham e as valvas A-V se abrem
   c. Todas as valvas (A-V) e válvulas (semilunares) se abrem
   d. Todas as valvas (A-V) e válvulas (semilunares) se fecham

VASOS SANGUÍNEOS

8. Qual dos componentes do sistema circulatório listados abaixo apresenta a menor pressão?
   a. Capilares
   b. Veias
   c. Arteríolas
   d. Artérias

9. As fibras musculares lisas estão presentes em:
   a. Todos os vasos sanguíneos
   b. Capilares
   c. Capilares e veias
   d. Veias

SISTEMA LINFÁTICO

10. O líquido intersticial alcança os vasos linfáticos por:
    a. Difusão
    b. Fluxo interno através de folhetos valvulares

11. O sistema linfático:
    a. É a única via de retorno de proteína que extravasa dos capilares ao sangue
    b. Possui um líquido em seus vasos conhecido como linfa
    c. Contém um líquido em seus vasos semelhante ao líquido intersticial
    d. Apresenta linfonodos ao longo do trajeto dos vasos linfáticos que fagocitam material estranho e produzem linfócitos
    e. Todas as alternativas anteriores

Capítulo 9 • Sistema Cardiovascular

12. As proteínas plasmáticas:
    a. Nunca saem do sangue
    b. Saem do sangue (renovação [*turnover*] a cada 12 a 24 horas) e retornam pelos vasos linfáticos
    c. Deixam o sangue da mesma forma que a água e os eletrólitos e são reabsorvidas na extremidade venosa dos capilares
    d. Não têm utilizadade quando presentes no espaço intersticial

BAÇO

13. Qual dos órgãos a seguir é ativo na destruição de eritrócitos, armazena ferro, atua como reservatório de sangue, fagocita material estranho e produz linfócitos?
    a. Linfonodos
    b. Corpo carotídeo
    c. Baço
    d. Nenhuma das alternativas anteriores

14. Qual das afirmações abaixo, sobre o baço, não é verdadeira?
    a. É o maior órgão linfoide do corpo
    b. É capaz de se contrair e, portanto, liberar os eritrócitos para os vasos sanguíneos
    c. É o único órgão capaz de propiciar filtração imunológica do sangue
    d. Seu líquido circulante é a linfa

CONTRATILIDADE CARDÍACA

15. A maior capacidade de enchimento do ventrículo se deve simplesmente ao fluxo sanguíneo para as câmaras relaxadas e não da contração atrial.
    a. Verdadeiro
    b. Falso

16. Um impulso é transmitido ao longo dos músculos ventriculares a uma velocidade duas a três vezes maior do que seria transmitida através do músculo atrial, em função das características do(a)s:
    a. Nó S-A
    b. Nó A-V
    c. Feixe A-V
    d. Fibras de Purkinje

17. Qual dos itens a seguir corresponde à sequência correta da contração cardíaca?
    a. Contração simultânea de ambos os átrios, seguida de contração simultânea de ambos os ventrículos
    b. Contração do átrio direito, ventrículo direito, átrio esquerdo e ventrículo esquerdo, nessa ordem
    c. Contração simultânea do átrio direito e do ventrículo direito, seguida de contração simultânea do átrio esquerdo e do ventrículo esquerdo

18. O marca-passo do coração é conhecido como:
    a. Fibras de Purkinje
    b. Nó atrioventricular (nó A-V)
    c. Feixe atrioventricular (feixe A-V)
    d. Nó sinoatrial (nó S-A)

ELETROCARDIOGRAMA

19. O complexo de ondas QRS precede imediatamente qual dos eventos abaixo?
    a. Contração atrial
    b. Contração ventricular
    c. Segunda bulha cardíaca
    d. Fechamento das válvulas semilunares

20. Qual das formas de onda do EGG está associada à despolarização ventricular?
    a. Onda P
    b. Complexo QRS
    c. Onda T
    d. Onda de maré

21. A pressão arterial começa a aumentar imediatamente e a primeira bulha cardíaca (*lub*) é produzida logo após o(a):
    a. Complexo QRS
    b. Onda P
    c. Onda T

SONS CARDÍACOS

22. A primeira bulha cardíaca, *lub*, é gerada pelo(a):
    a. Fechamento das válvulas semilunares
    b. Abertura das válvulas semilunares

256 Anatomia Funcional e Fisiologia dos Animais Domésticos

   c. Fechamento das valvas A-V e contração dos ventrículos

   d. Abertura das valvas A-V e contração dos átrios

23. A segunda bulha cardíaca está relacionada a:
   a. Relaxamento ventricular
   b. Fechamento das válvulas semilunares
   c. Incisura
   d. Todas as alternativas anteriores

FREQUÊNCIA CARDÍACA E SEU CONTROLE

24. Qual dos componentes do sistema nervoso autônomo está associado à diminuição de todas as atividades do coração?
   a. Simpático
   b. Parassimpático

25. O estímulo do nervo vago direito (décimo par de nervos cranianos; contém fibras parassimpáticas):
   a. Aumenta todas as atividades do coração
   b. Diminui todas as atividades do coração
   c. Não teria nenhum efeito no coração porque ele estimula outros órgãos

PRESSÃO ARTERIAL

26. Durante o período entre as medições da pressão arterial sistólica e da pressão arterial diastólica, a energia para o fluxo sanguíneo deriva-se do(a):
   a. Ventrículo esquerdo
   b. Ausência desse fluxo, pois há uma pausa
   c. Ventrículo direito
   d. Elasticidade arterial

27. A pressão arterial foi mensurada por um aparelho eletrônico de registros. A oscilação superior da ponteira indica 130 mmHg e a oscilação inferior 70 mmHg. Qual dos itens a seguir é a pressão do pulso?
   a. 130 mmHg

   b. 70 mmHg
   c. 60 mmHg
   d. 90 mmHg

FLUXO SANGUÍNEO

28. Qual dos itens abaixo ocorre durante a expansão do tórax durante a inspiração?
   a. Diminuição das pressões intrapleural, mediastínica e intravenosa (veias cavas), auxiliando no retorno do sangue e da linfa ao coração
   b. Compressão dos pulmões (à medida que eles se enchem) às veias cavas, aumentando a resistência ao retorno do sangue e da linfa ao coração

DINÂMICA CAPILAR

29. A obstrução venosa do fluxo sanguíneo de uma parte do corpo tende a aumentar o volume de líquido intersticial dessa região.
   a. Verdadeiro
   b. Falso

30. Qual processo é favorecido ao se considerar os seguintes valores (pressão, em mmHg): pressões hidrostáticas: $P_c = 26$, $P_{if} = -2$; pressões osmóticas coloidais: $\pi_c = 5$, $\pi_{if} = 5$.
   a. Filtração
   b. Reabsorção

31. Qual dos itens a seguir aumenta a filtração no capilar e pode causar edema?
   a. Aumento da pressão osmótica coloidal do plasma
   b. Aumento da pressão venosa
   c. Aumento (para um valor positivo) da pressão hidrostática do líquido intersticial

32. Quando considerada como o único fator que influencia o fluxo de massa, a pressão osmótica coloidal do plasma (π_c):
   a. Favorece a filtração
   b. Favorece a reabsorção

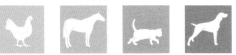
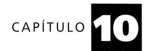

Sistema Respiratório

VISÃO GERAL DO CAPÍTULO

- **Sistema respiratório,** *257*
  Vias respiratórias aos pulmões, *258*
  Alvéolos pulmonares, *261*
  Pulmões e pleura, *261*
- **Fatores associados à respiração,** *264*
  Ciclos respiratórios, *265*
  Tipos de respiração, *266*
  Condições de respiração, *266*
  Frequência respiratória, *266*
  Sons pulmonares, *267*
  Volumes e capacidades pulmonares, *268*
- **Pressões respiratórias,** *268*
  Pressão parcial, *269*
  Pressão parcial do sangue arterial e do sangue venoso, *269*
  Ar atmosférico *versus* ar alveolar, *269*
- **Ventilação pulmonar,** *270*
  Ventilação do espaço morto, *270*
  Pressões que atuam na ventilação, *270*
  Pneumotórax, *272*
  Pressão no espaço mediastino, *272*
- **Difusão de gases respiratórios,** *273*
- **Transporte de oxigênio,** *273*
  Modos de transporte, *275*
  Curva de dissociação oxigênio-hemoglobina, *275*
- **Transporte de dióxido de carbono,** *276*
  Reação de hidratação, *276*
  Compostos carbamino, *277*
  Perda de dióxido de carbono no alvéolo, *277*
- **Controle da ventilação,** *277*
  Controle neural, *279*
  Controle humoral, *280*
- **Limpeza (***clearance***) respiratória,** *282*
  Forças físicas de deposição, *283*
  Limpeza (*clearance*) do trato respiratório superior, *283*
  Limpeza (*clearance*) alveolar, *284*
- **Funções não respiratórias do sistema respiratório,** *285*
  Respiração ofegante, *285*
  Ronronar, *285*
- **Terminologia fisiopatológica,** *286*
- **Respiração de aves,** *287*
  Esquema geral da morfologia do trato respiratório de aves, *287*
  Mecânicas da respiração e da circulação de ar, *288*
  Considerações gerais, *290*

Respiração é o meio pelo qual os animais obtêm e utilizam o oxigênio e eliminam o dióxido de carbono. Diversos fatores estão envolvidos neste processo, incluindo fatores químicos associados à absorção de oxigênio e produção de dióxido de carbono, aspectos físicos e mecânicos relacionados à ventilação pulmonar, transporte de gases entre os pulmões e o sangue e entre o sangue e os tecidos, e controle da ventilação. Ademais, há tópicos não relacionados diretamente à respiração denominados funções não respiratórias.

- **Sistema respiratório**

1. O que são e onde se localizam a pleura visceral e a pleura costal?
2. O que é espaço mediastino?
3. Quais estruturas situam-se no espaço mediastino?
4. O que acontece com a pressão do mediastino quando diminui a pressão intrapleural?
5. Como as narinas dos equinos se adaptam à necessidade de maior influxo de ar?
6. Quais as funções das conchas nasais?
7. Onde se localiza o epitélio olfatório?
8. Liste as aberturas à faringe.
9. Quais são as funções da faringe e da siringe?
10. Qual é a função dos anéis traqueais? Por que são incompletos na parte dorsal?

11. Quais as subdivisões da traqueia (na ordem de maior para a menor)?
12. Onde ocorre a maior taxa de difusão de gás entre o ar e o sangue?

O sistema respiratório consiste em pulmões e pleura, bem como de vias respiratórias aos pulmões, incluindo narinas, cavidades nasais, faringe, laringe, traqueia, brônquios e bronquíolos.

Vias respiratórias aos pulmões

As **narinas** são aberturas externas pareadas por onde passa o fluxo de ar (Figura 10.1).

As narinas são mais flexíveis e dilatáveis no equino e mais rígidas no suíno. A dilatação das narinas é uma vantagem quando há necessidade de mais ar, como acontece em corrida e em situações nas quais não ocorre respiração pela boca. O cavalo é um animal de corrida e a respiração com a boca aberta não é sua característica; portanto, suas narinas dilatáveis representam uma vantagem.

As narinas propiciam aberturas externas ao par de **cavidades nasais**. As cavidades nasais são separadas pelo **septo nasal**, e os **palatos duro** e **mole** as separam da boca. Além disso, cada cavidade nasal possui ossos turbinados recobertos por membranas mucosas (**conchas nasais**) que se projetam ao interior a partir das paredes lateral e dorsal, separando a cavidade em condutos denominados **meatos** – comum, dorsal, médio e ventral (Figura 10.2).

A membrana mucosa que reveste os ossos turbinados é bem vascularizada, que serve para aquecer e umidificar o ar inspirado. Outra função, principalmente das conchas nasais, quase sempre negligenciada, é o resfriamento do sangue arterial que supre o cérebro. As artérias que transportam sangue ao cérebro se ramificam em várias artérias menores, em sua base e, então, tornam-se a unir antes de entrarem no cérebro. Estas artérias menores são banhadas por um reservatório de sangue venoso oriundo dos condutos nasais, onde foi resfriado. Em consequência, a temperatura do cérebro pode ser 2 ou 3°C menor do que a temperatura central do corpo. O cérebro é o órgão mais sensível ao

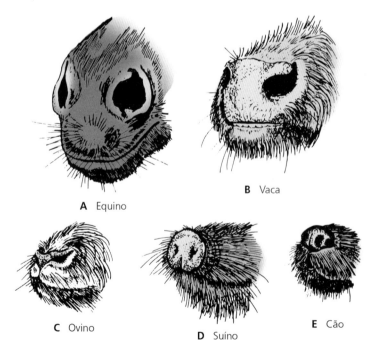

■ **FIGURA 10.1** Narinas de vários animais domésticos. **A.** Equino. **B.** Vaca. **C.** Ovino. **D.** Suíno. **E.** Cão. (De Frandson RD, Wilke WL, Fails AD. Anatomy and Physiology of Farm Animals. 7th edn. Ames, IA: Wiley-Blackwell, 2009.)

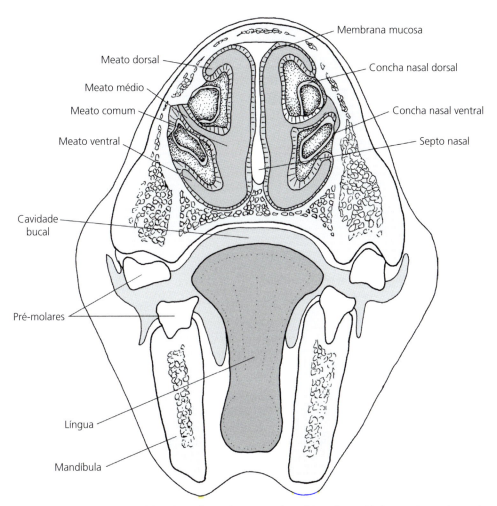

■ **FIGURA 10.2** Corte transversal da cabeça de cavalo mostrando a divisão das cavidades nasais. As vias respiratórias são denominadas meatos – comum, dorsal, médio e ventral. As conchas nasais são constituídas de ossos turbinados recobertos por uma membrana mucosa altamente vascularizada. Pode-se notar que o ar inspirado é exposto a uma grande área de superfície, que controla sua temperatura e umidade.

calor, de modo que este método de resfriamento é particularmente importante durante atividades físicas extremas. A respiração pela boca, notada quando o ar do ambiente está muito frio, parece ser reflexiva, fato que pode evitar o resfriamento excessivo do cérebro, que poderia ocorrer se todo o ar inspirado passasse pelo meato e tivesse contato com as conchas nasais. O **epitélio olfatório** se localiza na porção caudal de cada cavidade nasal; tem-se a maior percepção de odores (uma função não respiratória) por meio de "**fungada**" (ou seja, inspirações e expirações rápidas, superficiais e alternadas).

A **faringe** situa-se na parte caudal das cavidades nasais; é uma via comum aos sistemas respiratório e digestório (Figura 10.3).

As aberturas à faringe incluem duas aberturas posteriores a partir das cavidades nasais (cóanos), dois tubos (trompas) de Eustáquio, a boca (cavidade bucal), a glote e o esôfago. A abertura da faringe que dá continuação às vias respiratórias é a **laringe**, o órgão de fonação (que produz sons) de mamíferos. O som é gerado pela passagem de ar controlada, que provoca vibração das cordas vocais, na laringe. Em aves, o órgão de fonação é denominado

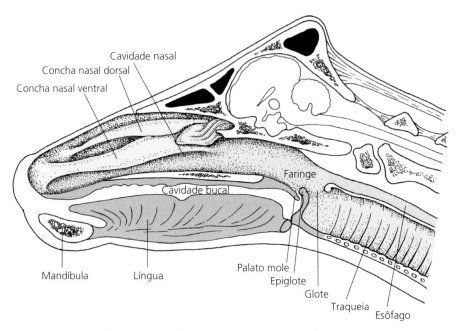

FIGURA 10.3 Corte sagital mediano da cabeça de vaca, cujo septo nasal foi removido. A área pontilhada representa a passagem de ar através da cavidade nasal, faringe, laringe e traqueia. A glote é a abertura à laringe, que se continua em direção caudal até a traqueia.

siringe; se localiza onde a traqueia se bifurca para formar os brônquios.

A **glote** é uma abertura semelhante a uma fenda, entre as cordas vocais; é o local por onde se introduz o tubo endotraqueal (no lúmen da traqueia), utilizado para propiciar ventilação assistida e administrar anestésicos inalatórios. O prolongamento cranial a partir da laringe é a **epiglote**. É uma placa cartilaginosa em formato de folha revestida por uma membrana mucosa, situada na base da língua, que se curva passivamente sobre a laringe durante a deglutição, impedindo a entrada de alimento na traqueia. Uma imagem cranial da glote e da epiglote, quando vistas com a boca aberta e a língua estendida, é mostrada na Figura 10.4.

Nesta imagem, o palato mole (o prolongamento caudal do palato duro) encontra-se hiperestendido com a maxila (mandíbula superior). Quando se introduz um tubo endotraqueal, o palato mole geralmente é visto na parte ventral à epiglote, na abertura usual da boca, e deve ser levantado mediante a manipulação do tubo endotraqueal para a exposição da glote. A Figura 10.5 mostra um tubo endotraqueal na posição e sua relação com as estruturas visualizadas.

A **traqueia** é a principal via de passagem de ar aos pulmões. É uma continuação da laringe, cranialmente, e se bifurca em sua parte caudal para formar os brônquios direito e esquerdo. A parede da traqueia contém anéis cartilaginosos que impedem o colapso dessa via respiratória (Figura 10.6).

Os anéis da traqueia são incompletos (não unem por cartilagem na parte dorsal), o que possibilita variações de diâmetro controladas pelo músculo liso desse órgão. O diâmetro pode aumentar quando há maior necessidade de ventilação.

Os brônquios direito e esquerdo e suas ramificações continuam por toda a via respiratória, até aos **alvéolos**, que são as ramificações finais de menor calibre das vias respiratórias (Figura 10.7).

As ramificações da traqueia até aos alvéolos, da maior para a menor, consistem em brônquios, bronquíolos, bronquíolos terminais, bronquíolos respiratórios, ducto alveolar, saco alveolar e alvéolos.

Capítulo 10 • Sistema Respiratório   **261**

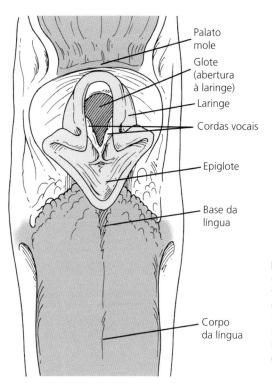

■ **FIGURA 10.4** Imagem cranial da glote (abertura à laringe, entre as cordas vocais) e epiglote (prolongamento cranial da laringe), em cão. O palato mole não é mostrado na posição que seria visto no emprego de técnicas de abertura da boca usuais.

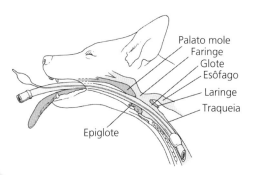

■ **FIGURA 10.5** Imagem esquemática de um tubo endotraqueal na posição e sua relação com as estruturas visualizadas.

Alvéolos pulmonares

Os **alvéolos pulmonares** são os principais locais de difusão de gases entre o ar e o sangue. A separação entre o ar e o sangue e, assim, a distância de difusão, é mínima nos alvéolos. Há estreita relação entre o epitélio

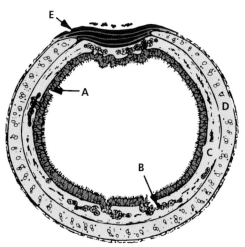

■ **FIGURA 10.6** Representação esquemática de um corte transversal da traqueia. **A.** Epitélio pseudoestratificado reveste o lúmen. **B.** Glândulas na lâmina própria. **C.** Glândulas na submucosa. **D.** Cartilagem. **E.** Faixa de músculo liso. O músculo e a cartilagem da traqueia formam a maior parte da parede da traqueia. (De Eurell JA, Frappier BL. Dellmann's Textbook of Veterinary Histology. 6th edn. Ames, IA: Blackwell Publishing, 2006.)

alveolar e o endotélio capilar (Figura 10.8). A partir daí, o sangue venoso das **artérias pulmonares** torna-se sangue arterial e retorna ao átrio esquerdo pelas **veias pulmonares**. A cor púrpura-escura do sangue venoso torna-se vermelho-brilhante no sangue arterial durante a saturação de hemoglobina com novas moléculas de oxigênio, que se difundem pelos alvéolos. No século XVII, Richard Lower mostrou que a alteração na cor do sangue, nos pulmões, devia-se à inspiração de ar fresco. A ideia de que a difusão de oxigênio e de dióxido de carbono entre o sangue e o ar era diferente de um processo de secreção foi comprovada por August e Marie Krogh. (August Krogh ganhou o prêmio Nobel, em 1920, pelos seus estudos referentes a vasos capilares.)

Pulmões e pleura

Os pulmões são as principais estruturas do sistema respiratório. São estruturas pareadas que ocupam todo o espaço vazio do tórax. Quando o tórax se expande pelo aumento de volume, os pulmões também se expandem; isso possibilita um fluxo de ar aos pulmões. O

262 Anatomia Funcional e Fisiologia dos Animais Domésticos

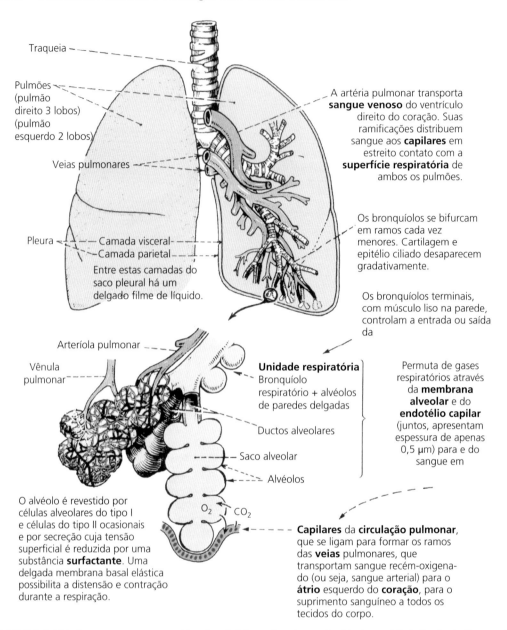

■ **FIGURA 10.7** Representação esquemática de subdivisões do pulmão. (De Mackenna BR, Callander R. Illustrated Physiology. 6th edn. Edinburgh: Churchill Livingstone, 1997.)

ar é um excelente contraste radiográfico porque é radioluscente (relativamente penetrável pelos raios X). Portanto, os pulmões preenchidos por ar propiciam um bom contraste às estruturas torácicas (normais e patológicas) radiopacas (relativamente impenetrável pelos raios X). Imagens de radiografia lateral e dorsoventral do tórax normal do cão são mostradas na Figura 10.9. As estruturas radiopacas (coração e vasos sanguíneos) parecem sobrepostas, com segundo plano representado pelo ar radioluscente. O coração e os vasos sanguíneos são visíveis porque o sangue contido em seu interior é relativamente radiopaco. Os

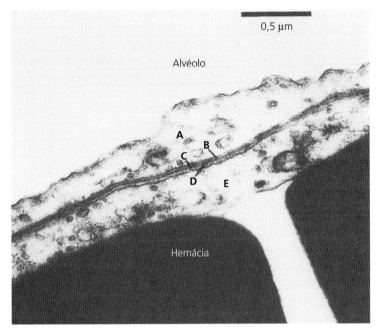

■ **FIGURA 10.8** Fotomicrografia eletrônica do pulmão de um rato mostrando uma parte do epitélio alveolar atenuada e sua proximidade com o endotélio capilar. A membrana respiratória (sem o filme de líquido alveolar) consiste em: epitélio alveolar (**A**), membrana basal do epitélio alveolar (**B**), espaço intersticial (**C**), membrana basal do endotélio capilar (**D**) e endotélio capilar (**E**). (De Reece WO. Respiration in mammals. In: Reece WO, ed. Dukes' Physiology of Domestic Animals. 13th edn. Ames, IA: Wiley-Blackwell, 2015.)

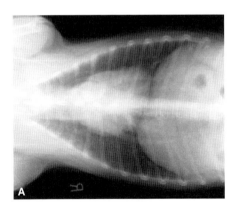 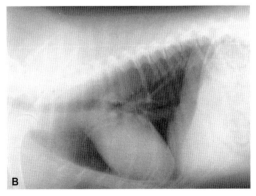

■ **FIGURA 10.9** Radiografias do tórax de um cão sadio. **A.** Imagem dorsoventral. Radiografias de tórax de um cão saudável. **B.** Imagem lateral. O coração e os vasos sanguíneos principais são visíveis porque o sangue é relativamente radiopaco. O sangue nos vasos sanguíneos de menor calibre propicia uma aparência ligeiramente nebulosa ao campo pulmonar, quando comparado com a aparência clara do ar na traqueia. (Radiografias cortesia de Dra. Elizabeth Riedesel, Lloyd Veterinary Medical Center, Radiology Section, Iowa State University.)

vasos sanguíneos parecem ramificações tubulares brancas.

Os pulmões apresentam um movimento praticamente livre de fricção na parede torácica devido à **pleura**, uma membrana serosa lisa. A pleura contém uma única camada de células que se fundem à superfície de uma camada de tecido conectivo que reveste a cavidade torácica. O revestimento pleural origina duas cavidades pleurais (também denominada espaço intrapleural), uma no pulmão direito e outra no pulmão esquerdo. Nos indivíduos normais a cavidade pleural é melhor considerada como um espaço potencial que contém apenas pequena quantidade de líquido. Apenas em certas condições em que há ar ou líquido (sangue, pus etc.) a cavidade pode ser totalmente visualizada. A pleura é denominada parietal (revestindo as paredes dos órgãos) ou visceral (revestindo os pulmões). A pleura parietal é adicionalmente subdividida em mediastina, costal ou diafragmática, dependendo de qual estrutura ela está revestindo.

A área próxima da linha média, entre as cavidades pleurais, é o espaço mediastino. O mediastino contém veia cava, ducto linfático torácico, esôfago, artéria aorta, artérias e veias que suprem ou recebem sangue da cabeça, membros torácicos, linfonodos e traqueia (Figura 10.10).

Alterações de pressão na cavidade pleural (espaço intrapleural) estão associadas com alterações de pressão no espaço mediastino. Também, as alterações de pressão no espaço mediastino são acompanhadas de alterações nas estruturas contidas no mediastino, propiciando que suas paredes sejam responsivas à distensão por pressão relativamente baixa.

- **Fatores associados à respiração**

1. Em condições normais, é necessário maior esforço para inspiração ou para expiração?
2. Defina um ciclo respiratório complementar.
3. Diferencie respiração abdominal de respiração torácica (costal). Quando há predominância de uma ou de outra?

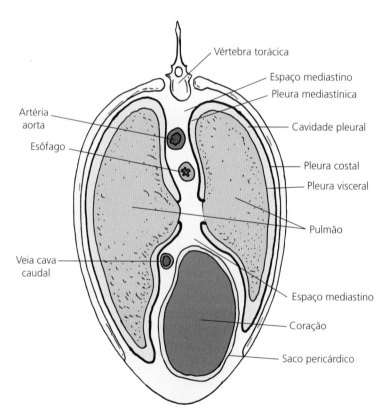

■ **FIGURA 10.10** Corte transversal esquemático do tórax de equino mostrando as relações entre as pleuras visceral, costal e mediastínica. Artéria aorta, esôfago, veia cava e ducto linfático torácico (não mostrados) encontram-se no espaço mediastino. Esôfago, veia cava e ducto linfático (estruturas moles) são responsáveis pelo aumento e redução da pressão nos respectivos lúmens, associados com alterações semelhantes nos espaços intrapleural e mediastino.

4. Cite algumas denominações comuns dos estados de respiração.
5. Frequência respiratória é um excelente indicador de saúde, mas quais são algumas variações que devem ser consideradas em sua interpretação?
6. Conheça a terminologia associada aos sons pulmonares.
7. Quais são as subdivisões do volume pulmonar. Qual a diferença entre subdivisão do volume pulmonar e subdivisão da capacidade pulmonar?

Várias terminologias respiratórias devem ser compreendidas para que se observe, descreva e avalie o comportamento do animal, individual, relacionado à respiração.

Ciclos respiratórios

O **ciclo respiratório** consiste em uma fase inspiratória seguida de uma fase expiratória. A **inspiração** envolve o aumento do tórax e expansão dos pulmões, simultaneamente ao fluxo de ar. O tórax se expande devido à contração do **diafragma** (a estrutura musculotendinosa que separa o tórax do abdome) e dos **músculos intercostais** externos (músculos localizados entre as costelas (Figura 10.11).

A contração do diafragma expande o tórax no sentido caudal e a contração dos músculos intercostais externos expande o tórax nos sentidos cranial e lateral. Em condições respiratórias normais, a inspiração requer maior esforço do que a expiração e, às vezes, a expiração pode parecer passiva. A **expiração** pode se tornar uma ocorrência relativamente ativa, principalmente quando ocorre respiração rápida e, também, quando há impedimentos ao fluxo de ar. Os músculos intercostais normais se contraem para auxiliar na expiração. Outros músculos esqueléticos podem participar da inspiração ou expiração, como os músculos abdominais. Quando contraídos, estes músculos forçam as vísceras abdominais para a frente pressionando-as contra o diafragma que, por sua vez, reduz o volume torácico.

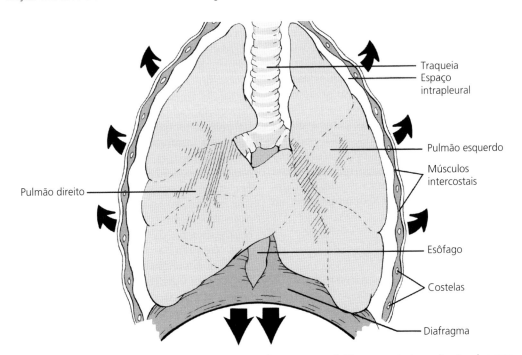

■ **FIGURA 10.11** Esquema do tórax durante a inspiração (imagem ventral). São apresentadas as direções da expansão torácica (setas) quando ocorre contração do diafragma e dos músculos intercostais inspiratórios, durante a inspiração.

266 Anatomia Funcional e Fisiologia dos Animais Domésticos

Ciclos respiratórios complementares se caracterizam por inspirações rápidas e profundas seguidas de expirações mais longas. Normalmente ocorrem em várias espécies, mas aparentemente não em equinos. Este tipo de ciclo frequentemente é denominado **suspiro**. Como ocorre naturalmente, é provável que seja um mecanismo compensatório para a baixa ventilação. Em exercícios de laboratório, quando há prejuízo à ventilação pela adição do volume de espaço morto, não apenas a frequência respiratória e o volume tidal aumentam, mas também a quantidade de ciclos respiratórios complementares. Quase sempre os anestesistas induzem respirações complementares em intervalos regulares mediante a compressão manual do balão respiratório.

Tipos de respiração

Há dois tipos de respiração: abdominal e torácica. A **respiração abdominal** se caracteriza por movimentos evidentes do abdome, durante os quais o abdome se expande na inspiração e recua na expiração. Normalmente há predomínio da respiração abdominal. Outro tipo é denominado **respiração torácica**, que se caracteriza por movimentos evidentes das costelas. Em condição de dor abdominal, como acontece na peritonite, em que os movimentos das vísceras exacerbam a dor, pode haver predomínio de respiração torácica. De modo semelhante, em condição dolorosa no tórax, como acontece na pleurite, a respiração abdominal pode ser predominante. O ajuste do tórax para minimizar a expansão lateral e cranial do tórax requer maior esforço do diafragma, e os subsequentes movimentos das vísceras abdominais realçam a respiração abdominal.

Condições de respiração

Além dos diferentes tipos de respiração, há variações na respiração em relação à frequência de ciclos respiratórios e/ou à profundidade da inspiração. **Eupneia** é o termo utilizado para descrever uma respiração normal, sem alteração na frequência e na profundidade. **Dispneia** é a dificuldade respiratória, na qual há necessidade de esforços evidentes para respirar. Em geral, o animal tem consciência de sua condição respiratória. **Hiperpneia** refere-se à respiração caracterizada pelo aumento da profundidade e/ou frequência respiratória, sendo perceptível após esforço físico. O animal não tem consciência imediata dessa condição. **Polipneia** é uma respiração rápida, superficial, um tanto semelhante à respiração ofegante. A polipneia é semelhante à hiperpneia, quanto à frequência, mas não quanto à profundidade. **Apneia** se refere à cessação da respiração. No entanto, como utilizado clinicamente, geralmente refere-se a uma condição transitória de cessação da respiração. **Taquipneia** é o aumento excessivo da frequência respiratória e **bradipneia** é a diminuição anormal da respiração.

Frequência respiratória

Frequência respiratória refere-se ao número de ciclos respiratórios por minuto. É um excelente indicador da condição de saúde, mas deve ser interpretada apropriadamente porque está sujeita a diversos fatores que causam variações. Além das variações observadas entre as espécies, a frequência respiratória pode ser influenciada por outros fatores, como: (1) tamanho corporal, (2) idade, (3) atividade física, (4) excitação, (5) temperatura ambiente, (6) prenhez, (7) grau de preenchimento do trato digestório, e (8) estado de saúde. Gestação e preenchimento do trato digestório aumentam a frequência respiratória porque limitam a expansão do diafragma durante a inspiração. Quando a expansão dos pulmões é restrita, uma ventilação apropriada é mantida pela maior frequência respiratória. Por exemplo, quando os bovinos se deitam, o rúmen, grande, empurra o diafragma contra os pulmões e limita seus movimentos e, assim, ocorre aumento da frequência respiratória.

A frequência respiratória geralmente aumenta em animais doentes. Desse modo, a frequência é um determinante útil da condição de saúde; todavia, deve-se ter conhecimento da frequência respiratória das diferentes espécies, em várias condições, de modo que este parâmetro possa ser apropriadamente interpretado (Tabela 10.1). Os valores são relevantes apenas quando obtidos, reservadamente, em animais em repouso.

Tabela 10.1 Frequência respiratória de diversas espécies animais em diferentes condições.

ANIMAL	CICLOS/ MINUTOS NÚMERO	CONDIÇÃO	VARIAÇÃO	MÉDIA
Equino	15	Em pé (em repouso)	10 a 14	12
Vaca leiteira	11	Em pé (em repouso)	26 a 35	29
	11	Decúbito esternal	24 a 50	35
Bezerro leiteiro	6	Em pé (52 kg de peso corporal, 3 semanas de idade)	18 a 22	20
	6	Deitado (52 kg de peso corporal, 3 semanas de idade)	21 a 25	22
Suíno	3	Deitado (23 a 27 kg de peso corporal)	32 a 58	40
Cão	7	Dormindo (24°C)	18 a 25	21
	3	Em pé (em repouso)	20 a 34	24
Gato	5	Dormindo	16 a 25	22
	6	Deitado, acordado	20 a 40	31
Ovino	5	Em pé, ruminando. Com 1/2 polegada de lã, 18°C	20 a 34	25
	5	Mesmos ovinos e mesma condição, exceto que em temperatura de 10°C	16 a 22	19

De Reece WO. Respiration in mammals. Average of values obtained from student laboratory assignments. In: Reece WO, ed. Dukes' Physiology of Domestic Animals. 13th edn. Ames, IA: Wiley-Blackwell, 2015.

Sons pulmonares

Verificando a Figura 10.7, é evidente que ocorre ramificação considerável das vias respiratórias pulmonares. Embora os ramos possam apresentar diâmetros menores do que o ramo principal, a área transversal combinada das ramificações é maior do que aquela ocupada pelo ramo principal. Consequentemente, a velocidade do fluxo de ar diminui progressivamente da traqueia em direção aos bronquíolos. Denomina-se **auscultação** o ato de ouvir os sons pulmonares com auxílio de um estetoscópio. Deve-se utilizar um estetoscópio de boa qualidade, em ambiente silencioso. O fluxo de ar turbulento em alta velocidade na traqueia e nos brônquios gera os sons pulmonares ouvidos durante a auscultação de um animal saudável. O fluxo laminar de baixa velocidade nos bronquíolos não produz som. Para amplificar os sons, podem ser induzidos esforços respiratórios profundos por meio da colocação de um saco plástico de tamanho apropriado, frouxamente, recobrindo o focinho do animal.

O termo **som respiratório** se aplica a quaisquer ruídos que acompanham o movimento do ar através da árvore traqueobronquial. A intensidade dos sons respiratórios varia amplamente e de modo aleatório, dependendo se eles são oriundos de vias respiratórias de maior calibre ou do parênquima pulmonar remanescente de uma doença.

Sons adventícios são extrínsecos aos mecanismos de geração de sons normais no trato respiratório; são ruídos anormais que se sobrepõem aos sons respiratórios. Os sons adventícios são adicionalmente classificados como crepitações e sibilos. Doenças que resultam em edema ou exsudato nas vias respiratórias podem resultar em crepitações. Sibilos sugerem estreitamento das vias respiratórias (p. ex., broncoconstrição, espessamento da parede bronquial, compressão externa das vias respiratórias).

Com exceção do que acontece com o fluxo laminar de baixa velocidade nos bronquíolos (mencionado anteriormente), a ausência de som respiratório sugere que há tecido pulmonar não funcional sob da área auscultada por meio de estetoscópio.

Volumes e capacidades pulmonares

Descrições convencionais de volumes pulmonares estão associadas com a quantidade de ar no interior dos pulmões em determinado momento ou com a quantidade de ar associada à respiração. **Volume tidal** é a quantidade de ar inspirado e expirado durante o ciclo respiratório. Pode aumentar ou diminuir, em relação ao volume normal, dependendo da necessidade de ventilação. É provável que o termo volume tidal seja mais utilizado do que os demais termos. **Volume de reserva inspiratório** é a quantidade de ar que ainda pode ser inspirado após a inspiração do volume tidal, enquanto **volume de reserva expiratório** é a quantidade de ar que ainda pode ser expirado após a expiração do volume tidal. **Volume residual** é a quantidade de ar que permanece nos pulmões após uma expiração mais vigorosa. Também, alguma parte do volume residual permanece nos pulmões após a remoção do órgão durante o abate ou no exame pós-morte. Devido ao volume residual remanescente, fragmentos de pulmão flutuam na água. A consolidação do tecido pulmonar, como acontece na pneumonia, faz com que o fragmento de pulmão afunde na água. Às vezes, é útil combinar dois ou mais destes volumes. Tais combinações são denominadas capacidades. **Capacidade pulmonar total** é a soma de todos os volumes. **Capacidade vital** é a soma de todos os volumes, mais o volume residual; é a quantidade máxima de ar que pode ser exalado após uma expiração mais vigorosa. **Capacidade inspiratória** é a soma do volume tidal e do volume de reserva inspiratório. **Capacidade residual funcional** é a soma do volume de reserva expiratório e do volume residual. Este é o volume pulmonar que é ventilado pelo volume tidal. Atua como reservatório de ar e auxilia na manutenção da estabilidade das concentrações sanguíneas dos gases respirados. As relações entre volumes e capacidades pulmonares são mostradas na Figura 10.12.

■ Pressões respiratórias

1. Defina pressão parcial.
2. Por que uma amostra de sangue obtida da veia jugular não é representativa do sangue total do corpo?
3. Quais são os gases presentes na atmosfera e qual a porcentagem aproximada de cada um?
4. Por que a composição do ar atmosférico é diferente daquela do ar alveolar?

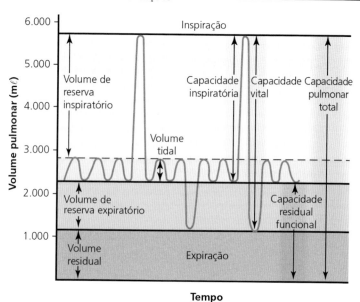

■ **FIGURA 10.12** Subdivisões do volume pulmonar. Os valores dos volumes pulmonares mostrados são valores que se aproximam dos valores médios de um homem adulto. (De Guyton AC, Hall JE. Textbook of Medical Physiology. 11th edn. Philadelphia, PA: Elsevier Saunders, 2006.)

Pressão parcial

Em geral, a pressão do gás é considerada em termos de pressão total, independentemente se há um único gás ou uma mistura de gases. Contudo, quando se avalia o equilíbrio de duas misturas de gases, separadas por uma membrana permeável, é necessário considerar cada um dos gases da mistura separadamente, quanto a sua contribuição para a pressão total. Portanto, utiliza-se o termo **pressão parcial**. É definida como a pressão exercida por determinado gás em uma mistura de gases. A soma das pressões parciais dos gases presentes nesta mistura é igual a **pressão total**. Em termos fisiológicos, a pressão parcial é expressa como P. Gases específicos são expressos pelo seu símbolo químico. Portanto, a pressão parcial de oxigênio em uma mistura de gases é expressa como PO_2. As pressões parciais de oxigênio no sangue arterial e no sangue venoso são expressas como P_aO_2 e P_vO_2, respectivamente, e as particularizações de sangue arterial e sangue venoso são expressas pelas letras a e v subscritas.

Pressão parcial do sangue arterial e do sangue venoso

Como as células consumem oxigênio e produzem dióxido de carbono, espera-se que o sangue venoso (sangue que retorna aos pulmões após suprir as células) apresente maior PCO_2 e menor PO_2 do que o sangue arterial (sangue enriquecido de O_2 nos pulmões e que é transportado às células). A amostra de sangue arterial obtida de uma parte do corpo apresenta, aproximadamente, o mesmo conteúdo de gás de amostra de sangue arterial obtida de outra parte do corpo, pois nenhum deles alcançou o sistema capilar onde ocorre a troca gasosa

(perda de O_2 e ganho de CO_2). No entanto, os componentes do sangue venoso de diferentes partes do corpo podem ser variáveis, em razão dos diferentes metabolismos associados às funções das diversas regiões corporais. Uma região mais ativa consume mais O_2 e produz mais CO_2 do que aquelas menos ativas. Em razão destas diferenças, o sangue da veia jugular pode não ser representativo do sangue venoso corporal total (ou seja, sangue que chega no átrio direito).

Ar atmosférico *versus* ar alveolar

A pressão total de **uma atmosfera (1 atm)** de ar, em condições de pressão e de temperatura padrao, é **760 mmHg**. A composiçao apropriada do ar atmosférico seco (e as pressões parciais correspondentes) consiste em 21,0% de O_2 (PO_2; cerca de 159 mmHg); 0,03% de CO_2 (PCO_2; cerca de 0,23 mmHg); 79,0% de N_2 (PN_2; cerca de 600 mmHg). A pressão total é de, aproximadamente, 760 mmHg. Praticamente não há CO_2 no ar atmosférico. Isso explica o gradiente de difusão efetivo do CO_2 do corpo (onde é produzido) para o ar que nos rodeia. Note que esta é a composição do ar seco. Qualquer teor de umidade é representado por um valor de pressão parcial de **vapor d'água** (PH_2O). Sua presença causaria uma diluição de outros gases e, desse modo, suas pressões parciais seriam reduzidas para manter a pressão total em 760 mmHg.

Pode-se considerar que a composição do ar alveolar é a mesma do ar atmosférico porque representa a transferência de ar de um local para outro. No entanto, o processo de ventilação não esvazia os alvéolos totalmente em cada ciclo respiratório, ocorrendo mais um reabastecimento gradativo do que um esvaziamento. A composição aproximada do ar alveolar, mensurado como pressão parcial, é (as pressões parciais do ar atmosférico seco encontram-se entre parênteses): PO_2 = 104 mmHg (159); PCO_2 = 40 mmHg (0,23); PN_2 = 569 mmHg (600); PH_2O = 47 mmHg (0,0). As diferenças do ar atmosférico são evidentes. A pressão total do ar alveolar é 760 mmHg e todos os seus componentes são diluídos pelo vapor d'água, que é de 47 mmHg. Uma PH_2O = 47 mmHg representa 100% de umidade no ar alveolar, na temperatura corporal (37°C, em humanos). Ademais, a PO_2 é menor e a PCO_2 é mais elevada do que suas respectivas pressões atmosféricas porque o oxigênio se difunde continuamente do ar alveolar para os tecidos (onde é utilizado) e o CO_2 se difunde continuamente dos tecidos (onde é produzido) para o ar alveolar (onde é expelido). A PN_2 do ar alveolar é menor do que no ar atmosférico, principalmente devido sua diluição por vapor d'água.

■ Ventilação pulmonar

1. Como ocorre ventilação no espaço morto?
2. O volume do espaço morto fisiológico é menor do que o volume do espaço morto anatômico?
3. Quais são os componentes do volume tidal?
4. Qual a importância da ventilação do espaço morto?
5. Como as pressões intrapulmonar e intrapleural se alteram durante um ciclo respiratório?
6. O que propicia a tendência de esvaziamento dos pulmões durante a expiração?
7. Como é possível corrigir uma condição de pneumotórax?
8. Como a redução da pressão no mediastino (como ocorre durante a inspiração) auxilia no retorno do sangue e da linfa ao coração?

Em geral, a **ventilação** é considerada um processo pelo qual o gás, em ambiente fechado, é renovado ou permutado. Quando isso se aplica aos pulmões, diz respeito um mecanismo de troca gasosa nas vias respiratórias e nos alvéolos, sendo o gás oriundo do ambiente. A principal função da respiração é propiciar ventilação. Constatou-se que quando os bovinos são atordoados no momento do abate, frequentemente cessa a respiração. O coração continua a bater por mais 4 a 10 minutos, porém o batimento cardíaco também cessa quando ocorre depleção do oxigênio disponível na capacidade residual funcional. Portanto, um animal que não respira ainda é capaz de ressuscitar se o coração continua a bater.

Ventilação do espaço morto

O volume tidal é utilizado para ventilar não apenas os alvéolos, mas também as vias respiratórias que levam gases aos alvéolos. Como há pouca ou nenhuma difusão de oxigênio e de dióxido de carbono através das membranas da maioria das vias respiratórias, eles compõem parte do que se considera **ventilação do espaço morto**. A outra parte da ventilação do espaço morto envolve alvéolos com baixa perfusão sanguínea pelos capilares. A ventilação nestes alvéolos não é capaz de ocasionar alterações nos conteúdos de gases sanguíneos. A ventilação de alvéolos e vias respiratórias sem perfusão sanguínea, porque tampouco realizam troca de gases respiratórios, é denominada espaço morto fisiológico. **Espaço morto fisiológico** é definido como o volume de gás que é inspirado, mas que não participa da troca de gases nas vias respiratórias e nos alvéolos. Portanto, o volume tidal (V_T) apresenta um componente do espaço morto (V_M) e um componente alveolar (V_A), ou seja $V_T = V_M + V_A$.

A ventilação do espaço morto é uma parte necessária do processo de ventilação dos alvéolos, não sendo totalmente inútil. Auxilia na têmpera e umidade do ar inspirado e no resfriamento do corpo em determinadas condições, como acontece quando há necessidade de respiração ofegante. Durante a respiração ofegante, a frequência respiratória aumenta e o volume tidal diminui, de modo que a ventilação alveolar permanece praticamente constante.

Pressões que atuam na ventilação

A pressão nos pulmões é denominada **pressão intrapulmonar**, e a pressão externa aos pulmões, porém na cavidade torácica (entre as pleuras visceral e parietal) é denominada **pressão intrapleural**. A contração do diafragma e dos músculos intercostais externos é seguida de fluxo de ar aos pulmões durante a inspiração porque a pressão interna nos pulmões, ou seja, a pressão intrapulmonar, é menor do que a pressão atmosférica. De modo semelhante, o fluxo de ar sai dos pulmões durante a expiração porque a pressão intrapulmonar excede a pressão atmosférica neste momento.

A pressão intrapulmonar diminui durante a inspiração porque ocorre aumento do volume pulmonar. Os pulmões podem aumentar de volume porque são estruturas elásticas que podem se expandir. Também, durante a inspiração, a pressão ao redor deles, ou seja, a pressão intrapleural, encontra-se diminuída porque ocorre aumento do volume do espaço intrapleural em resposta à contração do diafragma e dos músculos intercostais externos (ver Figura 10.11). Quando a contração dos músculos inspiratórios cessa, inicia a expiração.

Para possibilitar o fluxo de ar para fora dos pulmões durante a expiração, a pressão intrapulmonar deve ser positiva. A pressão positiva é gerada principalmente pela tendência de retração dos pulmões, que estavam expandidos durante a inspiração. **A tendência de retração** se deve não apenas às **fibras elásticas** dos pulmões, mas também à **tensão da superfície** do líquido que reveste os alvéolos. A retração dos pulmões também pode ser auxiliada pelos músculos expiratórios. O diafragma é um músculo inspiratório e sua contração auxilia apenas a inspiração; ao contrário, seu relaxamento possibilita a expiração. Durante a eupneia a pressão intrapulmonar pode ser de, aproximadamente, –1 mmHg (abaixo da pressão atmosférica) durante a inspiração e +1 mmHg durante a expiração. Durante este tempo, a pressão intrapleural se altera de –2 mmHg, no final da expiração, para cerca de –6 mmHg, no final da inspiração. Desse modo, a alteração da pressão intrapleural é menor do que aquela da pressão intrapulmonar. As pressões intrapleural e intrapulmonar associadas à inspiração e expiração são mostradas na Figura 10.13.

A pressão intrapleural (pressão em um espaço fechado) normalmente é menor do que a pressão atmosférica, mesmo no final da expiração e antes da inspiração. Isto se deve à constante tendência de retração dos pulmões e da absorção de gases em espaço fechado em razão da existência de um gradiente de difusão entre o espaço fechado e o sangue venoso. A pressão total no espaço intrapleural está em equilíbrio com a do sangue venoso. É menor do que a pressão atmosférica porque a redução de P_{O_2} ocasionada pela absorção de oxigênio é maior do que o aumento na P_{CO_2}. A pressão total reduzida do espaço intrapleural é comparável com aquele de um ligeiro vácuo.

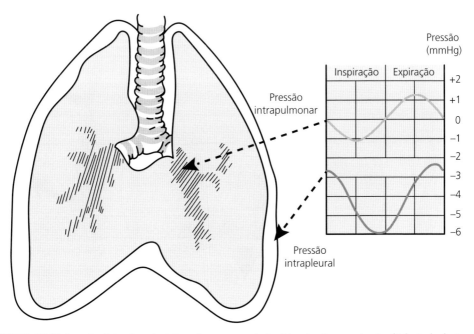

■ **FIGURA 10.13** Pressões intrapleural e intrapulmonar associadas à inspiração e expiração. (Adaptada de Ganong WF. Review of Medical Physiology. 20th edn. New York: McGraw-Hill, 2001.)

Pneumotórax

Quando o espaço intrapleural está em contato direto com a atmosfera (p. ex., durante alguns procedimentos cirúrgicos), não é possível a contração do diafragma para gerar vácuo maior no espaço intrapleural e os pulmões não se expandem (Figura 10.14). Esta condição é denominada pneumotórax. Nesse caso, é necessário um respirador para ventilar os pulmões ou o animal pode morrer. A correção do pneumotórax requer o fechamento da abertura não natural, simultaneamente ao restabelecimento da pressão negativa no espaço intrapleural, possibilitando a expansão normal dos pulmões. Uma vez corrigido, a próxima inspiração aumenta a pressão negativa no espaço intrapleural e os pulmões se expandem porque a traqueia volta a ser a única via de passagem disponível para a entrada de ar.

Pressão no espaço mediastino

Durante a inspiração, quando a pressão intrapleural diminui, a pressão no espaço mediastino também se reduz. A diminuição da pressão no espaço mediastino é seguida pela expansão do volume e redução da pressão nas estruturas expansíveis do espaço mediastino (veia cava, ducto linfático torácico, esôfago). Esta redução na pressão auxilia no retorno do sangue e da linfa ao coração. Em ruminantes, durante a

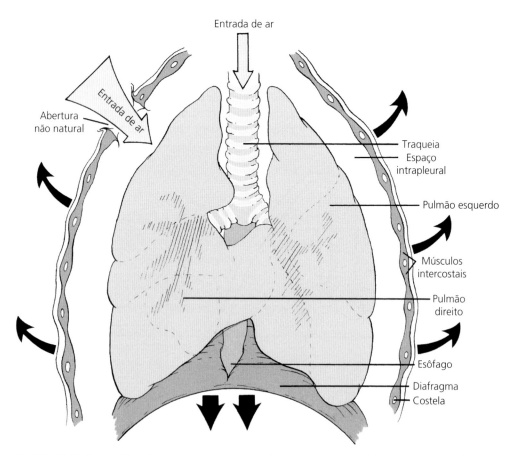

■ **FIGURA 10.14** Pneumotórax (imagem ventral). Quando há aumento do volume intrapleural durante a inspiração, o volume de ar que penetra na abertura não natural excede aquele que entra pela traqueia. Então, a redução da pressão intrapleural não é suficiente para possibilitar a expansão do pulmão. As setas pretas mostram as direções da dilatação do tórax quando o diafragma e os músculos intercostais inspiratórios se contraem durante a inspiração.

Capítulo 10 • Sistema Respiratório **273**

regurgitação (ver Capítulo 12), a menor pressão no esôfago, associada com uma inspiração exagerada com a glote fechada, também auxilia neste processo.

■ Difusão de gases respiratórios

1. **Qual dos gases respiratórios, O_2 ou CO_2, se difunde mais facilmente através das membranas celulares?**
2. **Leia o texto para melhor entender a Tabela 10.2 e a Figura 10.15.**

Os gases respiratórios se difundem facilmente por todos os tecidos corporais. Em razão de sua maior lipossolubilidade, a taxa de difusão do dióxido de carbono através das membranas é cerca de 20 vezes maior do que a do oxigênio. Também, à medida que aumenta a distância de difusão, como acontece no **edema pulmonar intersticial**, a taxa de difusão diminui. Nesta condição, pode-se perceber esforços para aumentar a ventilação, na tentativa de compensar a **hipoxemia** (baixa concentração de O_2 no sangue arterial) que se instala devido à baixa taxa de difusão. A hemogasometria indica baixos valores de P_aO_2 e P_aCO_2. Devido à redução na taxa de difusão provocada pela distância, pode-se esperar um aumento na PCO_2 em razão de sua menor taxa de eliminação de CO_2. No entanto, o seu coeficiente de difusão é muito maior do que o de O_2, de modo que o aumento da ventilação compensa de modo satisfatório a menor difusão causada pela distância. No entanto, a membrana mais espessa (e, assim, a maior distância de difusão) prejudica a difusão de O_2, resultando em redução da P_aO_2 e hipoxemia.

A Tabela 10.2 contém os valores da pressão parcial dos gases respiratórios no sangue venoso, no ar alveolar, no sangue arterial e nos tecidos. Cada gás se difunde em resposta a sua própria diferença de pressão parcial, independentemente dos outros gases. Ocorre difusão simples devido à transferência aleatória de moléculas de uma área de maior concentração para uma de menor concentração.

Como mostrado na Tabela 10.2, ocorre pouca alteração na PH_2O e na PN_2. O ambiente aquoso do corpo assegura uma PH_2O constante e, como N_2 não é produzido, nem consumido, sua pressão também permanece constante. O nitrogênio atua apenas como um "enchedor de espaço". A pressão total no sangue venoso (701 mmHg) é menor do que a pressão atmosférica (760 mmHg) devido ao consumo de O_2, associado a um aumento apenas discreto na produção de CO_2. Isto também é verdadeiro para O_2 e CO_2, nos tecidos (pressão total de 696 mmHg).

A direção da difusão em resposta às diferenças nas pressões parciais de oxigênio e dióxido de carbono é mostrada na Figura 10.15. Por meio de simples difusão e diferenças de pressão parcial, a circulação sanguínea favorece o transporte de oxigênio às células e a remoção de dióxido de carbono.

■ Transporte de oxigênio

1. **Qual o volume de oxigênio que normalmente é transportado em 100 mℓ de sangue arterial?**

Tabela 10.2 Pressões total e parcial (mmHg) dos gases respiratórios em humanos, em repouso (ao nível do mar).

GÁS	SANGUE VENOSO	AR ALVEOLAR	SANGUE ARTERIAL	TECIDOS
Oxigênio	40	109	100	30 ou menos
Dióxido de carbono	45	40	40	50 ou mais
Nitrogênio	569	564	569	569
Vapor d'água	47	47	47	47
Total	701	760	756	696

De Reece WO. Respiration in mammals. In: Reece WO, ed. Dukes' Physiology of Domestic Animals. 13th edn. Ames, IA: Wiley-Blackwell, 2015.

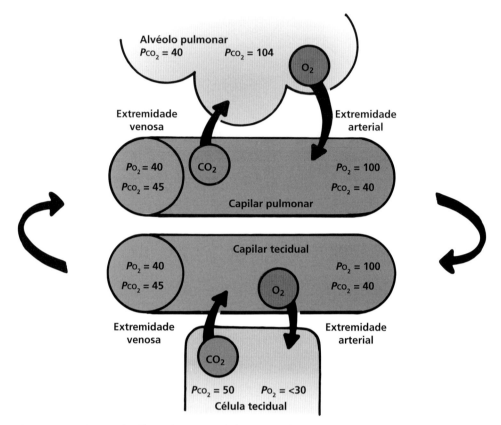

■ **FIGURA 10.15** Direções da difusão de oxigênio (O_2) e de dióxido de carbono (CO_2), como mostrado pelas setas, progredindo dos alvéolos para os capilares arteriais pulmonares terminais, capilares arteriais teciduais terminais, células teciduais, capilares venosos teciduais terminais, capilares venosos pulmonares terminais e, então, retornando aos alvéolos. Fluxo de gás – no alvéolo pulmonar: P_{CO_2} de 40 mmHg e P_{O_2} de 104 mmHg; na extremidade arterial dos capilares pulmonares: P_{O_2} de 100 mmHg e P_{CO_2} de 40 mmHg; na extremidade arterial dos capilares teciduais: P_{O_2} de 100 mmHg e P_{CO_2} de 40 mmHg; nas células teciduais: P_{CO_2} de 50 mmHg e P_{O_2} de < 30 mmHg; na extremidade venosa do capilar tecidual: P_{O_2} de 40 mmHg e P_{CO_2} de 45 mmHg; na extremidade venosa do capilar pulmonar: P_{O_2} de 40 mmHg e P_{CO_2} de 45 mmHg. O equilíbrio é restabelecido no alvéolo pulmonar e a progressão continua. Para fins de ilustração, os capilares são mostrados como descontínuos, a partir de suas contrapartes arteriais e venosas, não mostradas.

2. Por que o O_2 se difunde dos alvéolos para a hemoglobina? Por que o O_2 se difunde da hemoglobina para as células teciduais (ver Figura 10.16)?
3. Quando o valor de P_aO_2 é de 100 mmHg, qual é a saturação de Hb (ver Figura 10.17)?
4. Quando o valor de P_vO_2 é de 40 mmHg, qual é a saturação de Hb (ver Figura 10.17)?
5. Independentemente do conteúdo de Hb no sangue, sua saturação depende apenas da exposição a P_{O_2}?

Em condições normais há cerca de 20 mℓ de oxigênio molecular em cada decilitro de sangue arterial (20 mℓ/dℓ, ou 20 volumes %). Nas atividades normais, as mitocôndrias consomem, cerca de 25% desta quantidade (ver Capítulo 1), à medida que o sangue circula pelos tecidos. O restante de oxigênio fica disponível como reserva para os momentos de maior atividade. O valor de 25% é denominado coeficiente de utilização; nas atividades vigorosas ocorre aumento do coeficiente de utilização.

Modos de transporte

O transporte de oxigênio dos alvéolos para hemoglobina e da hemoglobina para os tecidos ocorre por meio dos gradientes de difusão. Quando o sangue com baixo teor de oxigênio chega aos pulmões, a direção da difusão é dos alvéolos para as hemácias. Ocorre inversão do processo quando o sangue com alto teor de oxigênio chega aos tecidos.

O **transporte de oxigênio** é ilustrado na Figura 10.16. A progressão da captação do oxigênio pela hemoglobina continua a partir do ar dos alvéolos até sucessivas soluções, no líquido intersticial (1), plasma (2) e líquido eritrocitário (3) e, por fim, a combinação com a hemoglobina (4). A progressão do suprimento de oxigênio às células prossegue na direção oposta. A difusão de oxigênio às células (1) ao líquido intersticial e ao plasma (2) reduz a P_{O_2} do líquido eritrocitário (3), e à medida que aumenta a P_{O_2} aumenta a saturação da hemoglobina com oxigênio; a diminuição da P_{O_2} provoca redução da saturação de O_2 na hemoglobina (4).

Curva de dissociação oxigênio-hemoglobina

No sangue, ocorre apenas discreta dissolução do oxigênio. Se o sangue tivesse apenas O_2 em solução, seria necessário cerca de 60 vezes mais sangue para transportar os 20 volumes % presentes. O transporte é realizado com o volume de sangue disponível devido ao potencial transporte de oxigênio pela hemoglobina contida nas hemácias. O oxigênio em solução apenas necessita se difundir para as hemácias e para fora delas, para se associar e dissociar da hemoglobina, respectivamente.

A relação entre P_{O_2} do sangue e porcentagem de saturação da hemoglobina com oxigênio é melhor descrita pela **curva de dissociação oxigênio-hemoglobina** (Figura 10.17). Note que a hemoglobina é quase que 100% saturada quando a P_{O_2} do sangue é 100 mmHg. Este é o valor normal da P_{O_2} no sangue arterial. Também, na P_{O_2} de sangue venoso misto (cerca de 40 mmHg), a hemoglobina ainda mantém cerca de 75% de saturação com oxigênio. O valor próximo a 25% da saturação perdida (O_2 dissociado da hemoglobina) corresponde ao coeficiente de utilização (25/100 = 1/4). Independentemente da concentração de hemoglobina (15 g/dℓ, normal, ou 7,5 g/dℓ, diminuída, como mostra as escalas à esquerda da Figura 10.17), a porcentagem de saturação da hemoglobina é idêntica para a mesma exposição à P_{O_2}, ou seja, a captação de O_2 pela hemoglobina (independentemente de sua concentração) está em equilíbrio com a pressão parcial de O_2. Na Figura 10.17 há ilustração do efeito da baixa concentração de hemoglobina no volume de oxigênio transportado; ademais mostra que a mensuração de P_{O_2} não indica a quantidade de oxigênio presente no sangue. Deveria ter o dobro da quantidade de oxigênio no sangue que continha 15 g de hemoglobina/dℓ, comparativamente ao sangue que continha 7,5 g de hemoglobina/dℓ, em qualquer P_{O_2}. Os animais anêmicos, com baixa concentração

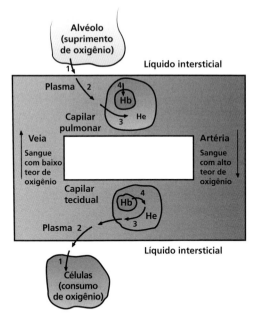

FIGURA 10.16 Esquema geral de transporte de oxigênio mostrando a progressão do oxigênio. Essa progressão se deve aos gradientes de pressão. Neste diagrama, o sangue é oxigenado na parte superior e desoxigenado na parte inferior; o fluxo sanguíneo é no sentido horário. Ver texto para explicações adicionais. (De Reece WO. Respiration in mammals. In: Reece WO, ed. Dukes' Physiology of Domestic Animals. 13th edn. Ames, IA: Wiley-Blackwell, 2015.)

de hemoglobina, podem apresentar P_aO_2 normal, mas a quantidade de oxigênio em cada aumento do volume sanguíneo se reduz. Para compensar, a frequência cardíaca se eleva para aumentar o fluxo sanguíneo (ou seja, mais sangue [com baixo teor de oxigênio] disponível por período de tempo). A Figura 10.17 mostra, também, que a taxa de dissociação do oxigênio, da hemoglobina, aumenta rapidamente à medida que a PO_2 diminui para a metade ou para os menores valores da escala de PO_2. Esta característica da hemoglobina facilita o suprimento de oxigênio ao nível capilar, com maior suprimento e menor redução da PO_2, mantendo, assim, uma diferença de pressão apropriada para difusão às células.

- **Transporte de dióxido de carbono**

1. Qual a forma predominante de transporte de CO_2 resultante da reação de hidratação?
2. Por que o sangue venoso é mais ácido do que o sangue arterial?
3. Qual o componente mais abundante disponível para o tamponamento do H^+ oriundo da reação de hidratação?
4. O que é um composto carbamino?

O **transporte de dióxido de carbono** é facilitado por várias reações que, efetivamente, fornecem outras formas de CO_2, além daquelas na solução. Ainda que o CO_2 seja mais hidrossolúvel do que o O_2, a quantidade produzida excede a quantidade que pode ser transportada na solução. Na Figura 10.18 há um esquema geral do transporte de CO_2.

Reação de hidratação

Cerca de 80% do transporte de dióxido de carbono ocorre na forma de bicarbonato (HCO_3^-). Sua formação resulta da seguinte reação de hidratação:

$$CO_2 + H_2O \longleftrightarrow H_2CO_3 \longleftrightarrow H^+ + HCO_3^-$$

Eq. 10.1

No plasma, o equilíbrio da reação de hidratação é mais à esquerda; a reação no plasma responde por pouco transporte de CO_2. A reação é facilitada no interior das hemácias devido à presença da enzima **anidrase carbônica** e continua com facilidade, originando H^+ e HCO_3^-. É uma reação taxa-limitada, desde que os produtos da reação não sejam removidos. A remoção acontece pelo tamponamento químico do H^+ e pela difusão de HCO_3^- das

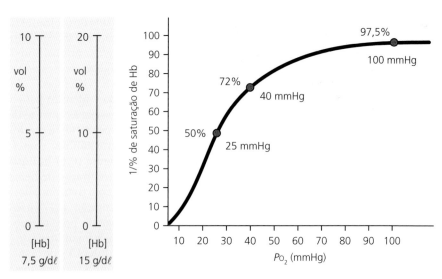

■ **FIGURA 10.17** Curva de dissociação oxigênio-hemoglobina. Veja o texto para explicação. (De Reece WO. Respiration in mammals. In: Reece WO, ed. Dukes' Physiology of Domestic Animals. 13th edn,. Ames, IA: Wiley-Blackwell, 2015.)

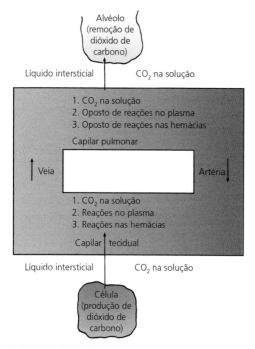

■ **FIGURA 10.18** Esquema geral do transporte de dióxido de carbono mostrando a progressão do dióxido de carbono. Ocorre progressão devido à presença de gradientes de pressão. Neste diagrama, o fluxo está em sentido horário; dióxido de carbono é obtido das células (parte inferior) e removido do sangue (parte superior). Em cada parte, os itens são enumerados na ordem de sua ocorrência. (De Reece WO. Respiration in mammals. In: Reece WO, ed. Dukes' Physiology of Domestic Animals. 13th edn. Ames, IA: Wiley-Blackwell, 2015.)

hemácias para o plasma. Nem todos os íons hidrogênio são tamponados, assim o sangue venoso apresenta um pH mais baixo (mais ácido) do que o sangue arterial. Também, em razão da difusão de HCO_3^- das hemácias para o plasma, o sangue venoso apresenta uma concentração de HCO_3^- mais elevada do que o sangue arterial.

O composto mais abundante disponível para o tamponamento dos íons H^+ originados durante a reação de hidratação é a hemoglobina. Quando há deficiência de hemoglobina, como acontece na **anemia**, o tamponamento de H^+ oriundo de todas as fontes representa um risco, e ocorre acidemia (aumento da concentração de H^+ no sangue), nos períodos de maior produção de H^+, como ocorre durante esforço físico.

O mecanismo eritrocitário envolvido no transporte de dióxido de carbono é apresentado na Figura 10.19.

Compostos carbamino

Outra reação que responde pelo transporte de CO_2 envolve a combinação de CO_2 com grupos amino-terminais das proteínas do plasma e da hemoglobina para formar **compostos carbamino**:

$$R - NH_2 + CO_2 \longleftrightarrow R - NHCOO^- + H^+$$

Eq. 10.2

A quantidade produzida pela hemoglobina excede aquela produzida por proteínas plasmáticas porque há menos grupos amino-terminais nessas proteínas.

Perda de dióxido de carbono no alvéolo

Quando o sangue venoso atinge os alvéolos, a diferença da pressão de CO_2 favorece a difusão de CO_2, na solução, do plasma para os alvéolos, seguida de reversão imediata da reação de hidratação (ver Figura 10.18) e da reação que origina compostos carbamino, com o retorno de CO_2 para a solução oriunda de ambas as reações e subsequente perda aos alvéolos. O efeito é a excreção do CO_2 oriundo dos tecidos.

■ Controle da ventilação

1. Onde se localiza o centro respiratório que controla a ventilação?
2. Qual a resposta do reflexo inspiratório-expiratório de Hering-Breuer?
3. Qual a resposta do reflexo de esvaziamento de Hering-Breuer? Qual o seu significado clínico?
4. Quais são os três fatores humorais que influenciam a ventilação?
5. Onde se localizam os receptores que detectam carência de O_2?
6. Por que o H^+ é um estímulo mais potente para a respiração do que o CO_2 na área quimiossensitiva do tronco cerebral?

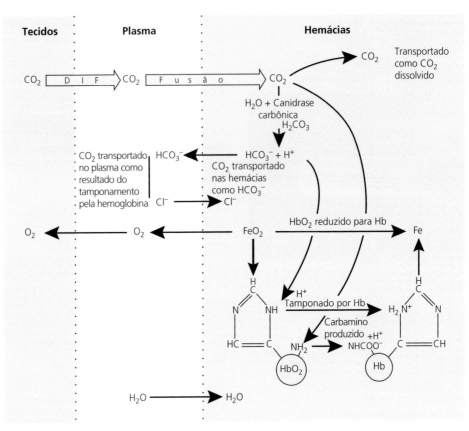

■ **FIGURA 10.19** Representação esquemática do processo que ocorre quando o dióxido de carbono se difunde dos tecidos às hemácias. As reações mostradas, que ocorrem nas hemácias, propiciam os principais meios de transporte do dióxido de carbono das células para os pulmões. (De Davenport HW. The ABC of Acid-Base Chemistry. 6th edn. Chicago, IL: University of Chicago Press, 1974.)

7. Por que o oxigênio é mais importante no controle da respiração em condições como pneumonia e edema pulmonar?
8. Por que não ocorre aumento da ventilação quando há carência de CO_2 provocada pela intoxicação por monóxido de carbono?
9. O que é efeito de "frenagem"? Como pode ser observado?

A ventilação pulmonar é estreitamente controlada, de modo a manter relativamente constantes as concentrações de H^+, CO_2 e O_2, ao mesmo tempo que supre as necessidades do corpo em diferentes condições. Se a concentração de H^+ ou de CO_2 aumenta ou se há redução na concentração de O_2, seus níveis retornam ao normal pelo aumento da ventilação. Diferentemente, se a concentração de H^+ ou de CO_2 diminui ou se a concentração de O_2 aumenta, a ventilação pulmonar diminui. Este mecanismo regulador é controlado pelas alterações no volume tidal e/ou na frequência respiratória. O mediador central destas alterações é o centro respiratório do tronco cerebral, que apresenta quatro regiões específicas (Figura 10.20):

1. **Centro pneumotáxico (CP)**: Acredita-se que a sensibilidade do centro respiratório atua como modulador do estímulo que ativa a cessação da inspiração e facilita a expiração.
2. **Centro apnêustico**: Acredita-se que está associado com inspirações profundas, como o suspiro.

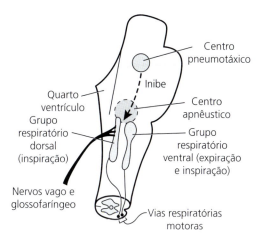

FIGURA 10.20 Componentes do centro respiratório. Os centros pneumotáxico e apnêustico se localizam na ponte e nos grupos respiratórios dorsal e ventral localizados na medula (De Guyton AC, Hall JE. Textbook of Medical Physiology. 12th edn. Philadelphia, PA: Saunders Elsevier, 2011.)

3. **Grupo respiratório dorsal (GRD):** Grupo de neurônios predominantemente associado com a atividade inspiratória (principalmente aquela envolvida na cessação da inspiração induzida pela expansão pulmonar).
4. **Grupo respiratório ventral (GRV):** Grupo de neurônios contendo neurônios inspiratórios e expiratórios (que auxiliam na inspiração iniciada pelos neurônios do GRD; também, propicia expiração assistida)

Aventa-se a hipótese de um **gerador de padrão central**; acredita-se que seja uma rede neural que propicia o ritmo respiratório. Também, acredita-se que este gerador de padrão central seja o tronco cerebral. É influenciado por impulsos dos nervos vago e glossofaríngeo e pelos quimiorreceptores.

Controle neural

Os impulsos chegam aos centros respiratórios (impulsos aferentes) oriundos de várias fontes de receptores que foram identificados. Os **reflexos Hering-Breuer** provavelmente sejam os mais notáveis. Os receptores para estes reflexos se localizam nos pulmões, especialmente nos brônquios e bronquíolos. Há dois componentes dos reflexos de Hering-Breuer: (1) o **reflexo inspiratório-inibitório** ou **reflexo de insuflação** e (2) o **reflexo inspiratório** ou **de esvaziamento**. Os impulsos nervosos gerados pelos receptores dos reflexos de Hering-Breuer são transmitidos pelas fibras do nervo vago para o centro respiratório. O efeito da estimulação de receptor de insuflação (estímulo de neurônios do GRD) é inibir inspiração adicional e estimular neurônios expiratórios do GRV. O componente do reflexo inspiratório ou de esvaziamento é ativado em algum ponto particular do esvaziamento pulmonar. Os receptores de esvaziamento podem não ser ativados para a ocorrência da próxima inspiração, durante a eupneia, mas podem ser ativados quando o esvaziamento pulmonar é mais completo. A estimulação do receptor do reflexo de esvaziamento pode ser induzida em cães sob efeito de anestesia, mediante a compressão manual do tórax, que é imediatamente seguida de inspiração. Na clínica, o uso deste reflexo é apropriado para animais com respiração deprimida ou não responsiva, a fim de propiciar ventilação mais adequada no início ou para iniciar ventilação, posteriormente. Durante atividade física, quando ocorre aumento do volume tidal e da frequência respiratória, parece que o reflexo de esvaziamento pulmonar torna-se mais ativo, de modo a acelerar o início da próxima inspiração.

Além dos receptores pulmonares, há outros receptores periféricos que modificam o ritmo respiratório padrão. O estímulo de receptores cutâneos tem efeito excitatório ao centro respiratório, mais intenso do que o verificado na inspiração usual. Seu estímulo à área inspiratória pode ser através do centro apnêustico, visto que, ocasionalmente, nota-se respiração ofegante inspiratória. Obtém-se bom resultado com o estímulo destes receptores, quando se deseja estimular a respiração de animais recém-nascidos. Esfregar a pele com um tecido áspero frequentemente inicia os ciclos respiratórios. Obtém-se um auxílio à ventilação necessária durante a atividade muscular, pelo estímulo de receptores localizados em tendões e articulações. Eles são estimulados quando as contrações musculares provocam movimentos. Também, acredita-se que quando os impulsos são direcionados aos músculos esqueléticos, a partir do **córtex cerebral**, os impulsos colaterais atingem o tronco cerebral e estimulam o centro respiratório para aumentar a ventilação alveolar. Este mecanismo pode ser responsável pelo aumento da ventilação que não se explica pela simples observação de alterações nas concentrações sanguíneas de dióxido de carbono, oxigênio e íons hidrogênio.

Vários reflexos respiratórios se originam a partir de receptores presentes em **vias respiratórias superiores**. O estímulo de membranas mucosas nestas regiões provoca inibição reflexa da respiração. Um exemplo surpreendente deste reflexo é a inibição da respiração notada em aves e mamíferos que mergulham, nos quais se observa o reflexo de inibição quando eles submergem. De modo semelhante, pode-se observar espirros após o estímulo, por vários mecanismos, de membranas mucosas nasais. A função destes últimos reflexos é a proteção das frágeis vias respiratórias e dos alvéolos pulmonares de substâncias nocivas (p. ex., gases irritantes, poeira, fumaça, partículas de alimentos) que podem ser inaladas. Em animais não anestesiados, o estímulo da membrana mucosa da laringe causa não apenas inibição da respiração, mas também vigorosos esforços expiratórios (tosse). Para assegurar proteção, a glote se fecha e os brônquios podem se contraírem. Com frequência, é difícil realizar intubação endotraqueal em animais ligeiramente anestesiados, devido ao reflexo de fechamento da glote.

Respirações ordinárias prosseguem involuntariamente. No entanto, é verdade que quase sempre podem ser modificadas voluntariamente em amplos limites de variações – de modo geral, podem ser aumentadas, diminuídas ou interrompidas, por um momento. Fonação e aplicação de pressão abdominal durante defecação, micção e parição são exemplos de **controle voluntário** (mais ou menos) completo dos movimentos respiratórios. No entanto, estas ações não dizem respeito à troca de gases entre o organismo e o ambiente, mas são funções secundárias do sistema respiratório.

Impulsos aferentes oriundos dos receptores de pressão, localizados nos **seios carotídeo e aórtico**, tem como principal função participar no controle da circulação sanguínea, mas impulsos destes receptores também atingem o centro respiratório. Os impulsos são inibidores – quanto mais alta a pressão sanguínea, maior a inibição da respiração. Devido à influência da inspiração no retorno do sangue ao coração, pode-se notar que a redução na inspiração reduz o retorno do fluxo sanguíneo ao coração e, desse modo, auxiliam na diminuição da pressão sanguínea.

Controle humoral

Controle humoral refere-se a fatores presentes nos líquidos corporais que influenciam a ventilação: dióxido de carbono, íons hidrogênio e oxigênio. Como eles são constituintes dos líquidos corporais, parece natural que exerçam maior influência na manutenção da estabilidade da ventilação. As concentrações sanguíneas desses elementos influenciam a ventilação alveolar de várias maneiras:

1. O aumento de dióxido de carbono aumenta a ventilação alveolar; sua redução diminui a ventilação alveolar.
2. O aumento de íons hidrogênio aumenta a ventilação alveolar; sua redução diminui a ventilação alveolar.
3. O aumento do teor de oxigênio diminui a ventilação alveolar; sua redução aumenta a ventilação alveolar.

Influências do dióxido de carbono e de íons hidrogênio

Os efeitos do dióxido de carbono e de íons hidrogênio são mediados por áreas quimiossensíveis bilaterais situadas abaixo da superfície ventral da medula (Figura 10.21). Em razão da capacidade de difusão muito maior do dióxido de carbono, quando comparada a do H^+, ele se difunde mais rapidamente do sangue para o líquido intersticial da medula e para o líquido cerebroespinal do que os íons hidrogênio. No entanto, acredita-se que a concentração de H^+ no líquido intersticial do tronco cerebral seja o estímulo decisivo para a atividade respiratória. A influência do CO_2 se deve a sua conversão em H^+ por meio da reação de hidratação (Equação 10.1; ver seção anterior).

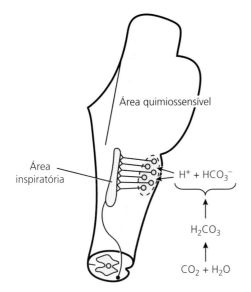

■ **FIGURA 10.21** Região quimiossensível do centro respiratório do tronco cerebral. A área quimiossensível é estimulada por íons hidrogênio, que se originam pela conversão do dióxido de carborno em H⁺, na reação de hidratação. (De Guyton AC, Hall JE. Textbook of Medical Physiology. 10th edn. Philadelphia, PA: WB Saunders, 2000.)

Influências do oxigênio

A influência do oxigênio é transmitida, a partir dos corpos carotídeo e aórtico, ao centro respiratório. Os receptores dos corpos carotídeo e aórtico também respondem às concentrações de dióxido de carbono e de íons hidrogênio, mas a efetividade da resposta dos corpos carotídeo e aórtico ao dióxido de carbono e aos íons hidrogênio é muito menor do que a resposta oriunda do tronco cerebral. Desse modo, considera-se que os corpos carotídeo e aórtico tenham influência maior na regulação do oxigênio. Estes corpos são estruturas distintas com abundante suprimento de sangue localizados muito próximo ao arco aórtico, na ramificação das artérias carótidas. Eles respondem às alterações na P_aO_2 do sangue. O sangue que contém baixa concentração de hemoglobina e, consequentemente, menor teor de oxigênio, apresenta a mesma P_aO_2 do sangue que possui conteúdos normais de hemoglobina e oxigênio (ver Figura 10.17) e, assim, não há estímulo à ventilação porque não ocorre alteração na P_aO_2. Também, o sangue no qual o oxigênio foi transferido da hemoglobina para o monóxido de carbono tem a mesma P_aO_2 do sangue normal (oxigênio na solução) e não ocorre aumento da ventilação. A P_aO_2 permanece inalterada porque é uma expressão da PO_2 alveolar (que não se alterou) e representa a PO_2 do oxigênio em solução. No caso de baixa concentração de hemoglobina (p. ex., na anemia) pode haver aumento da ventilação, não devido a menor quantidade de oxigênio, mas devido à maior concentração de íons hidrogênio decorrente da menor atividade tampão devido à diminuição no teor de hemoglobina. Na intoxicação por monóxido de carbono e carência de oxigênio transportado pela hemoglobina, não há aumento de ventilação, não apenas porque a P_aO_2 é normal, mas também porque há hemoglobina suficiente no sangue arterial para o tamponamento de íons hidrogênio.

A PO_2 do sangue arterial deve situar-se entre 30 e 60 mmHg para que o centro respiratório receba estímulo dos corpos carotídeo e aórtico para ventilação (Figura 10.22). Esta parece ser uma faixa de variação apropriada, pois quando a PO_2 é 60 mmHg a hemoglobina ainda apresenta saturação de oxigênio de 90%. Também, o efeito de redução da PO_2 do sangue arterial elevada é discreto e, normalmente, não é constatado em animais que respiram ar atmosférico porque o aumento da PO_2 arterial raramente supera 100 mmHg. No entanto, nota-se o efeito de redução em animais anestesiados que respiram ar atmosférico com alto teor de oxigênio, nos quais a PO_2 do sangue arterial pode aumentar para 350 a 400 mmHg (Figura 10.23).

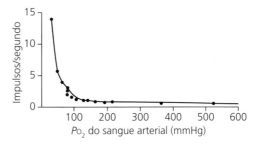

■ **FIGURA 10.22** Efeito da pressão parcial de oxigênio arterial no número de impulsos por segundo, oriundos do corpo carotídeo, para o centro respiratório. Os impulsos são excitatórios. (De Reece WO. Respiration in mammals. In: Reece WO, ed. Dukes' Physiology of Domestic Animals. 13th edn. Ames, IA: Wiley-Blackwell, 2015.)

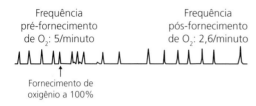

■ **FIGURA 10.23** Pneumograma mostrando o efeito do enriquecimento de oxigênio na frequência respiratória. O cão anestesiado com fenobarbital recebeu oxigênio do ar atmosférico. Note a diminuição da frequência respiratória após a administração de oxigênio (desenho de registro atual). (De Reece WO. Respiration in mammals. In: Reece WO, ed. Dukes' Physiology of Domestic Animals. 13th edn. Ames, IA: Wiley-Blackwell, 2015.)

Importância da regulação do oxigênio

Acredita-se que a regulação da ventilação pelo oxigênio não é comum, ainda que seja importante. Em geral não há problema na manutenção de P_{O_2} do sangue arterial na faixa de variação de 80 a 100 mmHg e não há vantagem em ter valor acima de 100 mmHg porque a hemoglobina torna-se quase que totalmente saturada nessa pressão parcial. Mesmo que a ventilação seja reduzida para cerca de 50% do normal, considera-se que a hemoglobina seria consideravelmente saturada. Portanto, o fator químico mais importante na regulação da ventilação é a concentração de dióxido de carbono; alterações relativamente pequenas nessa variável podem influenciar a ventilação. A regulação da ventilação pelo oxigênio é mais importante em algumas condições em que os gases não se difundem tão facilmente através da membrana respiratória, como acontece na pneumonia e no edema pulmonar. A redução da difusão é mais perceptível para o oxigênio do que para o dióxido de carbono (ver seção anterior) devido ao menor coeficiente de difusão do oxigênio. Portanto, a hiperventilação causada pela carência de oxigênio pode reduzir a concentração de dióxido de carbono (pois o CO_2 se difunde facilmente) e, em consequência, diminuir a disponibilização de íons hidrogênio (ver Equação 10.1), de modo que não é capaz de estimular o aumento da ventilação. O mecanismo de deficiência de oxigênio (que se origina dos corpos carotídeo e aórtico) continua a atuar e propicia estímulo para o aumento da ventilação.

Efeito de "frenagem"

O efeito de baixas concentrações de H^+ e CO_2 e maior concentração de O_2 na redução da ventilação é denominado **efeito de "frenagem"**. Mostrou-se que o efeito de "frenagem" do O_2 era irrelevante, mas ele é importante para o CO_2 e o íon H^+ reduzir a ventilação porque ambos estão envolvidos na manutenção do equilíbrio ácido-base dos líquidos corporais. A redução descontrolada de CO_2 ou de íons H^+ resultaria em algum grau de **alcalemia** (baixa concentração de H^+ no sangue). Pode-se constatar efeito de "frenagem" quando animais anestesiados são submetidos à hiperventilação com um respirador e são removidos repentinamente desse respirador. Pode ser necessário um minuto, ou mais, para que CO_2 e H^+ se acumulem em um nível em que não mais manifestem efeito de "frenagem" e, por fim, a respiração se restabeleça. Nesse exemplo, a carência de oxigênio é evidente e pode, também, ser um fator colaborador na retomada da respiração.

Na Figura 10.24 há um sumário dos fatores que influenciam a ventilação pulmonar.

■ Limpeza (*clearance*) respiratória

1. Definir o termo limpeza (*clearance*) respiratória.
2. Quais os fatores físicos que influenciam a deposição de partículas?
3. O que é o revestimento de muco que se move e qual a taxa de movimentação do muco e das partículas nele contidas?
4. Qual o tamanho das partículas que alcançam os alvéolos?
5. Quais os mecanismos de limpeza (*clearance*) alveolar?

A área da superfície das partes mais internas dos pulmões é cerca de 125 vezes maior do que a área da superfície corporal e, portanto, os pulmões representam uma importante via de exposição a muitas substâncias do ambiente. A inalação de alguns produtos químicos agrícolas representa importante risco à saúde, sendo importante adotar medidas que evitam sua inalação. A remoção das partículas inaladas pelos

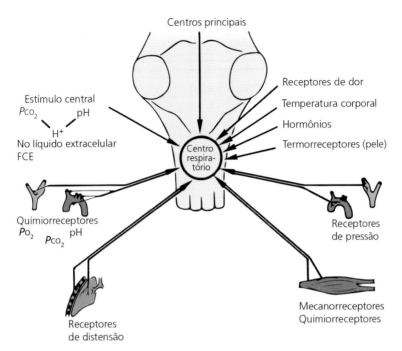

FIGURA 10.24 Sumário dos fatores que influenciam a ventilação pulmonar. (De Schmidt PS, Thews G, eds. Human Physiology. Berlin: Springer-Verlag, 1989.)

pulmões é denominada **limpeza** (*clearance*) **respiratória**. Há dois tipos – **limpeza do trato respiratório superior** e **limpeza alveolar** – e cada um depende da profundidade em que as partículas se instalam. Diz-se que as partículas inaladas que se instalam na parte externa da membrana do trato respiratório são **partículas depositadas**.

Forças físicas de deposição

As forças físicas que influenciam a deposição de partículas são: gravidade, inércia e movimento browniano. Na **deposição por gravidade** (sedimentação) as partículas simplesmente se depositam devido à força da gravidade e à massa dessa partícula. As partículas de massa maior se depositam mais rapidamente do que aquelas de massa menor. **Inércia** causa deposição de partículas quando, devido a sua massa, elas continuam seguindo à frente na medida em que o ar em que estão suspensas completa um ciclo respiratório. Considerando a ramificação dos bronquíolos, há considerável possibilidade de deposição por inércia. **Movimento browniano** causa deposição de partículas submicrômicas (menores que 0,3 µm), que apresentam movimento aleatório prejudicado pelo bombardeamento de moléculas de ar. A deposição por movimento browniano é mais relevante em vias respiratórias extremamente pequenas, nas quais a área superficial é grande em relação ao diâmetro da via respiratória. A porcentagem de partículas depositadas em função de seu tamanho é mostrada na Figura 10.25.

Limpeza (*clearance*) do trato respiratório superior

A remoção de partículas depositadas cranialmente aos ductos alveolares é realizada pela movimentação do revestimento mucoso. Esta camada de líquido mucinoso está presente na superfície das células epiteliais que revestem as vias respiratórias e se origina do fluido alveolar e células secretoras de muco, ao longo das vias respiratórias (Figura 10.26). O revestimento mucoso contém partículas depositadas e se move em

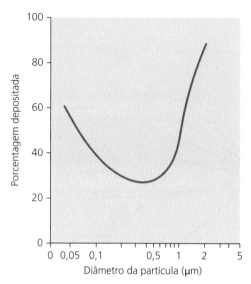

■ **FIGURA 10.25** Porcentagem de partículas inaladas de densidade unitária depositada no pulmão de acordo com o seu tamanho. As partículas de 0,1 a 1,0 μm são as menos influenciadas pelo movimento browniano combinado, sedimentação e compactação por inércia. (Adaptada com permissão de Morrow PE. Some physical and physiological factors controlling the fate of inhaled substances – I. Health Physics. 1960; 2: 372.)

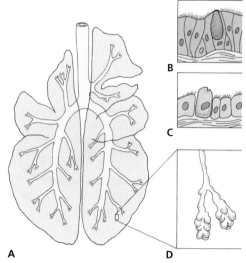

■ **FIGURA 10.26** Fatores que contribuem para a movimentação do revestimento mucoso da árvore bronquial. O movimento do revestimento mucoso se direciona à faringe, com auxílio das células ciliadas; a secreção é produzida pelas células caliciformes dos brônquios, células de Clara nos brônquios e líquido alveolar. **A.** Esquema do pulmão de bovino sobreposto pela árvore bronquial. **B.** Epitélio pseudoestratificado dos brônquios compostos de células secretoras (caliciformes), células ciliadas e células basais. **C.** Epitélio cuboide dos bronquíolos terminais, constituído de células ciliadas e células secretoras (célula de Clara). **D.** Bronquíolo terminal é a via respiratória livre mais distal dos alvéolos.

direção à faringe, na taxa de, aproximadamente, 15 mm/min, por meio dos cílios das células epiteliais. Os mamíferos deglutem o líquido mucinoso e as partículas, após alcançarem a faringe.

Limpeza (*clearance*) alveolar

Algumas partículas podem escapar devido às forças gravitacionais e inerciais e serem depositadas nos alvéolos. Estas partículas geralmente são menores do que 1 μm de diâmetro. Os mecanismos de limpeza alveolar destas partículas podem ser resumidos da seguinte maneira:

1. Após sua deposição nos alvéolos, elas podem ser **fagocitadas** por um macrófago ou podem continuar como partículas livres. Os macrófagos carregados de "pó" ou partículas livres podem ser carreadas pelo revestimento mucoso em movimento, juntamente com o filme de líquido alveolar.
2. As partículas podem penetrar no espaço intersticial dos alvéolos e ser **transportadas** à cadeia de linfonodos pulmonares.
3. As partículas podem ser dissolvidas e transferidas na forma de **solução**, à linfa ou ao sangue.
4. Algumas partículas podem não ser fagocitadas ou podem ser insolúveis. Elas podem estimular uma reação no tecido conectivo local e ser **sequestradas** (isoladas) nos pulmões. Exemplos disso incluem as condições denominadas **asbestose** e **silicose**. Cães e gatos que vivem em áreas altamente industrializadas podem manifestar sinais de **antracose**, provocada pela inalação de pó de carvão.

A importância da limpeza do trato respiratório é aparente quando se considera a exposição do rebanho aos aerossóis emanados da poeira dos suprimentos alimentares ou de outras fontes do confinamento. Os aerossóis podem conter bactérias e vírus, de modo que sua imediata

Capítulo 10 • Sistema Respiratório

remoção pode auxiliar na prevenção de doenças causadas por eles. De modo semelhante, a remoção de substâncias irritantes impede a ocorrência de doenças pulmonares e protege a eficiência pulmonar.

■ Funções não respiratórias do sistema respiratório

1. Qual a função da respiração ofegante?
2. Ocorre aumento da ventilação alveolar durante a respiração ofegante?
3. Visualize os três padrões de respiração ofegante no cão.
4. Como os gatos ronronam?
5. Qual a possível função do ronronar?
6. Ronronar significa bem-estar?

O sistema respiratório propicia, além de ventilação alveolar, limpeza respiratória, durante a qual são removidas as partículas inaladas. Também, de particular interesse em animais é a respiração ofegante e o ato de ronronar. A respiração ofegante propicia resfriamento corporal, mas a função do ronronar não é conhecida.

Respiração ofegante

Respiração ofegante é verificada em várias espécies animais e foi melhor descrita em cães. Provavelmente seja similar em outros animais nos quais é observada. O centro respiratório do cão responde não apenas ao estímulo usual, mas também à temperatura central corporal. Quando estes estímulos são integrados, o corpo dos cães responde às necessidades metabólicas pelo controle da ventilação alveolar e pela dissipação de calor mediante a regulação da ventilação do espaço morto. A ventilação do espaço morto aumenta quando há respiração ofegante, propiciando resfriamento corporal pela evaporação de água das membranas mucosas dos tecidos envolvidos.

Estudos demonstram que há **três padrões de respiração ofegante**: (1) inspiração e expiração pelo nariz, (2) inspiração pelo nariz e expiração pelo nariz e boca e, (3) inspiração e expiração pelo nariz e boca. Nota-se menor

capacidade de resfriamento quando ocorre inspiração e expiração pelo nariz (padrão 1) porque o calor e a água adicionados ao ar durante a inspiração são parcialmente recuperados durante a expiração. O padrão 2 é mais efetivo porque o ar penetra pelas narinas e fica exposto a uma ampla área superficial (conchas nasais), quando comparado com a respiração pela boca; ademais, a água é adicionada pela mucosa nasal e glândulas nasais. Esta combinação extrai uma quantidade considerável de calor que, então, se dissipa principalmente pela expiração bucal. O padrão 3 é algo semelhante ao padrão 2, exceto que a inspiração pela boca e nariz permite um volume tidal maior, que pode ser necessário nos momentos de esforço físico. A vantagem da troca de quantidade relativa de ar expirado pelo nariz ou pela boca é que o cão pode modular a quantidade de calor dissipada sem alterar a frequência respiratória ou volume tidal, na respiração ofegante. Conserva-se energia porque não ocorre alteração da frequência (300 movimentos respiratórios/minuto); evita-se hiperventilação (e, assim, alcalemia) pela manutenção de um volume tidal constante.

Ronronar

Nota-se ronronar em alguns felinos; é audível e palpável na maioria dos gatos domésticos. Estudos em gatos domésticos mostram que o ronronar é resultante da ativação alternante e altamente regular do diafragma e dos músculos intrínsecos da laringe (aqueles inerentes à laringe), em uma frequência de 25 vezes/segundo, durante a inspiração e a expiração. A contração dos músculos da laringe fecha as cordas vocais. Então, os músculos da laringe relaxam enquanto o diafragma se contrai. A contração do diafragma possibilita a entrada do ar, que faz vibrar as cordas vocais e resulta no som de ronronar quando elas se abrem (não mais fechadas pela contração da laringe); ademais, contribui com uma fração da fase inspiratória do ciclo respiratório. O diafragma, então, se relaxa e os músculos da laringe se contraem; isso novamente é seguido de relaxamento da laringe e contração

286 Anatomia Funcional e Fisiologia dos Animais Domésticos

do diafragma. O processo completo se repete 25 vezes/segundo, até a finalização do ciclo inspiratório. O acúmulo de pequenos ruídos produzidos em cada abertura das cordas vocais origina o som de ronronar. Ocorre a mesma sequência durante a expiração, exceto que o diafragma não se contrai, e o fluxo de ar e, consequentemente, a vibração das cordas vocais ocorrem pela retração dos pulmões.

Não se sabe por que os gatos ronronam. Eles ronronam quando estão satisfeitos, doentes ou sonolentos. O ato de ronronar pode propiciar uma ventilação mais efetiva durante períodos de respiração superficial devido à inspiração e expiração cíclicas intermitentes, impedindo a ocorrência de atelectasia.

■ Terminologia fisiopatológica

1. **Defina hipoxia, hipercapnia, cianose e asfixia.**
2. **O que é surfactante pulmonar?**
3. **O que caracteriza pneumonia, enfisema e atelectasia?**

Surfactante pulmonar é uma substância que reduz a tensão superficial produzida pelas células do epitélio alveolar. A superfície alveolar é comprimida durante a expiração, concentrando surfactante na superfície. A concentração de surfactante reduz a tensão superficial e facilita o início da inspiração. Ao final da inspiração o surfactante se espalha devido à dilatação dos alvéolos e aumento da tensão superficial, que favorece a expiração.

Anoxia significa, literalmente, sem oxigênio, e esse termo não deve ser utilizado quando a condição é de redução do teor de oxigênio. Em tal caso, **hipoxia** é o termo mais apropriado. Hipoxia é a diminuição, abaixo do normal, da PO_2 no ar, no sangue ou no tecido; é uma breve anoxia. **Hipoxemia** é a redução na concentração de oxigênio do sangue arterial. Há relato de quatro tipos de hipoxia:

1. **Hipoxia ambiental:** O sangue arterial é insuficientemente saturado com oxigênio devido à baixa PO_2 no ar atmosférico inalado. Isso ocorre naturalmente em altitudes elevadas.

2. **Hipoxia anêmica:** Há redução no transporte de oxigênio no sangue devido à função deficiente da hemoglobina. A PO_2 do sangue arterial e a porcentagem de saturação de hemoglobina são normais. A distribuição de oxigênio aos tecidos pode ser inadequada. A hipoxia anêmica ocorre após hemorragia, em vários tipos de anemia e quando as moléculas de hemoglobina se transformam em metemoglobina ou se combinam com o monóxido de carbono.

3. **Hipoxia estagnante**, também denominada **hipoxia isquêmica**: Ocorre diminuição do fluxo sanguíneo em todo o corpo ou em um tecido. O conteúdo de oxigênio no sangue arterial é normal, mas os tecidos não recebem oxigênio suficiente, em razão da diminuição do fluxo sanguíneo.

4. **Hipoxia histotóxica:** As células não são capazes de utilizar o oxigênio a elas disponibilizado. O teor de oxigênio no sangue arterial é normal, mas como as células não são capazes de utilizá-lo, o seu teor no sangue venoso encontra-se acima do normal.

Hipercapia e **hipocapnia** significam, respectivamente, aumento e diminuição da P_aCO_2 do sangue arterial, sendo indicativas de hipoventilação e hiperventilação.

Cianose se refere à cor azulada ou púrpura da pele e das membranas mucosas. A intensidade da cor depende do grau de desoxigenação da hemoglobina. Quando se manifesta sistemicamente, está relacionada à oxigenação inadequada do sangue. Quando constatada localmente, é possível que seja decorrente de obstrução do fluxo sanguíneo.

Asfixia é uma condição de hipoxia combinada com hipercapnia. Hipoxia e hipercapnia podem ocorrer como manifestações separadas, mas apenas suas combinações resultam em asfixia. Respiração em um espaço fechado é um exemplo que resulta na condição comumente denominada sufocamento.

Três condições patológicas frequentemente são relatadas quando se discute fisiologia respiratória; são elas enfisema, pneumonia e atelectasia. **Enfisema** é uma condição na qual ocorreu destruição de membranas alveolares, resultando em menor área disponível para a difusão de gases. Quase sempre está associada a outras enfermidades, como bronquite crônica, que aumenta a pressão positiva nos alvéolos, necessária para a fase expiratória do ciclo respiratório. **Pneumonia** é uma doença inflamatória aguda dos pulmões na qual os alvéolos são preenchidos por líquido e restos celulares. A resolução da pneumonia envolve liquefação e remoção dos restos celulares e regeneração do epitélio alveolar. **Atelectasia** é uma falha na abertura dos alvéolos, ou eles permanecem abertos; geralmente envolve uma ou mais áreas relativamente pequenas do pulmão. A causa usual de atelectasia é a oclusão do brônquio ou bronquíolo que supre a área. Isso se deve, mais frequentemente, a tampões de muco ou de exsudato purulento que causam obstrução de brônquios ou bronquíolos, com aprisionamento do ar contido nos alvéolos no momento que é absorvido; sem ar, os alvéolos se colapsam devido à pressão adjacente.

■ Respiração de aves

Com exceção de diferenças sutis, vários aspectos básicos da respiração de mamíferos se aplicam às aves (p. ex., pressões respiratórias, transporte de oxigênio, transporte de dióxido de carbono, regulação da respiração). A descrição da respiração de aves a seguir considera que há familiaridade com as características respiratórias básicas e menciona as principais diferenças. As principais diferenças são constatadas na morfologia do trato respiratório e nos mecanismos de respiração e circulação do ar.

Esquema geral da morfologia do trato respiratório de aves

1. **Os pulmões de aves se expandem e se contraem durante os ciclos respiratórios?**
2. **Os sacos aéreos fazem parte do pulmão?**
3. **Os sacos aéreos se expandem e se contraem durante os ciclos respiratórios?**
4. **Qual o nome mais comum dos brônquios terciários?**
5. **O que compõe o revestimento parabronquial?**
6. **Em qual parte do pulmão de aves ocorre troca gasosa?**
7. **Quantos sacos aéreos existem? Onde se localizam?**
8. **Os sacos aéreos são importantes na troca gasosa?**
9. **Onde a perfusão de sangue é mais abundante, nos sacos aéreos ou nos pulmões?**
10. **A fumaça pode penetrar no osso (úmero) de uma asa fraturada e sair pela traqueia?**

Há importantes diferenças fisiológicas entre aves selvagens e aves domesticadas. Nesse aspecto, a discussão sobre a fisiologia de aves, a seguir, se relaciona a aves domesticadas e, mais particularmente, a frangos. O sistema respiratório das aves é, sem dúvida, diferente daquele de mamíferos. O órgão de fonação, a **siringe**, está localizada na bifurcação da traqueia, mais próximo dos pulmões do que a laringe de mamíferos. Também, os **anéis da traqueia** são mais completos, do que incompletos, como se constata em mamíferos. Além da traqueia, outras diferenças chamam a atenção. Os **pulmões** continuam sendo as estruturas responsáveis pela troca gasosa, mas não se expandem e retraem durante os ciclos respiratórios. São relativamente pequenos e fixados às costelas por meio de ligamentos. A ventilação depende de prolongamentos pulmonares semelhantes a foles, denominados **sacos aéreos**, que se expandem e se retraem durante os ciclos respiratórios, como será relatado posteriormente. Os pulmões e os sacos aéreos são supridos por ramificações de vias respiratórias da traqueia denominadas **brônquios** primários, secundários e terciários. Os brônquios terciários são mais comumente conhecidos como **parabrônquios**. Há dois conjuntos de parabrônquios denominados **parabrônquios paleopulmonares e parabrônquios neopulmonares**. Este último conjunto é caudal ao primeiro e cranial aos sacos aéreos caudais. A relação dos brônquios um com o outro e com os sacos aéreos é mostrada na Figura 10.27. Os parabrônquios originam saculações (**átrios**), prolongamentos dos átrios (**infundíbulos**) e, por fim, prolongamentos dos infundíbulos denominados **capilares aéreos** (Figura 10.28). Os capilares aéreos são intercalados com capilares sanguíneos e compõem o que se chama

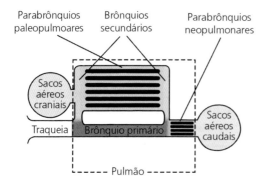

■ **FIGURA 10.27** Representação esquemática do pulmão e dos sacos aéreos de aves. São utilizadas diferentes cores para a identificação de estruturas. As áreas escurecidas correspondem aos capilares sanguíneos e as áreas azuladas adjacentes correspondem aos capilares aéreos. A combinação de capilares sanguíneos e capilares aéreos forma o revestimento parabronquial. Os sacos aéreos são prolongamentos dos pulmões que atuam como foles, para criar o fluxo de ar. (Adaptada de Fedde MR. Respiration in birds. In: Swenson MJ, Reece WO, eds. Dukes' Physiology of Domestic Animals. 11th edn. Ithaca, NY: Cornell University Press, 1993. Utilizada com permissão do editor Cornell University Press.) (Esta figura encontra-se reproduzida em cores no Encarte.)

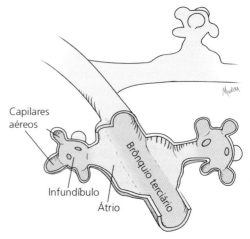

■ **FIGURA 10.28** Representação esquemática dos brônquios terciários e seus prolongamentos, corte sagital. Os átrios são saculações dos brônquios terciários. O infundíbulo se estende a partir do átrio e apresenta várias extensões denominadas capilares aéreos. Estes são intercalados com capilares sanguíneos (não mostrados). A combinação de capilares aéreos com capilares sanguíneos forma o revestimento parabronquial.

de revestimento parabronquial. Ocorre troca gasosa na parte interna desse revestimento.

Há nove sacos aéreos: dois cervicais, um clavicular não pareado, dois torácicos craniais, dois torácicos caudais e dois abdominais. Os sacos aéreos ocupam espaço nas cavidades torácica e abdominal e possuem vários divertículos (extensões) em muitos ossos, substituindo a medula óssea, o que os tornam ossos pneumáticos. A substituição da medula óssea por ar torna as aves mais leves e, possivelmente, auxiliam no voo. Nas espécies de aves domésticas, o **osso pneumático** mais importante é o úmero.

Os sacos aéreos são estruturas mucoserosas consideradas como prolongamentos de brônquios secundários para além dos pulmões. Suas paredes são delgadas e há pequeno suprimento sanguíneo. Em razão desse baixo suprimento de sangue os sacos aéreos são vulneráveis à infecção e a uma condição denominada **saculite aérea**. Não ocorre troca gasosa importante nos sacos aéreos. O seu volume aumenta e diminui durante os ciclos respiratórios e por atuarem como foles eles aumentam a ventilação pulmonar.

Mecânicas da respiração e da circulação de ar

1. A contração do diafragma é um fator importante na respiração de aves?
2. De que maneira as alterações no volume corporal influenciam a inspiração e expiração?
3. O ar penetra nos sacos aéreos caudal e cranial através do revestimento parabronquial?
4. O ar que deixa os sacos aéreos caudais sai pelo revestimento parabronquial?
5. O ar que deixa os sacos aéreos craniais sai pelo revestimento parabronquial?
6. Estude a Figura 10.30 para compreender como o sangue do capilar sanguíneo que deixa o pulmão pode ter P_{CO_2} menor e P_{O_2} maior do que o gás que sai dos parabrônquios.
7. Como a eliminação do excesso de CO_2 durante estresse térmico pode reduzir a concentração de bicarbonato (pense na reação de hidratação)?

8. O que significa a afirmação de que na maioria das aves o coeficiente de utilização é cerca de metade *versus* um quarto em mamíferos?

As aves não apresentam diafragma e, portanto, não há separação entre o abdome e a cavidade torácica. Consequentemente, o volume corporal total é modificado durante cada ciclo respiratório. A energia para a mudança do volume corporal é oriunda dos músculos esqueléticos da parede do corpo. O ar passa pelos pulmões das aves em cada fase expiratória e inspiratória do ciclo respiratório. Durante a expiração os músculos da parede corporal se contraem, reduzindo o volume corporal. A diminuição do volume corporal aumenta a pressão nos sacos aéreos, forçando o fluxo de ar de volta aos pulmões e ao ambiente. Segue-se a inspiração, quando os músculos da parede corporal relaxam e o volume corporal aumenta. O aumento do volume corporal é seguido de diminuição de pressão, acompanhada de expansão dos sacos aéreos e uma redução em sua pressão. A menor pressão possibilita que o ar passe pelos pulmões e nos sacos aéreos.

A passagem do fluxo de ar de uma única respiração por todo o sistema de vias respiratórias, sacos aéreos e pulmões requer dois ciclos respiratórios; está ilustrada na Figura 10.29, que mostra que um *bolus* de ar passa por dois ciclos respiratórios, desde a sua entrada na inspiração do primeiro ciclo até sua saída na expiração do segundo ciclo. Note que o ar que penetra nos sacos aéreos caudais durante a inspiração do primeiro ciclo é submetido à troca gasosa no revestimento parabronquial neopulmonar e supre de ar os pulmões por meio dos revestimentos parabronquiais neopulmonar e paleopulmonar durante a expiração do primeiro ciclo. No segundo ciclo, o gás é absorvido a partir do revestimento parabronquial neopulmonar, pela expansão dos sacos aéreos craniais durante a inspiração, e excretado ao ambiente pela compressão dos sacos aéreos craniais durante a expiração.

A troca gasosa entre os capilares sanguíneos e os capilares aéreos está ilustrada na Figura 10.30. O ar flui através dos parabrônquios por meio de convecção e nos capilares aéreos por

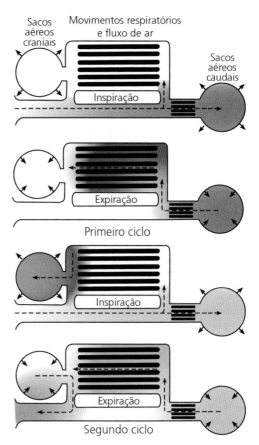

■ **FIGURA 10.29** Vias de fluxo de ar associadas com a inspiração e a expiração, em aves. O mesmo *bolus* de ar (área colorida) (área escurecida representa os capilares aéreos) passa por dois ciclos respiratórios. Pode-se notar que ocorre ventilação dos revestimentos parabronquiais durante a inspiração e a expiração. O ar que alcança os sacos aéreos caudais ventila o revestimento peribronquial neopulmonar e à medida que sai ele ventila os revestimentos parabronquiais neopulmonar e paleopulmonar. Quando os sacos aéreos craniais se expandem durante a expiração eles são preenchidos pelo ar que chega através dos revestimento parabronquiais. Assim, o ar dos sacos aéreos craniais é excretado ao ambiente durante a expiração, sem ventilar os revestimentos parabronquiais. (Adaptada de Scheid P, Slama H, Piiper J. Mechanisms of unidirectional flow in parabronchi of avian lungs: measurements in duck lung preparations. Respir Physiol. 1972; 14: 83–95.) (Esta figura encontra-se reproduzida em cores no Encarte.)

meio de difusão. O sangue dos capilares sanguíneos que supre os revestimentos parabronquiais é particionado em aumentos de sangue, de modo que cada aumento de sangue envolve diferentes capilares aéreos em todo o comprimento do parabrônquio. Esta organização pela qual o gás dos capilares aéreos flui através de parabrônquios, em ângulo reto (perpendicular) ao fluxo de sangue, é denominada **fluxo de corrente cruzada**. À medida que o gás flui através dos parabrônquios, ocorre difusão contínua de CO_2 dos capilares sanguíneos, onde há maior concentração de CO_2, para os capilares aéreos, onde o teor de CO_2 é menor e ocorre difusão contínua de O_2 dos capilares aéreos, onde há maior concentração de O_2, para os capilares sanguíneos, onde o teor de O_2 é menor. Em razão desta organização, a excreção contínua de CO_2 e a inspiração de O_2 faz com que a P_aCO_2 seja menor e a P_aO_2 mais elevada, quando o ar deixa o revestimento parabronquial (ver Figura 10.30). O fluxo de corrente cruzada é mais efetivo do que a troca gasosa no pulmão de mamíferos, sendo mais evidente quando ocorre aumento da ventilação em resposta ao baixo teor de oxigênio (p. ex., em altitude elevada). Nestas condições, a PO_2 do sangue do capilar arterial pode conter apenas alguns milímetros de mercúrio menos do que a PO_2 do sangue do capilar aéreo que penetra nos parabrônquios. O oxigênio continua a ser captado à medida que o ar flui através dos revestimentos parabronquiais, independentemente da menor pressão potencial de difusão entre a PO_2 do capilar sanguíneo e a PO_2 do capilar aéreo.

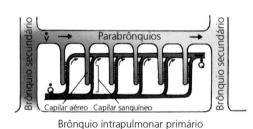

■ **FIGURA 10.30** Modelo esquemático do sistema de troca gasosa de corrente cruzada no pulmão de ave. Q̇ é a perfusão sanguínea no revestimento parabronquial e V̇ representa o fluxo convectivo de gás que passa nos parabrônquios. Devido a este arranjo, com aumento progressivo da difusão, o sangue que deixa o revestimento parabronquial apresenta maior P_aO_2 e menor P_aCO_2. (De Fedde MR. Respiration in birds. In: Swenson MJ, Reece WO, eds. Dukes' Physiology of Domestic Animals. 11th edn. Ithaca, NY: Cornell University Press, 1993. Com permissão do editor, Cornell University Press.)

Considerações gerais

- Em aves, não foram constatadas válvulas mecânicas para direcionar o fluxo de ar, e acredita-se que, provavelmente, o fluxo de gás unidirecional é controlado por mecanismos que originam válvulas aerodinâmicas
- As aves apresentam centro respiratório e, à semelhança de mamíferos, possuem quimiorreceptores para CO_2 e O_2 que influenciam a resposta do centro respiratório
- Diferentemente dos mamíferos, as aves apresentam receptores de CO_2 nos pulmões, os quais detectam o teor de CO_2 no ar que flui nos pulmões. Há máxima atividade do receptor quando há baixo teor de CO_2 e isso provoca inibição da respiração. Acredita-se que estes receptores possam atuar no ajuste fino do padrão de respiração das aves
- Os patos que mergulham (não se molham) apresentam centro respiratório sensível às alterações posturais (o estiramento do pescoço experimental ou natural, como acontece no mergulho, induz apneia)
- A ventilação pulmonar pode ser prejudicada pela restrição dos movimentos do esterno porque essa estrutura deve apresentar um movimento para baixo e para a frente, de modo a auxiliar no aumento do volume corporal, necessário durante a inspiração. Durante a contenção da ave, esta é uma importante consideração
- Infecções dos sacos aéreos podem comprometer seriamente a ventilação, principalmente quando tampões de exsudato entram pelos sacos aéreos e alcançam os pulmões (comum em casos de aspergilose, uma infecção fúngica)
- A hiperventilação induzida por estresse térmico reduz a PCO_2 e concentração de bicarbonato. A perda de bicarbonato faz com que as cascas de ovos sejam mais finas e quebradiças
- A elevação da P_aCO_2 provoca vasodilatação cerebral e aumento do fluxo sanguíneo ao cérebro, enquanto a diminuição da P_aCO_2 causa vasoconstrição e redução do fluxo sanguíneo cerebral. Mamíferos podem tolerar P_aCO_2 inferior a 20 mmHg, mas

abaixo disso a resistência ao fluxo sanguíneo cerebral é tão alta que o fluxo de sangue ao cérebro fica comprometido, resultando em isquemia cerebral. As aves são capazes de manter o fluxo sanguíneo cerebral mesmo quando a P_aCO_2 situa-se entre 8 e 10 mmHg. Isso possibilita que as aves apresentem hiperventilação para suprir as demandas de oxigênio, enquanto se preserva a perfusão cerebral, uma vantagem evidente para a sobrevivência de aves que voam em altitudes elevadas

- Durante o processamento de aves domésticas, elas são contidas, atordoadas com choque elétrico e submetidas à exsanguinação (sangria até a morte); depois disso as carcaças são imersas em um tanque com água escaldante para facilitar a depenação. Em algumas etapas do processamento, pode haver algum grau de atividade respiratória, desde engasgamento agonal, que resulta em aspiração de água e seus contaminantes e distribuição aos sacos aéreos. Embora os sacos aéreos sejam removidos durante a evisceração, o divertículo que se prolonga até as asas, coxas e região peitoral permanecem e tornam-se parte do tecido comestível.

■ Leitura sugerida

Hall JF. Guyton and Hall Textbook of Medical Physiology. 12th edn. Philadelphia, PA: Elsevier-Saunders, 2011.

Ludders JW. Respiration in birds. In: Reece WO, ed. Dukes' Physiology of Domestic Animals. 13th edn. Ames, IA: Wiley-Blackwell, 2015.

Powell FL. Respiration. In: Whittow GC, ed. Sturkie's Avian Physiology. 5th edn. New York: Academic Press, 2000.

Reece WO. Respiration in Mammals. In: Reece WO, ed. Dukes' Physiology of Domestic Animals. 13th edn. Ames, IA: Wiley-Blackwell, 2015.

 AUTOAVALIAÇÃO

SISTEMA RESPIRATÓRIO

1. Quais estruturas respiratórias atuam aquecendo e umidificando o ar inalado, além de resfriar o sangue que vai para o cérebro?
   a. Laringe
   b. Narinas
   c. Conchas nasais
   d. Siringe

2. A difusão de gases entre o ar e o sangue ocorre principalmente:
   a. Nos bronquíolos respiratórios
   b. Nos alvéolos
   c. Nas conchas nasais
   d. No coração

3. Artéria aorta, veia cava, esôfago e grandes vasos linfáticos ocupam um espaço no tórax denominado:
   a. Espaço intrapleural
   b. Espaço mediastino
   c. Espaço intrapulmonar
   d. Espaço externo

FATORES ASSOCIADOS À RESPIRAÇÃO

4. Na pleurite ocorre predomínio de:
   a. Respiração abdominal
   b. Respiração torácica

5. Uma condição de respiração laboriosa e difícil é denominada:
   a. Eupneia
   b. Dispneia
   c. Hiperpneia
   d. Polipneia

6. O volume de ar respirado, na inspiração e na expiração, durante um ciclo respiratório, é denominado:
   a. Capacidade vital
   b. Volume residual
   c. Volume tidal
   d. Capacidade residual funcional

7. A capacidade residual funcional em um animal é uma combinação de:
   a. Volume de reserva inspiratório e volume tidal

292 Anatomia Funcional e Fisiologia dos Animais Domésticos

b. Volume de reserva expiratório e volume tidal
c. Volume residual e volume de reserva expiratório
d. Apenas volume residual

8. Em geral, quais dos animais domésticos apresentam frequência respiratória de 10 a 16 ciclos/minuto, em repouso?
a. Vaca
b. Suíno
c. Cão
d. Equino
e. Gato

PRESSÕES RESPIRATÓRIAS

9. A P_{O_2} do ar atmosférico seco é cerca de:
a. 40 mmHg
b. 100 mmHg
c. 160 mmHg
d. 760 mmHg

10. A P_{CO_2} do ar atmosférico seco é cerca de:
a. 0,23 mmHg
b. 23 mmHg
c. 40 mmHg
d. 45 mmHg

11. A pressão total de uma mistura de gases é 400 mmHg, e 25% dessa mistura é oxigênio. Qual a P_{O_2}?
a. 25 mmHg
b. 400 mmHg
c. 100 mmHg
d. 250 mmHg

12. Comparativamente com o ar atmosférico, o ar alveolar apresenta:
a. P_{O_2} maior, P_{CO_2} menor, P_{N_2} maior
b. P_{O_2} menor, P_{CO_2} maior, P_{N_2} menor

VENTILAÇÃO PULMONAR

13. Durante a inspiração:
a. Ocorre diminuição das pressões intrapleural e intrapulmonar
b. Ocorre aumento das pressões intrapleural e intrapulmonar
c. Ocorre diminuição da pressão intrapleural e aumento da pressão intrapulmonar

d. Ocorre aumento da pressão intrapleural e diminuição da pressão intrapulmonar

14. Durante a inspiração a pressão no interior do espaço mediastino:
a. Aumenta
b. Diminui
c. Permanece inalterada

15. Durante a expiração a pressão intrapulmonar:
a. Aumenta
b. Diminui
c. Permanece inalterada

16. Ocorre retorno do sangue ao átrio direito quando:
a. O tórax se expande (pressão intrapleural diminuída em relação a normal) durante a inspiração
b. O tórax se contrai (pressão intrapleural retorna ao normal) durante a expiração

17. Espaço morto fisiológico é:
a. O volume total de vias respiratórias (volume anatômico)
b. O volume total de vias respiratórias e alvéolos
c. Constituído apenas de alvéolos sem perfusão
d. A parte do volume tidal que é inspirada, mas que não participa na troca gasosa

18. Quando os pulmões se expandem durante a inspiração:
a. A pressão interna da veia cava aumenta
b. A pressão interna da veia cava diminui
c. Não há alteração na pressão interna da veia cava

19. Qual das subdivisões da ventilação normalmente está aumentada durante a respiração ofegante?
a. Ventilação alveolar
b. Ventilação do espaço morto

DIFUSÃO DE GASES RESPIRATÓRIOS

20. P_{CO_2} alveolar é mensurada de modo que seja 45 mmHg. Considerando este valor, espera-se que a P_{CO_2} do ar atmosférico

Capítulo 10 • Sistema Respiratório **293**

seja _____ do que 45 mmHg e a P_{CO_2} do sangue venoso seja _____ do que 45 mmHg. (selecione as respectivas palavras para completar os espaços em branco acima)

a. Maior, menor
b. Menor, menor
c. Menor, maior
d. Maior, maior

21. A P_{O_2} do sangue na artéria pulmonar é maior do que a P_{O_2} do sangue das veias pulmonares.
a. Verdadeiro
b. Falso

22. A P_{CO_2} no compartimento do líquido intersticial é maior do que a P_{CO_2} do sangue nos capilares.
a. Verdadeiro
b. Falso

TRANSPORTE DE OXIGÊNIO

23. Qual a quantidade relativa de oxigênio transportado por um animal com P_aO_2 de 400 mmHg, comparativamente a um animal que apresenta P_aO_2 de 100 mmHg (considerando igual concentração de Hb em ambas as situações)?
a. Quatro vezes mais
b. Duas vezes mais
c. Um pouco mais em razão da adição de solução e da saturação total da hemoglobina (100% *versus* 97,5%)

24. A maior parte do oxigênio transportado no sangue é aquela:
a. Em solução
b. Associada a proteínas plasmáticas
c. Associada ao dióxido de carbono
d. Associada à hemoglobina

25. Uma redução da P_{O_2} de 100 mmHg para 40 mmHg no sangue que deixa o ventrículo esquerdo e retorna ao átrio direito representa uma dessaturação de hemoglobina de:
a. 60%
b. 25%
c. 40%
d. 50%

TRANSPORTE DE DIÓXIDO DE CARBONO

26. A forma química que responde pela maior parte do transporte de dióxido de carbono é:
a. CO_2 associado com grupo amino da hemoglobina
b. CO_2 em solução (dissolvido)
c. HCO_3^- (bicarbonato)

27. O composto mais potente disponível para o tamponamento de íons hidrogênio oriundos da reação de hidratação (transporte de dióxido de carbono) é:
a. Bicarbonato
b. Proteínas plasmáticas
c. Hemoglobina

28. Como resultado do transporte de dióxido de carbono, o sangue venoso apresenta um pH inferior ao do sangue arterial.
a. Verdadeira
b. Falsa

CONTROLE DA VENTILAÇÃO

29. Na intoxicação por monóxido de carbono a P_{O_2} do sangue arterial é:
a. Normal
b. Maior que o normal
c. Menor que o normal

30. Qual das seguintes condições ocasiona aumento da ventilação pulmonar?
a. Diminuição da concentração sanguínea de CO_2
b. Aumento da concentração sanguínea de CO_2
c. Aumento da P_{O_2} do sangue arterial
d. Aumento do pH sanguíneo (diminuição da concentração de H^+)

31. Onde se localiza o centro respiratório que controla a ventilação?
a. Tronco cerebral
b. Pulmão
c. Córtex cerebral
d. Hipotálamo

294 Anatomia Funcional e Fisiologia dos Animais Domésticos

32. Os receptores que detectam alterações na P_{O_2} do sangue arterial se localizam:
    a. Nos pulmões
    b. No centro respiratório do tronco cerebral
    c. Nos corpos carotídeo e aórtico
    d. No coração

33. Durante a intoxicação por monóxido de carbono ou quando se considera um animal anêmico (não submetido a esforço físico):
    a. A ventilação pulmonar não aumenta porque a P_{O_2} do sangue arterial permanece normal
    b. A ventilação pulmonar aumenta devido à hipoxemia
    c. O monóxido de carbono não interfere no transporte de oxigênio e não há deficiência de hemoglobina, respectivamente

34. Um bezerro que respira ar ambiente apresenta taxa de ventilação pulmonar de 26 ℓ/min. Quando colocado em um local com uma mistura de gases a taxa se torna 22 ℓ/min. A mistura de gases mais provável é:
    a. Mistura enriquecida com oxigênio
    b. Mistura enriquecida com dióxido de carbono

LIMPEZA (*CLEARANCE*) RESPIRATÓRIA

35. A deposição de partículas inaladas, por movimento browniano, é mais provável:
    a. Na traqueia
    b. Nos brônquios
    c. Nos bronquíolos terminais
    d. Nos ductos alveolares

36. As partículas inaladas que se depositam e não são excretadas, estimulando uma reação local no tecido conectivo, são aquelas que são:
    a. Dissolvidas
    b. Sequestradas
    c. Fagocitadas

FUNÇÕES NÃO RESPIRATÓRIAS DO SISTEMA RESPIRATÓRIO

37. Quando o gato ronrona qual das seguintes afirmativas é falsa?
    a. Os músculos da laringe que fecham as cordas vocais e o diafragma se contraem simultaneamente, durante a inspiração
    b. O som é produzido pelas cordas vocais abertas
    c. As cordas vocais se abrem e se fecham 25 vezes/segundo, para produzir o som de ronronar

38. Qual componente da ventilação aumenta significativamente quando os animais apresentam respiração ofegante?
    a. Ventilação alveolar
    b. Ventilação do espaço morto

TERMINOLOGIA FISIOPATOLÓGICA

39. Hipercapnia se refere a:
    a. Excesso de dióxido de carbono no sangue
    b. Excesso de monóxido de carbono no sangue
    c. Aumento da frequência e profundidade da respiração

40. Atelectasia se refere a:
    a. Ocorrência de uma condição em que há destruição de membranas alveolares
    b. Doença pulmonar inflamatória na qual ocorre preenchimento de alvéolos com líquido e restos celulares
    c. Colapso de alvéolos

RESPIRAÇÃO DE AVES

41. Os brônquios que correspondem aos parabrônquios são:
    a. Brônquios primários
    b. Brônquios secundários
    c. Brônquios terciários

42. Os capilares aéreos são extensões imediatas de:
    a. Parabrônquios
    b. Sacos aéreos
    c. Infundíbulo
    d. Átrio

Capítulo 10 • Sistema Respiratório **295**

43. A compressão de sacos aéreos está associada com:
    a. Inspiração
    b. Expiração

44. A ventilação dos pulmões de aves ocorre durante:
    a. Inspiração
    b. Expiração
    c. Inspiração e expiração

45. A troca gasosa ocorre entre a interface de:
    a. Capilares aéreos e capilares sanguíneos
    b. Sacos aéreos e capilares sanguíneos
    c. Ambas as alternativas, a e b

46. Ambos os sacos aéreos, craniais e caudais, ventilam o revestimento parabronquial durante a expiração.
    a. Verdadeiro
    b. Falso

47. Em razão da ventilação em corrente cruzada é possível haver menor P_{CO_2} e maior P_{O_2} no sangue arterial do que no gás que deixa os revestimentos parabronquiais.
    a. Verdadeiro
    b. Falso

CAPÍTULO 11

Sistema Urinário

VISÃO GERAL DO CAPÍTULO

- Anatomia macroscópica dos rins e da bexiga, 296
- Néfron, 300
  Componentes do néfron, 301
- Formação (produção) de urina, 303
  Distribuição de sangue aos glomérulos, 304
- Filtração glomerular, 305
  Dinâmicas de filtração, 307
  Fatores de filtração, 308
  Autorregulação, 308
- Reabsorção e secreção tubular, 309
  Reabsorção de Na^+, Cl^-, glicose e aminoácidos, 309
  Reabsorção de água e ureia, 310
  Secreção de H^+, K^+, NH_3 e moléculas orgânicas, 310
  Transporte tubular máximo, 311
- Mecanismo de contracorrente, 311
  Mecanismo de multiplicação por contracorrente, 311
  Mecanismo de troca por contracorrente, 313
  Função da ureia, 313
- Concentração da urina, 314
  Hormônio antidiurético e osmorregulação, 315
  Falha na concentração da urina, 317
- Regulação do volume de líquido extracelular, 318
- Aldosterona, 319
- Outros hormônios associados aos rins, 319
  Paratormônio, 319
  Eritropoetina, 319
  Prostaglandinas, 319
- Micção, 320
  Transferência da urina para a bexiga, 320
  Reflexos de micção, 320
  Termos descritivos, 321
- Características da urina de mamíferos, 321
- Depuração (*clearance*) renal, 322
  Aplicação do teste de depuração (*clearance*) de creatinina, 322
- Manutenção do equilíbrio ácido-base, 323
  Ácidos e bases, 323
  Relação entre o pH e a concentração de H^+, 324
  Sistemas de tamponamento químico, 324
  Mecanismos de secreção renal de H^+, 324
  Participação do sistema respiratório, 327
- Sistema urinário de aves, 328
  Aspectos anatômicos, 328
  Sistema portal renal, 329
  Produção e excreção de ácido úrico, 330
  Concentração da urina em aves, 331
  Modificação da urina ureteral, 332
  Características e fluxo de urina, 333

Em geral, acredita-se que os rins apresentam, como única função, a capacidade de excretar subprodutos metabólicos. Outra função, no mínimo igualmente importante, é a regulação do volume e composição do ambiente interno do corpo, ou seja, o líquido extracelular (LEC). Relata-se que a composição dos líquidos corporais é determinada não pelo que entra pela boca, mas pelo o que é retido nos rins. Ambas as funções – excreção de subprodutos metabólicos e regulação do volume e composição do LEC – são realizadas pelos rins devido sua perfusão sanguínea, resultando na produção de urina, um líquido de composição variável.

- **Anatomia macroscópica dos rins e da bexiga**

1. Estude a anatomia dos rins nas diferentes espécies.

2. Quais são as localizações do córtex renal e da medula renal? O que é o hilo renal e a pelve renal?
3. Qual é a diferença entre ureter e uretra?
4. Qual é a relação entre a junção ureterovesicular e a prevenção de refluxo de urina da bexiga para os rins?
5. Descreva a inervação renal.

Os rins são órgãos pareados suspensos na parede abdominal dorsal por uma dobra peritoneal e por vasos sanguíneos que os suprem. Eles se localizam ligeiramente cranial à região mediolombar (Figura 11.1). Como não são situados na cavidade abdominal devido ao seu envelopamento pelo peritônio, os rins são denominados estruturas **retroperitoneais**. O sangue é transportado para cada um dos rins por uma artéria renal e o sangue venoso retorna à circulação pela veia renal. A artéria renal se origina diretamente da aorta, e a veia renal desemboca diretamente na veia cava caudal (Figura 11.2).

Na maioria dos animais domésticos o rim é descrito como uma estrutura cujo formato é semelhante a feijão. No entanto, em equinos é relatado como formato de coração e em bovinos os rins são lobulados (Figura 11.3).

Quando se faz um corte mediossagital do rim (Figura 11.4), nota-se um córtex, externamente, e uma medula interna.

As estriações da medula são formadas pelo arranjo anatômico dos principais componentes da medula, a **alça de Henle** de alça longa do néfron e a porção medular dos **tubos coletores** (ver à frente na seção sobre néfron). As partes medulares dos tubos coletores são

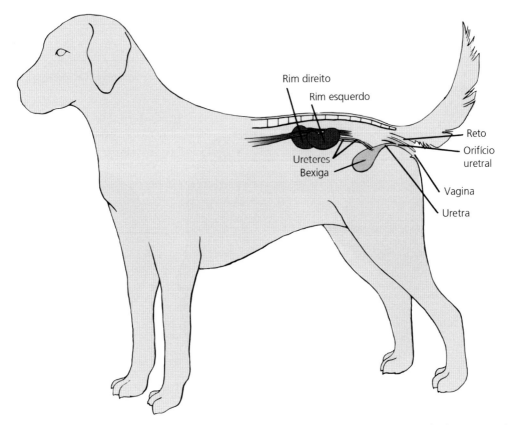

■ **FIGURA 11.1** Imagem lateral de uma cadela mostrando a localização geral dos rins, ureteres, bexiga, uretra, orifício uretral e vagina.

298 Anatomia Funcional e Fisiologia dos Animais Domésticos

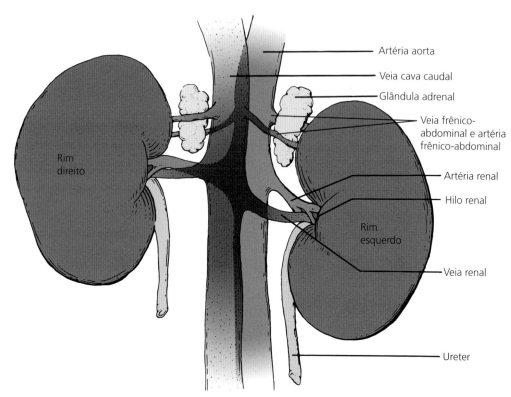

■ **FIGURA 11.2** Imagem ventral dos rins de cão, mostrando artérias renais, veias, ureteres e suas localizações em relação à artéria aorta, veia cava e glândulas adrenais.

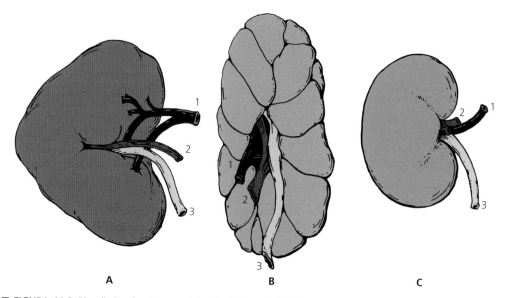

■ **FIGURA 11.3** Rim direito de várias espécies. **A.** Equino. **B.** Bovino. **C.** Ovino. São rins em formato de coração, lobulados e em formato de feijão, respectivamente. 1, artéria renal; 2, veia renal; 3, ureter.

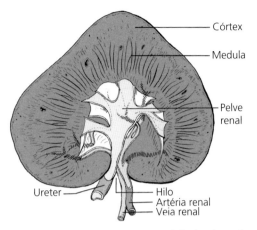

FIGURA 11.4 Plano mediossagital do rim de equino mostrando córtex, medula, pelve renal, hilo, ureter, artéria renal e veia renal.

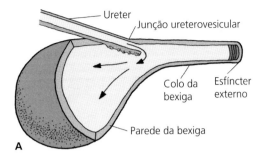

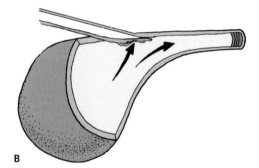

FIGURA 11.5 Junção ureterovesicular (entrada oblíqua do ureter na bexiga). **A.** A urina é transportada para a bexiga, a partir da pelve renal, por meio de peristalse, e alcança a junção ureterovesicular. **B.** Durante a micção (esvaziamento da bexiga), a urina é direcionada do colo da bexiga para a uretra. Não ocorre refluxo da urina porque a junção ureterovesicular se fecha devido à pressão hidrostática da urina e a contração do músculo detrusor da parede da bexiga.

denominadas **ductos coletores**. O **hilo renal** é uma área denticulada na margem côncava dos rins, através da qual o ureter, os vasos sanguíneos, os nervos e os vasos linfáticos entram ou saem do órgão. A **pelve renal** (ver Figura 11.4) é a origem expandida do ureter, no rim. A excreção final da urina oriunda de vários ductos coletores ocorre na pelve renal. A inervação aos rins é propiciada pelos segmentos simpáticos (adrenégicos) do sistema nervoso autônomo. Os nervos renais pós-ganglionares alcançam o hilo renal juntamente com a artéria renal e a veia renal e propiciam inervação adrenérgica aos vasos renais, a todos os segmentos do néfron e às células granulares justaglomerulares (JG). O **ureter** é um tubo muscular (músculo liso) que transporta a urina da pelve renal até a bexiga. O ureter se conecta à bexiga em um ângulo oblíquo (**junção ureterovesicular**), formando uma válvula funcional que impede o refluxo de urina durante o enchimento da bexiga (Figura 11.5). A bexiga é um órgão muscular (músculo liso) oco, cujo tamanho varia em função da quantidade de urina que contém, em determinado momento. O músculo liso da bexiga é denominado **músculo detrusor**. O revestimento de células epiteliais da bexiga, que se adapta à alteração de tamanho, é denominado **epitélio de transição** (ver Capítulo 1). Quando a bexiga está vazia, as células parecem empilhadas uma sobre a outra, propiciando uma aparência estratificada (em camadas). Ocorre uma transição durante o enchimento da bexiga, de modo que a aparência de empilhamento se transforma em uma estratificação epitelial mais delgada.

O **colo da bexiga** é a continuação caudal da bexiga, que origina a uretra. O músculo liso do colo é misto, contendo considerável quantidade de tecido elástico; atua como um **esfíncter interno**.

A **uretra** é a continuação caudal do colo da bexiga. Transporta a urina da bexiga para fora do corpo (Figura 11.6). O **esfíncter externo** situa-se na extremidade do colo da bexiga; é composto de músculo esquelético que, neste ponto, envolve a uretra. O limite funcional entre a bexiga e a uretra é o esfíncter.

A prevenção de refluxo da urina durante o enchimento da bexiga se deve à contração do esfíncter externo e à tensão passiva

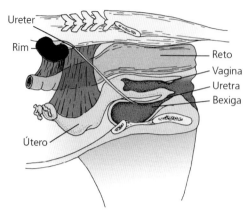

FIGURA 11.6 Plano mediossagital da pelve de uma égua, mostrando as localizações da bexiga e da uretra em relação a outros órgãos.

Tabela 11.1 Quantidade aproximada de néfrons em cada rim dos diversos animais domésticos e de humanos.

ESPÉCIE	NÉFRON/RIM
Bovino	4.000.000
Suíno	1.250.000
Cão	415.000
Gato	190.000
Humano	1.000.000

das estruturas elásticas do colo da bexiga. Quando a urina é expelida da bexiga, o esfíncter externo se relaxa e os músculos da bexiga se contraem. A contração dos músculos da bexiga abre o seu colo, que assume formato de funil. A contração não apenas força a urina em direção à uretra; também dilata a parte inicial da uretra em razão do arranjo das fibras musculares.

■ Néfron

1. Cães de raça de grande porte apresentam quantidade significativamente maior de néfrons que os cães de raça de pequeno porte?
2. Qual a diferença entre o néfron cortical e o néfron justamedular?
3. Quais são os componentes do néfron (em ordem), desde o glomérulo até o ducto coletor medular interno?
4. Quais são os componentes do aparato justaglomerular (JG)?

A unidade funcional do rim é o **néfron**. O conhecimento da função do néfron é fundamental para compreender a função renal. A quantidade de néfrons varia consideravelmente entre as espécies; as quantidades aproximadas nas várias espécies são apresentadas na Tabela 11.1.

Em determinada espécie, a quantidade de néfrons é relativamente a mesma. Considerando a diferença de tamanho nas várias raças de cães, pode-se pensar que os rins de cães de raças de grande porte contêm maior número de néfrons do que os rins de animais de pequeno porte. No entanto, este não é o caso, pois o tamanho maior dos rins de cães de grande porte se deve mais à presença de néfrons maiores do que à maior quantidade de néfrons.

O rim de mamífero apresenta dois tipos principais de néfrons, identificados com base em: (1) localização de seus glomérulos e (2) profundidade da penetração das alças de Henle na medula. Aqueles néfrons com glomérulos nas regiões corticais externa e média são denominados néfrons corticais ou **néfrons corticomedulares**. Eles apresentam uma alça de Henle que se estende até a junção corticomedular ou à parte externa da medula. Aqueles néfrons com glomérulos no córtex, próximo à medula, são denominados **néfrons justamedulares**. Os néfrons justamedulares apresentam alças de Henle que se estendem mais profundamente na medula; algumas se estende mais profundamente, até a pelve renal. A relação de cada tipo de néfron com o córtex e a medula é apresentada nas Figuras 11.7 e 11.8. Os néfrons justamedulares são aqueles que originam e mantêm o gradiente osmótico, baixo e alto, na medula externa e na medula interna, respectivamente. A porcentagem de néfrons que apresentam alças de Henle longas (néfrons justamedulares) é variável, dependendo da espécie animal; varia de 3%, em suínos, a 100% em gatos. Em humanos a porcentagem de néfrons de alças de Henle longas é cerca de 14%. Em ambos os tipos de néfrons, o líquido tubular entra nos

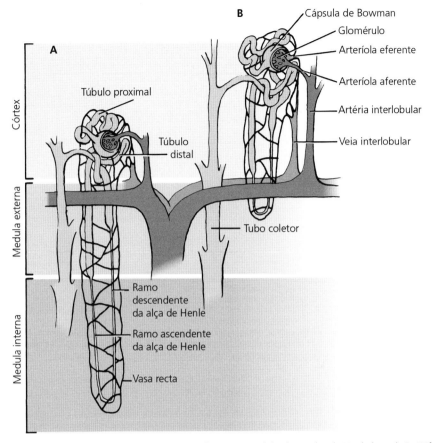

■ **FIGURA 11.7** Tipos de néfrons em mamíferos. **A.** Néfron justamedular (com alça de Henle longa). **B.** Néfron cortical.

tubos coletores e ductos coletores, se expondo aos efeitos de gradientes osmóticos medulares, à medida que seguem até a pelve renal.

Componentes do néfron

Um néfron típico e seus componentes é mostrado na Figura 11.9. O **glomérulo** é um tufo de capilares através do qual ocorre a filtração glomerular. A **arteríola aferente** conduz sangue até o glomérulo e a **arteríola eferente** conduz sangue para fora do glomérulo. O sangue que sai pelas arteríolas eferentes é redistribuído em outro leito de capilares denominados **capilares peritubulares**; eles perfundem os túbulos dos néfrons. **Vasa recta** são ramos capilares dos capilares peritubulares associados aos néfrons de alças de Henle longas. Após a perfusão dos rins, o sangue retorna à veia cava caudal através das veias renais.

Túbulos e ductos no néfron

O filtrado glomerular é coletado pela **cápsula de Bowman** e, subsequentemente, atravessa o **túbulo proximal**, a **alça de Henle** e o **túbulo distal**. O túbulo distal desemboca no túbulo coletor cortical. O **túbulo coletor cortical** não é exclusivo de único néfron, pois recebe líquido tubular da porção contorcida de vários túbulos distais. Quando o túbulo coletor deixa o córtex e alcança a parte mais baixa da medula, é denominado **ducto coletor**. Gerações sucessivas de ductos coletores se unem para formar ductos coletores cada vez maiores. O líquido tubular é, por fim, expelido em ductos coletores maiores, na pelve renal, e transportado pelos

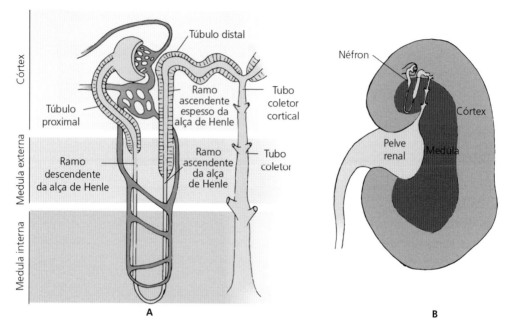

■ **FIGURA 11.8 A.** Componentes do néfron justamedular (em mamíferos) em relação à sua localização no córtex ou na medula. **B.** Corte mediossagital do rim, mostrando a localização de um néfron justameduar (tamanho exagerado) em relação ao córtex, à medula e à pelve renal.

ureteres até a bexiga, onde é armazenado até sua excreção através da uretra. Um resumo dos componentes dos néfrons por onde passa o filtrado glomerular à medida que se transforma em líquido tubular e, por fim, em urina, com excreção (micção) através da uretra é mostrado na Figura 11.10.

Alça de Henle

A alça de Henle é composta de três segmentos: **ramo descendente delgado, ramo ascendente delgado** e **ramo ascendente espesso**. Suas espessuras relativas se devem às diferenças nas células epiteliais e não às alterações no diâmetro do lúmen. O segmento delgado de cada alça é contínuo com o segmento delgado de outra, na curva de uma estrutura semelhante a grampo de cabelo. A profundidade dos ramos descendentes dos néfrons corticais não vai além da parte mais externa da medula. Os néfrons justamedulares apresentam ramos descendentes da alça de Henle que podem se estender até a pelve renal. O segmento delgado do ramo descendente é um túbulo reto contínuo, desde o túbulo proximal; após passar pela curva da estrutura semelhante a grampo de cabelo é seguido pelo ramo ascendente delgado. O segmento espesso do ramo ascendente é um túbulo reto contínuo, desde o ramo ascendente delgado. O segmento espesso do ramo ascendente da alça de Henle retorna ao seu glomérulo de origem, passa entre as arteríolas aferente e eferente e continua como túbulo distal até o seu túbulo coletor cortical.

Aparato justaglomerular

A junção entre o túbulo distal e o glomérulo é conhecida como aparato justaglomerular (JG) (Figura 11.11). Neste local há tipos celulares característicos. No túbulo, as células são coletivamente denominadas **mácula densa**; nas arteríolas aferente e eferente são denominadas células JG; e as células situadas entre a mácula densa e as arteríolas são conhecidas como células mesangiais extraglomerulares (células lacis). O aparato JG está envolvido no controle do volume de sangue que flui para os rins, na taxa de filtração e na secreção de **renina**, uma enzima envolvida na síntese do hormônio **angiotensina II** (um vasoconstritor).

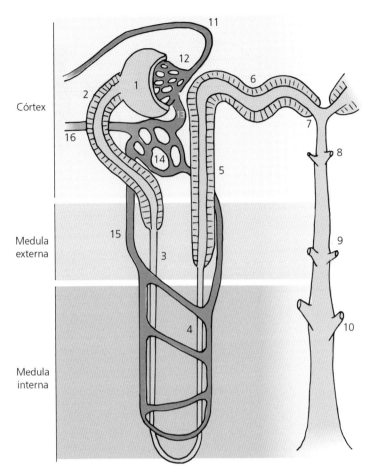

■ **FIGURA 11.9** Néfron funcional e suprimento sanguíneo. Um néfron justamedular é mostrado de modo a exibir a vasa recta. 1, cápsula de Bowman; 2, túbulo proximal; 3, ramo descendente da alça de Henle; 4, ramo ascendente delgado da alça de Henle; 5, ramo ascendente espesso da alça de Henle; 6, túbulo distal; 7, túbulo conector; 8, túbulo coletor cortical; 9, túbulo coletor medular externo; 10, ducto coletor medular interno; 11, arteríola aferente; 12, glomérulo; 13, arteríola eferente; 14, capilares peritubulares; 15, vasa recta; 16, para a veia renal. O ramo ascendente espesso da alça de Henle se transforma em túbulo distal quando passa entre as arteríolas aferente e eferente, no glomérulo (local da mácula densa).

■ **Formação (produção) de urina**

1. Qual a diferença de plasma, filtrado glomerular, líquido glomerular e urina?
2. Qual o trajeto do líquido plasmático na arteríola eferente através dos vários componentes do néfron até a sua excreção pela uretra?
3. Defina FSR, FPR, TFG e FF. Qual variável (FSR, FPR ou TFG) representa o maior volume? Qual é o valor percentual aproximado do filtrado glomerular excretado como urina?
4. Quais são os três mecanismos associados com a formação (produção) de urina?

Os três mecanismos de formação (produção) de urina que envolvem os néfrons e seu suprimento sanguíneo são: (1) filtração glomerular, (2) reabsorção tubular e (3) secreção tubular. Como consequência da filtração glomerular, surge um ultrafiltrado do plasma denominado **filtrado glomerular**, na cápsula de Bowman. O filtrado glomerular se transforma em **líquido tubular** quando penetra nos túbulos do néfron, em razão

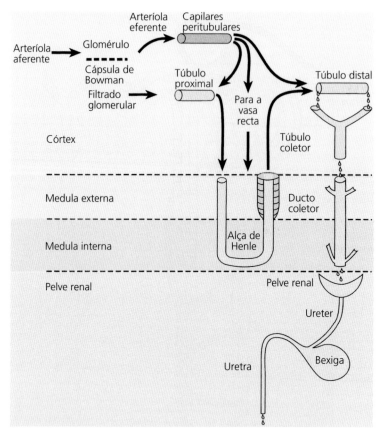

■ **FIGURA 11.10** Resumo do fluxo sanguíneo renal e do fluxo do líquido tubular nos rins à medida que passa pelo néfron. Após a remoção da fração de filtração do plasma no glomérulo, o sangue remanescente que alcança a arteríola eferente é distribuído, via capilares peritubulares, ao néfron, como mostrado na figura. A fração de plasma filtrada no glomérulo chega à cápsula de Bowman como um filtrado glomerular. Ele continua através dos túbulos e ductos dos néfrons, como líquido tubular. O líquido tubular passa por reabsorção e secreção e alcança a pelve renal, como urina. Por fim, a urina é excretada da bexiga durante a micção.

das alterações de composição que ocorrem imediatamente, devido à reabsorção e secreção no lúmen tubular (Figura 11.12). A reabsorção e a secreção tubular continuam por toda a extensão do néfron e do ducto coletor, de modo que o líquido tubular não se torna urina até que penetre na pelve renal. Além dos ductos coletores, com possível exceção da adição de muco em equinos, não ocorre alteração na composição da urina.

Distribuição de sangue aos glomérulos

Fluxo sanguíneo renal (FSR) refere-se ao volume (taxa) de sangue que chega aos rins (em mililitros por minuto). Visto que o plasma é a parte líquida do sangue a partir do qual o filtrado glomerular se forma, o **fluxo de plasma renal (FPR)** refere-se àquela parte do FSR representada pelo plasma. Contanto que nesse particular continue a ser o FSR, no glomérulo forma-se um filtrado glomerular a partir do plasma. A taxa na qual ele se forma é denominada **taxa de filtração glomerular (TFG)**, mensurada em mililitros por minuto. FSR e FPR também são mensuradas em mililitros por minuto e a proporção TFG:FPR é denominada **fração de filtração (FF)**. A FF é a fração (ou porcentagem) do plasma que flui através dos glomérulos e origina o filtrado glomerular. O sangue que continua

Capítulo 11 • Sistema Urinário 305

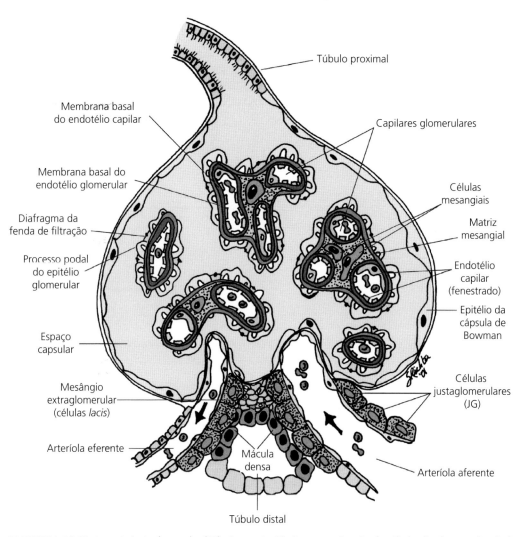

■ **FIGURA 11.11** Aparato justaglomerular (JG). O aparato JG situa-se na junção do túbulo distal e seu glomérulo de origem. Está envolvido na regulação do fluxo sanguíneo e na fração de filtração do néfron, bem como na produção de renina, uma enzima que participa na síntese de angiotensina II. As estruturas no espaço capsular (cápsula de Bowman) parecem estruturas independentes devido à imagem em corte transverso. Estruturalmente, elas são contínuas uma com a outra e com as arteríolas aferente e eferente. (De Reece WO. Kidney function in mammals. In: Reece WO, ed. Dukes' Physiology of Domestic Animals. 13th edn. Ames, IA: Wiley-Blackwell, 2015.)

na arteríola eferente apresenta maior volume globular (hematócrito) e maior concentração de proteína porque uma fração do plasma foi filtrada e penetrou nos túbulos. A concentração de proteína é maior porque, praticamente, é impedida de ser filtrada com outros componentes do plasma (ver seção a seguir).

Um exemplo para as relações entre FSR, FPR, TFG, FF e a porcentagem de urina formada (produzida) em relação à quantidade de filtrado produzido em 24 horas é mostrado na Tabela 11.2.

■ **Filtração glomerular**

1. **Quais são os dois leitos capilares que se difundem nos néfrons? Qual deles se assemelha à extremidade arterial de um capilar muscular e qual se assemelha à extremidade venosa?**

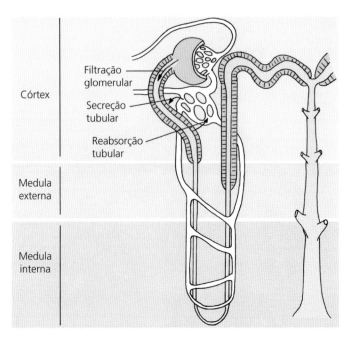

■ **FIGURA 11.12** Néfron funcional e mecanismos envolvidos na formação (produção) de urina. As setas indicam as origens e os destinos dos três mecanismos associados com à formação de urina. Após a filtração glomerular, o filtrado glomerular alcança o túbulo proximal e se transforma em líquido tubular. A secreção tubular é direcionada dos capilares peritubulares para os túbulos e a reabsorção tubular é direcionada dos túbulos para os capilares peritubulares. A reabsorção tubular e a secreção tubular ocorrem em toda a extensão do néfron.

2. Estude as dinâmicas dos capilares associados com a filtração glomerular.
3. Como a constrição da arteríola eferente aumenta a FF?
4. Quais são os fatores associados à autorregulação de FSR e TFG?

Os rins apresentam uma contraparte funcional de dois leitos capilares, representados pelos capilares glomerulares e pelos capilares peritubulares. Os glomérulos são considerados um sistema de alta pressão (alta pressão hidrostática (PH), que favorece a filtração) e os capilares peritubulares, que contêm sangue oriundo do leito capilar glomerular, são considerados um sistema de baixa pressão (baixa PH, que favorece a reabsorção). Como tal, os glomérulos são semelhantes à extremidade arterial de um capilar muscular típico e os capilares peritubulares se assemelham à extremidade venosa desses capilares (ver Capítulo 9). O endotélio do capilar fenestrado dos glomérulos é muito mais poroso do que o endotélio do capilar

Tabela 11.2 Valores aproximados de diversas variáveis da função renal de um cão com 11,35 kg, em condição de hidratação normal.

VARIÁVEL	VALOR
Débito cardíaco (mℓ/min)	1.500
Fluxo de sangue aos rins (% do débito cardíaco)	20
Fluxo sanguíneo renal (mℓ/min)	300
Fluxo plasmático renal[a] (mℓ/min)	180
Taxa de filtração glomerular (mℓ/min)	45
Fração de filtração (equivalente decimal)	0,25
Volume de urina produzido em 24 h[b] (mℓ)	681
Volume de filtrado glomerular produzido em 24 h (mℓ)	64.800
Volume de urina como porcentagem do filtrado	1,05
Filtrado reabsorvido (%)	98,95

[a]Com base na porção de plasma de sangue com valor do hematócrito ao redor de 60%. [b]Calculado com base na taxa média para cães, de 60 mℓ/kg/24 h.

muscular, facilitando a transferência de plasma e de soluto para fora dos glomérulos, para a cápsula de Bowman, enquanto retém componentes celulares, macromoléculas e a maioria das proteínas do sangue.

Dinâmicas de filtração

Dr. Michael Kimber, PhD

A cada passagem pelos rins, cerca de 25% do plasma é removido do glomérulo para formar um filtrado, que é liberado no néfron para uma reabsorção seletiva. As barreiras à filtração dos capilares glomerulares para o espaço capsular (a **membrana glomerular**) são as membranas basais do endotélio do capilar fenestrado e o diafragma da fenda de filtração (ver Figura 11.11). As forças que induzem a transferência de plasma através desta barreira à filtração são as mesmas que equilibram as pressões hidrostática e osmótica, como aquelas que controlam as dinâmicas capilares em outras partes (ver Capítulo 9), com diferenças mínimas, como mostrado na Figura 11.13. A pressão hidrostática capilar (P_c; favorece a filtração) é alta

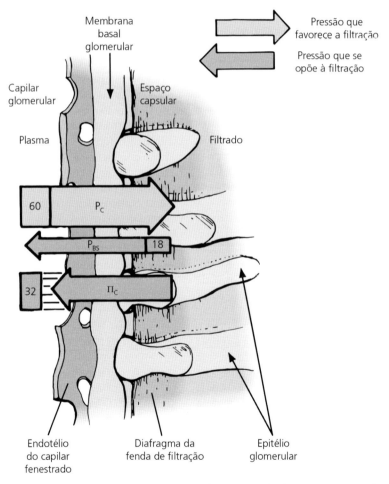

■ **FIGURA 11.13** Dinâmicas da filtração glomerular em mamíferos. A cápsula de Bowman é separada do glomérulo por uma membrana glomerular, através da qual ocorre a filtração. A magnitude da filtração é determinada pela diferença entre as pressões que favorecem a filtração e aquelas que se opõem à filtração. Nesta ilustração, ocorre filtração porque 60 − (32+18) = 10 mmHg. Valores maiores ou menores que 10 mmHg estão mais ou menos relacionados com a filtração, respectivamente. Os valores da pressão (60, 32, 18) estão expressos em mmHg. P_c = pressão hidrostática capilar; P_{EB} = pressão hidrostática do espaço de Bowman; e π_c = pressão osmótica coloidal.

devido à contração do ventrículo esquerdo e pode ser modulada, adicionalmente, pelo tônus das arteríolas aferente e eferente (ver seções a seguir). A magnitude da pressão hidrostática induzida pelo líquido do espaço de Bowman (P_{EB}) é menor e positiva, ou seja, se opõe à filtração.

Isso é diferente da pressão de líquido intersticial (P_{LI}) vista nos leitos capilares extraglomerulares que apresentam uma pressão negativa (*vaccuo*). A pressão osmótica coloidal do plasma (π_c) se opõe à filtração, sendo gerada pela presença de proteínas nos capilares glomerulares, que são impedidas de deixá-los devido à barreira à filtração. Ocorre algum grau de extravasamento de proteínas suficiente para gerar pressão osmótica coloidal no espaço de Bowman (π_{EB}), mas, em condições normais, isso é irrelevante. A pressão de filtração total nos glomérulos é comparável a àquela de outros leitos capilares (p. ex., músculos), mas a transferência de plasma para fora dos capilares glomerulares é significativamente maior. Isto se deve à maior quantidade de endotélio capilar fenestrado poroso e à maior área de superfície disponível para filtração, devido a estrutura contorcida dos capilares nos glomérulos.

Fatores de filtração

Pode haver variação na taxa de filtração glomerular devido à alteração no diâmetro da arteríola aferente ou eferente. A dilatação da arteríola aferente aumenta o fluxo sanguíneo ao glomérulo que, por sua vez, aumenta a PH e o potencial de filtração. A constrição da arteríola eferente aumenta a PH glomerular, do mesmo modo que a obstrução de uma veia aumenta a PH nos capilares anteriores à obstrução. Ainda que o FSR aos glomérulos diminua devido à redução do fluxo causada pela constrição da arteríola eferente, a TFG é mantida (devido à maior PH) e isto possibilita uma FF constante.

Considerando moléculas de um determinado tamanho, aquelas com carga positiva são mais facilmente filtradas do que aquelas com carga negativa. Isto acontece porque na membrana basal glomerular há sítios (principalmente proteoglicanos) com carga negativa (aniônicos) que repelem moléculas que apresentam, também, carga negativa. Assim, a filtração das moléculas de albumina do plasma é relativamente restrita (podem não ser totalmente eliminadas) porque elas são moléculas grandes e polianiônicas na faixa de variação do pH fisiológico. Na doença renal, em que a baixa perfusão pode influenciar a filtração, a carga eletrostática da membrana glomerular pode se alterar e as moléculas que anteriormente apresentavam restrição à filtração podem ser filtradas e alcançar o espaço capsular.

Autorregulação

Um mecanismo de autocontrole denominado mecanismo de *feedback* tubuloglomerular tem função de autorregulação. Ele envolve dois componentes que atuam em conjunto para controlar a TFG: (1) Um mecanismo de *feedback* da arteríola aferente e (2) um mecanismo de *feedback* da arteríola eferente. As células da mácula densa detectam as alterações de volume liberado nos túbulos distais. A menor TFG torna lento o fluxo na alça de Henle, possibilitando maior reabsorção de íons sódio e cloreto no ramo ascendente da alça de Henle e, consequentemente, reduz a concentração de cloreto de sódio nas células da mácula densa. Isso resulta em um sinal de mácula densa que reduz a resistência ao fluxo sanguíneo nas arteríolas aferentes, condição que aumenta a PH glomerular, auxiliando no retorno à TFG normal. O sinal oriundo da mácula densa também aumenta a liberação de renina pelas células JG das arteríolas aferentes e eferentes (principais locais de armazenamento de renina). A renina, uma enzima, aumenta a síntese de angotensina I, que é convertida em angiotensina II pela enzima conversora de angiotensina (ECA).

A angiotensina II causa constrição das arteríolas eferentes e, assim, aumenta a PH glomerular e auxilia no retorno da TFG à normalidade. A síntese de angiotensina II continua devido à conversão do angiotensinogênio do plasma (sintetizado no fígado) em angiotensina I, pela ação da renina, e sua subsequente conversão em angiotensina II pela ECA (Figura 11.14). Embora a origem da ECA seja, principalmente, no endotélio de capilares pulmonares, devido

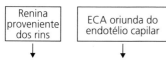

■ **FIGURA 11.14** Conversão de angiotensinogênio em angiotensina II. O angiotensinogênio plasmático é sintetizado no fígado. É convertido em angiotensina I pela ação da renina liberada pelas células justaglomerulares das arteríolas aferente e eferente. A angiotensina I é convertida em angiotensina II pela enzima conversora de angiotensina (ECA), oriunda do endotélio capilar.

sua vascularidade, ela também é oriunda do endotélio de capilares renais e de outros leitos vasculares.

Depois da vasopressina, a angiotensina II é o segundo vasoconstritor mais potente produzido pelo organismo. É rapidamente inativada nos leitos capilares periféricos por várias enzimas denominadas angiotensinases. Embora não relacionada à autorregulação, a angiotensina II estimula a secreção de aldosterona, que provoca reabsorção de Na$^+$. Isso faz com que atue como um fator regulador de volume (LEC)

■ **Reabsorção e secreção tubular**

1. Em qual parte do néfron ocorre maior reabsorção?
2. O que significa transporte máximo e como ele difere do limiar renal?

Para que ocorra reabsorção, uma substância deve sair do lúmen tubular através das células epiteliais tubulares, se difundir pelo líquido intersticial (LI) e alcançar os capilares. Uma substância para ser secretada deve sair do capilar, se difundir pelo LI e passar, através das células epiteliais tubulares, para o lúmen tubular. Um corte sagital do epitélio tubular e sua relação com o lúmen tubular e o capilar peritubular são mostrados na Figura 11.15.

Reabsorção de Na$^+$, Cl$^-$, glicose e aminoácidos

Substâncias importantes para as funções orgânicas, como a glicose e os aminoácidos, alcançam o líquido tubular mediante sua filtração nos glomérulos. Em razão de seu tamanho molecular relativamente pequeno, elas passam facilmente através da membrana glomerular, e sua concentração no filtrado glomerular é igual a sua concentração no plasma. A menos que estas substâncias retornem ao sangue, elas são excretadas na urina, sendo eliminadas do organismo. Nas células epiteliais dos túbulos contorcidos proximais, a glicose e os aminoácidos são transferidos do lúmen tubular para o líquido intersticial (LI), e daí se difundem aos capilares peritubulares. Seu transporte do lúmen tubular para as células epiteliais tubulares está associado com o transporte de Na$^+$. Por exemplo, Na$^+$ e glicose (ou um aminoácido) estão associados ao mesmo carreador, quando são transferidos através do bordo em escova da célula epitelial do lúmen para o citoplasma da célula (Figura 11.16). A energia necessária para o transporte está associada com o transporte ativo de Na$^+$ através das membranas lateral e basal das células epiteliais tubulares. O transporte ativo de Na$^+$ para fora das células, nas bordas basal e lateral, origina um gradiente químico para a difusão de Na$^+$ a partir do lúmen tubular, onde sua concentração é maior, para o citoplasma da célula. O transporte de glicose e

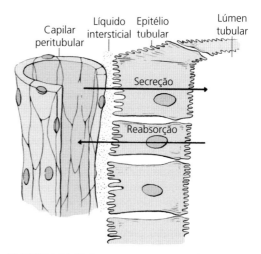

■ **FIGURA 11.15** Estruturas que separam o líquido tubular, no lúmen tubular, do plasma, nos capilares peritubulares. A energia necessária para os processos de reabsorção e secreção é fornecida pela Na$^+$-K$^+$-ATPase ("bomba de sódio"), localizada na membrana basolateral das células epiteliais do túbulo proximal.

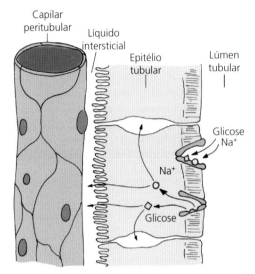

FIGURA 11.16 Transporte de Na⁺ do lúmen tubular para a célula epitelial tubular e seu cotransporte com a glicose. A conformação da proteína carreadora possibilita a recepção de Na⁺ e glicose oriundos do lúmen. A alteração de conformação do carreador possibilita a liberação de Na⁺ e glicose no citoplasma das células epiteliais. Uma vez liberada, a proteína carreadora retorna à sua conformação original para receber mais Na⁺ e glicose. O Na⁺ liberado no citoplasma epitelial tubular é ativamente transportado, através das bordas basal e lateral das células, ao líquido intersticial (LI) e se difunde, a partir daí, aos capilares. A glicose segue as mesmas vias, exceto que seu transporte não é ativo. Os aminoácidos também são transportados juntamente com Na⁺, como ocorre com a glicose.

aminoácidos não requer energia adicional porque são transportados junto com o Na⁺. Uma vez presentes no interior das células, a glicose e os aminoácidos são liberados do seu carreador, se difundem através das bordas basal e lateral ao LI e a partir daí aos capilares. A proteína carreadora, na qual foram transportados do lúmen para as células juntamente com o Na⁺, retorna a sua conformação original para transportar mais glicose, aminoácidos e Na⁺.

Como o Na⁺ é transportado das células do epitélio tubular para o LI, instala-se um gradiente elétrico entre o LI e o lúmen tubular (lúmen com carga elétrica negativa). O Cl⁻ se difunde facilmente através das membranas e sua difusão a partir do lúmen acompanha o transporte de Na⁺ no epitélio tubular, de modo a manter a neutralidade elétrica.

Consequentemente, o lúmen apresenta baixa negatividade no túbulo proximal, onde grande parte dos íons Na⁺ é reabsorvida.

Reabsorção de água e ureia

A remoção de Na⁺, glicose, aminoácidos e outras substâncias do lúmen para o LI e os capilares aumenta a quantidade de água no lúmen e a água é reabsorvida por osmose no LI e nos capilares. A reabsorção de água nos capilares peritubulares, a partir do LI, é facilitada pela PH relativamente baixa e à alta pressão osmótica coloidal (perda de água, mas não de proteína, no glomérulo), nos capilares peritubulares. Essa condição é semelhante àquela verificada na extremidade venosa de um capilar muscular (ver Capítulo 9).

A remoção de água do lúmen tubular aumenta a concentração de substâncias difusíveis (principalmente ureia) e elas são transferidas do lúmen ao LI e aos capilares por difusão simples. Os túbulos proximais reabsorvem cerca de 65% de H_2O, Na^+, Cl^- e HCO_3^- e 100% de glicose e aminoácidos previamente filtrados nos glomérulos.

Secreção de H⁺, K⁺, NH₃ e moléculas orgânicas

Ocorre transferência de várias substâncias dos capilares ao LI e, então, ao lúmen tubular (secreção tubular). A secreção de H⁺ acontece em toda a extensão dos túbulos dos néfrons (exceto no ramo delgado da alça de Henle) e está associada com a reabsorção de HCO⁻. A secreção de K⁺ ocorre nos túbulos contorcidos distais e nos túbulos e ductos coletores e está associada com a reabsorção de Na⁺. A amônia é secretada pelos túbulos do néfron. Sua taxa de secreção é variável, dependendo do equilíbrio ácido-base nos líquidos corporais (ver texto à frente). Muitas moléculas orgânicas também são secretadas pelas células do epitélio tubular, para o lúmen tubular. Uma substância semelhante à penicilina é eliminada dos líquidos corporais devido à secreção tubular. Foram sintetizadas substâncias semelhantes à penicilina capazes de persistir nos líquidos corporais por período mais longo, por apresentarem menor taxa de secreção.

Transporte tubular máximo

Substâncias como a glicose, que se ligam a um carreador ou que sua reabsorção requer mecanismos de transporte ativo, apresentam uma taxa máxima de reabsorção denominada **transporte tubular máximo** (T_M). Quando o T_M de determinada substância é ultrapassado, a substância surge na urina. No **diabetes melito**, há carência ou ausência de insulina, com prejuízo à transferência de glicose do plasma para as células. Portanto, ocorre aumento da concentração plasmática de glicose, que ocasiona elevação no conteúdo de glicose no plasma e nos túbulos. O aumento do conteúdo tubular excede a disponibilidade de moléculas carreadoras, para o seu transporte e reabsorção, e o excesso de glicose continua seu fluxo através dos túbulos, alcançando a urina. Como ela fica retida nos túbulos, contribui para a pressão osmótica efetiva do líquido tubular; a água também fica retida. No **diabetes melito**, detecta-se glicose na urina, bem como produção de maior volume de urina. Quantidade maior de água corporal se perde na urina, de modo que os animais acometidos bebem mais água para compensar a perda de água na urina. A maior produção de urina é denominada **diurese**. Quando é causada pela retenção de água devido à maior pressão osmótica efetiva no lúmen tubular é denominada **diurese osmótica**.

Nem todas as centenas de milhares de néfrons apresentam o mesmo T_M. A primeira manifestação de glicosúria não representa o T_M do rim, mas sim o **limiar renal** (concentração plasmática de uma substância a partir da qual surge na urina). O T_M do rim é alcançado quando todos os néfrons estão reabsorvendo determinada substância em sua capacidade máxima. No caso da glicose, o limiar renal (concentração plasmática de glicose a partir da qual surge na urina) é cerca de 180 mg/dℓ e o T_M (concentração plasmática a partir da qual aumentos adicionais de glicose no plasma resultam em aumentos semelhantes no teor de glicose na urina) é, aproximadamente, 260 mg/dℓ.

▪ Mecanismo de contracorrente

1. **Qual é a função do mecanismo de contracorrente?**
2. **Diferencie mecanismo de multiplicação por contracorrente de mecanismo de troca por contracorrente.**
3. **Qual é a tonicidade do líquido tubular quando este alcança o túbulo distal?**
4. **Quais fatores são responsáveis pela recirculação da ureia?**

A preparação do líquido tubular (após deixar o túbulo proximal), com intuito de reter ou excretar água depende da existência de uma osmolalidade muito alta no LI da medula renal. A osmolalidade aumenta à medida que aumenta a distância do córtex, atingindo valor máximo nas partes mais internas da medula. Esse valor máximo é variável, em função da espécie animal. No cão é ao redor de 2.400 mOsm/kg H_2O; comparativamente, a osmolalidade plasmática de cerca de 300 mOsm/kg H_2O. A alta osmolalidade se deve ao **mecanismo de contracorrente**. É estabelecido pelas atividades das alças de Henle, sendo mantido pelas características especiais do suprimento de sangue à medula renal (**a vasa recta**).

Há um sistema de contracorrente em túbulos ou vasos, nos quais o influxo de líquido segue paralelo, em oposição (contra) ou próximo ao fluxo, por alguma distância. Estas características são comuns aos arranjos anatômicos das alças de Henle e da vasa recta. Portanto, o mecanismo de contracorrente renal compreende dois sistemas de contracorrente: o **mecanismo de multiplicação por contracorrente** (alças de Henle) e o **mecanismo de troca por contracorrente** (vasa recta).

Mecanismo de multiplicação por contracorrente

O mecanismo de multiplicação por contracorrente é mostrado na Figura 11.17 e consiste em: (1) ramo descendente, (2) segmento delgado do ramo ascendente e (3) segmento espesso do ramo ascendente da alça de Henle.

Ocorrem alterações na osmolalidade do líquido tubular à medida que ele progride através da alça de Henle, em razão das características de permeabilidade dos ramos e segmentos da alça de Henle associados com o cotransporte

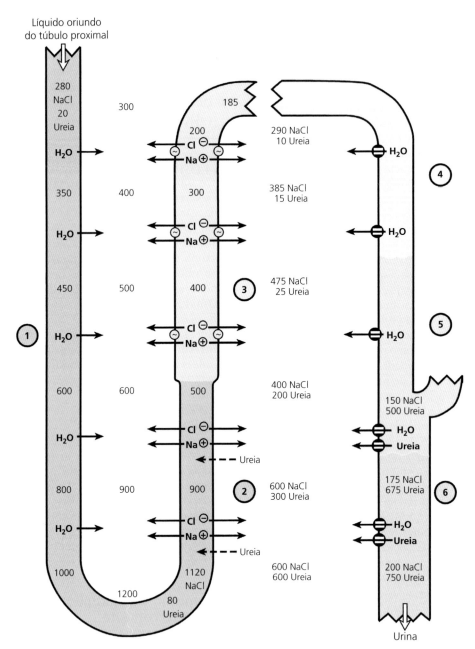

■ **FIGURA 11.17** Mecanismo de multiplicação por contracorrente na alça de Henle e recirculação da ureia. Os valores mostrados (em miliosmoles/kg H_2O) são hipotéticos, mas se aproximam daqueles de humanos, em condições de baixa ingestão de água. Os números avulsos representam a osmolalidade total. Números identificados (NaCl, ureia) representam a contribuição específica à osmolalidade total. O transporte de NaCl e ureia no segmento delgado do ramo ascendente da alça de Henle é feito por difusão simples. O transporte ativo de Na^+ no ramo ascendente espesso é associado ao transporte de Cl^- (cotransporte). Os canais de água (e também de ureia), à direita, estão abertos (influência do hormônio antidiurético). Neste exemplo, a urina está sendo concentrada. Números circundados identificam as seguintes partes: 1, ramo descendente da alça de Henle; 2, segmento delgado do ramo ascendente da alça de Henle; 3, segmento espesso do ramo ascendente da alça de Henle; 4, ducto coletor cortical; 5, ducto coletor medular externo; 6, ducto coletor medular interno. Ver texto para detalhes. (De Reece WO. Kidney function in mammals. In: Reece WO, ed. Dukes' Physiology of Domestic Animals. 13th edn. Ames, IA: Wiley-Blackwell, 2015.)

ativo de NaCl no segmento espesso do ramo ascendente. No ramo descendente (impermeável a solutos, permeável à água), a água se difunde por osmose devido à maior pressão osmótica do líquido intersticial (LI); a concentração de soluto (principalmente NaCl) aumenta à medida que se aproxima da curva da estrutura semelhante a grampo de cabelo da alça de Henle. O segmento delgado do ramo ascendente é permeável ao NaCl e impermeável à H_2O. Assim, a água é retida nos túbulos e o NaCl se difunde (devido ao gradiente de concentração) ao LI. No segmento espesso do ramo ascendente, ocorre transporte ativo (cotransporte) do NaCl para o LI e a água continua a ser retida. Considerando que a osmolalidade do líquido tubular que chega ao ramo descendente é de 300 mOsm/kg de H_2O, o líquido tubular que deixa o ramo ascendente e entra no túbulo distal é diluído (osmolalidade de 185 mOsm/kg H_2O). As alterações da osmolalidade do líquido tubular (descritas nas seções a seguir) que determinam se a urina será diluída ou concentrada ocorrem nos túbulos distais e ductos coletores.

O gradiente osmótico vertical no LI (menor na medula externa, maior na medula interna e na curva da estrutura semelhante a grampo de cabelo da alça de Henle) é estabelecida e mantida por: (1) transporte ativo contínuo de NaCl no segmento espesso do ramo ascendente, (2) concentração do líquido tubular no ramo descendente e (3) difusão passiva do NaCl do lúmen do segmento delgado do ramo ascendente para o LI da medula interna.

Mecanismo de troca por contracorrente

O mecanismo de troca por contracorrente é um sistema no qual o transporte entre o fluxo e o influxo é totalmente passivo. A vasa recta atua como trocadores por contracorrente (Figura 11.18). Eles são permeáveis à água e solutos, em toda a sua extensão. Nos ramos descendentes, a água é retirada por osmose, do plasma da vasa recta para o LI hiperosmótico (gerado pelo multiplicador por contracorrente) e os solutos se difundem do LI para a vasa recta. Nos ramos ascendentes, os solutos se difundem de volta

ao LI e a água é retirada por osmose retrógrada, na vasa recta. O resultado final é que os solutos responsáveis pelo gradiente medular vertical são principalmente retidos no LI da medula. A quantidade de soluto que sai da vasa recta é ligeiramente maior do que a que entra.

Maior taxa do fluxo sanguíneo medular reduz o tempo de difusão do soluto do ramo ascendente de volta para o LI, e o sangue que deixa o ramo ascendente apresenta maior concentração de soluto. O resultado é uma perda de tonicidade ou perda gradativa do gradiente medular, denominada **perda da tonicidade** (*washout*) **medular**. A perda de soluto medular normalmente não acontece porque o fluxo sanguíneo à vasa recta é reduzido (a vasa recta compreende 10% a 20% do fluxo sanguíneo renal) e, frequentemente, é caracterizado por um fluxo lento. Todo o excesso de sal removido do LI medular pela vasa recta deve ser reposto pelas alças de Henle, de modo a manter o gradiente osmótico. Se não há fluxo sanguíneo por contracorrente na vasa recta e o sangue dos ramos descendentes da vasa recta retornam diretamente à veia renal, em vez de acompanhar o contrafluxo no ramo ascendente, o soluto da medula renal é removido muito rapidamente, em vez de ser mantido.

Função da ureia

Além do NaCl, a ureia também contribui para a alta concentração de soluto no líquido intersticial (LI) da medula renal. A presença de ureia se deve ao seu mecanismo de recirculação entre os ductos coletores e a alça de Henle (ver Figura 11.17). **Recirculação** significa que a ureia se difunde a partir de ductos coletores da medula interna para o LI e a partir daí para o lúmen dos segmentos delgados dos ramos ascendentes das alças de Henle. A difusão ocorre devido à permeabilidade destas partes do néfron à ureia e às diferenças de concentração (alta para baixa). Após a entrada da ureia nas alças de Henle, ela é retida em razão da impermeabilidade da membrana, até que novamente atinja os ductos coletores medulares internos, que apresentam permeabilidade variável, dependendo do conteúdo de **hormônio antidiurético (ADH)** (ver a seção a seguir). O mecanismo de recirculação

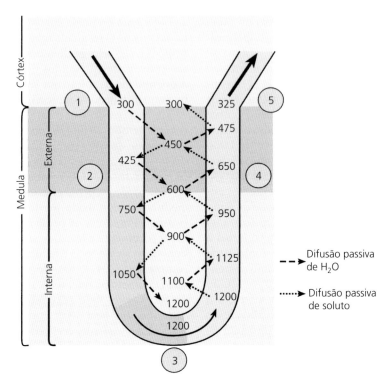

■ **FIGURA 11.18** Mecanismo de troca por contracorrente na vasa recta. Os valores mostrados (miliosmoles/kg H₂O) se aproximam daqueles de humanos. O sangue penetra no córtex (**1**), com miliosmolalidade ao redor de 300 e desce através do líquido peritubular com hipertonicidade crescente na medula (**2**). A água se difunde para fora e o soluto se difunde para dentro até atingir a curva de uma estrutura com formato de grampo de cabelo (**3**). Em seguida, o sangue sobe em um líquido de hipertonicidade decrescente e a água se difunde para dentro e o soluto para fora (**4**). Quando o sangue retorna ao córtex (**5**), a miliosmolalidade é apenas ligeiramente maior do que quando entrou na vasa recta. (De Reece WO. Kidney function in mammals. In: Reece WO, ed. Dukes' Physiology of Domestic Animals. 13th edn. Ames, IA: Wiley-Blackwell, 2015.)

e a alta concentração de ureia na medula, não apenas auxilia o mecanismo de multiplicação por contracorrente e o gradiente osmótico, mas também assegura a excreção de ureia quando a excreção de urina é baixa. Por exemplo, se a taxa de produção de urina é 2 mℓ/min e sua concentração de ureia é de 2 mg/mℓ, então, seriam excretados 4 mg de ureia a cada minuto. No entanto, se a taxa de produção de urina diminui para 1 mℓ/min (maior reabsorção de água), a concentração de ureia aumenta para 4 mg/mℓ e a excreção se mantém em 4 mg/min. A concentração de ureia permanece alta nos ductos coletores porque ela também é alta no LI (a difusão do ducto coletor é limitada pela diferença de concentração).

■ **Concentração da urina**

1. Qual é o grau de desidratação detectado no LEC?
2. Onde atua o ADH?
3. Qual a direção da difusão da água (ou seja, ducto coletor para LI medular ou vice-versa) quando há aumento da secreção do ADH?
4. Quais vasos sanguíneos recebem a água reabsorvida no espaço intersticial da medula?
5. Qual a proporção osmolalidade urinária:plasmática aproximada no cão? Como ela se assemelha à de humanos? Seria possível maior concentração da urina com o aumento dessa proporção?

Capítulo 11 • Sistema Urinário   **315**

6. Como o diabetes melito e o diabetes insípido se diferem quanto às causas de polidipsia e poliúria verificadas nessas doenças?
7. Quais as razões para falha na concentração da urina na doença renal crônica?

Ocorre transporte ativo contínuo de NaCl e baixa permeabilidade à água e ureia no túbulo distal. Na extremidade final do túbulo distal e antes que o líquido penetre nos túbulos e ductos coletores corticais, a osmolalidade é ao redor de 150 mOsm. O líquido tubular que penetra nos túbulos distais apresenta osmolalidade inferior a do plasma devido à remoção de Na^+ e Cl^- que ocorreu no ramo ascendente da alça de Henle, juntamente com retenção simultânea de água.

Hormônio antidiurético e osmorregulação

As células epiteliais dos túbulos coletores e dos ductos coletores apresentam permeabilidade variável à água, dependendo da quantidade de ADH secretada pela neuroipófise (glândula pituitária posterior). O ADH aumenta a permeabilidade destas células à água. Ocorrem alterações significativas na taxa de secreção do ADH quando há alteração na osmolalidade plasmática em valor tão baixo quanto 2%, tanto para mais quanto para menos.

O grau de hidratação do LEC é detectado pelas **células osmorreceptoras** do hipotálamo. Os osmorreceptores do hipotálamo respondem à pressão osmótica efetiva; assim, um aumento na osmolalidade deve ser causado por substâncias restritas de difusão às células osmorreceptoras. Por essa razão, as células osmorreceptoras frequentemente são consideradas receptores de Na^+ porque o Na^+ é um cátion não difusível cuja concentração é maior no LEC. Um aumento na osmolalidade induzido pela ureia (livremente difusível) não estimula estes receptores. Quando as células detectam aumento da osmolalidade plasmática (hiperosmolalidade), elas estimulam a neuroipófise para secretar mais ADH e quando elas detectam redução da osmolalidade plasmática (hiposmolalidade) ocorre diminuição na taxa de liberação de ADH. O ADH secretado circula pelo sangue e alcança os túbulos renais, onde há alteração da permeabilidade à água (Figura 11.19). O centro da sede, também localizado no hipotálamo, é estimulado pela hiperosmolalidade. Um déficit hídrico requer ingestão de água para sua correção e os animais procuram por água. As respostas ao aumento da osmolalidade plasmática são resumidas na Figura 11.20.

O líquido tubular hipotônico que alcança os túbulos coletores e os ductos coletores seria excretado como urina, se água não fosse reabsorvida. Isso acontece no caso de diabetes insípido, condição na qual não há ADH ou a concentração desse hormônio encontra-se muito diminuída. Os animais com esta doença apresentam sinais clínicos de **poliúria** (produção e excreção de grande volume de urina) e **polidipsia** (sede excessiva manifestada pela ingestão excessiva de água). A urina produzida é diluída, com densidade menor do que a normal. Os animais com diabetes melito também podem apresentar poliúria e polidipsia. Nessa doença, a poliúria é provocada por diurese osmótica induzida pela presença de glicose na urina (falha de reabsorção); não é causada por carência de ADH. A densidade urinária possivelmente é maior do que a normal e o resultado do teste de glicose na urina é positivo. Como no diabetes insípido, a polidipsia é uma compensação à poliúria, para compensar o déficit de água.

Nos animais sadios, quando o líquido tubular penetra nos túbulos coletores e nos ductos coletores, a água é reabsorvida à medida que prossegue para a pelve renal porque ela é exposta à pressão osmótica efetiva de maior magnitude no LI da medula renal, em razão do mecanismo de contracorrente. A secreção de ADH é compatível com a necessidade de retenção de água. Nos casos extremos de retenção de água, seria necessário que a osmolalidade do líquido tubular e, consequentemente, a da urina, se aproximasse da osmolalidade do LI na região mais interna da medula. No cão, isto se aproximaria de 2.400 mOsm e a proporção osmolalidade urinária:plasmática (2.400:300) seria, aproximadamente, 8:1. A concentração da urina seria oito vezes aquela do plasma. Alguns roedores do deserto apresentam

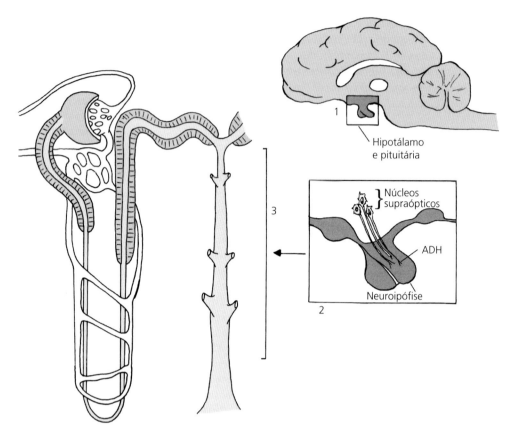

■ **FIGURA 11.19** Relação entre o hipotálamo, a neuroipófise e os rins na regulação da hidratação extracelular. 1. Desidratação extracelular detectada pelos osmorreceptores do hipotálamo. A área quadriculada de número 1 mostra a localização cerebral da área quadriculada de número 2. 2. ADH (neurossecreção de núcleos supraópticos no hipotálamo) secretado no sangue em resposta à desidratação. 3. Túbulos coletores corticais e ductos coletores medulares são os locais de atuação do ADH, provocando maior reabsorção de H_2O.

proporção osmolalidade urinária:plasmática ao redor de 16:1. Esta proporção representa uma adaptação extrema para retenção de água corporal. Não há água no ambiente disponível para os animais do deserto (o ganho de água se deve, principalmente, á água metabólica) e a perda de água é minimizada para a sobrevivência desses animais. Na Tabela 11.3 há comparações entre as porcentagens de néfrons de alça longa (alça de Henle que se estende profundamente na medula) e a **espessura medular relativa** de diferentes animais.

A espessura medular relativa é obtida mediante mensurações da profundidade da medula, a partir da junção corticomedular para a sua região mais profunda, que se projeta na pelve renal. Acredita-se que a espessura medular relativa seja um melhor preditor da capacidade de concentração da urina do que a porcentagem de néfrons de alça longa. Considerando a depressão do ponto de congelamento (partículas de soluto menores do que o ponto de congelamento da solução), o rato-canguru apresenta maior capacidade de concentração da urina. Quando comparado com humanos, parece que sua osmolalidade medular mais interna é cerca de quatro vezes maior do que de humanos, ou seja 4.800 mOsm.

Outros fatores que influenciam a liberação de ADH

A liberação de ADH pela neuroipófise é influenciada por outros fatores, além da hidratação do

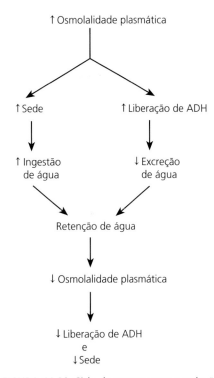

■ **FIGURA 11.20** Ciclo de eventos para a redução da hiperosmolalidade. Maior sede é o principal fator para a correção da hiperosmolalidade. ADH, Hormônio antidiurético. (De Reece WO. Kidney function in mammals. In: Reece WO, ed. Dukes' Physiology of Domestic Animals. 13th 2dn. Ames, IA: Wiley-Blackwell, 2015.)

LEC. Temperatura ambiente fria inibe a liberação de ADH, de modo que aumenta a produção de urina e a ingestão de água. A necessidade de ingestão de água se deve à sede induzida pela perda de água decorrente da diurese. A necessidade de disponibilidade de água em temperatura fria é aparente.

O álcool inibe a secreção de ADH; a desidratação é uma consequência da ingestão de álcool (não é um fator para animais domésticos).

Falha na concentração da urina

Além do diabetes insípido, outras doenças renais se caracterizam pela baixa capacidade de concentrar a urina. O prejuízo da capacidade de concentração da urina é perceptível na **insuficiência renal crônica**. As razões citadas são:

1. Há mais soluto do que o normal para que os néfrons permaneçam funcionais, pois o alto conteúdo de soluto nos túbulos renais contribui para a diurese osmótica.
2. A hipertonicidade do LI medular não se mantém devido a: (a) perda de tecido medular ou redução do fluxo sanguíneo na vasa recta e (b) menor transporte de Na^+ e Cl^- para o segmento espesso do ramo ascendente da alça de Henle.

Tabela 11.3 Relação entre a estrutura e a capacidade de concentração da urina dos rins de mamíferos.

ANIMAL	TAMANHO DO RIM[a] (mm)	NÉFRONS DE ALÇAS LONGAS (%)	ESPESSURA MEDULAR RELATIVA[b]	MÁXIMA DEPRESSÃO DO PONTO DE CONGELAMENTO DA URINA (°C)
Castor	36	0	1,3	0,96
Suíno	66	3	1,6	2
Humano	64	14	3	2,6
Cão[c]	40	100	4,3	4,85
Gato	24	100	4,8	5,8
Rato	14	28	5,8	4,85
Rato-canguru	5,9	27	8,5	10,4
Gerbo	4,5	33	9,3	12
Rato-do-deserto (*Psammomys*)	13	100	10,7	9,2

[a]Tamanho do rim = raiz cúbica do produto das dimensões do rim. [b]Espessura medular relativa = espessura medular em milímetros = 10 ÷ tamanho do rim. [c]Beeuwkes e Bonvenre demonstraram (1975) que o rim do cão contém néfrons de alças curtas ou corticomedulares; portanto, os néfrons de alça longa representam menos de 100% dos néfrons. De Schmidt-Nielsen B, O'Dell R. Structure and concentrating mechanism in the mammalian kidney. Am J Physiol. 1961; 200: 1119–1124.

3. A lesão às células dos túbulos coletores e dos ductos coletores as tornam menos responsivas ao ADH.

Regulação do volume de líquido extracelular

1. Como osmorregulação e regulação se diferenciam do volume?
2. Onde estão localizados os receptores que respondem às alterações do volume sanguíneo?
3. Quais são os níveis de resposta à atividade do nervo simpático renal eferente?

Na **osmorregulação** (regulação da osmolalidade do LEC), tem-se a regulação da proporção Na$^+$:água (osmoconcentração), e na **regulação do volume** (regulação do volume do LEC e, assim, do volume sanguíneo), tem-se a regulação dos conteúdos absolutos de Na$^+$ e de água presentes. Os principais receptores que respondem à alteração súbita no volume de sangue são aqueles situados no átrio esquerdo do coração. As fibras nervosas aferentes do nervo vago desses receptores propiciam uma ligação neural entre o coração, como um sensor do volume sanguíneo, e os rins como órgão efetores. Na hipovolemia (volume de líquido circulante no corpo anormalmente baixo) ocorre redução no preenchimento do átrio esquerdo, seguida de menor estímulo da fibra aferente do nervo vago, bem como de respostas resumidas na Figura 11.21.

O estímulo aos rins é induzido pela **atividade do nervo simpático renal eferente** com inervação às células granulares justaglomerulares (JG), aos túbulos do néfron e aos vasos sanguíneos renais. Cada um desses conjuntos de estruturas é inervado por grupos funcionalmente específicos de nervos simpáticos. Assim, as respostas a esses conjuntos são graduadas e, com intensidade crescente; primeiramente aumenta a secreção de renina pelas células

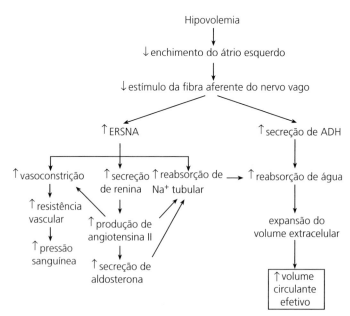

■ **FIGURA 11.21** Respostas renal e cardiovascular induzidas por fibras nervosas simpáticas do sistema nervoso autônomo em resposta ao baixo volume circulante (hipovolemia). As respostas induzidas pelo estímulo do nervo simpático renal eferente (ERSNA; do inglês "efferent renal sympathetic nerve activity") são classificadas de acordo com a gravidade da hipovolemia. Assim, a secreção de renina é a primeira resposta, seguida de reabsorção de Na$^+$ tubular e, por fim, de vasoconstrição para minimizar a diminuição da pressão sanguínea associada à hipovolemia. ADH, hormônio antidiurético. (De Reece WO. Kidney function in mammals. In: Reece WO, ed. Dukes' Physiology of Domestic Animals. 13th edn. Ames, IA: Wiley-Blackwell, 2015.)

Capítulo 11 • Sistema Urinário **319**

granulares JG, seguida de aumento na reabsorção tubular renal de sódio e, por fim, pela vasoconstrição renal com redução no FSR e maior resistência vascular. Estes efeitos podem superar as respostas de autorregulação.

▪ Aldosterona

1. **Qual é a função da aldosterona? Como a secreção de aldosterona auxilia na reposição do volume sanguíneo?**
2. **A aldosterona regula a concentração de Na⁺ no LEC?**

Verifica-se, na Figura 11.21, que a produção de angiotensina II não apenas aumenta a reabsorção de Na⁺ tubular, mas também aumenta a secreção de aldosterona que, por sua vez, também aumenta a reabsorção de Na⁺ tubular. A **aldosterona** é um hormônio sintetizado no córtex adrenal (ver Capítulo 6); está principalmente envolvido na regulação da concentração de K⁺ no LEC e na facilitação da secreção desse íon. No entanto, o mecanismo de secreção de K⁺ envolve a reabsorção de Na⁺. Portanto, a secreção de aldosterona em resposta à angiotensina II atua na reabsorção de Na⁺.

A aldosterona regula a concentração de K⁺ no LEC devido sua atividade nos túbulos coletores corticais e nos túbulos coletores medulares. Assim, a aldosterona é secretada em resposta à alta concentração de K⁺ no LEC. Embora a reabsorção de Na⁺ esteja associada com a secreção de K⁺ (não uma troca na proporção 1:1), a aldosterona não está envolvida na regulação da concentração de Na⁺. O mecanismo de sede envolvendo o ADH (osmorregulação) controla a concentração de Na⁺ no LEC.

▪ Outros hormônios associados aos rins

1. **Qual é a relação entre paratormônio, rins e homeostase do íon cálcio?**
2. **Qual a função da eritropoetina? Onde ela é produzida?**

Angiotensina II, ADH e aldosterona foram mencionados por terem relação direta com as funções renais. Entretanto, há outros hormônios que apresentam relação intermediária com os rins, como parte de sua função geral, ou que são produzidos nos rins, com atuação em outras partes. O paratormônio é um exemplo do primeiro caso e a eritropoetina (EPO) é um exemplo do último.

Paratormônio

O **paratormônio**, secretado pelas glândulas paratireoides (ver Capítulo 6), atua nos túbulos renais aumentando a reabsorção de Ca^{2+}; ao mesmo tempo promove a excreção de fósforo. O paratormônio é secretado em resposta à baixa concentração de Ca^{2+} no LEC. Outra função do rim em resposta à baixa concentração de Ca^{2+} no LEC é a síntese da **forma ativa da vitamina D** (1,25-di-hidroxicolecalciferol), também denominada **calcitriol** (Figura 11.22).

A forma ativa da vitamina D favorece a absorção intestinal de Ca^{2+}. O paratormônio controla a síntese renal de vitamina D ativa.

Eritropoetina

A **eritropoetina (EPO)** é um hormônio produzido em resposta à necessidade tecidual de oxigênio; ademais, estimula a produção de novas hemácias pela medula óssea (ver Capítulo 3). O rim é o principal local (o único local em cães) de produção de EPO em mamíferos adultos. EPO é sintetizada pelas células intersticiais peritubulares, no córtex interno e na medula externa do rim. O fígado é uma fonte extrarrenal de EPO, em adultos (é o principal local no feto de mamíferos). A produção extrarrenal de EPO em alguns animais e humanos auxilia a manter a eritropoese durante a anemia causada por doença renal grave. Em cães, a anemia é uma sequela comum de nefrite intersticial crônica, devido à carência de fonte extrarrenal de EPO.

Prostaglandinas

O espaço entre a mácula densa e as arteríolas aferente e eferente, bem como o espaço

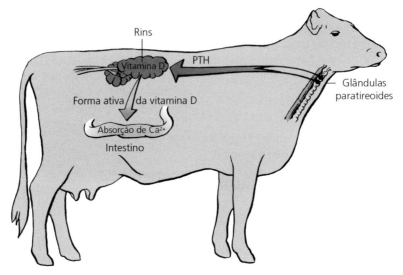

■ **FIGURA 11.22** Relação entre paratormônio (PTH), rins e homeostase do íon cálcio, na vaca. O PTH, sintetizado na glândula paratireoide, induz à produção renal da forma ativa da vitamina D; essa forma ativa da vitamina D facilita a absorção intestinal de Ca^{2+}.

entre os capilares glomerulares, são conhecidos como região mesangial, que consiste em células mesangiais e matriz mesangial (ver Figura 11.11). As **células mesangiais** secretam a matriz e a membrana basal glomerular, propiciam suporte estrutural, apresentam atividade fagocítica e secretam prostaglandinas. As **prostaglandinas** são secretadas por quase todos os tecidos corporais e apresentam diversas funções. Mais detalhes são fornecidos no Capítulo 6. O efeito das prostaglandinas na função renal não está claro, mas pode estar relacionado com a atividade contrátil das células mesangiais e, também, com o fluxo sanguíneo nos capilares glomerulares.

■ **Micção**

1. O que se entende por micção?
2. **Onde se situam os centros de controle reflexo da micção?**
3. **Comente os eventos envolvidos no enchimento da bexiga e na micção.**
4. **Qual parte do sistema nervoso autônomo está envolvida na micção?**
5. **Tenha conhecimento dos termos descritivos associados à micção.**

Durante a formação (produção) de urina, o líquido tubular flui através dos túbulos devido à diferença da pressão hidrostática (PH) entre a cápsula de Bowman e a pelve renal. A PH na cápsula de Bowman é cerca de 15 a 20 mmHg e na pelve renal é praticamente nula.

Transferência da urina para a bexiga

A urina é transportada da pelve renal para a bexiga por meio de movimentos peristálticos dos ureteres. Os ureteres se conectam à bexiga em um ângulo oblíquo, formando uma valva funcional, a **valva ureterovesicular** (ver Figura 11.5). Uma vez na bexiga, a urina é impedida de retorno aos ureteres, à medida que a bexiga se enche.

Reflexos de micção

Micção é o termo fisiológico para designar o esvaziamento da bexiga. É possível o enchimento da bexiga, antes que esvazie, porque há centros de controle dos reflexos de micção na medula espinal sacral e no tronco cerebral. Os receptores presentes na parede da bexiga se distendem durante o enchimento do órgão

Capítulo 11 • Sistema Urinário

e tem a capacidade reflexa (ativação do centro de reflexo da medula espinal sacral) que possibilita que a urina seja excretada através do colo da bexiga e do esfíncter externo. No entanto, o centro de reflexo do tronco cerebral impede a contração da bexiga e o relaxamento do esfíncter externo que, por outro lado, ocorreria. Ocorre enchimento normal e quando a bexiga está suficientemente cheia o córtex cerebral é estimulado. O controle voluntário interfere na micção, sendo permitido quando apropriado. Uma vez iniciada a micção, ocorre esvaziamento total da bexiga porque outro reflexo (tronco cerebral) é ativado por receptores de fluxo, presentes na uretra. Conquanto que a urina esteja fluindo, a contração da bexiga continua até que não haja mais fluxo (a bexiga está vazia).

Os nervos parassimpáticos são os únicos nervos motores que inervam o músculo detrusor da bexiga. Os nervos simpáticos não interferem na micção, mas parece que contraem o colo da bexiga durante o esvaziamento e, assim, direcionam o fluxo de urina mais pela uretra peniana do que permitem o refluxo para a bexiga.

Termos descritivos

Continência urinária é uma condição normal de retenção de urina na bexiga durante o seu enchimento. A continência é mantida pelo tônus contínuo do músculo do esfíncter externo e pelo fechamento do colo da bexiga, que é exacerbado por tecido elástico. Um animal com incontinência apresenta gotejamento de urina em intervalos frequentes, em vez de possibilitar o enchimento da bexiga. Lesões medulares espinais craniais ao sacro frequentemente são causas dessa anormalidade; em tais lesões, o reflexo do tronco cerebral não impede, efetivamente, o esvaziamento e, assim, o esvaziamento é induzido por reflexos sacrais à medida que a bexiga se enche. **Poliúria** se refere ao aumento na produção de urina; **oligúria** significa diminuição da produção; e **anúria** indica ausência de produção de urina. **Disúria** é um termo utilizado para descrever a dificuldade de micção ou a dor durante a micção. **Estrangúria** se refere à micção dolorida, lenta,

gota a gota, ocasionada por espasmo de uretra e bexiga. Estrangúria é um sinal clínico da síndrome urológica felina, causada pela obstrução da uretra por um tampão de cristais de estruvita (fosfato de amônio magnesiano) e muco.

■ Características da urina de mamíferos

1. Descreva composição, cor, odor, consistência, componente nitrogenado e quantidade e densidade da urina de mamíferos. Como você responderia se fosse questionado sobre qualquer uma dessas variáveis?

Exame de urina é um procedimento diagnóstico muito importante; possibilita a avaliação de diversas características físicas e químicas da urina, a estimativa da concentração de solutos e o exame microscópico do sedimento urinário. Requer domínio de técnicas laboratoriais, bem como interpretação cuidadosa dos resultados. Informações detalhadas sobre o exame de urina estão além do escopo deste livro e nele são mencionadas apenas algumas características gerais da urina.

Composição. A urina é produzida para manter constante a composição do líquido extracelular (LEC); geralmente, a maioria das substâncias presentes no LEC também estão presentes na urina. Ademais, a composição da urina varia em função da retenção ou excreção de substâncias nela presentes.

Cor. Geralmente a urina apresenta cor amarela. A coloração amarela se deve à presença de bilirrubina, excretada no intestino e reabsorvida na circulação porta como **urobilinogênio**. Grande parte do urobilinogênio é novamente excretado pelo fígado, ao intestino; todavia, o urobilinogênio que passa pelo fígado pode ser excretado na urina. Os vários bilinogênios são incolores, mas são espontaneamente oxidados quando expostos ao oxigênio. Assim, o urobilinogênio parcialmente oxidado é conhecido como **urobilina** e, praticamente, é responsável pela cor amarela da urina.

Odor. O odor da urina é característico para determinada espécie e, provavelmente, é

322 Anatomia Funcional e Fisiologia dos Animais Domésticos

influenciado pela dieta. Por exemplo, o odor característico da urina de humanos após a ingestão de aspargo se deve à formação de asparagina (a parte amido do ácido aspártico, um aminoácido).

Consistência. Na maioria das espécies, a urina apresenta consistência aquosa. Contudo, a urina de equinos é um tanto mais espessa devido à secreção de muco pelas glândulas da pelve renal e da parte superior dos ureteres. A urina de equinos contém elevadas concentrações de carbonatos e fosfatos, que parecem se precipitarem quando a amostra é mantida em repouso. A secreção de muco atua como carreador de carbonatos e fosfatos precipitados e impede o seu acúmulo na pelve renal.

Componente nitrogenado. O principal componente nitrogenado da urina de mamíferos é a ureia. A **ureia** é produzida no fígado, a partir da amônia, oriunda da metabolização de aminoácidos. O organismo gasta energia considerável na produção de ureia, de modo a evitar a intoxicação por amônia. Comparativamente à amônia, a ureia é praticamente não tóxica em concentração normal.

Quantidade e densidade da urina excretada. A quantidade diária de urina excretada varia de acordo com a dieta, tipo de trabalho, temperatura ambiente, consumo de água e estação do ano, além de outros fatores. Pode ocorrer variação patológica marcante. A densidade da urina varia de acordo com a proporção relativa de matéria e água dissolvida. Em geral, quanto maior o volume, menor a densidade urinária. Volume e densidade urinária de diversos animais domésticos e pessoas são apresentados na Tabela 11.4.

■ Depuração (*clearance*) renal

1. Como é possível determinar a FF a partir da TFG e do FPR? Conhecendo os valores do VG e do FPR, como se calcula o FSR?
2. Por que a concentração de creatinina é relativamente constante?
3. Saiba por que a mensuração da TFG por meio da depuração (*clearance*) de creatinina é útil para avaliar a extensão da doença renal.

Tabela 11.4 Volume e densidade da urina excretada.

ANIMAL	VOLUME (mℓ/kg PESO CORPORAL/DIA)	DENSIDADE MÉDIA E VARIAÇÃO
Gato	10 a 20	1,03 (1,02 a 1,040)
Bovinos	17 a 45	1,032 (1,030 a 1,045)
Cão	20 a 100	1,025 (1,016 a 1,060)
Caprinos	10 a 40	1,030 (1,015 a 1,045)
Equinos	3 a 18	1,040 (1,025 a 1,060)
Ovinos	10 a 40	1,030 (1,015 a 1,045)
Suínos	5 a 30	1,012 (1,010 a 1,050)
Humanos	8,6 a 28,6	1,020 (1,002 a 1,040)

De Reece WO. Kidney function in mammals. In: Reece WO, ed. Dukes' Physiology of Domestic Animals. 13th edn. Ames, IA: Wiley-Blackwell, 2015.

A **depuração** (*clearance*) **renal** avalia a capacidade dos rins em remover substâncias do plasma e tem sido útil para a compreensão dos elementos básicos da função renal. Apenas algumas substâncias são totalmente removidas do sangue à medida que circulam pelos rins, de modo que a determinação da depuração renal de uma substância selecionada possibilita apenas a comparação com aquelas substâncias passíveis de mensuração. Assim, as mensurações da depuração renal são realizadas utilizando substâncias selecionadas para a determinação do FPR e da TFG. Os valores de TFG e FPR são utilizados para determinar a FF e o valor obtido para FPR, quando associado com o volume globular (hematócrito), pode ser utilizado para calcular o FSR.

Aplicação do teste de depuração (*clearance*) de creatinina

Creatinina é um subproduto nitrogenado oriundo do metabolismo muscular. A principal reação que origina creatinina envolve a perda espontânea de ácido fosfórico do fosfato de creatinina no músculo (ver Capítulo 8, *Músculos*). A produção de creatinina não depende do metabolismo de proteínas. A quantidade produzida depende da massa muscular corporal; os seus valores diários são muito estáveis. Como é constantemente produzida, a creatinina é constantemente excretada. A concentração normal de creatinina varia de 0,5 a 2,0 mg/dℓ.

A **depuração de creatinina** é um teste clínico útil para avaliação de doença renal. Em muitos animais (p. ex., cão) a creatinina é livremente filtrada, não é reabsorvida, nem é secretada, à semelhança da substância selecionada para a determinação da TFG. Portanto, sua determinação fornece uma estimativa da TFG. O **método de depuração de creatinina endógena** é mais frequentemente utilizado para este propósito. É endógena, ou seja, utiliza a quantidade normalmente presente no sangue e não requer a administração de creatinina para complementar a quantidade normalmente presente. A depuração de creatinina com intuito de determinar a TFG pode ser clinicamente utilizada para avaliar a função renal porque a mensuração da TFG pelo teste de depuração de creatinina está diretamente relacionada com a massa funcional do rim. Portanto, uma perda na quantidade de néfrons ocasionada por doença renal pode ser confirmada por uma redução correspondente na TFG. Em cães, o valor normal do teste de depuração de creatinina endógena varia de 2 a 4 mℓ/min/kg de peso corporal.

■ Manutenção do equilíbrio ácido-base

1. **Defina o que é um ácido e o que é uma base.**
2. **O pH 7,4 é considerado normal. Qual valor de pH indica acidemia grave? Qual pH indica alcalemia grave?**
3. **Quais são os três principais sistemas de tamponamento químico?**
4. **Quais são os componentes básicos do sistema tampão bicarbonato e do sistema tampão fosfato?**
5. **Quais são os radicais básicos e ácidos dos tampões proteicos?**
6. **Por que o sistema tampão bicarbonato é considerado ímpar, ainda que como sistema tampão seja considerado menos eficiente?**
7. **O que significa isoídrico principal?**
8. **Qual é a participação do sistema respiratório na manutenção do equilíbrio ácido-base?**
9. **Estude as Figuras 11.24 a 11.26 para compreender o mecanismo de secreção de íons H$^+$.**

Em condições normais, os ácidos e as bases são continuamente adicionados aos líquidos corporais, devido sua ingestão ou como produto do metabolismo celular. Na doença, pode ocorrer perda ou ganho não usual de ácido ou base devido a insuficiência renal, ventilação respiratória insuficiente, vômito ou diarreia. Em razão da participação dos rins e pulmões, é importante a avaliação do equilíbrio ácido-base, considerando esta condição. Três mecanismos básicos estão envolvidos na correção desse desequilíbrio: (1) tamponamento químico, (2) ajuste respiratório da concentração de dióxido de carbono no sangue, e (3) excreção renal de íons hidrogênio ou bicarbonato.

Ácidos e bases

O valor da [H$^+$] relativamente constante no LEC se deve ao equilíbrio entre ácidos e bases. **Ácidos** são substâncias que cedem íons hidrogênio para uma solução; **bases** são substâncias que recebem e se ligam aos íons hidrogênio de uma solução. Ocorre anormalidade nesse equilíbrio quando ácidos ou bases são adicionados ou removidos dos líquidos corporais. A diminuição do pH sanguíneo para um valor abaixo do normal é conhecida como **acidemia**; valor de pH acima do normal é denominado **alcalemia**. A anormalidade causada pela adição de excesso de ácido ou pela remoção de base do LEC é conhecida como **acidose**. Se causada pela adição de excesso de base ou pela perda de ácido, a anormalidade é denominada **alcalose**.

324 Anatomia Funcional e Fisiologia dos Animais Domésticos

Relação entre o pH e a concentração de H⁺

Como participante no controle da composição do LEC, os rins são importantes na manutenção de uma concentração de íons hidrogênio constante. O pH (logaritmo negativo da concentração de íons H$^+$) do LEC raramente se altera, mantendo-se no valor normal, ao redor de 7,4. Uma alteração no pH de 0,3 unidade duplica ou reduz a concentração de H$^+$ pela metade. Por exemplo, pH 7,4 representa uma concentração de íons H$^+$ de 40 nEq/ℓ. Valores de pH de 7,1 e 7,7 representam concentrações de íons H$^+$ de 80 e 20 nEq/ℓ, respectivamente. Nesses exemplos o valor de H$^+$ duplicou ou reduziu pela metade, em relação ao pH normal de 7,4. Um pH 7,1 indica acidemia grave e pH 7,7 indica grave alcalemia.

Sistemas de tamponamento químico

Sistemas de tamponamento químico constituem a primeira linha de defesa na manutenção constante do pH do LEC. Os principais sistemas de tamponamento químico incluem os sistemas bicarbonato, fosfato e de proteínas.

O sistema bicarbonato é representado por $NaHCO_3$ e H_2CO_3; eles reagem com ácido e base como se segue:

$$HCl + NaHCO_3 \leftrightarrow H_2CO_3 + NaCl$$

Eq. 11.1

$$NaOH + H_2CO_3 \leftrightarrow NaHCO_3 + H_2O$$

Eq. 11.2

Na Equação 11.1 o componente básico do sistema reage com o ácido para formar um ácido mais fraco. Na Equação 11.2, o componente ácido fraco reage com uma base para formar uma base mais fraca e H_2O.

O sistema tampão fosfato é representado por NaH_2PO_4 e Na_2HPO_4. Eles reagem de modo semelhante ao ácido e à base, respectivamente:

$$HCl + Na_2HPO_4 \leftrightarrow NaH_2PO_4 + NaCl$$

Eq. 11.3

$$NaOH + NaH_2PO_4 \leftrightarrow Na_2HPO_4 + H_2O$$

Eq. 11.4

Proteínas atuam como tampão porque suas moléculas contêm grande quantidade de radicais ácidos e básicos. Os radicais básicos (R-NH$_2$) atuam como tampão porque captam H$^+$ e formam cátions (R-NH$_3$$^+$). Os radicais ácidos (R-COOH) atuam como tampão por que cedem H$^+$ e formam ânions (R-COO$^-$).

Mecanismos de secreção renal de H⁺

As células epiteliais de toda a extensão dos néfrons (exceto o segmento delgado da alça de Henle) secretam H$^+$; contudo, cerca de 85% desse íon são secretados no túbulo proximal. O mecanismo de secreção de H$^+$ associado ao sistema tampão bicarbonato é mostrado na Figura 11.23. A produção de H_2CO_3 e subsequente formação de H$^+$ e HCO$_3$$^-$ ocorrem através da **reação de hidratação** reversível, como segue:

$$CO_2 + H_2O \leftrightarrow H_2CO_3 \leftrightarrow H^+ + HCO_3^-$$

Eq. 11.5

A reação de hidratação ocorre no citoplasma da célula epitelial tubular; é acelerada pela presença de anidrase carbônica (uma enzima) no citoplasma. O CO_2 presente no LEC se difunde livremente para as células. Maior quantidade de CO_2 exacerba a reação de hidratação e sua diminuição minimiza essa reação. Após a reação de hidratação, o H$^+$ formado é secretado no lúmen tubular, na troca por um íon Na$^+$ (contratransporte). O H$^+$ secretado combina com o tampão bicarbonato tubular para formar H_2CO_3 que, em seguida, se desidrata originando CO_2 e H_2O, que se torna parte da urina. Essa etapa de desidratação é facilitada pela **anidrase carbônica** presente na borda em escova. O HCO$_3$$^-$ formado pela hidratação no interior da célula se difunde ao LEC, acompanhado pelo Na$^+$ trocado por H$^+$. O LEC perde um H$^+$ e ganha um HCO$_3$$^-$. O ganho de HCO$_3$$^-$ (no LEC) e a perda de HCO$_3$$^-$ (do líquido tubular) praticamente não interfere no equilíbrio entre eles, de modo que se mantém o equilíbrio do pH. Quando há produção excessiva de íons hidrogênio, os fosfatos, outro sistema tampão tubular, propicia

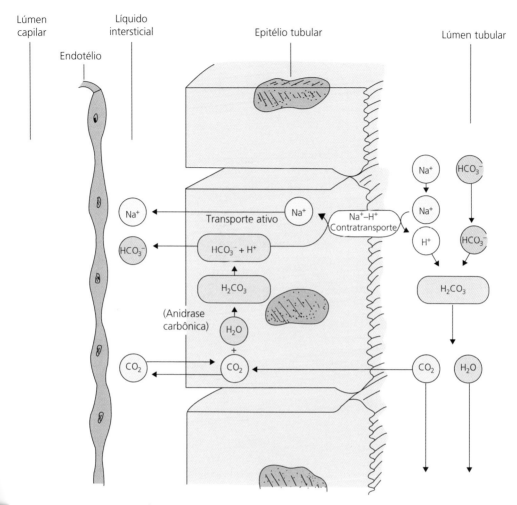

FIGURA 11.23 Mecanismo de secreção renal de H^+ associada ao sistema tampão bicarbonato, no líquido tubular.

trocas adicionais com H^+ (Figura 11.24). A Figura 11.24 ilustra a atividade independente do sistema fosfato, sem considerar as permutas que ocorrem simultaneamente com o sistema tampão bicarbonato (ver Figura 11.23), que continua sua atividade de tamponamento.

A quantidade de fosfato disponível permanece relativamente constante, mesmo em condições de acidose, quando os rins devem excretar íons H^+ adicionais. Para acomodar os íons H^+ adicionais, uma grande fração de excesso de H^+ é excretada na forma de íons amônio (NH_4^+). O processo inicia no fígado com o NH_4^+, que é um produto final do metabolismo de proteína. Se o NH_4^+ é utilizado na síntese de ureia, íons H^+ são liberados e contribuem para a carga de ureia. No entanto, parte do NH_4^+ é desviada para a síntese de ureia, para a produção de glutamina. A glutamina é transportada pela circulação ao epitélio tubular renal e metabolizada em alfacetoglutarato (α-KG) e amônio. O NH_4^+ é, então, secretado na urina, removendo efetivamente os íons H^+ do organismo. O processo de excreção do excesso de íons H^+ na forma de íons amônio é ilustrado na Figura 11.25. Esse processo continua adicionalmente ao tamponamento por bicarbonato e fosfato. Caso a acidose persista, a produção e secreção de amônia pelas células epiteliais aumentam, de modo que os íons H^+ podem continuar a ser secretado sem reduzir o pH do líquido tubular.

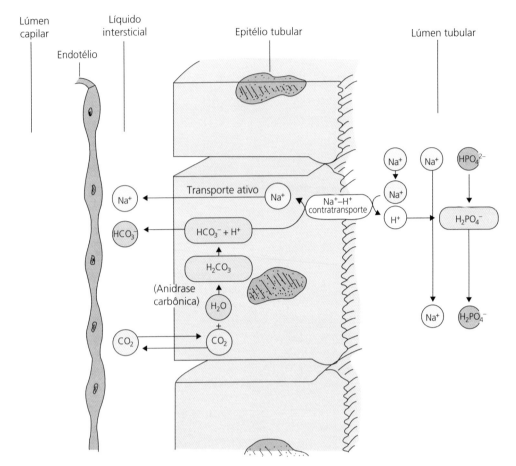

■ **FIGURA 11.24** Mecanismo de secreção renal de H⁺ associado ao sistema tampão fosfato, no líquido tubular.

Benefícios relativos dos sistemas de tamponamento

O sistema tampão bicarbonato é mais fraco porque: (1) o pH dos líquidos corporais é cerca de 7,4 e o pK (logaritmo negativo da constante de dissociação) do sistema é 6,1 (o poder de tamponamento é maior quando pH = pK) e (2) a concentração dos elementos de tamponamento não é alta. No entanto, o sistema bicarbonato é ímpar porque pode ser ajustado pelo sistema respiratório e pelos rins (ou seja, os componentes são elementos da reação de hidratação).

As concentrações dos componentes do tampão fosfato são relativamente baixas no LEC; contudo, são maiores no líquido intracelular (LIC). Portanto, o sistema tampão fosfato é mais importante como tamponamento intracelular, não apenas devido à concentração, mas também porque o seu pK (6,8) está mais próximo do pH intracelular. O tampão fosfato também é importante no tamponamento dos líquidos tubulares renais, quando há secretado de íons H⁺.

Devido sua abundância, as proteínas das células corporais e do plasma, bem como a hemoglobina (proteína das hemácias) são importantes tampões químicos. Sob este aspecto, a hemoglobina normalmente é o tampão químico mais abundante no organismo. Os animais anêmicos (baixa concentração de hemoglobina) rapidamente desenvolvem acidemia, quando são submetidos a esforço físico.

No organismo, os diversos sistemas de tamponamento não atuam isoladamente, um do outro. Dependendo do isoídrico principal

Capítulo 11 • Sistema Urinário   **327**

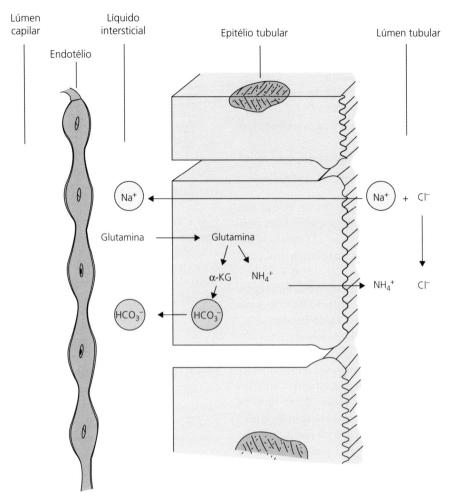

■ **FIGURA 11.25** Mecanismo de secreção de H$^+$ associada com a secreção de amônia pelas células epiteliais tubulares.

qualquer condição que altere a concentração de íons H$^+$ resulta em um equilíbrio de todos os sistemas de tamponamento, de modo que eles se modificam ao mesmo tempo ("os tampões tamponam os tampões").

Participação do sistema respiratório

Igualmente importante na manutenção do equilíbrio ácido-base no LEC é o sistema respiratório (ver Capítulo 10). Durante o transporte de CO_2 das células corporais aos pulmões, ele se difunde para as hemácias e é hidratado sob a influência da anidrase carbônica. O íon H$^+$ que se forma é tamponado e o HCO_3^- se difunde ao plasma.

Quando o sangue passa pelos capilares pulmonares, a difusão de CO_2 aos alvéolos é favorecida e a reação de hidratação é rapidamente revertida, de modo que íons H$^+$ do LEC são perdidos. O aumento de íons H$^+$ não tamponados ocasiona aumento da ventilação pulmonar. Assim, o gradiente para perda de CO_2 nos alvéolos pulmonares aumenta e os íons hidrogênio se perdem em uma taxa crescente. Ademais, o aumento de CO_2 também aumenta a ventilação, de modo que os íons hidrogênio oriundos da maior taxa de hidratação se perdem nos pulmões. Portanto, a participação da ventilação pulmonar na regulação da concentração de íons H$^+$ pode ser claramente constatada.

328 Anatomia Funcional e Fisiologia dos Animais Domésticos

■ Sistema urinário de aves

1. Como os rins das aves são divididos em lobos e lóbulos? Cite os detalhes das estruturas de um lóbulo.
2. Quais são os dois tipos de néfrons presentes nos rins das aves?
3. Qual é a localização de cada néfron dentro dos lóbulos?
4. Qual a deficiência do néfron, tipo réptil, que o torna incapaz de concentrar a urina?
5. Onde se situam as alças de Henle nos néfrons, tipo mamífero, localizados dentro do lóbulo?
6. Que estruturas se localizam no cone medular?
7. O líquido tubular dos néfrons, tipo réptil, são expostos ao gradiente osmótico do cone medular na sua saída do rim?
8. Qual é a via de saída da urina ureteral?
9. O que é cloaca?
10. Os rins das aves podem ser alternar entre os tipos de néfrons semelhantes àqueles de répteis e mamíferos. Qual tipo de néfron favorece maior retenção de água?
11. Descreva o sistema portal renal.
12. Onde o sangue portal renal se junta ao suprimento vascular que chega aos túbulos capilares peritubulares?
13. Qual a importância de ter ambos, sangue arterial de néfrons do tipo mamífero e sangue da veia porta de néfrons do tipo réptil, na perfusão dos capilares peritubulares?
14. Qual a importância de ter ácido úrico precipitado nos túbulos capilares peritubulares?
15. Qual o principal componente nitrogenado da urina das aves?
16. Quais órgãos das aves são locais de conversão de amônia em ácido úrico?
17. Qual o principal local para a modificação pós-renal da urina ureteral?
18. Qual o grau de concentração da urina em aves (máxima osmolalidade)?
19. Qual é a cor da urina das aves e por que é importante que seja misturada ao muco?
20. Qual volume de urina pode ser produzido por uma ave de 3 kg, no período de 24 horas?

Há muitas similaridades entre as aves e os mamíferos quanto à formação (produção) e excreção de urina. Também, há muitas diferenças. As similaridades incluem os três mecanismos envolvidos na produção de urina: filtração glomerular, reabsorção tubular e secreção tubular. Também, as aves são capazes de modificar a concentração da urina ureteral, de modo que apresente osmolalidade acima ou abaixo daquela do plasma. As diferenças entre aves e mamíferos incluem: nas aves, há dois tipos de néfrons principais; há um sistema portal renal; ocorre produção de ácido úrico, em vez de ureia, como principal subproduto do metabolismo do nitrogênio; e ocorre modificação pós-renal da urina ureteral.

Aspectos anatômicos

Os rins das aves são estruturas retroperitoneais pareadas situadas próximo a depressões ósseas, na parede dorsal da pelve fundida. Cada rim apresenta **lobos cranial, medial** e **caudal** (Figura 11.26).

Os ureteres transportam urina dos rins para a cloaca (não há bexiga, presente em mamíferos). A **cloaca** é um local de armazenamento comum, não apenas de órgãos do trato urinário, mas também de órgãos dos sistemas digestório e reprodutor. Cada lobo é formado por lóbulos (Figura 11.27) e um lóbulo tem a aparência de um cogumelo, com seu córtex correspondendo ao píleo (parte superior do cogumelo) e a medula correspondendo ao seu talo.

Os rins das aves se caracterizam por apresentarem tipos de néfrons, néfron semelhante ao de réptil e néfron semelhante ao de mamífero (Figura 11.28).

Os **néfrons do tipo réptil** carecem de alças de Henle e situam-se no córtex. Não são capazes de concentrar a urina. **Néfrons do tipo mamífero** apresentam alças de Henle bem definidas, agrupadas em um **cone medular** (ver Figura 11.27), parte do lóbulo que corresponde ao que seria o talo do cogumelo. Outras

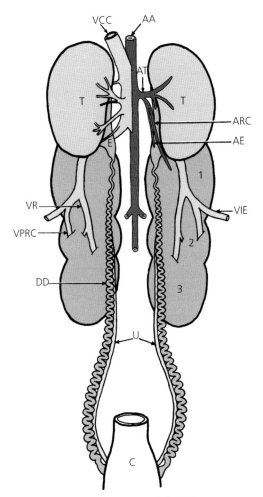

FIGURA 11.26 Imagem ventral de órgãos e estruturas associadas da cavidade abdominal dorsal de um galo. AA, artéria aorta abdominal; AE, artéria epididimal; ARC, artéria renal cranial; C, cloaca; E, epidídimo; VIE, veia ilíaca externa; VPRC, veia portal renal caudal; VR, veia renal; T, testículo; AT, artéria testicular; U, ureter; VCC, veia cava caudal; DD, ducto deferente; 1, 2 e 3: lobos cranial, medial e caudal do rim esquerdo, respectivamente. (De Hodges R. The Histology of the Fowl. New York: Academic Press, 1974.)

estruturas no cone medular são aquelas que encontradas na medula renal de mamíferos, os ductos coletores e a vasa recta. As estruturas medulares penetram na extremidade cortical mais larga do cone. A extensão da vasa recta é mostrada na Figura 11.29.

A osmolalidade do LI medular aumenta desde o início, próximo ao córtex, até a extremidade do cone. O gradiente osmótico é definido pelas alças de Henle; é mantido pela vasa recta, como acontece no rim de mamíferos, e possibilita a excreção de urina com osmolalidade maior do que aquela do plasma. Todo líquido tubular, tanto do néfron do tipo réptil quanto do tipo mamífero, é exposto a um gradiente osmótico devido à saída dos ductos coletores peritubulares através do cone, para se juntarem ao ramo ureteral comum (ver Figura 11.27).

Os rins das aves podem se alternar entre o uso de néfrons tipo réptil e néfrons tipo mamífero, dependendo da necessidade de retenção de água. O maior uso de néfrons tipo mamífero favorece maior retenção de água. Quando ambos os tipos de néfrons são funcionais, 25% do filtrado se origina de néfrons tipo mamífero e 75% de néfrons tipo réptil.

Sistema portal renal

Uma característica particular do rim das aves é o **sistema portal renal**, como parte do suprimento sanguíneo aos túbulos. O sangue portal renal é sangue venoso oriundo do rim, a partir dos membros pélvicos, através da veia ilíaca e da veia isquiática externa (Figura 11.30).

Esse sangue venoso entra no rim, a partir de sua região periférica, e supre os capilares peritubulares aferentes. Nos capilares peritubulares, ele se mistura com o sangue da artéria eferente que se origina dos glomérulos (Figura 11.31).

A mistura se difunde aos capilares peritubulares e segue em direção à veia central do lóbulo. O sistema portal renal supre metade a dois terços do sangue que chega aos rins. Há uma valva, denominada **valva portal renal**, na junção das veias renais direita e esquerda e de veias ilíacas associadas (ver Figura 11.30). O fechamento dessa valva possibilita o desvio de mais sangue para o sistema portal renal. As inervações adrenérgica e colinérgica correspondentes influenciam o fechamento e a abertura da valva. A presença da circulação portal renal é clinicamente relevante quando se aplica injeção no membro pélvico de aves, pois as substâncias nefrotóxicas que alcançam os rins são sujeitas à maior concentração, podendo causar lesão permanente.

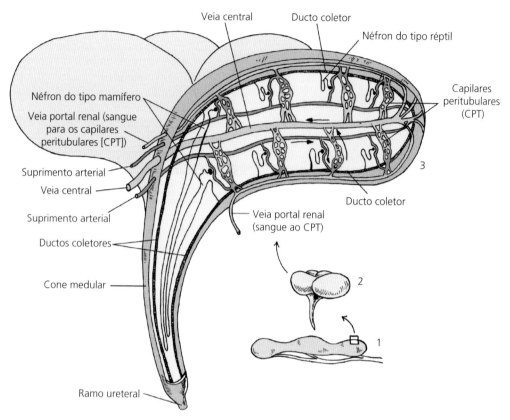

■ **FIGURA 11.27** Arranjo de néfrons dos tipos semelhantes aqueles de répteis e de mamíferos, em um lóbulo. 1. Rim de ave com os seus três lobos. 2. Vários lóbulos de um lobo. 3. Estrutura interna do lóbulo. Néfrons do tipo réptil não apresentam alças de Henle. Néfrons do tipo mamífero situam-se próximo ao cone medular e estende suas alças de Henle até o cone. O líquido tubular de ambos os tipos de néfrons é depositado nos ductos coletores comuns, que também se estendem até o cone medular, onde é exposto aos gradientes de concentração do líquido intersticial (LI), como acontece nos rins de mamíferos. Toda a urina produzida em um lóbulo sai por um ramo ureteral comum.

Produção e excreção de ácido úrico

O metabolismo de proteínas e aminoácidos resulta na produção de subprodutos nitrogenados. Nas diversas espécies animais, amônia, ureia ou ácido úrico responde por dois terços ou mais do nitrogênio total excretado. Assim, os animais são classificados em três grupos, dependendo se o seu principal subproduto nitrogenado é amônia, ureia ou ácido úrico. Como a amônia é uma substância muito tóxica, deve ser excretada rapidamente ou convertida em uma substância menos tóxica, como ureia ou ácido úrico. A **excreção de amônia** ocorre apenas em animais totalmente aquáticos, nos quais a amônia pode ser rapidamente excretada em seu ambiente aquático. No **grupo de animais que excretam ureia** incluem-se mamíferos e anfíbios.

Nos répteis e aves, há produção de **ácido úrico**, em vez de ureia, porque esses animais se desenvolvem em cascas de ovos impenetráveis à água. A excreção de ureia obriga à excreção de água (devido sua pressão osmótica efetiva) e porque há apenas quantidade limitada de água nos ovos, que deve ser conservada. O ácido úrico atinge determinada concentração e, então, se precipita. À medida que se precipita (sem pressão osmótica efetiva) a sua excreção não requer, obrigatoriamente, água. Se fosse excretada ureia seria necessária a eliminação do líquido urinário produzido, o que não é possível dentro dos ovos.

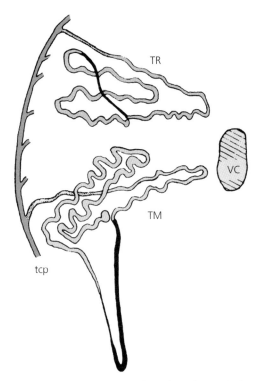

■ **FIGURA 11.28** Localização dos néfrons de aves do tipo réptil (TR) e do tipo mamífero (TM) em relação à veia central intralobular (VC) e ao túbulo coletor perilobular (tcp). O segmento intermediário do néfron TR e a alça do néfron TM são mostrados em cor preta. As áreas finamente pontilhadas indicam o início dos túbulos coletores. (De Johnson O. Urinary organs. In: King A, McClelland J, eds. Form and Function in Birds. San Diego: Academic Press, 1979.)

De modo semelhante à ureia, produzida no fígado de mamíferos a partir da amônia, o ácido úrico também é produzido no fígado das aves, a partir da amônia. Os rins das aves também são locais de produção de ácido úrico. O ácido úrico se precipita nos túbulos capilares peritubulares devido à maior perfusão desses capilares, que recebem sangue arterial de néfrons do tipo mamífero e sangue da veia portal de néfrons do tipo réptil, que induzem maior secreção peritubular e, consequentemente, maior concentração tubular. A maior quantidade nos túbulos excede a solubilidade de ácido úrico e ele se precipita. O ácido úrico permanece nos túbulos coletores perilobulares (ver Figura 11.28) e nos ductos coletores (ver Figura 11.27), em sua forma precipitada, e surge na urina como um coágulo branco. Como o ácido úrico não é mais uma

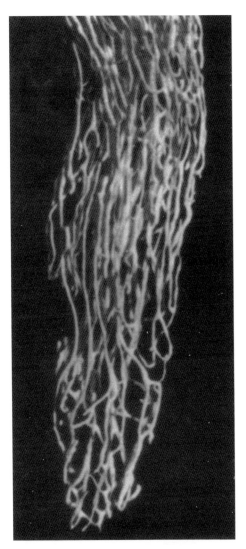

■ **FIGURA 11.29** Vasa recta e plexo capilar associado ao cone medular do rim de aves. Injeção de Microfill na artéria isquiática. (De Johnson O. Urinary organs. In: King A, McClelland J, eds. Form and Function in Birds. San Diego: Academic Press, 1979.)

solução, ele não contribui na pressão osmótica efetiva do líquido tubular, evitando-se a perda de água obrigatória.

Concentração da urina em aves

A permeabilidade dos túbulos coletores perilobulares e dos ductos coletores responde ao ADH, como acontece em mamíferos. Se há maior necessidade de retenção de água, o fluido tubular atinge

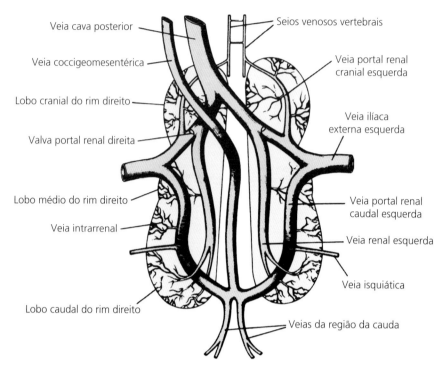

■ **FIGURA 11.30** Veias associadas ao sistema portal renal de aves. O sangue chega da veia isquiática e veia ilíaca externa, a partir dos membros pélvicos. Também, nota-se uma valva portal renal. Seu fechamento possibilita o desvio de mais sangue para o sistema portal renal. (De Sturkie PD. Kidneys, extrarenal salt excretion, and urine. In: Sturkie PD, ed. Avian Physiology. 4th edn. New York: Springer-Verlag, 1986.)

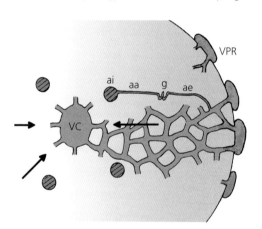

■ **FIGURA 11.31** Fluxo sanguíneo intralobular. O sangue da artéria intralobular (ia) supre as arteríolas aferentes (aa) que alcançam os glomérulos (g). O sangue que sai dos glomérulos através da arteríola eferentes (ae) chega aos capilares peritubulares e se mistura com o sangue de ramos da veia portal renal (VPR). O sangue peritubular entra na veia central (VC) de cada lobo. As setas indicam a direção do fluxo sanguíneo. (De Johnson O. Urinary organs. In: King A, McClelland J, eds. Form and Function in Birds. San Diego, CA: Academic Press, 1979.)

o equilíbrio osmótico com o líquido intersticial (LI) que circunda os túbulos e torna-se hiperosmótico em relação ao plasma, à medida que os túbulos coletores e os ductos coletores passam através do cone medular. A hipertonicidade do LI do cone medular se deve ao transporte de NaCl nos ramos ascendentes da alça de Henle. A concentração máxima de urina atingível em aves é muito menor do que a de mamíferos e situa-se ao redor de 540 mOsm/kg H_2O, que é a concentração no LI das extremidades dos cones medulares. A máxima proporção osmolalidade urinária:plasmática seria, aproximadamente, 1,58:1.

Modificação da urina ureteral

Após a chegada da urina ureteral na cloaca, pode ocorrer fluxo retrógrado ao cólon. No cólon, o Na^+ é reabsorvido e a água é reabsorvida por osmose. O mesmo pode ocorrer no ceco, se o fluxo retrógrado atingiu esse segmento intestinal. Não ocorre reabsorção de água na cloaca, ainda que possa haver alguma reabsorção de Na^+.

Características e fluxo de urina

A urina de aves apresenta coloração creme e contém muco espesso. O ácido úrico precipitado é misturado com muco, o qual facilita o transporte do precipitado, como acontece na urina de equinos, na qual o muco facilita a excreção de precipitados de carbonatos e fosfatos. Relata-se que o fluxo de urina em galinhas hidratadas é cerca de 18 mℓ/kg/h; em perus hidratados é, aproximadamente, 30 mℓ/kg/h.

■ Leitura sugerida

Eurell JA, Frappier BL. Dellmann's Textbook of Veterinary Histology. 6th edn. Ames, IA: Blackwell Publishing, 2006.

Frandson RD, Wilke WL, Fails AD. Anatomy and Physiology of Farm Animals. 7th edn. Ames, IA: Wiley-Blackwell, 2009.

Goldstein DL, Skadhauge E. Renal and extrarenal regulation of body fluid composition. In: Whittow GC, ed. Sturkie's Avian Physiology. 5th edn. San Diego, CA: Academic Press, 2000.

Hall JE. Guyton and Hall Textbook of Medical Physiology. 12th edn. Philadelphia, PA: Saunders Elsevier, 2011.

Reece WO. The renal system: structures and function. In: Reece WO, ed. Dukes' Physiology of Domestic Animals. 13th edn. Ames, IA: Wiley-Blackwell, 2015.

Reece WO. Glomerular filtration and tubular transport: In: Reece WO, ed. Dukes' Physiology of Domestic Animals. 13th edn. Ames, IA: Wiley-Blackwell, 2015.

Reece WO. Maintenance of extracellular fluid hydration: In: Reece WO, ed. Dukes' Physiology of Domestic Animals. 13th edn. Ames, IA: Wiley-Blackwell, 2015.

☑ AUTOAVALIAÇÃO

ANATOMIA MACROSCÓPICA DOS RINS E DA BEXIGA

1. O que impede o refluxo de urina da bexiga para os ureteres?
   a. Ângulo de entrada do ureter na junção ureterovesicular
   b. Um discreto esfíncter muscular
   c. Ondas peristálticas constantes em direção à bexiga
   d. Nada impede o refluxo

2. Qual das seguintes estruturas transporta urina da pelve renal para a bexiga?
   a. Uretra
   b. Túbulo distal
   c. Ureter
   d. Alça de Henle

3. Rim com formato de coração é característico de:
   a. Cães
   b. Equinos
   c. Suínos
   d. Bovinos

4. A inervação dos rins envolve:
   a. Fibras nervosas simpáticas do sistema nervoso autônomo (SNA)
   b. Fibras nervosas parassimpáticas do SNA
   c. Nervos cranianos
   d. Nervos espinais

NÉFRON

5. Qual parte do néfron listada a seguir recebe primeiramente o sangue da arteríola aferente?
   a. Cápsula de Bowman
   b. Glomérulo
   c. Túbulo contorcido proximal
   d. Alça de Henle

6. Onde se espera encontrar a menor pressão hidrostática?
   a. Glomérulo
   b. Capilar peritubular
   c. Veia renal
   d. Artéria renal

FORMAÇÃO (PRODUÇÃO) DE URINA

7. A composição do filtrado glomerular é a mesma do líquido tubular
   a. Verdadeiro
   b. Falso

334 Anatomia Funcional e Fisiologia dos Animais Domésticos

8. Qual das seguintes mensurações seria menor, em qualquer momento?
   a. Fluxo de plasma renal
   b. Fluxo de sangue renal
   c. Taxa de filtração glomerular

FILTRAÇÃO GLOMERULAR

9. A contraparte da terminação venosa de um capilar muscular (favorece a reabsorção) seria:
   a. Glomérulo
   b. Capilar peritubular
   c. Vasa recta
   d. Veia renal

10. A secreção de renina em resposta à baixa $[Na^+]$ detectada pelas células da mácula densa induz:
    a. Síntese de angiotensina II
    b. Constrição da arteríola eferente do glomérulo
    c. Aumento da fração de filtração
    d. Todas as alternativas estão corretas

REABSORÇÃO E SECREÇÃO TUBULAR

11. Qual das seguintes partes do néfron responde pela maior reabsorção de água, glicose, aminoácido e vitamina?
    a. Glomérulo
    b. Túbulo distal
    c. Túbulo proximal
    d. Túbulo coletor

12. A concentração plasmática na qual a glicose é detectada na urina é definida como:
    a. Queda
    b. Transporte máximo
    c. Limiar renal

13. A maior parte da reabsorção de Na^+ ocorre no(a):
    a. Túbulo proximal
    b. Alça de Henle
    c. Túbulo coletor cortical e ducto coletor medular

MECANISMO DE CONTRACORRENTE

14. Qual das seguintes partes do néfron está associada com uma alta concentração de sal na medula renal?
    a. Cápsula de Bowman
    b. Túbulo proximal
    c. Alça de Henle
    d. Túbulo distal

15. A perda de soluto (Na^+, Cl^-) e a retenção de H_2O que ocorrem no ramo ascendente da alça de Henle faz com que o líquido tubular seja _____, comparativamente ao plasma.
    a. Hipotônico
    b. Hipertônico
    c. Isotônico

16. Quanto ao transporte tubular de ureia:
    a. A ureia é ativamente transportada do túbulo proximal, de modo que cerca de um terço a metade de seu conteúdo permanece na alça de Henle
    b. A ureia é praticamente aprisionada nos túbulos de néfrons, em toda a sua extensão, de modo que pode ser excretada
    c. A ureia não influencia a osmoconcentração do LI da medula renal
    d. Durante o processo de excreção, ocorre recirculação de alguma quantidade de ureia dos ductos coletores medulares internos para os ramos delgados ascendentes da alça de Henle

CONCENTRAÇÃO DA URINA

17. Qual das seguintes alternativas não está associada com diabetes melito?
    a. Maior produção de urina
    b. Limiar renal da glicose é excedido
    c. Aumento da sede
    d. Carência do hormônio antidiurético (ADH)

18. Quando hormônio antidiurético da neuroipófise é liberado em maior quantidade, o que acontece com o líquido nos ductos coletores do rim?
    a. Torna-se mais diluído
    b. Não se altera
    c. Torna-se mais concentrado

Capítulo 11 • Sistema Urinário 335

19. Se o excesso de glicose não é reabsorvido (excede o limiar renal), a pressão osmótica efetiva no lúmen tubular:
    a. Aumenta
    b. Diminui
    c. Torna-se inefetiva

20. A detecção de aumento da osmoconcentração do LEC pelos osmorreceptores do hipotálamo resulta em:
    a. Urina mais concentrada
    b. Urina mais diluída
    c. Não há alteração na concentração da urina

REGULAÇÃO DO VOLUME DE LÍQUIDO EXTRACELULAR

21. Receptores que respondem às alterações súbitas no volume sanguíneo são (estão):
    a. Células da mácula densa
    b. No átrio esquerdo do coração
    c. No hipotálamo
    d. Na pelve renal

22. A primeira resposta à redução no enchimento do átrio esquerdo (hipovolemia) é:
    a. Secreção de renina pelas células granulares JG
    b. Maior reabsorção de Na^+ nos túbulos renais
    c. Vasoconstrição renal

ALDOSTERONA

23. Qual dos seguintes hormônios favorece a reabsorção tubular de Na^+ e secreção tubular de K^+?
    a. Hormônio antidiurético
    b. Secretina
    c. Aldosterona
    d. Ocitocina

24. A aldosterona, secretada no córtex adrenal, regula:
    a. $[K^+]$ no plasma
    b. $[Na^+]$ no plasma
    c. $[Na^+]$ e $[K^+]$ no plasma

OUTROS HORMÔNIOS ASSOCIADOS AOS RINS

25. Qual hormônio atua no rim para ativar a vitamina D que, por sua vez, aumenta a absorção intestinal de Ca^{2+}?
    a. Calcitonia
    b. Tiroxina
    c. Aldosterona
    d. Paratormônio

MICÇÃO

26. O termo fisiológico que corresponde ao esvaziamento da bexiga é:
    a. Parição
    b. Micção
    c. Defecação
    d. Munição

27. O líquido tubular é transportado da cápsula de Bowman para a pelve renal pela(o):
    a. Ação de cílios
    b. Peristalse
    c. Gradiente de pressão hidrostática
    d. Brigada de incêndio

CARACTERÍSTICAS DA URINA DE MAMÍFEROS

28. O principal componente nitrogenado da urina de mamíferos é:
    a. Aminoácido
    b. Ácido úrico
    c. Ureia
    d. Amônia

29. A presença de muco na urina de equinos:
    a. Previne infecção
    b. Ocasiona micção prolongada
    c. Atua como carreador de precipitados de carbonatos e fosfatos, evitando seu acúmulo na pelve renal
    d. Impede o esguicho de urina

DEPURAÇÃO (*CLEARANCE*) RENAL

30. A creatinina é oriunda do(a):
    a. Metabolismo proteico
    b. Degradação de creatina
    c. Perda espontânea de ácido fosfórico pelo fosfato de creatina

336 Anatomia Funcional e Fisiologia dos Animais Domésticos

31. A depuração (*clearance*) de creatinina propicia informação sobre:
    a. Fluxo de plasma renal
    b. Taxa de filtração glomerular (e, consequentemente, massa renal funcional)
    c. Fluxo de sangue nos rins
    d. Todas as alternativas estão corretas

MANUTENÇÃO DO EQUILÍBRIO ÁCIDO-BASE

32. Os rins e os pulmões não influenciam a manutenção do equilíbrio ácido-base
    a. Verdadeiro
    b. Falso

33. O aumento da P_{CO_2} devido à baixa ventilação pulmonar aumenta a secreção renal de H^+.
    a. Verdadeiro
    b. Falso

34. O aumento da $[H^+]$ devido ao comprometimento da função renal e consequente redução na secreção de H^+ estimula a ventilação pulmonar e aumenta a excreção de CO_2, auxiliando na redução da $[H^+]$.
    a. Verdadeiro
    b. Falso

SISTEMA URINÁRIO DE AVES

35. Qual dos seguintes componentes dos néfrons é carente nos néfrons do tipo réptil?
    a. Túbulo proximal
    b. Alça de Henle
    c. Túbulo distal
    d. Túbulo coletor

36. O sangue do sistema portal renal é:
    a. Sangue venoso
    b. Sangue arterial

37. O fluido tubular do néfron do tipo réptil segue diretamente para os ureteres e não passam pelos cones medulares, onde poderia se tornar concentrado.
    a. Verdadeiro
    b. Falso

38. O tipo de néfron das aves que propicia retenção de água é:
    a. Néfron do tipo réptil
    b. Néfron do tipo mamífero

39. O sangue portal renal faz parte do suprimento renal, perfundindo os túbulos renais no nível de:
    a. Glomérulos
    b. Capilares peritubulares
    c. Vasa recta
    d. Veia cava

40. O principal componente nitrogenado da urina das aves é:
    a. Amônia
    b. Ureia
    c. Ácido úrico

41. O ácido úrico se precipita nos túbulos renais para:
    a. Evitar intoxicação por amônia
    b. Evitar excreção de água obrigatória
    c. Tornar-se mais viscoso
    d. Misturar-se melhor com as fezes

42. Em aves, a amônia é convertida em ácido úrico:
    a. No fígado
    b. Nos rins
    c. No fígado e nos rins

43. A reabsorção de água da urina depositada na cloaca pode ocorrer:
    a. Na cloaca
    b. No cólon
    c. No cólon e no ceco

44. Uma proporção osmolalidade urinária:plasmática de 3:1 não é rara em aves.
    a. Verdadeiro
    b. Falso

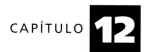

Digestão e Absorção

VISÃO GERAL DO CAPÍTULO

- **Introdução**, *338*
- **Cavidade bucal e faringe**, *339*
  Dentes, *339*
  Língua, *342*
  Faringe, *343*
- **Estômago simples (monogástrico)**, *343*
  Esôfago, *344*
  Estômago, *344*
- **Intestinos**, *346*
  Intestino delgado, *346*
  Intestino grosso, *350*
- **Órgãos acessórios**, *354*
- **Composição dos alimentos**, *356*
  Carboidratos, *357*
  Proteínas, *358*
  Lipídios, *359*
  Suplementos alimentares, *359*
- **Funções mecânicas pré-estomacais**, *360*
  Preensão, *361*
  Mastigação, *361*
  Deglutição, *361*
- **Motilidade gastrintestinal**, *362*
  Segmentação e peristalse, *364*
- **Funções mecânicas do estômago e do intestino delgado**, *364*
  Retardo do esvaziamento gástrico, *366*
  Êmese, *366*
  Funções mecânicas do intestino delgado, *367*
- **Funções mecânicas do intestino grosso**, *367*
  Defecação, *368*
  Transporte intestinal de eletrólitos e água, *368*
- **Secreções digestivas**, *368*
  Saliva, *369*
  Secreções gástricas, *369*
  Secreções pancreáticas, *371*
  Secreções biliares, *372*
- **Digestão e absorção**, *373*
  Carboidratos, *374*
  Proteínas, *375*
  Gorduras, *375*
  Digestão microbiana no intestino grosso, *375*
- **Estômago de ruminantes**, *376*
  Estrutura e função, *377*
- **Características da digestão dos ruminantes**, *379*
  Ruminação, *380*
  Produção de gás e eructação, *380*
- **Bioquímica e microbiologia do rúmen**, *382*
- **Metabolismo de ruminantes**, *383*
  Gliconeogênese, *384*
  Produção de energia, *385*
  Timpanismo e cetose em ruminantes, *385*
- **Digestão em aves**, *387*
  Trato digestório, *387*

A manutenção da vida requer que os animais obtenham do alimento os nutrientes essenciais para os processos corporais. Os animais podem viver algum tempo sem alimento; nesse caso, as reservas corporais de energia e, por fim, e os próprios tecidos, são utilizados e metabolizadas por meio de conversão bioquímica. No entanto, durante privação prolongada e contínua de alimento, segue-se morte em consequência da inanição.

Em geral, acredita-se que o alimento permaneça no corpo após sua preensão e ingestão; todavia, o trato digestório é uma estrutura tubular, oca, que se estende desde a boca até o ânus, de modo que a ingesta em seu lúmen ainda é, no sentido exato da palavra, considerada fora do corpo. Portanto, a preensão do alimento deve ser seguida de mecanismos que transformem o alimento em partes menores, por meios físicos e químicos e, então, aquelas unidades estruturais ou outros componentes químicos simples podem, finalmente, adentrar o corpo após atravessar a barreira intestinal. O mecanismo envolvido (ou, como frequentemente referido, a degradação do alimento em unidades mais básicas) é denominado digestão e o processo que envolve a passagem através do epitélio intestinal e sua chegada no sangue é denominado absorção. As reações e conversões necessárias para obtenção de energia, constituição de estruturas teciduais e síntese de secreções representam o metabolismo intermediário. A continuidade do metabolismo intermediário no corpo depende da digestão e absorção.

■ Introdução

1. **Conheça a sequência das principais partes do trato digestório. Quais são seus órgãos acessórios?**

Os animais são classificados, com base em sua dieta natural, em carnívoros, omnívoros ou herbívoros. Os extremos são representados pelos animais **carnívoros, que se alimentam de carne crua**, e pelos animais **herbívoros, que se alimentam de vegetais**. Aqueles que consomem tanto carne crua quanto vegetais são animais **omnívoros**. Em razão da diversidade da dieta, várias partes do sistema digestório se desenvolveram de diferentes maneiras. Enquanto o cão, um animal carnívoro, apresenta um ceco irrelevante, o cavalo, um animal herbívoro, apresenta um ceco volumoso. O ceco do cavalo facilita a digestão de vegetais grosseiros por meio de fermentação microbiana. O cão necessita apenas fermentação mínima; assim, o ceco é minimamente desenvolvido. No cão, qualquer fermentação necessária ocorre principalmente no cólon. O suíno é um animal omnívoro. Ele não apenas possui intestino delgado relativamente longo, para digestão e absorção de alimentos que necessitam fermentação, mas também apresenta uma parte expandida do cólon onde ocorre a fermentação de partes fibrosas de sua dieta. A comparação dos tratos gastrintestinais de cão, equino e bovino (um ruminante) é apresentada na Figura 12.1.

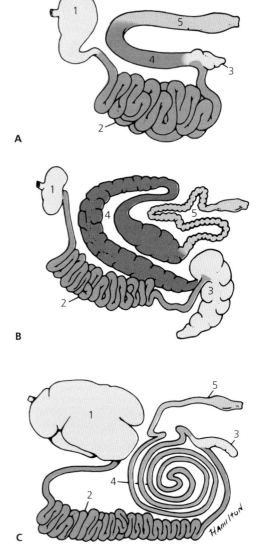

■ **FIGURA 12.1** Comparação entre os tratos gastrintestinais de cão **(A)**, equino **(B)** e bovino **(C)**. (1) Estômago; (2) intestino delgado; (3) ceco; (4) cólon ascendente, no cão; cólon maior no equino; cólon espiralado (alça espiral) em bovino; (5) cólon descendente. (De Dyce KM, Sack WO, Wensing CJG. Textbook of Veterinary Anatomy. 2nd edn. Philadelphia: WB Saunders, 1996.)

A sequência das principais partes do trato digestório é boca, dentes, língua, faringe, esôfago, estômago, intestino delgado e intestino grosso. Glândulas salivares, fígado e pâncreas são órgãos acessórios do trato digestório. Em geral, o trato digestório de várias espécies animais apresenta as mesmas partes, mas o tamanho e a função em algumas espécies se diferem em função das características de sua dieta natural.

■ Cavidade bucal e faringe

1. Quais são os componentes da fórmula dentária? Como se interpreta a fórmula dentária?
2. Defina as várias superfícies expostas de um dente.
3. Como as pontas de dente surgem nos dentes molares e pré-molares das arcadas superior e inferior, no equino (ver Figura 12.2)?
4. O que significam os termos "dentição completa", "desgaste de dente" e "dentição plana" quando se estima a idade de um cavalo com base no exame dos dentes?
5. Qual a característica particular de direção da fibra muscular da língua? Qual a sua importância?
6. Qual a função das papilas da língua? Quais órgãos sensitivos se localizam nas adjacências de algumas papilas?

A cavidade bucal é a parte mais cranial do trato digestório; com frequência é denominada boca. É o primeiro local que recebe e onde acontece a redução do tamanho das partículas de alimentos. Além da redução do tamanho, as partículas de alimento são misturadas com saliva, facilitando a deglutição subsequente da massa de alimento (*bolus*). Os dentes e a língua são estruturas presentes na cavidade bucal que auxiliam a digestão.

Dentes

Os dentes reduzem mecanicamente o tamanho das partículas de alimento ingeridas por meio de trituração, aumentando a área da superfície do alimento para sua degradação química e microbiológica. Os dentes também são utilizados para laceração; assim, o alimento pode chegar primeiramente à boca. Em algumas espécies, os dentes têm função protetora, quando utilizados para causar ferimento em animais agressores; ademais, consegue obter alimento quando utilizado para caça e morte de outros animais.

Os quatro tipos de dentes são classificados de acordo com sua localização e função. Os dentes **incisivos** situam-se mais à frente, na boca, e são utilizados principalmente para laceração; às vezes são mencionados como pinças. Próximo aos incisivos estão os **dentes caninos**, também conhecidos como presas. O formato dos dentes caninos possibilita a preensão de alimentos e a laceração e separação da massa de alimento. **Os pré-molares** estão localizados caudalmente aos caninos e seu formato e tamanho são mais apropriados para lacerar ou triturar os alimentos, dependendo da dieta do animal. Outro conjunto de dentes caudais incluem os molares; na maioria das espécies sua função é triturar os alimentos. Em animais domésticos, os molares surgem apenas na dentição permanente. Nos herbívoros os molares e pré-molares são coletivamente denominados "**cheek teeth**" porque ambos os tipos de dentes, muito semelhantes, são definidos como trituradores.

A **fórmula dentária** indica o número de incisivos (I), caninos (C), pré-molares (P) e molares (M) em cada lado da boca. Em bovinos, a fórmula dentária para os dentes permanentes é I 0/4 C 0/0 P 3/3 M 3/3. O numerador da fração indica os dentes da maxila superior e o denominador os dentes da maxila inferior. A fórmula representa o número de dentes em um dos lados da boca, de modo que a quantidade total é o dobro daquela mostrada. Em bovinos, o número total de dentes é 32. O ruminante apresenta um firme **coxim dentário** no local dos incisivos superiores, que propicia a compressão necessária para cortar forragens, em contato com os incisivos inferiores.

A maioria dos mamíferos apresenta dois conjuntos de dentes durante toda a sua vida, o primeiro possui menor número de dentes do que o segundo, e são denominados dentes de leite ou dentes decíduos. À medida que os animais jovens crescem, a sua mandíbula também cresce e a mastigação torna-se mais vigorosa; isto requer o segundo conjunto, com mais dentes, maiores e mais resistentes, para uma mastigação mais vigorosa – os dentes permanentes. O surgimento de alguns dentes é denominado

340 Anatomia Funcional e Fisiologia dos Animais Domésticos

erupção. As fórmulas dentárias e os momentos de erupção dos **dentes permanentes** de várias espécies estão listados na Tabela 12.1.

Vários termos são utilizados para descrever as superfícies expostas de um dente. A **superfície de trituração (plana)** faz contato com um dente da mandíbula oposta, sendo a principal superfície de desgaste. A face do dente próxima à língua é denominada **superfície lingual**. A superfície externa é a **labial** e aquela próxima da bochecha é a face **bucal**. A **superfície de contato** fica próxima a um dente adjacente da mesma **arcada (fileira de dentes)**. Os dentes molares e pré-molares ("cheek teeth") da arcada superior são um pouco mais afastados do que aqueles da arcada inferior. Também, os dentes molares e pré-molares superiores tendem a apresentar superfície de contato mais ampla do que os molares inferiores. Nos herbívoros, a rotação da mandíbula durante a mastigação geralmente causa desgaste da superfície de contato, podendo ocorrer desgaste desigual, principalmente em equinos, nos quais formam-se pontas que ocasionam lesão na membrana bucal ou lingual (Figura 12.2). A ingestão de alimentos torna-se dolorosa e as pontas devem ser desbastadas com uma grosa apropriada. O procedimento de remoção dessas pontas é denominado **aplanação ou raspagem dos dentes**.

A **idade de um equino** pode ser estimada pelo exame dos dentes incisivos inferiores, verificando se ocorreu a erupção dos incisivos permanentes, e pelo exame de características

Tabela 12.1 Fórmulas dentárias e de erupção dos dentes permanentes.

DENTES	CAVALO	VACA	OVINOS	SUÍNOS	CÃO
		FÓRMULA DE DENTES PERMANENTES			
MS (número)	3 1[a] (3-4[b]) 3	0 0 3 3	0 0 3 3	3 1 4 3	3 1 3 2
	2 (I-C-P-M)	2 (I-C-P-M)	2 (I-C-P-M)	2 (I-C-P-M)	2 (I-C-P-M)
MI (número)	3 1[a] (3-4[b]) 3	4 0 3 3	4 0 3 3	3 1 4 3	3 1 4 3
		ERUPÇÃO DE DENTES PERMANENTES			
Incisivos					
I1	2,5 anos	1,5 a 2 anos	1 a 1,5 ano	1 ano	3 a 5 meses
I2	3,5 anos	2 a 2,5 anos	1,5 a 2 anos	16 a 20 meses	3 a 5 meses
I3	4,5 anos	3 anos	2,5 a 3 anos	8 a 10 meses	4 a 5 meses
I4		3,5 a 4 anos	3,5 a 4 anos		
Caninos					
C	4 a 5 anos			9 a 10 meses	4 a 6 meses
Pré-molares					
P1	5 a 6 meses	2 a 2,5 anos	1,5 a 2 anos	12 a 15 meses	4 a 5 meses
P2	2,5 anos	1,5 a 2,5 anos	1,5 a 2 anos	12 a 15 meses	5 a 6 meses
P3	3 anos	2,5 a 3 anos	1,5 a 2 anos	12 a 15 meses	5 a 6 meses
P4	4 anos			12 a 15 meses	5 a 6 meses
Molares					
M1	9 a 12 meses	5 a 6 meses	3 a 5 meses	4 a 6 meses	5 a 6 meses
M2	2 anos	1,5 ano	9 a 12 meses	8 a 12 meses	6 a 7 meses
M3	3,5 a 4 anos	2 a 2,5 anos	1,5 a 2 anos	18 a 20 meses	6 a 7 meses

Nota: I, incisivo; C, canino; P, pré-molar; M, molar; MS, maxila superior; MI, maxila inferior
[a]No cavalo, a presença de dente canino é mais comum no macho; quando presente na fêmea, tende a ser menor.
[b]A variação no número de dentes pré-molares em equinos se deve à presença ou ausência do primeiro pré-molar. O primeiro pré-molar pode estar presente em ambas as arcadas, superior e inferior, mas está mais comumente presente na arcada superior.
Dados de Frandson RD, Spurgeon TL. Anatomy and Physiology of Farm Animals. 5th edn. Philadelphia, PA: Lea & Febiger, 1992.

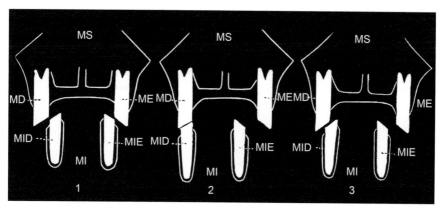

■ **FIGURA 12.2** Corte transverso esquemático das mandíbulas superior e inferior do equino, entre o terceiro e o quarto molar, mostrando as superfícies de contato dos dentes durante o repouso e a mastigação. **1.** Posição dos dentes durante o repouso. A borda externa da arcada inferior está oposta à borda interna da arcada superior. **2.** Mandíbulas totalmente cruzadas, com mastigação da esquerda para a direita (movimento da mandíbula inferior). As superfícies de contato de ambos os molares, superior e inferior direito, se encostam um ao outro. **3.** Posição no meio da mastigação. A metade externa do dente inferior direito se desgasta contra a metade interna do dente superior direito. Note o potencial para formação de "pontas" na face lateral dos dentes pré-molares e molares superiores e nos dentes inferiores na lateral da língua. Movimento da mandíbula inferior direita seguido de movimento da mandíbula esquerda. MS, mandíbula superior; MI, mandíbula inferior; MD, molar direito; ME, molar esquerdo; MID, molar inferior direito; MIE, molar inferior esquerdo. (De Smith F. Manual of Veterinary Physiology. 5th edn. Chicago, IL: Alexander Eger, 1921.)

associadas ao desgaste dentário. Os três pares de dentes incisivos são **central (pinça)** (I1), **intermediário (médio)** (I2) e **lateral (canto)** (I3), localizados, respectivamente, a partir da linha média até a lateral. Uma regra prática para a erupção desses dentes é aos 2,5, 3,5 e 4,5 anos de idade, para I1, I2 e I3, respectivamente. A idade de um equino é mais exata quando se baseia nas épocas de erupção e considera-se que um equino apresenta dentição completa quando ocorreu erupção de todos os três pares de incisivos permanentes.

O segundo critério utilizado para estimar a idade dos equinos está relacionado às características de desgaste observadas na superfície de contato dos dentes incisivos (Figura 12.3). Os incisivos dos equinos são únicos porque apresentam uma coroa ampla, com erupção que se prolonga por muito tempo. Isto acontece para auxiliar na compensação do desgaste que ocorre na superfície de contato. A taxa de desgaste é de, aproximadamente, 2 a 3 mm/ano; ela é compensada pela erupção continuada dos dentes. A progressão do desgaste é mostrada na Figura 12.3 C. Diz-se que há **desgaste** dentário quando os incisivos da arcada inferior estão em contato com aqueles da arcada superior. Nos equinos adultos mais jovens, o infundíbulo é visto na superfície de contato dos incisivos, mas devido ao desgaste de I1, I2 e I3 inferiores ele desaparece gradativamente aos 6, 7 e 8 anos de idade, respectivamente. Após o desaparecimento do infundíbulo, nota-se uma mancha no esmalte que persiste durante anos.

Outra alteração importante notada na superfície de contato dos dentes é o surgimento de uma estrutura denominada estrela dentária. Na verdade, a estrela dentária é um tipo diferente de dentina produzida por células da cavidade pulpar (odontoblastos), para impedir a exposição da polpa. O formato da estrela dentária corresponde ao formato da cavidade pulpar e se altera à medida que o dente se desgasta. Ocorrem muitas modificações naturais, dependendo da dieta e do desgaste a ela associado. A prática de estimar a idade dos equinos com base na dentição era mais comum quando havia muitos negociantes no mercado de cavalos de tiro ou de tração. Práticas semelhantes são utilizadas no manejo de bovinos e ovinos e estão mais relacionadas à erupção do que às características de desgaste dentário.

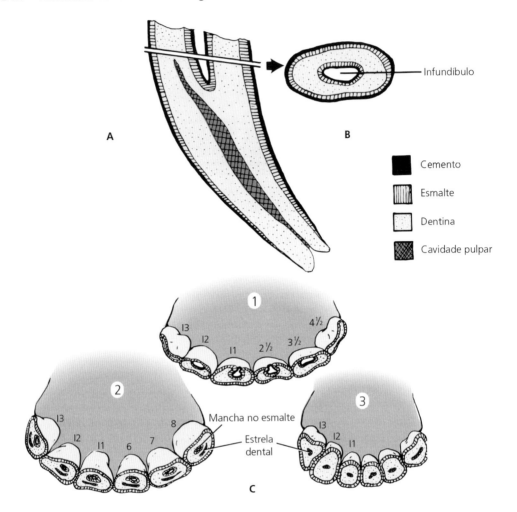

■ **FIGURA 12.3** Dentes incisivos de equinos com características de desgaste. **A.** Corte longitudinal. **B.** Corte transverso. **C.** Superfície de contato: 1 = dentição completa e desgaste de incisivos; 2 = desaparecimento do infundíbulo; 3 = dentes de equinos mais velhos, com perda da mancha de esmalte e alteração na estrela dentária, e formato da superfície de contato. I1 = incisivo central (pinça), I2 = incisivo médio, I3 = incisivo lateral (canto). Idade aproximada, em anos, com base nas características mostradas em C1 e C2, com números correspondentes à direita.

Língua

Língua é um órgão muscular utilizado para a movimentação da massa alimentar na boca. Microscopicamente, a língua pode ser diferenciada de outros tecidos musculares porque apresenta fibras tridirecionais. A disposição multidirecional das fibras musculares possibilita a sua extrema mobilidade. A língua não apenas movimenta o alimento para a superfície de contato dos dentes molares e pré-molares, mas também atua como um embolo propulsor do alimento em direção ao esôfago. Ademais, em alguns animais facilita a preensão do alimento e sua condução à boca.

A superfície áspera da língua é propiciada por várias projeções, denominadas **papilas cônicas** e **filiformes**. Ela possibilita tração para a movimentação do alimento na cavidade bucal; também, auxilia no *grooming* do próprio animal ou do pelame de suas crias (Figura 12.4).

O processo digestivo é facilitado pelos bulbos gustativos, que diferenciam os sabores, localizados na superfície da língua, nas **papilas valatas e fungiformes** (ver Capítulo 5). A diferenciação de sabores é mais relevante quando o alimento é obtido em sua condição natural (não processado). Assim, é possível distinguir alimentos nocivos e alimentos saudáveis.

Faringe

A **faringe** é uma via de passagem comum ao alimento e ao ar; situa-se em posição caudal às cavidades nasal e bucal (Figura 12.5) (ver Capítulo 10). A faringe se comunica com as cavidades nasal e bucal, tubos (trompas) de Eustáquio, laringe e esôfago. Durante sua passagem pela faringe o alimento é impedido de entrar na glote e nas cavidades nasais devido a fatores reflexos e mecânicos associados à deglutição (ver Deglutição, neste capítulo). Os tubos de Eustáquio são passagens de ar que ligam a faringe ao ouvido médio; possibilitam que a pressão do ar no ouvido médio seja semelhante à pressão atmosférica. Assim, evita possível deformidade da membrana timpânica (tímpano).

■ Estômago simples (monogástrico)

1. **Qual é o principal tipo de tecido do esôfago? Descreva suas principais características (considere o alojamento de um grande bolo alimentar ou outro objeto). De que lado do pescoço é possível notar o bolo alimentar no esôfago?**
2. **Quais são as regiões glandulares do estômago e que secreções que produzem?**
3. **Verifique a extensão das regiões glandulares e não glandulares do estômago (ver Figura 12.7).**
4. **Quais são os pré-estômagos dos ruminantes? Cite suas funções.**

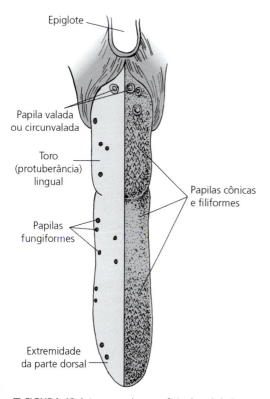

■ **FIGURA 12.4** Imagem da superfície dorsal da língua de um bovino, com ênfase especial à aspereza propiciada pelas papilas. Há predomínio de papilas cônicas. Rostralmente à protuberância estão localizadas as papilas cônicas e filiformes, cornificadas e com extremidades aguçadas, direcionadas em sentido caudal. Essas papilas concedem à ponta da língua uma aspereza semelhante à de uma grosa, que a torna muito eficiente na preensão do alimento. Metade da língua é mostrada sem as papilas cônicas e filiformes, de modo a propiciar um contraste.

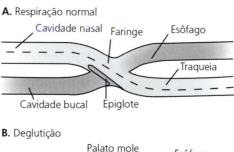

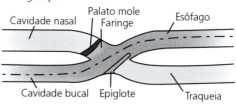

■ **FIGURA 12.5** Relação das cavidades nasal e bucal com a faringe durante a respiração e a deglutição, respectivamente. Os reflexos associados à deglutição facilitam a passagem segura dos alimentos da cavidade bucal e faringe até o esôfago. (Modificado de Frandson RD, Spurgeon TL. Anatomy and Physiology of Farm Animals. Malvern, PA: Lea & Febiger, 1992.)

Quanto à estrutura e função do estômago, os animais domésticos são incluídos em duas grandes categorias – **ruminantes** e **não ruminantes**. Bovinos, ovinos e caprinos pertencem à primeira categoria; os outros animais domésticos pertencem à segunda categoria. O estômago de não ruminantes é relativamente simples, constituído de apenas um compartimento. Por esse motivo, frequentemente é denominado estômago simples. O estômago de aves é ímpar e descrito em separado. Aquele de ruminantes é mais complexo, tipicamente constituído de quatro compartimentos, todavia apenas um deles secreta suco gástrico. Primeiramente, descreve-se a digestão no estômago simples, com alguma referência aos ruminantes, mas as principais características da digestão de ruminantes são descritas separadamente.

Esôfago

O **esôfago** é um tubo muscular que se estende da faringe ao estômago. Em seu trajeto até o estômago, o esôfago penetra no tórax, através da entrada torácica, e se projeta pelo mediastino, onde é submetido a alterações de pressão associadas a tal compartimento. O esôfago, por fim, atravessa uma abertura no diafragma e alcança o estômago, na cavidade abdominal. O alimento e a água são transferidos da faringe ao estômago por meio de ondas de contração da parede muscular. Morfologicamente, não foram constatados esfíncteres esofágicos (locais de controle do fluxo de alimento), mas estudos funcionais sugerem sua presença. A atividade muscular pode ocasionar constrição do lúmen esofágico em alguns pontos. Ademais, o esôfago normalmente se fecha na extremidade da faringe pela ação muscular tônica provida por um **esfíncter cranioesofágico**. Embora haja um espessamento sugestivo de esfíncter na junção do esôfago com o estômago (o **cárdia**), essa abertura permanece fechada, não devido a um esfíncter anatômico, mas por causa de um fechamento funcional do esôfago. O lúmen esofágico normalmente permanece colabado, o que propicia a formação de dobras em sua superfície interna. Durante a passagem da ingesta as dobras se estendem, de modo que a necessidade de esforço é mínima. Raramente, grandes objetos distendem as dobras e causam estiramento das camadas mucosa e submucosa e podem se alojar nos locais de constrição (p. ex., entrada torácica).

Ocorre comunicação da faringe com o esôfago logo acima da **glote**, a qual se comunica com a traqueia. No seu trajeto até o estômago, o esôfago segue paralelo à traqueia, no lado esquerdo, na região do pescoço. A passagem da ingesta pode ser vista mediante inspeção do lado esquerdo do pescoço (*i. e.* particularmente evidente em bovinos).

As fibras musculares do esôfago são dispostas de modo circular e longitudinal. Na maioria dos animais elas são estriadas, mas em alguns animais, em uma parte da porção caudal do órgão, há fibras de músculo liso. Devido à natureza muscular do esôfago, ele é recuperado ao abate e utilizado como fonte de carne para alguns produtos comestíveis.

Estômago

O alimento chega ao estômago, onde é estocado (aguardando digestão adicional) e submetido à digestão inicial. Como o estômago atua como órgão de armazenamento, ele é a porção dilatada do tubo digestório. Quando visto pelo lado externo (Figura 12.6), ele parece subdividido em partes, contínuas umas às outras. O **cárdia** (entrada do estômago) é a estrutura mais próxima do esôfago, contínua ao **fundo gástrico**, uma parte do estômago em formato de domo. O fundo gástrico fica próximo ao **corpo gástrico**,

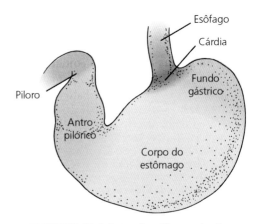

■ **FIGURA 12.6** Partes do estômago do cão.

a parte média, ampla, do estômago. Se estende desde o fundo gástrico até o antro pilórico. O **antro pilórico** é a parte do estômago que apresenta uma constrição; se comunica ao duodeno através do **piloro** (um esfíncter muscular que controla o esvaziamento do estômago). A **curvatura menor** é o lado muito pequeno do estômago, entre o cárdia e o piloro. A curvatura maior é o lado oposto convexo, muito maior.

Dependendo da espécie, a parte interna do estômago pode ser subdividida em regiões glandulares e não glandulares (esofágica). O animal carnívoro é um exemplo de indivíduos que apresentam estômago totalmente glandular, enquanto o estômago de equinos apresenta áreas glandulares e não glandulares. A parte glandular do estômago apresenta regiões específicas, dependendo do tipo de célula: regiões glandulares do cárdia, do fundo gástrico e do piloro. As várias áreas do revestimento do estômago de equinos, suínos e ruminantes são apresentadas na Figura 12.7.

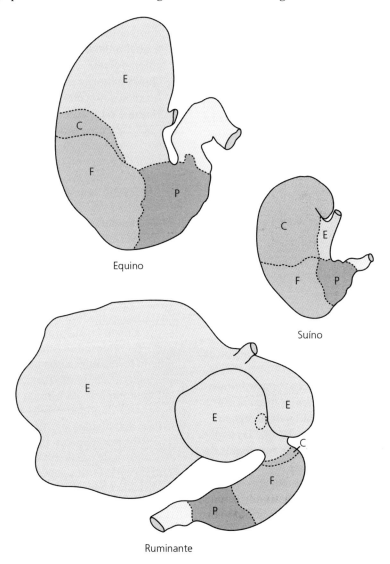

■ **FIGURA 12.7** Regiões internas do estômago de equino, suíno e ruminante. E, região não glandular; C, região glandular do cárdia; F, região glandular do fundo gástrico; P, região glandular do piloro. (De Frandson RD, Wilke WL, Fails AD. Anatomy and Physiology of Farm Animals. 7th edn. Ames IA: Wiley-Blackwell, 2009.)

A região glandular do fundo gástrico inclui todo o espaço entre a região glandular do cárdia (mais próxima do cárdia) e a região glandular do piloro (próximo ao piloro); às vezes, estas glândulas são denominadas **glândulas gástricas**. As glândulas do cárdia, do fundo gástrico e do piloro secretam muco. Além disso, as glândulas do fundo gástrico secretam ácido hidroclórico (HCl) e pepsinogênio, pelas células principais do colo e pelas células parietais, respectivamente. As glândulas da região pilórica também secretam o hormônio **gastrina**.

A região **não glandular** do estômago é recoberta por epitélio escamoso estratificado e não tem atividade secretora. O seu tamanho é variável, dependendo da espécie, podendo se limitar à área imediatamente ao redor da abertura do esôfago ou ocupar uma área maior do estômago. Nesse aspecto, lembre-se de que há diferença em comparação com os ruminantes, nos quais os **pré-estômagos** (rúmen, retículo e omaso) são seguidos do estômago verdadeiro, ou seja o **abomaso**. Os pré-estômagos incluem toda a região não glandular, e o epitélio do abomaso consiste, principalmente, em região glandular do fundo gástrico e região glandular do piloro (parte glandular do estômago). A região glandular do cárdia ocupa uma área muito pequena, adjacente à comunicação entre omaso e abomaso.

■ Intestinos

1. Que parte do intestino delgado recebe os ductos pancreático e biliar?
2. Em animais que não necessitam de fermentação extensa do alimento, onde ocorre a maior parte da digestão e da absorção?
3. Estude as Figuras 12.9 a 12.13. Elas explicam e ilustram os aspectos funcionais da morfologia do intestino delgado. Leia os textos que as acompanham.
4. Como ocorre ampliação da superfície do intestino delgado?
5. Como as células epiteliais das vilosidades são renovadas? Qual é o momento de substituição?
6. Como se diferenciam os retornos de sangue e de linfa dos intestinos?

7. A fermentação é comum no intestino grosso de todos os animais? Qual é a diferença entre os locais de fermentação em herbívoros ruminantes e em herbívoros não ruminantes?
8. Há disponibilidade de microrganismos para a fermentação do próprio alimento em herbívoros tanto ruminantes quanto não ruminantes?
9. Verifique as diferenças entre o ceco e o cólon transverso, do trato digestório, entre os animais domésticos. Que animais apresentam cólon com alças espirais? E qual animal apresenta cólon ventral e cólon dorsal?
10. Qual é a função das saculações (haustras) no ceco e no cólon de suínos e equinos?
11. O que é o reto?

O alimento que sai do estômago e entra no intestino é denominado **quimo**. Sua consistência é líquida ou semilíquida e o pH é ácido. A composição do quimo depende da dieta e dos hábitos alimentares do animal. No intestino, o quimo sofre importantes modificações, que constituem a digestão intestinal.

Intestino delgado

O intestino delgado é composto de três segmentos, à medida que prossegue caudalmente a partir do piloro: **duodeno, jejuno e íleo**. O duodeno forma uma alça à medida que dobra, para cruzar do lado direito para o esquerdo. O duodeno apresenta estreita relação com o pâncreas. O duodeno recebe secreções pancreáticas envolvidas na digestão através de dois ductos pancreáticos, na maioria das espécies, e através de um ducto em outras espécies (Figura 12.8). O duodeno também recebe a bile formada no fígado através do ducto biliar comum, que transporta bile do fígado ou da vesícula biliar ao intestino. Em animais que não necessitam fermentação extensa do alimento ingerido, a maior parte da digestão e absorção ocorre no intestino delgado. Um corte transverso do intestino delgado é mostrado na Figura 12.9.

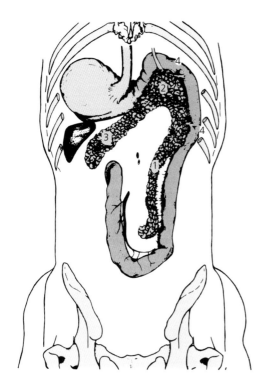

FIGURA 12.8 Imagem dorsal do estômago, duodeno e pâncreas de um cão. 1, lobo direito do pâncreas; 2, corpo do pâncreas; 3, lobo esquerdo do pâncreas; 4, ductos pancreáticos. O ducto biliar comum chega ao duodeno, em estreita relação com o ducto pancreático. (De Adams DR. Canine Anatomy: A Systemic Approach. Ames, IA: Iowa State University Press, 1986.)

A camada interna do intestino delgado, que possui íntimo contato com o conteúdo do lúmen, é constituída de uma camada de células epiteliais denominada **mucosa**. A **submucosa** é uma camada de tecido conectivo que propicia espaço aos vasos sanguíneos, vasos linfáticos e fibras nervosas. Além disso, há uma escassa camada de fibras de músculo liso na submucosa, denominada **mucosa muscular**. A mucosa muscular contém dobras que ampliam a área da superfície de absorção. Estas dobras modificam sua localização, de modo que partes diferentes do intestino entrem em contato mais estreito com o conteúdo luminal. Fibras individuais da mucosa muscular se fixam às vilosidades e acompanham os movimentos da vilosidade quando contraem. Isso facilita o fluxo de linfa e o contato da vilosidade com novas áreas de líquido luminal. Abaixo da submucosa, há camadas de músculos circulares e longitudinais, compostas de fibras de músculos lisos. A contração desses músculos está associada com movimentos de mistura e propulsão do conteúdo intestinal.

Na submucosa há uma rede de fibras nervosas (**plexo submucoso [Meissner]**) importante no controle das secreções das células epiteliais e do fluxo sanguíneo. Esse plexo nervoso também tem função sensitiva – recebe sinais de receptores de estiramento (percepção de dor) e do epitélio intestinal. Outro plexo nervoso (**plexo mioentérico [Auerbach]**), entre a camada muscular longitudinal externa e a camada muscular circular interna, é importante no controle dos movimentos gastrintestinais. Estes dois plexos nervosos constituem o sistema nervoso entérico e se estendem do esôfago até o ânus. Embora o sistema nervoso entérico tenha seu próprio "marca-passo" e as fibras de condução são semelhantes àquelas do coração, ele também possui conexões com o sistema nervoso autônomo (fibras simpáticas e parassimpáticas), que podem alterar o grau de atividade do sistema nervoso entérico.

A camada externa do intestino é a **serosa**. Ela recobre o intestino; é contínua com o **mesentério**, que atua como sustentação do intestino na cavidade abdominal. O mesentério, por sua vez, é contínuo ao revestimento da cavidade abdominal, o peritônio (ver Capítulo 1).

No lúmen do intestino delgado há exposição de uma grande área da superfície de absorção (Figura 12.10). O intestino delgado apresenta comprimento considerável; os comprimentos médios em várias espécies são apresentados na Tabela 12.2. O seu comprimento é acomodado na cavidade abdominal por meio de alças e espirais. Outra característica é a exposição da superfície intestinal, condição que pode ser observada quando o intestino é aberto para inspeção. As dobras ou dobraduras são recobertas com **vilosidades** e as células epiteliais individuais que recobrem as vilosidades apresentam suas próprias **microvilosidades** na superfície luminal. As microvilosidades propiciam maior ampliação da área da superfície de absorção e constituem uma estrutura denominada bordo em escova (Figura 12.11).

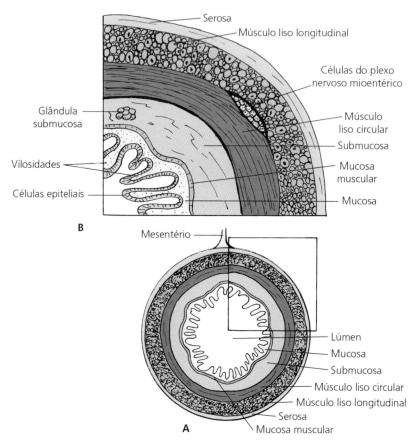

■ **FIGURA 12.9** Representação esquemática dos aspectos gerais da organização do trato gastrintestinal de mamíferos. **A.** Corte transverso do intestino delgado com sua suspensão mesentérica que envelopa o intestino e sua serosa. **B.** Em destaque, corte da parte A mostra mais detalhes. O plexo nervoso de Auerbach controla os movimentos gastrintestinais. O plexo de Meissner (não mostrado) situa-se na submucosa e controla as secreções e o fluxo sanguíneo. A mucosa muscular apresenta dobras que ampliam da área da superfície de absorção.

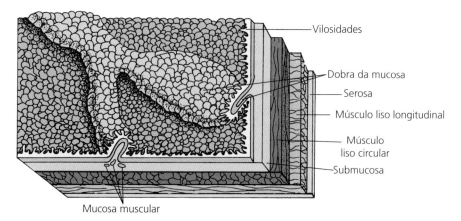

■ **FIGURA 12.10** Imagem de corte do intestino vista a partir da superfície interna. As dobras surgem durante as contrações estratégicas da mucosa muscular. As projeções da superfície representam as vilosidades; outra indica a ampliação da superfície.

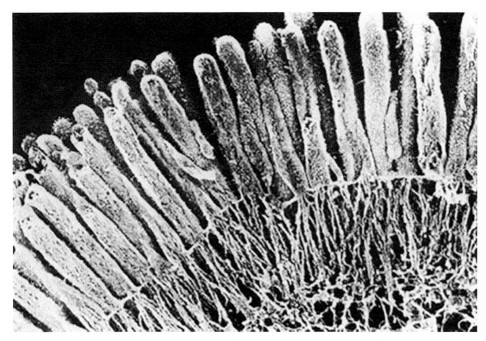

■ **FIGURA 12.11** Fotomicrografia de uma microvilosidade que se projeta de uma célula epitelial do intestino delgado. As estruturas semelhantes a cordões que se estendem para baixo, a partir das microvilosidades, são filamentos de actina contráteis. (De Fawcett DW. Bloom and Fawcett: A Textbook of Histology. 11th edn. Philadelphia, PA: W.B. Saunders, 1986. Courtesy of N. Hirokawa and J. Heuser.)

Esta ampliação propicia ao intestino delgado uma área da superfície de absorção cerca de 600 vezes maior que aquela de uma estrutura cilíndrica lisa (de volume semelhante).

A Figura 12.12 ilustra a superfície epitelial do intestino delgado, com mais detalhes. As **criptas de Lierberkuhn** são grupos de células não diferenciadas enclausuradas entre as vilosidades adjacentes. São as únicas células das vilosidades que sofrem divisão celular. A renovação das células da vilosidade é propiciada pela migração de novas células das criptas, em direção às extremidades das vilosidades. A migração de novas células ocorre simultaneamente à perda contínua ou à extrusão de células mais velhas das extremidades vilosas. As perdas físicas ou funcionais moderadas de células das vilosidades, por desgaste ou doença, podem ser substituídas por células que sofrem divisão na cripta. Normalmente, o tempo de reposição das células epiteliais das vilosidades (migração da cripta até a extremidade) é mais breve em animais jovens do que naqueles mais velhos (cerca de 2 a 4 dias *versus* 7 a 10 dias). As células não diferenciadas podem se tornar células de absorção, células produtoras de muco ou células endócrinas que, então, realizam as funções necessárias do intestino delgado.

O suprimento de sangue e os vasos linfáticos da vilosidade são mostrados na Figura 12.13. O arranjo de capilares e vasos linfáticos possibilitam a troca capilar de nutrientes e líquidos e a remoção linfática de grandes moléculas que não retornaram aos capilares. Para que as substâncias sejam absorvidas do sangue, pelas células epiteliais, elas precisam atravessar a membrana da célula epitelial, a membrana basal, o líquido intersticial e a membrana capilar. Grandes moléculas que não entram nos capilares penetram nos **vasos linfáticos intestinais centrais que transportam quilo**. O sangue das veias intestinais passa pelo fígado, através da veia porta, antes de retornar à veia cava caudal e ao ventrículo direito. A linfa dos vasos linfáticos centrais chega ao fígado e alcança, novamente, o sangue, através do ducto torácico.

Anatomia Funcional e Fisiologia dos Animais Domésticos

Tabela 12.2 Comparações dos diferentes segmentos intestinais em espécies animais.

ESPÉCIE	SEGMENTO INTESTINAL	COMPRIMENTO RELATIVO (%)	COMPRIMENTO MÉDIO (m)
Cavalos	Intestino delgado	75	22,4
	Ceco	4	1,00
	Cólon maior[a]	11	3,39
	Cólon menor[a]	10	3,08
	Total	100	29,87
Touros	Intestino delgado	81	46,00
	Ceco	2	0,88
	Intestino grosso	17	10,18
	Total	100	57,06
Ovinos e caprinos	Intestino delgado	80	26,2
	Ceco	1	0,36
	Intestino grosso	19	6,17
	Total	100	32,73
Suínos	Intestino delgado	78	18,29
	Ceco	1	0,23
	Intestino grosso	21	4,99
	Total	100	23,51
Cães	Intestino delgado	85	4,14
	Ceco	2	0,08
	Intestino grosso	13	0,60
	Total	100	4,82
Gatos	Intestino delgado	83	1,72
	Intestino grosso	17	0,35
	Total	100	2,07
Coelhos	Intestino delgado	61	3,56
	Ceco	11	0,61
	Intestino grosso	28	1,65
	Total	100	5,82

Dados de: Argenzio RA. General functions of the gastrointestinal tract and their control and integration. In: Swenson MJ, Reece WO, eds. Dukes' Physiology of Domestic Animals. 11th edn. Ithaca, NY: Cornell University Press, 1993.
[a]Ambos são segmentos do intestino grosso.

Intestino grosso

O conteúdo da parte terminal do íleo alcança o intestino grosso na altura do ceco (junção ileocecal), em equinos; no cólon (junção ileocólica), em cães e gatos; ou no ceco e cólon (junção ileocecólica), em ruminantes e suínos.

O intestino grosso consiste em **ceco** e **cólon**. O desenvolvimento do intestino grosso nos animais é variável, dependendo da dieta. A fermentação ocorre, em algum grau, no intestino grosso de todos os animais, sendo maior no ceco e cólon de animais herbívoros. Nos ruminantes, os pré-estômagos são os principais locais de fermentação; nos animais herbívoros não ruminantes (herbívoros simples) ocorre fermentação no ceco e no cólon. Em ruminantes, ocorre digestão enzimática após a fermentação e as bactérias e os protozoários são, por si só, digeridos. Em herbívoros simples a digestão enzimática precede a fermentação, de modo que há disponibilidade de apenas produtos da fermentação, e não microrganismos, para digestão e absorção.

O alimento que requer digestão adicional por meio de fermentação geralmente alcança, ou é desviado, ao ceco, a menos que esse segmento intestinal seja pouco desenvolvido, como acontece no cão. O cólon se estende desde o ceco até sua terminação no ânus; ele consiste em alças **ascendente, transversa** e **descendente**. Dependendo da dieta do animal pode ocorrer uma grande modificação de seu conteúdo no trajeto até o cólon ascendente. O cão e o gato apresentam um cólon ascendente simples, entre o ceco e o cólon transverso (Figura 12.14); todavia, equinos, suínos e ruminantes apresentam variações marcantes. Nos suínos e ruminantes, o cólon ascendente é denominado **cólon espiral** e nos equinos o cólon ascendente se modifica e origina o **cólon maior**, que consiste em **cólon ventral** e **cólon dorsal**. O cólon espiral dos suínos, que se assemelha a um estrado de molas espiraladas, é mostrado na Figura 12.15. A espiral é direcionada para baixo à medida que deixa o ceco e retorna para cima, espiralada, na porção interna da parte de baixo da espiral. O cólon espiralado de ruminantes (Figura 12.6) se assemelha a uma roda de carro. Quando o cólon deixa o ceco ele é espiralado até o centro da espiral; em seguida gira em sentido contrário e novamente se torna espiral e prossegue como cólon transverso.

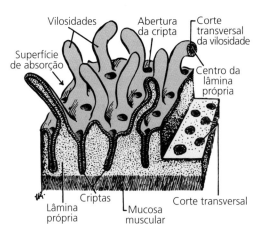

■ **FIGURA 12.12** Representação tridimensional do revestimento do intestino delgado. As vilosidades são estruturas semelhantes a dedos, com centros de lâmina própria que se estendem até o lúmen. As criptas de Lieberkuhn são depressões, na lâmina própria (lp). De Ham AW. Histology. 7th edn. Philadelphia, PA: J.B. Lippincott, 1974.)

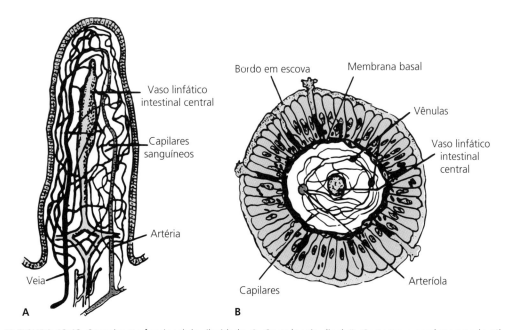

■ **FIGURA 12.13** Organização funcional da vilosidade: **A.** Corte longitudinal. **B.** Corte transversal mostrando células epiteliais e membrana basal. (De Guyton AC. Textbook of Medical Physiology. 8th edn. Philadelphia, PA: WB Saunders, 1991.)

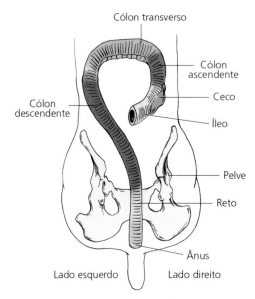

■ **FIGURA 12.14** Imagem dorsal do ceco e cólon do cão (intestino grosso). O cão, um carnívoro, não apresenta arranjo especial no cólon ascendente. O reto é a porção pélvica do cólon descendente, que termina no ânus.

No equino, o ceco é uma grande estrutura em formato de vírgula que se estende desde a entrada pélvica até o assoalho abdominal, com sua extremidade logo após o diafragma (Figura 12.17). Está situado, principalmente, no lado direito do equino. O cólon ventral continua em sentido cranial, desde a base do ceco, próxima à entrada pélvica do lado direito, até o diafragma, onde torna-se caudal e retorna à entrada pélvica. Outra dobra ocorre no sentido cranial e continua como cólon dorsal, situado acima do cólon ventral. O cólon ventral e o cólon dorsal podem ser descritos como ferradura dupla, pois parecem um sobre o outro. Faz uma volta no diafragma e o cólon dorsal continua por uma pequena distância e se une ao cólon transverso, posicionado no lado esquerdo do cavalo. O cólon descendente do equino é denominado **cólon menor**.

O ceco e as partes do cólon do suíno e do equino são saculações resultantes da presença de bandas longitudinais de músculo. As saculações, denominadas **haustra**, parecem atuar

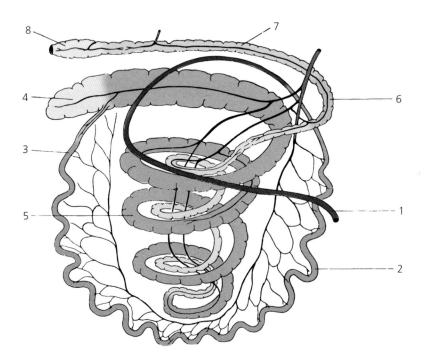

■ **FIGURA 12.15** Representação esquemática do trato intestinal do suíno. 1, reto; 2, ceco; 3, íleo; 4, cólon espiral; 5, cólon descendente; 6, cólon transverso; 7, segunda curva do duodeno; 8, jejuno. (De Engel HH, St Clair LE. Anatomy. In: Leman AD, et al., eds. Diseases of Swine. 6th edn. Ames, IA: Iowa State University Press, 1986.)

como locais de armazenamento. Como acomodam um volume extra, eles podem auxiliar no prolongamento da retenção do conteúdo, possibilitando mais tempo à digestão microbiana (ver Figuras 12.15 e 12.17).

O cólon descendente termina no **ânus**. A parte do cólon descendente situada no interior da pelve é denominada **reto**. É relativamente dilatável e serve para armazenar fezes antes da defecação.

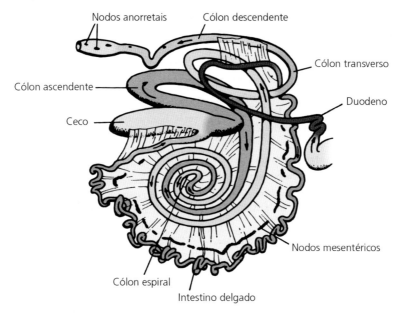

■ **FIGURA 12.16** Trato gastrintestinal de vaca mostrando o cólon espiral. (De Dyce KM, Wensing CJG. Essentials of Bovine Anatomy. Philadelphia, PA: Lea & Febiger, 1971.)

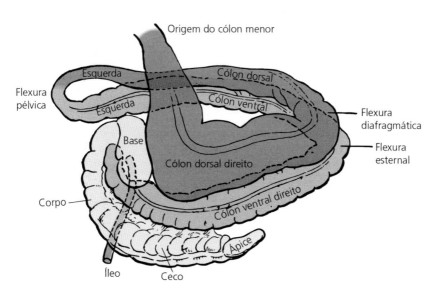

■ **FIGURA 12.17** Representação esquemática do ceco e do cólon de equino. (De Getty R. Sisson and Grossman's Anatomy of the Domestic Animals. 5th edn. Philadelphia, PA: WB Saunders, 1975.)

O ânus é a junção da parte terminal do trato digestório com a pele. Ele se fecha por meio de um esfíncter muscular composto de fibras de músculo liso e de músculo estriado.

- **Órgãos acessórios**

1. Quais os nomes dos três pares de glândulas salivares? Onde se localizam as suas aberturas? Como são descritas as suas secreções?
2. Descreva a localização do pâncreas. Quais as suas secreções?
3. Qual animal possui septo de tecido conectivo evidente circundando cada lóbulo do fígado?
4. Tenha conhecimento da tríade de vasos e ductos presentes no lóbulo hepático (Figura 12.21). Qual o nome das grandes células fagocitárias que revestem os sinusoides dos lóbulos hepáticos?

Glândulas salivares, pâncreas e fígado produzem secreções necessárias ao trato digestório e propiciam a digestão intraluminal. Estas secreções são produzidas além daquelas secretadas pelas diversas glândulas do estômago e do intestino e contêm eletrólitos, água, enzimas digestivas e sais biliares. Essa combinação de secreções degradam os alimentos da dieta no lúmen, facilitando a interação de novas substâncias com as enzimas epiteliais.

As glândulas salivares consistem em três pares de glândulas bem definidas e em algum tecido salivar disperso, menos definido. As maiores glândulas são as glândulas salivares **parótidas**, **mandibulares** e **sublinguais**. Estas são conectadas à cavidade bucal por meio de um ou mais ductos excretores que se abrem nas bochechas ou na parte ventral da língua. A localização geral das glândulas salivares do cão é mostrada na Figura 12.18.

As glândulas salivares são denominadas serosas, mucosas ou mistas, dependendo de sua secreção. **Secreção serosa** é um líquido aquoso claro, quando comparado ao **muco**, que é uma substância viscosa pegajosa que atua como revestimento protetor em todo o trato digestório. A glândula mista secreta tanto secreção serosa quanto mucosa. Vasos sanguíneos e nervos entram em cada glândula por onde saem os ductos. A inervação é feita

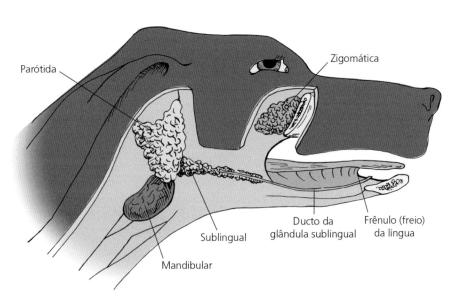

■ **FIGURA 12.18** Localização das glândulas salivares do cão. São glândulas pareadas, mas são mostradas apenas aquelas do lado direito. A metade direita da mandíbula foi removida para mostrar a glândula salivar sublingual e seu ducto. O ducto desemboca em uma pequena papila, próxima à terminação rostral do frênulo (dobra medioventral da língua).

por fibras simpáticas e parassimpáticas do sistema nervoso autônomo.

A **glândula pancreática (pâncreas)** tem função **endócrina** e **exócrina**: produz hormônios (endócrina) e secreções digestivas (exócrina). O pâncreas sempre está situado próximo à porção inicial do duodeno e se apresenta como uma glândula alongada com nódulos agregados, frouxamente conectados. O ducto pancreático principal penetra na parte inicial do duodeno, próximo ao ducto biliar comum, oriundo do fígado (ver Figura 12.8). Em ovinos e caprinos, um único ducto pancreático desemboca diretamente no ducto biliar comum, de modo que uma mistura de bile e suco pancreático alcança o duodeno. O ducto acessório, quando presente, se abre a uma curta distância do ducto principal. As estruturas endócrinas do pâncreas, as **ilhotas pancreáticas** (anteriormente denominadas ilhotas de Langerhans), são grupos de células isoladas distribuídos por toda a glândula. As **células beta** produzem **insulina** e as **células alfa** produzem **glucagon**. As secreções das células alfa e beta ocorrem diretamente no sangue (sem ducto). As células das ilhotas pancreáticas são claramente vistas em microscópio (Figura 12.19).

O **fígado** é um órgão multifuncional; a produção de **bile** e **sais biliares** é apenas uma de suas muitas funções importantes. As células epiteliais dos lóbulos hepáticos são metabolicamente ativas na síntese, armazenamento e conversões metabólicas. A localização do fígado varia conforme a espécie, mas sempre se localiza

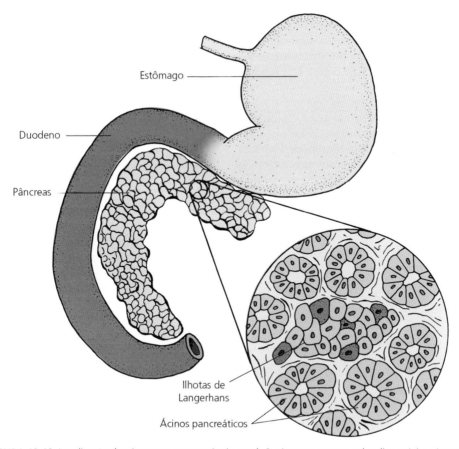

■ **FIGURA 12.19** Localização do pâncreas e sua aparência geral. O pâncreas sempre se localiza próximo à parte inicial do duodeno e se apresenta como uma glândula alongada com nódulos agregados, frouxamente conectados. O destaque do pâncreas na figura mostra uma ilhota de Langerhans (endócrina) situada entre vários ácinos pancreáticos, a parte exócrina (secreções digestivas).

logo atrás do diafragma. Nos ruminantes tende a situar-se no lado direito. Os lóbulos hepáticos são claramente delimitados; nos suínos são circundados por um septo de tecido conectivo evidente. Outros animais apresentam menor número de divisões de tecido conectivos e, portanto, não podem ser vistos. O fígado e sua localização em suíno são mostrados na Figura 12.20.

O fígado recebe sangue arterial para as suas diversas células a partir da artéria hepática e sangue venoso através da veia porta, oriundo do estômago, baço, pâncreas e intestinos. O sangue de ambas as fontes circula através dos **sinusoides**, considerado o segundo leito capilar do sistema porta hepático. O sangue sofre detoxificação e modificação antes de entrar novamente na veia central (segunda drenagem venosa do sistema porta hepático), retorna às veias hepáticas, e a partir daí segue para o coração através da veia cava caudal (ver Capítulo 9). O arranjo de um lóbulo hepático com sua tríade de vasos e ductos (ramos da veia porta, artéria hepática e ducto biliar) é mostrado na Figura 12.21. A bile flui em direção oposta ao fluxo sanguíneo da artéria hepática e do ramo da veia porta.

A maior parte do sistema macrofágico atua no fígado, sendo representado pelos macrófagos residentes (fixos), as **células de Kupffer**. Essas células são altamente fagocíticas e removem materiais estranhos que penetram por meio do sangue oriundo do estômago e intestinos. Ademais, removem restos teciduais, como hemácias velhas e frágeis.

- **Composição dos alimentos**
1. Do ponto de vista dietético, qual é a diferença entre forrageira e concentrado?
2. Como são classificados os carboidratos?
3. Quais os principais monossacarídeos e dissacarídeos?
4. Que polissacarídeos são importantes para os animais? Como eles diferem?
5. Quais os produtos da hidrólise total das proteínas?
6. Como os aminoácidos se unem para formar uma proteína? Diferencie dipeptídeos, oligopeptídeos, polipeptídeos e proteínas.
7. Diferencie gorduras neutras (triglicerídeos), fosfolipídios e colesterol. O que ocorre com a maior parte do colesterol sintetizado no corpo?
8. Água, minerais e vitaminas são alimentos apropriados ou suplementos alimentares? O que distingue alimentos apropriados de suplementos alimentares?

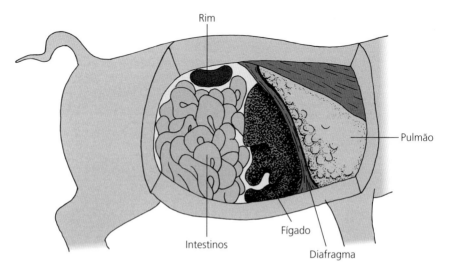

■ **FIGURA 12.20** Fígado de suíno e sua localização em relação a outros órgãos. Devido à grande quantidade de tecido conectivo interlobular, os lóbulos são claramente delineados. Por essa razão, o fígado é muito menos friável do que aquele de outros animais.

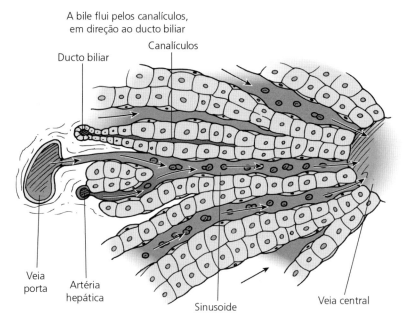

■ **FIGURA 12.21** Parte de um lóbulo hepático (em aumento de alta magnitude). O sangue da veia porta e da artéria hepática flui nos sinusoides (revestidos por células de Kupffer) e alcança a veia central. A bile flui em direção oposta, nos canalículos que depositam a bile nos ductos biliares das áreas da tríade. (De Ham AW. Histology. 7th edn. Philadelphia, PA: JB Lippincott, 1974.)

Os seis gêneros alimentícios básicos são quimicamente classificados em carboidratos, proteínas, lipídios, água, sais inorgânicos e vitaminas. Eles estão presentes em quantidades variáveis nos alimentos normalmente consumidos; uma dieta balanceada deve conter alguma quantidade de cada um. Os animais herbívoros podem consumir uma dieta à base de forrageiras e concentrados. **Forrageiras** são alimentos que contêm alto teor de celulose; geralmente apresentam baixa digestibilidade. Os **concentrados** são compostos à base de sementes e a maioria de seus subprodutos; são mais facilmente digeridos do que as forrageiras. A experiência com nutrição animal ajuda a estabelecer se os animais recebem uma dieta com alto teor de forrageira ou uma dieta com alto teor de concentrado.

Carboidratos

Carboidratos são classificados como monossacarídeos, dissacarídeos ou polissacarídeos, dependendo do número de carbonos que contêm: cinco carbonos (pentose) ou seis carbonos (hexose). Os **monossacarídeos** incluem ribose (um açúcar com cinco carbonos), glicose, frutose, galactose (Figura 12.22). Os **dissacarídeos** são combinações químicas de duas moléculas de monossacarídeo e incluem sacarose, maltose e lactose (Figura 12.23). Os dissacarídeos dão origem a monossacarídeos por meio de **hidrólise**. A hidrólise envolve a clivagem de um composto por adição de água, com a adição do grupo hidroxila em um fragmento e o átomo de hidrogênio no outro. A hidrólise da sacarose origina uma molécula de glicose e

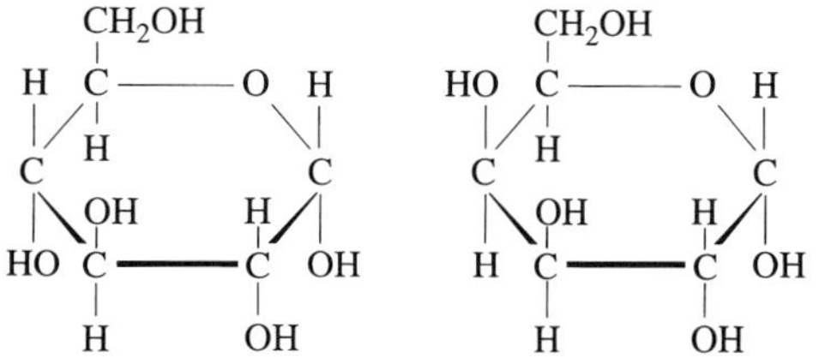

■ **FIGURA 12.22** Estrutura química dos monossacarídeos, representada por glicose e galactose.

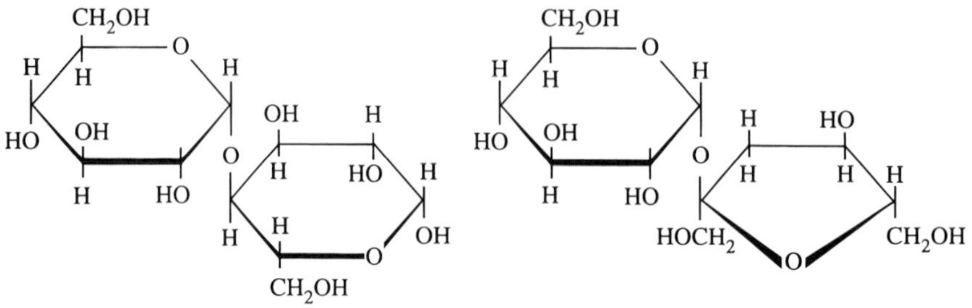

FIGURA 12.23 Estrutura química dos dissacarídeos, representada por maltose e sacarose.

uma molécula de frutose; a hidrólise da maltose origina duas moléculas de glicose; e a hidrólise da lactose origina uma molécula de glicose e uma de galactose. Os **polissacarídeos** são moléculas que contêm números múltiplos (mais do que dois) de açúcares simples, sendo a maior parte hexose. Polissacarídeos importantes aos animais são amido, glicogênio e celulose. **Amido** é uma reserva de alimento à maioria dos vegetais; quando consumido atua como uma excelente fonte de energia. O amido sofre hidrólise e origina maltose, um dissacarídeo, e, por fim, glicose, um monossacarídeo; assim, pode ser absorvido. O **glicogênio** é a principal forma de reserva de carboidratos em animais; é armazenado no fígado e nos músculos. É uma molécula altamente ramificada, com unidades de glicose (Figura 12.24); quando necessário, pode originar glicose e, assim, utilizada como fonte de energia. **Celulose** é um componente estrutural de vegetais. Pode ser digerido apenas por enzimas de microrganismos que degradam celulose, presentes principalmente em animais herbívoros (pré-estômagos de ruminantes; ceco e cólon de herbívoros simples). A celulose é hidrolisada de modo semelhante à glicose.

Proteínas

Proteínas são grandes moléculas coloidais complexas de alto peso molecular, que contêm alta porcentagem de aminoácidos. Além de carbono, hidrogênio e oxigênio, as proteínas também contêm nitrogênio. A hidrólise de proteínas origina **aminoácidos**, os blocos construtores de proteínas. A ligação dos aminoácidos para formar as proteínas ocorre no grupo carboxil de um aminoácido com o grupo amino de outro aminoácido, acompanhado de perda de uma molécula de água. A degradação das proteínas envolve a adição de água, com nova liberação de aminoácidos (hidrólise).

A ligação de aminoácidos (denominada **ligação peptídea**) para formar uma proteína é mostrada na Figura 12.25. **Dipeptídeos** contêm dois aminoácidos. **Oligopeptídeos** contêm mais que dois, porém não mais que 10, aminoácidos. **Polipeptídeos** contêm mais que 10, porém não mais que 100, aminoácidos. Os polipeptídeos são considerados proteínas quando apresentam mais de 100 aminoácidos. Os **aminoácidos essenciais** são aqueles que não podem ser sintetizados totalmente ou rapidamente o suficiente para possibilitar o desenvolvimento normal do animal; portanto, devem ser fornecidos na dieta. Os aminoácidos não essenciais são aqueles que podem ser sintetizados pelo animal em quantidade suficiente para assegurar um desenvolvimento normal. É

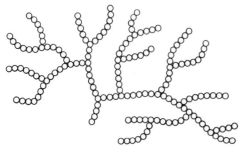

FIGURA 12.24 Representação esquemática da molécula de glicogênio altamente ramificada. Cada "pérola" da cadeia representa uma molécula de glicose. (De Conn EE, Stumpf PK. Outlines of Biochemistry. New York: John Wiley & Sons, 1963.)

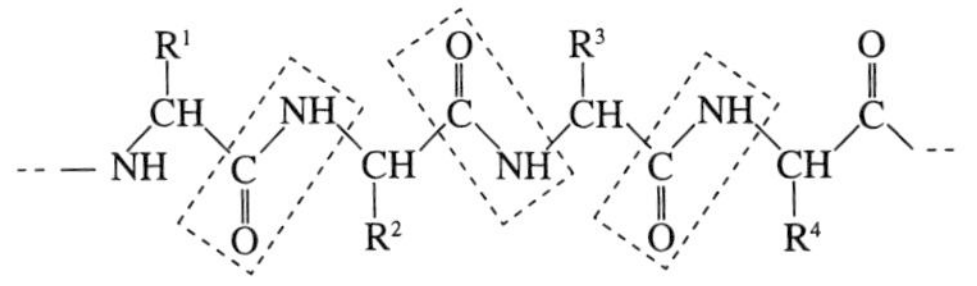

■ FIGURA 12.25 Cadeia de polipeptídeo, a estrutura básica primária de uma proteína. As ligações peptídeas são mostradas nas áreas delimitadas por linhas tracejadas.

importante **a qualidade da proteína**; proteína de alta qualidade é aquela que fornece todos os aminoácidos essenciais, nas proporções exatas necessárias. Uma proteína de baixa qualidade carece de aminoácidos essenciais ou não os supre em quantidade apropriada. Os processos de fabricação de ração podem modificar uma proteína de alta qualidade, tornando-a uma proteína de baixa qualidade.

Lipídios

Os lipídios incluem gorduras e substâncias relacionadas. **Gorduras neutras** (triglicerídeos) são ésteres (formados pela reação entre um ácido e um álcool) oriundos de três moléculas de ácidos graxos que se combinam com uma molécula de glicerol (Figura 12.26). **Fosfolipídios** são lipídios complexos que contêm fosfato (Figura 12.27); além disso, geralmente contêm glicerol, ácidos graxos e uma base nitrogenada. Fosfolipídios são elementos estruturais importantes de membranas celulares e de esfingomielina (um fosfolipídio) presentes na bainha de mielina dos nervos. Tromboplastina, outro fosfolipídio, participa na coagulação sanguínea.

Colesterol (Figura 12.28) é uma substância gordurosa oriunda de triglicerídeos. É um álcool de alto peso molecular; seu núcleo esterol é sintetizado a partir de produtos da degradação de moléculas de ácidos graxos. Cerca de 80% do colesterol produzido no corpo são conjugados no fígado, originando sais biliares que, em seguida são transportados ao intestino para participar da digestão. Também, o colesterol é um componente estrutural importante das membranas celulares.

Suplementos alimentares

Minerais, vitaminas e água são considerados **suplementos alimentares**; carboidratos, gorduras e proteínas são considerados **alimentos essenciais**. A principal distinção é que os alimentos essenciais fornecem energia, enquanto os suplementos alimentares são essenciais à vida, mas não fornecem energia. Já foi relatada a participação da água como um suplemento alimentar (Capítulo 2).

Minerais

Os minerais são suplementos alimentares inorgânicos. A quantidade combinada em uma dieta pode ser determinada por meio de queima; quando se faz isso, o mineral é denominado cinza. Os minerais são essenciais para o crescimento e a reprodução normais dos animais. Aqueles que requerem maior quantidade são denominados **macrominerais** e neste grupo incluem-se cálcio, fósforo, sódio, cloreto, potássio, magnésio

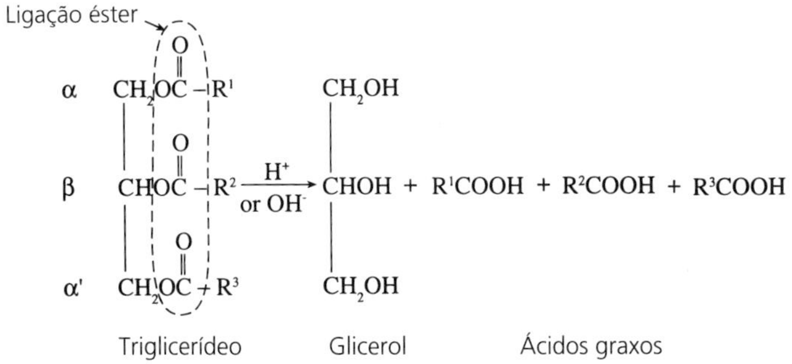

■ FIGURA 12.26 Hidrólise de um lipídio simples. A hidrólise de uma molécula de triglicerídeo origina três moléculas de ácidos graxos de cadeia longa e uma molécula de glicerol. A grande maioria dos lipídios é triglicerídeos. Lipídios são ésteres de glicerol e ácidos graxos. A ligação éster é mostrada na área delimitada por linhas tracejadas.

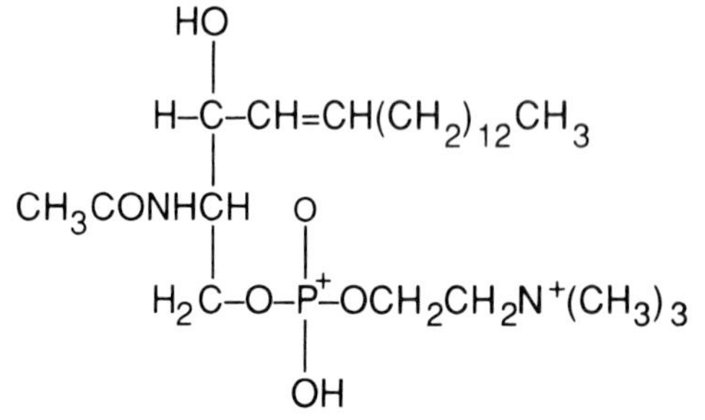

360 Anatomia Funcional e Fisiologia dos Animais Domésticos

$$HO$$
$$H-\overset{|}{C}-CH=CH(CH_2)_{12}CH_3$$
$$CH_3CONH\overset{|}{C}H \quad O$$
$$H_2\overset{|}{C}-O-\overset{+}{\underset{|}{P}}-OCH_2CH_2N^+(CH_3)_3$$
$$OH$$

■ **FIGURA 12.27** Esfingomielina. Esse fosfolipídio é comum em bainhas de mielina das fibras nervosas.

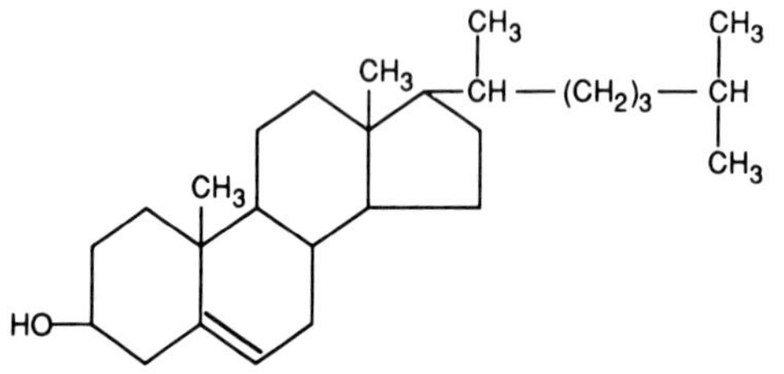

■ **FIGURA 12.28** Estrutura química do colesterol.

e enxofre. Estes elementos são importantes componentes estruturais do osso e de outros tecidos e, também, atuam como importantes constituintes dos líquidos corporais. Como mencionado nos capítulos anteriores, eles desempenham funções vitais, mantendo o equilíbrio ácido-base, a pressão osmótica, o potencial elétrico das membranas e a transmissão nervosa. Os elementos necessários em quantidade muito menor são denominados **microminerais** (elementos traço). Nesse grupo incluem-se cobalto, cobre, iodo, ferro, manganês, molibdênio, selênio, zinco, cromo e flúor. Na dieta, podem ser necessárias quantidades substanciais de macrominerais (p. ex., cálcio e fósforo), porém apenas quantidades mínimas de microminerais (p. ex., cobalto e manganês). Os minerais podem ser componentes reais de elementos químicos do corpo ou podem atuar como catalisadores de reações químicas. Sua presença no plasma é apenas um reflexo de sua presença nas células e em outros líquidos corporais. Está além do escopo deste livro a discussão sobre as funções minerais e suas deficiências, toxicidades e interrelações.

Vitaminas

As **vitaminas** constituem um grupo de compostos orgânicos quimicamente não relacionados, essenciais à vida. Atuam como reguladores ou catalisadores metabólicos e podem ser classificadas, com base em sua solubilidade, como **vitaminas lipossolúveis** (A, D, E e K) ou **vitaminas hidrossolúveis** (vitaminas do complexo B e vitamina C). Todas as vitaminas são necessárias para a função normal, em todos os animais; para a maioria dos animais saudáveis a dieta deve suprir a necessidade de vitaminas. Para alguns animais, não há necessidade de adicionar algumas vitaminas na dieta porque são sintetizadas no organismo; por exemplo, em ruminantes, os microrganismos são capazes de produzir quantidade suficiente de muitas vitaminas hidrossolúveis do complexo B, para suprir suas necessidades.

■ Funções mecânicas pré-estomacais

1. **O que significa preensão? Quais as principais estruturas envolvidas na preensão do alimento?**
2. **Porque os bovinos são propensos a lesões na língua? O que auxilia os ovinos em sua capacidade de pastejo próximo ao solo?**
3. **Observe como os diferentes animais bebem água. Qual é um importante órgão de preensão dos equinos?**
4. **O que ocorre durante a mastigação?**
5. **Há uma fase voluntária de deglutição? Um animal anestesiado ou adormecido pode deglutir?**
6. **Estude a Figura 12.29 para melhor entender os reflexos de deglutição. Comente os eventos envolvidos na deglutição.**

O estômago é o principal órgão responsável pela digestão. Antes do alimento chegar ao estômago, há participação das funções pré-estomacais para receber, preparar e enviar a ingesta ao estômago. A realização dessas funções é variável entre os animais e depende principalmente das adaptações associadas à dieta.

Preensão

A primeira função mecânica necessária para o processo digestório é a **preensão**, o ato de prender e transportar o alimento à boca. Lábios, dentes e língua são as principais estruturas de preensão dos animais domésticos. O lábio superior, altamente móvel, é um órgão de preensão útil aos equinos, especialmente quando se alimentam de grãos, em comedouro. Quando em pastagem, os equinos retraem os lábios para trás e utilizam os dentes incisivos para arrancar a gramínea.

O lábio superior de bovinos é menos móvel e a língua é utilizada como o órgão de preensão. A língua apresenta muita motilidade e pode prender a gramínea (com auxílio das papilas), trazendo-a até a boca presa entre os incisivos inferiores e o coxim dentário superior. Um movimento brusco da cabeça para cima arranca o capim. Em razão de seu uso como órgão de preensão, a língua é vulnerável a lesões por objetos finos ou pontudos durante o pastejo. A actinobacilose ("língua de pau"), em bovinos, é uma inflamação crônica provocada por um microrganismo introduzido por meio de uma lesão associada à alimentação.

A língua também é um órgão de preensão efetivo em ovinos. A fenda do lábio superior dos ovinos facilita o pastejo próximo ao solo. Corte rente da gramínea é particularmente útil quando a pastagem disponível é baixa.

Em suínos, o focinho resistente, em direção à maxila inferior, são adaptações para o ato de fuçar o solo. Os movimentos característicos da cabeça para fuçar são mantidos pelos suínos, mesmo quando alimentados com grãos, em comedouro.

Cães e gatos sugam líquidos com a língua, com contração da extremidade livre de modo a formar uma concha. Outros animais domésticos bebem água por meio de sucção. A maioria das aves enchem o bico com água mediante imersão do bico e, em seguida, levantam a cabeça, possibilitando que a água entre no esôfago por gravidade. No entanto, o pombo ingere água por sucção.

Mastigação

Mastigação refere-se à quebra mecânica do alimento na boca, sendo realizada em diversos graus por diferentes animais. O tipo de dieta fibrosa dos herbívoros requer mais mastigação do que a dieta à base de carne dos carnívoros. Nestes últimos, a mastigação é de curta duração; os dentes são utilizados principalmente para laceração e para roer ossos, de modo mais vagoroso. As superfícies de contato dos dentes molares e pré-molares de herbívoros se desgastam irregularmente, o que facilita a mastigação mais eficiente de sua dieta.

Durante a mastigação forma-se um bolo alimentar (arredondado ou alongado). Esse bolo alimentar pode não ser adequadamente formado por animais que devoram os seus alimentos. O material do bolo alimentar é misturado à saliva. A secreção mucosa de saliva possibilita certa aderência e, associada com sua secreção serosa, lubrifica a massa de alimento, facilitando o seu transporte através do esôfago.

Deglutição

Deglutição é o ato de deglutir ou conduzir a massa de alimento da boca até o estômago. Este processo complexo envolve vários reflexos, coordenados por um centro de deglutição no cérebro. Há três estágios de deglutição: (1) na boca (voluntário), (2) na faringe (reflexo), e (3) no esôfago (reflexo). A deglutição inicia como uma atividade voluntária, seguida de atividade reflexa. Algum grau de consciência é necessário para a deglutição, devido ao estágio voluntário. Os animais inconscientes podem inalar vômito porque carecem de um ato voluntário e porque o centro de deglutição reflexa está deprimido e não responde ao estímulo de receptores da boca e da faringe. Os reflexos movimentam o alimento e fecham a glote e a cavidade nasal, impedindo que o alimento nelas penetre. A sequência dos reflexos é:

1. Reduz o risco de inibição da respiração e de inalação de alimento.
2. Fechamento da glote (abertura para a laringe).
3. Desvia a laringe para cima e para a frente.
4. Assim, a base da língua pode desviar a epiglote (projeção para a frente, a partir

da glote) sobre a glote, pois a língua arrasta o bolo alimentar da boca até a faringe.
5. Elevação do palato mole, fechando a cavidade nasal a partir da faringe.
6. A contração peristáltica da faringe direciona o alimento para o esôfago.
7. Início de uma onda peristáltica reflexa no esôfago, transportando o bolo alimentar para o estômago.

Uma representação do alimento forçado para o esôfago e o deslocamento associado do palato mole, epiglote, faringe e língua são mostrados na Figura 12.29.

■ Motilidade gastrintestinal

1. Estude a Figura 12.30 e revise a transmissão do impulso nervoso, para compreender as alterações na motilidade intestinal.
2. Qual é a principal diferença entre segmentação e peristalse? Como você define peristalse?
3. A peritonite (p. ex., reticuloperitonite traumática, em bovinos) inibe a atividade intestinal?
4. Como a gastrina, a colecistoquinina e a secretina interferem na motilidade gastrintestinal?

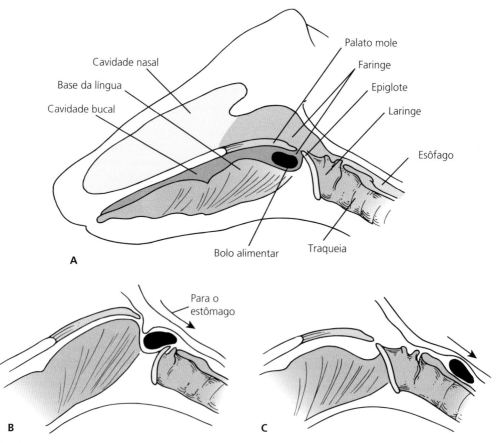

■ **FIGURA 12.29** Deslocamento de estruturas associadas à deglutição do bolo alimentar. **A.** O bolo alimentar se desloca através da cavidade bucal e alcança a faringe, próximo à base da língua, durante o estágio voluntário da deglutição. Isso inicia os estágios reflexos. **B.** O estímulo da faringe inibe a respiração e fecha a glote (abertura para laringe e traqueia). O direcionamento caudal da base da língua eleva o palato mole, fechando a cavidade nasal e a epiglote, bem como a glote. A contração da faringe força o bolo alimentar seguir em direção ao esôfago. **C.** Inicia um reflexo peristáltico pela presença do bolo alimentar no esôfago; esse alimento é transportado ao estômago por meio de peristalse; as estruturas da faringe retornam à posição normal.

Assim que o alimento alcança o estômago, o seu transporte é controlado pela atividade do músculo liso das paredes do estômago e do intestino. A atividade muscular é espontânea (miogênica), modulada pelo sistema nervoso autônomo. O músculo liso é um tecido excitável e o potencial de membrana em repouso, ao redor de, –50 mV, é sujeito a oscilações (Figura 12.30). As oscilações são representadas pelas ondas lentas caracterizadas por alterações lentas, transitórias, ondulantes do potencial de repouso da membrana que se propagam por distâncias variáveis. Quando o pico (em direção à carga positiva) de uma onda lenta atinge o **limiar** (potencial da membrana no qual ocorre um potencial de ação), nota-se um **pico do potencial de ação** (potencial de ação verdadeiro), seguido de contração muscular. Quanto maior a ocorrência de picos de potenciais de onda lenta em relação ao limiar do potencial, maior a frequência de potenciais de pico; a contração do músculo gastrintestinal é mantida por um período mais longo.

A duração dos potenciais de pico é mais longa no músculo liso gastrintestinal do que nas fibras nervosas porque, além do influxo de Na$^+$ associado à despolarização, ocorre também influxo de Ca^{2+}; os "canais" que possibilitam que a entrada de íons Ca^2 seja mais lenta, para abrir e fechar, do que os canais apenas de Na$^+$ das fibras nervosas. Além disso, os íons cálcio que entram estão associados à interação actina-miosina, na contração. Uma representação dos picos de ondas lentas que se sobrepõem às ondas lentas é mostrada na Figura 12.30. Os menores valores negativos (em direção à carga positiva) estão associados à despolarização e os maiores valores negativos (além do limiar) estão associados à hiperpolarização. As frequências rítmicas das ondas lentas representam a frequência máxima de contração e atuam como marca-passos. O estímulo parassimpático faz com que o potencial de membrana em repouso se aproxime do limiar, resultando em despolarização e aumento do pico que resulta em atividade gastrintestinal mais vigorosa, enquanto o estímulo simpático causa hiperpolarização e reduz o pico, resultando em baixa atividade gastrintestinal.

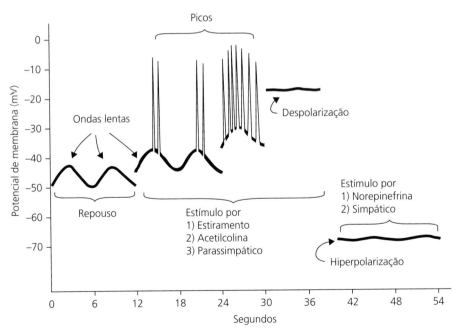

■ **FIGURA 12.30** Potenciais de membrana no músculo liso do intestino de mamíferos. Note ondas lentas, potenciais de pico e direções de despolarização e hiperpolarização. (De Guyton AC, Hall JE. Textbook of Medical Physiology. 10th edn. Philadelphia, PA: WB Saunders, 2000.)

Segmentação e peristalse

Dois reflexos intestinais importantes são a segmentação e a peristalse. Os movimentos de segmentação são miogênicos (ou seja, oriundos de células do músculo liso) e não dependem do sistema nervoso. A **segmentação** causa uma mistura de movimentos para a frente e para trás devido às contrações intermitentes dos músculos circulares em diferentes locais do segmento intestinal (Figura 12.31). A contração se inicia pela distensão e o quimo é transportado em ambas as direções, originando novas distinções seguidas de contrações. Os movimentos de segmentação favorecem a digestão e absorção por misturar o quimo e o manter em contato com as células epiteliais que revestem o lúmen intestinal.

Peristalse é caracterizada por ondas de contração unidirecionais, geralmente aboral (em direção ao ânus), de natureza propulsiva. Esses movimentos são neurogênicos e induzidos por reflexos locais mediados por plexos nervosos intrínsecos da parede da estrutura onde ocorrem. O reflexo peristáltico inicia pela distensão do intestino, que ativa os reflexos locais e estimula a atividade cranial (oral em direção à boca) para inibição da atividade caudal (aboral) da distensão. A atividade cranial origina uma região de maior pressão que conduz o conteúdo para uma região relaxada caudal à distensão. O conteúdo em movimento propaga o reflexo e induz o movimento desse conteúdo em direção aboral (Figura 12.32). Também, há um reflexo extrínseco do intestino delgado que responde à distensão gasosa, dor e peritonite, que pode inibir a motilidade gastrintestinal.

- **Funções mecânicas do estômago e do intestino delgado**

1. Como as partes do estômago exercem suas funções mecânicas?
2. De que maneira os nervos parassimpáticos aumentam o número de contrações?
3. A solução hiperosmótica presente no estômago se torna isotônica pela retirada de água do sangue?
4. Quais fatores retardam o esvaziamento gástrico?

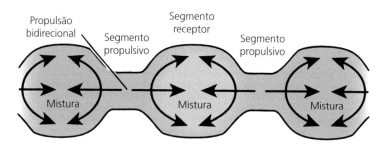

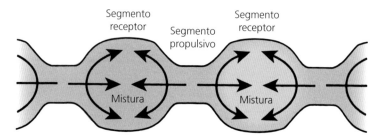

■ **FIGURA 12.31** Segmentação de contrações do intestino delgado. Trânsito do quimo no segmento receptor (relaxamento) pelo segmento propulsivo (contração) resulta em mistura de efeitos. Em seguida, o segmento que recebe torna-se o segmento propulsivo e a mistura de efeitos continua. (De Rhoades RA, Tanner GA. Medical Physiology. 2nd edn. Baltimore, MD: Lippincott Williams & Wilkins, 2003.)

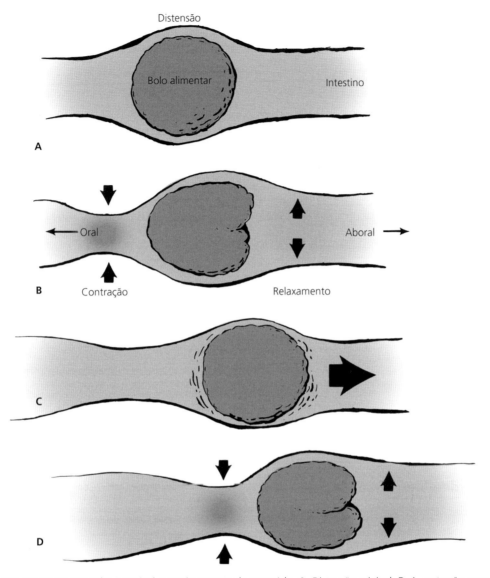

FIGURA 12.32 Peristalse intestinal e movimentação do conteúdo. **A.** Distensão original. **B.** A contração ocorre em local cranial (oral) à distensão e o relaxamento caudal (aboral) à distensão. **C.** Contração e relaxamento seguidos da movimentação do conteúdo em uma direção aboral. **D.** Um novo ponto de distensão inicia um novo ponto de contração e relaxamento, que continua no sentido aboral como uma onda.

5. Que animal vomita facilmente? Há um centro do vômito? O que interfere no vômito no equino? Por que os bovinos não vomitam?
6. Por que deve haver controle do fluxo de conteúdo no intestino delgado? Onde ocorre o maior retardo?

As principais funções do estômago são: armazenamento de alimento ingerido, mistura do alimento com secreção e controle do esvaziamento de seu conteúdo. As partes do estômago mencionadas anteriormente (fundo gástrico, corpo e antro pilórico) são apropriadas para essas funções. O fundo gástrico recebe e armazena o conteúdo adaptando o

366 Anatomia Funcional e Fisiologia dos Animais Domésticos

seu volume, de modo que não ocorra pressão excessiva. O corpo gástrico atua como um reservatório onde ocorre mistura de saliva, alimento e secreção gástrica. O antro pilórico atua como uma bomba, regulando a propulsão do alimento que passa do esfíncter pilórico para o duodeno. As contrações do antro pilórico, juntamente com a contração do esfíncter pilórico, fazem com que o conteúdo retorne ao corpo gástrico para mistura adicional. O líquido deixa o estômago em uma taxa mais rápida do que os materiais sólidos, de modo que o tempo adequado é determinado pela solubilização necessária e início da digestão de alimento sólido.

O número máximo de contrações do antro pilórico é controlado pelas ondas lentas. No estômago, a sua taxa é de quatro ou cinco por minuto. No entanto, as ondas lentas não necessariamente resultam em contração. A contração depende da superposição de picos que se originam quando o estômago é distendido por alimento. A distensão do estômago faz com que os receptores da parede estomacal sejam ativados; isso, por sua vez, aumenta o tônus vagal (tônus parassimpático), de modo que as ondas lentas ficam mais próximas do limiar e alcançam o pico mais facilmente. Os picos (potenciais de ação) são acompanhados de ondas de contração.

Retardo do esvaziamento gástrico

A inibição do esvaziamento envolve um mecanismo neural (**reflexo enterogástrico**) e um mecanismo endócrino (**reflexo enterogastrona**). Os receptores envolvidos nestes mecanismos situam-se no duodeno. O **osmorreceptor**, um importante receptor sob este aspecto, monitora a pressão osmótica do material que chega no duodeno. O conteúdo gástrico pode ser hiperosmótico e, caso alcance o duodeno, resultaria em retirada de líquido do sangue para ocorrer equilíbrio osmótico do conteúdo. Isso não ocorre no estômago devido sua menor permeabilidade à água. Os osmorreceptores detectam hipertonicidade e inibem o esvaziamento gástrico por ação do mecanismo neural, de modo que ocorre esvaziamento lento e não há perda súbita de água do sangue.

O excesso de proteína ou de carboidrato também é efetivo na inibição do esvaziamento gástrico. Acredita-se que sua influência seja mediada por meio do mecanismo neural osmorreceptor. Outros receptores respondem à alta concentração de íons hidrogênio e causam retardo no esvaziamento gástrico, até que o conteúdo gástrico previamente presente no duodeno seja neutralizado pelas secreções do pâncreas e do fígado. Estes dois reflexos são mediados por um mecanismo neural. Um retardo do esvaziamento gástrico mediado por hormônios ocorre em resposta à chegada de lipídios no duodeno. A **colecistoquinina** é liberada em resposta à presença de lipídios e o retardo no esvaziamento propicia tempo suficiente para a digestão da gordura. Outro hormônio, o **polipeptídeo inibidor gástrico (PIG)**, é secretado pela mucosa do jejuno em resposta à presença de lipídios e carboidratos e, também, retarda o esvaziamento gástrico.

A lista a seguir resume os fatores que retardam o esvaziamento gástrico e, desse modo, permitem tempo para uma digestão apropriada:

1. Reflexos enterogástricos (mecanismos neurais)
   a. Osmorreceptores no duodeno respondem ao conteúdo hipertônico (a hipertonicidade pode ser causada pela presença de produtos oriundos da digestão de proteínas e carboidratos, bem como, de eletrólitos).
   b. Receptores de íons hidrogênio no duodeno respondem à alta concentração de hidrogênio.
2. Reflexos enterogastrona (mecanismos endócrinos)
   a. Liberação de colecistoquinina pela mucosa do duodeno em resposta à presença de lipídios.
   b. Liberação de PIG pela mucosa do jejuno em resposta à presença de lipídios e carboidratos.

Êmese

Êmese (vômito) é o esvaziamento da parte cranial do duodeno e do estômago, em direção da boca. Uma série de reflexos está envolvida no início da antiperistalse e no fechamento da glote e da cavidade nasal. Suínos, cães e gatos vomitam facilmente. O vômito é um mecanismo protetor que auxilia a impedir a absorção de substâncias nocivas. Vômito em ruminantes ocorre como uma ejeção do conteúdo do abomaso aos pré-estômagos; assim, não ocorre eliminação de alimento pela boca. Em equinos, o vômito é raro devido à dificuldade na abertura do cárdia, em uma direção oposta. Em equinos, devido à pressão causada pela tentativa de vômito pode ocorrer dilatação do estômago ao ponto de ruptura do órgão. Os reflexos de vômito são controlados pelo **centro do vômito**, no cérebro.

Funções mecânicas do intestino delgado

O intestino delgado propicia movimentos que misturam os conteúdos e os impelem em sentido aboral, à medida que a digestão prossegue. O fluxo de conteúdo deve ser controlado devido a duas principais razões: (1) propiciar mistura apropriada dos conteúdos luminais com as enzimas pancreáticas e a bile e, (2) propiciar tempo para a digestão luminal de carboidratos, gorduras e proteínas, bem como exposição máxima dos nutrientes digeridos com a mucosa do intestino delgado. Um meio de retardar o transporte é o retardo do trânsito no íleo. Isso pode ocorrer devido ao maior número de contrações segmentadas e menor número de contrações peristálticas naquele local.

A atividade do intestino delgado pode ser aumentada ou reduzida por estímulos parassimpáticos e simpáticos, respectivamente. Também, o hormônio **secretina** inibe, e a **colecistoquinina** e a **gastrina** estimulam, a motilidade do intestino delgado. Estes hormônios controlam a taxa de trânsito do conteúdo intestinal.

■ Funções mecânicas do intestino grosso

1. Quais são as funções do intestino grosso? É necessário maior tempo para essas funções?
2. Por que o aumento da atividade do cólon está associado a constipação intestinal e a menor atividade está associada a diarreia?
3. Por que a reabsorção intestinal de água e eletrólitos é importante? Onde isso ocorre principalmente?
4. Verifique as frequências de defecação em bovinos, equinos e carnívoros. Analise o tempo de trânsito do alimento em suínos, equinos e bovinos.

O intestino grosso propicia digestão microbiana e reabsorve eletrólitos e água. Ambas as funções tornam mais demoradas a digestão e a absorção que ocorrem no intestino delgado. A fermentação, na magnitude em que ocorre no intestino grosso do equino, requer maior volume de líquido tamponado para neutralizar os produtos finais ácidos da digestão microbiana. Nesse sentido, a atividade motora do intestino grosso propicia um retardo. As contrações do ceco auxiliam na mistura dos conteúdos e na eliminação dos gases, com esvaziamento controlado do cólon. As contrações haustrais são eventos isolados no cólon; auxiliam na mistura dos conteúdos. As contrações haustrais estacionárias aumentam a resistência ao fluxo, em ambas as direções.

No cólon, ocorrem movimentos peristálticos em direção oral ou em sentido aboral. Em direção oral, causa fluxo retrógrado que retarda o movimento da ingesta. O fluxo retrógrado associado com constrições anatômicas retarda o enchimento de várias partes do cólon. Em equinos, há constrição anatômica na flexura pélvica, onde o cólon ventral gira e se transforma em cólon dorsal. Portanto, o enchimento do cólon dorsal é demorado. A frequência de atividade da onda lenta no intestino delgado diminui em direção aboral, mas no cólon essa frequência diminui em direção oral, na primeira metade do cólon, sendo responsável pelo movimento retrógrado do conteúdo (ver texto anterior). O movimento da massa da ingesta em direção aboral é realizado por pulsos prolongados de ondas que migram em direção aboral, independentes da atividade das ondas lentas. Os pulsos de picos são seguidos de contrações de músculo liso prolongadas e potentes,

368 Anatomia Funcional e Fisiologia dos Animais Domésticos

que resultam na movimentação da massa de ingesta.

Assim, muito da atividade do cólon está envolvida com o retardo do trânsito intestinal e enchimento de suas partes (função de reservatório). Portanto, o aumento da atividade do cólon está associado à constipação intestinal e a menor atividade está associada à diarreia.

Defecação

Defecação é um ato reflexo complexo no qual as fezes são eliminadas do cólon terminal e do reto. A frequência de defecação é variável entre os animais; equinos robustos podem defecar 5 a 10 vezes/dia; bovinos 10 a 20 vezes/dia; e carnívoros 2 a 3 vezes/dia. O reflexo pode ser exacerbado ou inibido por alguns músculos voluntários.

O tempo necessário para o trânsito do alimento no trato digestório é variável, em função da espécie animal. Foram realizados estudos em várias espécies, utilizando alimentos com corantes (marcados). O tempo médio de trânsito do alimento foi determinado porque o alimento marcado ingerido é misturado ao alimento ingerido em outros momentos. Constatou-se que o tempo médio em suínos foi de 48 horas e em equinos foi de 24 a 48 horas. Em bovinos, devido ao volumoso pré-estômago, ocorre maior diluição do alimento marcado por outros alimentos e, assim, o alimento marcado surge nas fezes após 12 a 24 horas. Cerca de 80% do volume inicial do alimento são excretados após 3 ou 4 dias e a evacuação total demora 7 a 10 dias.

Transporte intestinal de eletrólitos e água

A secreção de água e eletrólitos no trato digestório tem várias finalidades. A água e os eletrólitos são oriundos do líquido extracelular. São particularmente volumosos nos animais herbívoros e omnívoros. Uma função importante do intestino é o retorno de água e eletrólitos ao líquido extracelular, antes que sejam excretados nas fezes. Os principais locais de reabsorção de água e eletrólitos são intestino delgado distal e intestino grosso. Essa reabsorção é prejudicada em casos de diarreia e de outras doenças; se o problema não é corrigido ou a água e os eletrólitos não são repostos, o animal pode morrer brevemente, devido à perda do volume sanguíneo e colapso circulatório.

■ Secreções digestivas

1. Quais são os dois tampões da saliva de ruminantes e qual deles auxilia a multiplicação das bactérias?
2. A amilase salivar é um importante componente da saliva de animais domésticos?
3. Qual a diferença entre a saliva resultante do estímulo parassimpático e aquela resultante do estímulo simpático?
4. Além do muco, quais são as secreções gástricas?
5. Qual é a relação do pepsinogênio com a pepsina?
6. Que função tem a pepsina e qual a faixa de variação do pH para sua atividade ideal?
7. Por que o pH do sangue aumenta (torna-se mais alcalino) após a ingestão de alimento? Onde ocorre reversão dessa condição?
8. Qual é o efeito da barreira das junções íntimas do epitélio das células gástricas?
9. O que é renina e por que ela é importante aos ruminantes jovens?
10. Quais são as três substâncias que estimulam as secreções gástricas?
11. Que fatores inibem as secreções gástricas?
12. Compare a taxa de fluxo pancreático entre equinos e cães. Por que há diferença?
13. Como e onde o tripsinogênio é ativado? O que ativa as outras proenzimas?
14. O que estimula a secreção de secretina e colecistoquinina? Qual é o efeito de sua secreção?
15. O que é bile? Os sais biliares são componentes dela? O que significa recirculação de sais biliares? Qual é a relação entre sais biliares e colesterol? O que significa a expressão "pedras na vesícula biliar" (cálculo biliar)?

Capítulo 12 • Digestão e Absorção

16. O que controla a contração da vesícula biliar e o relaxamento do esfíncter de Oddi?
17. O bicarbonato oriundo do fígado (bicarbonato biliar) é uma importante fonte de bicarbonato para os intestinos de algumas espécies?
18. Quais substâncias da bile ocasionam emulsificação das gorduras?
19. Estude a Figura 12.35 para obter um sumário de hormônios gastrintestinais e associações com secreções gástricas, pancreáticas e biliares.

Além das secreções das glândulas salivares, do pâncreas e do fígado, há aquelas produzidas por várias glândulas do estômago e dos intestinos, inclusive muco, hormônios e enzimas digestivas. Todas estas secreções auxiliam na degradação de substâncias da dieta, de modo a originar subprodutos que podem ser absorvidos.

Saliva

Em todas as espécies animais, a secreção salivar facilita a mastigação e a deglutição, em razão da natureza aquosa e lubrificante que propicia aos alimentos. O volume de secreção salivar é variável, sendo maior em animais herbívoros. Além de sua função de lubrificação, a saliva aumenta o potencial de evaporação e resfriamento, em animais com respiração ofegante. A saliva apresenta outra importante função em ruminantes, que necessitam grande volume de líquido tamponado para manter a fermentação microbiana no rúmen e para neutralizar a grande quantidade de ácidos produzida como consequência da fermentação. Para satisfazer as demandas por tamponamento, a saliva de ruminantes contém o tampão bicarbonato-fosfato. Os fosfatos são particularmente importantes para sustentar a multiplicação bacteriana. Em ruminantes, a secreção de saliva é contínua, mas o fluxo de saliva é variável, quanto à atividade e produção, em função da dieta e da ruminação. A saliva possui importantes características antiespumante e pode auxiliar na redução da tendência em produzir espuma de determinados alimentos. Assim, o aumento do fluxo de saliva durante o consumo desses alimentos pode auxiliar na prevenção de timpanismo dietético. Em bovinos, cerca de 80% da água que chega ao estômago é fornecida pelo fluxo salivar oriundo do líquido extracelular. A necessidade de reabsorção de água no intestino grosso é óbvia (ver a subseção anterior, Transporte intestinal de eletrólitos e água).

A principal enzima digestiva produzida pelas glândulas salivares é a **amilase**. Dentre os animais domésticos, a amilase é mais abundante na saliva de suínos. Comparativamente, a quantidade de amilase na saliva humana é 100 vezes aquela constatada em suínos.

Além da secreção espontânea de saliva por algumas glândulas, em algumas espécies (glândulas parótidas, em ruminantes), a secreção é controlada pelo sistema nervoso autônomo. O estímulo parassimpático aumenta o fluxo salivar, que contém baixo teor de proteína (mais aquoso). No entanto, o estímulo simpático tem menos efeito na taxa de fluxo, porém aumenta a quantidade de proteína e mucina e induz à produção de saliva mais viscosa. O aumento do fluxo se deve ao estímulo do centro salivar central e ao estímulo mecânico de receptores presentes na boca e no estômago. Às vezes, o componente central é denominado componente psíquico (p. ex., quando um animal apresenta salivação à espera do alimento).

Secreções gástricas

Além do muco, que geralmente é secretado em toda a extensão do trato digestório, o estômago secreta **pepsinogênio, HCl e gastrina**. O pepsinogênio e o HCl são secretados no lúmen do estômago, e a gastrina (um hormônio) é secretada no sangue. As regiões glandulares específicas são identificadas no estômago; sua extensão varia em função da espécie (ver Figura 12.7). Em geral, a região do cárdia secreta apenas muco. Uma área variável da superfície (dependendo da espécie) ao redor do cárdia apresenta epitélio semelhante ao da pele (escamoso estratificado). Esta área possui função protetora, do mesmo modo que o muco protege outras partes do trato digestório. A região glandular do fundo gástrico secreta HCl e pepsinogênio

(HCl pelas células parietais e pepsinogênio pelas células principais do colo gástrico) e a região glandular do piloro secreta muco e gastrina. O **fator intrínseco** é uma mucoproteína secretada pela mucosa gástrica. Ele interage com a vitamina B_{12} para formar um complexo que se liga aos receptores do íleo para facilitar a absorção de vitamina B_{12}. A secreção do fator intrínseco se correlaciona estreitamente com a secreção de H^+ e, também, é secretado pelas células parietais.

HCl e pepsinogênio iniciam a digestão de proteína. O pepsinogênio é um precursor da pepsina, uma enzima proteolítica. A conversão do precursor para a sua forma ativa, no lúmen, impede a digestão proteolítica das células que o produz. A conversão do pepsinogênio em pepsina acontece no lúmen, sob a influência do HCl, e inicia em pH ao redor de 5. A atividade ideal de pepsina ocorre em pH 1,8 a 3,5, iniciando a digestão gástrica de proteína.

Na célula, o íon hidrogênio se forma a partir do CO_2, por meio da reação de hidratação:

$$CO_2 + H_2O \leftrightarrow H_2CO_3 \leftrightarrow H^+ + HCO_3^-$$

O H^+ é secretado no lúmen do estômago e o HCO_3^- é secretado no sangue, na troca por Cl^-. Subsequentemente o íon cloreto é secretado no lúmen estomacal, com H^+ (Figura 12.33).

O aumento da concentração plasmática de bicarbonato que ocorre após a refeição é denominado **fluxo alcalino**, o qual eleva o pH do sangue. É uma condição transitória que dura até que o pâncreas secrete, ativamente, HCO_3^-. Uma quantidade de HCO_3^- equivalente à que chegou ao sangue oriunda das células parietais gástricas retorna ao duodeno por meio das células pancreáticas.

Devido à alta concentração de H^+ no estômago, há uma barreira que impede a difusão de H^+ de volta ao sangue. A junção íntima entre as células é extremamente efetiva e impede a difusão de H_2O através do epitélio. Isso porque as soluções altamente hipertônicas podem entrar no duodeno, pois não são diluídas pela difusão de água no estômago.

Além das secreções gástricas já mencionadas, os ruminantes jovens secretam uma enzima denominada renina. Essa enzima coagula o leite; na presença de Ca^{2+} ela forma um coágulo de leite. Este coágulo retarda o trânsito do leite no trato digestório, exacerbando a digestão de proteína no estômago. As crias de outros animais não secretam renina; nesses animais, acredita-se que o HCl induz a coagulação necessária. A necessidade de renina em ruminantes pode estar relacionada ao consumo de leite proporcionalmente maior em uma única mamada, o que não acontece em animais monogástricos.

A secreção de ácido gástrico é estimulada por acetilcolina, gastrina e histamina. A **acetilcolina** é o neurotransmissor envolvido na secreção parassimpática; atua diretamente nas

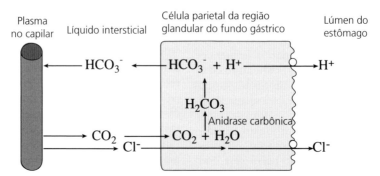

■ **FIGURA 12.33** Mecanismo de secreção do ácido hidroclórico pelas células parietais da mucosa gástrica. A anidrase carbônica facilita a formação de H_2CO_3 a partir de CO_2, que se difunde às células, a partir do líquido intersticial. O H_2CO_3 se dissocia em H^+ e HCO_3^-. H^+ e Cl^- são ativamente secretados pelas células parietais no lúmen do estômago e isso induz um gradiente de difusão do Cl^- para o plasma. A perda de Cl^- ao plasma é seguida da difusão de HCO_3^- ao plasma, de modo a manter a neutralidade elétrica. Assim, a concentração plasmática de bicarbonato aumenta após a ingestão de alimentos, juntamente com a secreção de HCl no lúmen estomacal.

células parietais, para a secreção de HCl, e nas células glandulares do piloro, para a secreção de gastrina. A **gastrina**, por sua vez, estimula a secreção de HCl e pepsinogênio. Os liberadores químicos de gastrina são proteínas e aminoácidos digeridos no estômago. A **histamina** é um derivado do aminoácido histidina, presente na maioria dos tecidos corporais. Acredita-se que a histamina da mucosa gástrica estimula diretamente a secreção de HCl ou pela potencialização da ação da gastrina.

Quando o pH do conteúdo gástrico diminui para 2, ou menos, ocorre inibição da secreção de ácido gástrico. O ácido atua diretamente nas células produtoras de gastrina, da região glandular do piloro, inibir secreção adicional. A inibição da secreção de ácido gástrico também inicia no intestino, em resposta à presença de soluções hipertônicas, lipídicas e ácidas que chegam ao duodeno, oriundas do estômago, que, efetivamente, inibem o esvaziamento gástrico. A inibição é mediada por mecanismo neural ou hormonal. O mecanismo neural envolve neurônios inibidores que fazem sinapse com fibras parassimpáticas que inervam as células produtoras de gastrina, na região glandular do piloro, inibindo sua secreção. A resposta hormonal envolve as ações da **secretina** e da **colecistoquinina (CCK)**. A CCK se liga ao sítio das células parietais que a gastrina deveria se ligar e, assim, impede o estímulo da gastrina para a secreção de HCl. A secretina atua corrigindo o baixo pH no duodeno, aumentando a produção de secreção alcalina, que neutraliza ou faz o tamponamento desse ácido.

Os fatores que regulam a secreção de gastrina podem ser resumidos como:

1. Estimulação
   a. Acetilcolina
   b. Gastrina
   c. Histamina
2. Inibição
   a. No estômago: reduz o pH para 2
   b. No duodeno: presença de soluções ácidas, lipídicas e hipertônicas
      (i) Mecanismo neural – neurônios inibidores de fibras parassimpáticas que, então, inibem a secreção de gastrina
      (ii) Mecanismo hormonal – secreção de CCK e secretina: a CCK impede o estímulo da gastrina para a secreção de HCl; a secretina aumenta a produção de secreção alcalina.

Secreções pancreáticas

Apenas as secreções do pâncreas exócrino (HCO_3^- e enzimas digestivas ou seus precursores) estão envolvidas na digestão. A secreção de HCO_3^- é necessária para neutralizar a concentração de HCl no conteúdo estomacal que chega ao duodeno, bem como neutralizar os ácidos produzidos durante a fermentação no intestino grosso. Enzimas e precursores enzimáticos são necessários para a digestão no lúmen intestinal, de modo a propiciar a absorção dos produtos da degradação. Estas secreções são um tanto mais típicas em omnívoros e herbívoros não ruminantes. Nestes animais, é necessário um grande volume de líquido tamponado para a digestão microbiana no ceco e no cólon. As enzimas digestivas propiciam digestão no intestino delgado e os maiores volumes de líquido e de HCO_3^- apresentam função semelhante à da saliva em ruminantes. Em equinos, a taxa de secreção enzimática é baixa, em comparação com aquela de outras espécies. A razão disso pode ser o fato de que maior proporção do alimento ingerido pelos equinos requer digestão microbiana, além do intestino delgado.

Em equinos, há um fluxo contínuo de líquido pancreático, mesmo em condição basal (sem alimentação). Isso assegura a presença de volume adequado de líquido tamponado (contendo HCO_3^-) para fermentação contínua no ceco e no cólon. A taxa pode ser aumentada quando estimulada. Diferentemente, em condição basal o cão pode ter fluxo de secreção pancreática mínimo quase, mas o estímulo induz à produção de alta taxa de fluxo. Este padrão é apropriado porque o cão se alimenta menos frequentemente e porque ocorre pouca fermentação no intestino grosso, não sendo necessário grande volume de líquido tamponado.

O pâncreas secreta todas as enzimas e precursores enzimáticos (proenzimas) necessários para a digestão de proteínas, gorduras e

372 Anatomia Funcional e Fisiologia dos Animais Domésticos

carboidratos. As proteases são secretadas na forma de proenzimas e incluem tripsinogênio, quimiotripsinogênio, elastase e carboxipeptidases A e B. O **tripsinogênio** é ativado pela **enteroquinase** (presente no epitélio intestinal), originando **tripsina**, somente após alcançar o lúmen intestinal; essa reação ocorre no bordo em escova. A tripsina, então, ativa as outras proenzimas. Não ocorre a digestão do pâncreas porque as enzimas proteolíticas são secretadas como proenzimas. A conversão espontânea de tripsinogênio em tripsina no pâncreas é evitada pela presença do inibidor de tripsina.

A **lipase pancreática** causa hidrólise de triglicerídeos da dieta e, assim, origina substâncias que podem ser absorvidas. Há necessidade de sais biliares para ativar a lipase pancreática.

A **amilase pancreática** é secretada em sua forma ativa. Essa enzima digere carboidratos; causa hidrólise do amido e origina maltose, um dissacarídeo. Nenhuma glicose livre é formada por hidrólise da amilase pancreática.

As secreções do pâncreas exócrino são controladas por nervos autônomos, bem como pelos hormônios gastrintestinais gastrina, CCK e secretina. O estímulo parassimpático aumenta a secreção de enzimas e proenzimas, com pouca secreção de eletrólitos e água, na maioria das espécies. No entanto, aumento de secreção de água e eletrólitos acompanha o estímulo parassimpático, em suínos e equinos (esses animais necessitam grandes volumes de água e de HCO_3^- para a fermentação do alimento no intestino grosso). A gastrina, secretada quando há estímulo parassimpático, também pode estimular o pâncreas a liberar enzimas e proenzimas, exacerbando o efeito parassimpático no pâncreas. Secretina e CCK são dois hormônios secretados quando o conteúdo estomacal alcança o intestino. A liberação de secretina é estimulada pela perfusão ácida do duodeno e faz com que o pâncreas secrete HCO_3^-. A secretina foi o primeiro hormônio descoberto, no ano de 1902, em pesquisa de Bayliss e Starling. O hormônio CCK é secretado em resposta à presença de proteína e gordura no duodeno, induzindo o pâncreas a secretar enzimas e proenzimas. Secretina e CCK apresentam ações sinérgicas – ou seja, a presença de uma exacerba o efeito da outra.

Secreções biliares

Bile é uma solução amarelo-esverdeada que contém sais biliares, bilirrubina, colesterol, lecitina e eletrólitos (Na^+, K^+, Cl^- e HCO_3^-). Os sais biliares são sintetizados continuamente pelas células hepáticas, mas a quantidade necessária para a digestão excede muito a taxa de produção pelo fígado. Assim, ocorre recirculação dos sais biliares do intestino (depois de serem utilizados no intestino) para as células hepáticas, onde são novamente secretados (circulação enteropática). Devido ao reúso dos sais biliares, uma quantidade adequada está disponível para uma digestão eficiente. Os sais biliares são sintetizados a partir do colesterol e, no processo, algum colesterol, bem como, sais biliares, é secretado na bile. Os sais biliares e lecitina formam um micélio solúvel (partícula coloidal) com o colesterol e, assim, impede a precipitação de colesterol e formação de cálculo biliar. No entanto, a solubilidade depende de uma solução alcalina, propiciada pelo HCO_3^-.

A bile é secretada continuamente em todas as espécies animais e pode ser transportada e armazenada na vesícula biliar, para uso posterior, ou transportada diretamente para o intestino. Na vesícula biliar, a bile pode ser concentrada pela absorção de NaCl ou de $NaHCO_3$ e água. O grau de concentração depende do tempo de armazenamento. Nos animais que se alimentam 1 ou 2 vezes/dia, a bile é mais concentrada, mas sua concentração é baixa em ruminantes e suínos porque eles se alimentam mais frequentemente e, portanto, a bile é excretada da vesícula biliar com mais frequência. O equino não possui vesícula biliar e um grande fluxo de bile hepática chega continuamente no duodeno; é o único animal doméstico que não apresenta vesícula biliar. A abertura do ducto biliar comum no duodeno é controlada pelo **esfíncter de Oddi**. A contração da vesícula biliar e o relaxamento do esfíncter são controlados pela CCK, liberada em resposta à presença de lipídios e aminoácidos no intestino delgado.

A secreção de bile pelo fígado é estimulada principalmente pela quantidade de sais biliares que recirculam. Quando alcançam o fígado, os sais biliares são absorvidos dos sinusoides hepáticos (circulação porta) para as células hepáticas e, então, novamente secretadas para os canalículos biliares por meio de transporte ativo (Figura 12.34).

Cátions e água se difundem passivamente de modo que a bile recém-formada é isosmótica em relação ao plasma. Portanto, quanto maior a recirculação de sais biliares, maior é a taxa de secreção biliar. Bicarbonato e outros eletrólitos são secretados pelo epitélio do ducto biliar, como acontece com a secreção biliar, e sua secreção é exacerbada por CCK, secretina e gastrina. Em algumas espécies, a secreção de bicarbonato biliar é uma importante fonte de tampão para o intestino. Nos ovinos, a taxa de secreção biliar de HCO_3^- é muito maior do que aquela da secreção pancreática e o fígado tem maior participação na neutralização de íons H^+ do duodeno do que o pâncreas.

No intestino, a gordura é **emulsificada** (quebra de glóbulos de gordura em glóbulos menores) pelos sais biliares e pela lecitina, presentes na bile. Isso propicia maior área da superfície para digestão por lipases luminais (enzimas lipídicas). Outra função importante dos sais biliares é a remoção dos produtos da digestão dos lipídios (ácidos graxos livres e monoglicerídeos) do local da digestão (**função de transporte**), de modo que a digestão pode continuar sem recombinação a triglicerídeos. Os sais biliares executam esta função de transporte por meio da formação de micélios solúveis. Nesta forma, os produtos da digestão são facilmente transportados, por difusão, para absorção no epitélio intestinal.

Um resumo dos hormônios gastrintestinais importantes e sua associação com as secreções gástrica, pancreática e biliar é apresentado na Figura 12.35.

■ Digestão e absorção

1. **É necessária a hidrólise de dissacarídeo em monossacarídeo para sua absorção?**
2. **Descreva a absorção de glicose, galactose e frutose.**

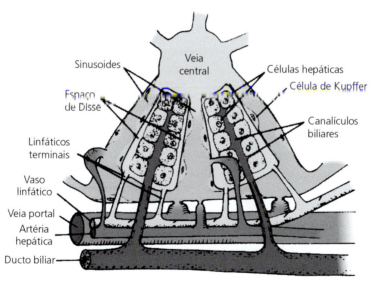

■ **FIGURA 12.34** Representação esquemática da microestrutura de um lóbulo hepático e sua relação com a secreção biliar. A maioria dos sais biliares é reabsorvida do intestino por meio de transporte ativo (parte deles são excretados nas fezes), entra na veia porta e chega ao fígado (circulação entero-hepática). São rapidamente absorvidos dos sinusoides para as células hepáticas e, em seguida, novamente secretados nos canalículos biliares por transporte ativo. Em seguida, os sais biliares chegam ao ducto biliar a partir dos canalículos. Pequena quantidade de sais biliares é secretada continuamente pelas células hepáticas, e representa a fração excretada nas fezes. A secreção de bile no fígado é estimulada pela quantidade de sais biliares que recirculam. Portanto, quanto maior a recirculação de sais biliares, maior a taxa de secreção de bile. (De Guyton AC, Taylor AE, Granger HJ. Dynamics and Control of the Body Fluids. Philadelphia, PA: WB Saunders, 1975.)

374 Anatomia Funcional e Fisiologia dos Animais Domésticos

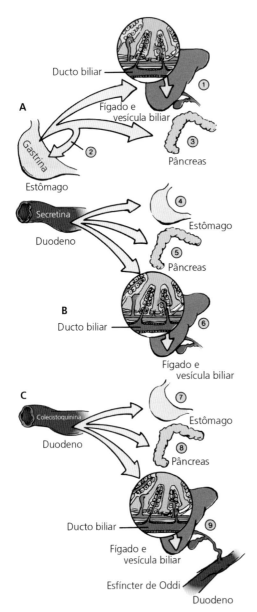

■ **FIGURA 12.35** Hormônios gastrintestinais importantes aos mamíferos e sua associação com as secreções gástrica, pancreática e biliar. **A.** Gastrina: 1, estimula secreção de HCO_3^- e de H_2O pelo epitélio do ducto biliar; 2, estimula a secreção de HCl e pepsinogênio; 3, estimula a secreção de enzimas pancreáticas. **B.** Secretina: 4, inibe a secreção de HCl e estimula a secreção de pepsinogênio; 5, estimula a secreção pancreática de HCO_3^- e H_2O; 6, estimula a secreção de HCO_3^- e H_2O pelo epitélio do ducto biliar. **C.** Colecistoquinina: 7, inibe a secreção de HCl; 8, estimula a secreção de enzimas pancreáticas; 9, estimula a contração da vesícula biliar e o relaxamento do esfíncter de Oddi e estimula a secreção de HCO_3^- e H_2O pelo epitélio do ducto biliar.

3. Qual é o tamanho máximo do peptídeo passível de absorção? Que eletrólito está envolvido?
4. Quais são os produtos da digestão dos triglicerídeos?
5. O que compõe um quilomícron?
6. Qual é a relação entre triglicerídeos insolúveis em água, quilomícrons e capilares linfáticos centrais da vilosidade?
7. Ocorre digestão enzimática no intestino grosso de mamíferos? O que responde pela digestão que ocorre no intestino grosso?
8. Quais são os produtos finais da digestão microbiana?
9. O que acontece com os microrganismos que participam da digestão que ocorre no intestino grosso?
10. Qual é a importância da digestão microbiana no intestino grosso, em cães e gatos?

A maior parte da digestão e absorção de carboidratos, proteínas e gorduras solúveis ocorre no intestino delgado (exceto em ruminantes). Acredita-se que ocorra apenas hidrólise mínima de amidos no estômago (em suínos, pela amilase salivar), onde a atividade da pepsina inicia a digestão de proteínas. Em animais não ruminantes, as fases intestinais da digestão consistem em eventos que ocorrem no lúmen e na borda em escova das células epiteliais.

Carboidratos

A única enzima envolvida na digestão de carboidrato, secretada pelo pâncreas, que está presente no lúmen intestinal é a amilase. A amilase hidrolisa o amido e origina maltose. Ocorre degradação adicional do amido na superfície da borda em escova, sob a influência de maltase; a glicose resultante é absorvida, por transporte ativo, pelas células epiteliais. Sacarose e lactose (dissacarídeos) não são submetidas à fase luminal da digestão e sua hidrólise ocorre na borda em escova, pela ação da sucrase e lactase. Glicose e frutose, oriundas da sacarose, e glicose e galactose, oriundas da lactose, são, assim, absorvidas; glicose e galactose são absorvidas por transporte ativo e frutose é absorvida por meio de difusão facilitada. Nas células epiteliais a frutose é convertida em glicose e, assim, chega ao sangue da veia porta. Como a concentração intracelular de frutose é mantida baixa, quase toda a frutose presente no intestino pode ser absorvida por difusão facilitada. Glicose e galactose requerem a presença de Na^+ para seu transporte ativo (cotransporte) à célula. Isso é semelhante ao processo no qual a glicose e os aminoácidos são transportados do lúmen tubular do néfron para as células epiteliais tubulares (ver Capítulo 11).

Proteínas

As proteases pancreáticas são comumente classificadas como exopeptidases (carboxipeptidases A e B) e endopeptidases (tripsina, quimiotripsina e elastase). A **exopeptidase** hidrolisa proteínas, originando unidades menores, e a **endopeptidase** hidrolisa as unidades menores e origina **oligopeptídeos** (apresentam menos de 10 aminoácidos) e aminoácidos. Deve ocorrer a degradação adicional de vários oligopeptídeos porque não é possível a absorção de peptídeos com mais de três aminoácidos. Ocorre hidrólise adicional na borda em escova, pela ação das **oligopeptidases**. Aminoácidos, dipeptídeos e tripeptídeos são absorvidos por meio de transporte ativo. No citoplasma das células epiteliais ocorre degradação adicional de dipeptídeos e tripeptídeos.

O transporte ativo de aminoácidos e peptídeos requer a presença de Na^+, como acontece com a glicose e a galactose.

Gorduras

Ocorre emulsificação grosseira dos triglicerídeos da dieta no estômago, como consequência da motilidade estomacal; assim, eles são misturados com fosfolipídios e outros componentes do quimo (uma mistura de alimento com secreções gástricas). Ocorre emulsificação adicional na entrada do intestino delgado devido à presença de sais biliares e lecitina. A mistura adicional com lipase pancreática resulta na formação de ácidos graxos livres, monoglicerídeos

e glicerol. Na presença de sais biliares são formadas **soluções micelares (microemulsões)**, que possibilita seu transporte imediato à borda em escova do intestino. Glicerol, ácidos graxos e monoglicerídeos são absorvidos por meio de difusão simples.

Nas células epiteliais, os ácidos graxos e os monoglicerídeos são novamente sintetizados em triglicerídeos. Os triglicerídeos se juntam ao colesterol e a fosfolipídios e obtêm um revestimento proteico para formar um quilomícron. Os **quilomícrons** são semelhantes a micélios, hidrossolúveis, condição que facilita o transporte de triglicerídeos não solúveis em água. A hidrossolubilidade conferida pelo revestimento proteico possibilita a saída da célula, de modo que o quilomícron pode entrar no capilar linfático central da vilosidade intestinal (ver Figura 12.13), para liberação ao sangue.

Digestão microbiana no intestino grosso

Não ocorre digestão enzimática no intestino grosso de mamíferos. A digestão que aí ocorre resulta da digestão microbiana, importante aos animais omnívoros e herbívoros não ruminantes. Os produtos finais da digestão são os **ácidos graxos voláteis (AGV)**, principalmente os ácidos acético, propiônico e butírico (Figura 12.36). AGV são importantes fontes de energia, após sua absorção. Em ruminantes, os microrganismos envolvidos na digestão são subsequentemente digeridos e fornecem aminoácidos; todavia, em mamíferos, os microrganismos que participam na digestão que ocorre no intestino grosso não são digeridos e são excretados nas fezes. Algumas espécies, como coelhos, praticam coprofagia (ingerem suas

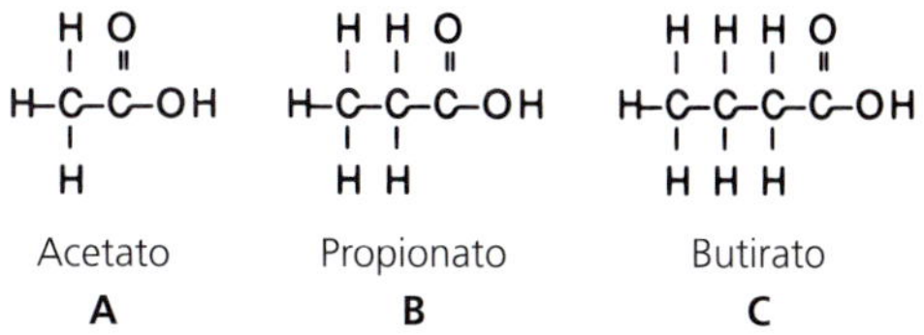

■ **FIGURA 12.36** Estrutura química dos principais ácidos graxos voláteis oriundos da fermentação no rúmen e no intestino grosso. **A.** Dois átomos de carbono. **B.** Três átomos de carbono. **C.** Quatro átomos de carbono.

376 Anatomia Funcional e Fisiologia dos Animais Domésticos

próprias fezes), de modo que a proteína microbiana é, então, submetida à degradação enzimática no intestino delgado.

Um animal, como o cavalo, obtém tanto como 75% de sua necessidade energética de AGV absorvido no intestino grosso. Embora os cães e gatos dependam pouco de AGV oriundo da fermentação microbiana como fonte de energia, do ponto de vista de conservação de água esse é um importante mecanismo. Todo nutriente não submetido à degradação enzimática ou não absorvido contribui para uma pressão osmótica efetiva (porque os nutrientes não são absorvidos) e retém água. Desse modo, a fermentação no intestino grosso não apenas evita a perda de calorias na forma de AGV, mas também, devido à absorção de AGV, a pressão osmótica efetiva do conteúdo do intestino grosso diminui, de modo que a água pode ser reabsorvida. Esse é um mecanismo importante do ponto de vista de conservação de água.

■ Estômago de ruminantes

1. **Qual é a diferença entre os estômagos de camelos e lhamas e de ovinos e bovinos?**
2. **Que tipo de epitélio reveste os pré-estômagos de ruminantes?**
3. **Qual o lado da vaca é utilizado para avaliar a motilidade do rúmen ou detectar distensão ruminal causada por timpanismo?**
4. **Por que o timpanismo compromete a respiração?**
5. **Qual é o maior compartimento estomacal de bezerros recém-nascidos? E qual o maior em ruminantes adultos?**
6. **Em que idade os bezerros iniciam a ruminação (considerando que tenham acesso à forrageira)?**
7. **Onde o bolo alimentar se aloja inicialmente quando chega ao rúmen? Por que há risco de ingestão de objetos metálicos pontiagudos?**
8. **Qual é a função do sulco reticular?**
9. **Quantas contrações ruminais devem ocorrer por minuto? Onde é possível detectar essas contrações?**
10. **Qual é o nome do famoso novilho Jersey submetido à cirurgia para colocação de fístula ruminal?**
11. **Quais são as funções dos compartimentos estomacais de ruminantes?**

Os animais que regurgitam e mastigam novamente o alimento são denominados ruminantes. Há duas subordens de animais ruminantes: (1) Ruminantia, que inclui cervídeos, alces, rena, caribu, antílope, girafa, boi-almiscarado, bisão, bovinos, ovinos e caprinos e (2) Tylopoda, que inclui camelo, lhama, alpaca e vicunha. A principal diferença entre as duas subordens é que Tylopoda não possui omaso. Outra diferença é que Tylopoda apesenta regiões glandulares no cárdia que se abrem nas superfícies saculiformes ventrais do retículo e rúmen. Essas pequenas saculações reforçam o mito de que os camelos reservam água no rúmen; entretanto, não há evidência alguma que sustenta a ideia de que o rúmen do camelo comporta mais água do que o de outros ruminantes.

O estômago de ruminantes é adaptado para a fermentação do alimento ingerido, por bactérias e protozoários. A energia é obtida por meio da fermentação; caso contrário, não haveria disponibilidade de energia. No ambiente natural dos ruminantes, a dieta inclui principalmente gramíneas em crescimento, madura ou seca e as enzimas digestivas dos mamíferos não são capazes de digerir a celulose presente nesses alimentos. No entanto, as enzimas microbianas podem digerir células vegetais durante a fermentação. Para se obter taxa máxima de degradação de celulose, a fermentação requer condições controladas; essas condições são propiciadas pela síntese de secreções apropriadas, motilidade gastrintestinal e temperatura corporal. Regurgitação e remastigação (associadas à ruminação) auxiliam na fermentação por tornar o alimento fornecido mais finamente triturados e, assim, disponibilizar uma maior área de superfície para a digestão microbiana. Durante o pastejo, os ruminantes frequentemente fazem a preensão e deglutição do alimento, por um longo período, apenas com tempo relativamente curto para a mastigação.

Nova mastigação é feita durante períodos de relativa tranquilidade. Durante a remastigação o alimento também recebe mais saliva, que também é útil no processo de fermentação.

Estrutura e função

O estômago de ruminantes contém quatro compartimentos: (1) rúmen (pança), (2) retículo (possui mucosa que se assemelha a favo de mel), (3) omaso (apresenta várias dobras) e (4) abomaso (estômago verdadeiro). A relação entre os compartimentos é mostrada nas Figuras 12.37 e 12.38. Os três primeiros compartimentos também são conhecidos com pré-estômagos, porque eles precedem o estômago verdadeiro. O pré-estômago é revestido por epitélio escamoso estratificado e constitui a região não glandular do estômago (ver Figura 12.7). O rúmen ocupa uma grande parte do lado esquerdo do animal; sua relação com as vísceras torácicas é mostrada na Figura 12.37. Note a proximidade do retículo ao coração. As estruturas do lado direito são mostradas na Figura 12.38. O abomaso situa-se principalmente no lado direito. Dobradinha, um alimento consumido por humanos, é obtida do rúmen e retículo, após o abate do animal. Caso apresentem úlcera, o rúmen e o retículo não são liberados para o consumo humano. O fornecimento de dieta com alta proporção de concentrados está associado com a ocorrência de úlcera e condenação desses pré-estômagos.

O abomaso é o maior compartimento estomacal de ruminantes recém-nascidos (Figura 12.39). O desenvolvimento dos pré-estômagos está associado à ingestão de forrageira e não ocorre em bezerros que se alimentam apenas de leite. Geralmente, os ruminantes jovens ingerem quantidade limitada de forrageira quando têm 1 a 2 semanas de idade; logo em seguida iniciam breves períodos de ruminação.

Em ruminantes adultos, o rúmen é o maior compartimento dos pré-estômagos. É separado do retículo, um compartimento muito menor, pela dobra ruminorreticular (ver Figura 12.37). O alimento chega ao rúmen através da abertura do esôfago, o cárdia, e se deposita no saco (átrio) cranial do rúmen (ver Figura 12.37). A contração seguinte do saco cranial transfere o alimento para o retículo, de onde prossegue, por ação das contrações do retículo, para: (1) o cárdia, para regurgitação; (2) o omaso, através do orifício retículo-omasal, para ser transferido

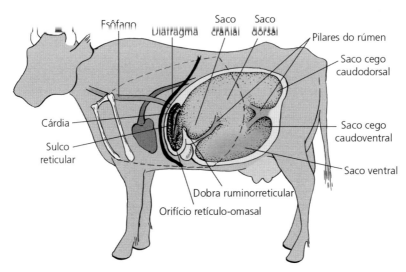

■ **FIGURA 12.37** Estômago de bovino (lado esquerdo). O rúmen e o retículo (mostrados) são dois dos três compartimentos pré-estomacais, que precedem o estômago verdadeiro (abomaso). O orifício retículo-omasal é a abertura de passagem para o terceiro compartimento, o omaso. Pilares musculares dividem o rúmen em vários sacos. A contração dos pilares é fundamental para a movimentação do conteúdo ruminal. As linhas tracejadas mostram a extensão do gradil costal.

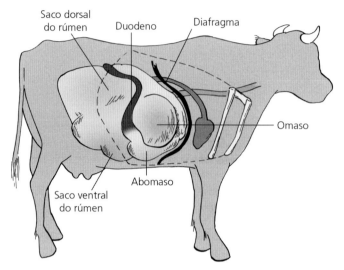

■ **FIGURA 12.38** Estômago de bovino (lado direito). O omaso é o terceiro compartimento dos pré-estômagos; possui um canal omasal curto que conecta o orifício retículo-omasal com o orifício omaso-abomasal. A linha tracejada mostra a extensão do gradil costal.

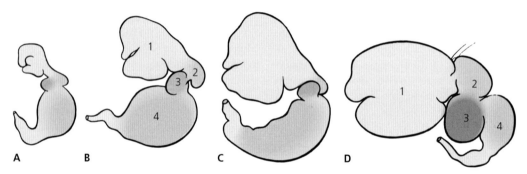

■ **FIGURA 12.39** Tamanhos relativos dos compartimentos estomacais de bovinos de diferentes idades. **A.** Três dias de vida. **B.** Quatro semanas de idade. **C.** Três meses de idade. **D.** Adulto. 1, rúmen; 2, retículo; 3, omaso; 4, abomaso. (De Nickel R, Schummer A, Seiferle E. The Viscera of the Domestic Mammals. 2nd edn. Berlin: Verlag Paul Parey, 1979.)

ao abomaso ou para digestão adicional e absorção pelas várias dobras do omaso; ou (3) as partes mais caudais do rúmen. Objetos metálicos pesados frequentemente são retidos no retículo. Caso sejam objetos pontiagudos, as contrações reticulares podem resultar em sua penetração em víscera torácica (coração ou pulmões), causando inflamação. Essa condição é denominada pericardite traumática (envolvimento do coração) ou, mais comumente, reticulopericardite traumática.

O sulco gástrico (antigamente denominado sulco esofágico) atua como um conduto que desvia o leite das regiões não glandulares do estômago de ruminantes, chegando diretamente no abomaso glandular. O sulco gástrico pode ser subdividido em sulcos reticular, omasal e abomasal. O sulco reticular (ver Figura 12.37) transfere o leite do cárdia para a abertura retículo-omasal, de onde é transportado ao abomaso através dos sulcos omasal e abomasal. O fechamento do sulco gástrico é um ato reflexo que se inicia quando os receptores da boca e da faringe são estimulados. A resposta a esse reflexo desaparece com o avanço da idade. Embora tenha se constatado que algumas substâncias químicas induzem o fechamento do sulco reticular em ruminantes adultos, nenhuma função dessa estrutura foi descrita em animais adultos.

Os vários pilares do rúmen (ver Figura 12.37) são dobras musculares que, quando contraídas, podem movimentar e misturar grande volume de conteúdo ruminal. Nota-se um ou dois ciclos de contração ruminal, por minuto. Elas podem ser percebidas quando se palpa a fossa paralombar esquerda (depressão situada cranialmente à tuberosidade pélvica ou tuberosidade coxal, caudalmente às costelas e na parte central das vértebras lombares). Na avaliação da função ruminal frequentemente se emprega essa técnica. Lembre-se de que ocorre inibição do reflexo de motilidade gastrintestinal quando o animal apresenta peritonite, distensão gasosa ou dor.

A abertura cirúrgica permanente do rúmen na fossa paralombar é denominada **fístula ruminal**. Essa intervenção cirúrgica é utilizada para a obtenção de amostras da ingesta e para avaliar diversas análises fisiológicas, ao longo de muitos anos. Quando não utilizada, tampa-se a abertura da fístula. Um exemplo clássico de fístula ruminal é mostrado na Figura 12.40.

As funções dos compartimentos estomacais de ruminantes podem ser resumidas como:

1. O rúmen possibilita o umedecimento e a fermentação de alimentos volumosos fibrosos e, devido sua motilidade, o conteúdo é continuamente misturado.
2. O retículo atua como uma bomba que possibilita o fluxo de líquido para dentro e para fora do rúmen. O fluxo de líquido direciona a ingesta para o rúmen, controla sua passagem do rúmen para o omaso, umedece o conteúdo ruminal e banha o cárdia antes da regurgitação.
3. O omaso propicia fermentação e absorção contínuas (a absorção é exacerbada pela ampla superfície luminal propiciada por suas dobras ou folhetos), bem como regulação da propulsão progressiva do retículo ao abomaso.
4. O abomaso atua como estômago verdadeiro. A digestão de forrageiras e concentrados degradados inicia com a fermentação de resíduos ainda não absorvidos. Também, os microrganismos envolvidos na fermentação são preparados para a sua própria digestão. O uso de microrganismos para nutrição de seu hospedeiro é uma vantagem que os ruminantes apresentam em relação aos herbívoros não ruminantes.

■ Características da digestão dos ruminantes

1. Quais são as quatros fases do ciclo da ruminação?
2. Como ocorre regurgitação?
3. Quantas mastigações podem ser necessárias para a remastigação de um bolo alimentar de forragem?
4. Como a dieta influencia o tempo de ruminação?
5. Quais os dois principais gases produzidos durante a fermentação alimentar, em ruminantes? Que gás é predominante? Qual a taxa de produção de gás?
6. Qual é o estímulo para a eructação e onde se situam os receptores para sua detecção?
7. Quais são os dois tipos de timpanismo e como são diferenciados?
8. Qual é a relação entre os receptores de eructação e a ocorrência de timpanismo?

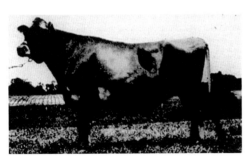

■ **FIGURA 12.40** "Bill", um novilho da raça Jersey, com uma ampla fístula ruminal. O animal nasceu em maio de 1942, a fístula foi colocada em março de 1943 e, após uma lesão no membro, ele foi submetido à eutanásia em janeiro de 1955. Essa fotografia foi obtida em junho de 1954. Quando não utilizada, a fístula era mantida fechada com um tampão pneumático. (De Dukes HH. The Physiology of Domestic Animals. 7th edn. Ithaca, NY: Cornell University Press, 1955. Used by permission of the publisher, Cornell University Press.)

380 Anatomia Funcional e Fisiologia dos Animais Domésticos

9. Todo o volume dos gases eructados é expelido no ambiente? Se não, para onde vão as outras partes?
10. Como evitar alteração no sabor do leite?

Além das atividades mecânicas do estômago de ruminantes descritas anteriormente, a fermentação e a digestão são facilitadas pela ruminação e eructação.

Ruminação

O processo no qual o alimento retorna do trato estomacal dos ruminantes para a boca, para mastigação adicional, é denominado **ruminação**. A ruminação envolve um ciclo de atividades que compreende quatro etapas: (1) regurgitação, (2) remastigação, (3) ressalivação, e (4) redeglutição. É um reflexo iniciado por estímulo mecânico de receptores localizados na mucosa do retículo e do rúmen, na região do cárdia.

O ciclo de ruminação inicia com a regurgitação de um bolo alimentar. A **regurgitação** é realizada com respiração (inspiração) com a glote (abertura para a traqueia) fechada. Ocorre aumento da cavidade torácica, sem distensão do pulmão, e a pressão intrapleural diminui. A redução da pressão intrapleural é acompanhada de redução similar da pressão no espaço mediastino e nos órgãos nele localizados (p. ex., esôfago, pois está relacionado à regurgitação). O cárdia (submerso na mistura do conteúdo ruminal) se abre e, devido à menor pressão no esôfago, o conteúdo ruminal é impelido ao esôfago. Peristalse reversa inicia no esôfago e o bolo alimentar é rapidamente impelido à boca. A passagem do bolo alimentar pode ser observada no lado esquerdo do pescoço. O retículo se contrai imediatamente antes da regurgitação para assegurar que a mistura ruminal chegue à região do cárdia. Também, auxilia na limpeza do cárdia de resíduos de bolo alimentar recentemente deglutido.

Imediatamente após a chegada do bolo alimentar regurgitado na boca, o líquido extravasado é deglutido. **Remastigação e ressalivação** ocorrem simultaneamente; a remastigação é completa e deliberada. O número de mastigações de cada bolo alimentar varia dependendo da dieta. Por exemplo, uma dieta total com forrageira é remastigada mais intensamente e pode ser mastigada por 100 vezes, ou mais, antes de ser deglutida. Uma vaca pode secretar 100 a 200ℓ de saliva no período de 24 horas. Durante a remastigação, a saliva pode ser deglutida duas ou três vezes. A **redeglutição** (reingestão do bolo alimentar) ocorre em um momento apropriado e um novo ciclo de ruminação inicia em cerca de 5 segundos. Traçados mostrando a sequência de vários eventos de regurgitação são mostrados na Figura 12.41.

O tempo gasto em ruminação durante o dia varia em função da espécie e da dieta. Em geral, o teor de fibra da dieta influencia o tempo de ruminação – em bovinos alimentados com dieta à base de feno o período de ruminação é, em média, cerca de 8 horas/dia. A ruminação não se completa de uma só vez; ela se estende por períodos (p. ex., até 14 períodos/24 horas), com distribuição uniforme dos períodos. O tempo de ruminação em ovinos pode ser reduzido de 9 para 5 horas/dia mediante a modificação da dieta, de gramínea seca longa ou picada para gramínea seca triturada. Quando se fornecem apenas concentrados, o tempo de ruminação em ovinos pode ser reduzido para cerca de 2,5 h/dia.

Produção de gás e eructação

Os principais gases produzidos no rúmen durante a fermentação são dióxido de carbono e metano. Nitrogênio, oxigênio e hidrogênio podem estar presentes em quantidades mínimas, mas apenas brevemente porque eles são componentes intermediários de outras reações. O dióxido de carbono é produzido durante a fermentação de carboidratos e a desaminação de aminoácidos. Ademais, o dióxido de carbono pode ser oriundo do bicarbonato contido na saliva durante a neutralização dos ácidos graxos produzidos na fermentação microbiana de lipídios. O metano se origina pela redução do dióxido de carbono por bactérias produtoras de metano. Em bovinos, o dióxido de carbono representa cerca de 60 a 70% dos gases ruminais e o metano responde por cerca de 30 a 40%. O volume de gás produzido no

Capítulo 12 • Digestão e Absorção   381

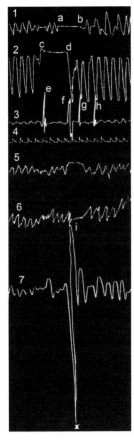

■ **FIGURA 12.41** Traçados mostrando o mecanismo de regurgitação durante a ruminação. Os pontos foram assinalados em sentido vertical. A vaca regurgitou no ponto X. **1.** Movimento de ar nas narinas. Note o fechamento da glote, do ponto a para o ponto b. **2.** Movimentos da mandíbula durante a mastigação. Note a pausa do ponto c para o ponto d. **3.** Movimentos do bolo alimentar na parte cervical do esôfago: e, bolo alimentar mastigado; f, bolo regurgitado; g, h, deglutição do líquido extravasado do bolo regurgitado. **4.** Traçado do tempo mostrando intervalos de 1 segundo. **5.** Movimentos da parede torácica. **6.** Pressão retal. Não se eleva durante a regurgitação. **7.** Alteração na pressão da traqueia. Nota-se redução aguda coincidente com a regurgitação. O aumento da pressão é causado pela cinética do líquido (bromofórmio) utilizado no registro do manômetro. (De Bergman HD, Dukes HH. An experimental study of the mechanism of regurgitation in rumination. J Am Vet Med Assoc. 1926; 69: 600.)

compartimento ruminorreticular de uma vaca leiteira é cerca de 0,5 a 1ℓ/min. Não se sabe qual a quantidade de gás absorvido no sangue e na linfa através da parede do rúmen e retículo, mas acredita-se que a maior parte do dióxido de carbono e do metano produzida no estômago é eliminada por meio da eructação.

Eructação é o processo pelo qual o gás dos pré-estômagos é removido através do esôfago, até a faringe. Ocorre ao redor de uma eructação por minuto. Há um centro de eructação na medula; ele recebe fibras aferentes dos mecanorreceptores localizados no saco dorsal do rúmen, ao redor do cárdia. O estímulo primário para eructação é a presença de gás no saco dorsal. Caso o gás seja artificialmente colocado na parte dorsal do rúmen, a frequência e o volume de eructação aumentam.

A ocorrência de eructação natural requer que o cárdia esteja livre de qualquer ingesta. O cárdia é fechado por reflexo, quando em contato com o conteúdo líquido do rúmen. Ocorre limpeza do cárdia quando as bolhas de gás alojadas na parte dorsal do rúmen se movimentam, cranialmente e ventralmente, em direção ao cárdia, pelas contrações ruminais simultâneas do saco dorsal e dos pilares cranial e caudal. Ao mesmo tempo, o retículo relaxa para possibilitar ao rúmen a movimentação do conteúdo ruminal para a frente (ver Figura 12.37).

Em humanos, uma expulsão de gás semelhante pelo estômago produz um som; isso é tipicamente denominado arroto. Som semelhante não acompanha a eructação de ruminantes. Isso pode ter evoluído como uma medida protetora aos ruminantes em seu ambiente natural, de modo que sua presença não seja facilmente percebida por predadores. A força de expulsão é reduzida porque ocorre contração do esfíncter nasofaringiano (na faringe), auxiliando no direcionamento de parte do gás eructado para a traqueia. A inspiração subsequente desloca o gás eructado para os pulmões. Acredita-se que mais da metade do gás eructado seja direcionado mais para os pulmões do que é expelido do nariz para o ambiente. O dióxido de carbono e o metano inalados propiciam uma fonte de carbono reutilizada nas reações bioquímicas. Constatou-se a presença do carbono marcado $^{14}CO_2$, inalado, no plasma e em outros líquidos corporais (Figura 12.42).

Às vezes, os odores que surgem no leite devido ao consumo de alguns alimentos (p. ex., cebola silvestre, brotos de beterraba) são

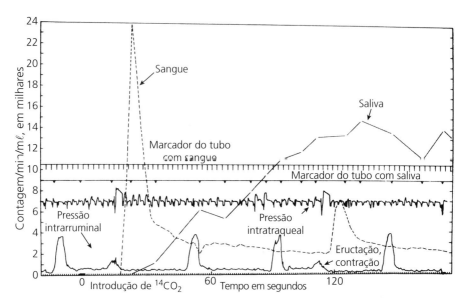

■ **FIGURA 12.42** Radioatividade no sangue e na saliva de caprino após insuflação intraluminal de CO_2. (De Dougherty RW, Mullinax CH, Allison MJ. Physiological disposition of ^{14}C-labeled rumen gas in sheep and goats. Am J Physiol. 1964; 207: 1185.)

denominados "**odores desagradáveis**". Eles se devem à presença de substâncias voláteis oriundas da fermentação ruminal e fazem parte do gás eructado. Esses odores desagradáveis, característicos, alteram o odor normal do leite apenas se inalados durante a eructação. Quando o gás eructado contendo substância de odor desagradável é experimentalmente desviado para longe da faringe, por meio de uma fístula traqueal, sua inalação é impedida e o leite não apresenta odor desagradável.

■ **Bioquímica e microbiologia do rúmen**

1. Como é composta a população microbiana do rúmen?
2. Quais são os AGV produzidos durante a fermentação microbiana e onde são absorvidos?
3. O que acontece com a glicose no rúmen?
4. O que ocorre com as proteínas no rúmen?
5. O que se passa com os lipídios no rúmen?
6. Quais vitaminas são sintetizadas no rúmen? Qual vitamina necessita de cobalto?
7. Verifique quais são as vantagens da fermentação "direta".

A fermentação que ocorre no rúmen e no retículo de ruminantes envolve a participação de **bactérias** e **protozoários**. As bactérias respondem por cerca de 80% do metabolismo ruminal (cerca de 10^{11} bactérias/mℓ de conteúdo ruminal). Protozoários respondem por cerca de 20% do metabolismo ruminal (cerca de 10^6 protozoários/mℓ de conteúdo ruminal). Esses microrganismos são **anaeróbicos**, ou seja, se multiplicam na ausência de oxigênio.

Bactérias e protozoários produzem AGV de cadeia curta, dióxido de carbono e metano, a partir da fermentação dos alimentos. Os principais AGV são os ácidos acético, propiônico e butírico (ver Figura 12.36). A maioria deles é absorvida no rúmen, antes que a ingesta alcance o duodeno. As proporções usuais de AGV no rúmen são cerca de 60% a 70% de ácido acético, 15% a 20% de ácido propiônico e 10% a 15% de ácido butírico. A concentração de ácido propiônico aumenta quando a dieta contém grande quantidade de amido ou açúcar solúvel e diminui quando os animais são alimentados com feno de baixa qualidade. A concentração de ácido acético varia em sentido inverso. A proporção propionato:acetato aumenta na presença de algumas substâncias. Por exemplo, a monensina, um antibiótico ionóforo, inibe alguns microrganismos (produtores de H_2) e favorece outros (produtores de succinato) e aumenta a proporção propionato:acetato.

Os produtos da fermentação da maioria dos carboidratos são misturas simples de AGV com dióxido de carbono. O epitélio do rúmen pode absorver glicose, bem como AGV; assim, alguma parte da glicose ingerida ou oriunda de reações intermediárias pode ser absorvida, antes da fermentação. No entanto, é provável que a maior parte da glicose origine AGV.

Os microrganismos do rúmen também estão envolvidos na hidrólise de proteínas. A hidrólise ocorre pela quebra de peptídeos de cadeia de aminoácidos livres de pequeno comprimento que, praticamente, são inativados por desaminação fermentativa, com produção de dióxido de carbono, amônia e AGV. Alguns peptídeos e aminoácidos passam diretamente às células bacterianas, mas parece que grande parte das bactérias ruminais podem sintetizar seus componentes celulares nitrogenados utilizando amônia como a principal fonte de nitrogênio. A **amônia** é o principal constituinte nitrogenado solúvel do líquido ruminal. A amônia pode ser oriunda de proteínas da dieta, da ureia da saliva e da ureia que se difunde através da parede ruminal. O líquido ruminal tem atividade de urease, de modo que a ureia que chega no **rúmen** é rapidamente hidrolisada, originando amônia e dióxido de carbono. No rúmen, ocorre hidrólise de **triglicerídeos** originando **glicerol** e **ácidos graxos**. A hidrólise é causada por microrganismos ruminais; adicionalmente, o glicerol é fermentado e origina, principalmente, ácido propiônico. Os ácidos graxos permanecem no duodeno para digestão adicional. Alguns ácidos graxos não saturados podem ser hidrogenados no rúmen e originar ácidos graxos saturados.

Bactérias ruminais podem sintetizar vitaminas do complexo B. Em ruminantes adultos não se constata deficiência de vitamina B, exceto de vitamina B_{12}. A síntese de vitamina B_{12} requer cobalto (um micromineral) – desse modo, a deficiência de cobalto pode causar deficiência de vitamina B_{12}.

Em ruminantes, a digestão com participação de microrganismos também ocorre no intestino grosso de herbívoros não ruminantes (ver subseção anterior, Digestão Microbiana no Intestino Grosso). A sua ocorrência nos pré-estômagos de ruminantes, em vez do intestino grosso, tem algumas vantagens:

1. Os produtos microbianos úteis ao hospedeiro (AGV e vitaminas B) fazem contato com locais de absorção efetiva do rúmen e do intestino delgado.
2. A amônia e as substâncias que originam amônia após sua metabolização são utilizadas pelos microrganismos para a síntese de proteína microbiana de alta qualidade que, subsequentemente, é digerida e absorvida no abomaso e no intestino delgado.
3. Retenção seletiva de partículas no orifício retículo-omasal; a possibilidade adicional de degradação mecânica das fibras durante a ruminação exacerba a digestão de alimentos fibrosos.
4. A grande quantidade de gás produzido pode ser facilmente liberada por meio de eructação.
5. A grande quantidade de saliva ingerida propicia um líquido tamponado que possibilita uma mistura efetiva dos alimentos pelas contrações ruminais.
6. Alguns componentes tóxicos da dieta podem se tornar não tóxicos quando submetidos à fermentação ruminal e, assim, impedir a absorção de toxina no intestino delgado.

■ Metabolismo de ruminantes

1. **Qual é a principal fonte não hexose de glicose para ruminantes? Por que eles necessitam de fonte não hexose? Por que necessitam de glicose?**
2. **Estude a produção de energia, as vias de entrada de AGV no ciclo do ácido tricarboxílico, a produção de cetona e o tratamento racional de cetose.**
3. **Faça um resumo demonstrativo da razão da ocorrência de timpanismo.**

Diversas funções indispensáveis da glicose no organismo incluem sua participação como principal fonte de energia ao cérebro. A glicose também atua como precursor do glicerol (necessário para a síntese de gorduras) e como agente redutor (na síntese da forma reduzida de fosfato de dinucleotídio de adenina-nicotinamida (NADP) na degradação de gordura. Além disso, o glicogênio muscular é oriundo da glicose, que atua como fonte de energia anaeróbica durante o exercício. O glicogênio hepático presente em animais recém-nascidos é oriundo da glicose materna, e o açúcar do leite (lactose), bem como a gordura, requerem glicose (glicerol oriundo da glicose, para a gordura do leite), para sua síntese durante a lactação.

Gliconeogênese

Em ruminantes, os carboidratos da dieta (inclusive celulose) são fermentados no rúmen e originam AGV (ácidos acético, propiônico e butírico) e apenas pequena quantidade de glicose é absorvida. Para o fornecimento de glicose para as suas utilizações mencionadas anteriormente, é preciso a síntese de glicose (**glicogênese**) a partir de fontes não hexose (não açúcares). Em ruminantes, cerca de 85% da glicose é sintetizada no fígado, a partir de fontes não hexose. As principais fontes não hexose para a glicogênese em ruminantes são propionato (um AGV), glicerol, lactato e proteínas (via aminoácidos). O propionato é o único AGV que pode ser utilizado na gliconeogênese. É a principal fonte de glicose e glicogênio em ruminantes (responde por cerca de 70%). Proteína é a segunda fonte mais importante, respondendo por cerca de 20%, em condições normais, e por até 50% em caso de inanição (no qual pode não haver propionato). Um esquema metabólico mostrando as vias de síntese de glicose e glicogênio a partir dessas quatro fontes é mostrado na Figura 12.43.

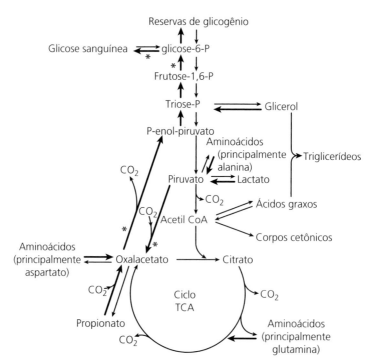

■ **FIGURA 12.43** Principais vias metabólicas no fígado de ruminante. Como a absorção de glicose é insuficiente, uma das principais funções do fígado é a gliconeogênese. Essas reações são mostradas pelas setas mais espessas; as quatro principais reações "marca-passo" são indicadas por asteriscos. TCA, ácido tricarboxílico. (De Bergman EN. Disorders of carbohydrate and fat metabolism. In: Swenson MJ, Reece WO, eds. Dukes' Physiology of Domestic Animals. 11th edn. Ithaca, NY: Cornell University Press, 1993. Used by permission of the publisher, Cornell University Press.)

Produção de energia

Dois estágios principais estão envolvidos no processo de disponibilização de energia ao animal: (1) a conversão preliminar de proteínas, carboidratos e gorduras da dieta em **acetil-coenzima A (CoA)** ou em uma substância intermediária do ciclo do ácido cítrico e (2) a subsequente oxidação destes compostos relativamente simples. O segundo estágio envolve o **ciclo do ácido cítrico**, também conhecido como ciclo de Krebs ou ciclo do ácido tricarboxílico (Figura 12.44). O propionato pode participar do ciclo do ácido tricarboxílico como um intermediário ou pode ser glicogênico (ver Figuras 12.43 e 12.44). Os outros AGV (acetato e butirato) não são glicogênicos, mas fornecem energia quando participam do ciclo do ácido cítrico como acetil-CoA. Acetato e butirato (e todos os demais substratos que participam do ciclo do ácido cítrico como acetil-CoA não podem entrar no ciclo, a menos que haja quantidade suficiente de oxaloacetato para a condensação com acetil-CoA, e original citrato. O oxaloacetato é derivado de compostos que possuem três carbonos (3-C), como propionato e piruvato, ou de outras substâncias intermediárias do ciclo. Quando não há disponibilidade de compostos com 3-C suficiente para a formação de oxaloacetato ou caso a produção de acetil-CoA seja exagerada (p. ex., oxidação excessiva de gordura para produção de glicose ou energia), ocorre acúmulo de acetil-CoA na forma de **acetoacetil-CoA** que, subsequentemente, origina **acetoacetato**, **β-hidroxibutirato** e **acetona** (ver Figura 12.44). Esses três últimos componentes são denominados **corpos cetônicos**; portanto, acetato e butirato são considerados potencialmente cetogênicos. A condição na qual ocorre produção excessiva de corpos cetônicos é denominada **cetose**.

Timpanismo e cetose em ruminantes

Em ruminantes, a cetose associada com hipoglicemia (baixo teor de glicose no sangue) ocorre mais frequentemente em vacas leiteiras de alta produção (quase sempre nas primeiras 6 semanas após o parto), e nelas é denominada acetonemia; em ovelhas prenhes em final da gestação, essa condição é conhecida como toxemia da prenhez. Cetose é a consequência final em um animal no qual sua demanda calórica é maior do que a ingestão de calorias na dieta. A tentativa inicial do organismo animal é reduzir o consumo de glicose e propiciar fontes alternativas de energia. Isso resulta em mobilização da reserva de gordura que, no fígado, pode ser convertida em acetil-CoA e, assim, entrar no ciclo do ácido cítrico (Figura 12.44). O fígado de ruminantes tem capacidade limitada de conversão de gordura em acetil-CoA e ela logo se esgota e, então, a gordura mobilizada origina corpos cetônicos e triacilglicerol. Os tecidos periféricos utilizam corpos cetônicos como fontes de energia, mas sua capacidade em fazê-lo também é limitada, e com a contínua produção de cetona a concentração sanguínea de corpos cetônicos se eleva. O alto teor sanguíneo de cetona reduz o apetite do animal e contribui, adicionalmente, para o agravamento dessa condição. O aumento da concentração hepática de triglicerídeos (fígado gorduroso) compromete a função hepática, inclusive a gliconeogênese. Em vacas com cetose clínica ocorre perda súbita ou gradativa do apetite, rápida redução da condição corporal e, quase sempre, diminuição marcante na produção de leite. Embora o início da enfermidade geralmente seja agudo, pode haver histórico de definhamento ou perda gradativa da condição corporal ou redução na produção de leite nas últimas 1 a 4 semanas.

Em vacas, o tratamento de cetose primária visa o aumento da concentração sanguínea de glicose. Isso pode ser obtido por meio de administração intravenosa de glicose. O fornecimento de sacarose (açúcar de mesa) geralmente não é efetivo porque é rapidamente fermentada (inicialmente em glicose e frutose e, em seguida, em AGV). Precursores de glicose, como propilenoglicol, também são administrados por via oral, na forma de beberagem ("drench"), durante vários dias. O propileno é absorvido na parede ruminal e utilizado pelo fígado para produzir glicose. A administração de glicocorticoide pode auxiliar na elevação do teor sanguíneo de glicose por reduzir a absorção tecidual de glicose, aumentando a gliconeogênese e, desse modo, suprimindo a produção

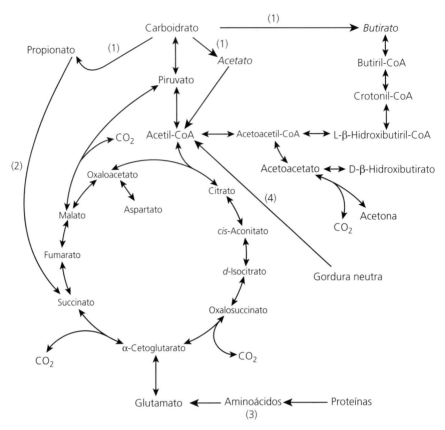

FIGURA 12.44 Ciclo do ácido crítico (ciclo do ácido tricarboxílico, ciclo de Krebs) referente ao metabolismo de ruminantes. São mostrados apenas os principais componentes intermediários. 1, produzido durante a fermentação ruminal; 2, via estabelecida no epitélio ruminal; 3, arginina, prolina, hidroxiprolina e histidina provavelmente entram no ciclo de ácido cítrico após a conversão em glutamato, enquanto o aspartato origina oxaloacetato por meio de transaminação; 4, o glicerol resultante da degradação de gordura neutra é metabolizado por via glicolítica. (De Annison EF, Lewis D. Metabolism in the Rumen. New York: John Wiley & Sons, 1959.)

de leite. Os glicocorticoides devem ser utilizados com cautela, pois induzem imunossupressão e podem predispor o animal à infecção.

Timpanismo, ou empazinamento, se instala quando há impedimento à eliminação de gases do rúmen. Isto pode ser consequência da obstrução física do esôfago, de alterações na chegada de estímulos nervosos ao sistema digestório ou da ingestão de alguns tipos de alimento. São reconhecidos dois tipos de timpanismo induzidos por alimentos: (1) timpanismo ocasionado pelo consumo de grãos ou de alimento fornecido em confinamento; é constatado em bovinos em consequência do fornecimento de dieta com alto teor de concentrado, e (2) timpanismo causado pelo consumo de leguminosas, que pode ocorrer quando os bovinos são alimentados com pastagem de alfafa viçosa, em fase de rápido crescimento, ou de trevo. Acredita-se que esses tipos de timpanismo dietético ocorrem porque os gases ficam aprisionados em bolhas minúsculas (timpanismo espumoso) e a bolha de gás livre, normal, não conseguem alcançar a parte superior da ingesta, no saco dorsal do rúmen. Os mecanorreceptores são efetivamente recobertos, impossibilitando a detecção de gás, o que normalmente iniciaria o reflexo de eructação. Bolhas minúsculas são formadas porque ocorre aumento da tensão da superfície do líquido ruminal pela ação de saponinas presentes nas leguminosas ou em mucopolissacarídeos produzidos por algumas bactérias amilolíticas do rúmen. Tem-se utilizado agentes de superfície ativos (surfactantes) para reduzir a tensão da superfície, efetivamente; eles ocasionam a fusão das bolhas. Tão logo se permita que o gás produzido no rúmen e no retículo alcance a região dorsal do rúmen, sem espuma, e assim que o mecanismo de eructação se restabeleça, não há problema algum com a produção de gás, mesmo em alta quantidade. Ocorre problema quando o gás não pode ser eliminado. A ocorrência de timpanismo não se deve à alteração na composição do gás ou ao aumento na produção de gás, mas sim ao comprometimento no mecanismo de eructação. Quando há distensão de rúmen e retículo por gás (timpanismo ou empazinamento) ocorre aumento da pressão em todas as direções e torna-se preocupante quando a pressão ao diafragma impede a dilatação da caixa torácica (necessária para a inspiração), com grave comprometimento da ventilação pulmonar.

Ademais, há relato de timpanismo induzido por diferentes causas, como presença de proteínas altamente solúveis do rúmen, mucina na saliva, quantidade insuficiente de saliva, biofilme (limo) bacteriano, ingestão de alto conteúdo de saponinas vegetais e inibidores de eructação específicos. Parece que a causa de timpanismo é multifatorial. O consumo de pastagem de alfafa ou de trevo (leguminosas) frequentemente provoca timpanismo. No entanto, o cornichão (*Lotus corniculatus*), uma leguminosa, não causa timpanismo.

■ Digestão em aves

1. **Em aves, quais estruturas propiciam a quebra mecânica do alimento ingerido?**
2. **As aves possuem glândulas salivares e papilas gustativas?**
3. **Onde se localiza o papo e qual sua função?**
4. **Quais são as secreções do proventrículo?**
5. **Qual é a função da moela?**
6. **As aves domésticas comuns possuem vesícula biliar?**
7. **Qual a principal função do ceco?**
8. **Qual é a característica mais notável da motilidade do cólon?**
9. **O que impede que o conteúdo do cólon entre no íleo durante a antiperistalse?**
10. **Qual a função da bursa de Fabricius?**
11. **Que parte do trato digestório responde pela maior parte dos produtos finais da digestão?**
12. **Como o estresse pelo calor influencia a absorção?**
13. **O que é cloaca?**

Foram notadas diferenças anatômicas nos tratos digestórios de espécies de mamíferos domésticos; embora haja similaridades gerais entre os tratos digestórios de aves domésticas e de mamíferos, há diferenças importantes.

Visto que as aves não possuem dentes, a quebra mecânica do alimento ingerido é realizada pelo bico e pela moela. As aves que consomem alimentos secos apresentam glândulas salivares bem desenvolvidas. As papilas gustativas situam-se na língua e em outras partes da boca, à semelhança do que acontece em mamíferos.

Trato digestório

O trato digestório de peru é mostrado na Figura 12.45; é semelhante ao de galinha. O **esôfago** é dividido em segmentos – pré-papo e pós-papo. O diâmetro é comparativamente maior do que em mamíferos, de modo a possibilitar a deglutição de alimentos de grande tamanho que, em mamíferos, seriam triturados pelos dentes. No esôfago há abundante quantidade de glândulas mucosas, que propiciam a lubrificação do alimento deglutido. O papo é uma dilatação do esôfago e sua função é armazenar alimentos.

O **pró-ventrículo** está localizado entre o esôfago, pós-papo, e a moela. As secreções gástricas – HCl e pepsinogênio – e o muco são secretados pelo proventrículo. O alimento não permanece no proventrículo; ele prossegue até a moela, onde é submetido à ação das secreções gástricas (proteólise).

A **moela** é o estômago muscular, adaptada para a redução mecânica do alimento ingerido.

O **intestino delgado** apresenta um duodeno bem definido; o pâncreas posiciona-se entre as alças intestinais (como acontece em

388 Anatomia Funcional e Fisiologia dos Animais Domésticos

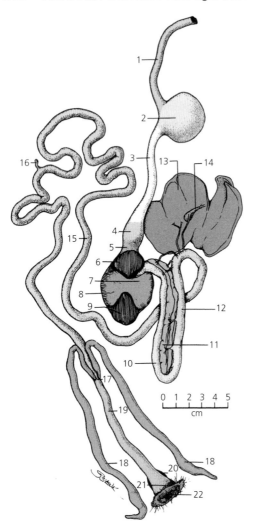

■ **FIGURA 12.45** Trato digestório de peru. 1, esôfago, pré-papo; 2, papo; 3, esôfago, pós-papo; 4, estômago glandular (pró-ventrículo), 5, istmo; 6-9 estômago muscular (moela); 10, duodeno proximal; 11, pâncreas; 12, duodeno distal; 13, fígado; 14, vesícula biliar; 15, jejuno; 16, divertículo de Meckel (remanescente do saco embrionário); 17, junção ileocecocólica; 18, ceco; 19, cólon; 20, bursa de Fabricius; 21, cloaca; 22, ânus. Ver descrição das várias partes, no texto. (De Duke G. Avian digestion. In: Swenson MJ, Reece WO, eds. Dukes' Physiology of Domestic Animals. 11th edn. Ithaca, NY: Cornell University Press, 1993. Utilizado com permissão do editor, Cornell University Press).

mamíferos), mas não é fácil a distinção entre o jejuno e o íleo. O vestígio do saco embrionário (**divertículo de Meckel**) é perceptível e situa-se, aproximadamente, na metade do intestino delgado. Um dos ductos hepáticos segue diretamente para o duodeno; outro ducto vai diretamente para a vesícula biliar. Galinhas, perus, patos e gansos possuem vesícula biliar. A mucosa do intestino delgado é semelhante àquela de mamíferos, exceto que as vilosidades apresentam capilares sanguíneos bem definidos, o que não acontece com o capilar linfático central da vilosidade (vaso ou ducto "lácteo"). A parte superior do íleo é o principal local de absorção dos produtos finais da digestão de gorduras, carboidratos e proteínas. O estresse, pelo calor e pelo frio, pode influenciar a absorção. Isto pode acontecer se há alteração no fluxo de sangue mesentérico (aos intestinos), que é reduzido em cerca de 50% em galinhas quando a temperatura ambiente é de 37°C (estresse pelo calor).

O **intestino grosso** compreende o **ceco** e o **cólon**. O ceco, que são estruturas pareadas, se localiza na junção do intestino delgado com o intestino grosso. Nem todos os alimentos ingeridos por galinhas e perus passam pelo ceco; parece que o ceco é menos importante em aves domésticas, comparativamente às aves selvagens. A principal função do ceco está relacionada à digestão microbiana da celulose. Isso é muito importante para suprir a necessidade energética de algumas espécies de aves selvagens. A urina que penetra no cólon, oriunda da cloaca, pode alcançar o ceco por movimento de antiperistalse (direção oral). Antiperistalse é a característica mais notável da motilidade do cólon e acredita-se que é uma ocorrência contínua. O ceco permanece cheio devido à antiperistalse. Um anel muscular circular no íleo se projeta ao cólon e sua contração (ação semelhante à de esfíncter) impede, efetivamente, o refluxo do conteúdo do cólon para o íleo. No ceco, o ácido úrico presente na urina se torna uma fonte de nitrogênio para a microflora envolvida na digestão da celulose. A reabsorção da água da urina que reflui também é outra importante função do ceco.

O **cólon** é relativamente curto e se liga ao íleo por meio do compartimento coprodeo da cloaca; o trato digestório termina na **cloaca**, estrutura comum aos sistemas digestório, reprodutor e urinário (Figura 12.46). O **coprodeo** é o compartimento mais cranial dos três compartimentos da cloaca, seguido,

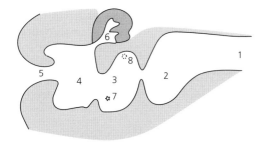

■ **FIGURA 12.46** Corte mediano da cloaca de uma ave doméstica, fêmea, de 6 meses de idade. 1, cólon; 2, coprodeo; 3, urodeo; 4, proctodeo; 5, ânus; 6, bursa cloacal; 7, posição da bursa do oviducto, apenas no lado esquerdo; 8, orifício uretérico. (De Reece WO, Trampel DW. Avian digestion. In: Reece WO, ed. Dukes' Physiology of Domestic Animals, 13th edn. Ames, IA: Wiley-Blackwell, 2015.)

em ordem, pelo **urodeo** e **proctodeo**. Os três compartimentos são contínuos, separados apenas por duas dobras anelares, as dobras coprourodeo e uroproctodeo. Os tratos urinário e reprodutor desembocam no urodeo e no proctodeo, e se comunicam com o exterior através do **ânus**. A **bursa de Fabricius** é um divertículo dorsal da cloaca e está associada com o desenvolvimento de imunidade humoral (ver Capítulo 3). É um importante local de pré-processamento de linfócitos B.

■ **Leitura sugerida**

Allison MJ. Microbiology of fermentative digestion in the rumen and large intestines. In: Reece WO, ed. Dukes' Physiology of Domestic Animals. 12th edn. Ithaca, NY: Cornell University Press, 2004.

Frandson RD, Wilke WL, Fails AD. Anatomy and Physiology of Farm Animals. 7th edn. Ames, IA: Wiley-Blackwell, 2009.

Goff JP. Disorders of carbohydrate and fat metabolism. In: Reece WO, ed. Dukes' Physiology of Domestic Animals. 13th edn. Ames, IA: Wiley-Blackwell, 2015.

Goff JP. Minerals. In: Reece WO, ed. Dukes' Physiology of Domestic Animals. 13th edn. Ames, IA: Wiley-Blackwell, 2015.

Goff JP. Vitamins. In: Reece WO, ed. Dukes' Physiology of Domestic Animals. 13th edn. Ames, IA: Wiley-Blackwell, 2015.

Guyton AC, Hall JE. Textbook of Medical Physiology. 10th edn. Philadelphia, PA: WB Saunders, 2000.

Reece WO, Trampel DW. Avian digestion. In: Reece WO, ed. Dukes' Physiology of Domestic Animals. 13th ed. Ames, IA: Wiley-Blackwell, 2015.

✓ AUTOAVALIAÇÃO

INTRODUÇÃO

1. As reações e conversões necessárias para o suprimento de energia, a estruturação tecidual e a síntese de secreções são coletivamente denominadas:
   a. Digestão
   b. Absorção
   c. Metabolismo intermediário

CAVIDADE BUCAL E FARINGE

2. Em ovinos, a fórmula dentária 2(0/4-0/0-3/3-3/3) indica que:
   a. O ovino possui oito dentes incisivos na mandíbula inferior
   b. O ovino apresenta 16 dentes
   c. Há quatro dentes caninos em cada metade da mandíbula inferior

3. Em qual idade ocorre a erupção do dente incisivo lateral (canto) (I3) permanente, em equinos?
   a. 2,5 anos
   b. 3,5 anos
   c. 4,5 anos

4. A mobilidade da língua de animais domésticos é facilitada por:
   a. Fibras musculares tridirecionais
   b. Maior inervação
   c. Papilas gustativas
   d. Maior concentração mental

5. Em que idade do equino o infundíbulo tipicamente desaparece no segundo incisivo inferior?
   a. 6 anos
   b. 7 anos

390 Anatomia Funcional e Fisiologia dos Animais Domésticos

c. 8 anos
d. 9 anos

6. As papilas filiformes e cônicas da língua:
   a. Propiciam mais mobilidade
   b. Atua como um tampão para o transporte do alimento da boca para o esôfago
   c. Propicia tração para a movimentação do alimento na boca e para realização do *grooming*
   d. Diferenciam alimentos nocivos daqueles apropriados

7. Quais das seguintes estruturas se eleva durante a deglutição para impedir a entrada de alimento na cavidade nasal?
   a. Palato mole
   b. Epiglote
   c. Glote
   d. Laringe

ESTÔMAGO SIMPLES (MONOGÁSTRICO)

8. Há esfíncteres esofágicos anatomicamente distintos, não apenas na abertura da faringe, mas também na entrada do estômago.
   a. Verdadeiro
   b. Falso

9. O muco é secretado em todas as regiões glandulares do estômago.
   a. Verdadeiro
   b. Falso

INTESTINOS

10. A reposição do epitélio intestinal:
    a. Não ocorre reposição (está presente por toda a vida)
    b. Inicia nas criptas e migra para a extremidade das vilosidades
    c. Iniciam nas extremidades das vilosidades e migram para as criptas
    d. É cíclica

11. Qual das seguintes alternativas não diz respeito ao intestino delgado?
    a. Contém duas camadas de músculo liso, uma circular e outra longitudinal

b. Vilosidades, criptas, borda em escova das células intestinais, além de dobras, se combinam para aumentar a área da superfície de absorção
c. A digestão é realizada mais por enzimas microbianas do que por enzimas de mamíferos
d. É constituído de duodeno, jejuno e íleo, em ordem, do sentido cranial para o sentido caudal.

12. Nos animais que não necessitam extensa fermentação dos alimentos, onde ocorre a maior parte da digestão e absorção?
    a. Ceco
    b. Intestino delgado
    c. Cólon
    d. Estômago

13. Qual das seguintes estruturas é a menor divisão da ampliação da superfície intestinal?
    a. Microvilosidades (borda em escova)
    b. Dobras intestinais (pregas)
    c. Vilosidades

14. A reabsorção de eletrólitos e água e a digestão microbiana são características do:
    a. Estômago
    b. Intestino delgado
    c. Intestino grosso

ÓRGÃOS ACESSÓRIOS

15. Qual dos animais domésticos apresenta lóbulos hepáticos circundados por evidentes septos de tecido conectivo?
    a. Cavalo
    b. Suíno
    c. Vaca
    d. Cão

16. Qual dos seguintes órgãos apresenta funções exócrina e endócrina?
    a. Pâncreas
    b. Glândulas salivares
    c. Fígado
    d. Baço

COMPOSIÇÃO DOS ALIMENTOS

17. Aminoácidos podem ser unidos por meio de ligações peptídicas para formar:
    a. Glicogênio
    b. Triglicerídeos
    c. Celulose
    d. Proteínas

18. Celulose, amido e glicogênio são classificados de acordo com qual dos seguintes itens?
    a. Proteína, polipeptídeo
    b. Lipídio, triglicerídeos
    c. Carboidrato, polissacarídeos
    d. Carboidrato, dissacarídeos

19. Os alimentos que contêm alta porcentagem de celulose de baixa digestibilidade são classificados como:
    a. Concentrados
    b. Forrageiras
    c. Alimentos de baixa qualidade
    d. *Fast-food*

FUNÇÕES MECÂNICAS PRÉ-GÁSTRICAS

20. O ato de prender o alimento e levá-lo à boca é denominado:
    a. Apreensão
    b. Tensão
    c. Preensão
    d. Pensão

21. Quando um bolo de alimento é deglutido:
    a. O palato mole se dobra sobre a glote
    b. A epiglote se eleva, fechando a cavidade nasal da faringe
    c. A respiração é inibida

22. Qual das seguintes afirmações melhor descreve a preensão?
    a. Movimento do alimento através dos intestinos
    b. Preensão e condução do alimento até a boca
    c. Medo
    d. Esvaziamento do estômago

23. A língua é mais importante como órgão de preensão de alimento em:
    a. Vaca
    b. Suíno
    c. Equino
    d. Cão

MOTILIDADE GASTRINTESTINAL

24. Contrações segmentais são importantes devido sua capacidade de
    a. Misturar o conteúdo intestinal
    b. Impelir o conteúdo intestinal em direção ao ânus

25. O estímulo parassimpático ao intestino:
    a. Reduz o potencial de membrana em repouso (mais negativo) e, assim, reduz a motilidade
    b. Aumenta o potencial de membrana em repouso (menos negativo) e, assim, reduz a motilidade
    c. Reduz o potencial de membrana em repouso e, assim, aumenta a motilidade
    d. Aumenta o potencial de membrana em repouso e, assim, aumenta a motilidade

26. Contrações intestinais iniciadas por distensão, que estimula a atividade cranial e inibe a atividade caudal à distensão, movimentando o conteúdo intestinal e propagando o reflexo, são denominadas:
    a. Repelões
    b. Espasmos
    c. Segmentações
    d. Peristalse

27. Qual das fibras do sistema nervoso autônomo despolariza o músculo liso gastrintestinal, aumenta o pico de voltagem e resulta em atividade gastrintestinal mais vigorosa?
    a. Parassimpática
    b. Simpática

FUNÇÕES MECÂNICAS DO ESTÔMAGO E DO INTESTINO DELGADO

28. Vômito é frequentemente observado em equinos e bovinos
    a. Verdadeiro
    b. Falso

FUNÇÕES MECÂNICAS DO INTESTINO GROSSO

29. Onde ocorre a maior parte da reabsorção de água e eletrólitos?
    a. Estômago
    b. Duodeno
    c. Íleo
    d. Intestino grosso

30. Qual das seguintes alternativas não é característica da função do intestino grosso?
    a. Conserva água porque os alimentos não totalmente digeridos são submetidos à digestão e absorção adicionais
    b. Ocorre digestão microbiana
    c. Há digestão considerável pela ação de enzimas de mamíferos
    d. O intestino grosso é o principal local de reabsorção de água

31. Uma frequência de defecação de 10 vezes/dia é considerada diarreia em:
    a. Equino
    b. Vaca
    c. Cão
    d. Todos as alternativas estão corretas

SECREÇÕES DIGESTIVAS

32. Entre os animais domésticos, o bicarbonato presente no trato gastrintestinal é secretado:
    a. Apenas nas glândulas salivares
    b. Apenas nos ductos biliares
    c. Apenas no pâncreas exócrino
    d. Nas glândulas salivares, no pâncreas exócrino e nos ductos biliares

33. Qual dos seguintes hormônios é mais conhecido por sua participação no estímulo à secreção de enzimas pancreáticas e à contração da vesícula biliar?
    a. Colecistoquinina
    b. Secretina

34. Qual das alternativas está mais associada à enzima de coagulação do leite, em bezerros?
    a. Bile, sintetizada no fígado
    b. Renina, sintetizada no rim

    c. Renina, sintetizada no abomaso
    d. Enteroquinase, sintetizada no intestino

35. Qual das seguintes afirmações não é característica da bile?
    a. Liberada pela vesícula biliar sob a influência da colecistoquinina
    b. Importante para a digestão devido à presença de sais biliares
    c. Contém enzimas digestivas
    d. Emulsifica gordura e auxilia no transporte de monoglicerídeos e ácidos graxos livres para as células epiteliais, para absorção

36. A digestão de proteína inicia no estômago pela ação enzimática de:
    a. HCl
    b. Pepsinogênio
    c. Renina
    d. Pepsina

37. Qual das seguintes funções da saliva não existente ou é irrelevante em ruminantes?
    a. Ação de enzimas digestivas
    b. Tamponamento químico do rúmen
    c. Meio de cultura enriquecido, para crescimento bacteriano
    d. Prevenção de formação de espuma

38. Qual hormônio é responsável pela secreção de enzimas digestivas pancreáticas e de precursores enzimáticos?
    a. Secretina
    b. Colecistoquinina
    c. Ocitocina
    d. Hormônio antidiurético

39. Qual das seguintes alternativas melhor descreve tripsinogênio e quimotripsinogênio?
    a. Precursores de enzimas proteolíticas secretadas no epitélio intestinal
    b. Precursores de enzimas lipolíticas secretadas no epitélio intestinal
    c. Enzimas proteolíticas secretadas no epitélio intestinal
    d. Precursores de enzimas proteolíticas secretadas no pâncreas

40. Qual das seguintes alternativas não é função do HCl no estômago?
    a. Redução do pH

b. Morte bacteriana
c. Conversão de tripsinogênio em tripsina
d. Conversão de pepsinogênio em pepsina

41. A circulação porta hepática:
    a. Recebe sangue dos rins
    b. Perfunde o hipotálamo
    c. Recebe sangue dos capilares do estômago, baço, intestino delgado e intestino grosso; em seguida, este sangue perfunde os sinusoides hepáticos antes de alcançar a veia hepática
    d. Não está envolvida com a concentração da urina

42. No estômago, uma solução hiperosmótica torna-se isotônica antes de alcançar o duodeno.
    a. Verdadeiro
    b. Falso

43. Qual a principal função da saliva em ruminantes?
    a. Suprimento de água evaporativa para resfriamento
    b. Suprimento de amilase (conversão do amido em maltose)
    c. Suprimento de bicarbonato e fosfato para tamponamento

44. O fluxo de fluido pancreático é contínuo em:
    a. Equino
    b. Cão
    c. No equino e no cão

45. Qual das seguintes substâncias é ativada pela enteroquinase no intestino, de modo que sua forma ativa pode, então, ativar outras proenzimas proteolíticas?
    a. Tripsinogênio
    b. Quimotripsinogênio
    c. Elastase
    d. Carboxipeptidase A

46. A contração da vesícula biliar e o relaxamento do esfíncter de Oddi são iniciados por:
    a. CCK
    b. Secretina
    c. Gastrina

DIGESTÃO E ABSORÇÃO

47. Quanto à fermentação no trato gastrintestinal de gato e cão:
    a. Nunca ocorre
    b. Ocorre no estômago
    c. Ocorre no intestino grosso
    d. Apenas provoca produção de gases

48. Os microrganismos envolvidos na fermentação são digeridos por ambos, ruminantes e herbívoros não ruminantes
    a. Verdadeiro
    b. Falso

49. Nenhuma digestão adicional é necessária para absorção de (selecione a resposta na qual tudo está correto):
    a. Glicose, sacarose, lactose
    b. Glicerol, ácidos graxos, monoglicerídeos
    c. Aminoácidos, polipeptídeos
    d. Glicerol, ácidos graxos, triglicerídeos

50. Qual das seguintes alternativas melhor descreve a digestão de carboidratos no intestino delgado?
    a. Ocorre no lúmen intestinal, por ação de carboxipeptidases A e B, tripsina, quimotripsina e elastase
    b. A conversão em glicose, galactose e frutose ocorre no lúmen
    c. A amilase pancreática é produzida no epitélio intestinal
    d. Sacarose, maltose e lactose são degradadas a monossacarídeos pelas enzimas da borda em escova do epitélio intestinal

51. Qual das seguintes substâncias é mais provável que seja novamente sintetizada para sua forma inicial e alcançar o ducto linfático "lácteo" das vilosidades intestinais antes de sua entrada na circulação?
    a. Monoglicerídeos e ácidos graxos
    b. Aminoácidos
    c. Monossacarídeos
    d. Bolo recheado com frutas

52. Onde são encontrados os quilomícrons?
    a. Vesícula biliar
    b. Pâncreas

c. Ducto linfático "lácteo"
d. Lúmen intestinal

53. A hidrólise completa de proteínas origina:
a. Monossacarídeo
b. Aminoácidos
c. Glicerol e ácidos graxos
d. Peptídeos

ESTÔMAGO DE RUMINANTES

54. As contrações ruminais podem ser observadas na fossa paralombar esquerda e deve haver cerca de:
a. 1 a 2 por minuto
b. 5 a 10 por minuto
c. 5 a 10 por hora
d. TNTC

CARACTERÍSTICAS DA DIGESTÃO DE RUMINANTES

55. Qual das seguintes ocorrências está associada à sequência: limpeza do cárdia, abertura do cárdia, inspiração com glote fechada, entrada do conteúdo ruminal no esôfago e peristalse reversa no esôfago?
a. Redeglutição
b. Eructação
c. Regurgitação
d. Contrações ruminais

56. Uma boa estimativa para o volume de saliva produzida por uma vaca adulta em 24 horas é:
a. 113 litros
b. 14 litros
c. 28 litros
d. 7 litros

57. Qual das seguintes ocorrências é componente da ruminação?
a. Defecação
b. Vômito
c. Eructação
d. Regurgitação

58. Deglutição, regurgitação e eructação (considerando a distensão do esôfago) são notadas no lado esquerdo do pescoço de uma vaca.
a. Verdadeiro
b. Falso

59. A presença de gás estimula os receptores da região do cárdia e inicia:
a. Regurgitação
b. Eructação
c. Defecação
d. Flatulência

60. A regurgitação é facilitada por:
a. Inspiração com glote fechada (diminui a pressão do mediastino)
b. Expiração (aumento da pressão do mediastino)
c. Salivação
d. Mastigação completa

BIOQUÍMICA E MICROBIOLOGIA DO RÚMEN

61. Os principais produtos finais dos carboidratos da dieta de ruminantes são:
a. Ácidos graxos voláteis
b. Triglicerídeos
c. Glicose
d. Aminoácidos

62. Qual vitamina sintetizada no rúmen requer cobalto em sua estrutura?
a. Vitamina B_{12}
b. Vitamina K
c. Vitamina A
d. Vitamina C

METABOLISMO DE RUMINANTES

63. Em bovinos, o timpanismo é causado por:
a. Aumento no volume de gás produzido
b. Falha no mecanismo de eructação
c. Ambas as alternativas, a e b

64. Em ruminantes, o timpanismo pode ser causado por alteração na composição do gás produzido
a. Verdadeiro
b. Falso

65. Em ruminantes, ocorre cetose porque não há quantidade de acetil-CoA suficiente para propiciar a entrada de ácido acético e ácido butírico (dois dos AGV) no ciclo de Krebs.
a. Verdadeiro
b. Falso

66. Qual dos seguintes AGV é menos provável que cause cetose em ruminantes?
   a. Ácido acético
   b. Ácido propiônico
   c. Ácido butírico

DIGESTÃO EM AVES

67. Qual das estruturas do trato digestório de aves secretam HCl e pepsinogênio?
   a. Papo
   b. Pró-ventrículo
   c. Moela
   d. Ceco

68. Qual das estruturas do trato digestório de aves é fortemente muscular, cuja função é triturar ou quebrar o alimento?
   a. Papo
   b. Pró-ventrículo
   c. Moela
   d. Ceco

69. Qual estrutura do trato digestório de aves possibilita digestão microbiana da celulose?
   a. Moela
   b. Íleo
   c. Ceco
   d. Cloaca

70. É possível a transferência de ácido úrico da cloaca até o ceco.
   a. Verdadeiro
   b. Falso

71. O ânus das aves:
   a. Ventila a cloaca
   b. Atua como uma abertura para a excreção de fezes, fezes misturadas com urina e ovos

72. A bursa de Fabricius:
   a. É parte do intestino delgado
   b. Está associada com imunidade humoral
   c. Produz eritrócitos
   d. É um local de reabsorção de água, na cloaca

73. Estresse térmico associado à temperatura ambiente de 37°C:
   a. Não influencia a função de absorção do íleo
   b. Reduz o fluxo de sangue mesentérico e, assim, reduz a absorção
   c. Aumenta a inteligência do peru.

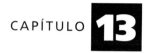

Calor Corporal e Termorregulação

VISÃO GERAL DO CAPÍTULO

- Temperatura corporal, 396
  Gradientes de temperatura, 396
  Temperatura diurna, 397
- Respostas fisiológicas ao calor, 397
  Ajustes circulatórios, 398
  Perda de calor por evaporação, 398
  Respostas aos extremos de calor, 400
- Respostas fisiológicas ao frio, 401
  Redução da perda de calor, 401
  Aumento da produção de calor, 401

- Hibernação, 402
  Despertando da hibernação, 402
  Gordura marrom *versus* gordura branca, 402
- Hipotermia e hipertermia, 403
  Hipotermia, 403
  Febre, 403
  Intermação e evaporação comprometida, 403

As reações químicas do corpo – e, portanto, as funções corporais – dependem da temperatura corporal. Uma elevação da temperatura acelera as reações, enquanto a redução da temperatura retarda as reações. Para evitar as oscilações funcionais causadas pela temperatura, os mamíferos e as aves desenvolveram um meio pelo qual a temperatura corporal é mantida a um nível relativamente constante, seja qual for a temperatura do ambiente. Os mamíferos e as aves são classificados como **homeotérmicos** ou **animais de sangue quente**. Os animais **pecilotérmicos** (**de sangue frio**) têm uma temperatura corporal que varia com a temperatura do ambiente.

- **Temperatura corporal**

1. Que fatores são capazes de influenciar a temperatura corporal?
2. O que significa temperatura central?
3. O valor da temperatura retal representa a temperatura de todo o corpo?
4. O que significa temperatura diurna?
5. Dê um exemplo de armazenamento de calor em um animal. Por que isso é vantajoso?

6. Qual é o valor aproximado da temperatura retal em animais domésticos comuns?

Cada espécie de animal doméstico apresenta uma temperatura corporal média. Essas temperaturas são apresentadas na Tabela 13.1, juntamente com os intervalos comumente observados. As temperaturas foram obtidas por meio da introdução do termômetro no reto de animais em repouso. Várias condições podem influenciar a temperatura corporal, inclusive atividade física, hora do dia, temperatura ambiente, digestão e consumo de água.

Gradientes de temperatura

Pode haver diferença na temperatura nas diferentes partes do corpo, por conta de diferenças na taxa metabólica, no fluxo sanguíneo ou na distância a partir da superfície. Por exemplo, o fígado e o cérebro podem ter uma temperatura mais alta que a do sangue e, portanto, são resfriados pela circulação sanguínea. A temperatura corporal profunda, ou temperatura central, é maior que a temperatura dos membros ou ainda mais alta que a temperatura retal. Entretanto, a **temperatura retal** representa um verdadeiro estado estacionário da temperatura, porque atinge o equilíbrio mais lentamente.

Tabela 13.1 Média das temperaturas retais de várias espécies.

ANIMAL	MÉDIA (°C)	INTERVALO (°C)
Garanhão	37,6	37,2 a 38,1
Égua	37,8	37,3 a 38,2
Jumento	37,4	36,4 a 38,4
Camelo	37,5	34,2 a 40,7
Bovinos de corte	38,3	36,7 a 39,1
Bovinos leiteiros	38,6	38,0 a 39,3
Ovinos	39,1	38,3 a 39,9
Caprinos	39,1	38,5 a 39,7
Suínos	39,2	38,7 a 39,8
Cães	38,9	37,9 a 39,9
Gatos	38,6	38,1 a 39,2
Coelhos	39,5	38,6 a 40,1
Aves (durante o dia)	41,7	40,6 a 43,0

De Andersson BE, Jonasson H. Temperature regulation and environmental physiology. In: Swenson MJ, Reece WO, eds. Dukes' Physiology of Domestic Animals. 11th Ed. Ithaca, NY: Cornell University Press, 1993. Utilizada com permissão da editora, Cornell University Press.

Temperatura diurna

Às variações de temperatura relacionadas com a hora do dia, dá-se o nome de **temperaturas diurnas**. Os animais que são ativos durante o dia e dormem à noite apresentam temperatura corporal mais baixas de manhã do que à tarde. O oposto é verdadeiro para os animais de hábito **noturno** (ativos à noite). Além disso, como uma medida de conservação da água, a temperatura corporal do camelo pode aumentar durante o dia, para que o excesso de calor possa ser dissipado à noite quando o ar do deserto é frio; isso é conhecido como armazenamento de calor. A temperatura de um camelo normal, molhado todos os dias e totalmente hidratado, varia menos de 2°C, entre cerca de 36°C e 38°C (maior quantidade de água disponível para evaporação e menor necessidade de armazenamento de calor). Quando o camelo é privado de ingestão de água, no entanto, sua temperatura matinal pode ser de até 34°C e sua temperatura máxima, no final da tarde, pode ser de quase 41°C (Figura 13.1).

■ Respostas fisiológicas ao calor

1. Como o desvio de sangue para a pele resulta em perda de calor corporal e como essa perda pode ser regulada?
2. Que estímulo possibilita a perda de calor através da pele?
3. Em que parte do cérebro estão localizadas as células termossensíveis?
4. Há reflexos associados ao ganho ou à perda de calor?
5. Qual percentual de calor produzido no corpo é normalmente perdido por meios insensíveis?
6. Que tipo de glândulas sudoríferas é predominante nos animais?
7. Qual a principal função das glândulas sudoríferas apócrinas?
8. Qual a importância da sudorese na perda de calor entre os animais domésticos? Qual desses animais faz maior e qual faz menor uso desse recurso?
9. O que é a respiração ofegante e qual sua função? Como a hiperventilação é evitada durante a respiração ofegante? Esse tipo de respiração só pode ser observado no cão?
10. Quais são os animais domésticos com maior capacidade de resistir aos extremos de calor?
11. Que fatores estão associados à intolerância ao calor pelos suínos?
12. Como os gatos aumentam a perda de calor por evaporação?
13. Qual é a temperatura corporal aproximada das aves? Por que a ventilação pulmonar é mais propensa a resfriar o corpo de aves do que o de mamíferos?

O calor é produzido constantemente no corpo como resultado do metabolismo. Se não houvesse condições propícias para perder calor, a temperatura do corpo aumentaria a níveis intoleráveis. Os dois principais meios de perda de calor são: (1) radiação, condução e convecção e (2) evaporação da água através da pele e vias respiratórias. Uma terceira forma consiste na excreção de fezes e urina pelo animal à temperatura corporal. Contudo, o calor perdido

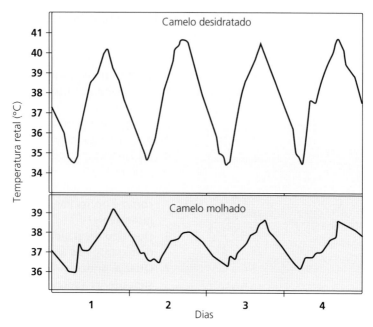

■ **FIGURA 13.1** Temperaturas diurnas do camelo molhado e desidratado. As elevações da temperatura retal (armazenamento de calor) ocorrem durante o dia, e as quedas, à noite. (De Schmidt-Nielsen K. Osmotic regulation in higher vertebrates. In: The Harvey Lectures, 1962-1963, Series 58. London: Academic Press, 1963.)

pela excreção de fezes e urina é pequeno e considerado desprezível ou insignificante. Em condições normais, cerca de 75% do calor perdido pelo corpo são dissipados por radiação, condução e convecção; tal perda é controlada principalmente por atividade vasomotora.

Ajustes circulatórios

Como o sangue circulante distribui o calor corporal, o calor pode ser perdido a partir do sangue se este for conduzido até a superfície da pele e exposto a um gradiente de perda para o ambiente.

Uma seção esquemática da pele do cão (Figura 13.2) ilustra a extensa rede de vasos sanguíneos em direção à pele. A quantidade de sangue que circula na pele é controlada por fibras vasoconstritoras simpáticas que se dirigem aos vasos sanguíneos. Um aumento no tônus resulta em constrição dos vasos sanguíneos e desvio do sangue da superfície, conservando assim o calor. Uma diminuição no tônus possibilita que maior quantidade de sangue alcance a superfície. A temperatura do sangue que circula no cérebro é um estímulo para a redução do tônus, de modo que uma maior quantidade de calor pode ser perdida pelo corpo. Células termossensíveis localizadas no hipotálamo rostral respondem ao aquecimento, ativando os mecanismos fisiológicos e comportamentais de perda de calor (Figura 13.3). Da mesma forma, o resfriamento da mesma região estimula outras células termossensíveis a evocarem respostas termorreguladoras para o ganho de calor. Os reflexos para inibir o tônus vasoconstritor também se originam em termorreceptores da pele e de outras partes do corpo.

Perda de calor por evaporação

A evaporação de água resulta em resfriamento. A perda de água por evaporação é referida como **perda de água insensível**; isso inclui a água perdida tanto a partir das superfícies cutâneas como no ar exalado aquecido. Normalmente, há uma perda de cerca de 25% do calor produzido em um animal em repouso por meio de perdas de água insensíveis.

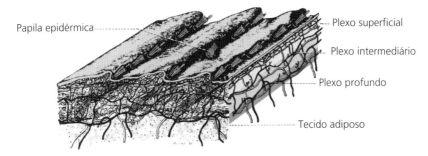

■ **FIGURA 13.2** Seção esquemática da pele do cão mostrando a extensa rede de vasos sanguíneos e a localização do tecido adiposo isolante. (De Evans HE. Miller's Anatomy of the Dog. 3rd edn. Philadelphia, PA: WB Saunders Company, 1993.)

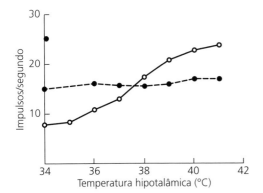

■ **FIGURA 13.3** Resposta de neurônios sensíveis ao calor (linha contínua) do hipotálamo rostral do gato ao aumento da temperatura hipotalâmica. Não ocorre aumento da atividade dos neurônios insensíveis ao calor (linha tracejada). (De Nakayama T, Hammel HT, Hardy JD, Eisenman JS. Thermal stimulation of electrical activity of single units of the preoptic region. Am J Physiol. 1963; 204:1122.)

As perdas de calor por evaporação são exacerbadas por sudorese e respiração ofegante. A importância relativa da sudorese como mecanismo de perda de calor varia entre as espécies. De modo geral, a função das glândulas sudoríferas como dissipadores de calor corporal é menos efetiva em animais domésticos do que em seres humanos.

Existem dois tipos de glândulas sudoríferas: **apócrinas** e **écrinas**. As glândulas sudoríferas écrinas são aquelas tipicamente encontradas em seres humanos, mas são escassas em animais domésticos. No cão e gato, essas glândulas estão localizadas apenas nos coxins palmoplantares. Essa área não ajuda na termorregulação, mas proporciona uma superfície úmida e subsequente melhora na contração. Equinos, bovinos, ovinos, cães e gatos apresentam glândulas sudoríferas apócrinas disseminadas pela superfície do corpo (Figura 13.4). A composição, o volume, o estímulo para secreção e a função da secreção apócrina variam entre as espécies. No cão, e talvez em outras espécies, a secreção apócrina é um líquido proteináceo, branco, inodoro e leitoso, formado de forma lenta e contínua. Na superfície da pele, essa secreção se mistura com a secreção produzida pelas glândulas sebáceas para formar uma emulsão protetora que atua como uma barreira física e química. Os odores característicos dos animais se devem à ação da flora bacteriana nas secreções apócrinas. A perda de calor por sudorese (função termorreguladora) é provavelmente maior nos equinos, seguida (em ordem) de bovinos, ovinos, cães, gatos e suínos.

O mecanismo de respiração ofegante é eficiente na dissipação de calor, porque quantidades maiores de ar são geradas para passar por superfícies úmidas (ver Capítulo 12). Embora a respiração ofegante seja mais efetiva no cão, ela também é observada nos outros animais domésticos. Basicamente, a respiração ofegante gera um aumento de ventilação no espaço morto, sem alterar a ventilação alveolar respiratória. Uma diminuição no volume corrente está associada ao aumento da frequência respiratória ou respiração ofegante; dessa forma, evita-se a hiperventilação nos alvéolos.

Nos bovinos, a respiração ofegante é acompanhada de aumento da salivação, e a secreção salivar propicia resfriamento por evaporação.

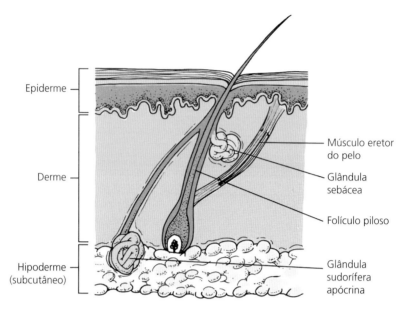

■ **FIGURA 13.4** Representação esquemática de glândulas apócrinas e sebáceas, bem como a associação dessas glândulas com um folículo piloso. As partes secretoras das glândulas apócrinas estão localizadas nas camadas dérmica e subcutânea. Os ductos excretores seguem em direção ascendente através da derme e alcançam os folículos pilosos acima dos ductos das glândulas sebáceas.

A perda de secreção salivar por evaporação e sialorreia (perda física para o exterior do corpo) pode resultar em acidose metabólica devido à perda dos tampões bicarbonato e fosfato contidos na saliva de ruminantes.

Os aumentos na sudorese e na respiração ofegante são provocados por (a) elevação da temperatura sanguínea, (b) subsequentes ajustes feitos pelo hipotálamo e (c) reflexos induzidos pelo aquecimento local da pele.

Respostas aos extremos de calor

Diferentes espécies animais apresentam diferentes capacidades de resistência ao calor. A umidade do ar é um fator – à medida que a umidade aumenta, a evaporação por perdas insensíveis diminui, resultando em menor resfriamento. De todos os animais domésticos, os bovinos e ovinos parecem ser os mais resistentes aos extremos de calor. Conforme a temperatura aumenta, observam-se respiração com a boca aberta (ofegante) e sudorese; esses animais podem resistir a temperaturas de até 43°C, com umidade do ar acima de 65%.

Os suínos não toleram temperatura superior a 35°C, com umidade do ar acima de 65%. A intolerância dos suínos ao calor é admitida pelos transportadores de rebanhos. Durante os períodos de calor, o transporte de suínos é geralmente realizado à noite e, muitas vezes, eles são molhados mediante aspersão de água com uma mangueira. Os suínos não transpiram copiosamente e sua pequena boca os torna ineficazes para a respiração ofegante. Além disso, esses animais frequentemente possuem uma camada substancial de gordura subcutânea, o que dificulta a perda de calor.

Quando a umidade relativa do ar está acima de 65%, os gatos não resistem à exposição prolongada a uma temperatura ambiente de 40°C ou mais. Além da respiração ofegante, os gatos podem aumentar as perdas de calor por evaporação, espalhando saliva sobre sua pelagem. Como os cães são eficientes em relação à respiração ofegante, eles são mais resistentes aos extremos de temperatura ambiente do que os gatos, porém correm risco de colapso quando sua temperatura retal atinge 41°C.

Nas aves, as bolsas de ar (sacos aéreos) são prolongamentos pulmonares que se estendem até as cavidades corporais. A temperatura corporal das aves gira em torno de 41°C. É mais provável que a ventilação pulmonar resfrie mais o corpo de aves que o de mamíferos, em função do maior gradiente e por conta da proximidade do ar com os órgãos corporais (via sacos aéreos, ver Capítulo 10). Parece que a exposição prolongada de uma galinha à temperatura ambiente de 38°C não é segura quando a umidade relativa do ar estiver acima de 75%. Uma temperatura cloacal de 45°C é o limite superior de segurança, em frangos.

■ Respostas fisiológicas ao frio

1. Como são ativadas as respostas ao frio?
2. Qual é o efeito do fluxo de sangue contracorrente nos membros dos animais?
3. Cite algumas respostas comportamentais que reduzem a perda de calor.
4. O que é piloereção?
5. Que animais de produção têm a menor temperatura crítica?
6. Qual é a função dos tremores?
7. Qual é a participação dos hormônios tireoidianos na adaptação ao frio?

O frio ativa os mecanismos de aquecimento do corpo, assim como o excesso de calor ativa os mecanismos de resfriamento corporal. Com o resfriamento excessivo, o calor é conservado por meio de redução da sua perda ou, então, ele é gerado para compensar o que se perdeu. As respostas fisiológicas ao frio são ativadas pela temperatura sanguínea e por reflexos locais, tais como as respostas ao calor.

Redução da perda de calor

Na tentativa de reduzir a perda de calor, os animais se enrolam de forma instintiva quando se deitam. Essa resposta comportamental diminui a área da superfície exposta ao frio. Para aumentar o grau de isolamento (ou seja, o nível isolante) de seu pelo ou

pelagem, ocorre **piloereção**. Nesse processo, o pelo fica mais ereto pela ação do músculo eretor do pelo, no folículo piloso (ver Figura 13.4). Com a exposição contínua ao frio, os pelos engrossam e a quantidade de gordura subcutânea aumenta.

Em contraste com a vasodilatação (que ocorre para ajustar a perda de calor), os vasos periféricos sofrem constrição por meio de um aumento do tônus vasoconstritor. O calor também é conservado pela disposição dos vasos sanguíneos profundos que suprem os membros dos animais. O sangue que retorna pelas veias dos membros mais frios está próximo do sangue mais quente das artérias que se dirigem aos membros. Em função das diferenças de temperatura, o calor é transferido das artérias para as veias; isso diminui o gradiente de perda de calor do sangue arterial para o ambiente. Essa disposição dos vasos sanguíneos é conhecida como **sistema contracorrente**.

Aumento da produção de calor

Quando a capacidade de reduzir a perda de calor não for suficiente para manter a temperatura normal do corpo, o calor deverá ser produzido. **Temperatura crítica** é aquela em que a temperatura corporal diminui antes do início da geração de calor. Entre os animais de produção, os bovinos e ovinos apresentam a menor temperatura crítica, o que significa que eles são mais bem adaptados a resistir ao frio.

O **tremor** é um dos meios pelos quais o calor é gerado para resistir ao frio. O tremor consiste em uma contração rítmica generalizada dos músculos. Como 30 a 50% da energia produzida pela contração muscular são convertidos em calor, a contração aparentemente espasmódica do músculo tem uma finalidade útil.

Além dos tremores, outros métodos são utilizados para a geração de calor. Tanto a **epinefrina** como a **norepinefrina** (ver Capítulo 6) são liberadas em maior quantidade no frio. A **gordura marrom** é uma importante fonte de termogênese (ver a subseção Gordura marrom *versus* gordura branca, mais adiante). A epinefrina e a norepinefrina são os estímulos para o aumento do metabolismo da gordura

402 Anatomia Funcional e Fisiologia dos Animais Domésticos

marrom. Além dos animais hibernantes, a gordura marrom também é encontrada em mamíferos recém-nascidos. A epinefrina e a norepinefrina também possuem efeitos calorigênicos em outras células, os efeitos calorigênicos são potencializados pelos hormônios tireoidianos. Os **hormônios tireoidianos** (ver Capítulo 6) são secretados em maior quantidade durante os períodos de frio.

■ Hibernação

1. **Qual é a melhor definição para hibernação? Para esta, é necessária que a temperatura central seja muito baixa?**
2. **O urso é um hibernante verdadeiro?**
3. **A hibernação é característica de homeotérmicos ou de pecilotérmicos?**
4. **O que impede o congelamento dos animais hibernantes? Há um despertar periódico durante a hibernação?**
5. **O que é gordura marrom?**

A **hibernação** é o ato de repousar em um estado de dormência em uma toca ou abrigo protegido. Essa definição recentemente tornou-se a preferida. Antigamente, fora proposta a hipótese de que a "hibernação era uma condição de temperatura central extremamente baixa em um mamífero ou ave, cuja temperatura corporal ativa era próxima a 37°C, ao mesmo tempo que esses animais conservavam a capacidade de se reaquecer espontaneamente ao nível homeotérmico normal, sem absorver calor de seu ambiente" (Menaker, 1962).

De acordo com a definição antiga, os ursos não eram considerados hibernantes verdadeiros porque não havia redução considerável na sua temperatura corporal central. A temperatura corporal central dos ursos diminui apenas 6,8°C durante seu estado de dormência, ao contrário da redução de 20°C a 30°C verificada em animais que eram considerados hibernantes verdadeiros. Atualmente, acredita-se que a menor redução na temperatura corporal do urso seja uma proteção biológica para esses animais; logo, eles são considerados hibernantes

verdadeiros. Em razão de sua grande massa corporal, acredita-se que haveria necessidade de muito tempo para o retorno à atividade, caso sua temperatura corporal fosse reduzida em 20°C a 30°C. O maior tempo de restabelecimento os tornaria vítimas fáceis de algum outro urso canibal que já saiu do período de dormência.

As características da hibernação são:

1. A hibernação é uma condição de animais de sangue quente.
2. O processo é autônomo – o animal o induz e o reverte por algum mecanismo autossuficiente e independente.
3. O processo é radical – as mudanças envolvem não só um funcionamento fisiológico evidente, mas também alterações celulares e subcelulares.
4. Todas as funções fisiológicas continuam, mas em uma taxa reduzida.
5. Durante a hibernação, a temperatura corporal diminui significativamente até um nível compatível com a sobrevivência da espécie.

Despertando da hibernação

Os animais hibernantes despertam periodicamente do seu estado dormente. Por exemplo, os rins continuam a produzir urina e o animal tem necessidade de urinar. Também, existe um mecanismo protetor contra resfriamento profundo em animais que hibernam no inverno. Se a temperatura corporal diminuir a níveis próximos ao congelamento, o animal acorda e se reaquece rapidamente.

Gordura marrom *versus* gordura branca

A gordura marrom é um tecido conjuntivo, cuja cor se deve à presença de pigmentos (citocromos) e da alta densidade de mitocôndrias. Esse tipo de gordura é tipicamente encontrado nos animais que hibernam e em espécies menores. Também está presente no recém-nascido de muitas espécies e desaparece nos primeiros meses de vida. A localização habitual da gordura marrom é na região subcutânea entre as

Capítulo 13 • Calor Corporal e Termorregulação — 403

escápulas (espáduas ou omoplatas) e na região dos rins, bem como no interior do miocárdio. A capacidade dos animais hibernantes em elevar a temperatura corporal, de nível reduzido até a temperatura necessária para o despertar (termogênese sem tremor), é facilitada por seus depósitos de gordura marrom. A gordura marrom difere da branca não só pela cor, mas também pelas características metabólicas. Quando as células da gordura marrom são estimuladas, elas consomem oxigênio e produzem alta taxa de calor.

■ Hipotermia e hipertermia

1. **O que é hipotermia?**
2. **Como ocorre hipotermia em animais anestesiados?**
3. **Defina febre e seus efeitos benéficos.**
4. **Onde ocorre a detecção de necessidade de febre?**
5. **Quais são as características da intermação? Como é possível aliviar a hipertermia associada a ela?**

Em animais homeotérmicos não hibernantes a redução da temperatura corporal profunda abaixo do normal é conhecida como **hipotermia**; **hipertermia** é o inverso.

Hipotermia

Durante a anestesia do sistema nervoso central, facilmente pode se instalar hipotermia porque ocorre depressão da resposta hipotalâmica ao sangue frio. A hipotermia costuma ser resultado de exposição prolongada ao frio, juntamente com a incapacidade dos mecanismos de conservação e geração de calor em acompanhar a dinâmica dessa condição. A tolerância à baixa temperatura corporal varia entre as espécies. Os cães podem vir a óbito com temperatura retal próxima a 25°C. A hipotermia em qualquer animal pode se tornar potencialmente letal, a menos que as condições do ambiente melhorem ou uma fonte externa de calor seja fornecida.

É fundamental monitorar a temperatura corporal durante e após os procedimentos que necessitam anestesia, em razão da resposta hipotalâmica deprimida. Fontes externas de calor são frequentemente instaladas em mesas cirúrgicas para a manutenção da temperatura corporal. Quando essas fontes de calor são utilizadas, deve-se prevenir a ocorrência de lesão cutânea local. Quando os animais não se recuperam logo após a anestesia (p. ex., anestesia com pentobarbital), o monitoramento da temperatura corporal e o fornecimento de calor externo são extremamente importantes.

Febre

Febre é uma elevação da temperatura corporal profunda provocada por alguma doença causada por microrganismo(s). A febre é geralmente benéfica, porque os mecanismos imunológicos são acelerados e a alta temperatura induzida é nociva aos microrganismos; no entanto, a febre pode ser prejudicial quando a temperatura corporal aumenta demasiadamente. Na febre, o ponto de ajuste do hipotálamo eleva-se e o corpo detecta que o sangue está muito frio; dessa forma, os mecanismos de conservação e geração de calor são recrutados. Tremores e calafrios são características da febre inicial. De modo geral, a febre é autolimitante, podendo-se constatar temperatura máxima de 41°C.

Intermação e evaporação comprometida

A hipertermia, não a febre, pode estar associada à **intermação**. Nessa condição, a produção de calor excede a capacidade de evaporação no ambiente e ocorre quando a umidade se encontra elevada. A hipertermia também pode se desenvolver quando há comprometimento dos mecanismos de evaporação devido à perda de líquido corporal ou à redução do volume sanguíneo. Medicamentos antipiréticos (eficazes contra a febre) não são efetivos na redução da temperatura corporal, em casos de intermação e prejuízo aos mecanismos de evaporação; o alívio é obtido apenas por meio do resfriamento de todo o corpo.

404   Anatomia Funcional e Fisiologia dos Animais Domésticos

■ Leitura sugerida

Andersson BE, Jonasson H. Temperature regulation and environmental physiology. In: Swenson MJ, Reece WO, eds. Dukes' Physiology of Domestic Animals. 11th edn. Ithaca, NY: Cornell University Press, 1993.

Folk GE Jr, Larson A, Folk MA. Physiology of hibernating bears. Proceedings of the Third International Conference on Bear Research and Management, June 1974. In: Pelton MR, Lentfer JW, Folk GE, eds. Bears – Their Biology and Management. Morges, Switzerland: International Union for Conservation of Nature and Natural Resources, 1976: 373–380.

Menaker, M. (1962) Hibernation–hypothermia: an annual cycle of response to low temperature in the bat Myotis lucifugis. Journal of Cellular and Comparative Physiology. 204: 1122–1126.

Robertshaw D. Temperature regulation and the thermal environment. In: Reece WO, ed. Dukes' Physiology of Domestic Animals. 12th edn. Ithaca, NY: Cornell University Press, 2004.

☑ AUTOAVALIAÇÃO

TEMPERATURA CORPORAL

1. A média da temperatura retal de uma vaca saudável deve girar em torno de:
   a. 37°C
   b. 38,6°C
   c. 40,0°C
   d. 41,3°C

2. As variações de temperatura relacionadas à hora do dia são conhecidas como:
   a. Temperatura diurna
   b. Temperatura central
   c. Pecilotermia
   d. Temperatura ambiente

3. Os animais de hábito noturno têm temperaturas corporais mais baixas de manhã do que à tarde.
   a. Verdadeiro
   b. Falso

RESPOSTAS FISIOLÓGICAS AO CALOR

4. Que parte do cérebro possui um centro de termorregulação?
   a. Bulbo
   b. Tálamo
   c. Hipotálamo
   d. Córtex cerebral

5. Que tipo de glândula sudorífera predomina nos animais domésticos?
   a. Écrina
   b. Apócrina

6. Qual dos animais a seguir apresenta maior perda de calor por sudorese?
   a. Ovinos
   b. Gatos
   c. Cães
   d. Equinos
   e. Suínos

7. O aumento do fluxo sanguíneo à pele aumenta a perda de calor.
   a. Verdadeiro
   b. Falso

8. Qual(is) animal(is) doméstico(s) é(são) mais resistente(s) aos extremos de calor?
   a. Equinos
   b. Cães
   c. Suínos
   d. Bovinos e ovinos

RESPOSTAS FISIOLÓGICAS AO FRIO

9. O fluxo de sangue contracorrente para os membros dos animais auxilia no aquecimento desses membros.
   a. Verdadeiro
   b. Falso

10. Qual(is) animal(is) doméstico(s) é(são) mais resistente(s) ao frio?
    a. Equinos
    b. Cães
    c. Suínos
    d. Bovinos e ovinos

11. A piloereção é uma resposta ao:
    a. Calor
    b. Frio
    c. Ato de ver televisão

HIBERNAÇÃO

12. Um animal hibernante verdadeiro:
    a. Não é representado pelo urso
    b. Interrompe a homeotermia em clima frio, mas desperta quando a temperatura do corpo se aproxima do congelamento ou de algum outro ponto de ajuste mais alto
    c. Interrompe a homeotermia em clima frio e pode congelar se a temperatura do corpo for inferior a de congelamento

    d. Mantém a temperatura corporal estável, mesmo enquanto dorme em condições de clima frio

13. A gordura branca produz mais calor que a gordura marrom.
    a. Verdadeiro
    b. Falso

HIPOTERMIA E HIPERTERMIA

14. Qual dos itens abaixo é caracterizado por maior produção de calor do que a capacidade de dissipação de calor?
    a. Febre
    b. Intermação

15. A febre não tem efeito benéfico.
    a. Verdadeiro
    b. Falso

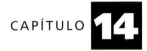

Reprodução do Macho

VISÃO GERAL DO CAPÍTULO

- Testículos e estruturas associadas, 406
  Epidídimo, 408
  Ducto deferente, 409
  Escroto, 410
- Descida dos testículos, 410
- Glândulas sexuais acessórias e sêmen, 412
- Pênis e prepúcio, 414
- Músculos da genitália do macho, 415
- Irrigação sanguínea e inervação, 417
- Espermatogênese, 419
  Transporte epididimário, 420

Onda espermatogênica, 421
Controle hormonal, 422
Outras funções da testosterona, 422
- Ereção, 423
- Monta e penetração do pênis, 424
- Emissão e ejaculação, 424
- Fatores que interferem na função testicular, 425
- Reprodução do macho da espécie aviária, 425

As funções reprodutivas do macho envolvem a produção de espermatozoides e a deposição dessas células masculinas na fêmea. Os espermatozoides são produzidos nos túbulos seminíferos dos testículos e transportados através da rede testicular até o epidídimo, onde ficam armazenados e completam o desenvolvimento. Uma vez iniciada, a produção de espermatozoides é um processo contínuo. Contudo, às vezes a taxa (velocidade) de produção pode variar em algumas espécies, dependendo da quantidade de luz no dia (fotoperíodo). A deposição dos espermatozoides na fêmea é precedida de ereção do pênis, de modo que esse órgão penetre na genitália tubular da fêmea. A penetração é seguida da emissão de espermatozoides na uretra peniana, juntamente com as secreções armazenadas nas glândulas acessórias (ao conjunto de espermatozoides e secreções glandulares, dá-se o nome de sêmen). A transferência efetiva do sêmen da uretra peniana para a cérvice ou o útero da fêmea é realizada por meio de ejaculação. A função reprodutiva do macho envolve hormônios e o sistema nervoso autônomo.

■ Testículos e estruturas associadas

1. Defina o que são túbulos seminíferos.
2. Qual a localização relativa das células de Sertoli? Elas estão dentro dos túbulos seminíferos?
3. Qual a localização relativa das células de Leydig? Elas estão dentro dos túbulos seminíferos?
4. Qual compartimento do túbulo seminífero é o local de armazenamento das espermatogônias? Como ocorre o mecanismo de transferência desse compartimento para outro? Que nome tem o compartimento onde os espermatozoides se tornam, finalmente, desenvolvidos?
5. Descreva as partes do epidídimo.
6. Qual o efeito do armazenamento dos espermatozoides no epidídimo?

Os dois testículos produzem espermatozoides. Apesar de uma pequena variação em termos de tamanho, formato e localização entre as espécies, os testículos compartilham uma estrutura semelhante. O testículo do touro e sua genitália associada estão ilustrados nas Figuras 14.1 e 14.2. Os **túbulos seminíferos** são contorcidos e ocupam a maior porção do testículo. Os espermatozoides são produzidos dentro desses túbulos. O testículo é envolto por uma cápsula de tecido conjuntivo denominada **túnica albugínea**. Os túbulos seminíferos são sustentados por extensões de tecido conjuntivo (**septos** ou **trabéculas**) que se projetam no interior dos testículos, a partir da túnica albugínea. Um corte transversal do testículo (Figura 14.3) mostra a relação dos túbulos seminíferos entre si e com o tecido conjuntivo que os sustentam (tecido intersticial).

Além dos espermatozoides em vários estágios de desenvolvimento, há outros dois tipos de células importantes, como as **células de Sertoli** (células sustentaculares e as **células de Leydig** (células intersticiais). As células de Sertoli apresentam uma função de "babá" (ou seja, de cuidado e/ou assistência) aos espermatozoides em desenvolvimento. Os prolongamentos citoplasmáticos das células de Sertoli envolvem as espermátides e os espermatócitos, possibilitando um estreito contato com todas as fases de produção dos espermatozoides; nesse sentido, as células de Sertoli são conhecidas como células sustentaculares ou de sustentação. O arranjo (disposição) das células de Sertoli e os detalhes dos compartimentos dos túbulos seminíferos são mostrados na Figura 14.4. As células de Sertoli têm sua base localizada na periferia dos túbulos seminíferos e se estendem em direção ao centro. A junção basal (junção íntima), juntamente com as células de Sertoli adjacentes, formam uma barreira hematotesticular que permite o controle do ambiente dentro do túbulo, além de impedir a entrada dos espermatozoides no interstício.

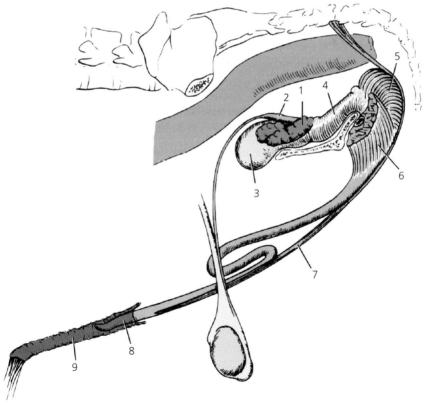

■ **FIGURA 14.1** Órgãos genitais do touro. 1, vesícula seminal; 2, ampola do ducto deferente; 3, bexiga; 4, músculo uretral (ao redor da uretra pélvica); 5, músculo bulboesponjoso; 6, músculo isquiocavernoso; 7, músculo retrator do pênis; 8, glande peniana; 9, membrana e cavidade prepuciais. (De Roberts SJ. Veterinary Obstetrics and Genital Diseases [Theriogenology]. 3rd edn. Woodstock, VT: Stephen J. Roberts, 1986.)

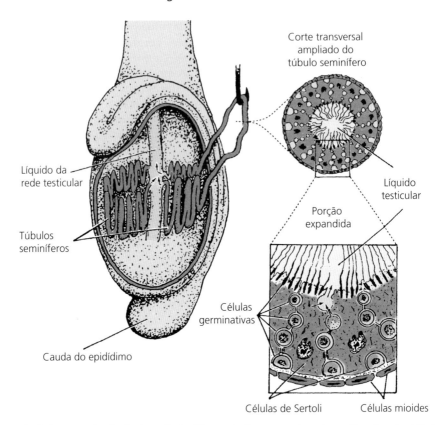

FIGURA 14.2 Estrutura detalhada do testículo. São mostradas apenas duas das muitas alças dos túbulos seminíferos. O líquido testicular é secretado pelas células de Sertoli, no lúmen dos túbulos seminíferos. As células mioides são células contráteis contidas na membrana basal. (De Hafez ESE, Hafez B. Reproduction in Farm Animals. 7th ed,. Baltimore, MD: Lippincott Williams & Wilkins, 2000.) (Esta figura encontra-se reproduzida em cores no Encarte.)

As células de Sertoli dividem os túbulos seminíferos em dois compartimentos: (1) o **compartimento basal**, que se comunica com o líquido intersticial e fornece um espaço para as células epiteliais germinativas e (2) o **compartimento adluminal**, um espaço entre as células de Sertoli que se comunica centralmente com o lúmen do túbulo. A divisão de uma célula do epitélio germinativo (espermatogônia) no compartimento basal origina uma célula substituta e outra célula, as quais devem se mover através da junção das células de Sertoli para alcançar o compartimento adluminal. Neste local ocorrem outras divisões e, finalmente, são produzidos espermatozoides. As células de Sertoli secretam um líquido no compartimento adluminal; a composição desse líquido favorece os espermatozoides em desenvolvimento. As células de Leydig são encontradas no tecido conjuntivo ao redor dos túbulos seminíferos e são responsáveis pela produção de testosterona.

Epidídimo

O **epidídimo** é um túbulo de coleta e armazenamento dos testículos (Figura 14.5). A parte conhecida como **cabeça do epidídimo** começa no polo testicular, onde entram vasos sanguíneos e nervos. A cabeça continua ao longo de um dos lados do testículo como **corpo do epidídimo**, termina antes de fazer um contorno para cima como **cauda do epidídimo**. A cabeça do epidídimo recebe os espermatozoides e o líquido adluminal através de ductos eferentes que emergem da rede testicular (a rede intratesticular de túbulos retos que recebe o conteúdo dos túbulos seminíferos contorcidos). Os espermatozoides deslocam-se para o epidídimo pelo fluxo de

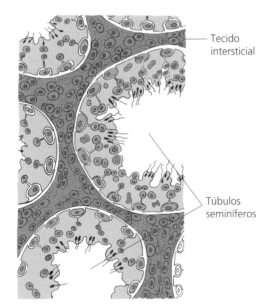

FIGURA 14.3 Relação dos túbulos seminíferos entre si e com o tecido intersticial. O tecido intersticial é ocupado não só pela rede vascular sanguínea habitual, mas também pelas células de Leydig (células intersticiais) e pelos septos de tecido conjuntivo (que sustentam os túbulos seminíferos) emitidos pela túnica albugínea (cápsula de tecido conjuntivo) do testículo.

líquido no lúmen dos túbulos seminíferos, a partir dos espaços adluminais. O armazenamento no epidídimo possibilita que os espermatozoides alcancem a maturidade e se tornem móveis. Ocorre reabsorção de grande parte do líquido dos túbulos seminíferos na cabeça do epidídimo.

Ducto deferente

O **ducto deferente** (ver Figura 14.1), algumas vezes chamado de **canal deferente**, é a continuação do sistema de ductos, desde a cauda do epidídimo até a uretra pélvica. À medida que o ducto deferente deixa o testículo em direção ao abdome, ele é envolvido pela **camada visceral** da **túnica vaginal**, juntamente com artérias, veias, nervos e vasos linfáticos testiculares. Essa combinação de estruturas é conhecida como **cordão espermático** (Figura 14.6). A camada visceral da túnica vaginal também envolve o testículo e o epidídimo. Tal camada deriva-se do peritônio abdominal, de origem embrionária, quando os testículos descem para o escroto através do canal inguinal. O **canal inguinal** é uma passagem oblíqua da cavidade abdominal para o exterior

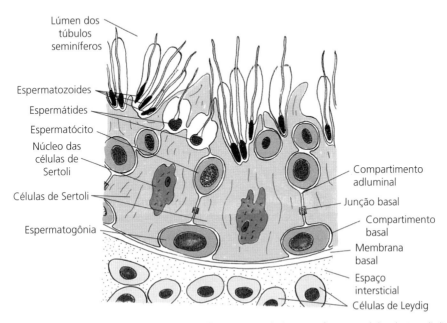

FIGURA 14.4 Representação esquemática da periferia de um túbulo seminífero. As células de Sertoli dividem o túbulo seminífero em compartimentos adluminal e basal, em sua junção basal (junção íntima). As células de Leydig estão localizadas no espaço intersticial. A junção basal forma uma barreira hematotesticular por meio da qual o ambiente dos túbulos é controlado e os espermatozoides são impedidos de entrar no interstício.

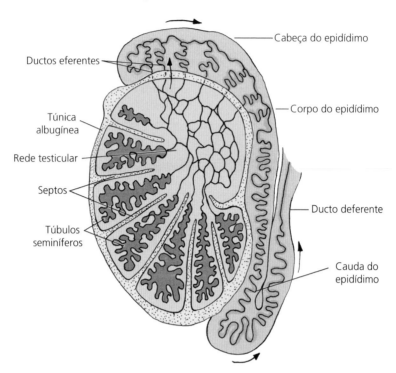

■ **FIGURA 14.5** Relação dos túbulos seminíferos com a rede testicular, os ductos eferentes, o epidídimo e o ducto deferente. A rede testicular é uma rede de túbulos retos que conectam os túbulos seminíferos contorcidos com o túbulo epididimário altamente contorcido através dos ductos eferentes (extratesticulares). O fluxo de espermatozoides com os seus líquidos é indicado pelas setas.

do corpo que se estende do **anel inguinal profundo (interno)** até o **anel inguinal superficial (externo)**. Os anéis inguinais são fendas notadas na inserção tendínea (aponeurose) dos dois músculos abdominais (planos) à pelve. Depois de o cordão espermático atravessar os anéis inguinais, o ducto deferente separa-se do cordão espermático para prosseguir até a uretra pélvica (ver Figura 14.1). O ducto deferente termina em uma área glandular dilatada (tamanho variável entre as espécies) conhecida como **ampola do ducto deferente** (ausente em javalis e cães). A relação da parte terminal do ducto deferente com a bexiga, as glândulas acessórias e a uretra pélvica também está ilustrada na Figura 14.1.

Escroto

O **escroto** é uma bolsa cutânea que contém os testículos. O escroto tem uma camada subcutânea de fibras musculares lisas, a **túnica dartos**, que se contrai em clima frio e mantém os testículos mais próximos da parede abdominal. O escroto é revestido pela **camada parietal** da **túnica vaginal**, que é uma continuação do peritônio parietal para o escroto.

■ **Descida dos testículos**

1. Que estruturas compõem o cordão espermático?
2. Entenda, após a leitura, a relação de hérnia escrotal com as túnicas vaginais (visceral e parietal).
3. O que são testículos criptorquídicos?

A descrição do revestimento do escroto e dos testículos com mais detalhes é algo útil, pois explica a origem de hérnias escrotais ou inguinais, frequentemente encontradas em suínos. Durante o desenvolvimento embrionário, os testículos são intra-abdominais,

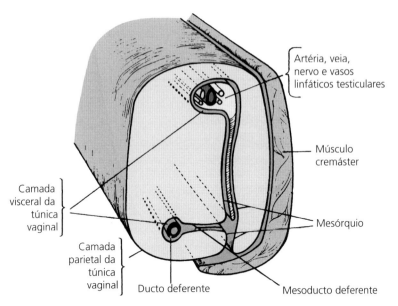

■ **FIGURA 14.6** Corte transversal do cordão espermático de mamíferos. (De Frandson RD, Wilke WL, Fails AD. Anatomy and Physiology of Farm Animals. 7th edn. Ames, IA: Wiley-Blackwell, 2009.)

mas se encontram fora do peritônio. Nesse período, eles ainda não entraram no escroto, mas cada um deles tem uma conexão fibrosa com o escroto conhecida como **gubernáculo testicular**. Conforme desenvolvem e crescem, o gubernáculo testicular "traciona" os testículos através do canal inguinal para dentro do escroto, criando uma camada dupla de peritônio. Estruturas como testículo, epidídimo, ducto deferente e vasos linfáticos, além das artérias, veias e nervos testiculares, são envolvidos pelo tubo interno do peritônio, conhecido como camada visceral da túnica vaginal. As artérias, as veias e os nervos testiculares, bem como os vasos linfáticos e o ducto deferente, são os componentes do cordão espermático (ver Figura 14.6). O **músculo cremáster** (uma extensão do músculo oblíquo interno do abdome) repousa sobre o cordão espermático e ajuda a tracionar os testículos para mais perto da parede abdominal. O tubo externo do peritônio é conhecido como camada parietal da túnica vaginal e reveste o escroto (Figura 14.7).

Os testículos e os epidídimos envolvidos dentro da camada visceral da túnica vaginal ocupam completamente a cavidade escrotal revestida pela camada parietal da túnica mencionada, de modo que apenas um pequeno espaço permanece entre as duas túnicas (a **cavidade vaginal**). A cavidade vaginal é contínua com a cavidade peritoneal no anel vaginal (local onde a camada parietal da túnica vaginal do escroto é contínua com o peritônio parietal da cavidade peritoneal). O testículo e as túnicas vaginais passam pelos anéis inguinais (superficial e profundo) do canal inguinal. Se os anéis inguinais forem muito amplos, as alças intestinais podem entrar na cavidade vaginal e formar uma **hérnia inguinal**. A hérnia inguinal que passa para o escroto é denominada **hérnia escrotal**. As alças intestinais herniadas podem sofrer estrangulamento (interrupção do aporte sanguíneo) ou evisceração (saída de vísceras da cavidade abdominal) no momento da castração.

Testículos criptorquídicos são aqueles que não descem para o escroto. Essa condição parece ser mais prevalente em suínos e equinos. Quando os testículos se encontram no canal inguinal, e não no escroto, os equinos são considerados portadores de criptorquidia inguinal. Muitas vezes, o(s) testículo(s) fica(m) inteiramente retido(s) na cavidade abdominal.

412 Anatomia Funcional e Fisiologia dos Animais Domésticos

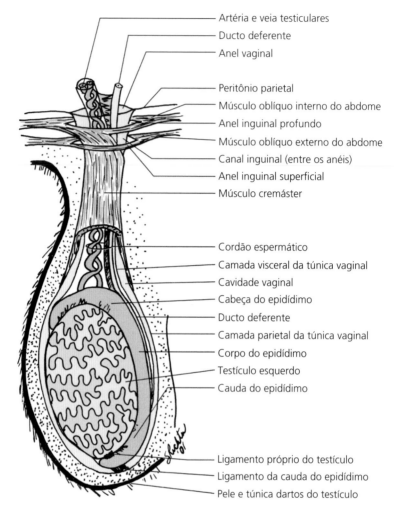

■ **FIGURA 14.7** Testículo de adulto no saco escrotal, mostrando sua relação com a camada visceral da túnica vaginal, o cordão espermático, o canal inguinal, os anéis inguinais (superficial e profundo), a cavidade vaginal e a cavidade peritoneal. O anel vaginal corresponde ao local onde a camada parietal da túnica vaginal do escroto é contínua com o peritônio parietal. O ligamento próprio do testículo e o ligamento da cauda do epidídimo são resquícios do gubernáculo testicular.

■ Glândulas sexuais acessórias e sêmen

1. O que compõe as glândulas sexuais acessórias? Qual delas está presente em todos os animais domésticos? Que relação as glândulas sexuais acessórias têm com a uretra pélvica?
2. Qual o nome coletivo das secreções das glândulas acessórias? Que diferença há entre o plasma seminal e o sêmen?
3. Qual a função do plasma seminal?
4. Qual é a possível função das prostaglandinas presentes no plasma seminal?
5. Quantos espermatozoides estão presentes em cada inseminação artificial? Dê um exemplo.

As **glândulas sexuais acessórias** produzem secreções que alcançam a uretra pélvica, próximo a sua origem (Figura 14.8). Essas

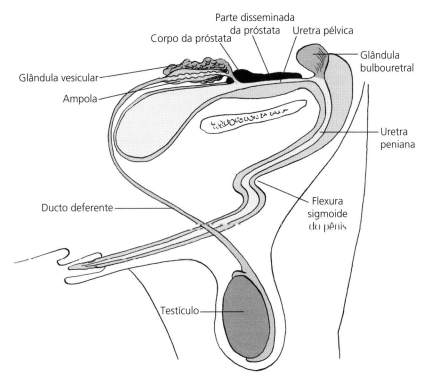

■ **FIGURA 14.8** Disposição (arranjo) das glândulas acessórias que desembocam na uretra pélvica do touro.

glândulas variam em termos de tamanho e formato entre as espécies e podem estar ausentes em algumas. As glândulas sexuais acessórias são compostas por **ampola dos ductos deferentes**, **glândulas vesiculares** (às vezes denominadas **vesículas seminais**), **próstata** e **glândulas bulbouretrais** (também conhecidas como **glândulas de Cowper**). As ampolas (ausentes em javalis e cães) são dilatações da parte terminal do ducto deferente, e a secreção dessas ampolas alcança o lúmen dos ductos deferentes.

As glândulas vesiculares (ausentes no cão) são glândulas pareadas que desembocam na uretra pélvica, juntamente com o ducto deferente. A próstata está presente em todos os animais domésticos. Em cães, a próstata é proeminente e circunda a uretra. O aumento de volume da próstata pode ser uma das causas de obstrução do fluxo de urina através da uretra; essa condição é mais comum em cães idosos. Vários ductos dessa glândula desembocam diretamente na uretra. As glândulas bulbouretrais pareadas (ausentes no cão) são as mais caudais das glândulas acessórias. No momento da ejaculação, as secreções das glândulas sexuais acessórias (coletivamente conhecidas como **plasma seminal**) são misturadas com os espermatozoides e líquidos dos epidídimos para formar o **sêmen**. O plasma seminal é um ambiente favorável para a sobrevivência dos espermatozoides no sistema reprodutor da fêmea. O plasma seminal é rico em eletrólitos, frutose, ácido ascórbico (vitamina C) e outras vitaminas. Embora a fertilização possa ocorrer com espermatozoides sem o auxílio do plasma seminal, a maior chance de fertilização é obtida com ele. Apesar de a composição do plasma seminal diferir entre as espécies, parece que cada espécie soluciona os mesmos problemas básicos de uma forma diferente. Contudo, um componente invariável em todas as espécies é a frutose. A vantagem da frutose como fonte de energia pode ser o fato de que ela não requer energia metabólica para entrar nos espermatozoides.

Várias **prostaglandinas** (ver Capítulo 6) estão presentes no plasma seminal. Acredita-se que elas auxiliem na fertilização de duas maneiras: (1) as prostaglandinas reagem com o muco cervical e o torna mais receptivo aos espermatozoides e (2) algumas das prostaglandinas provocam contração do músculo liso; por isso, acredita-se que o peristaltismo reverso seja iniciado no útero e nos ovidutos, de modo a facilitar o transporte de espermatozoides em direção aos ovários.

A maior parte dos espermatozoides do ejaculado não chega ao oviduto. De fato, apenas algumas dezenas podem atingir as proximidades do oócito, onde um só espermatozoide é necessário para a fertilização. O sêmen coletado para inseminação artificial é frequentemente diluído e misturado com expansores, a fim de obter maior número de doses para inseminação. O número de espermatozoides em cada dose para inseminação artificial varia entre as espécies, mas gira em torno de 10 e 125 milhões, respectivamente, para bovinos e ovinos, e 2 bilhões para suínos e equinos.

■ Pênis e prepúcio

1. Por que é mais possível que o garanhão tenha um pênis maior que o touro?
2. Qual é o processo uretral do pênis de carneiros e bodes?
3. Como o bulbo da glande peniana do cão participa no "encaixe copulatório" durante o acasalamento?
4. Quais espécies domésticas têm flexura sigmoide no pênis?
5. Estude sobre o divertículo prepucial (bolsa) no varrão e o prepúcio de dobra cutânea dupla no garanhão, ilustrados na Figura 14.9.

O **pênis** é o órgão de cópula do macho, pelo qual passam a urina e o sêmen, através da uretra peniana. A aparência do pênis de vários animais de produção e sua associação com outras estruturas são mostradas na Figura 14.9. As **raízes** (**pilares**) do pênis se originam na margem caudal do arco isquiático da pelve.

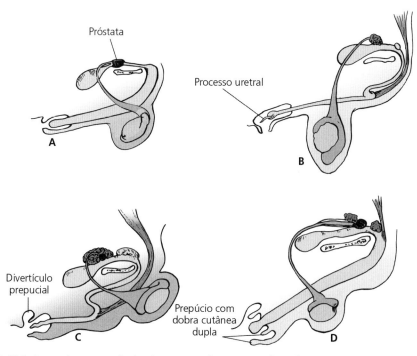

■ **FIGURA 14.9** Anatomia comparada dos órgãos reprodutores masculinos de vários animais domésticos. **A.** Cão. **B.** Carneiro. **C.** Varrão. **D.** Garanhão. Observe a uretra pélvica envolta pela próstata, no cão; o processo uretral, no carneiro; o divertículo prepucial no varrão; e o prepúcio de dobra cutânea dupla no garanhão.

O prolongamento anterógrado (ou seja, para a frente) a partir das raízes é conhecido como **corpo do pênis**, enquanto a extremidade livre do pênis é designada como **glande**. A estrutura interna (Figura 14.10) é ocupada principalmente pelo tecido cavernoso que se enche de sangue durante a ereção. Esse tecido é referido como **corpo cavernoso**, comumente conhecido como **tecido erétil**. Um revestimento fibroelástico denso, a túnica albugínea, circunda o corpo cavernoso e também contribui para a formação das camadas de tecido conjuntivo encontradas dentro dele. Dependendo da quantidade de tecido conjuntivo encontrado dentro do corpo cavernoso, o tipo de pênis dos mamíferos domésticos é descrito como musculocavernoso (mais espaço cavernoso e menos tecido conjuntivo, Figura 14.10B) ou fibroelástico (menos espaço cavernoso e mais tecido conjuntivo, Figura 14.10A).

O pênis musculocavernoso é característico de equinos e cães, enquanto os ruminantes (bovinos, ovinos, caprinos) e os suínos apresentam pênis fibroelástico. Durante a ereção, o tamanho do pênis musculocavernoso aumenta consideravelmente (tanto no comprimento como na circunferência), à medida que os espaços cavernosos se enchem de sangue; já no pênis fibroelástico, o aumento de comprimento

é basicamente causado pelo endireitamento da flexura sigmoide. A uretra encontra-se na face ventral do corpo do pênis (Figura 14.10), sendo circundada pelo corpo esponjoso.

Os carneiros e os bodes têm um processo uretral muito evidente (ver Figura 14.9B) e, às vezes, cálculos uretrais ficam alojados em sua extremidade estreita. Isso pode ser corrigido por meio da amputação dessa estrutura. Especula-se que a função do processo uretral em carneiros e bodes seja aspergir a cérvice com sêmen durante a ejaculação. A extremidade livre dessa extensão se moveria em um padrão circular com a aspersão de líquido sob pressão.

Os cães possuem um **bulbo da glande** na parte caudal da glande. A dilatação do bulbo da glande é responsável pela retenção prolongada do pênis durante o coito. A contração dos músculos do vestíbulo da fêmea, caudalmente ao bulbo da glande facilita essa retenção, comumente conhecida como **encaixe copulatório** (Figura 14.11).

Os touros, carneiros e varrões apresentam uma **flexura sigmoide** em seus pênis, tornando o pênis em forma de S quando não ereto (ver Figuras 14.8 e 14.9). A ereção provoca a extensão da flexura, conforme mostrado no touro da Figura 14.12.

O **prepúcio** é uma dupla invaginação da pele que envolve a extremidade livre do pênis (ver Figura 14.9). O garanhão tem prepúcio com dobra cutânea dupla.

Às vezes, formam-se acúmulos de cera ou sebo, conhecidos como **esmegmas**, na prega prepucial externa; devem ser removidos manualmente. Os varrões têm um **divertículo prepucial** (bolsa) na parede dorsal, o qual frequentemente contém urina em decomposição e epitélio macerado. O líquido do divertículo também contém um **ferormônio** (ver Capítulo 5) que faz com que as porcas assumam a postura imóvel de acasalamento.

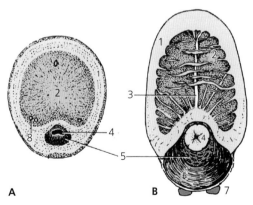

■ **FIGURA 14.10** Cortes transversais do pênis fibroelástico do touro (**A**) e do pênis musculocavernoso do garanhão (**B**). 1, túnica albugínea; 2, corpo cavernoso; 3, septo; 4, uretra; 5, corpo esponjoso; 6, músculo bulboesponjoso; 7, músculo retrator do pênis; 8, grandes veias de parede espessa. (De Dyce KM, Sack WO, Wensing CJG. Textbook of Veterinary Anatomy. 3rd edn. Philadelphia, PA: WB Saunders, 2002.)

■ **Músculos da genitália do macho**

1. Quais são as funções dos músculos cremáster, uretral, bulboesponjoso, isquiocavernoso e retrator do pênis?

O músculo cremáster é formado a partir das fibras caudais do músculo oblíquo interno do

416 Anatomia Funcional e Fisiologia dos Animais Domésticos

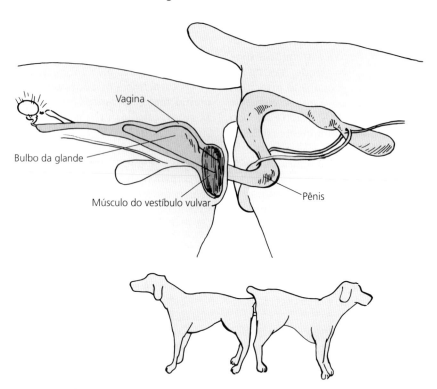

■ **FIGURA 14.11** Fase de "travamento" ou "encaixe" copulatório do coito canino (vista lateral). No cão, a ereção envolve principalmente a glande do pênis. A dilatação do bulbo da glande e a contração dos músculos do vestíbulo vulvar durante a penetração "travam" o pênis do cão na vagina da cadela.

abdome, passa pelo canal inguinal e se liga à face externa da camada parietal da túnica vaginal (ver Figuras 14.6 e 14.7). Esse músculo traciona os testículos para cima, em direção do anel inguinal superficial, particularmente em clima frio. Em elefantes, veados e coelhos, o músculo cremáster é responsável pela tração dos testículos em direção à cavidade abdominal, durante períodos fora da estação de acasalamento.

Um músculo esquelético, o **uretral** (ver Figura 14.1), é a continuação pélvica da parede muscular lisa da bexiga. A ação peristáltica desse músculo auxilia no transporte de urina ou sêmen através da uretra pélvica.

O **músculo bulboesponjoso** (Figuras 14.1 e 14.13) é a continuação do músculo estriado da uretra. Esse músculo bulboesponjoso continua por toda a extensão do pênis, nos equinos, mas só prossegue por uma pequena distância ao longo da uretra peniana, em outros animais. O músculo bulboesponjoso dá continuidade à ação do uretral no esvaziamento da uretra.

Os **músculos isquiocavernosos** são músculos estriados pareados que convergem no corpo do pênis a partir de suas origens nas laterais do arco isquiático (ver Figuras 14.1 e 14.13). Quando esses músculos se contraem, eles tracionam o pênis para cima em direção ao assoalho da pelve. Grande parte da drenagem venosa do pênis é obstruída devido à localização das veias na superfície dorsal do pênis e, dessa forma, facilita a ereção.

Os **músculos retratores do pênis** são músculos estriados pareados que se originam dos ligamentos suspensores do ânus. Eles prosseguem no sentido anterógrado e convergem caudalmente ao corpo do pênis (ver Figuras 14.12 e 14.13). Depois de se unirem na parte inferior do pênis, esses músculos seguem para a glande peniana ou a flexura sigmoide. Os músculos retratores do pênis tracionam o pênis flácido de volta para o prepúcio.

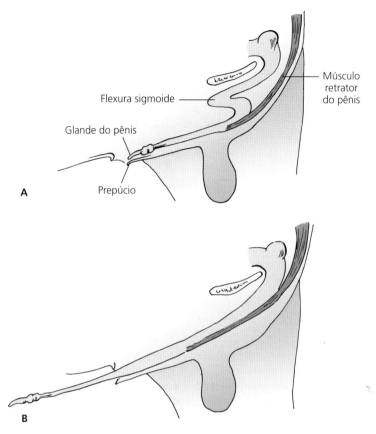

FIGURA 14.12 Pênis do touro. **A.** Pênis não ereto com sua flexura sigmoide característica. **B.** Pênis ereto com endireitamento da flexura sigmoide e extensão além dos limites do prepúcio. O músculo retrator do pênis auxilia no seu retorno à posição não ereta.

■ Irrigação sanguínea e inervação

1. Qual é a função do plexo pampiniforme?
2. Onde ocorre o estímulo que representa o lado aferente dos reflexos associados aos processos de ereção e ejaculação?

O sangue que supre os testículos é oriundo das artérias testiculares. As veias testiculares são paralelas às artérias testiculares. Tanto a artéria como a veia estão contidas no cordão espermático (ver Figura 14.6). A uma curta distância acima do testículo, a veia testicular é contorcida (o **plexo pampiniforme**) e está em íntima associação com a parte contorcida da artéria testicular (Figura 14.14). Pela proximidade da artéria e veia testiculares e pelo fato de elas serem contorcidas (e, portanto, mais longas), o sangue arterial que chega ao testículo é resfriado pelo sangue venoso que deixa esse órgão. As artérias e veias também estão próximas da superfície dos testículos, favorecendo a perda direta de calor dos testículos. A espermatogênese requer temperatura mais baixa do que a temperatura normal do corpo. O sangue arterial que chega ao pênis possibilita o preenchimento do tecido cavernoso e nutre os tecidos. Na maioria das espécies, o único suprimento é oriundo da artéria peniana, um ramo terminal da artéria pudenda interna. O aporte sanguíneo ao pênis dos equinos é um pouco diferente daquele de outras espécies; ademais, é mais volumoso.

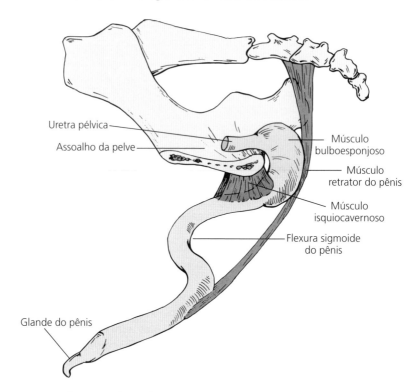

■ **FIGURA 14.13** Pênis do touro e alguns de seus músculos associados. O músculo bulboesponjoso facilita o esvaziamento da uretra. O músculo isquiocavernoso auxilia no processo de ereção, enquanto o músculo retrator do pênis atua no retorno do pênis ao prepúcio após a penetração.

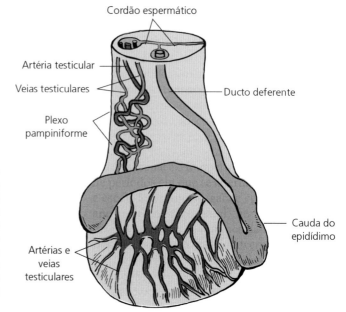

■ **FIGURA 14.14** Vista lateral do testículo do garanhão, com ênfase ao plexo pampiniforme. O plexo pampiniforme é ilustrado pelo entrelaçamento da artéria e veia testiculares. Isso possibilita que o sangue venoso, mais frio, resfrie o sangue arterial, mais quente, que chega ao testículo. Além disso, a proximidade das artérias e veias testiculares à superfície do testículo favorece a perda direta de calor desse órgão sexual.

Além das fibras nervosas autônomas nos testículos, no pênis e nas glândulas sexuais acessórias, o pênis é inervado por um nervo espinal, o nervo pudendo. As terminações do nervo pudendo estão presentes na glande do pênis. O estímulo sensorial da glande representa o lado aferente dos reflexos associados à ereção e ejaculação. Os centros reflexos para ambas situam-se na região lombar da medula espinal.

■ Espermatogênese

1. O que é espermatogênese?
2. As espermátides sofrem alterações nucleares e citoplasmáticas e desenvolvem uma cauda (flagelo). Qual é o nome dessa fase de maturação?
3. Defina espermiação.
4. Onde os espermatozoides obtêm a capacidade de fertilização e onde ficam armazenados? O que ocorre com os espermatozoides não ejaculados?
5. Qual é a função da onda espermatogênica?
6. Descreva o sistema de *feedback* negativo relacionado à produção de testosterona pelas células de Leydig. Por que o hormônio luteinizante é conhecido como hormônio estimulante das células intersticiais?
7. Como se dá a participação da testosterona na espermatogênese?
8. Quais são as possíveis funções do FSH no macho?
9. Que outras funções, além da espermatogênese, tem a testosterona no macho?
10. Quais estruturas embrionárias estimuladas pela testosterona se tornam partes tubulares do sistema reprodutor do macho?
11. Qual é a função metabólica da testosterona?
12. Quais andrógenos insaturados C-16 são secretados nos testículos de varrões?

O termo **espermatogênese** refere-se a todo o processo envolvido na transformação de células epiteliais germinativas (células-tronco)

em espermatozoides. Tal processo pode ser dividido em duas fases: espermatocitogênese e espermiogênese. A **espermatocitogênese** é a fase proliferativa em que as espermatogônias se multiplicam por meio de uma série de divisões mitóticas, seguidas de divisões meióticas que produzem o número haploide (n) de cromossomos (Figura 14.15).

As **células-tronco (espermatogônias)** estão localizadas no compartimento basal dos túbulos seminíferos (ver Figura 14.4). A divisão mitótica de uma espermatogônia resulta em uma célula de reposição (substituta) para a célula que acabou de se dividir (ou seja, ela permanece no compartimento basal). A outra célula transforma-se em **espermatogônia tipo A**, que migra através da barreira de células de Sertoli para o compartimento adluminal. As espermatogônias tipo A sofrem divisão mitótica (algumas vezes, envolvendo várias gerações) até que um grande número (variável entre as espécies) de **espermatogônias tipo B** tenha sido produzido. As espermatogônias tipo B sofrem a última das divisões mitóticas, o que resulta na formação de espermatócitos primários com número 2n de cromossomos. Os espermatócitos primários sofrem divisão meiótica (descrita anteriormente) para formar os espermatócitos secundários. Estes, por sua vez, sofrem divisão meiótica para formar as espermátides (número n de cromossomos). No touro, 64 espermátides são formadas a partir de uma espermatogônia tipo A.

A segunda fase da espermatogênese, a **espermiogênese**, envolve a maturação das espermátides enquanto elas ainda se encontram no compartimento adluminal. A espermiogênese compreende uma série de alterações nucleares e citoplasmáticas, além da transformação de uma célula imóvel (incapaz de se mover) em uma célula potencialmente móvel, que apresenta flagelo (cauda). As espermátides maduras produzidas durante a fase final da espermiogênese são liberadas no lúmen dos túbulos seminíferos como **espermatozoides**.

O processo de liberação de espermátides maduras no lúmen dos túbulos seminíferos é conhecido como **espermiação**. Os espermatozoides de várias espécies animais são comparados na Figura 14.16.

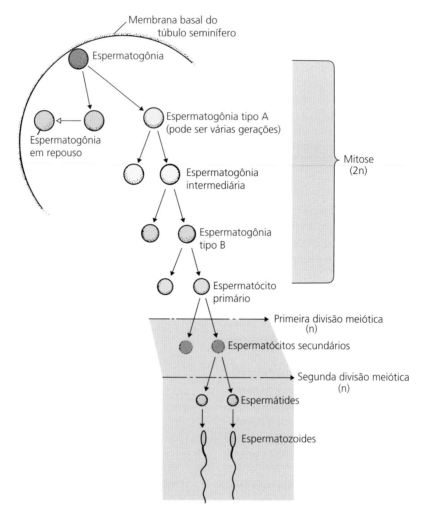

■ **FIGURA 14.15** Diagrama representativo dos estágios da espermatogênese em mamíferos. O número de cromossomos (2n, diploide; n, haploide) também está indicado para cada estágio. (De Pineda MH. The biology of sex. In: Pineda MH, Dooley MP, eds. Veterinary Endocrinology and Reproduction. 5th edn. Ames, IA: Iowa State Press, 2003.)

Transporte epididimário

Os espermatozoides recém-formados são essencialmente imóveis. Eles são transportados para o epidídimo pelas secreções líquidas dos túbulos seminíferos e rede testicular, bem como pela atividade de elementos testiculares contráteis que direcionam o fluxo de líquido para a cabeça do epidídimo.

A capacidade de fertilização de um animal é alcançada progressivamente durante a circulação dos espermatozoides através do epidídimo. As alterações incluem o desenvolvimento de motilidade unidirecional (ao contrário da circular), modificações na cromatina nuclear (complexo DNA-proteína) e mudanças na natureza da superfície da membrana plasmática.

O principal local de armazenamento dos espermatozoides no sistema reprodutor do macho é a cauda (parte final) do epidídimo. Aproximadamente 70% do número total de espermatozoides nos ductos externos à rede testicular (**sistema de ductos excurrentes**[1]) são encontrados na cauda do epidídimo.

[1]N.T.: Excurrente é algo que conduz ou se estende para fora.

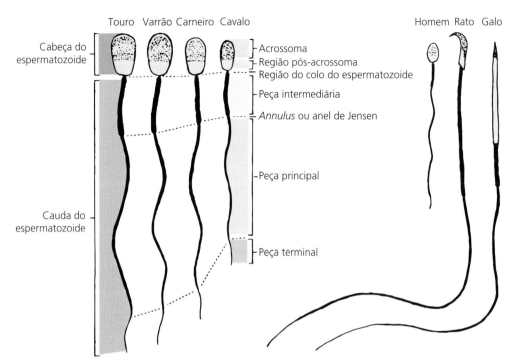

FIGURA 14.16 Comparação dos espermatozoides de animais de produção e de outros vertebrados. São mostradas as principais características estruturais. Note as diferenças de tamanho e morfologia. (De Hafez ESE, Hafez B. Reproduction in Farm Animals. 7th edn. Baltimore, MD: Lippincott Williams & Wilkins, 2000.)

Muitos dos espermatozoides formados nos testículos são fagocitados no sistema de ductos excurrentes ou excretados na urina. Cerca de 85% da produção diária de espermatozoides em carneiros sexualmente inativos são excretados na urina.

Onda espermatogênica

Se todos os segmentos dos túbulos seminíferos estivessem envolvidos na mesma atividade, ao mesmo tempo, não seria produzido um suprimento contínuo de espermatozoides porque eles necessitam permanecer aproximadamente 64 dias (no touro) no compartimento adluminal. Enquanto esse desenvolvimento está prosseguindo, uma nova espermatogônia tipo A migra através da barreira de células de Sertoli até o compartimento adluminal para iniciar seu desenvolvimento, depois da espermatogônia tipo A em desenvolvimento que a precedeu. No touro, isso ocorre a cada 14 dias. Como são necessários 64 dias para o desenvolvimento, até formar os espermatozoides, ocorrem 4,6 ciclos (64/14) de desenvolvimento inicial, antes que o primeiro ciclo de determinada área do epitélio seminífero alcance a rede testicular. Um ciclo é definido como uma série de alterações em determinada área do epitélio seminífero, entre dois estágios de desenvolvimento. Uma parte do túbulo de um estágio é geralmente adjacente às partes do túbulo em estágios imediatamente anteriores ou posteriores. Essa mudança sequencial no estágio do ciclo ao longo do comprimento do túbulo é conhecida como **onda espermatogênica**. Uma onda espermatogênica que envolve um ciclo de 12 dias está ilustrada na Figura 14.17. A onda envolve uma sequência de estágios, começando com os estágios menos avançados, na metade da alça contorcida dos túbulos seminíferos, até os estágios progressivamente mais avançados mais próximos da rede testicular. Os estágios seguem em direções opostas, do **local de reversão** na metade da alça para a rede testicular.

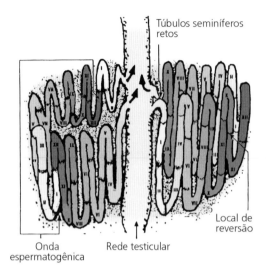

FIGURA 14.17 Túbulo seminífero no qual a onda do epitélio seminífero está esquematicamente representada ao longo do comprimento do túbulo. A figura mostra a sucessão dos estágios I a XII (um ciclo de 12 dias), o local de reversão na metade do túbulo e a relação da onda com a rede testicular. Os estágios mais avançados de cada onda estão localizados mais próximos da rede testicular. Qualquer um dos túbulos pode ter até 15 ondas espermatogênicas. (De Hafez ESE, Hafez B. Reproduction in Farm Animals. 7th edn. Baltimore, MD: Lippincott Williams & Wilkins, 2000.)

Um grande número de espermatozoides é produzido diariamente, em machos normais. Como exemplo, a produção diária é de aproximadamente $6,0 \times 10^9$ espermatozoides, no touro, e em torno de $16,5 \times 10^9$ no varrão. No touro, a produção diária de espermatozoides aumenta com a idade, atingindo quantidade máxima ao redor dos 7 anos de idade.

Controle hormonal

As células de Leydig e de Sertoli são responsáveis pela produção de hormônios nos testículos. A produção de **testosterona** pelas células de Leydig é controlada pela gonadotrofina conhecida como **hormônio luteinizante (LH)**, às vezes denominado **hormônio estimulante das células intersticiais (ICSH)**. Baixa concentração de testosterona provoca aumento na secreção de LH pela adenoipófise. O aumento de secreção de LH faz com que as células de Leydig dos testículos secretem testosterona; o aumento no teor de testosterona inibe a secreção adicional de LH e, assim, a concentração de testosterona se estabiliza. Uma subsequente redução de testosterona estimula novamente a secreção de LH e o ciclo se repete; isso é conhecido como sistema de *feedback* negativo.

A participação da testosterona na espermatogênese requer sua difusão dos tecidos intersticiais para os túbulos seminíferos. Nos túbulos seminíferos, parece que a testosterona mantém a espermatogênese, facilitando a meiose.

Outro hormônio gonadotrófico, o **hormônio foliculoestimulante (FSH)** da adenoipófise, estimula a produção de uma **proteína ligadora de andrógeno** pelas células de Sertoli. Essa proteína ligadora de andrógeno é secretada no lúmen dos túbulos seminíferos e se liga à testosterona e a outros andrógenos para estabilizar as concentrações desses hormônios e garantir concentrações adequadas para a espermatogênese. Também, se acredita que o FSH estimule a secreção de estrogênios pelas células de Sertoli. A secreção real de estrogênios pode ocorrer a partir da conversão intracelular da testosterona (oriunda das células de Leydig) pelas células de Sertoli. As células de Sertoli também são as fontes de **inibina**, um hormônio que inibe a secreção de FSH pela adenoipófise.

Enquanto o LH é continuamente necessário para a espermatogênese (meiose mantida pela testosterona), o FSH não é essencial para a manutenção desse processo de espermatogênese, uma vez iniciado. O início da espermatogênese na puberdade e após pausas fisiológicas ou patológicas requer a ação do FSH.

Outras funções da testosterona

Além de sua atividade espermatogênica, a testosterona desempenha outras funções na circulação periférica. Após a secreção de testosterona pelas células de Leydig no espaço intersticial dos testículos, ocorre maior difusão aos capilares sanguíneos e linfáticos do que aos túbulos seminíferos. Após alcançar o sangue, a testosterona liga-se frouxamente a alguma proteína plasmática, para o seu transporte. Dentro de 15 a 30 minutos, a testosterona é liberada dessa proteína e se fixa aos tecidos-alvo ou é degradada, sobretudo pelo fígado, em produtos inativos que são subsequentemente excretados.

Outras funções da testosterona incluem o desenvolvimento e a manutenção da **libido**, bem como a atividade secretora das glândulas sexuais acessórias e as características gerais do corpo masculino.

A libido refere-se ao impulso sexual, que pode ser efetivamente eliminado por meio da **castração** (remoção dos testículos). Os animais castrados geralmente – mas nem sempre – não têm libido. Pequenas quantidades de testosterona de outras fontes, como a glândula adrenal (potencial de interconversão), podem ser suficientes para induzir libido em alguns animais.

O desenvolvimento estrutural e o funcionamento fisiológico (produção de secreções) das glândulas sexuais acessórias são influenciados pela testosterona. Nesse sentido, a próstata hiperativa (aumentada de volume) pode ser tratada de forma efetiva pela administração de estrógenos. O estrógeno inibe a secreção de LH e, com isso, a produção de testosterona pelas células de Leydig é suprimida. Uma baixa concentração de testosterona faz com que a próstata hiperativa reduza sua atividade e diminua seu tamanho.

As características gerais do corpo masculino (**características sexuais secundárias**) são influenciadas pela testosterona. Essas características incluem maior crescimento ósseo (ossos mais pesados), maior massa muscular, pele mais espessa e vocalização mais intensa (no touro). Durante o crescimento fetal, a testosterona direciona a descida dos testículos. A presença ou a ausência de testosterona determina o desenvolvimento do pênis e do escroto ou do clitóris e da vagina, respectivamente. Antes da diferenciação sexual do embrião, as estruturas necessárias para o desenvolvimento de um dos sexos já estão presentes. Com o estímulo hormonal em machos normais, os **ductos de Wolf** (**mesonéfricos**) transformam-se nas porções tubulares do trato reprodutor masculino, enquanto os **ductos de Müller** (**paramesonéfricos**) regridem. Nas fêmeas, os ductos de Müller transformam-se nas porções tubulares do trato reprodutor e os ductos de Wolf regridem.

Do ponto de vista metabólico, a testosterona tem funções anabólicas na síntese proteica, o que propicia maior massa muscular em machos. É provável que a pele mais espessa e as alterações de laringe nos machos também estejam relacionadas com essa função da testosterona. Por causa da necessidade de mais músculo e menos gordura em animais produtores de carne, há uma tendência de criação de machos não castrados para a produção de carne. Dessa forma, mantém-se o efeito anabólico da testosterona testicular na síntese de proteínas.

Outros andrógenos

A testosterona é um dos vários hormônios esteroides classificados como andrógenos. Além da testosterona, os testículos de varrões secretam grandes quantidades de compostos conhecidos como **andrógenos C-16 insaturados**. Esses andrógenos atuam como feromônios, quando excretados na saliva de varrões e fazem com que a porca em cio adote a postura de acasalamento. Quando os andrógenos C-16 insaturados são excretados na urina, eles contribuem para o odor característico da urina do varrão. Esses compostos também são responsáveis pelo sabor indesejável da carne desses animais, o que é conhecido como **odor sexual ou odor de cachaço**, em suínos, machos, não castrados.

■ Ereção

1. Como acontece a ereção peniana?
2. A ereção é acompanhada de endireitamento da flexura sigmoide?
3. Qual é a pressão arterial aproximada no interior do corpo cavernoso do pênis do touro durante o coito? Defina o termo hematoma peniano.

O aumento da turgidez do pênis é conhecido como **ereção**. É causado pela elevação da pressão arterial nos seios cavernosos do pênis, como resultado de maior entrada (influxo) de sangue do que de saída. A entrada de sangue aumenta devido à vasodilatação arterial induzida por estímulo parassimpático. A saída de sangue diminui em razão da compressão das veias dorsais do pênis contra a pelve, durante a contração dos músculos isquiocavernosos. A

424 Anatomia Funcional e Fisiologia dos Animais Domésticos

contração desses músculos também comprime o sangue nos seios cavernosos (agora um sistema fechado), o que também ajuda na ereção por aumentar a pressão arterial nesses seios cavernosos (ver Figura 14.13).

A ereção completa da glande peniana do garanhão é retardada até depois da penetração do pênis na vagina da égua. Durante a monta da égua ocorre compressão do prepúcio contra a vulva, dificultando a drenagem venosa do prepúcio. A ereção completa da glande, então, é possível porque a drenagem venosa da glande é direcionada ao prepúcio, que está obstruído.

Em animais que apresentam flexura sigmoide, o preenchimento dos seios cavernosos, juntamente com o relaxamento dos músculos retratores do pênis, faz com que essa flexura sigmoide se desfaça e o pênis se endireita. Embora os animais com flexura sigmoide tenham uma quantidade maior de tecido conjuntivo e tecido cavernoso (ver Figura 14.10), o comprimento e o diâmetro do pênis aumentam pouco, além do endireitamento do pênis, durante a ereção. Quando comparado com o pênis de touros, carneiros e varrões, o pênis dos equinos tem quantidade menor de tecido conjuntivo e tecido cavernoso e o aumento do comprimento e no diâmetro do pênis durante a ereção é relativamente maior.

A pressão arterial no interior do corpo cavernoso do pênis do touro foi mensurada durante o coito. Notou-se que uma pressão de aproximadamente 14.000 mmHg foi associada ao pico de atividade. Essa máxima atividade, por sua vez, foi relacionada à maior intensidade de contração do músculo isquiocavernoso, que favoreceu a alta pressão do sangue no tecido cavernoso. Foram relatadas pressões mais elevadas. Acredita-se que essas pressões elevadas, juntamente com a fragilidade da cápsula do tecido cavernoso, possam ser a causa de ruptura do corpo cavernoso do pênis (hematoma peniano) em alguns touros. A ruptura costuma ocorrer na superfície dorsal da curva distal da flexura sigmoide (ver Figura 14.12).

■ Monta e penetração do pênis

1. **Cite algumas causas de falhas de acasalamento.**

2. **Como é o processo de penetração do pênis? Em qual espécie doméstica é mais duradoura e em qual a duração é menor? O que causa falha de penetração?**

A **monta** é a postura assumida pelo macho durante a cópula, em que o pênis fica em aposição com a vulva da fêmea. A monta bem-sucedida deve ser precedida por uma postura receptiva da fêmea. As falhas de monta são constatadas quando há lesão, fraqueza ou dor nos membros pélvicos (posteriores) do macho.

A introdução do pênis na vagina (e sua manutenção dentro dela) durante o coito é conhecida como **penetração**. Os movimentos pélvicos auxiliados pelos músculos abdominais ajudam na penetração do pênis na vagina. A duração da penetração varia entre as espécies, sendo mais curta em touros e carneiros e mais duradoura em varrões. Em alguns animais, ocorrem falhas de penetração; as causas incluem fimose (constrição do óstio prepucial), hematoma peniano (como acontece em touros) e deformidades congênitas. Nos cães, a distensão final do pênis não ocorre até depois de sua penetração; nesses animais, presume-se que a penetração seja facilitada pela presença do **osso peniano** (osso do pênis).

■ Emissão e ejaculação

1. **Diferencie os processos de emissão e ejaculação.**

À medida que aumenta a estimulação sexual, chega-se a um clímax em que os centros reflexos da medula espinal provocam os processos de **emissão** e **ejaculação**. A emissão precede a ejaculação. O processo de emissão é estimulado por inervações simpáticas, por meio da qual os espermatozoides e líquidos dos ductos deferentes e de suas ampolas são despejados na uretra, juntamente com os líquidos das outras glândulas acessórias (**plasma seminal**). A inervação simpática gera movimentos peristálticos para o transporte até a uretra e contrai o colo vesical para minimizar o refluxo (fluxo retrógrado) de espermatozoides e líquidos para a bexiga. Uma vez finalizada a emissão, o peristaltismo reflexo dos músculos uretrais impulsiona o conteúdo da uretra para o óstio uretral externo. A última fase, o peristaltismo uretral, é facilitada pela contração do músculo bulboesponjoso que, por sua vez, comprime a uretra. A combinação de pressão e peristaltismo força o sêmen (mistura do plasma seminal com os espermatozoides e líquidos dos epidídimos) da uretra para o exterior em um processo conhecido como **ejaculação**. O estímulo para os processos de emissão e ejaculação é oriundo dos nervos sensoriais localizados na glande do pênis.

Os espermatozoides e os líquidos são ejaculados próximo à abertura da cérvice uterina, em bovinos e ovinos, diretamente no útero, em suínos, e parcialmente no útero, em equinos.

■ Fatores que interferem na função testicular

1. **Quando a função dos testículos se torna evidente?**
2. **Como é o início da puberdade no macho?**
3. **Qual é a influência do fotoperíodo na função testicular?**
4. **Como o aumento do fotoperíodo afeta ovinos e caprinos? E no garanhão, é diferente? Bovinos e suínos são influenciados pelo fotoperíodo?**
5. **Que glândula atua como mediadora da resposta ao fotoperíodo?**

A função dos testículos se torna manifesta no início da **puberdade**. Acredita-se que a puberdade esteja relacionada à menor sensibilidade do hipotálamo à testosterona, de modo que ocorre maior secreção de LH. O aumento da concentração de LH estimula as células de Leydig a secretarem testosterona em maior quantidade, e todas as funções da testosterona começam a aparecer. O FSH é essencial para o início da espermatogênese na puberdade.

Em algumas espécies, as **alterações do fotoperíodo** (duração da luz do dia) influenciam sobremaneira a função dos testículos.

O fotoperíodo também está relacionado com a atividade ovariana das fêmeas dessas espécies. O propósito da influência do fotoperíodo é a coordenação do nascimento em condições climáticas favoráveis. Ovinos e caprinos apresentam importantes períodos de regressão testicular durante o aumento do fotoperíodo, condição restabelecida pela diminuição do fotoperíodo. Em garanhões, a diminuição do fotoperíodo reduz a função testicular. A glândula pineal (também conhecida como corpo pineal) é uma glândula endócrina ligada por um pedúnculo à parede dorsal do terceiro ventrículo do cérebro. Essa glândula tem ação inibitória nas gônadas, sendo isso considerado o principal mecanismo do conhecido efeito do fotoperíodo nas funções testiculares e ovarianas. A glândula pineal atua como mediadora da resposta ao fotoperíodo em carneiros e ovelhas e, provavelmente, está envolvida na resposta das outras espécies. A relação entre a função testicular e o fotoperíodo é menor em bovinos e suínos. Quando a espermatogênese é interrompida durante a inibição do fotoperíodo, o FSH é novamente necessário para o seu início.

■ Reprodução do macho da espécie aviária

1. **Compare a localização dos testículos das aves com a dos mamíferos?**
2. **Há um plexo pampiniforme para o resfriamento dos testículos em aves, como ocorre na maioria das espécies de mamíferos?**
3. **Qual é a diferença entre o epidídimo das aves e o dos mamíferos?**
4. **Quais são os locais de armazenamento dos espermatozoides, em aves?**
5. **Que estruturas produzem plasma seminal?**
6. **Qual é o nome dado ao pênis, em aves?**
7. **Descreva o trajeto dos espermatozoides ejaculados desde os ductos deferentes até o exterior, em galos e perus.**
8. **Em quais aves domésticas ocorre penetração no momento do acasalamento?**

9. Em aves, onde ocorre a maturação dos espermatozoides?
10. Há vida longa dos espermatozoides, após deposição na vagina da fêmea?

Os testículos pareados das aves estão localizados no interior da cavidade corporal, diferentemente do que acontece na maioria dos mamíferos (Figura 14.18). Nesse local, a função dos testículos se mantém à temperatura corporal (cerca de 41°C a 42°C, em aves domésticas). A estrutura interna é composta de túbulos seminíferos, células de Sertoli, células-tronco e células de Leydig, à semelhança dos mamíferos. O suprimento sanguíneo aos testículos não contempla um plexo pampiniforme, presente nos mamíferos, para auxiliar no resfriamento desses órgãos. Em vez de um epidídimo, conforme descrito em mamíferos, existem túbulos (ductos eferentes) que conduzem os espermatozoides do testículo para um curto ducto epididimário que continua como ducto deferente. Os ductos deferentes apresentam uma dilatação em sua porção terminal, antes da abertura na cloaca, na papila. O ducto deferente e a dilatação servem como locais de armazenamento de espermatozoides. Os órgãos acessórios dos machos das espécies aviárias consistem em ductos eferentes, epidídimos, ductos deferentes, sulco ejaculatório e falo (nome dado ao pênis das aves). O plasma seminal é oriundo dos túbulos seminíferos e dos ductos eferentes, uma vez que as aves não possuem próstata, glândula bulbouretral e vesícula seminal.

O sulco ejaculatório do falo ereto (Figura 14.19) é formado no momento da excitação sexual, quando várias pregas da parte ventral da cloaca ficam ingurgitadas com linfa. As pregas ingurgitadas direcionam o sêmen através do sulco do falo ereto. O falo de galos e perus não penetra nas fêmeas, mas sim transfere o sêmen à fêmea pelo contato do falo com a vagina, a parte do sistema reprodutor da fêmea que termina na cloaca. Patos e gansos têm pênis de tamanho considerável e com penetração durante o acasalamento.

No galo, a protrusão da genitália e a expulsão forçada do sêmen acontecem após o acariciamento externo na base da cauda. A eversão fálica ocorre após uma estimulação semelhante no peru, mas o sêmen é geralmente liberado só depois da aplicação de uma pressão aos depósitos de armazenamento terminais (dilatações da porção terminal dos ductos deferentes).

A influência gonadotrófica de LH e FSH na função testicular é semelhante à dos mamíferos. Nas aves, o LH atua nas células de Leydig de modo a promover o seu desenvolvimento e a produção de testosterona, enquanto o FSH atua nas células de Sertoli. A função testicular plena é resultado de uma ação conjunta de FSH e testosterona.

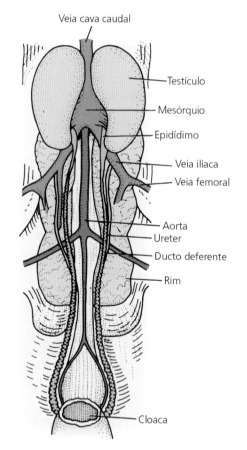

■ **FIGURA 14.18** Sistema urogenital do galo (vista ventral). Os testículos estão localizados no interior da cavidade corporal e os ductos deferentes conduzem os espermatozoides até a cloaca. (De Sturkie PD, Opel H. Reproduction in the male, fertilization, and early embryonic development. In: Sturkie PD, ed. Avian Physiology. 3rd edn. New York: Springer-Verlag, 1976.)

A coleta do sêmen de galos e perus é amplamente praticada. O volume médio do ejaculado de galos gira em torno de 0,5 mℓ, enquanto o de perus é de cerca de 0,3 mℓ. A quantidade de espermatozoides está por volta de 4 e 10 bilhões/mℓ, em galos e perus, respectivamente. A composição química do plasma seminal varia entre as aves, como acontece em mamíferos. A Figura 14.16 compara o espermatozoide do galo com aquele de várias espécies de mamíferos. Os espermatozoides do peru são semelhantes aos de bovinos. Parece que os espermatozoides do galo são funcionalmente maduros antes de deixarem os testículos. Grande parte do processo de maturação dos espermatozoides de mamíferos ocorre nos epidídimos.

Após o acasalamento ou a inseminação artificial, os espermatozoides são encontrados em glândulas de armazenamento de espermatozoides da fêmea, localizadas na vagina, próximo a junção com o útero. Os espermatozoides permanecem nesse local por um período de tempo variável. É provável que os espermatozoides sejam nutridos pelas glândulas da junção uterovaginal (local de armazenamento dos espermatozoides) e/ou entrem em quiescência (período de latência) reversível.

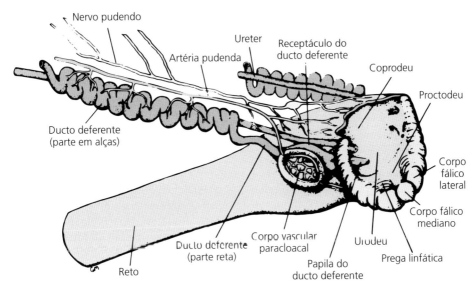

■ **FIGURA 14.19** Vista lateral da cloaca e da parte terminal do canal deferente (ducto deferente) de aves domésticas. O sulco ejaculatório (não mostrado) é formado no momento da excitação sexual, quando as pregas linfáticas ficam ingurgitadas com linfa, criando uma estrutura em forma de calha para direcionar o fluxo do sêmen. O corpo vascular paracloacal é a fonte de linfa. O receptáculo do ducto deferente atua como local de armazenamento dos espermatozoides. (De Lake PE. Male genital organs. In: King AS, McClelland J, eds. Form and Function in Birds, Vol. 2. San Diego, CA: Academic Press, 1981.)

■ Leitura sugerida

Brackett BG. Male reproduction in mammals. In: Reece WO, ed. Dukes' Physiology of Domestic Animals. 12th edn. Ithaca, NY: Cornell University Press, 2004

Dyce KM, Sack WO, Wensing CJG. Textbook of Veterinary Anatomy. 3rd edn. Philadelphia, PA: WB Saunders, 2002.

Frandson RD, Wilke WL, Fails AD. Anatomy and Physiology of Farm Animals. 7th edn. Ames, IA: Wiley-Blackwell, 2009.

Hafez ESE, Hafez B. Reproduction in Farm Animals. 7th edn. Baltimore, MD: Lippincott Williams & Wilkins, 2000.

Kirby JD, Froman DP. Reproduction in male birds. In: Whittow GC, ed. Sturkie's Avian Physiology. 5th edn. San Diego, CA: Academic Press, 2000.

Pineda MH. Male reproductive system. In: Pineda MH, Dooley MP, eds. Veterinary Endocrinology and Reproduction. 5th edn. Ames, IA: Iowa State Press, 2003.

AUTOAVALIAÇÃO

TESTÍCULOS E ESTRUTURAS ASSOCIADAS

1. Qual das células abaixo reveste a periferia dos túbulos seminíferos e atua como "protetoras" de espermatozoides em desenvolvimento?
   a. Células de Leydig
   b. Espermátide
   c. Células de Sertoli
   d. Células do sistema mononuclear fagocitário

2. O ducto deferente (canal deferente):
   a. Não está incluído no cordão espermático
   b. É o mesmo que epidídimo
   c. É uma continuação do sistema de ductos desde a cauda do epidídimo até a uretra pélvica
   d. Não está presente em todos os machos de espécies domésticas

3. O escroto é revestido pela:
   a. Camada visceral da túnica vaginal
   b. Camada parietal da túnica vaginal

DESCIDA DOS TESTÍCULOS

4. Nota-se hérnia escrotal quando uma alça do intestino:
   a. Desce para o escroto, dentro do cordão espermático
   b. Desce para o escroto, na cavidade vaginal
   c. Está na cavidade peritoneal
   d. Ocupa a cavidade pleural

5. O gubernáculo testicular participa no processo de:
   a. Espermatogênese
   b. Ereção
   c. Descida dos testículos durante o desenvolvimento fetal
   d. Elevação dos testículos até o anel inguinal

GLÂNDULAS SEXUAIS ACESSÓRIAS E SÊMEN

6. Qual dos hormônios a seguir é encontrado no plasma seminal e, supostamente, favorece a fertilização por tornar o muco cervical mais receptivo aos espermatozoides e facilita o transporte dos espermatozoides ao contrair o músculo liso uterino?
   a. Prostaglandinas
   b. Testosterona
   c. Estrógeno
   d. FSH

7. O plasma seminal é:
   a. Sinônimo de sêmen
   b. Um componente do sangue
   c. Um nome coletivo para as secreções das glândulas sexuais acessórias
   d. O líquido proveniente dos epidídimos

8. Qual das glândulas sexuais acessórias abaixo causa obstrução do fluxo urinário quando ela aumenta de volume?
   a. Glândulas bulbouretrais
   b. Ampolas dos ductos deferentes
   c. Glândulas vesiculares
   d. Próstata

PÊNIS E PREPÚCIO

9. O touro tem uma grande quantidade de tecido erétil, em relação ao tecido conjuntivo, sendo possível um maior aumento do pênis durante a ereção, comparativamente ao garanhão, cuja proporção entre tecido erétil e tecido conjuntivo é menor.
   a. Verdadeiro
   b. Falso

10. A flexura sigmoide em touros, carneiros e varrões é uma característica de pênis ereto.
    a. Verdadeiro
    b. Falso

11. Um divertículo prepucial está presente em:
    a. Varrão
    b. Garanhão
    c. Carneiro
    d. Cão

MÚSCULOS DA GENITÁLIA DO MACHO

12. Os músculos que tracionam os testículos para cima, na direção do anel inguinal externo, particularmente em clima frio, são:
    a. Músculo cremáster
    b. Músculos isquiocavernosos
    c. Músculos retratores do pênis

IRRIGAÇÃO SANGUÍNEA E INERVAÇÃO

13. O plexo pampiniforme:
    a. Relaxa os testículos
    b. Auxilia no aquecimento dos testículos
    c. Favorece o resfriamento dos testículos
    d. É uma rede nervosa para os testículos

ESPERMATOGÊNESE

14. A fase de maturação, em que as espermátides sofrem alterações (nucleares e citoplasmáticas) e desenvolvem uma cauda (flagelo), é conhecida como:
    a. Espermatidose
    b. Espermiação
    c. Espermatogênese
    d. Espermiogênese

15. A testosterona é produzida pelas:
    a. Células de Leydig, em resposta ao estímulo do LH
    b. Células de Sertoli, em resposta ao estímulo do FSH
    c. Células de Leydig, em resposta ao estímulo do FSH
    d. Células de Sertoli, em resposta ao estímulo do LH

16. Qual dos hormônios a seguir é um andrógeno?
    a. Testosterona
    b. Estrógeno
    c. LH
    d. FSH

17. A onda espermatogênica:
    a. É o desempenho de um espectador em eventos esportivos
    b. Garante um suprimento contínuo de espermatozoides
    c. É uma atividade do epidídimo
    d. É um reconhecimento amigável

18. Os processos de maturação e armazenamento dos espermatozoides ocorrem no(a)s:
    a. Epidídimo
    b. Túbulos seminíferos
    c. Próstata
    d. Uretra

19. Qual dos itens abaixo é o principal andrógeno do macho?
    a. Hormônio estimulante das células intersticiais
    b. Testosterona
    c. Hormônio foliculoestimulante
    d. Colesterol

20. A função do hormônio luteinizante no macho é:
    a. Estimular a produção de estrógeno pelas células de Sertoli
    b. Estimular a espermatogênese
    c. Estimular a produção de testosterona pelas células intersticiais (células de Leydig)
    d. Resfriar o testículo

EREÇÃO

21. A pressão arterial aproximada no interior do corpo cavernoso do pênis do touro durante o coito é:
    a. 140 mmHg
    b. Muito alta para medir
    c. 1.400 mmHg
    d. Quase a mesma, em mmHg, da altura do pico Pike no Colorado (14.000 pés [~ 4.200 metros]), acima do nível do mar

22. A contração do músculo isquiocavernoso no touro:
    a. Traciona o testículo para cima, na direção do anel inguinal externo
    b. Auxilia no esvaziamento da uretra

430 Anatomia Funcional e Fisiologia dos Animais Domésticos

c. Ergue o pênis na direção do assoalho da pelve, dificultando o fluxo venoso e auxiliando a ereção

d. Traciona o pênis flácido de volta para o prepúcio

MONTA E PENETRAÇÃO DO PÊNIS

23. A penetração é definida como:
    a. Esvaziamento de espermatozoides e líquidos dos ductos deferentes e de suas ampolas na uretra, juntamente com o plasma seminal
    b. Intervalo entre a monta e a ejaculação
    c. A penetração do pênis na vagina e sua manutenção nela durante o coito
    d. O deslocamento do conteúdo da uretra em direção ao óstio uretral externo

EMISSÃO E EJACULAÇÃO

24. A emissão sucede a ejaculação.
    a. Verdadeiro
    b. Falso

FATORES QUE INTERFEREM NA FUNÇÃO TESTICULAR

25. O grau de influência do fotoperíodo na regressão testicular é o mesmo em todos os animais.
    a. Verdadeiro
    b. Falso

REPRODUÇÃO DO MACHO DA ESPÉCIE AVIÁRIA

26. Em aves, a localização intra-abdominal dos testículos é anormal.
    a. Verdadeiro
    b. Falso

27. O resfriamento dos testículos de aves abaixo da temperatura corporal é:
    a. Se deve a sua estreita proximidade com os sacos aéreos
    b. Efetuado por um arranjo vascular semelhante ao plexo pampiniforme
    c. Desnecessário para a sua integridade funcional

28. O pênis das aves também é conhecido como:
    a. Martelo
    b. Falo
    c. Bigorna
    d. Órgão

29. A penetração é um componente reprodutivo de:
    a. Todas as espécies aviárias
    b. Galos e perus, machos
    c. Patos e gansos, machos
    d. Galos, perus, patos e gansos

30. Quando o sêmen de aves é inseminado, os espermatozoides:
    a. Têm vida curta (minutos)
    b. Perecem depois de uma única fertilização
    c. Têm vida longa nas glândulas da junção uterovaginal (local de armazenamento dos espermatozoides) da fêmea e permanecem neste local durante o período fértil da fêmea

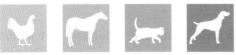
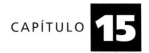

CAPÍTULO 15

Reprodução da Fêmea

VISÃO GERAL DO CAPÍTULO

- **Anatomia funcional do sistema reprodutor feminino,** *431*
  - Ovários, *432*
  - Folículos ovarianos, *432*
  - Trato genital tubular, *434*
  - Genitália externa, *437*
  - Suprimento sanguíneo à genitália feminina, *438*
- **Hormônios do sistema reprodutor feminino,** *439*
  - Estrógenos, *440*
  - Progesterona, *441*
  - Gonadotrofinas, *443*
- **Atividade do folículo ovariano,** *444*
  - Crescimento folicular, *444*
  - Ovulação, *445*
  - Formação e regressão do corpo lúteo, *445*
  - Sumário de eventos do ciclo ovariano, *448*
- **Receptividade sexual,** *448*
- **Ciclo estral e fatores relacionados,** *450*
  - Fases do ciclo estral, *450*
  - Fotoperíodo, *450*
  - Nutrição, *451*
  - Características das espécies, *451*
- **Prenhez,** *454*
  - Transporte de oócito e espermatozoide, *454*
  - Fertilização, *455*
- **Parto,** *460*
  - Sinais de proximidade do parto, *460*
  - Alterações hormonais, *460*
  - Estágios do parto, *461*
- **Involução uterina,** *462*
  - Vaca, *463*
  - Égua, ovelha e porca, *464*
  - Cadela, *464*
- **Reprodução em aves (fêmeas),** *464*

As funções reprodutivas da fêmea envolvem produção de oócitos, provisão de um ambiente adequado para o crescimento e nutrição do feto que se desenvolve após a fertilização de um oócito maduro por um espermatozoide; para a parição em tempo apropriado; e para dar continuidade à nutrição do feto por meio da lactação. As relações complexas das alterações hormonais e teciduais são controladas de modo a assegurar o sucesso na perpetuação da espécie.

- **Anatomia funcional do sistema reprodutor feminino**

1. Quando se realiza palpação retal em vaca a fim de examinar os componentes do sistema reprodutor feminino, faz-se o exame dorsalmente (na parte de cima) ou ventralmente (na parte de baixo)? Qual é a localização relativa da bexiga?

2. Em todos os animais domésticos (fêmeas não castradas), a ovulação ocorre na superfície completa do ovário?

3. Compare as quantidades de espermatozoides e oócitos que se desenvolvem a partir de um espermatócito primário e de um oócito primário, respectivamente.

4. Qual é o processo envolvido na produção de oócito?

5. O que são folículos primordiais? A sua quantidade ao nascimento, além daqueles que se tornam oócitos maduros, continua por toda a vida reprodutiva da fêmea?

6. Qual é a função das tubas uterinas?

7. O que são fímbrias?

8. Como é conhecido o revestimento seroso das tubas uterinas?

9. Qual a função do útero?

432 Anatomia Funcional e Fisiologia dos Animais Domésticos

10. **Há endométrio glandular em todos os animais domésticos (fêmeas não castradas)?**
11. **Qual é a função da secreção glandular do endométrio?**
12. **A cérvice (colo uterino) permanece aberta o tempo todo?**
13. **O que compõe o miométrio e qual é sua função?**
14. **Qual é a principal estrutura de sustentação do útero grávido?**
15. **Qual é a junção de referência entre a vagina e a vulva? O que é vestíbulo vaginal?**
16. **O que é fórnice?**
17. **Qual é o principal suprimento sanguíneo ao útero? O que é frêmito?**
18. **Qual a função do entrelaçamento da artéria e veia uterinas?**

O sistema reprodutor feminino de mamíferos domésticos consiste em dois ovários e trato genital tubular constituído de duas tubas uterinas (antigamente denominadas trompas de Falópio), útero, vagina e genitália externa (Figura 15.1). Ademais, as glândulas mamárias são importantes componentes do sistema reprodutor feminino; são descritas separadamente. As localizações dos constituintes do sistema reprodutor feminino em relação ao reto e à bexiga são mostradas na Figura 15.2.

Ovários

Os **ovários** são glândulas pareadas que possibilitam o desenvolvimento de oócitos e a produção de hormônios. Cada ovário situa-se em posição caudal a seu respectivo rim, direito ou esquerdo; é mantido suspenso por uma reflexão do peritônio, a partir da parede dorsal do abdome, denominada **mesovário**. O mesovário é parte do **ligamento largo** (Figura 15.3), um termo que também inclui as estruturas de sustentação das tubas uterinas (**mesossalpinge**) e útero (**mesométrio**). A suspensão pendular dos ovários favorece sua manipulação por meio de palpação retal, em vacas e éguas. Os ovários são descritos como estruturas em formato de amêndoa, na maioria das espécies, e em formato de feijão ou de rim, em éguas (Figura 15.4). Em porcas, os ovários se assemelham a um cacho de uvas (formato de bago) devido à maior quantidade de folículos em protrusão. A ovulação (liberação de oócitos maduros) ocorre por toda a superfície dos ovários, na maioria das espécies; contudo, em éguas ela é restrita à **fossa de ovulação** (uma indentação), daí o seu formato de feijão ou rim.

O ovário apresenta uma superfície ou camada superficial de epitélio recoberta pela **túnica albugínea**, uma estrutura de tecido conectivo que recobre todo o ovário. Abaixo da túnica albugínea situa-se o **córtex**, que contém uma grande massa de folículos em vários estágios de desenvolvimento. A parte **medular** do ovário se localiza no centro e contém tecido conectivo frouxo, vasos sanguíneos, vasos linfáticos e nervos.

Folículos ovarianos

Os folículos do córtex são classificados como: (1) folículos primordiais (às vezes denominados folículos primários), (2) folículos em crescimento (folículos secundários), e (3) folículos de Graaf (folículos terciários) (Figura 15.5). Os **folículos primordiais** contêm um único oócito, circundado por uma única camada de células granulosas. As células granulosas (células foliculares) são oriundas da superfície epitelial; os oócitos se originam da mitose da oogonia, no sulco genital embrionário e, em seguida, migram para o ovário. **Folículos em crescimento** são folículos que começaram a crescer, a partir do estágio de repouso, como os folículos primordiais, mas que ainda não apresentam camada tecal (ver Figura 15.5) ou antro (cavidade preenchida com líquido; ver Figura 15.5). Eles possuem duas ou mais camadas de células granulosas que circundam o oócito. Outras camadas são adicionadas com o crescimento continuado. Ademais, pode haver uma zona pelúcida circundando o oócito. A zona pelúcida contém poros através dos quais processos das células granulosas podem interagir com a superfície do oócito. Também, o espermatozoide deve primeiramente reconhecer e, então, fazer contato e atravessar a zona pelúcida, até alcançar a membrana plasmática

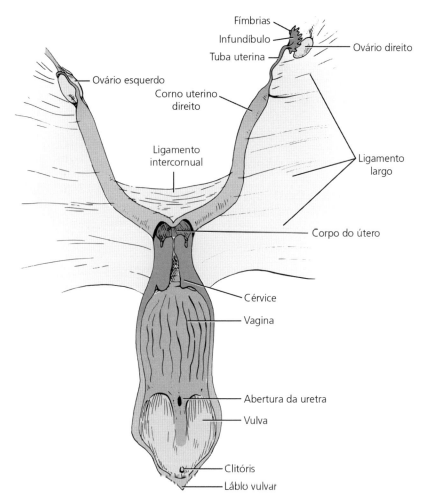

■ **FIGURA 15.1** Trato reprodutor da vaca (vista dorsal). O corpo do útero, a vagina e a vulva (vestíbulo vaginal) foram abertos e o ovário direito foi retirado da bolsa ovariana e infundíbulo. O ligamento largo (uma reflexão para baixo do peritônio) é a estrutura que sustenta o trato reprodutor, a partir da parede abdominal dorsolateral.

do oócito. **Folículos de Graaf** são aqueles nos quais o antro é claramente visível. Também, há duas camadas de células tecais – teca interna e teca externa (ver Figura 15.5).

Regressão folicular

Ocorre considerável **atresia (regressão)** de vários folículos primordiais, desde o nascimento e por toda a vida reprodutiva. No final da vida reprodutiva da fêmea, permanecem apenas alguns folículos primordiais, e mesmo estes sofrem atresia logo em seguida. O crescimento de alguns folículos primordiais ocorre após o nascimento e antes da puberdade, mas estes nunca atingem o estágio de folículo de Graaf e regridem. O crescimento que ocorre antes da puberdade não está relacionado à atividade hormonal e, provavelmente, é controlado por um fator intraovariano desconhecido. A formação de folículos de Graaf é dependente de ação hormonal e começa na puberdade, quando as concentrações tônicas de LDH e FSH começam a aumentar e diminuir em cada ciclo estral. Vários folículos que passam pelos estágios de crescimento e maturação em cada ciclo nunca ovulam. Portanto, o número de folículos primordiais que alcançam o estágio de

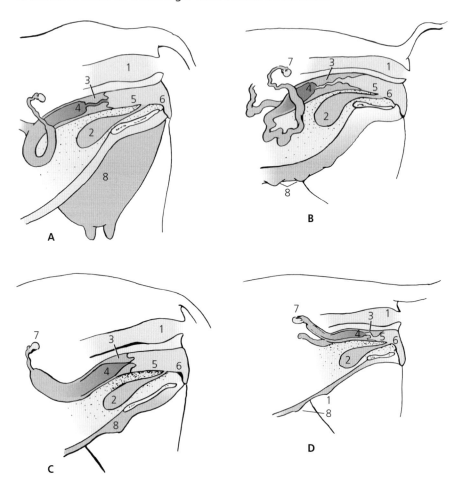

■ **FIGURA 15.2** Localizações dos órgãos do sistema reprodutor em relação ao reto e à bexiga. **A.** Vaca. **B.** Porca. **C.** Égua. **D.** Cadela. Note as diferenças na anatomia da cérvice e da(s) glândula(s) mamária(s) entre as espécies. 1, reto; 2, bexiga, 3, cérvice; 4, útero; 5, vagina; 6, vulva; 7, ovário; 8, glândula(s) mamária(s).

folículos de Graaf e progridem até a ovulação é uma fração muito pequena daquela quantidade presente ao nascimento.

Oogênese

O processo de produção de oócitos é conhecido como **oogênese**. O oócito do folículo primordial é um oócito primário em estágio quiescente (inativo) de meiose. A meiose recomeça no momento da ovulação. Enquanto quatro espermatozoides se originam de um espermatócito primário, apenas um oócito se desenvolve a partir da divisão por redução de um oócito primário. O corpúsculo polar, que carece de material citoplasmático suficiente para sua viabilidade, se desenvolve quando um oócito primário se divide para formar um oócito secundário. Outro corpúsculo polar é formado pela divisão do oócito secundário, no momento da ovulação. O oócito que sobrevive possui um número haploide (n) de cromossomos (semelhante ao espermatozoide), de modo que a união de um espermatozoide com um oócito produz uma célula com número diploide (2n) de cromossomos.

Trato genital tubular

O trato genital tubular é o local de transporte de espermatozoide até o oócito. Caso ocorra fertilização, esse trato se torna o local de desenvolvimento do feto.

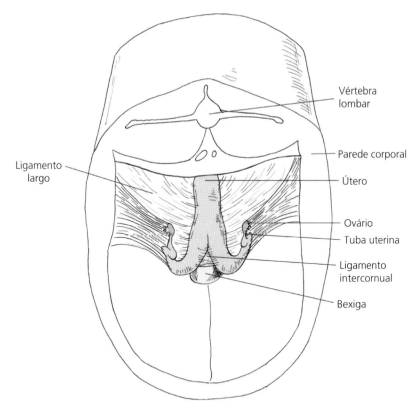

■ **FIGURA 15.3** Vista dorsocranial dos órgãos do sistema reprodutor feminino de vacas. O ligamento largo é uma estrutura que inclui mesovário, mesossalpinge e mesométrio, que sustentam os ovários, as tubas uterinas e o útero, respectivamente, a partir da parede dorsolateral da região sublombar. O ligamento largo é uma reflexão do peritônio.

Tubas uterinas

As **tubas uterinas**, também são denominadas ovidutos e, menos frequentemente, tubas de Falópio. Elas são tubas contorcidas pareadas que conduzem oócitos desde os ovários até o respectivo corno uterino. Nas espécies domésticas, as tubas uterinas são os locais de fertilização dos oócitos pelos espermatozoides. A porção de cada tuba adjacente ao seu respectivo ovário se expande para formar o **infundíbulo** (ver Figura 15.1); **fímbrias** se projetam a partir de sua borda livre. A fímbria auxilia no direcionamento do oócito para o infundíbulo, no momento da ovulação.

O lúmen das tubas uterinas é revestido por células secretoras e células ciliadas. Essas células propiciam um ambiente apropriado aos oócitos e ao transporte de espermatozoides. Ambos os músculos lisos, longitudinal e circular, estão localizados nas paredes das tubas uterinas; eles auxiliam no transporte de oócitos e de espermatozoides por meio de suas contrações. O revestimento seroso das tubas uterinas (ver Figura 15.3) é conhecido como mesossalpinge, que é uma continuação do mesovário e parte do ligamento largo (que propicia um sistema de sustentação serosa à genitália interna)

Útero

O útero propicia um local para o desenvolvimento do feto, após a fecundação. O **útero** se constitui de **corpo**, **cérvice (colo)** e dois **cornos**. As proporções relativas do corpo, cérvice e corno variam em função da espécie. O corpo uterino é maior em éguas, menor em vacas e ovelhas e pequeno em porcas e cadelas (Figura 15.6).

A membrana mucosa que reveste a parte interna do útero (**endométrio**) é altamente glandular. As glândulas estão dispersas por

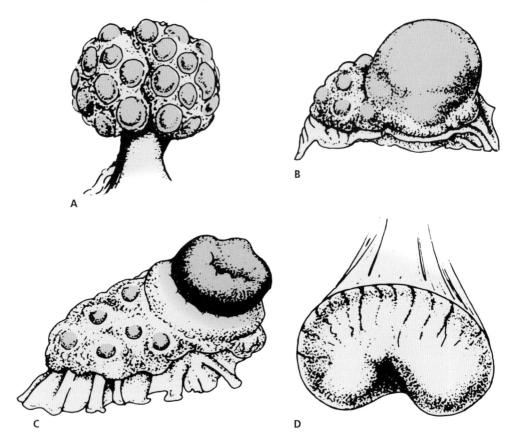

■ **FIGURA 15.4** Diferenças de ovários devido a alterações funcionais e morfológicas das espécies. **A.** Ovário de porca (formato de bago). **B.** Ovário de vaca (formato de amêndoa) com folículo maduro. **C.** Ovário de vaca com desenvolvimento completo do corpo lúteo. **D.** Ovário de égua (formato de rim), com fossa de ovulação (indentação na curvatura menor). (De Dyce KM, Sack WO, Wensing CJG. Textbook of Veterinary Anatomy. 3rd edn. Philadelphia, PA: WB Saunders, 2002.)

todo o endométrio, exceto em fêmeas ruminantes, nas quais as **carúnculas** (projeções semelhantes a cogumelos oriundas da superfície interna que possibilitam a fixação às membranas fetais) não possuem glândulas (Figura 15.7). A espessura e a vascularização do endométrio variam em função das alterações hormonais no ovário e da prenhez. A secreção glandular do endométrio fornece nutrientes ao embrião antes da **placentação** (desenvolvimento das membranas placentárias); depois disso a nutrição é suprida pelo sangue materno.

A **cérvice** se projeta em sentido caudal, em direção à vagina (ver Figura 15.2). Este esfíncter de músculo liso resistente se fecha firmemente, exceto durante o cio e a parição (nascimento da cria). O muco notado no cio é a secreção das células globosas da cérvice. A secreção de muco pelas células globosas durante a prenhez e o seu fluxo externo impede a entrada de contaminantes pela vagina.

O **miométrio** é a porção muscular do útero, composta de células de músculo liso. Ocorre hipertrofia do miométrio durante a gestação, com aumento tanto do número quanto do tamanho das células. A principal função do miométrio é a expulsão do feto no momento do parto.

O revestimento seroso do útero é contínuo com a mesossalpinge; no útero, é denominado mesométrio. O mesométrio propicia sustentação, principalmente ao útero não grávido. Deve-se ressaltar que há dois ligamentos largos, cada um se estendendo da região sublombar

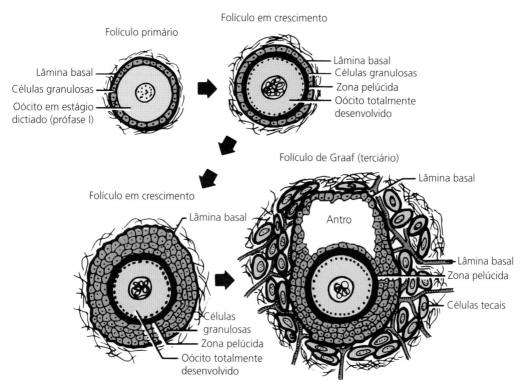

■ **FIGURA 15.5** Desenvolvimento de um folículo ovariano, a partir do folículo primordial (primário) até o folículo de Graaf. Folículos em crescimento são aqueles que começaram a se desenvolver a partir de um estágio de repouso como folículos primordiais, mas que ainda não possuem camadas tecais ou antro. (De Pineda MH. Female reproductive system. In: Pineda MH, Dooley MP, eds. Veterinary Endocrinology and Reproduction. 5th edn. Ames, IA: Iowa State Press, 2003.)

direita ou esquerda e parede pélvica lateral ao seu respectivo ovário, tuba uterina e corno uterino, se estendendo em sentido caudal até o corpo uterino (ver Figura 15.3). O **útero grávido (gestante)** se distende, sendo sustentado principalmente pela parede abdominal (Figura 15.8).

Vagina

A **vagina** é a parte do canal do nascimento localizada na pelve, entre o útero, cranialmente, e a vulva, caudalmente (ver Figuras 15.1 e 15.2). A vagina serve como uma bainha para o pênis durante a cópula. É revestida por epitélio escamoso estratificado, sem glândula. O **fórnice** é o espaço formado na parte cranial à projeção da cérvice na vagina. Em alguns animais, o fórnice é visível apenas na parte dorsal, enquanto em outros ele pode circundar totalmente a cérvice ou estar ausente (como acontece nas porcas).

Genitália externa

A **genitália externa** é constituída de **vulva**, **lábios** e **clitóris**. A vulva é a parte caudal da genitália feminina, que se estende da vagina até o exterior. O orifício externo da uretra (abertura) é o ponto de referência da união da vagina e vulva. O **vestíbulo vaginal** (Figura 15.9) é um outro nome dado à vulva. É a parte da genitália externa entre a vagina e os lábios vulvares. O clitóris (vestígio da contraparte feminina do pênis) é ocultado pela parte mais baixa da vulva. O clitóris possui tecido erétil e terminações nervosas sensitivas. A parte externa da vulva é sua abertura vertical, os lábios (ver Figura 15.1).

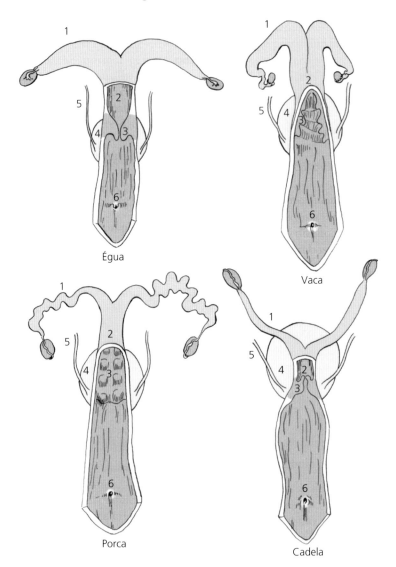

■ **FIGURA 15.6** Comparação dos tratos genitais de algumas espécies de animais domésticos. 1, Corno uterino; 2, Corpo uterino; 3, Cérvice; 4, Bexiga; 5, Ureter; 6, Abertura da uretra. Os tratos genitais foram estão abertos na parte dorsal, próximo ao corpo uterino, e a abertura se estende em direção caudal até os lábios vulvares, para mostrar a cérvice e a abertura da uretra. Note que as proporções relativas aos cornos uterinos, corpo uterino e cérvice variam em função da espécie. As ilustrações não obedecem uma escala, tampouco comparam os tamanhos.

Suprimento sanguíneo à genitália feminina

O ovário e o oviduto recebem suprimento sanguíneo a partir da **artéria ovariana**, e a vagina recebe suprimento sanguíneo da **artéria vaginal** (Figura 15.10). O principal suprimento sanguíneo ao útero é oriundo da **artéria uterina** (antigamente denominada artéria uterina média). A parte cranial do útero também é suprida com sangue da artéria ovariana, e a parte caudal do útero recebe sangue da artéria vaginal. Durante a prenhez, o suprimento sanguíneo ao útero aumenta sobremaneira. Quando se palpa a artéria uterina, é possível sentir uma vibração pela passagem do sangue.

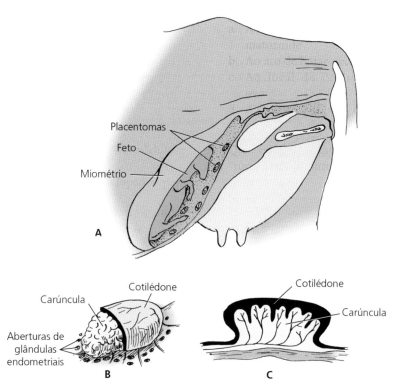

FIGURA 15.7 Relação entre a placenta fetal bovina e o endométrio materno. **A.** Imagem do feto no útero mostrando múltiplos placentomas (a união de carúncula com o cotilédone é denominada placentoma). **B.** Ampliação de um placentoma, circundado por várias aberturas de glândulas endometriais. É mostrada apenas parte do cotilédone fetal, de modo a possibilitar a visualização da carúncula materna subjacente e das aberturas das glândulas endometriais. **C.** Corte transverso de um placentoma. Cotilédone é parte da placenta fetal e carúncula é parte da placenta materna.

Isso é conhecido como **frêmito**, considerado um bom indicador de prenhez. A artéria do ovário é espiralada e se adere firmemente à veia ovariana, que transporta sangue de ambos, ovários e útero (Figura 15.11). Em algumas espécies (p. ex., vacas e ovelhas e, talvez, outras), esse arranjo vascular é importante para a difusão do hormônio **prostaglandina $F_{2\alpha}$ ($PGF_{2\alpha}$)** (ver Capítulo 6), da veia ovariana até a artéria ovariana. O transporte inicial por esse arranjo desvia da circulação geral, onde grande parte do hormônio seria inativada pelas células do endotélio vascular, nos pulmões. A necessidade de produção é menor porque a maioria da $PGF_{2\alpha}$ produzida atinge apenas o órgão-alvo (ovário), se desviando da circulação geral (e, assim, evitando a sua inativação), que perfunde todo o corpo. Nos sítios ovarianos, a $PFG_{2\alpha}$ inicia a **luteólise** (regressão do corpo lúteo)

■ Hormônios do sistema reprodutor feminino

1. Dietilestilbestrol e estradiol 17β são estrógenos? Eles são esteroides?
2. Que hormônios esteroides das fêmeas atuam em combinação com estrógenos e que geralmente requerem um estímulo estrogênico prévio?
3. Qual hormônio esteroide da fêmea impede a contratilidade do útero durante a prenhez?
4. Quais são as principais funções da gonadotrofina, na fêmea?
5. Na fêmea, os estrógenos elevam ou reduzem os níveis tônicos de gonadotrofina?
6. Qual a participação do sistema porta-hipofisário na liberação de FSH e LH?

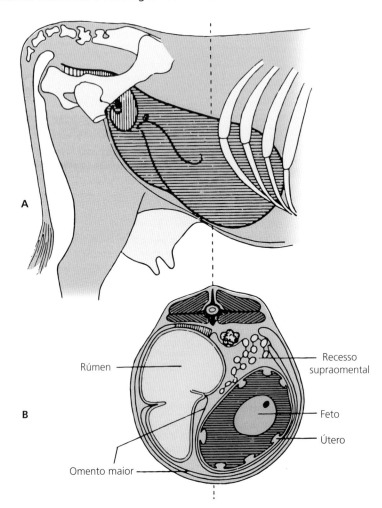

■ **FIGURA 15.8** Localização do útero da vaca. **A.** Útero não grávido (linha vertical), em comparação com um útero grávido de 6 meses (linhas horizontais). **B.** Localização de um útero grávido de 6 meses, em corte transversal (rúmen no lado esquerdo e útero no lado direito do abdome). (De Dyce KM, Wensing CJG. Essentials of Bovine Anatomy. Philadelphia, PA: Lea & Febiger, 1971.)

7. Qual é a importância de aumentos gradativos dos teores de estrógenos, durante determinado período, na liberação de LH?

Os principais hormônios associados ao ciclo ovariano, prenhez e parição são estrógenos, progesterona e gonadotrofinas.

Estrógenos

Os estrógenos são hormônios naturais ou sintéticos. Nos mamíferos, os estrógenos importantes são os esteroides produzidos no ovário (células granulosas dos folículos), placenta e córtex adrenal. Um estrógeno sintético comum é o **dietilestilbestrol**, que não é um esteroide, mas sim um álcool complexo com propriedades estrogênicas. As estruturas químicas do dietilestilbestrol e estradiol-17β (um esteroide) são mostradas na Figura 15.12. Independentemente do local de produção, os esteroides compartilham uma via de biossíntese comum (Figura 15.13).

O estradiol-17β e a estrona são estrógenos que predominam em fêmeas de animais domésticos não prenhez e prenhez, respectivamente.

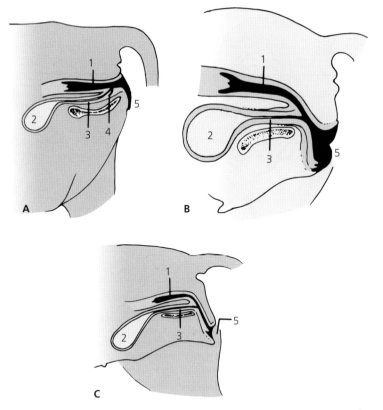

■ **FIGURA 15.9** Variações nas localizações do vestíbulo vaginal entre as espécies. **A.** Vaca. **B.** Égua. **C.** Cadela. A vulva e, consequentemente, o vestíbulo vaginal, se estendem em direção caudal, a partir do orifício uretral externo. 1, vagina; 2, bexiga; 3, uretra; 4, divertículo suburetral (não presente em éguas e cadelas); 5, vulva. (De Dyce KM, Sack WO, Wensing CJG. Textbook of Veterinary Anatomy. 4th edn. St Louis, MO: Saunders Elsevier, 2010.)

Em geral, a principal função dos estrógenos é induzir a proliferação e o crescimento celular dos tecidos relacionados à reprodução. As respostas teciduais induzidas pelos estrógenos são:

1. Estímulo ao desenvolvimento das glândulas endometriais;
2. Estímulo ao desenvolvimento dos ductos das glândulas mamárias;
3. Aumento da atividade secretora de ductos uterinos;
4. Iniciação da receptividade sexual;
5. Controle da secreção do hormônio luteinizante (LH) pela adeno-hipófise (pituitária anterior);
6. Possível regulação da liberação de PGF$_{2\alpha}$ pelo útero não grávido e grávido;
7. Aderência inicial da epífise com a haste de ossos longos e, assim, interrompendo o crescimento desses ossos;
8. Anabolismo proteico; e
9. Atividade epiteliotrópica.

O efeito dos estrógenos no anabolismo de proteína é menos marcante do que aquele ocasionado pela testosterona. É provável que o seu efeito esteja associado mais especificamente com os órgãos sexuais do que com uma ação generalizada. A função epiteliotrópica se manifesta no cio, quando o epitélio vaginal se prolifera e a cornificação se torna mais prevalente.

Progesterona

A progesterona, à semelhança dos estrógenos, é um hormônio sexual esteroide produzido pelo corpo lúteo (CL), pela placenta e pelo córtex adrenal. A sua participação na via de biossíntese comum é mostrada na Figura 15.13. É o principal hormônio progestágeno. Alguns

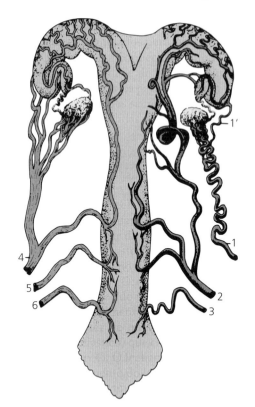

■ **FIGURA 15.10** Vista ventral do suprimento sanguíneo ao trato reprodutor da vaca. As artérias são mostradas no lado direito e as veias no lado esquerdo. 1, artéria ovariana; 1', ramo uterino; 2, artéria uterina; 3, artéria vaginal; 4, veia ovariana; 5, veia uterina; 6, veia vaginal (De Dyce KM, Sack WO, Wensing CJG. Textbook of Veterinary Anatomy. 4th edn. St Louis, MO: Saunders Elsevier, 2010.)

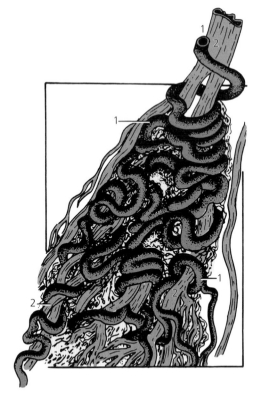

■ **FIGURA 15.11** Relação da artéria ovariana de uma fêmea ruminante e suas ramificações (1) com aquelas da veia ovariana (2). O entrelaçamento assegura uma ampla área de contato. (De Dyce KM, Sack WO, Wensing CJG. Textbook of Veterinary Anatomy. 3rd edn. Philadelphia, PA: WB Saunders, 2002.)

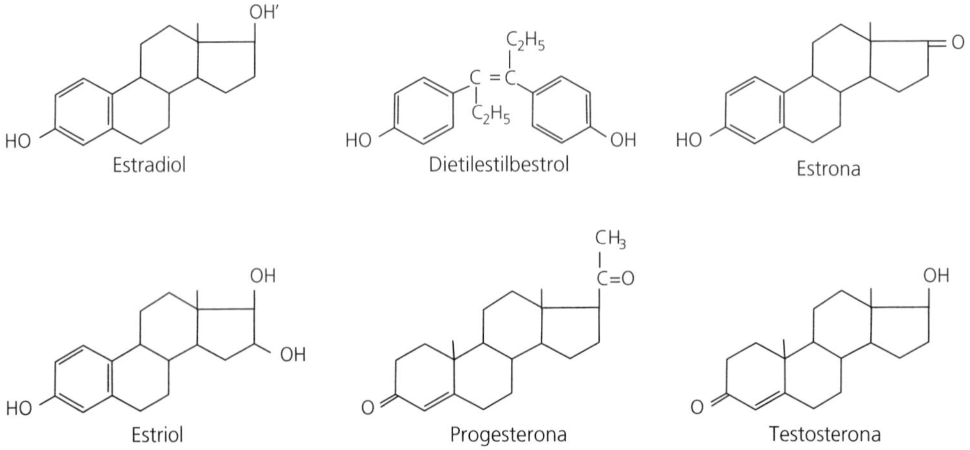

■ **FIGURA 15.12** Estruturas químicas de alguns hormônios esteroides e do dietilestilbestrol. (De Pineda MH. Female reproduction system. In: Pineda MH, Dooley MP, eds. McDonald's Veterinary Endocrinology and Reproduction. 5th edn. Ames, IA: Iowa State Press, 2003.)

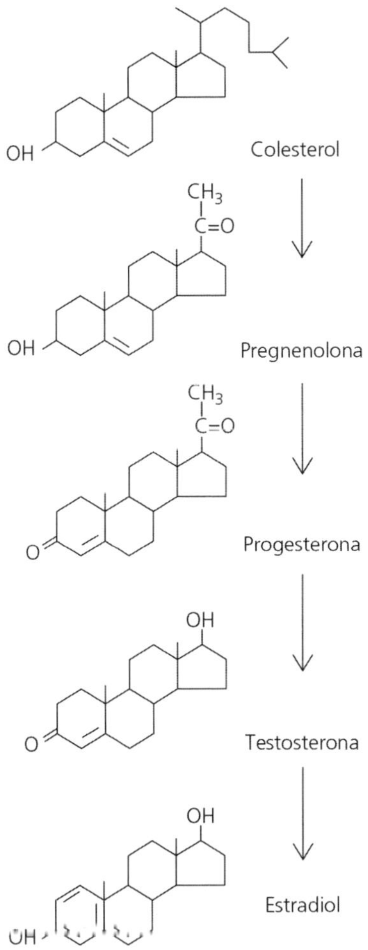

do útero durante a gestação, e (5) regular a secreção de gonadotrofinas.

As interrelações entre estrógenos, progesterona e gonadotrofinas são descritas posteriormente, na discussão sobre ciclo estral e gestação.

Gonadotrofinas

Hormônio folículo estimulante (FSH) e **hormônio luteinizante (LH)** são coletivamente denominados gonadotrofinas, porque estimulam as células do ovário e do testículo (gônadas). FSH e LH são hormônios secretados pelas células da adeno-hipófise. Ambos são quimicamente classificados como **glicoproteínas**. Glicoproteína é uma proteína conjugada na qual o grupo não proteico é um carboidrato.

A principal função do FSH na fêmea é promover o crescimento de folículos. LH é importante para o mecanismo de ovulação e a luteinização da camada de células granulosas, uma etapa fundamental na formação do CL. Aparentemente, no plasma há concentrações de FSH e LH, em nível tônico ou basal. Esses níveis são controlados por um mecanismo de *feedback* negativo, pelas gônadas. O nível tônico á aumentado pelos estrógenos e diminuído pela progesterona.

A liberação de FSH e LH pela adeno-hipófise é controlada por um hormônio liberador sintetizado no hipotálamo. O sistema circulatório envolvido é conhecido como **sistema porta-hipofisário** (Figura 15.14). Um sistema porta começa com capilares e termina com capilares. Os capilares hipotalâmicos recebem uma secreção de células sensitivas do hipotálamo conhecida como **hormônio liberador de gonadotrofina (GnRH)**. O GnRH é secretado em resposta à baixa concentração de LH ou FSH e, então, ocorre secreção de LH ou FSH.

As concentrações de estrógenos e progesterona também influenciam a secreção de LH ou FSH. Em geral, o aumento na concentração de estrógeno aumenta a sensibilidade da adeno-hipófise (pituitária anterior) ao GnRH e resulta em maior liberação de gonadotrofinas. A progesterona reduz a sensibilidade da adeno-hipófise ao GnRH e as concentrações de LH e FSH diminuem. Estas influências, principalmente aquelas do estrógeno, dependem do

■ **FIGURA 15.13** Biossíntese de hormônios esteroides a partir do colesterol. (De Hafez ESE, Hafez B. Reproduction in Farm Animals. 7th edn. Baltimore, MD: Lippincott Williams & Wilkins, 2000.)

progestágenos naturais e sintéticos são denominados **progestinas**.

Com frequência, as atividades associadas à progesterona ocorrem em combinação com a ação de estrógenos e geralmente requerem um estímulo estrogênico prévio. As funções da progesterona são: (1) promover o desenvolvimento das glândulas endometriais, (2) estimular a atividade secretora das glândulas do oviduto e do endométrio, de modo a fornecer nutrientes para o desenvolvimento do embrião antes da implantação, (3) estimular o desenvolvimento dos lóbulos alveolares das glândulas mamárias, (4) prevenir a contração

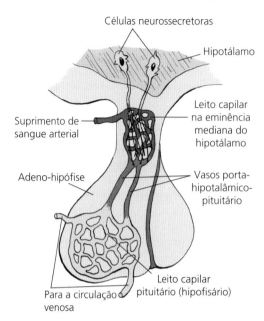

■ **FIGURA 15.14** Circulação porta-hipofisária envolvida na secreção de hormônios da adeno-hipófise. Corpos celulares do hipotálamo percebem a necessidade de hormônio e secreta um hormônio liberador no leito capilar hipotalâmico. O hormônio liberador alcança o leito capilar hipofisário e se difunde para as células específicas, estimulando a secreção de seu hormônio específico.

aumento gradativo da concentração de estrógeno durante determinado período, que resulta em um pico de liberação de LH pré-ovulatório. Diferentemente, quando a concentração de estrógeno é basal e de curta duração, as secreções de LH e FSH são suprimidas.

■ Atividade do folículo ovariano

1. Como os folículos em crescimento se tornam folículos de Graaf?
2. Que parte do folículo de Graaf secreta andrógenos? Os andrógenos permanecem como andrógenos?
3. Quais hormônios ocasionam a formação de um espaço preenchido com líquido denominado antro?
4. Quais são as funções do pico de LH pré-ovulatório (24 h)?
5. Todas as fêmeas ovulam antes do fim do cio? Qual é a diferença entre ovulação espontânea e ovulação reflexa?
6. Ocorre ovulação em todos os folículos em desenvolvimento? Os folículos continuam a crescer e se desenvolver em todas as fases do ciclo ovariano? Qual deve ser a característica do folículo para sua ovulação?
7. Quais alterações estão envolvidas na formação do corpo lúteo? Como o corpo lúteo se mantém?
8. Qual a substância luteolítica natural que ocasiona regressão do corpo lúteo? Ocorre regressão súbita do corpo lúteo em cadelas e gatas?
9. Qual o único sistema de liberação da substância luteolítica natural.
10. O que é corpo lúteo persistente e qual a causa mais provável?

No início do ciclo reprodutivo, folículos selecionados do ovário são influenciados por hormônios e continuam a crescer e atingem a maturidade, seguido de ovulação e desenvolvimento e regressão do corpo lúteo. Estas alterações ocorrem novamente em outros folículos, em intervalos típicos para determinada espécie.

Crescimento folicular

Puberdade é definida como o início da vida reprodutiva; nas fêmeas geralmente é marcada pelo início da atividade ovariana. A formação de folículos de Graaf a partir dos folículos em crescimento é dependente de ação hormonal e inicia na puberdade, quando os níveis tônicos de LH e FSH começam a aumentar e diminuir em cada ciclo estral. As células intersticiais circundam a membrana basal das células granulosas para formar a **teca**, que se diferencia em **teca interna** e **teca externa**. À medida que as células da teca se formam ao redor dos folículos, um leito capilar se desenvolve entre eles. A extensão desses **capilares tecais** aumenta e eles se concentram na teca interna, junto à membrana basal que separa as células da teca interna daquelas células granulosas (Figura 15.15). Receptores de LH se formam nas células da teca interna e receptores de FSH e estrógenos se formam nas células granulosas.

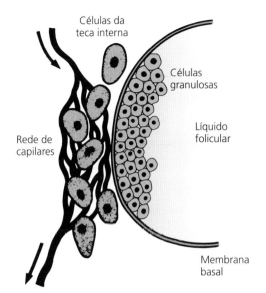

■ **FIGURA 15.15** Formação de um folículo de Graaf a partir de um folículo em crescimento. Estrutura da parede. As células da teca interna recebem bom suprimento sanguíneo. A membrana basal priva as células granulosas de suprimento sanguíneo. (De Baird DT. Reproductive hormones. In: Austin CR, Short RV, eds. Reproduction in Mammals, Book 3. Cambridge, England: Cambridge University Press, 1972. Reimpresso com permissão da Cambridge University Press.)

Durante o estágio dependente da ação hormonal, sob a influência de LH, as células da teca interna produzem **andrógenos**. Os andrógenos se difundem da teca interna para as células granulosas. Sob a influência do FSH, as células granulosas transformam andrógenos em estrógenos. Os estrógenos produzidos induzem crescimento e divisão das células granulosas e, juntamente com o FSH, estimulam as células granulosas a produzir secreções que ocasionam separação das células granulosas e originam um espaço que é preenchido com **líquido (líquido folicular)**, denominado **antro** (ver Figura 15.15). Também, o FSH estimula a formação de receptores de LH nas células granulosas. Um pico de LH (**pico pré-ovulatório**) ocorre cerca de 24 horas antes da ovulação. Além de sua participação na ovulação e na formação do corpo lúteo, o pico de LH reduz o número de receptores de FSH nas células granulosas e, assim, diminui a produção de estrógeno pelas células granulosas.

Ovulação

Quando o oócito é liberado no abdome, por seu folículo proeminente, ele é recoberto pelas células granulosas (células foliculares) que imediatamente o circundou pouco antes da ovulação; esse revestimento celular é conhecido como **corona radiata**. O oócito e as células granulosas são excretados junto com o líquido folicular viscoso (gelatinoso) que os envolve. No momento da ovulação, o oócito, juntamente com as células que o circunda e a massa gelatinosa, é transferido para a tuba uterina devido à motilidade das fímbrias. A relação entre ovulação e cio em animais domésticos, bem como outros fatores envolvidos na reprodução de fêmeas, é mostrada na Tabela 15.1.

Em todas as espécies domésticas a ovulação é espontânea (sem necessidade de estímulo), exceto em gatas. A gata e outras fêmeas que não apresentam ovulação espontânea (p. ex., marta, coelha, furão) apresentam **ovulação reflexa**, na qual é necessário o coito para ocorrer ovulação. Aparentemente o contato do coito induz um pico de LH.

A seleção de folículos para ovulação parece ser, principalmente, aleatória. Em geral está associada com uma maior quantidade de folículos em crescimento ativos, presentes quando ocorreu prévia regressão do CL (ou seja, quando diminui o teor de progesterona e as concentrações de FSH e LH começam aumentar). Os folículos continuam a crescer e a se desenvolver durante todas as fases do ciclo ovariano, com algum prejuízo durante a fase lútea, sendo necessário um pico de LH para a ovulação. Os folículos que estão prestes a se desenvolverem completamente, porém sem os receptores apropriados de LH, não ovulam em resposta ao pico de LH; tornam-se folículos atrésicos.

Formação e regressão do corpo lúteo

A formação do CL envolve a **luteinização da camada granulosa**, condição em que a granulosa deixa de secretar estrógeno e passa a secretar progesterona (os receptores de LH nas células granulosas foram previamente

Tabela 15.1 Fatores relacionados à reprodução feminina.

ANIMAL	INÍCIO DA PUBERDADE (MESES)	IDADE NO PRIMEIRO SERVIÇO (MÉDIA)	DURAÇÃO DO CICLO ESTRAL (DIAS)	DURAÇÃO DO CIO	PERÍODO DE GESTAÇÃO (DIAS)
Égua	18 (10 a 24)	2 a 3 anos	21 (19 a 21)	5 dias (4,5 a 7,5 dias)	336 (323 a 341)
Vaca	4 a 24	14 a 22 meses	21 (18 a 24)	18 h (12 a 28 h)	282 (274 a 291)
Ovelha	4 a 12 (1º outono)	12 a 18 meses	16 a 1/2 (14 a 20)	24 a 48 h	150 (140–160)
Porca	3 a 7	8 a 10 meses	21 (18 a 24)	2 dias (1 a 5 dias)	114 (110 a 116)
Cadela	6 a 24	12 a 18 meses	6 a 12 meses	9 dias (5 a 19 dias)	63 (60 a 65)
	MOMENTO DA OVULAÇÃO	MOMENTO IDEAL PARA O ACASALAMENTO		MOMENTO RECOMENDADO PARA ACASALAMENTO APÓS O PARTO	
Égua	1 a 2 dias antes do final do cio	3 a 4 dias antes do final do cio ou 2º ou 3º dia de cio		Cerca de 25 a 35 dias ou no 2º cio, cerca de 9 dias, ou no 1º cio, apenas se normal	
Vaca	10 a 15 h após o final do cio	Imediatamente antes da metade do cio até o final do cio		60 a 90 dias	
Ovelha	12 a 24 h antes do final do cio	18 a 24 h após o início do cio		Geralmente próximo ao outono	
Porca	30 a 36 h após o início do cio	12 a 30 h após o início do cio		1º cio, 3 a 9 dias após o desmame dos leitões	
Cadela	1 a 2 dias após o início do cio verdadeiro	2 a 3 dias após o início do cio ou 10 a 14 dias após o início do sangramento do proestro		Geralmente no 1º cio ou 2 a 3 meses após o desmame	

De from Frandson RD, Spurgeon TL. Anatomy and Physiology of Farm Animals. 5th edn. Philadelphia. PA: Lea & Febiger, 1992.

induzidos pelo FSH). O processo inicia com o pico pré-ovulatório de LH. A cavidade do folículo que se rompeu e o coágulo de fibrina dentro dele atuam como matriz, na qual as células granulosas se desenvolvem. Os vasos sanguíneos da teca externa alcançam o CL em desenvolvimento, que se torna vascularizado. A manutenção do CL se deve ao LH oriundo do seu pico e à concentração basal circulante de LH. Em ovelhas, há necessidade de prolactina, um hormônio gonadotrófico em algumas espécies, para manter o CL, além do LH.

O útero (endométrio) tem importante participação no controle do tempo de duração do CL em éguas, vacas, porcas, ovelhas e cabras não prenhes, mas não na regressão do CL em cadelas e gatas. O PGF2α é liberado pelo útero não grávido, aproximadamente, 14 dias após a ovulação e considera-se que seja uma substância luteolítica natural (provoca regressão do CL). O retorno do sangue venoso uterino para o coração direito e daí para o pulmão, antes do transporte de sangue arterial ao ovário, resulta na inativação de cerca de 90% de $PGF_{2\alpha}$ pelo endotélio vascular. A fim de assegurar a liberação suficiente de $PGF_{2\alpha}$ diretamente no ovário, para a luteólise, o arranjo anatômico da veia ovariana, na qual retorna o sangue oriundo do ovário e do útero, e da artéria ovariana, é tal que a $PGF_{2\alpha}$ pode se difundir da veia para a artéria e pode ocorrer perfusão ovariana de $PGF_{2\alpha}$ antes do retorno do sangue aos pulmões (Figuras 15.11 e 15.16). Para que a $PGF_{2\alpha}$ seja efetiva ao alcançar a circulação geral, ela deve ser secretada pelo útero em quantidade maior e/ou ser mais resistente à degradação nos pulmões. A meia-vida da $PGF_{2\alpha}$ na circulação geral é mais importante em porcas e éguas.

A causa da regressão final do CL em cadelas e gatas (cadelas, 75 dias; gatas, 35 dias) não é conhecida. Não ocorre lise súbita.

Corpo lúteo persistente

O prolongamento da fase lútea além de 14 dias para, às vezes, 1 a 5 meses é conhecido como corpo lúteo persistente. A presença de CL persistente impede o retorno à fase folicular e a

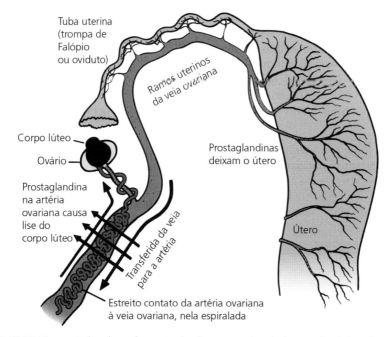

■ **FIGURA 15.16** Via aventada pela qual a prostaglandina secretada pelo útero estimulado pela progesterona pode alcançar a artéria ovariana e provocar lise do corpo lúteo em ovelhas e, possivelmente, em outras espécies. (Adaptada de Short RV. Role of hormones in sex cycles. In: Austin CR, Short RV, eds. Reproduction in Mammals, Book 3. Cambridge, England: Cambridge University Press, 1972.)

448 Anatomia Funcional e Fisiologia dos Animais Domésticos

próxima ovulação. A causa imediata de CL persistente é a falha do endométrio em sintetizar $PGF_{2\alpha}$. Com frequência, essa falha é causada por inflamação do endométrio, aguda ou crônica.

Sumário de eventos do ciclo ovariano

Os eventos ovarianos associados com um ciclo de alterações hormonais podem ser resumidos como:

1. Após a regressão do CL (luteólise provocada pela $PGF_{2\alpha}$), aumenta a secreção de FSH e LH (devido à diminuição na concentração de progesterona)
2. LH estimula a secreção de andrógenos pelas células da teca interna, que se difundem às células granulosas.
3. FSH estimula a conversão de andrógeno em estrógeno pelas células granulosas e a concentração de estrógeno aumenta gradativamente.
4. FSH estimula a formação de receptores de LH nas células granulosas.
5. O líquido com alto teor de estrógeno produzido pelas células granulosas separa as células granulosas e origina uma bolsa conhecida como antro.
6. O aumento gradativo da concentração de estrógeno induz um pico de liberação pré-ovulatória de LH.
7. O pico de LH favorece a maturação do oócito pelo reinício da meiose no primeiro estágio do corpúsculo polar.
8. Um pico de LH estimula a produção intrafolicular de prostaglandinas A e E (PGA e PGE), associadas com a ruptura do folículo.
9. Concomitante à produção de PGA e PGE ocorre formação de corpos multivesiculares (MVB), os quais originam saculações da teca externa exposta.
10. MVB parece secretar enzimas proteolíticas que digerem a substância de cimentação amorfa dos fibroblastos da teca externa, possibilitando a saída do oócito (ovulação)

11. O pico de LH reduz no número de receptores de FSH nas células granulosas, de modo que a taxa de conversão de andrógeno em estrógeno diminui.
12. O LH se fixa aos receptores de LH da célula granulosa e inicia a modificação da granulosa, de secreção de estrógeno na fase folicular para secreção de progesterona na fase lútea.
13. Em algum ponto do estágio final desses eventos ocorre ovulação, e a cavidade anteriormente ocupada pelo folículo maduro torna-se um corpo lúteo.
14. O corpo lúteo secreta progesterona, que reduz a produção de FSH e LH pela adeno-hipófise.
15. Ocorre regressão do corpo lúteo, e a produção de progesterona começa a diminuir.
16. A diminuição do teor de progesterona faz com que a secreção de FSH e LH aumente e o ciclo se repete.

Os eventos ovarianos são ilustrados na Figura 15.17.

■ Receptividade sexual

1. **Que hormônio é necessário para a iniciação da receptividade sexual em todos os animais?**
2. **Como a progesterona exacerba a receptividade em algumas espécies de animais domésticos?**
3. **Quais espécies de animais domésticos requerem sinergismo do estrógeno com progesterona?**

Se a cópula ocorre próximo à ovulação, a fêmea deve ser receptiva ao macho. A iniciação da receptividade sexual em todos os animais requer estrógeno oriundo dos folículos antrais. Também, em algumas espécies (p. ex., cadela, ovelha, porca, vaca), a progesterona atua sinergicamente com o estrógeno para a manifestação de receptividade. Neurônios associados com o "**centro do sexo**" estão localizados difusamente no hipotálamo e são fundamentais para a iniciação dos mecanismos de comportamento sexual

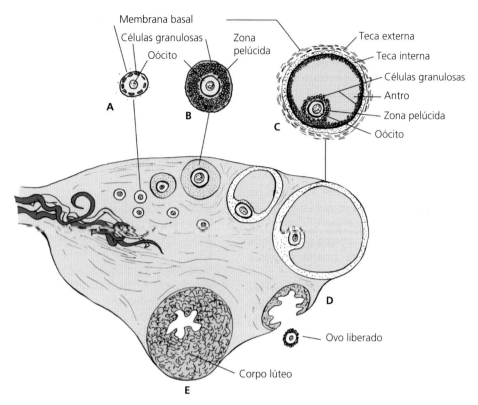

■ **FIGURA 15.17** Corte sagital do ovário. **A.** Folículo primário. **B.** Folículo em crescimento. **C.** Folículo de Graaf. **D.** Ruptura do folículo. **E.** Corpo lúteo. Essa representação esquemática mostra, na sequência, a origem, o desenvolvimento e a ruptura do folículo de Graaf e o corpo lúteo que se desenvolve a partir do folículo rompido.

como uma resposta aos hormônios. Parece que a progesterona (em níveis tônicos) atua como um estímulo aos centros do sexo hipotalâmicos, de modo que o estrógeno se torna efetivo. Em algumas vacas e porcas, durante o período pós-parto (após a parição), a baixa concentração de progesterona falha em estimular os centros do sexo do hipotálamo e os animais não ficam sexualmente receptivos na primeira ovulação pós-parto. Em ovelhas, o estímulo do hipotálamo pela progesterona é fundamental após o anestro sazonal, antes que a receptividade sexual se manifeste. Portanto, ovelhas não manifestam receptividade sexual em combinação com a primeira ovulação da estação de monta.

Na cadela, durante o **proestro**, quando os teores de estrógenos aumentam, não se constata receptividade sexual, embora possa ser sexualmente atrativa. Apenas quando o pico de LH ocorre próximo à ovulação é que se nota receptividade sexual. A concentração de progesterona pré-ovulatória, a partir do pico de LH (células granulosas luteinizadas), pode ser suficiente para estimular o hipotálamo. Antes do proestro, ocorre um longo período de inatividade sexual (**anestro**), durante o qual o teor de progesterona é baixo ou inexistente.

Alguma evidência tem mostrado a participação de GnRH na manifestação de receptividade sexual. Constatou-se que injeção de GnRH, sem estrógeno, induz posição para o ato sexual em alguns animais. Também, o início da receptividade sexual está estreitamente relacionado com o pico pré-ovulatório de LH, quando provocado pela liberação de GnRH.

Em cabra, gata e égua não ocorre sinergismo da progesterona com o estrógeno, na manifestação da receptividade sexual.

450 Anatomia Funcional e Fisiologia dos Animais Domésticos

■ Ciclo estral e fatores relacionados

1. Como se define o intervalo do ciclo estral?
2. Quais os estágios do ciclo estral e suas relações com a atividade ovariana?
3. Que hormônios esteroides predominam durante as fases foliculares?
4. Qual estágio do ciclo estral é caracterizado por receptividade sexual?
5. Qual é a influência do fotoperíodo em gata, égua, ovelha e cabra? Qual a relação do fotoperíodo com a fase de anestro e a fase de retorno do ciclo ovariano?
6. Qual é a relação entre nutrição e puberdade e o reinício da atividade ovariana após o parto?
7. Verifique as características das espécies associadas aos ciclos estrais: vaca – ovulação no proestro; ovelha – intervalo de ciclo estral curto; cadela – alterações citológicas na vagina e pseudogestação clássica; gata – ovulação reflexa, sinais de cio, comportamento de coito.

O termo **ciclo estral** refere-se à condição rítmica verificada em todas as fêmeas de mamíferos; envolve períodos regulares, porém limitados, de atividade sexual (cio) em intervalos típicos de determinada espécie. O **intervalo do ciclo** é definido como o período desde o início do período de receptividade sexual até o próximo período (intervalo ovulatório).

Geralmente, os animais são classificados como **monoéstricos** ou **poliéstricos**. Animais monoéstricos manifestam cio uma vez por ano. A maioria das fêmeas de mamíferos carnívoros selvagens é monoéstrica e, com alguma variação, a cadela geralmente é considerada monoéstrica. As fêmeas poliéstricas, inclusive a maioria das espécies domésticas, apresentam mais de um período de cio por ano. Fêmea poliéstrica sazonal é aquela que apresenta repetidos ciclos estrais em uma estação de monta fisiológica (em parte do ano), seguida de período de anestro até a próxima estação de monta.

Fases do ciclo estral

O ciclo estral pode ser dividido em várias fases, em função das alterações comportamentais ou ovarianas.

1. **Estro:** período de receptividade sexual, às vezes denominado cio. Em geral, a ovulação ocorre, porém nem sempre, no final do estro.
2. **Metaestro:** período pós-ovulatório inicial, durante o qual o CL começa a se desenvolver.
3. **Diestro:** período de atividade madura do corpo lúteo, que inicia cerca de 4 dias após a ovulação e termina com a regressão do CL.
4. **Proestro:** período que começa após a regressão do CL e termina no início do estro. Durante o proestro, o rápido desenvolvimento folicular induz a ovulação e o início da receptividade sexual.

Os **períodos foliculares (proestro e estro)** são caracterizados por dominância de estrógenos. Do ponto de vista comportamental, o estro/período de receptividade sexual inclui o cio e o diestro/período sexualmente não receptivo inclui metaestro, diestro e proestro.

Fotoperíodo

Dentre os animais domésticos considera-se que gatas, cabras, ovelhas e éguas apresentam reprodução sazonal. Estes animais são sexualmente inativos em algumas épocas do ano. O reinício da atividade sexual está relacionado com a concepção, de modo que o nascimento ocorre quando as condições ambientais são mais apropriadas para a sobrevivência da cria.

O fator mais importante associado à reprodução sazonal é o **fotoperíodo** (duração relativa de períodos em que se alternam luminosidade e escuridão). Ambas, gata e égua, apresentam **anestro** (sem ciclo estral) no final do outono devido à redução da luminosidade; o ciclo ovariano recomeça no final do inverno ou no início da primavera, devido ao aumento da luminosidade. Em ovelha e cabra acontece o oposto ao mencionado para gata e égua – ocorre ciclo ovariano quando há menor luminosidade e anestro quando aumenta a luminosidade. Não apenas ocorrem diferenças em resposta ao fotoperíodo entre as espécies, mas também dentro das espécies, em razão de diferenças genéticas (raça). A diferença intraespécie é mais evidente nas raças de ovinos e, provavelmente, está relacionada à sua origem e às diferenças ambientais relacionadas. A influência do fotoperíodo na atividade ovariana de gata, égua, ovelha e cabra é mostrada na Figura 15.18. Os dados aproximados de períodos de ciclo ovariano e de anestro variam em função da distância do equador e das diferenças relacionadas aos fotoperíodos.

Nutrição

A influência da nutrição no ciclo estral é mais evidente na puberdade e no retorno do ciclo estral após a parição. Os animais que recebem bons protocolos nutricionais atingem a puberdade em uma idade mais precoce do que aqueles privados de alimentos. Consequentemente, as estações de acasalamento podem ser retardadas quando as bezerras não recebem dieta apropriada. Após a parição e durante o início da lactação, as vacas podem apresentar balanço metabólico negativo, que pode resultar em maior intervalo entre o parto e o retorno da atividade ovariana.

Características das espécies

Embora o padrão geral do ciclo estral seja semelhante entre as espécies domésticas, as diferenças são notadas na duração, não apenas do ciclo, mas também das fases do ciclo. A duração do ciclo e a do cio, em animais domésticos, são mostradas na Tabela 15.1. A idade de início da puberdade também é variável e em algumas espécies é influenciada pela estação de acasalamento para aquela espécie.

Vaca

Vacas de raças com menor porte geralmente atingem a puberdade em uma idade mais precoce, comparativamente às raças de maior porte (raça Jersey, 8 meses; raça Holstein, 11 meses). Alterações comportamentais associadas ao cio incluem agitação, atitudes de monta, posição em pé passiva para ser montada, mais alerta do que outros animais e redução do apetite. Ao mesmo tempo, diminui a produção de leite, nota-se secreção muco na vulva, além de hiperemia e relaxamento da vulva. A detecção do cio é importante porque possibilita determinar o momento apropriado para a inseminação artificial.

A maioria das fêmeas de animais domésticos ovula no fim do cio, mas na vaca a ovulação ocorre 12 a 14 horas depois dele. Obtém-se melhor resultado quando a inseminação artificial é realizada ao redor de 10 a 12 horas após o início do cio. Portanto, na vaca a inseminação precede a ovulação e a fertilização ideal requer a meia-vida esperada do espermatozoide e do oócito e a capacitação. Capacitação refere-se à modificação do espermatozoide ejaculado ou inseminado, no trato reprodutor da fêmea, capacitando o espermatozoide para a fertilização de oócitos. A vida fértil do espermatozoide de bovinos (tempo na genitália feminina) é de 30 a 48 horas e a dos oócitos de vacas (após a ovulação) varia de 20 a 24 horas. A influência de momento da inseminação na taxa de concepção, em vacas, é mostrada na Figura 15.19.

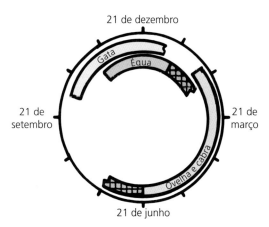

■ **FIGURA 15.18** Efeitos do fotoperíodo na atividade ovariana de gata, égua, ovelha e cabra, na latitude 38,5° Norte (Califórnia). As barras abertas representam períodos de inatividade ovariana (anestro). A transição de anestro para o estro (frequentemente irregular) é indicada pelas partes das barras com traços cruzados, para égua, ovelha e cabra. (De Stabenfeldt GH, Edqvist L. Female reproductive processes. In: Swenson MJ, Reece WO, eds. Dukes' Physiology of Domestic Animals. 13th edn. Ames, IA: Wiley-Blackwell, 2015.)

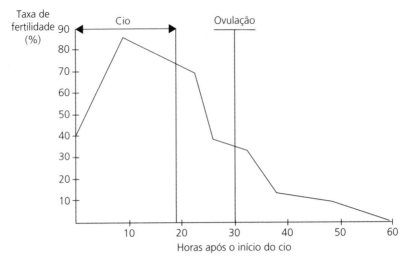

■ **FIGURA 15.19** Influência do momento de inseminação na taxa de concepção de vacas. A taxa de concepção é maior quando a vaca é inseminada ao redor de 10 a 12 horas após o início do cio. (De Stabenfeldt GH, Edqvist L. Female reproductive processes. In: Swenson MJ, Reece WO, eds. Dukes' Physiology of Domestic Animals. 13th edn. Ames, IO: Wiley-Blackwell, 2015.)

Égua

Em éguas, o início da puberdade ocorre na estação de acasalamento após o nascimento. Se o intervalo entre o nascimento e a próxima estação de monta é curto (p. ex., nascimento no verão), a puberdade pode ser retardada em 12 meses. Em éguas, nota-se ampla variação na idade de início da puberdade, de 12 a 18 meses.

A transição do anestro, no inverno, para o estro, no final do inverno ou no início da primavera, frequentemente é irregular, ou seja, os folículos podem estar desenvolvidos, mas não ocorre ovulação. Isso resulta em período de cio prolongado. Após a primeira ovulação, o período do ciclo estral estabiliza e o cio dura 5 a 6 dias.

A ovulação ocorre cerca de 24 horas antes do final do cio e coincide com o final do cio, que é uma boa indicação da ocorrência da ovulação. Na égua, os sinais de cio são: elevação da cauda, permanência de pé com os membros pélvicos afastados entre si, posição agachada e micção e ereção rítmica do clitóris.

Ovelha

Em propriedades onde as cordeiras normalmente nascem no período de dezembro a março (no hemisfério norte), o início da puberdade ocorre no próximo outono, ao redor de 8 a 9 meses de idade.

Em ovelhas, o ciclo estral é mais curto do que em outras espécies domésticas porque a fase antral do crescimento folicular é 3 a 4 dias mais curta. A estação de acasalamento fisiológica dura 6 a 7 meses, período no qual são observados repetidos ciclos estrais, na ausência de prenhez.

Um sinal evidente do cio é a agitação da cauda. Também, as fêmeas separadas dos machos por uma barreira frequentemente se posicionam bem próximo à barreira.

Porca

As leitoas nascem em qualquer época do ano e atingem a puberdade aos 6 a 7 meses de idade. A taxa de ovulação é mais marcante no terceiro cio após o início da puberdade.

Os sinais de cio incluem tumefação da vulva, inquietação e redução do apetite. A aplicação de pressão no dorso da porca em cio induz o reflexo de rigidez notado durante o acasalamento natural com o varrão.

A ovulação ocorre em ambos os ovários, podendo ser liberados 14 a 16 oócitos. Devido ao grande número de folículos ou corpo lúteo,

Cabra

A estação de acasalamento e o período de gestação são semelhantes em cabras e ovelhas; a puberdade inicia ao redor da mesma idade (8 a 9 meses). No entanto, frequentemente é postergada até a próxima estação de acasalamento.

Em cabras, os sinais de cio são semelhantes àqueles manifestados pelas ovelhas. Durante o acasalamento, rapidamente ocorre penetração e ejaculação, geralmente dentro de segundos.

Pseudogestação é uma condição na qual a fêmea apresenta a maioria dos sinais de prenhez, mas não está gestante. Ocorre aumento do útero devido ao acúmulo de líquido. Isso acontece em cabras e acredita-se que seja causada pela demora na regressão do CL (ver seção Corpo lúteo persistente). A injeção de $PGF_{2\alpha}$ resulta na regressão do CL e eliminação do acúmulo de líquido no útero.

Cadela

Em cadelas, o início da puberdade é constatado 2 a 3 meses depois que o animal atinge o tamanho adulto. Dentre as raças, varia de 6 a 12 meses de idade.

A cadela apresenta um período surpreendentemente longo de inatividade ovariana (anestro), não relacionado ao fotoperíodo ou à dieta. Em razão disso, às vezes é considerada monoéstrica. Ciclos estrais são comuns em todas as épocas do ano. As fases do ciclo estral são diferentes daquelas de outras espécies; é mais longo. Cada uma das fases, de proestro e de estro, dura 7 a 10 dias; a fase de diestro é longa, de 70 a 80 dias.

O pico de LH ocorre no final do proestro, seguido de ovulação em 24 a 48 horas. A cadela pode ser sexualmente atrativa durante o proestro, mas não é sexualmente receptiva até cessar o pico de LH. Em seguida, a secreção de progesterona é fundamental para a receptividade e embora o teor de estrógeno diminua, a receptividade sexual se mantém por 7 a 10 dias.

As alterações citológicas na vagina parecem mais marcantes em cadelas do que em outras espécies domésticas e está relacionada com cada fase do ciclo estral. Esfregaços obtidos da vagina são úteis para avaliar o estágio do cio e para estimar o momento mais apropriado para o acasalamento. As principais alterações citológicas são (1) espessamento e cornificação do epitélio vaginal, (2) carência de leucócitos devido ao espessamento do epitélio, e (3) surgimento de hemácias devido ao desenvolvimento do sistema vascular do endométrio.

Dentre as fêmeas que manifestam pseudogestação, na cadela é que é mais frequentemente notada. Na ausência de prenhez o corpo lúteo persiste e, durante o longo diestro a progesterona continua a ser produzida, por 50 a 80 dias. Essa condição é normal em cadelas porque o útero não está ativo durante a regressão do CL (produção de $PGF_{2\alpha}$). Ocorre hipertrofia do endométrio e desenvolvimento de glândulas endometriais, mesmo na ausência de feto. Algumas cadelas não exibem outros sinais de elevação prolongada da concentração de progesterona, mas outras apresentam aumento das glândulas mamárias e relaxamento da pelve. Ocasionalmente, elas desenvolvem um comportamento materno, inclusive com construção de "cama". Raramente, a cadela inicia lactação e manifesta sinais de trabalho de parto.

O longo período de predominância de progesterona (diestro longo), associado a um período relativamente longo de regressão do endométrio após a lise do CL, predispõe o endométrio a piometra. Piometra é comum em cadelas mais velhas.

Gata

As gatas que nascem na primavera e no verão atingem a puberdade na próxima estação de acasalamento, ao redor de 6 a 8 meses de idade. A puberdade de gatas que nascem no outono e no início do inverno é retardada por 1 ano, até a próxima estação de acasalamento. No hemisfério norte, considera-se estação de acasalamento o período de janeiro a outubro.

Se não ocorreu copulação, a gata não manifesta ovulação e não desenvolve a fase lútea até o próximo ciclo. No entanto, a fase folicular de 8 dias é seguida de um período de 8 dias de inatividade ovariana. Se ocorre copulação, mas a gata não fica prenhe, uma fase lútea prolonga o início do próximo proestro, com um tempo

Anatomia Funcional e Fisiologia dos Animais Domésticos

mínimo de 42 dias até o cio. Gatas desenvolvem pseudogestação quando ocorre fase lútea sem gestação. O desenvolvimento do útero, das glândulas mamárias e do abdome não é tão marcante como na cadela e raramente a gata inicia lactação e faz "cama".

Nas gatas, os sinais de cio incluem maior afeição, que pode ser demonstrada a pessoas e frente a qualquer objeto – perna de mesa ou outras peças de mobiliário. Elas também rastejam com o tórax contra o piso, rolam e vocalizam por longos períodos.

Podem ocorrer várias copulações com penetração e ejaculação, cada uma com duração de 10 a 15 segundos. Após cada penetração há um período refratário ou ausência de receptividade sexual que dura 10 a 15 minutos. Durante a primeira hora de contato podem ocorrer quatro ou cinco penetrações e ejaculações.

■ Prenhez

1. Qual é o período de gestação nas fêmeas das espécies domésticas (ver Tabela 15.1).
2. O que é um reservatório de esperma? Onde se localizam os principais reservatórios?
3. O que é capacitação? Indique uma alteração na capacitação.
4. Qual é a zona de reação associada à fertilização? Onde esta normalmente ocorre?
5. O que é leite uterino?
6. O que você entende por implantação?
7. O que é placentação? Quais membranas constituem a placenta fetal?
8. Qual é a relação das membranas placentárias entre si e entre o feto e a mãe? Onde estão localizados os ramos das artérias e veias umbilicais?
9. O que é úraco persistente?
10. Que animais apresentam placenta cotiledonária? Quais os constituintes do placentoma?
11. Quais hormônios esteroides predominam durante a gestação? Onde são produzidos? As fontes e a duração de sua produção são diferentes entre as espécies?

Quando o corpo lúteo é necessário, em todas as espécies?

12. Qual é a função da gonadotrofina sérica de égua prenhe (PMSG)?
13. Em vacas, quais são os sinais de prenhez constatados durante a palpação retal?

Prenhez é a condição da fêmea na qual a cria, ainda não nascida, está presente no interior do corpo materno. Prenhez é também denominada **gestação**, e sua duração frequentemente é conhecida como **período de gestação**, que se estende desde a fertilização até o nascimento. Os períodos de gestação de várias fêmeas de animais domésticos são mostrados na Tabela 15.1. A prenhez inicia com a fertilização e termina com o parto; inclui etapas fundamentais de implantação e placentação. Antes da fertilização, o oócito e o espermatozoide são transportados para locais apropriados das tubas uterinas.

Transporte de oócito e espermatozoide

Na ovulação, as fímbrias das tubas uterinas (ver Figura 15.1) encontram-se em estreito contato com os ovários. A atividade de contratilidade das fímbrias direciona o oócito para a abertura em formato de funil da tuba uterina. Na tuba uterina o oócito é direcionado ao útero pela ação dos cílios e pela motilidade da tuba uterina.

O espermatozoide ejaculado é transportado para as tubas uterinas devido ao aumento da motilidade uterina induzida pela liberação de ocitocina no momento do coito e pela presença de prostaglandinas no sêmen. A ocitocina é efetiva porque o útero é estimulado por estrógeno. Acredita-se que a pressão negativa (vácuo) no útero seja outro fator que auxilia no transporte. Vários espermatozoides são rapidamente transportados para as tubas uterinas após a ejaculação, mas acredita-se que esses não são aqueles responsáveis pela fertilização. Sua presença pode ser simultânea à propagação de líquidos acessórios por toda a genitália tubular. Os espermatozoides destinados à fertilização são transportados mais lentamente, a partir de seus locais de deposição (canal da cérvice, útero, vagina), para o **reservatório de espermatozoides**. A cérvice de fêmeas ruminantes apresenta sulcos e criptas mucosas proeminentes, que propiciam uma ampla superfície de secreção (Figura 15.20). As criptas da cérvice e seu revestimento mucoso auxiliam no aprisionamento físico dos espermatozoides e atuam como reservatórios de espermatozoides. Outro importante reservatório de espermatozoides se localiza na junção dos cornos uterinos com as tubas uterinas.

Nos reservatórios de espermatozoides, eles sofrem alterações necessárias para posterior penetração na zona pelúcida e fertilização do oócito. Estas alterações, conhecidas como **capacitação**, demoram várias horas. Uma importante alteração envolve o **acrosoma**, nos quais originam canais para a saída de hialuronidase e de uma enzima proteolítica; estas substâncias são fundamentais para a penetração no ovo. Os espermatozoides capacitados são lentamente liberados dos reservatórios e prosseguem em direção à ampola do oviduto (porção dilatada próxima do infundíbulo), para a fertilização. Ocorre ovulação após o início do cio, de modo que a inseminação é realizada antes da ovulação. Isso possibilita um tempo de capacitação suficiente; como a meia-vida do espermatozoide para a fertilização é duas vezes mais longa do que a do oócito, geralmente há grande número de espermatozoides prontos para a fertilização, no momento da ovulação. Na maioria das fêmeas dos animais domésticos, os oócitos são viáveis por, aproximadamente, 12 a 18 horas após a ovulação e os espermatozoides mantém a capacidade de fertilização por 24 a 48 horas, em vacas, ovelhas e porcas; por até 90 horas nas cadelas; e por 120 horas (5 dias) nas éguas.

Fertilização

Fertilização é a fusão dos gametas masculino e feminino para formar uma única célula, o zigoto. A primeira etapa da fertilização é a penetração da zona pelúcida pelo espermatozoide. Isto envolve não apenas as enzimas

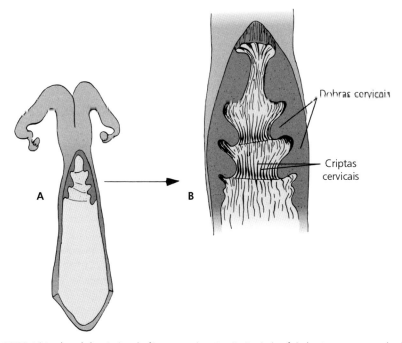

■ **FIGURA 15.20** Vista dorsal da cérvice de fêmea ruminante. **A.** A cérvice foi aberta e suas paredes laterais afastadas para mostrar os sulcos e criptas. **B.** Imagem aumentada da cérvice. Um revestimento mucoso auxilia no aprisionamento físico de espermatozoides destinados à fertilização. As dobras e as criptas atuam como reservatório de esperma, possibilitando a capacitação dos espermatozoides.

Anatomia Funcional e Fisiologia dos Animais Domésticos

hialuronidase e **acrosina** (enzima proteolítica oriunda do acrossomo), mas também a motilidade do espermatozoide. A motilidade cessa assim que ocorre contato com o oócito. Na maioria dos animais domésticos, a segunda divisão de maturação (meiose) acontece quando um espermatozoide penetra a zona pelúcida, enquanto a primeira meiose ocorreu algumas horas antes da ovulação. A reação da zona pelúcida ocorre após sua penetração e protege o oócito de penetração por outros espermatozoides. A penetração por mais de um espermatozoide (**poliespermia**) é prejudicial ao desenvolvimento normal do zigoto.

Pronúcleos se desenvolvem a partir de núcleos do espermatozoide e do oócito, seguido da fusão dos respectivos pronúcleos para formar um zigoto com número diploide de cromossomos (ver Capítulo 1). A fertilização se completa depois que os pronúcleos fundidos desaparecerem e são substituídos por grupos de cromossomos unidos na prófase da primeira divisão mitótica.

Os zigotos geralmente permanecem na tuba uterina durante 3 a 4 dias, antes de serem transferidos ao útero. A motilidade uterina é desfavorável à sobrevivência do zigoto; a dominância de estrógeno no cio deve ser substituída pela dominância de progesterona, que ocorre com a formação do corpo lúteo. A progesterona ocasiona relaxamento uterino e promove o desenvolvimento de endométrio glandular, que pode secretar **leite uterino**, um nutriente para o embrião antes de sua implantação. A divisão celular origina uma estrutura de 16 a 32 células, conhecida como mórula. Uma cavidade se forma no interior da mórula depois de 6 a 8 dias, e a massa de células é denominada blastócito.

O período do oócito termina quando o blastócito se fixa ao endométrio. Isso é o início do período embrionário. O **período embrionário** é caracterizado por rápido crescimento; tecidos importantes, órgãos e sistemas se desenvolvem, sendo possível identificar importantes aspectos da conformação externa do corpo. O **período fetal** se prolonga desde esse momento até o nascimento; na vaca, começa ao redor de 45 dias de gestação.

Implantação e placentação

Os nutrientes necessários para o desenvolvimento do blastocisto são supridos pela difusão da gema no oócito e pelas secreções da tuba uterina e do útero (leite uterino), até que ocorra sua fixação no útero. A **implantação** do embrião ocorre quando ele se fixa e faz contato físico e funcional com o útero. Isso acontece 2 a 5 semanas após a fertilização. Esse tempo é mais curto em gatas (2 semanas) e mais longo em vacas e éguas (5 semanas).

Como o embrião continua a crescer, ocorre remoção adicional da massa central de células a partir da superfície. Difusão de nutrientes já não é mais suficiente e as membranas se desenvolvem concomitantemente ao sistema circulatório, que possibilita a chegada de nutrientes da mãe. O desenvolvimento de membranas extraembrionárias é conhecido como **placentação**, e o nome coletivo para as membranas é **placenta fetal**, que consiste em **córion**, **alantoide** e **âmnion**. A relação das membranas fetais com o feto é mostrada na Figura 15.21. O córion é a membrana mais externa e mais intimamente associada ao endométrio. O âmnion envolve o feto e contém **líquido amniótico**, na cavidade amniótica. O líquido amniótico é oriundo da urina do feto, vinda da uretra; das secreções do trato respiratório e da cavidade bucal; e da circulação materna.

O líquido amniótico protege o feto de choque externo, impede a aderência da pele do feto com a membrana amniótica e auxilia na dilatação da cérvice e na lubrificação do canal do parto no momento da parição. A camada alantoide externa se funde ao córion e a camada alantoide interna se funde ao âmnion. O espaço entre as duas camadas do alantoide é denominado cavidade alantoide. Ela é contínua com a extremidade cranial da bexiga, via úraco, que passa por todo o cordão umbilical. Quando não ocorre fechamento do úraco ao nascimento, nota-se gotejamento de urina contínuo (incontinência urinária) no umbigo, uma condição conhecida com úraco persistente (Figura 15.22). O líquido alantoide se origina da urina do feto e das secreções da membrana alantoide. Durante a fixação inicial o líquido mantém a membrana corioalantoide em estreita aposição ao endométrio e armazena produtos

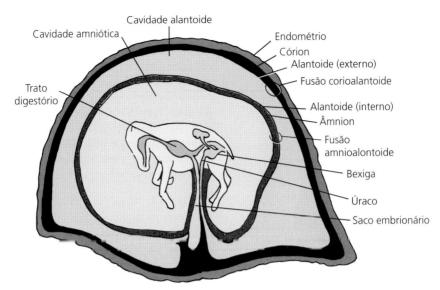

■ **FIGURA 15.21** Feto de égua no interior da placenta. O corioalantoide é a combinação do alantoide externo e o córion. As artérias e veias umbilicais (não mostradas) ocupam o espaço (enegrecido), entre o alantoide externo e o córion. O córion está estreitamente associado ao endométrio. A fixação ao endométrio não é mostrada e sua extensão varia em função do tipo de placenta. O alantoide interno se funde com o âmnion (pontilhado, para propiciar contraste).

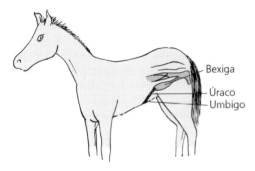

■ **FIGURA 15.22** Diagrama de úraco persistente em potro. A falha no fechamento do úraco ao nascimento resulta em gotejamento de urina contínuo no umbigo.

da excreção fetal. Ramos das artérias e veias umbilicais estão distribuídos entre a camada alantoide externa e o córion.

Quando a fixação (extensão das vilosidades coriônicas) de membranas fetais ao endométrio é contínua, por toda a superfície das membranas fetais, tem-se uma **placenta difusa**. Esse tipo difuso de placenta é visto na égua e na porca (Figura 15.23A). As fêmeas ruminantes apresentam **placenta cotiledonária**, em que ocorre a fixação apenas em várias projeções do endométrio semelhantes a cogumelos (Figura 15.23B). Os cotilédones fetais se fixam às carúnculas maternas, uma combinação conhecida como **placentoma** (ver Figura 15.7). As placentas fetais de cadela e gata são fixadas por uma faixa semelhante a um cinto, que envolve a placenta, denominada **placenta zonária** (Figura 15.23C). A fixação da placenta humana se limita a uma área com formato discoide; é denominada **placenta discoide** (Figura 15.23D).

Uma bezerra estéril, gêmea de um bezerro macho normal, é denominada **freemartin**. Isto ocorre quando uma bezerra se desenvolve no útero com um macho gemelar normal e compartilham o mesmo suprimento sanguíneo (anastomose dos vasos sanguíneos placentários). Quando isso acontece, os hormônios sexuais oriundos do desenvolvimento inicial do macho gemelar passam para a fêmea gemelar, ocasionando diferenciação sexual de ambos, macho e fêmea, para prosseguir sob o controle de hormônios masculinos. Cerca de 90% das bezerras gêmeas de bezerros apresentam freemartismo; em geral, podem ser detectadas clinicamente pela constatação de

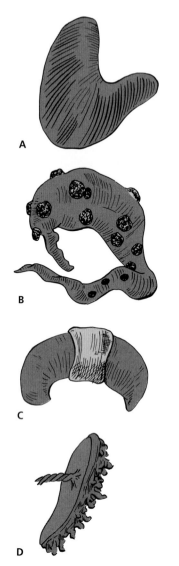

■ **FIGURA 15.23** Tipos de placenta de acordo com a distribuição de projeções coriônicas (vilosidades) no endométrio. **A.** Placenta difusa, em égua e porca. **B.** Placenta cotiledonária, em fêmeas ruminantes. **C.** Placenta zonária, em cadela e gata. **D.** Placenta discoide, em humanos e símios.

encurtamento da vagina (notado pelo curto avanço de um instrumento rombo introduzido na vagina) e de aumento do clitóris.

Hormônios

A gestação se mantém como consequência da predominância de progesterona. Durante a gestação, a progesterona é produzida pela placenta e pelo corpo lúteo (CL). As contribuições da placenta e do corpo lúteo, e o tempo dessas contribuições na produção desse hormônio, são variáveis em função das espécies. O CL é necessário em todas as espécies, no início da prenhez, mas deixa de ser necessário em égua e ovelha após, cerca de, 100 dias e 60 dias, respectivamente. É necessário na maior parte da gestação em vaca, cadela e gata e durante toda a prenhez na porca e cabra. Embora a progesterona produzida no CL não seja necessária à ovelha, não ocorre regressão do CL e a produção de progesterona continua, mas com predominância da progesterona produzida na placenta. Em égua, ocorre regressão do CL ao redor da metade da gestação.

Na égua, os **cálices endometriais** começam a se formar ao redor de 35 dias de gestação, no endométrio, a partir de células que migram da placenta. Os cálices endometriais iniciam a secreção do hormônio conhecido como **gonadotrofina sérica de égua prenhe (PMSG)**, também denominado **gonadotrofina coriônica equina (eCG)**, em aproximadamente 35 dias, e continua até, aproximadamente, 130 dias de gestação. Em égua, o início da prenhez pode ser diagnosticado pelo teste da PMSG. A gonadotrofina sérica de égua prenhe auxilia na produção de novos folículos, que ovulam e originam corpos lúteos adicionais. Assim, assegura-se um suprimento maior de progesterona oriunda dos corpos lúteos, até que o suprimento endometrial de progesterona seja suficiente para a manutenção. Na égua, todos os corpos lúteos regridem em, aproximadamente, 150 dias. Um hormônio recentemente identificado, a **di-hidroprogesterona (DHP)**, agora explica como a égua sustenta a metade final da gestação. Demonstrou-se em éguas prenhes, por meio de análises laboratoriais, que a DHP é tão potente quanto a progesterona na ativação dos receptores de progesterona, estimulando o crescimento endometrial e propiciando gestação a termo.

Diagnóstico

Com frequência, é de importância econômica definir se uma fêmea está verdadeiramente gestante. A gestação é evidente nos estágios finais, quando o tamanho do feto, do útero e o volume de líquidos fetais aumentam ao ponto de o abdome se distender e a parede abdominal se tornar, definitivamente, mais abaixada, (condição conhecida como "**abdome caído**"). A palpação retal é um procedimento útil para detectar os sinais iniciais de prenhez, especialmente em vacas. Introduz-se a mão no reto e pode-se perceber as estruturas localizadas no lado externo da parede retal.

Na vaca, a constatação, mediante palpação retal, de corpo lúteo e de um corno uterino maior que o outro indica início de prenhez. Essa condição pode ser notada aos 30 a 45 dias de gestação. Ao redor de 3 meses as membranas fetais podem ser sentidas por seu deslizamento quando o útero é manuseado e são palpáveis pequenas carúnculas na parede uterina. Também, aos 3 meses, nota-se uma vibração do sangue na artéria uterina, conhecida como frêmito. Aos 5 a 7 meses de gestação o peso do feto faz com que o útero se apoie na borda da pelve, ocorrendo estiramento da cérvice. Quando distantes do examinador, é difícil palpar os ovários e o feto; no entanto, as carúnculas definitivas são palpáveis.

Na vaca, depois que o feto desce e se apoia na borda da pelve pode ser possível detectar a prenhez por meio de uma técnica externa denominada **balotamento**. Faz-se pressão na parede abdominal inferior do lado direito (ver Figura 15.8) com o punho ou joelho para dentro do abdome e para cima e, então, solta fazendo com que o feto suba e desça nos líquidos que o envolve. A queda deve ser sentida pelo examinador.

Em medicina veterinária o uso de radiografia no diagnóstico de prenhez é limitado. Em grandes animais, a penetração de radiação é restrita; ademais, é difícil a exposição ao filme. Em pequenos animais, como cadela, a exposição é apropriada, mas a diferenciação de um feto não é possível antes que a calcificação óssea seja suficiente para atuar como contraste. Isso não ocorre antes de, aproximadamente, 45 dias de gestação, na cadela; outros meios, como palpação e inspeção, quase sempre são mais úteis no diagnóstico precoce de prenhez.

Em éguas, pode-se realizar um teste biológico para a detecção de prenhez, baseado na produção de PMSG pelos cálices endometriais (ver seção anterior). Historicamente, a injeção de soro obtido de égua aos 40 a 130 dias de gestação em uma coelha mantida isolada do coelho por, no mínimo, 30 dias, induz à produção de folículos ovarianos que se rompem e originam corpos hemorrágicos avermelhados (ou corpos lúteos hemorrágicos) cerca de 48 horas após a injeção. É possível constatar o corpo hemorrágico quando a coelha é abatida ou por outros procedimentos que requerem anestesia. Como a coelha não ovula e forma corpo hemorrágico, a menos que ocorra cópula, apenas o PMSG injetado poderia induzir ovulação. Atualmente, há disponibilidade de testes químicos e imunológicos (p. ex., teste imunoenzimático [ELISA]) para o diagnóstico de prenhez na égua.

No momento, a **ultrassonografia** é o método de diagnóstico mais comumente utilizado para detecção de prenhez em pequenos e grandes animais. Clínicos veterinários e teriogenologistas empregam ultrassonografia com essa finalidade. Em cadela, é melhor realizar ultrassonografia transabdominal depois de 24 dias de gestação, ocasião em que as vesículas amnióticas são vistas como bolhas negras e dentro delas nota-se uma massa tecidual em formato de vírgula. Depois de 24 a 30 dias de gestação é possível ouvir batimentos cardíacos. Na gata, a ultrassonografia é mais indicada após 16 dias de gestação; a aparência das vesículas amnióticas é semelhante à da cadela. Após 16 a 25 dias de gestação é possível ouvir batimentos cardíacos.

Em grandes animais utiliza-se ultrassonografia transrretal. Como exemplo, em vaca o embrião é bem delimitado ao redor de 18 dias, com uma curvatura muito acentuada em seu eixo anteroposterior. Neste momento, os batimentos cardíacos também são audíveis.

A **gonadotrofina coriônica humana (HCG)** é excretada na urina de mulheres gestantes. É detectável ao redor de 8 dias após a ovulação, que corresponde ao 1° dia após a implantação. Em mulheres, é possível o diagnóstico precoce de gestação mediante a realização de testes diagnósticos que se baseiam na constatação de HCG na urina. Funcionalmente, a HCG é o sinal para a manutenção do corpo lúteo e, assim, manter a gestação.

460 Anatomia Funcional e Fisiologia dos Animais Domésticos

■ Parto

1. Quais são os sinais indicativos de proximidade do parto?
2. Na porca, como a frequência respiratória está associada à proximidade do parto? Na cadela, o que acontece com a temperatura corporal pouco antes do parto?
3. Qual é a importância do aumento do teor de estrógeno pouco antes do parto?
4. Que importância a $PGF_{2\alpha}$ tem no momento da parição?
5. Como a ocitocina e o posicionamento das patas no canal pélvico auxiliam na parição?
6. Quais são as etapas do trabalho de parto?
7. O que significa o posicionamento do feto no útero? Quando se inicia?
8. Qual é a diferença entre posicionamento anterior e posterior da cria? Cite um exemplo de posicionamento anormal do feto no útero.
9. Que termo se aplica à dificuldade na expulsão do feto?

A **parição**, às vezes denominada trabalho de parto, é o processo fisiológico no qual o útero gestante da mãe expulsa o feto e as membranas fetais.

Sinais de proximidade do parto

Durante todo o período de gestação o abdome aumenta e seu tamanho máximo é atingido pouco antes do parto. Também, o tamanho das glândulas mamárias continua a aumentar e poucos dias antes do parto começam a secretar uma substância leitosa. Outros sinais de parto iminente são tumefação vulvar e secreção de muco na vulva. O músculo abdominal se relaxa, fazendo com que o abdome "caia" e a região da garupa se "afunde" em ambos os lados. Acredita-se que o hormônio relaxina, juntamente com o aumento do teor de estrógeno no final da gestação, induza relaxamento dos ligamentos, possibilitando o aumento do diâmetro do canal do parto. Também, acredita-se que a $PGF_{2\alpha}$ auxilia relaxando a cérvice. Além destes sinais físicos, alguns sinais comportamentais são típicos, como inquietação, repetidos atos de se deitar e levantar e micção frequente. A cadela e a porca frequentemente constroem ninhos bem trabalhados.

Em porcas na iminência de parição a frequência respiratória é melhor indicador de parto do que a descida do leite às glândulas mamárias. A frequência respiratória se eleva continuamente, notando-se valor máximo 6 horas antes do parto, na maioria das porcas. Contudo, algumas porcas produzem colostro 3 a 4 dias antes do parto. Um exemplo do índice de frequência respiratória pode ser obtido a partir dos seguintes dados:

1. Frequência respiratória média de 54 movimentos respiratórios/minuto, no período de 24 a 12 horas antes do parto.
2. A partir de 12 a 4 horas antes do parto, notam-se as maiores frequências respiratórias, em média, 91 movimentos respiratórios/minuto.
3. As menores frequências respiratórias são registradas 6 a 18 horas após o nascimento do último leitão, em média de 25 movimentos respiratórios/minuto.

Também, avaliou-se a alteração da temperatura retal como indicador de parto eminente, supondo-se que alguns hormônios influenciam a temperatura corporal. Por exemplo, progesterona aumenta a temperatura corporal basal porque aumenta a taxa metabólica basal. No entanto, com a regressão do corpo lúteo pouco antes do parto (ver texto adiante), cessa a produção de progesterona, seguida de redução da temperatura corporal. A diminuição da temperatura corporal é mais evidente e confiável na cadela, na qual pode-se notar redução de 2°C a 3°C na temperatura corporal normal, nas 24 h que precedem o parto. Em outras espécies não se constatou ser a temperatura corporal um indicador confiável de eminência do parto.

Alterações hormonais

Uma importante alteração hormonal que ocorre pouco antes do parto é o aumento da produção de estrógeno. Estrona é produzida pela unidade fetoplacentária, à medida que ocorre a maturação do feto (aproximadamente 3 a 4 semanas antes do parto, na vaca). O aumento na produção de cortisol pelo córtex adrenal do feto, simultâneo à maturidade pré-parto do feto, inicia uma elevação na produção de estrógeno antes do parto. A secreção de estrógeno auxilia na produção de proteínas contráteis do músculo uterino, antes do parto. Estrógeno também pode ser o sinal para secreção de $PGF_{2\alpha}$ que ocorre no período pré-parto imediato (24 a 36 horas antes do parto, em vaca). $PGF_{2\alpha}$ inicia a regressão do corpo lúteo (se presente) e subsequente diminuição do teor de progesterona. O aumento da concentração de estrógeno e a diminuição no teor de progesterona torna o útero de uma condição de quiescência para um estado de contratilidade potencial. Quanto ao tempo de ocorrência antes do parto, o aumento da concentração de estrógeno é variável entre os animais domésticos (Figura 15.24). A duração de aumento é maior em vaca e menor em ovelha.

Alterações nos teores hormonais maternos não parecem ter participação importante na parição da égua. No momento do parto, a égua apresenta concentração relativamente alta da progestina DHP e baixa de estrógeno. No entanto, em égua a concentração de $PGF_{2\alpha}$ aumenta durante a parição.

Também, acredita-se que a $PGF_{2\alpha}$ aumenta a contratilidade uterina por possibilitar maior transferência de cálcio sarcoplasmático. Este aumento inicial das contrações pode ser importante para o posicionamento do feto, para sua expulsão (posicionamento ou apresentação do feto) através do canal pélvico. A presença do feto no canal pélvico induz a liberação de ocitocina pela neuroipófise (pituitária posterior). No útero estimulado por estrógeno, aumenta a intensidade das contrações musculares, auxiliando na expulsão do feto. Ademais, a $PGF_{2\alpha}$ torna o útero mais sensível à ação da ocitocina, que exacerba as contrações rítmicas do músculo uterino durante o parto. O útero apenas é capaz de auxiliar na expulsão do feto e deve haver sincronismo entre sua contração e a dos músculos abdominais. A presença das patas no canal pélvico, e consequente estímulo da vagina, ocasiona contração reflexa dos músculos abdominais, semelhante à contração uterina notada quando se tenta recolocar à posição normal um útero prolapsado. A contração dos músculos uterino e abdominais, associada ao relaxamento dos ligamentos pélvicos, a separação da sínfise pélvica e a dilatação da cérvice possibilita a expulsão da cria. Um sumário dos eventos associados à parição, iniciando com a secreção pré-parto do cortisol fetal e terminando com a expulsão da cria, é apresentado na Figura 15.25.

Estágios do parto

Os três estágios do parto são:

1. Contrações uterinas (contribuem para a dilatação da cérvice e o posicionamento do feto)
2. Contrações associadas à expulsão da cria (envolve contração de músculos abdominais)
3. Expulsão da membrana fetal.

Os estágios do trabalho de parto e os eventos relacionados estão resumidos na Tabela 15.2.

Nas espécies monotócitas (nascimento de cria única), o feto repousa em seu dorso durante a gestação. Pouco antes do nascimento assume uma posição no útero que é característica da

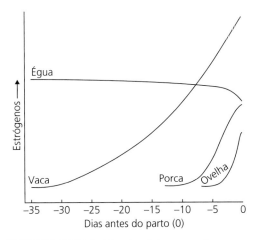

■ **FIGURA 15.24** Padrões de estrógenos na égua, vaca, porca e ovelha, antes do parto. Número negativo refere-se aos dias que antecedem o parto (0). (De Edqvist LE, Stabenfeldt GA. Reproductive hormones. In: Kaneko JJ, ed. Clinical Biochemistry of Domestic Animals. 3rd edn. New York: Academic Press, 1980.)

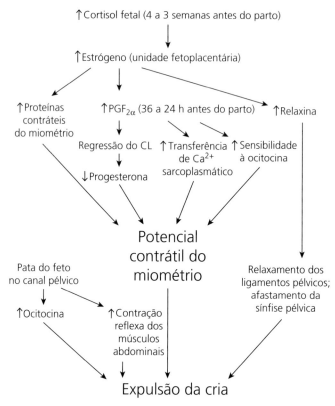

FIGURA 15.25 Eventos associados à parição, iniciando com a secreção pré-parto do cortisol fetal e terminando com a expulsão da cria. $PGF_{2\alpha}$ (prostaglandina $F_{2\alpha}$); CL, corpo lúteo.

espécie (apresentação ou posição do feto no útero). O posicionamento no útero pode ser iniciado por contrações uterinas iniciais. Uma apresentação apropriada do feto no útero de vaca é mostrada na Figura 15.26. As patas da frente são direcionadas para a cérvice, a cabeça se estende entre as patas, e o dorso do bezerro está direcionado para as vértebras sacrais. Essa posição é conhecida como **apresentação anterior ou cranial**. Uma **apresentação posterior ou caudal**, com as patas estendidas no canal pélvico, é considerada normal, porém é menos comum. Um exemplo de posição anormal do feto no útero é aquele em que pode haver uma apresentação anterior, mas com desvio da cabeça e do pescoço. O posicionamento anormal do feto geralmente requer correção para que a cria seja expulsa com sucesso.

Com frequência, ocorrem dificuldades durante a parição, bem como retardos nos estágios do parto além do tempo considerado normal. Demora excessiva na busca por assistência veterinária quase sempre agrava a condição e pode causar lesão à mãe e morte da cria. Uma regra prática para a estimativa de duração média dos três estágios do trabalho de parto na égua, vaca, búfala, ovelha e porca é mostrada na Tabela 15.3. A dificuldade na expulsão da cria é denominada **distocia**.

■ Involução uterina

1. O que você entende por involução? Que eventos caracterizam-na?
2. Na égua, o que é o "cio do potro"?
3. Na porca, o cio pós-parto (3 a 5 dias após a parição) é fértil ou não?

O processo pelo qual o útero retorna ao seu tamanho não grávido após o parto é conhecido

Tabela 15.2 Estágios do trabalho de parto e eventos relacionados, em fêmeas de animais pecuários.

ESTÁGIO DO TRABALHO DE PARTO	FORÇAS MECÂNICAS	PERÍODO	EVENTOS RELACIONADOS
I Dilatação da cérvice	Contrações uterinas regulares	Desde o início das contrações uterinas até a dilatação total da cérvice e contínua com a vagina	Inquietação materna, aumento do pulso e da frequência respiratória Alterações na apresentação e no posicionamento do feto
II Expulsão da cria[a]	Fortes contrações uterinas e abdominais	Desde a dilatação total da cérvice até o nascimento da cria	Decúbito materno e esforço Ruptura do alantocórion e saída de líquido pela vulva Surgimento do âmnion (bolsa de água) na vulva Ruptura do âmnion e expulsão da cria
III Expulsão das membranas fetais	Contrações uterinas de baixa amplitude	Desde o nascimento até a expulsão das membranas fetais	Cessa o esforço materno Afrouxamento das vilosidades coriônicas das criptas maternas Introversão do corioalantoide Esforço e expulsão de membranas fetais

[a]Nas espécies politócitas (que parem simultaneamente várias crias; porcas) e naquelas que produzem gêmeos (ovelhas e cabras), este estágio não pode ser considerado separadamente do estágio seguinte (III).
De Hafez ESE, Hafez B. Reproduction in Farm Animals. 7th edn. Baltimore, MD: Lippincott Williams & Wilkins, 2000.

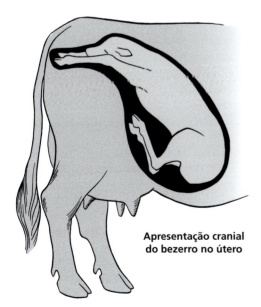

Apresentação cranial do bezerro no útero

■ **FIGURA 15.26** Posição normal do feto bovino no útero, conhecida como apresentação cranial ou anterior. (De Frandson RD, Wilke WL, Fails AD. Anatomy and Physiology of Farm Animals. 7th edn. Ames, IA: Wiley-Blackwell, 2009.)

como **involução**. Os pontos de fixação da placenta fetal ao endométrio se desprendem e o endométrio exposto cicatriza, com formação de novo epitélio. Além do novo crescimento epitelial, o miométrio se contrai e as células diminuem.

Vaca

Dentro de 6 a 7 dias após o parto, os dois terços superiores das carúnculas maternas se desprendem do útero, e são eliminadas junto com os líquidos uterinos. As células epiteliais da carúncula devem se desprender para que a placenta seja expelida. Dentro de 21 a 35 dias, todo o reparo celular se consolida e a função das glândulas endometriais é restabelecida. As carúnculas se retraem, não sendo possível palpá-las. Normalmente, o cio é observado 45 a 60 dias após o parto. Amamentação do bezerro, baixa ingestão calórica, infecções e alta produção de leite retardam o cio.

464 Anatomia Funcional e Fisiologia dos Animais Domésticos

Tabela 15.3 Duração média dos três estágios do trabalho de parto em animais pecuários (horas).

	ESTÁGIOS DO TRABALHO DE PARTO		
ANIMAL	I. DILATAÇÃO DA CÉRVICE	II. EXPULSÃO DA(S) CRIA(S)	III. EXPULSÃO DAS MEMBRANAS FETAIS
Égua	1 a 4	0,2 a 0,5	1
Vaca, búfala	2 a 6	0,5 a 1	6 a 12
Ovelha	2 a 6	0,5 a 2	0,5 a 8
Porca	2 a 12	2,5 a 3	1 a 4

De Hafez ESE, Hafez B. Reproduction in Farm Animals. 7th edn. Baltimore, MD: Lippincott Williams & Wilkins, 2000.

Égua, ovelha e porca

A involução uterina em éguas é rápida, porém não completa, por ocasião do **cio do potro**, que ocorre 6 a 13 dias após o parto. O cio do potro geralmente é acompanhado de ovulação e as éguas acasaladas neste momento podem se tornar prenhes. No entanto, a taxa de concepção é menor quando ocorre acasalamento durante o cio do potro.

Na ovelha e na porca, são necessários cerca de 24 a 28 dias para completar a involução uterina. Na porca, ocorre cio não fértil (sem ovulação) 3 a 5 dias após a parição. Em geral, a combinação de cio e ovulação é inibida durante todo o período de lactação. Porcas que não amamentam seus leitões na primeira semana após a parição apresentam cio, com ovulação, dentro de 2 semanas. O desmame de leitões em qualquer momento induz ao cio, com ovulação, em 3 a 5 dias.

Na ovelha e na égua, o reinício do cio é compatível com o fotoperíodo da atividade estral característico dessas espécies.

Cadela

As regiões interplacentárias retornam ao normal em algumas semanas, mas os sítios placentários requerem cerca de 12 semanas para sua involução e cicatrização. Geralmente não se constata cio antes do desmame do(s) filhote(s).

■ Reprodução em aves (fêmeas)

1. O que é o oviduto em ave (fêmea)?
2. O trato reprodutor de aves é bilateral? Qual lado persiste?
3. Quais os componentes do oviduto?
4. Quais são as funções do infundíbulo?
5. Qual é a função do magno?
6. Qual é a função do istmo?
7. Quais são as funções do útero? O que é cutícula e qual é sua função?
8. Qual é a função da vagina?
9. Quais são as glândulas que armazenam esperma?
10. Onde são produzidos os lipídios e as proteínas da gema do ovo?
11. Qual é a função da calaza?
12. Qual é a fonte imediata do cálcio necessário para a formação de casca de ovo dura?
13. Qual é a duração do ciclo ovulatório na galinha doméstica? O que é uma ninhada de ovos?
14. O que significa "ovo retido" em aves (fêmeas)?
15. Descreva a oviposição em aves (fêmeas).

O termo **oviduto** é uma designação anatômica para descrever a genitália tubular completa das aves (fêmeas). É altamente espiralado e se estende desde o ovário até a cloaca. Na galinha sexualmente madura, pode ser estirado em uma distância de 70 a 80 cm. Com algumas exceções, nas espécies de aves domésticas apenas **o oviduto** e o **ovário esquerdo** atingem o desenvolvimento funcional. O ovário esquerdo é cranial ao rim esquerdo, estando firmemente fixado à parede dorsal do corpo, caudal ao pulmão esquerdo, e estreitamente aderido à veia cava caudal.

O oviduto pode ser subdividido em cinco regiões funcionais (Figura 15.27). Iniciam na extremidade do ovário e se estendem até a cloaca – infundíbulo, magno, istmo, útero (glândula da casca) e vagina. Como mencionado nos Capítulos 10 e 11, a cloaca é a região através da qual passam resíduos da digestão e produtos renais e do trato genital. A função do **infundíbulo** é envolver o oócito ovulado, com sua gema, e iniciar o seu transporte através das demais partes do oviduto. O infundíbulo também é o local onde ocorre a fertilização, pois supõe-se que os espermatozoides não seriam capazes de penetrar o oócito depois que são recobertos pelo albume (clara do ovo). A secreção de albume ocorre no **magno**, o segmento mais longo do oviduto. O albume circunda a massa central da gema e representa cerca de dois terços do peso do ovo. O **istmo** secreta as membranas fibrosas da casca, externa e interna, que envolvem o conteúdo do ovo e propiciam suporte para a deposição da casca dura. O **útero** adiciona fluido ao ovo em desenvolvimento, secreta a casca dura e adiciona a **cutícula** (uma camada proteinácea) na parte externa da casca dura. A cutícula atua como uma barreira à entrada de bactérias; ademais, reduz a perda de água. O útero também é o local onde é acrescentado o pigmento da casca dura (p. ex., ovos amarronzados). O **esfíncter uterovaginal**, um músculo constritor, é o local que separa útero e vagina. O oviduto termina na vagina, fixada à cloaca. Nada mais é adicionado ao ovo enquanto ele passa pela vagina; a função desse órgão parece ser o armazenamento prolongado de espermatozoides em suas **glândulas hospedeiras de espermatozoides** (no infundíbulo, há glândulas hospedeiras de espermatozoides, adicionais, em galinhas, mas não em peruas). Nessas glândulas, é possível o armazenamento e a manutenção da capacidade de fertilização dos espermatozoides durante 7 a 14 dias, em galinhas, e 40 a 50 dias, em peruas. Um resumo da formação de ovo em galinha é apresentado na Tabela 15.4.

Como acontece em fêmeas de mamíferos no momento do parto, apenas uma pequena quantidade de folículos ovarianos presentes por ocasião do choco se desenvolve até o ponto de ovulação. O folículo imaturo de aves se constitui de um oócito circundado por células granulosas e se estende até um folículo maduro, que é muito maior devido à adição da gema. A maior parte da gema é adicionada aos folículos durante sua rápida fase de crescimento (7 a 11 dias finais, antes da ovulação). A **formação da proteína e do lipídio da gema** ocorre no fígado e, daí são transportados, pelo sangue, até ao ovário. A deposição de gema nos folículos maduros cessa ao redor de 24 horas antes da ovulação. A gema amarela do ovo é uma mistura complexa de água, lipídio, proteína e outros componentes, em quantidade muito pequena, incluindo vitaminas e minerais. Visto que não há suprimento nutricional materno, a gema é a fonte de nutrientes para o desenvolvimento do embrião. A coloração amarelada da gema do ovo se deve a pigmentos de xantofila presentes na dieta. Quando o teor de xantofila na dieta é baixo, ou ausente, é possível notar gema amarelo-clara ou branca.

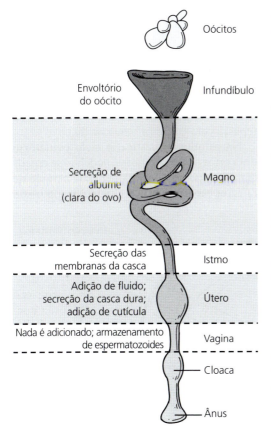

■ **FIGURA 15.27** As cinco regiões funcionais do oviduto da galinha poedeira. O oviducto é a genitália tubular completa da fêmea de aves e se constitui de infundíbulo, magno, istmo, útero e vagina.

Tabela 15.4 Trato reprodutor de galinha e formação de ovo.

SEGMENTO DO OVIDUTO	EXTENSÃO, EM cm$_a$	FUNÇÃO GERAL	TEMPO GASTO
Infundíbulo	7 a 8	Captura do óvulo oriundo da ovulação Fertilização	15 min
Magno	30	Produção de albume	3 h
Istmo	10	Formação das membranas da casca	Cerca de 1 h
Útero (glândula da casca)	12	Adição de líquidos e revestimento de albume Produção da casca do ovo	20 h
Vagina	12	Transporte do ovo Armazenamento de espermatozoides	1 min

[a]A extensão dos segmentos é muito variável, dependendo de seu relaxamento e contração. As extensões relatadas consideram um trato reprodutor ativo, produzindo ovos. Dados de Burke WH. Avian reproduction. In: Swenson MJ, Reece WO, eds. Dukes' Physiology of Domestic Animals. 11th edn. Ithaca, NY: Cornell University Press, 1993.

Um corte transverso do ovo de galinha é mostrado na Figura 15.28. Há quatro **camadas de albume** distintas no ovo expelido: (1) camada calazífera (espessa), fixada à gema; (2) camada mais interna (líquida); (3) camada densa (espessa); e (4) camada externa (fina). Estendendo desde a gema em direção a ambas extremidades do ovo estão os filamentos espiralados de proteína denominados **calaza**. São extensões da camada calazífera. Sugere-se que a função da calaza é manter a gema e propiciar o desenvolvimento do embrião no centro do ovo, de modo que não ocorra a aderência do embrião nas membranas da casca. A maior parte da casca é secretada nas últimas 15 horas em que o ovo passa no útero. Seu principal componente é o carbonato de cálcio. Todo o cálcio secretado no útero durante a formação da casca é oriundo do sangue. Como a quantidade de cálcio na casca excede a quantidade de cálcio no sangue, ocorre uma transferência dinâmica do cálcio dos ossos para o sangue. Portanto, uma quantidade considerável de cálcio da casca do ovo é oriunda dos ossos. O conteúdo de cálcio do sangue e dos ossos é reposto pelo cálcio presente na dieta.

Na galinha doméstica, o **ciclo ovulatório** dura cerca de 24 a 26 horas, podendo se repetir dia após dia, ininterruptamente. O período de interrupção até o próximo ciclo é denominado

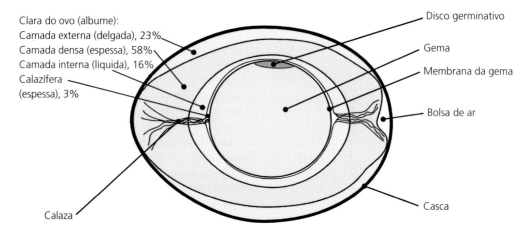

■ **FIGURA 15.28** Corte medianossagital do ovo de galinha. Calaza são extensões da camada calazífera que mantém a gema e o embrião em desenvolvimento no centro do ovo, de modo que não ocorra aderência do embrião às membranas da casca. São indicadas as porcentagens aproximadas de albume em cada camada.

Capítulo 15 • Reprodução da Fêmea

choco. Nas galinhas, a quantidade de ovos produzidos durante o ciclo e que são submetidos ao choco pode variar de 1 a 30 ovos, ou mais. Os oócitos não revestidos pelo infundíbulo são reabsorvidos. Ocasionalmente, um grande ovo, atípico, pode se alojar na extremidade inferior da glândula da casca ou na cloaca. Essa condição é denominada "ovo retido" e se não resolvida pode ocasionar a morte da ave.

O ato de colocar os ovos é conhecido como oviposição. Os músculos da glândula da casca se contraem e o esfíncter que separa essa glândula da vagina se relaxa. As contrações da glândula da casca, concomitantes às concentrações do músculo abdominal (reflexo de "forçar para baixo"), possibilitam a oviposição.

Alguns lotes de galinhas poedeira comerciais iniciam a oviposição ao redor de 22 semanas de idade e continuam por até 1 ano. Nesse caso, é comum notar uma produção média anual de, aproximadamente, 260 ovos por galinha. As raças de galinhas selecionadas para produção de carne produzem menos ovos.

À parte das raças selecionadas para a produção de ovo, há uma tendência entre as peruas e as galinhas selecionadas para produção de carne de apresentar um **comportamento de choco**. Após algumas semanas de oviposição, nota-se uma tendência de chocá-los, em um ninho. Quando as galinhas se tornam chocas, os ovários regridem e a produção de ovos cessa. O hormônio **prolactina** induz as alterações ovarianas e comportamentais associadas ao choco.

■ Leitura sugerida

Dyce KM, Sack WO, Wensing CJG. Textbook of Veterinary Anatomy. 4th edn. St Louis: Saunders Elsevier, 2010.

Frandson RD, Wilke WL, Fails AD. Anatomy and Physiology of Farm Animals. 7th edn. Ames, IA: Wiley-Blackwell, 2009.

Hafez ESE, Hafez B. Reproduction in Farm Animals. 7th edn. Baltimore, MD: Lippincott Williams & Wilkins, 2000.

Johnson AL. Reproduction in the female. In: Sturkie PD, ed. Avian Physiology. 4th edn. New York: Springer-Verlag, 1986.

Johnson PA. Avian reproduction. In: Reece WO, ed. Dukes' Physiology of Domestic Animals. 13th edn. Ames, IA: Wiley-Blackwell, 2015.

Pineda MH, Dooley MP. McDonald's Veterinary Endocrinology and Reproduction. 5th edn. Ames, IA: Iowa State Press, 2003.

☑ AUTOAVALIAÇÃO

ANATOMIA FUNCIONAL DO SISTEMA REPRODUTOR FEMININO

1. O endométrio é:
   a. A camada muscular do útero e expele o feto no final da gestação
   b. Composto de músculo esquelético
   c. O sistema sustentação o útero
   d. O revestimento do útero que secreta leite uterino

2. Entrelaçamento da artéria ovariana com a veia uterina serve para:
   a. Resfriar o ovário
   b. Sustentar o ovário
   c. Transporte de $PGF_{2\alpha}$ do útero ao ovário
   d. Transporte de espermatozoide do útero ao ovário

3. O ovário de égua é descrito como:
   a. Em formato de amêndoa
   b. Em formato de bago
   c. Em formato de feijão
   d. Em formato de morango

4. O antro (cavidade preenchida com líquido) é claramente vista em:
   a. Folículos de Graaf
   b. Folículos primordiais (primários)
   c. Folículos em crescimento
   d. Todos os folículos

5. A divisão por redução de um oócito primário resulta na formação de quatro oócitos.
   a. Verdadeiro
   b. Falso

468 Anatomia Funcional e Fisiologia dos Animais Domésticos

6. A fertilização de oócitos liberados pelo ovário ocorre na(s):
   a. Cavidade abdominal
   b. Tubas uterinas
   c. Útero
   d. Vagina

7. A mesossalpinge é um revestimento seroso de:
   a. Ovário
   b. Tubas uterinas
   c. Útero
   d. Vagina

8. A cérvice (projeção caudal do útero na vagina):
   a. É um esfíncter de músculo liso resistente
   b. Se mantém fortemente fechada, exceto durante o cio e o parto
   c. Possui uma secreção de células globosas vista no cio e durante o parto
   d. Todas as alternativas estão corretas

HORMÔNIOS DO SISTEMA REPRODUTOR FEMININO

9. Qual das seguintes alternativas melhor descreve a ação da progesterona?
   a. Aumenta a libido
   b. Aumenta o suprimento sanguíneo e a motilidade do útero
   c. Aumenta o desenvolvimento endometrial e a secreção glandular do endométrio e diminui a motilidade uterina
   d. Auxilia na ruptura folicular e subsequente desenvolvimento do corpo lúteo

10. Na fêmea, ocorre elevação dos níveis tônicos de LH e FSH quando aumenta a concentração de:
    a. Estrógeno
    b. Progesterona
    c. Andrógeno

11. O hormônio esteroide feminino que impede contrações uterinas durante a gestação é:
    a. Estrógeno
    b. Progesterona
    c. LH

ATIVIDADE DO FOLÍCULO OVARIANO

12. Quais das seguintes alternativas melhor descreve a ação do LH (hormônio luteinizante) em fêmeas?
    a. Causa lise ou redução do tamanho do corpo lúteo
    b. Aumenta o suprimento sanguíneo e a motilidade do útero
    c. Auxilia na maturação do folículo ovariano, sua ruptura e subsequente desenvolvimento e manutenção do corpo lúteo
    d. Estimula as células intersticiais (células de Leydig) a secretar testosterona

13. A teca interna:
    a. É a camada mais externa dos folículos primários e antrais
    b. Apresenta receptores de LH e secreta andrógenos
    c. Apresenta receptores de FSH e transforma andrógeno em estrógeno
    d. Secreta estrógeno

14. Qual hormônio cuja concentração é muito maior pouco antes da ovulação (pico pré-ovulatório), que auxilia na ovulação e na formação do corpo lúteo a partir do folículo rompido?
    a. FSH
    b. Estrógeno
    c. LH
    d. Progesterona

15. Qual das seguintes alternativas melhor descreve a ação do FSH (hormônio foliculoestimulante) em fêmeas?
    a. Causa lise ou redução no tamanho do corpo lúteo
    b. Faz com que células granulosas transforme andrógeno em estrógeno
    c. Auxilia na maturação do folículo ovariano, sua ruptura e subsequente desenvolvimento e manutenção do corpo lúteo
    d. Estimula as células intersticiais (células de Leydig) a secretar testosterona

RECEPTIVIDADE SEXUAL

16. Em algumas espécies, a receptividade sexual requer o estímulo do centro sexual hipotalâmico pela progesterona, de modo que o estrógeno, então, torna-se efetivo.
    a. Verdadeiro
    b. Falso

17. Durante o proestro, a cadela fica sexualmente atrativa e sexualmente receptiva, sem necessidade de estímulo pela progesterona.
    a. Verdadeiro
    b. Falso

CICLO ESTRAL E FATORES RELACIONADOS

18. O proestro se caracteriza por:
    a. Receptividade sexual
    b. Aumento da concentração de relaxina
    c. Inicia após a regressão do corpo lúteo e cessa no início do estro
    d. Desenvolvimento inicial do corpo lúteo

19. Quais das seguintes alternativas normalmente não seria esperada no ciclo sexual da vaca e da porca?
    a. Proestro
    b. Estro
    c. Metaestro
    d. Diestro
    e. Anestro (longo período de inatividade ovariana)

20. Qual das seguintes alternativas é o melhor exemplo de um animal poliéstrico sazonal?
    a. Vaca
    b. Porca
    c. Cadela
    d. Ovelha

21. Um intervalo de ciclo estral é:
    a. Diestro a proestro
    b. Um período de receptividade sexual até o próximo
    c. O mesmo em todos os animais
    d. Da puberdade ao final da vida reprodutiva

22. Pseudogestação é mais comumente observada em:
    a. Cadela
    b. Égua
    c. Cabra
    d. Gata

23. O estágio do ciclo estral que inicia após a regressão do corpo lúteo e termina no início do estro é:
    a. Metaestro
    b. Diestro
    c. Proestro

24. O hormônio esteroide mais predominante no momento do cio é:
    a. LH
    b. FSH
    c. Progesterona
    d. Estradiol
    e. LSMFT

PRENHEZ

25. Quais das seguintes alternativas se aproxima mais do período de gestação da porca?
    a. 21 dias
    b. 150 dias
    c. 16 dias
    d. 114 dias

26. Ocorre implantação quando no útero há predomínio de:
    a. Relaxina
    b. Progesterona
    c. Estradiol
    d. dietilestilbestrol

27. Quais das seguintes alternativas se aproxima do período de gestação da égua?
    a. 21 dias
    b. 16 dias
    c. 282 dias
    d. 336 dias

28. Qual das seguintes alternativas representa a aderência mais íntima da placenta com o tecido uterino?
    a. Âmnion-alantoide
    b. Alantoide-córion
    c. Córion-âmnion
    d. Preparação pulmão-coração

470 Anatomia Funcional e Fisiologia dos Animais Domésticos

29. Um animal da espécie bovina freemartin é:
    a. Uma bezerra estéril que se desenvolve com um macho normal gêmeo, no mesmo útero, e compartilha um suprimento sanguíneo uterino com o macho
    b. Mesma resposta da alternativa anterior, exceto no que se refere a um macho estéril
    c. Raramente estéril (em termos reprodutivos)
    d. Um bezerro com espírito livre

30. O úraco é:
    a. Uma extensão do córion placentário
    b. Uma extensão da bexiga fetal, que desemboca na cavidade alantoide
    c. Uma extensão da bexiga fetal que desemboca na cavidade amniótica
    d. Um instrumento musical

PARTO

31. A dificuldade em expulsar a cria é denominada:
    a. Frêmito
    b. Libido
    c. Dispneia
    d. Distocia

32. Parição refere-se a:
    a. Duração do ciclo estral
    b. Tempo para o desenvolvimento do feto
    c. Ato de dar à luz a uma cria
    d. Retorno do útero ao tamanho e função normais

INVOLUÇÃO UTERINA

33. Involução refere-se a:
    a. Fixação do embrião ao endométrio
    b. Aumento do tamanho do útero durante a gestação
    c. Retorno do útero ao seu tamanho não grávido após a parição
    d. Anestro

REPRODUÇÃO EM AVES (FÊMEAS)

34. Na ave (fêmea) o oviduto:
    a. Se estende desde o ovário até os cornos uterinos

    b. Se estende desde o ovário até a cloaca
    c. Não possui um componente conhecido como útero
    d. Serve apenas para transportar o oócito

35. O trato reprodutor da ave (fêmea) se caracteriza por:
    a. Um único ovário esquerdo e seu oviduto
    b. Um único ovário direito e seu oviduto
    c. Um ovário direito e um ovário esquerdo conectados a um único oviduto
    d. Ovários direito e esquerdo e seus oviductos, ambos terminando na cloaca

36. O revestimento do oócito ovulado, no oviduto da ave, é a função do:
    a. Magno
    b. Istmo
    c. Útero
    d. Infundíbulo

37. A fertilização do oócito no oviduto da ave ocorre na(o):
    a. Vagina
    b. Útero
    c. Magno
    d. Infundíbulo

38. A secreção de albume no oviduto da ave acontece no:
    a. Infundíbulo
    b. Magno
    c. Istmo
    d. Útero

39. As proteínas e lipídios da gema do ovo são produzidos no(a):
    a. Ovário
    b. Oviduto
    c. Fígado
    d. Cloaca

40. A cutícula do ovo tem a função de:
    a. Endurecer a casca
    b. Manter o albume e a gema
    c. Reduzir a contaminação bacteriana e a perda de água hídrica
    d. Glamorizar o ovo

Capítulo 15 • Reprodução da Fêmea

41. As glândulas hospedeiras de espermatozoides na ave (fêmea) situam-se na:
    a. Cloaca
    b. Vagina
    c. Útero
    d. Ceco

42. "Ovo retido" refere-se a:
    a. Última posição do oócito
    b. Ovo com casca que sai do oviduto e permanece no abdome
    c. Oócito e gema não envelopados pelo infundíbulo
    d. Ovo retido na glândula da casca inferior ou na cloaca

43. Oviposição refere-se:
    a. À competição por um oócito pelo espermatozoide
    b. Ao ato de botar ovos
    c. Ao local do oócito no interior do ovo
    d. À posição da fêmea durante o acasalamento

44. Qual cátion do plasma apresenta o maior "turnover" durante a produção de ovos?
    a. Na^+
    b. K^+
    c. Ca^{2+}
    d. Mg^{2+}

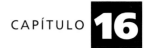

Lactação

VISÃO GERAL DO CAPÍTULO

- Anatomia funcional das glândulas mamárias das fêmeas, 472
  - Glândula mamária de vacas, 472
  - Glândulas mamárias de outros animais, 477
- Mamogênese, 477
  - Desenvolvimento em vacas, 478
  - Desenvolvimento do úbere em outros animais, 479
- Lactogênese e lactação, 479
  - Hormônios e suas interações, 479
  - Manutenção hormonal da lactação, 480
- Composição do leite, 481
  - Proteínas, 482
  - Carboidratos, 482
  - Lipídios, 482
  - Minerais, 482
  - Vitaminas, 482
  - Outras substâncias, 483
  - Variação na composição do leite entre as espécies, 483
  - Colostro, 484
- Ordenha e outras considerações, 484
  - Intervalo entre ordenhas, 485
  - Regressão da glândula mamária, 485

Lactação é definida como uma combinação de secreção e ordenha do leite. Trata-se do estágio final do processo reprodutivo, que inicia após o parto, em decorrência das alterações hormonais ocorridas durante a gestação. O leite é um nutriente essencial para a sobrevivência do recém-nascido e desenvolvimento do neonato. Em fêmeas, o rápido desenvolvimento das glândulas mamárias se inicia na puberdade, e o desenvolvimento funcional (pró-lactacional) é atingido durante a gestação.

- ### Anatomia funcional das glândulas mamárias das fêmeas

1. Qual é a relação entre alvéolos, lóbulos, lobos, ductos e seios lactíferos (cisterna da glândula, cisterna do teto).
2. Qual é a unidade secretora de leite da glândula mamária? Ela faz parte do parênquima ou do estroma?
3. Canal do teto, ducto papilar e canal estriado referem-se à mesma estrutura?
4. Qual é a possível função da roseta de Fürstenberg?
5. Qual é a possível função do plexo venoso na parede do teto?
6. As pregas internas da parede do teto vazio têm que função?
7. Qual é a função do músculo do esfíncter que circunda o canal do teto?
8. Para que serve o aparato de sustentação do úbere?
9. Qual é o circuito venoso da glândula mamária e onde se localiza? Defina também, veia do leite e *"milk well"*.
10. Descreva a função das células mioepiteliais.

A fisiologia da lactação nas espécies de animais domésticos é semelhante; no entanto, há diferenças anatômicas quanto à aparência externa e a localização, bem como quanto ao número de glândulas, tetos e aberturas dos tetos. Em função de seu amplo uso na produção de leite, nesse texto a vaca é considerada o modelo de lactação.

Glândula mamária de vacas

A glândula mamária (úbere) da vaca situa-se na região inguinal e apresenta metades

Capítulo 16 • Lactação 473

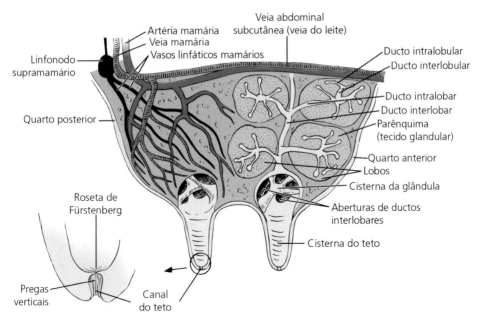

■ **FIGURA 16.1** Corte sagital da metade esquerda do úbere da vaca. As quatro áreas circulares do quarto mamário anterior estão esquematicamente mostradas para ilustrar a organização do tecido glandular e as várias disposições dos ductos. Os lobos estão distribuídos por todo o parênquima. Esses lobos são ainda subdivididos em lóbulos (não mostrados). As cisternas da glândula e do teto de cada quarto mamário são coletivamente conhecidas como seios lactíferos. O canal do teto ampliado mostra não só suas pregas verticais, mas também a roseta de Fürstenberg, na extremidade superior.

mamárias distintas (direita e esquerda). Cada metade possui um quarto anterior e um posterior (Figura 16.1). Além disso, cada metade é independente de sua contraparte quanto ao suprimento sanguíneo e nervoso, à drenagem linfática e ao aparato de sustentação. Um sulco longitudinal mostra a separação ventral das metades. Os dois quartos de cada metade são separados quanto ao tecido glandular e ao sistema ductal. Todo o leite de um quarto mamário é produzido pelo tecido glandular deste quarto. O **parênquima** da glândula mamária consiste em tecido epitelial ou glandular, ao contrário do **estroma**, que é uma estrutura de tecido conjuntivo da glândula mamária. O **alvéolo** é a unidade secretora de leite da glândula mamária (Figura 16.2). Inúmeros alvéolos convergem em **ductos lactíferos** que conduzem o leite para a **cisterna glandular** e, por fim, para a **cisterna do teto**. As cisternas das glândulas e as cisternas dos tetos são coletivamente conhecidas como **seios lactíferos** (ver Figu-

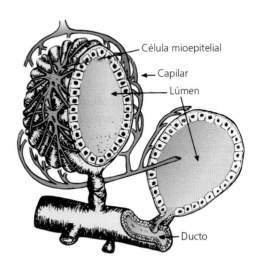

■ **FIGURA 16.2** Alvéolo circundado por vasos sanguíneos e células mioepiteliais (contráteis). Vários alvéolos agrupados formam um lóbulo. Cada alvéolo converge em um ducto intralobular. (De Larson BL. Biosynthesis and cellular secretion of milk. In: Larson BL, ed. Lactation. Ames, IA: Iowa State University Press, 1985.)

ra 16.1). Uma série de alvéolos conjuntamente agrupados e circundados por uma camada de tecido conjuntivo é conhecida como **lóbulo**. Uma maior quantidade de tecido conjuntivo circunda vários lóbulos para formar um **lobo**. Portanto, as unidades secretoras da glândula mamária estão divididas em lóbulos e lobos.

Teto

A parte da glândula mamária de onde o leite é ordenhado ou obtido pelos filhotes por meio da amamentação recebe o nome de **teto**. Há um teto para cada quarto do úbere. A Figura 16.3 mostra um corte do teto da vaca. O ducto que se estende da cisterna do teto até o seu orifício (óstio) é denominado ducto papilar (ou canal do teto). O canal do teto é mais comumente conhecido como **canal estriado**. Esse canal normalmente se mantém fechado por um **esfíncter de músculo liso** (reforçado por tecido elástico) que circunda o canal do teto (Figura 16.4). O fechamento desse canal evita extravasamento do leite que se acumula no seio lactífero. A mucosa do canal do teto é caracterizada pela presença de cristas verticais que se irradiam para cima, desde a abertura interna do canal até a cisterna do teto, formando a **roseta de Fürstenberg** (ver Figuras 16.1 e 16.4), cuja aparência se assemelha a pregas de mucosa. O peso do leite no seio lactífero exerce uma força nas pregas para baixo, e assim recobre a abertura interna do canal do teto e auxilia na retenção de leite no úbere. A pressão externa no teto e a tração para baixo durante a ordenha fazem com que as pregas sobrepostas se afastem, de modo que o leite possa sair através do orifício do teto.

A inflamação ou lesão na roseta pode levar ao desenvolvimento excessivo dessa estrutura, resultando em restrição ou obstrução parcial do canal do teto. As células epiteliais da roseta de Fürstenberg contêm queratina, que atua como barreira mecânica que aprisiona bactérias capazes de invadir o teto. À medida que o leite flui pelo canal do teto, a queratina se desprende juntamente com as bactérias aprisionadas, removendo esses microrganismos do teto. A parede da cisterna do teto vazio é caracterizada por inúmeras pregas longitudinais e circulares. Quando o teto está repleto de

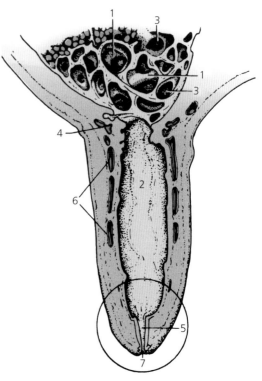

■ **FIGURA 16.3** Corte sagital do teto de uma vaca. **1.** Cisterna da glândula. **2.** Cisterna do teto (as cisternas da glândula e as cisternas do teto são coletivamente conhecidas como seios lactíferos). **3.** Aberturas dos ductos interlobares. **4.** Anel venoso submucoso. **5.** Canal do teto. **6.** Plexo venoso na parede do teto. **7.** Canal do teto (a área circulada está ilustrada na Figura 16.4). (De Dyce KM, Sack WO, Wensing CJG. Textbook of Veterinary Anatomy. 3rd edn. Philadelphia. PA: WB Saunders, 2002.)

leite, essas pregas ficam obliteradas. A presença das pregas possibilita a expansão da parede do teto, sem que seja submetida à tensão. O plexo venoso da parede do teto (ver Figura 16.3) é uma forma de tecido erétil que apresenta congestão quando o teto é estimulado.

A facilidade de ordenha do leite é frequentemente determinada pela rigidez do esfíncter que mantém o canal do teto fechado. Um esfíncter que não seja firme o suficiente pode possibilitar o extravasamento de leite do teto no intervalo entre as ordenhas. Um esfíncter frouxo também predispõe à mastite (inflamação da glândula mamária, geralmente resultante da infecção por microrganismos).

Capítulo 16 • Lactação **475**

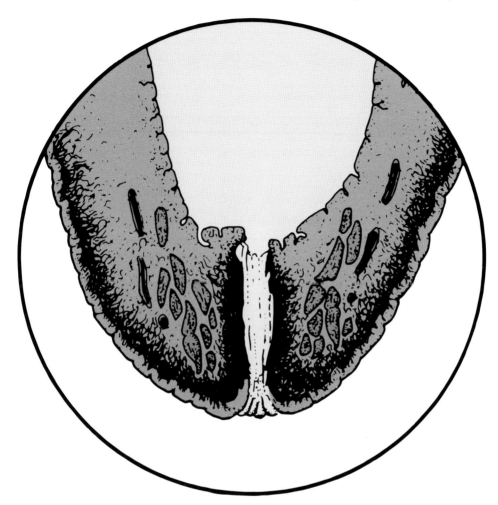

■ **FIGURA 16.4** Corte do teto (área circulada mostrada na Figura 16.3), mostrando o músculo liso que circunda o canal do teto (ducto papilar). A área esponjosa acima do canal do teto, que o circundaria, corresponde à roseta de Fürstenberg. (De Dyce KM, Sack WO, Wensing CJG. Textbook of Veterinary Anatomy. 3rd edn. Philadelphia, PA: WB Saunders, 2002.)

Aparato de sustentação

A sustentação do úbere a partir do eixo longitudinal do corpo é conferida pelo **aparato de sustentação**, composto de ligamentos suspensores medial e lateral (Figura 16.5). O **ligamento suspensor medial** deriva-se das fibras elásticas (tecido conjuntivo) que revestem a parede abdominal. Esse ligamento passa entre as duas metades do úbere e recobre, intimamente, a face medial de cada metade, passa cranialmente até a metade dos quartos anteriores, bem como caudalmente até a metade dos quartos posteriores.

Os **ligamentos suspensores laterais** são compostos de tecido conjuntivo fibroso branco (com pouca elasticidade) oriundo do tendão subpélvico. Os ligamentos laterais cobrem a face lateral de cada metade e se unem com o ligamento suspensor medial nas partes anterior e posterior de cada metade do úbere. Os ligamentos suspensores lateral e medial emitem diversos prolongamentos (extensões) de tecido conjuntivo (**lâminas**) que penetram na glândula mamária. As lâminas dividem cada quarto mamário em lobos e lóbulos. Coletivamente, as lâminas formam o estroma (estrutura) da glândula mamária.

476 Anatomia Funcional e Fisiologia dos Animais Domésticos

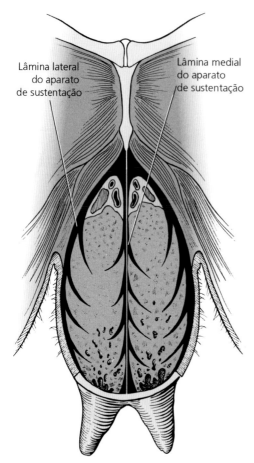

■ **FIGURA 16.5** Aparato suspensor da glândula mamária da vaca. O úbere está ilustrado em corte transversal nos quartos posteriores. (De Frandson RD, Wilke WL, Fails AD. Anatomy and Physiology of Farm Animals. 7th edn. Ames, IA: Wiley-Blackwell, 2009.)

A função das fibras elásticas do aparelho suspensor torna-se evidente quando a vaca é adulta e lactante. As fibras elásticas permitem a absorção do impacto gerado durante a deambulação da vaca e possibilitam o movimento do úbere enquanto a vaca está deitada.

Irrigação arterial e drenagem venosa

O principal aporte sanguíneo para cada metade da glândula mamária se deve à **artéria pudenda externa** (conhecida como artéria mamária, em vacas) (ver Figura 16.1). Essa artéria passa pelo canal inguinal e divide-se em ramo cranial e caudal para irrigar os quartos anterior e posterior do mesmo lado da artéria. A **veia pudenda externa** (veia mamária, em vacas) drena o sangue dos quartos anterior e posterior do respectivo lado e o retorna para a veia cava caudal através do anel inguinal (Figura 16.6). As veias mamárias são contínuas, cranialmente, com as veias abdominais subcutâneas ("veias do leite") e, caudalmente, com as veias labiais ventrais, unidas por anastomose, formando um **circuito venoso** na base do úbere. As veias abdominais subcutâneas são relativamente grandes e sinuosas, notadas na parede ventrolateral do abdome e desaparecem subitamente em uma local anterógrado ("*milk well*"[1]) para alcançar a veia torácica interna. Alguns autores acreditam que o sangue alcança o circuito venoso por meio das veias abdominais subcutâneas (um sentido inverso). Tal como acontece em outros tecidos, o líquido intersticial possui um sistema auxiliar de drenagem representado pelos vasos linfáticos, com linfonodos ao longo de sua extensão. Os principais linfonodos de cada lado do úbere são os **linfonodos inguinais superficiais** (mamários ou supramamários), localizados próximos ao anel inguinal, acima da parte posterior da base do úbere (ver Figura 16.1). Assim como em outros tecidos, notam-se redes capilares; no caso do úbere, essas redes circundam alvéolos e ductos, da mesma maneira que os capilares envolvem os alvéolos nos pulmões (ver Figura 16.3).

Células mioepiteliais

As células mioepiteliais são células contráteis que envolvem os alvéolos e os ductos. Em razão de sua localização em relação aos alvéolos e a aparência de rede de basquete, as células mioepiteliais são conhecidas como células basquete (ver Figura 16.2). Quando contraídas, elas comprimem os alvéolos e ductos e, consequentemente, fazem com que o leite seja direcionado para o seio lactífero. As células mioepiteliais se contraem quando o hormônio ocitocina circula e promove a descida do leite.

---

[1] N.T.: "*Milk well*" é uma das passagens através da parede abdominal de uma vaca pela qual as veias do leite passam para o abdome.

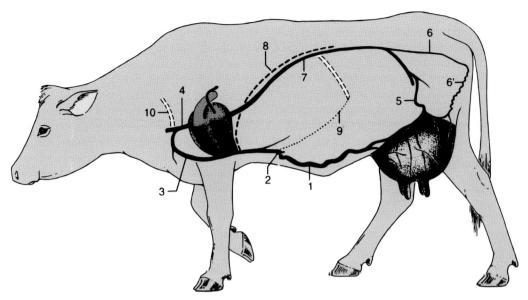

■ **FIGURA 16.6** Drenagem venosa do úbere. 1, veia abdominal subcutânea (veia do leite); 2, "*milk well*"; 3, veia torácica interna; 4, veia cava cranial; 5, veia pudenda externa (veia mamária); 6, veia pudenda interna; 6', veia labial ventral; 7, veia cava caudal; 8, diafragma; 9, arco costal; 10, primeira costela. (De Dyce KM, Sack WO, Wensing CJG. Textbook of Veterinary Anatomy. 4th edn. St Louis, MO: Saunders Elsevier, 2010.).

Glândulas mamárias de outros animais

Porcas, cadelas e gatas

A porca normalmente tem sete pares de glândulas mamárias, variando de quatro a nove. Ela possui dois canais do teto, cada um deles contínuo com suas respectivas estruturas (cisterna do teto, cisterna da glândula e ductos associados). Na cadela e na gata, é mais comum a existência de cinco pares de glândulas mamárias, e cada glândula mamária apresenta uma papila mamária ou mamilo. Os mamilos possuem inúmeras aberturas de pequeno calibre (7 a 16) em suas extremidades distais, para os ductos das glândulas. Na porca, na cadela e na gata, as glândulas mamárias estão localizadas em duas fileiras paralelas à linha média.

Ovelhas e cabras

A glândula mamária situa-se na região inguinal, tanto na ovelha quanto na cabra. Cada metade mamária tem apenas um teto, um canal do teto, uma cisterna do teto e uma cisterna da glândula. Os músculos dos esfíncteres nas extremidades dos tetos são pouco desenvolvidos e seu fechamento é auxiliado pelo tecido conjuntivo elástico.

Éguas

Na égua, a glândula mamária situa-se na região inguinal e cada metade possui apenas um teto. Cada teto apresenta dois canais do teto e duas cisternas do teto; cada cisterna do teto é contínua com uma cisterna da glândula que, por sua vez, possui seu próprio sistema de ductos e alvéolos.

■ Mamogênese

1. Em que fase de desenvolvimento está a glândula mamária na fêmea, ao nascimento?
2. Como a mamogênese é influenciada por ciclos estrais sucessivos, após a puberdade?
3. Que alterações ocorrem na glândula mamária durante a gestação?

Mamogênese refere-se ao crescimento e desenvolvimento da glândula mamária. Durante o desenvolvimento embrionário, uma linha láctea (ou mamária) surge de cada lado da parede abdominal, paralelamente à linha média (Figura 16.7). Na maioria dos animais, as glândulas mamárias se desenvolvem apenas na região inguinal, nessa linha do leite.

Desenvolvimento em vacas

No nascimento, a bezerra possui cisternas do teto e da glândula cujo formato já se encontra um tanto desenvolvido. Os ductos mamários são curtos e se limitam à região da cisterna da glândula. O estroma é bem organizado e entremeado com gordura.

A velocidade (taxa) de crescimento da glândula mamária desde o nascimento até a puberdade é a mesma verificada no restante do corpo. A glândula mamária é uma **glândula cutânea** que responde aos estímulos de hormônios sexuais femininos. Esses hormônios estão presentes em baixas concentrações até a puberdade. No início da puberdade, o hormônio foliculoestimulante (FSH) e o hormônio luteinizante (LH) são liberados pela adeno-hipófise em intervalos cíclicos, condição que caracteriza os ciclos estrais. A atividade do FSH e do LH faz com que o ovário secrete hormônios esteroides sexuais femininos: estrógenos (sobretudo o estradiol) e progesterona. O estradiol é secretado principalmente durante a fase folicular do ciclo estral, enquanto a progesterona é secretada basicamente durante a fase lútea. Uma resposta efetiva da glândula mamária ao estradiol e à progesterona depende do sinergismo (ação combinada) proporcionado por dois hormônios da adeno-hipófise: prolactina e somatotrofina (STH; hormônio do crescimento). Durante os primeiros ciclos, as modificações influenciadas pela ação sinérgica de estradiol, progesterona, STH e prolactina consistem em alongamento, espessamento e ramificação dos ductos das glândulas mamárias. Aos 18 meses de idade, as novilhas possuem glândula mamária com um sistema de ductos. A diferenciação dos ductos em alvéolos continua com cada ciclo estral que se repete. Acredita-se que o crescimento máximo dos lóbulos e alvéolos, gerado apenas pelos ciclos estrais, ocorra por volta dos 30 a 36 meses de idade.

No início da gestação, as concentrações de estrógeno, progesterona, STH e prolactina aumentam de modo a gerar modificações no útero, essenciais para a sobrevivência do oócito fertilizado. Grande parte do desenvolvimento da glândula mamária ocorre durante a gestação, em resposta às maiores concentrações hormonais. O tecido adiposo é lentamente substituído por ductos, alvéolos lobulares, vasos sanguíneos e linfáticos, bem como por estruturas de tecido conjuntivo do aparato de sustentação. O crescimento de ductos e alvéolos continua durante toda a gestação.

A origem dos hormônios varia com a espécie. Nos bovinos, a placenta produz apenas estrógeno. O corpo lúteo continua sendo a principal fonte de progesterona. Um **lactógeno placentário** (hormônio) que contribui para a mamogênese, com função semelhante aos hormônios STH e prolactina, é secretado em várias espécies, sendo direcionado da placenta

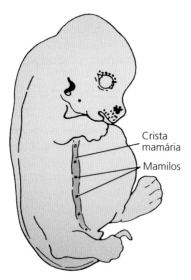

■ **FIGURA 16.7** Embrião suíno de 20 mm mostrando a crista mamária ("linha láctea"[2]) (aumento original de 515×). (De Frandson RD, Spurgeon TL. Anatomy and Physiology of Farm Animals. 5th edn. Philadelphia, PA: Lea & Febiger, 1992.)

---

[2]N.T.: Um espessamento ectodérmico (também conhecido como linha do leite) a partir do qual as mamas se desenvolvem.

Capítulo 16 • Lactação **479**

fetal para o sangue materno. A secreção do lactógeno placentário ocorre na metade da gestação e continua até o parto. Contudo, em contraste com outras espécies, a secreção desse lactógeno em vacas bovinos é direcionada para a circulação fetal, mas sua participação no desenvolvimento da glândula mamária é desconhecido.

Além dos hormônios hipofisários, ovarianos e placentários já mencionados como fatores que contribuem para a mamogênese, outros hormônios podem apresentar uma participação secundária, como os esteroides adrenais, os hormônios tireoidianos, a insulina e a relaxina.

Desenvolvimento do úbere em outros animais

Nas cadelas, gatas e porcas, as glândulas mamárias se desenvolvem ao longo de toda a linha láctea embrionária. Nas fêmeas de elefantes e primatas, as glândulas mamárias se desenvolvem apenas na região peitoral.

Em muitas espécies (mas não em bovinos; ver texto anterior), a placenta é uma fonte de estrógenos e progesterona. Em ovelhas e cabras, a maior secreção do lactógeno placentário coincide com o máximo desenvolvimento de lóbulos e alvéolos da glândula mamária.

■ Lactogênese e lactação

1. Defina lactogênese.
2. Por que a cessação do efeito da progesterona é um pré-requisito para a lactogênese?
3. Por que o aumento da concentração de estrógeno antes do parto está associado à lactogênese?
4. Qual a importância da prolactina na lactogênese?
5. Descreva o efeito do aumento do teor do hormônio do crescimento imediatamente antes do parto.
6. Qual é a função do hormônio do crescimento na manutenção da lactação, em vacas?

A **lactogênese** é o processo pelo qual as células alveolares mamárias adquirem a capacidade de secretar o leite. A primeira fase da lactogênese envolve aumento na atividade enzimática das células mamárias e diferenciação das organelas celulares, que coincidem com a secreção limitada de leite antes do parto. A segunda fase está associada à secreção abundante de todos os componentes do leite pouco antes do parto, na maioria das espécies, continuando por vários dias após o parto.

Hormônios e suas interações

As alterações hormonais que ocorrem na segunda fase da lactogênese (início da secreção abundante de leite no parto) consistem em aumento na secreção de prolactina, do hormônio adrenocorticotrófico (ACTH) e de estrógeno, e diminuição ou ausência quase absoluta de progesterona. O ACTH estimula a secreção de glicocorticoides.

Embora a concentração de prolactina em vacas não sofra uma alteração considerável durante a gestação, ocorre um importante aumento 48 a 24 h antes do parto. Ademais, ocorre elevação concomitante das concentrações de outros hormônios, como glicocorticoides, hormônio do crescimento, prostaglandinas e estradiol, bem como diminuição do teor de progesterona (Figura 16.8).

Esses hormônios interagem de várias maneiras:

1. A prolactina induz aumento na expressão gênica no tecido mamário para a síntese de caseína, mas nesse processo há necessidade de glicocorticoides.
2. A progesterona impede a formação de locais de ligação da prolactina no tecido mamário e, também, satura os locais onde os glicocorticoides se ligariam. Por essa razão, a cessação do efeito da progesterona é um pré-requisito para a lactogênese.
3. O aumento da concentração de prostaglandina imediatamente antes do parto provoca lise do corpo lúteo e consequente diminuição do teor de progesterona.
4. Em vacas, a concentração de estrógenos começa a aumentar cerca de 1 mês antes do

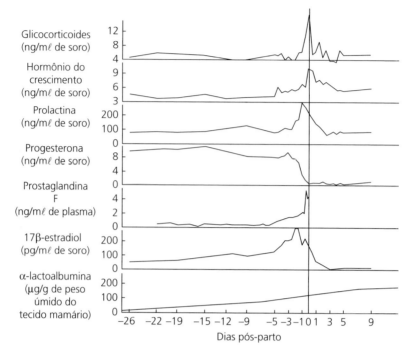

■ **FIGURA 16.8** Alterações na concentração plasmática de vários hormônios em vacas, próximo ao parto. (De Tucker HA. Endocrine and neural control of the mammary gland. In: Larson BL, ed. Lactation. Ames, IA: Iowa State University Press, 1985.)

parto e atinge o máximo em torno de 2 dias antes do parto. Dessa forma, a lactogênese é intensificada porque os estrógenos estimulam a secreção de prolactina e, possivelmente, de outros hormônios sintetizados na adeno-hipófise.

5. Pouco antes do parto, ocorre aumento da concentração do hormônio do crescimento (pela adeno-hipófise), o que pressupõe sua participação no direcionamento de nutrientes até a glândula mamária, para a produção de leite.

Manutenção hormonal da lactação

Em vacas, a produção de leite após o parto atinge o pico em 2 a 8 semanas e diminui gradualmente a partir de então. Para prosseguir com a lactação, o número de células alveolares mamárias e a atividade das células alveolares devem ser mantidos; além disso, é imprescindível a ordenha regular do leite produzido pelas vacas. Os hormônios necessários para a síntese do leite incluem prolactina, hormônio do crescimento, insulina, paratormônio, ACTH e hormônio tireoestimulante. Os dois últimos hormônios são necessários para o subsequente estímulo da produção de glicocorticoides e hormônios tireoidianos, respectivamente.

Prolactina

Em vacas e cabras, uma vez estabelecida a lactação, a concentração de prolactina circulante basal (ver Capítulo 6) e a liberação de prolactina no momento da ordenha podem ser reduzidas a níveis baixos, sem interferir na produção de leite. Essa situação contrasta muito com o que se passa com fêmeas não ruminantes e até mesmo com aquelas de outros ruminantes, particularmente as ovelhas, em que ocorre prejuízo à produção de leite. O aumento na secreção de prolactina durante a ordenha é provocado pela estimulação do úbere e dos tetos. Em caso de denervação do úbere, não há liberação de prolactina.

Hormônio do crescimento

Embora a prolactina seja importante para a secreção de leite em fêmeas não ruminantes, o hormônio do crescimento é mais relevante na manutenção da lactação de fêmeas ruminantes. O hormônio do crescimento (ver Capítulo 6) é galactopoético (aumenta a produção de leite) em vacas e é essencial para a manutenção da lactação em cabras. O hormônio do crescimento não estimula diretamente a glândula mamária, mas parece direcionar os nutrientes dos tecidos corporais para a produção de leite. Foi demonstrado que a concentração plasmática do hormônio do crescimento é significativamente maior em vacas de alta produção do que naquelas de baixa produção e que ocorre uma redução significativa na concentração desse hormônio quando as vacas de alta produção deixam de amamentar.

Hormônios tireoidianos

Os hormônios tireoidianos são essenciais para a manutenção da lactação em vacas. A remoção parcial da glândula tireoide provoca redução na produção de leite, que pode ser restabelecida por meio do tratamento com compostos tireoativos. O tratamento de vacas com tireoide íntegra com compostos tireoativos pode aumentar a produção de leite devido ao aumento do metabolismo à custa da degradação de gordura e proteína corporais.

Insulina

A glicose é necessária para a síntese de lactose. Diversas adaptações favorecem a prioridade da glândula mamária pelo metabolismo de glicose. Em cabras e vacas, a insulina não é necessária para o transporte de glicose até as células alveolares da glândula mamária, tampouco para a síntese de leite. Portanto, outros tecidos não competem pela glicose disponível. Além disso, a concentração de insulina é baixa no início da lactação (quando a produção de leite é elevada) e aumentam à medida que a produção de leite diminui. Baixa concentração de insulina reduz a captação de glicose por esses tecidos que a necessitam para o transporte celular e possibilita maior utilização de glicose por essas células do que por aquelas que não exigem essa presença (p. ex., epitélio alveolar). Em vacas e cabras, o pâncreas libera menos insulina em resposta a uma carga de glicose. Em outros animais (exceto as vacas e cabras), a captação mamária de insulina (associada à captação de glicose) é mantida ao longo de toda a lactação, sendo essencial para a manutenção da lactação.

Corticosteroides

As glândulas adrenais íntegras são essenciais para a manutenção da lactação tanto em fêmeas de ruminantes como naquelas não ruminantes. São necessários os componentes mineralocorticoides e glicocorticoides. As concentrações plasmáticas de corticosteroides são mais altas não só em fêmeas lactantes, em comparação com não lactantes, mas também em vacas de alta produção, quando comparadas àquelas de baixa produção. O participação exata dos corticosteroides não foi estabelecida, mas pode estar relacionada à taxa metabólica.

Paratormônio

Em vista do teor relativamente alto de cálcio no leite, não é de se surpreender que o paratormônio esteja relacionado com a manutenção da lactação. O paratormônio estimula a reabsorção óssea de cálcio e a conversão da vitamina D em sua forma ativa, o **1,25-diidroxicolecalciferol** [1,25 $(OH)_2D_3$], necessário para a absorção intestinal de cálcio. A concentração plasmática de 1,25 $(OH)_2D_3$ se eleva acentuadamente durante a lactação.

■ Composição do leite

1. **Qual é a composição de sólidos do leite?**
2. **O que compõe a maior parte da proteína do leite?**
3. **Diferencie coalhada de soro lácteo.**
4. **Qual é o principal carboidrato do leite?**
5. **Quais são os principais lipídios e minerais do leite?**
6. **Que vitaminas normalmente encontradas no leite de fêmeas de ruminantes não estão associadas à dieta?**

482 Anatomia Funcional e Fisiologia dos Animais Domésticos

7. **O que faz com que o leite de fêmeas de ruminantes adquira sabor ou odor anormal?**
8. **Por que o leite de fêmeas de mamíferos marinhos tem alta concentração de gordura?**
9. **O que é colostro? Quais são suas principais funções?**

A composição bruta do leite refere-se às proporções de água, lipídios (gorduras), carboidratos, proteínas e minerais que ele contém. O teor de água é determinado pela perda de peso constatada quando o leite é desidratado. O teor de lipídios é determinado pela extração por métodos apropriados. O conteúdo de carboidrato no leite costuma ser expressos como o equivalente de lactose e pode incluir outros carboidratos. O teor de proteínas representa todas as proteínas, inclusive as enzimas. Os minerais do leite são geralmente expressos como conteúdo nas cinzas, que representa o resíduo lácteo após incineração. As tabelas que mostram a composição do leite frequentemente apresentam apenas as porcentagens de lipídios, proteínas, lactose e cinzas, mas não o conteúdo de água. O agregado de lipídios, proteínas, lactose e cinzas recebe o nome de matéria seca ou sólidos do leite.

Proteínas

As **caseínas** (alfa, beta, gama e kapa) constituem a maior parte das proteínas do leite. Essas frações proteicas são insolúveis em pH 4,6 e compõem o que se conhece como **coalhada**.[3] As outras proteínas são α-lactoalbumina, β-lactoglobulina, albumina sérica sanguínea, imunoglobulinas e fração proteose-peptona. Essas outras proteínas são solúveis em pH 4,6 e são denominadas **proteínas do soro lácteo**. As **imunoglobulinas** estão presentes em quantidades muito pequenas, exceto no colostro. Todas as proteínas são sintetizadas na glândula mamária, a partir de aminoácidos, exceto

a gamacaseína, a albumina sérica sanguínea e as imunoglobulinas (a fração imunoglobulinas do colostro, no entanto, é sintetizada na glândula mamária). As proteínas secundárias, incluindo as enzimas, estão presentes no leite em pequena quantidade.

Carboidratos

A lactose, sintetizada na glândula mamária, é o principal carboidrato do leite. Mais especificamente, a lactose trata-se de um dissacarídeo formado por glicose e galactose. Embora a lactose seja exclusiva da glândula mamária, pequenas quantidades são encontradas no plasma durante a lactação. O principal precursor da lactose no sangue é a glicose; propionato também é um precursor, via glicose. O propionato é importante em ruminantes sua disponibilidade a partir de processos fermentativos no rúmen.

Lipídios

Os lipídios do leite consistem basicamente em triglicerídeos. Outros lipídios incluem pequenas quantidades de fosfolipídios, colesterol, ácidos graxos livres, monoglicerídeos e vitaminas lipossolúveis. A síntese de gordura do leite em fêmeas ruminantes procede principalmente dos ácidos acético e butírico. O ácido acético constitui cerca de 60% a 70% dos ácidos graxos voláteis oriundos da fermentação ruminal. Quando ocorre comprometimento dos processos fermentativos reduz-se a produção de ácido acético e, em consequência, redução na concentração de gordura do leite.

Minerais

Os principais minerais no leite de vaca são cálcio (0,12%), fósforo (0,10%), sódio (0,05%), potássio (0,15%) e cloro (0,11%). Outros minerais encontrados em quantidades muito pequenas (traços) incluem magnésio, enxofre, cobre, cobalto, ferro, iodo e zinco.

Vitaminas

As vitaminas do complexo B e a vitamina K são sintetizadas pelos ruminantes e a concentração

---

[3]N.T.: O mesmo que leite coagulado. A coalhada difere do coalho. A coalhada contém essencialmente proteínas do leite (caseína) e gordura do leite. O coalho é a mistura de enzimas (p. ex., quimosina e pepsina) que, quando adicionada ao leite, produz a primeira etapa de formação do queijo, a coagulação.

de ambas, no leite, não é influenciada pela dieta. Como a vitamina K também é sintetizada no intestino, sua presença no leite de fêmeas não ruminantes não depende da dieta. Por outro lado, as vitaminas A, D e E não são sintetizadas no rúmen; consequentemente, a presença dessas vitaminas no leite depende da dieta. A quantidade de vitamina C no leite não é muito influenciada pela dieta.

Outras substâncias

Muitos medicamentos passam com facilidade do sangue para o leite. Por essa razão, o leite não deve ser comercializado durante determinado período (período de carência) após o tratamento das vacas com medicamentos específicos, particularmente antibióticos.

Às vezes, são detectados **abores** ou **odores anormais** no leite, quando as vacas consomem alguns tipos de alimento. A fermentação é frequentemente um pré-requisito para a detecção desses sabores ou odores. A inalação de componentes voláteis em gases eructados pode ser a via de entrada desses aromas ou sabores anormais detectados no leite. Esse componente anormal é resultado da fermentação no rúmen e, por ser volátil, torna-se parte dos gases eructados (grande parte dos gases eructados é inalada, ver Capítulo 12). A porção inalada é facilmente absorvida no pulmão, embora possa não ter sido absorvida no rúmen.

Variação na composição do leite entre as espécies

A composição bruta aproximada do leite está apresentada na Tabela 16.1, para diversos animais domésticos, baleias (mamíferos marinhos) e seres humanos. O leite de mamíferos marinhos contém alto teor de gordura (33,2% na baleia, em comparação com 3,5%, da vaca holandesa), que é a concentração necessária para manter a água isotônica.

A ingestão de água isotônica por mamíferos marinhos é restrita e limitada àquela obtida dos peixes consumidos por eles; por isso, é necessário conservá-la. A concentração de

Tabela 16.1 Composição do leite de várias espécies (%).

ANIMAL/RAÇA	COMPONENTES			
	LIPÍDIOS	PROTEÍNAS	LACTOSE	CINZAS
Gata	7,1	10,1	4,2	0,5
Vacas				
Ayrshire	4,1	3,6	4,7	0,7
Pardo-suíças	4,0	3,6	5,0	0,7
Guernsey	5,0	3,8	4,9	0,7
Holandesa	3,5	3,1	4,9	0,7
Jersey	5,5	3,9	4,9	0,7
Shorthorn	3,6	3,3	4,5	0,8
Cadela	9,5	9,3	3,1	1,2
Cabra	3,5	3,1	4,6	0,8
Égua	1,6	2,4	6,1	0,5
Mulher	4,3	1,4	6,9	0,2
Jumenta e mula	1,8	2,0	5,5	0,5
Ovelha	10,4	6,8	3,7	0,9
Porca	7,9	5,9	4,9	0,9
Baleia	33,2	12,2	1,4	1,4

Modificada de Jacobson NL, McGilliard AD. The mammary gland and lactation. In: Swenson MJ. Dukes' Physiology of Domestic Animals. 10th edn. Ithaca, NY: Cornell University Press, 1984.

lactose é provavelmente a mais estável entre as espécies, mas ainda assim sua variação é considerável. Alguns pesquisadores acreditam que o leite com alto teor proteico seja característico de espécies com ninhada (prole) de rápido crescimento, mas isso não é um achado consistente. As variações são evidentes entre as raças, dentro de uma espécie (p. ex., há variação no conteúdo de gordura e proteínas, ao se comparar o leite de vacas das raças holandesa e Guernsey). Existem diferenças individuais entre os animais de determinada raça e no mesmo animal, dependendo do estágio de lactação e do momento da ordenha (primeira ou última ordenha). Em vacas, o leite da última ordenha apresenta maior percentual de gordura. Além disso, o conteúdo de gordura no leite de vaca é maior durante as duas primeiras semanas após o parto, diminui um pouco por 3 a 4 meses e, a partir de então, declina gradativamente. Os teores de gordura e proteínas no leite não são influenciados pela modificação do conteúdo de gordura e proteínas na dieta.

Colostro

Apesar de ter várias definições, **colostro** é considerado a secreção mamária inicial após o parto. A composição do colostro é claramente diferente daquela do leite normal para a espécie. As diferenças evidentes na composição do colostro, em relação ao leite, diminuem 4 a 6 dias após o parto.

O colostro é rico em proteínas do soro sanguíneo, particularmente imunoglobulinas. A imunidade passiva é transferida da mãe para a prole mediante a ingestão de imunoglobulinas presentes no colostro. O período durante o qual ocorre a absorção dessas imunoglobulinas se estende por 1 a 2 dias após o nascimento em crias de suínos, equinos, bovinos e cães. Em circunstâncias normais, estima-se que esse período seja de 4 dias, ou menos, em ovinos e caprinos. Depois disso, as imunoglobulinas ficam mais sujeitas à digestão por enzimas proteolíticas. Outras diferenças significantes entre o colostro e o leite comum consistem em maiores concentrações de vitamina A, vitamina E, caroteno e riboflavina. De modo geral, o colostro também contém mais proteínas, cinzas e lipídios, porém menos lactose, do que o leite comum.

■ Ordenha e outras considerações

1. **O que causa aumento na pressão da glândula intramamária associada à descida do leite?**
2. **Qual é a recomendação habitual para "secar" uma vaca lactante prenhe no que diz respeito ao período de tempo antes do parto?**

Antigamente, acreditava-se que a secreção de leite ocorresse durante a ordenha e que certos fatores estimulantes promovessem isso. Também, se acreditava que a pressão intramamária decorrente do acúmulo de leite nos alvéolos gerasse a diferença de pressão por meio da qual o leite poderia ser ordenhado da glândula mamária.

Atualmente, sabe-se que todo o leite removido em uma única ordenha já está presente na glândula mamária no momento da ordenha. O aumento da pressão que direciona o leite dos alvéolos para os ductos, as cisternas e o canal do teto é conferido pelas células mioepiteliais que envolvem os alvéolos e ductos.

A estimulação dos tetos ou do úbere resulta em secreção reflexa de **ocitocina** (ver Capítulo 6) pela neuroipófise. Ao atingir as células mioepiteliais, a ocitocina faz com que elas se contraiam. Muitas vezes, a presença do bezerro ou a ação de outros reflexos condicionados pode provocar a liberação de ocitocina. O fenômeno associado à contração das células mioepiteliais é geralmente referido como **descida do leite** (Figura 16.9). O efeito da descida do leite dura 10 a 15 minutos, devido à metabolização da ocitocina. Até a descida do leite, a pressão no interior da glândula mamária é relativamente baixa (0 a 8 mmHg), mas se eleva para 30 a 50 mmHg no início da contração das células mioepiteliais.

A secreção de ocitocina para a descida do leite geralmente está associada a ambiente tranquilo; ela pode ser inibida por situações estressantes. O leite não desce em animais aflitos ou assustados.

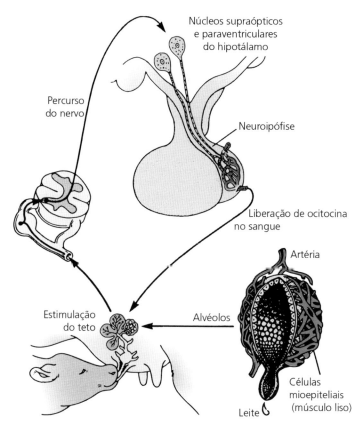

■ **FIGURA 16.9** Descida do leite. A estimulação dos tetos ou do úbere resulta em secreção reflexa neuroendócrina de ocitocina pela neuroipófise. Ao atingir as células mioepiteliais, a ocitocina faz com que elas se contraiam. (De Hafez ESE, Hafez B. Reproduction in Farm Animals. 7th edn. Baltimore, MD: Lippincott Williams & Wilkins, 2000.)

Intervalo entre ordenhas

Acreditava-se, geralmente, que os intervalos entre as ordenhas deveriam ser uniformemente espaçados, se a ordenha acontecesse 2 ou 3 vezes/dia. Embora sejam observados alguns pequenos declínios, atualmente se aceita que não ocorrem reduções significativas se os intervalos não forem espaçados de maneira uniforme. Parece que a regularidade dos intervalos é um fator mais importante.

Regressão da glândula mamária

A lactação não continua por tempo indefinido, seja porque os animais são submetidos à secagem (nesse caso, a secreção de leite não é removida) ou porque a secreção é gradativamente reduzida para uma quantidade insignificante.

Várias técnicas de secagem podem ser utilizadas, incluindo os métodos Intermitente, incompleto e abrupto. No **método intermitente**, o leite acumulado é ordenhado em intervalos de 2 ou 3 dias e, em seguida, interrompe-se a ordenha. No **método incompleto**, o leite só é ordenhado parcialmente, em intervalos regulares habituais. O **método abrupto** é provavelmente o mais usado; nele, a ordenha do leite cessa por completo. A secreção de leite se encerra quando a pressão alveolar aumenta até determinado ponto. A acomodação usual dos ductos e alvéolos é excedida e, consequentemente, cessa a secreção de leite. Os componentes do leite são digeridos via enzimática ou reabsorvidos, as células alveolares sofrem ruptura e a glândula é infiltrada por fagócitos. Em uma vaca não prenhe e não lactante, não há hormônios suficientes para estimular ou manter o crescimento

486 Anatomia Funcional e Fisiologia dos Animais Domésticos

mamário; dessa forma, o tamanho dos lóbulos diminui, os alvéolos entram em colapso e o tecido do estroma aumenta. Essas alterações progridem até que, finalmente, os lóbulos se reduzem a algumas ramificações do ductos.

Na vaca lactante prenhe e submetida à secagem 2 meses antes do parto, ocorre pouca regressão de lóbulos e tecido alveolar. A menos que sejam permitidos 2 meses de período seco, antes do próximo parto, a produção de leite na lactação subsequente diminuirá. A lactação contínua aparentemente interfere na renovação ou regeneração normal das células alveolares.

■ Leitura sugerida

Dyce KM, Sack WO, Wensing CJG. Textbook of Veterinary Anatomy. 3rd edn. Philadelphia. PA: WB Saunders, 2002.

Frandson RD, Wilke WL, Fails AD. Anatomy and Physiology of Farm Animals. 7th edn. Ames, IA: Wiley-Blackwell, 2009.

Gordon PJ, Timms LL. Lactation. In: Reece WO, ed. Dukes' Physiology of Domestic Animals. 13th edn. Ames, IA: Wiley-Blackwell, 2015.

Larson BL. Biosynthesis and cellular secretion of milk. In: Larson BL, ed. Lactation. Ames, IA: Iowa State University Press, 1985.

Park CS, Lindberg GL. The mammary gland and lactation. In: Reece WO, ed. Dukes' Physiology of Domestic Animals. 12th edn. Ithaca, NY: Cornell University Press, 2004.

☑ AUTOAVALIAÇÃO

ANATOMIA FUNCIONAL DAS GLÂNDULAS MAMÁRIAS DAS FÊMEAS

1. "*Milk well*" refere-se ao:
   a. Local de armazenamento do leite
   b. Sinônimo de veia pudenda externa
   c. Local onde a veia abdominal subcutânea deixa de ser visível e se une à veia torácica interna
   d. Local de saída dos vasos através do anel inguinal

2. A função do aparato de sustentação da glândula mamária é:
   a. Conferir sustentação ascendente
   b. Absorver o impacto quando uma vaca corre ou deambula e quando o úbere está cheio
   c. Possibilitar movimentação e estiramento do componente elástico do úbere, quando a vaca está deitada
   d. Todas as alternativas anteriores

3. A unidade secretora de leite da glândula mamária corresponde a(o):
   a. Célula mioepitelial
   b. Alvéolo
   c. Seio lactífero
   d. Ducto interlobular

4. O tecido com potencial para auxiliar na retenção de leite no interior do úbere, entre as ordenhas, associado à secreção de um agente bacteriostático, é conhecido como:
   a. Canal do teto
   b. Pregas longitudinais e circulares da parede da cisterna do teto
   c. Roseta de Fürstenberg
   d. Parênquima

MAMOGÊNESE

5. O processo de crescimento e desenvolvimento da glândula mamária é conhecido como:
   a. Mamogênese
   b. Lactogênese
   c. Regressão da glândula mamária
   d. Todas as alternativas anteriores

6. Grande parte do crescimento da glândula mamária ocorre durante:
   a. As fases folicular e lútea dos ciclos estrais
   b. Gestação
   c. Lactação

LACTOGÊNESE E LACTAÇÃO

7. Qual dos hormônios da adeno-hipófise é essencial para o início da secreção de leite (lactogênese)?
   a. Ocitocina
   b. Estradiol
   c. Prolactina
   d. Progesterona

8. Em vacas, qual dos hormônios a seguir deve ser inibido no momento do parto, para que as células alveolares da glândula mamária iniciem a secreção de leite?
   a. Progesterona
   b. Estrógeno
   c. Prostaglandinas
   d. Prolactina

9. Na vaca, a concentração de estrógeno aumenta próximo ao parto. Qual o significado desse aumento quanto à lactogênese?
   a. Provoca lise do corpo lúteo
   b. Impede a formação de prolactina
   c. Direciona os nutrientes até a glândula mamária para a síntese do leite
   d. Estimula a secreção de prolactina e de alguns outros hormônios da adeno-hipófise

10. Qual dos hormônios abaixo é mais importante para a manutenção da lactação em vacas?
    a. Prolactina
    b. Hormônio do crescimento

11. Qual é a relação do paratormônio com a manutenção da lactação?
    a. Aumenta a taxa metabólica
    b. Auxilia no transporte de glicose para o epitélio alveolar
    c. Aumenta a concentração plasmática de cálcio
    d. Estimula a síntese de proteínas nos alvéolos

COMPOSIÇÃO DO LEITE

12. Qual das afirmações a seguir descreve melhor o colostro?
    a. Secreções do cólon
    b. Alimento misturado com secreções gástricas
    c. Leite ordenhado na última ordenha, com maior teor de lipídios (gordura)
    d. O primeiro leite ordenhado após o nascimento da prole, rico em vitamina A e imunoglobulinas

13. A maior parte das proteínas do leite consiste em:
    a. Lactoalbumina
    b. Caseína
    c. Lactoglobulina
    d. Imunoglobulinas

ORDENHA E OUTRAS CONSIDERAÇÕES

14. Qual dos hormônios abaixo provoca contração das células mioepiteliais dos alvéolos, resultando na descida do leite?
    a. ADH
    b. Relaxina
    c. Ocitocina
    d. Secretina

15. Com a secreção contínua de leite, a pressão alveolar aumenta. O que acontece quando a acomodação dos alvéolos, ductos e seios lactíferos é excedida?
    a. A secreção de leite cessa
    b. O potencial de retenção do esfíncter do canal do teto e da roseta de Fürstenberg é superado e o leite extravasa no solo
    c. O leite é reabsorvido
    d. As vacas ficam bravas

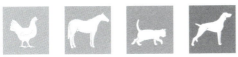
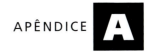

APÊNDICE A

Valores Normais de Componentes Sanguíneos

Shannon Jones Hostetter, DVM, PhD, ACVP[1]

■ Intervalos de referência para espécies de animais domésticos comuns | Hemogasometria e hematologia

Com frequência, os exames laboratoriais são utilizados na prática clínica e em pesquisas veterinárias, com intuito de auxiliar na avaliação da saúde animal. Quando os exames laboratoriais são realizados, o resultado do exame do animal, individual, geralmente é comparado com valores de um "intervalo de referência". Os intervalos de referência são utilizados para determinar se um resultado de teste laboratorial do indivíduo não é normal, quase sempre pela comparação com uma população-referência de indivíduos semelhantes. Um resultado de teste anormal, ou um conjunto de resultados, pode auxiliar o clínico ou o pesquisador a tomar decisões sobre o diagnóstico, o tratamento, as consequências da doença etc.

Os intervalos de referência são mais úteis quando refletem exatamente as características do indivíduo a ser avaliado. Sem dúvida, a variável mais importante a se considerar é a espécie. Por exemplo, caso se obtenha a contagem de leucócitos de um cão, o resultado deve ser comparado com aqueles do intervalo de referência para contagem de leucócitos de cães, não de gatos nem de bovinos. Preferivelmente, o intervalo de referência também deve responder por importantes fatores que, provavelmente, influenciam a fisiologia de animais da mesma espécie, incluindo idade, fatores genéticos, gênero, dieta e tipo de criação. Outros fatores que determinam a apropriabilidade de um conjunto de intervalos de referência incluem fatores analíticos, bem como instrumentação e metodologia do teste.

A elaboração de intervalos de referência baseados em uma população, para um exame específico, é trabalhosa e onerosa. As diretrizes para elaboração de intervalos de referência recomendam a obtenção de amostras de, no mínimo, 120 animais sadios de uma população-alvo, mensurando a variável de interesse (substância a ser mensurada) nas amostras e determinando um intervalo de confiança de 95%, utilizando análises estatísticas específicas. Os intervalos de referência aqui apresentados foram obtidos em um laboratório de patologia clínica de um hospital-escola veterinário, do meio-oeste dos EUA, utilizando predominantemente animais de regiões geográficas cricunvizinhas. Eles são disponibilizados como um indicador geral da potencial variabilidade inata que pode ocorrer entre as espécies de animais domésticos. Sem a validação do método que mensura determinado componente de um paciente, em um laboratório específico, o uso desses intervalos de referência para a tomada de decisão clínica na rotina deve ser feito com cautela.

■ Referências e fontes

Friedrichs KR, *et al.* ASVCP reference interval guidelines: determination of de novo reference intervals in veterinary species and other related topics. Veterinary Clinical Pathology. 2012; 41(4): 441–453.

Geffre A. *et al.* Reference intervals: a review. Veterinary Clinical Pathology. 2009; 38(3): 288–298.

---

[1]Doctor of Veterinary Medicine (DVM), American College of Veterinary Pathologists (ACVP) dos EUA.

490 Anatomia Funcional e Fisiologia dos Animais Domésticos

Hematologia | Intervalos de referência

Tabela A.1 Hemogasometria de sangue arterial.

	UNIDADE	CANINOS	FELINOS	BOVINOS	EQUINOS
pH		7,31 a 7,42	7,24 a 7,40	7,35 a 7,50	7,32 a 7,44
pCO_2	mmHg	29 a 42	29 a 42	35 a 44	38 a 46
pO_2	mmHg	85 a 95	85 a 95	85 a 95	85 a 95
HCO_3	mEq/ℓ	17 a 24	17 a 24	20 a 30	24 a 30
Osmolalidade sérica	mOsm/kg	280 a 305	280 a 305	270 a 300	270 a 300

Dados de Clinical Pathology Laboratory, Department of Veterinary Pathology, College of Veterinary Medicine, Iowa State University.

Tabela A.2 Hematologia | Intervalos de referência para cães.

Leucócitos	6,0 a 17,0	$10^3/\mu\ell$
Neutrófilos bastonetes	0,0 a 0,3	$10^3/\mu\ell$
Neutrófilos segmentados	3,0 a 11,4	$10^3/\mu\ell$
Linfócitos	1,0 a 4,8	$10^3/\mu\ell$
Monócitos	0,15 a 1,35	$10^3/\mu\ell$
Eosinófilos	0,1 a 0,75	$10^3/\mu\ell$
Basófilos	0,0 a 0,1	$10^3/\mu\ell$
Hemácias	5,5 a 8,5	$1 \times 10^6\ \mu\ell$
Hemoglobina	12 a 18	g/dℓ
Volume globular (Hematócrito)	37 a 55	%
VGM	60 a 77	fℓ
HCM	19,5 a 30	pg
CHCM	32 a 36	g/dℓ
Plaquetas	200 a 500	$1 \times 10^3/\mu\ell$
Proteína plasmática	5,3 a 7,2	g/dℓ
Fibrinogênio	100 a 400	mg/dℓ
Meia-vida da hemácia	~108 dias[a]	

Dados de Clinical Pathology Laboratory, Department of Veterinary Pathology, College of Veterinary Medicine, Iowa State University.
[a]Weissman SM, Waldmann TA, Berlin NI. Quantitative measurement of erythropoiesis in the dog. American Journal of Physiology. January 1960; 198: 183–186.
MCV = VGM (volume globular médio); MCH = HCM (hemoglobina corpuscular média); MCHC = CHCM (concentração de hemoglobina corpuscular média)

Apêndice A • Valores Normais de Componentes Sanguíneos **491**

Tabela A.3 Hematologia | Intervalos de referência para gatos.

Leucócitos	5,5 a 19,5	$10^3/\mu\ell$
Neutrófilos bastonetes	0,0 a 0,3	$10^3/\mu\ell$
Neutrófilos segmentados	2,5 a 12,5	$10^3/\mu\ell$
Linfócitos	1,5 a 7,0	$10^3/\mu\ell$
Monócitos	0,0 a 0,85	$10^3/\mu\ell$
Eosinófilos	0,0 a 0,75	$10^3/\mu\ell$
Basófilos	0,0 a 0,1	$10^3/\mu\ell$
Hemácias	5 a 10	$1 \times 10^6 \mu\ell$
Hemoglobina	10 a 15	$g/d\ell$
Volume globular (Hematócrito)	30 a 45	%
VGM	39 a 55	$f\ell$
HCM	12,5 a 17,5	pg
CHCM	30 a 36	$g/d\ell$
Plaquetas	300 a 800	$1 \times 10^3/\mu\ell$
Proteína plasmática	6,3 a 8,2	$g/d\ell$
Fibrinogênio	100 a 400	$mg/d\ell$
Meia-vida da hemácia	~77 dias[a]	

Dados de Clinical Pathology Laboratory, Department of Veterinary Pathology, College of Veterinary Medicine, Iowa State University.
[a]Valentine WN, Pearce ML, Riley RF, Richter E, Lawrence JS. Heme synthesis and erythrocyte life span in the cat. Proc Soc Exp Biol Med, June 1951; 77(2): 244–245.
MCV = VGM (volume globular médio); MCH = HCM (hemoglobina corpuscular média); MCHC = CHCM (concentração de hemoglobina corpuscular média)

Tabela A.4 Hematologia | Intervalos de referência para bovinos.

Leucócitos	4,0 a 12,0	$10^3/\mu\ell$
Neutrófilos bastonetes	0,00 a 0,12	$10^3/\mu\ell$
Neutrófilos segmentados	0,6 a 4,0	$10^3/\mu\ell$
Linfócitos	2,5 a 7,5	$10^3/\mu\ell$
Monócitos	0,03 a 0,85	$10^3/\mu\ell$
Eosinófilos	0,0 a 2,4	$10^3/\mu\ell$
Basófilos	0,0 a 0,2	$10^3/\mu\ell$
Hemácias	5 a 10	$1 \times 10^6 \mu\ell$
Hemoglobina	8 a 15	$g/d\ell$
Volume globular (Hematócrito)	24 a 46	%
VGM	40 a 60	$f\ell$
HCM	11 a 17	pg
CHCM	30 a 36	$g/d\ell$
Plaquetas	300 a 800	$1 \times 10^3/\mu\ell$
Proteína plasmática	6,9 a 7,7	$g/d\ell$
Fibrinogênio	100 a 500	$mg/d\ell$

Dados de Clinical Pathology Laboratory, Department of Veterinary Pathology, College of Veterinary Medicine, Iowa State University.
MCV = VGM (volume globular médio); MCH = HCM (hemoglobina corpuscular média); MCHC = CHCM (concentração de hemoglobina corpuscular média)

492 Anatomia Funcional e Fisiologia dos Animais Domésticos

Tabela A.5 Hematologia | Intervalos de referência para equinos.

Leucócitos	5,0 a 11,0	$10^3/\mu\ell$
Neutrófilos bastonetes	0,0 a 0,2	$10^3/\mu\ell$
Neutrófilos segmentados	2,1 a 6,7	$10^3/\mu\ell$
Linfócitos	1,3 a 4,5	$10^3/\mu\ell$
Monócitos	0,0 a 0,5	$10^3/\mu\ell$
Eosinófilos	0,0 a 0,5	$10^3/\mu\ell$
Basófilos	0,0 a 0,2	$10^3/\mu\ell$
Hemácias	7 a 11	$1 \times 10^6\ \mu\ell$
Hemoglobina	11,5 a 16,0	$g/d\ell$
Volume globular (Hematócrito)	34 a 45	%
VGM	36 a 49	$f\ell$
HCM	12,7 a 17,5	pg
CHCM	34 a 36	$g/d\ell$
Plaquetas	130 a 300	$1 \times 10^3/\mu\ell$
Proteína plasmática	6,0 a 8,2	$g/d\ell$
Fibrinogênio	100 a 400	$mg/d\ell$
Meia-vida da hemácia	140 a 160 dias[a]	

Dados de Clinical Pathology Laboratory, Department of Veterinary Pathology, College of Veterinary Medicine, Iowa State University.
[a]Cornelius CE, Kaneko JJ, Benson DC, Wheat JD. Erythrocyte survival studies in the horse using glycine-C^{14}. Am J Vet Res. 1962; 21: 1123–1124.
MCV = VGM (volume globular médio); MCH = HCM (hemoglobina corpuscular média); MCHC = CHCM (concentração de hemoglobina corpuscular média)

Tabela A.6 Hematologia | Intervalos de referência para suínos.

	UNIDADE	0 A 6 SEMANAS DE IDADE	6 SEMANAS A 2 ANOS DE IDADE
Leucócitos	$10^3/\mu\ell$	9,62 a 25,2	11,35 a 28,9
Neutrófilos segmentados	$10^3/\mu\ell$	2,35 a 11,9	2,00 a 10,4
Linfócitos	$10^3/\mu\ell$	4,02 a 12,50	5,30 a 17,9
Monócitos	$10^3/\mu\ell$	0,05 a 2,30	0,0 a 3,7
Eosinófilos	$10^3/\mu\ell$	0,0 a 0,5	0,0 a 1,3
Hemácias	$1 \times 10^6\ \mu\ell$	4,87 a 7,88	5,88 a 8,19
Hemoglobina	$g/d\ell$	8,08 a 11,9	11,2 a 14,7
Volume globular (Hematócrito)	%	28,22 a 39,8	32,3 a 42,6
VGM	$f\ell$	43,4 a 64,5	47,5 a 59,2
HCM	pg	12,4 a 19,3	16,3 a 20,6
CHCM	$g/d\ell$	27,39 a 31,4	33,3 a 35,8
Plaquetas	$1 \times 10^3/\mu\ell$	374,3 a 1.080,8	118,9 a 522,9
Fibrinogênio	$mg/d\ell$	100 a 500	100 a 500
Meia-vida da hemácia	86 ± 11,5 dias[a]		

Dados de Clinical Pathology Laboratory, Department of Veterinary Pathology, College of Veterinary Medicine, Iowa State University.
[a]Bush JA, Berlin NI, Jensen WN, Brill AB, Cartwright GE, and Wintrobe MM. Erythrocyte life span in growing swine as determined by glycine-2-C14. J Exp Med. 1955, May 1; 101(5): 451–459.
MCV = VGM (volume globular médio); MCH = HCM (hemoglobina corpuscular média); MCHC = CHCM (concentração de hemoglobina corpuscular média)

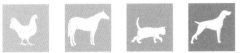 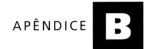

APÊNDICE B

Respostas das Questões de Autoavaliação

✔ CAPÍTULO 1

1. c
2. c
3. a
4. d
5. b
6. d
7. b
8. a
9. b
10. a
11. c
12. a
13. d
14. c
15. a
16. b
17. d
18. d
19. c
20. b
21. a
22. d
23. a
24. b
25. a
26. c
27. b
28. a
29. a
30. a

✔ CAPÍTULO 2

1. b
2. c
3. b
4. a
5. a
6. a
7. c
8. b
9. b
10. c
11. c
12. b
13. c
14. b
15. b
16. a
17. c
18. a
19. c
20. b
21. b

✔ CAPÍTULO 3

1. b
2. c
3. a
4. c
5. c
6. c
7. b
8. d
9. a
10. c
11. b
12. c
13. c
14. c
15. a
16. d
17. b
18. a
19. d
20. a
21. b
22. b
23. a
24. c
25. b
26. a
27. b
28. a
29. b
30. b
31. a
32. d
33. b
34. b
35. d
36. a
37. b
38. c
39. d
40. d
41. c
42. c
43. b
44. b
45. c
46. d
47. c
48. d
49. d
50. b
51. d
52. c
53. d
54. d
55. c
56. b
57. a

CAPÍTULO 4

1. b	11. a	21. c	31. c
2. c	12. b	22. c	32. c
3. c	13. c	23. d	33. b
4. c	14. d	24. b	34. a
5. b	15. b	25. a	35. a
6. b	16. b	26. a	36. a
7. a	17. b	27. b	37. c
8. a	18. a	28. c	38. c
9. d	19. a	29. d	39. b
10. a	20. b	30. b	

CAPÍTULO 5

1. a	11. b	21. c	30. d
2. b	12. c	22. a	31. a
3. c	13. a	23. a	32. b
4. b	14. a	24. c	33. a
5. b	15. b	25. a	34. b
6. b	16. a	26. b	35. a
7. a	17. d	27. b	36. c
8. d	18. c	28. c	37. a
9. a	19. b	29. c	38. d
10. c	20. a		

CAPÍTULO 6

1. b	5. a	9. a	13. a
2. d	6. d	10. d	14. a
3. a	7. c	11. b	15. c
4. b	8. c	12. b	16. a

CAPÍTULO 7

1. b	10. b	18. a	26. a
2. c	11. c	19. d	27. c
3. b	12. b	20. c	28. c
4. d	13. d	21. b	29. a
5. c	14. c	22. a	30. c
6. c	15. c	23. b	31. b
7. b	16. d	24. a	32. c
8. a	17. b	25. c	33. b
9. c			

Apêndice B • Respostas das Questões de Autoavaliação

✅ CAPÍTULO 8

1. a	8. a	15. c	22. c
2. c	9. b	16. c	23. c
3. d	10. a	17. a	24. a
4. b	11. d	18. b	25. a
5. b	12. a	19. c	26. c
6. a	13. d	20. a	27. c
7. b	14. b	21. b	

✅ CAPÍTULO 9

1. c	9. d	17. a	25. b
2. c	10. b	18. d	26. d
3. c	11. e	19. b	27. c
4. a	12. b	20. b	28. a
5. c	13. c	21. a	29. a
6. b	14. d	22. c	30. a
7. a	15. a	23. d	31. b
8. b	16. d	24. b	32. b

✅ CAPÍTULO 10

1. c	13. a	25. b	37. a
2. b	14. b	26. c	38. b
3. b	15. a	27. c	39. a
4. a	16. a	28. a	40. c
5. b	17. d	29. a	41. c
6. c	18. b	30. b	42. c
7. c	19. b	31. a	43. b
8. d	20. c	32. c	44. c
9. c	21. b	33. a	45. a
10. a	22. a	34. a	46. b
11. c	23. c	35. d	47. a
12. b	24. d	36. b	

✅ CAPÍTULO 11

1. a	6. c	11. c	16. d
2. c	7. b	12. c	17. d
3. b	8. c	13. a	18. c
4. a	9. b	14. c	19. a
5. b	10. d	15. a	20. a

Anatomia Funcional e Fisiologia dos Animais Domésticos

21. b
22. a
23. c
24. a
25. d
26. b

27. c
28. c
29. c
30. c
31. b
32. b

33. a
34. a
35. b
36. a
37. b
38. b

39. b
40. c
41. b
42. c
43. c
44. b

✔ CAPÍTULO 12

1. c
2. a
3. c
4. a
5. b
6. c
7. a
8. b
9. a
10. b
11. c
12. b
13. a
14. c
15. b
16. a
17. d
18. c
19. b

20. c
21. c
22. b
23. a
24. a
25. d
26. d
27. a
28. b
29. d
30. c
31. c
32. d
33. a
34. c
35. c
36. d
37. a

38. b
39. d
40. c
41. c
42. b
43. c
44. a
45. a
46. a
47. c
48. b
49. b
50. d
51. a
52. c
53. b
54. a
55. c

56. a
57. d
58. a
59. b
60. a
61. a
62. a
63. b
64. b
65. b
66. b
67. b
68. c
69. c
70. a
71. b
72. b
73. b

✔ CAPÍTULO 13

1. b
2. a
3. b
4. c

5. b
6. d
7. a
8. d

9. b
10. d
11. b
12. b

13. b
14. b
15. b

✔ CAPÍTULO 14

1. c
2. c
3. b
4. b
5. c
6. a
7. c
8. d

9. b
10. b
11. a
12. a
13. c
14. d
15. a
16. a

17. b
18. a
19. b
20. c
21. d
22. c
23. c

24. b
25. b
26. b
27. c
28. b
29. c
30. c

CAPÍTULO 15

1. d	12. c	23. c	34. b
2. c	13. b	24. d	35. a
3. c	14. c	25. d	36. d
4. a	15. b	26. b	37. d
5. b	16. a	27. d	38. b
6. b	17. b	28. b	39. c
7. b	18. c	29. a	40. c
8. d	19. e	30. b	41. b
9. c	20. d	31. d	42. d
10. a	21. b	32. c	43. b
11. b	22. a	33. c	44. c

CAPÍTULO 16

1. c	5. a	9. d	13. b
2. d	6. b	10. b	14. c
3. b	7. c	11. c	15. a
4. c	8. a	12. d	

Índice Alfabético

A

Abdome caído, 459
Abdutores, músculos, 200
Abóbada craniana, 108
Abomaso, 346, 377, 379
Abscesso, 47
Acetábulo, 174
Acetil-coenzima A, 4, 385
Acetilcolina, 99, 207, 370
Acetilcolinesterase, 207
Acetoacetato, 385
Acetoacetil-CoA, 385
Acetona, 385
Acidemia, 323
Ácido(s), 323
– acético, 375
– acetilsalicílico, 167
– araquidônico, 167
– butírico, 375
– gama-aminobutírico, 99
– graxos, 383
– – voláteis, 375
– hialurônico, 34, 191, 193
– propiônico, 375
– úrico, 330
Acidose, 323
Acomodação, 136
Acoplamento da tirosina, 158
Acrosina, 456
Acrosoma, 455
Actina, 66, 202, 208
Acuidade visual, 136
Adaptação, 119
– à claridade, 142
– à falta de água, 38
– a variações da intensidade luminosa, 142
– ao escuro, 142
Adeno-hipófise, 154, 155
Adenosina trifosfatase, 210
Adesão plaquetária, 63
Adrenalina, 165
Adutores, músculos, 200
Agentes quelantes, 68
Aglutinação, 50
Agonista, 63
Agregação plaquetária, 64
Água
– corporal, 25
– metabólica, 36
Ajustes
– automáticos, 87
– circulatórios, 398

Alantoide, 456
Albumina, 70, 72
Alça(s)
– ascendente, 351
– de Henle, 297, 301, 302
– descendente, 351
– transversa, 351
Alcalemia, 323
Alcalose, 323
Aldosterona, 163, 164, 319
Alfaglobulinas, 70
Alfarreceptores, 165
Alimentos essenciais, 359
Alívio da sede, 38
Alterações
– de energia, 208
– do fotoperíodo, 425
– hormonais pouco antes do parto, 460
Alvéolos, 260, 473
– pulmonares, 261
Amido, 358
Amilase, 369
– pancreática, 372
Aminas, 165
Aminoácidos, 358
Âmnion, 456
Amônia, 330
Ampola, 129
– do ducto deferente, 410, 413
Anáfase, 6
Andrógenos, 423, 445
– C-16 insaturados, 423
Anel(éis)
– da traqueia, 287
– fibroso, 173
– inguinal
– – profundo, 410
– – superficial, 410
Anemia, 59
– aplásica, 59
– ferropriva, 59
– funcional, 59
Anestro, 449
Angiotensina II, 37, 302
Ângulo iridocorneano, 138
Anidrase carbônica, 276, 324
Animais
– de hábito noturno, 397
– de sangue frio, 396
– de sangue quente, 396
– homeotérmicos, 396
– monoéstricos, 450
– pecilotérmicos, 396
– poliéstricos, 450

Anosmáticos, animais, 123
Anoxia, 286
Anticorpos, 50
Antitrombina III, 67
Antracose, 284
Antro, 445
– pilórico, 345
Anúria, 321
Ânus, 353, 389
Aparato
– de sustentação, 475
– justaglomerular, 302
Aparelho
– lacrimal, 146
Apetite caprichoso, 123
Ápice, 219
Aplanação, 340
Apneia, 266
Aponeurose, 201
Apotransferrina, 56
Apresentação
– anterior ou cranial, 462
– posterior ou caudal, 462
Aqueduto
– cerebral, 109
– coclear, 128
– vestibular, 128
Ar
– alveolar, 269
– atmosférico, 269
Aracnoide, 108
Arcada, 340
Arco reflexo, 104
Área(s)
– auditiva, 85
– olfatória, 85
– sensorial corporal, 85
– somestésica, 85
– visual, 85
– – binocular, 144
– – monocular, 144
Artéria(s)
– ovariana, 438
– pudenda externa, 476
– pulmonares, 261
– uterina, 438
– vaginal, 438
Arteríola
– aferente, 301
– eferente, 301
Articulação(ões), 170, 188
– aporte sanguíneo, 190
– drenagem linfática, 190

500 Anatomia Funcional e Fisiologia dos Animais Domésticos

– inervação das, 190
– sinoviais, 190
Asbestose, 284
Asfixia, 286
Assobios, 133
Astrócitos, 81
Ataxia, 88
Atelectasia, 287
Ativação plaquetária, 63
Ativador de plasminogênio
  tecidual, 62
Atividade do nervo simpático renal
  eferente, 318
Átrio, 220, 287
– esquerdo do coração, 262
Atrofia, 215
– por denervação, 215
– por desuso, 215
Audição, 85, 125
Aumento da produção de calor, 401
Aurícula, 220
Auscultação, 267
– cardíaca, 240
Autorregulação, 243, 247, 308
– do débito cardíaco, 243
Axolema, 80

B

Baço, 233
Bactérias, 382
– ruminais, 383
Bainha de mielina, 80, 82
Balotamento, 459
Banda
– A, 202
– I, 202
Barreira hematencefálica, 112
Bases, 323
– do coração, 219
– pirimidínicas, 5
– purínicas, 5
Basófilos, 44, 49
Bastonetes, 134, 139
Batimentos
– cardíacos, 236
– por minuto, 242
Betaglobulinas, 70
Betarreceptores, 165
Bexiga, 296
β-hidroxibutirato, 385
Bigorna, 126
Bilirrubina, 43
– livre, 57
Biliverdina, 57
Bioquímica da formação de T_3 e
  T_4, 158
Blastocele, 9

Blástula, 9
Bloqueio neuromuscular, 208
Boleto, 176
Bolsa (bursa) de Fabricius, 50, 389
Botão gustativo, 121
Bradipneia, 266
Brônquios, 287
Bulbo
– da glande, 415
– ocular, 134
Bulhas cardíacas, 240

C

Cabeça(s)
– das pontes cruzadas, 208
– do epidídimo, 408
Cadeias
– de polinucleotídeos, 5
– de transferência de elétrons, 5
Calaza, 466
Calcitonina, 160
Calcitriol, 161
Cálices endometriais, 458
Calo
– externo, 188
– interno, 188
Calota, 108
– craniana, 171
Calvária, 108
Camada(s)
– de albume, 466
– intermediária de líquido, 146
– lipídica externa, 146
– monomolecular de proteína, 68
– mucinoide interna, 146
– parietal da túnica vaginal, 410
– visceral da túnica vaginal, 409
Câmara(s)
– anterior, 138
– cardíacas, 220
– posterior, 137
– vítrea, 138
Camelos, adaptação à falta de água,
  38
Campo visual, 144
Canal(is)
– central da medula espinal, 110
– de Havers, 180
– de Schlemm, 138
– de Volkmann, 180
– deferente, 409
– estriado, 474
– inguinal, 409
– proteicos, 26
– semicirculares, 128
Canalículos, 181
Capacidade(s)

– inspiratória, 268
– pulmonar(es), 268
– – total, 268
– residual funcional, 268
– vital, 268
Capacitação, 455
Capilares, 225, 262
– aéreos, 287
– da circulação pulmonar, 262
– peritubulares, 301
– tecais, 444
Cápsula
– articular, 170, 190
– de Bowman, 301
Características sexuais
  secundárias, 423
Carboidratos, 357, 374, 482
Carboxi-hemoglobina, 52
Cárdia, 344
Carga negativa efetiva, 68
Carnívoros, 338
Cartilagem, 16
– articular, 190, 191
– hialina, 179
Carúnculas, 436
Casco, 176
Caseínas, 482
Castração, 423
Catecolaminas, 165
Cauda
– do epidídimo, 408
– equina, 90
Caudal, 18
Cavidade(s)
– abdominal, 20
– abdominopélvica, 20
– amniótica, 11
– bucal, 339
– corporais, 19
– craniana, 20
– dorsal, 20
– interna, 3
– medular, 20, 170, 179
– nasais, 258
– pélvica, 20
– pericárdica, 220
– torácica, 20
– vaginal, 411
– ventral, 20
Ceco, 350, 388
Cegueira noturna, 142
Celoma, 11
Célula(s)
– alfa, 355
– B, 45
– – ativadas, 50
– – de memória, 50

Índice Alfabético 501

– beta, 355
– brancas, 198
– C, 160
– caliciformes, 14
– – da conjuntiva, 146
– cartilaginosas, 184
– ciliadas receptoras, 129
– cones, 136
– cornificadas, 14
– corticotróficas, 155
– da glia, 81
– de Kupffer, 48, 228, 356
– de Leydig, 407
– de memória, 50
– de Schwann, 82
– de Sertoli, 407
– de sustentação, 124
– ependimárias, 81
– estrutura e funções, 1
– ganglionares, 139
– gonadotróficas, 155
– gustativas, 121
– intermediárias, 198
– mamotróficas, 155
– mesangiais, 320
– mioepiteliais, 476
– nervosa, 80
– osmorreceptoras, 315
– ósseas, 182
– osteoprogenitoras, 180, 182
– parafoliculares, 160
– queratinizadas, 14
– receptora olfatória, 123
– segmentadas, 45
– somatotróficas, 155
– sustentaculares, 407
– T, 45
– – auxiliares, 49
– – citotóxicas, 49
– – de memória, 49
– – *helper*, 49
– tireotróficas, 155
– vermelhas, 198
Células-satélite, 215
Células-tronco, 419
– hematopoéticas, 49
– mieloides, 44
Celulose, 358
Centro(s)
– apnêustico, 278
– cardioinibidor, 243
– do sexo, 448
– do vômito, 367
– pneumotáxico, 278
– reflexos, 106
Centrossomo, 4
Cerebelo, 84, 87

Cérebro, 84
Cérvice, 436
– do útero, 435
Cetose bovina, 163
Cheek teeth, 339
Choco, 467
Cianose, 286
Ciclo(s)
– cardíaco, 238
– de Krebs, 3
– do ácido
– – cítrico, 3, 385
– – tricarboxílico, 3
– estral, 450
– – cabra, 453
– – cadela, 453
– – características das espécies, 451
– – égua, 452
– – fases do, 450
– – gata, 453
– – nutrição, 451
– – ovelha, 452
– – porca, 452
– – vaca, 451
– ovariano, 448
– ovulatório da galinha doméstica, 466
– respiratórios, 265
– – complementares, 266
Cinestesia, 190
Cintura
– peitoral, 174
– pélvica, 174
Circuito
– convergente, 103
– divergente, 103
– paralelo, 103
– reverberante, 103
– simples, 104
– venoso, 476
Circulação
– porta-hipofisária, 155
– pulmonar, 228
– sistêmica, 228
Cisterna
– do teto, 473
– glandular, 473
Citoplasma, 2
Claudicação metacarpiana, 176
Clavícula, 174
Clitóris, 437
Cloaca, 328
Clostridium tetani, 212
Coagulação sanguínea, 64
– defeitos de, 69
– diferenças entre as espécies, 69
– do sangue coletado, prevenção de, 68

– na circulação normal, prevenção da, 67
– prevenção da, 67
– testes de, 68
Coágulo, 64
Coalhada, 482
Cobalto, 383
Código genético, 7
Colagenase, 47
Colágeno, 61
Colecistoquinina, 166, 167, 366, 367, 371
Colesterol, 359
Colo da bexiga, 299
Cólon, 350, 388
– dorsal, 351
– espiral, 351
– maior, 351
– menor, 352
– ventral, 351
Colostro, 484
Compartimento(s)
– adluminal, 408
– basal, 408
– de líquidos, 33
– – intracelular e extracelular, 7, 33
Complementar, 5
Complexo
– de Golgi, 3
– de ondas QRS, 239
– protrombinase, 65
– tenase, 65
Componente(s)
– centrais, 94
– nitrogenado, 322
– periféricos, 94
Comportamento de choco, 467
Composição
– da urina, 321
– do leite, 481
– dos alimentos, 356
Compostos carbamino, 277
Conceito
– de "luta, medo ou fuga", 93
– de comer ou dormir, 94
Concentração
– da urina, 314
– – em aves, 331
– de hemoglobina corpuscular média, 55
– de íons hidrogênio, 44
– osmolar, 29
Concentrados, 357
Conchas nasais, 258
Condições metabólicas basais, 36
Condrócitos, 184
Condução
– do impulso cardíaco, 236

502 Anatomia Funcional e Fisiologia dos Animais Domésticos

– saltatória, 103
Cone(s), 134, 139, 140
– medular, 328
Conjuntiva, 146
– bulbar ou ocular, 146
– palpebral, 146
Consistência da urina, 322
Contagem diferencial, 50
Conteúdo granular, 64
Continência urinária, 321
Contração
– do músculo esquelético, 205
– *versus* contratura, 210
Contralateral, 87
Contratilidade cardíaca, 235
Contratura fisiológica, 210
Controle
– da ventilação, 277
– hormonal, 422
– humoral, 280
– neural, 279
– voluntário, 280
Coprodeo, 388
Cor
– da urina, 321
– do sangue, 43
Coração, 219
Coracoide, 174
Cordão espermático, 409
Cordas tendíneas, 222
Córion, 456
Córnea, 134
– avascular, 136
– do útero, 435
Cornos
– dorsais da substância cinzenta, 90
– ventrais da substância cinzenta, 90
Coroide, 134
Corona radiata, 445
Corpo(s)
– cavernoso, 415
– cetônicos, 385
– ciliar, 134, 136
– do epidídimo, 408
– do pênis, 415
– do útero, 435
– gástrico, 344
– lúteo
– – formação e regressão do, 445
– – persistente, 447
– vítreo, 138
Córtex, 432
– adrenal, 162
– cerebral, 84, 279
Corticosteroides, 481
Cortisol, 49, 163
Coxim dentário, 339

Cranial, 18
Craniossacral, 94
Creatinina, 322
Crenadas, células, 30
Crescimento
– do coágulo, 66
– dos ossos longos, 184
– folicular, 444
Criptas de Lierberkuhn, 349
Crista, 129
Cristalino, 136
Cromatina, 3
Cromossomos, 5
Curva de dissociação
  oxigênio-hemoglobina, 275
Curvatura menor, 345
Cutícula, 465

D

Débito cardíaco, 247
Decúbito
– dorsal, 19
– ventral, 19
Defecação, 368
Defeitos de coagulação, 69
Deglutição, 361
Degradação da fibrina, 67
Dendrito, 80
Dente(s), 339
– caninos, 339
– incisivo(s), 339
– – central, 341
– – intermediário, 341
– – lateral, 341
– permanentes, 340
Deposição por gravidade, 283
Depressão, 121
Depuração
– de creatinina, 323
– renal, 322
Descida
– do leite, 484
– dos testículos, 410
Desenvolvimento
– do úbere, 479
– em vacas, 478
Desequilíbrios nos capilares, 253
Desfibrilação, 237
Desidratação, 37
Deslocamento do ombro, 215
Despertando da hibernação, 402
Despolarização, 101
– das fibras musculares, 207
Desvio sanguíneo, 247
Di-hidroprogesterona, 458
Diabetes melito, 311
Diáfise, 179

Diafragma, 265
Diapedese, 47
Diástole, 238
Dicumarol, 69
Diestro, 450
Dietilestilbestrol, 440
Difosfato de adenosina, 5
Difusão, 26, 250
– de gases respiratórios, 273
– facilitada, 26
– simples, 26
Digestão
– absorção e, 373
– dos ruminantes, 379
– microbiana no intestino grosso, 375
Dilatação da cérvice, 463
Dinâmica capilar, 248, 249
Dióxido de carbono, 280
Dipeptídeos, 358
Diploide ou 2n, número de
  cromossomos, 9
Disco
– intercalado, 198
– intervertebral, 173
– óptico, 139
Disposição (arranjo) muscular, 199
Dissacarídeos, 357
Distal, 19
Distância focal, 136
Distribuição
– da água corporal, 33
– de sangue aos glomérulos, 304
– parassimpática eferente, 97
– simpática eferente, 96
Disúria, 321
Diurese osmótica, 311
Divertículo
– de Meckel, 388
– prepucial, 415
Divisão da fibra muscular, 202
DNA, 3
– funções do, 5
– replicação, 5
Doença
– de von Willebrand, 69
– navicular, 178
Dor, 119
– referida, 120
– visceral, 120
Dorsal, 19
Ducto(s)
– coclear, 130
– coletor, 299, 301
– de Müller, 423
– de Wolf, 423
– deferente, 409
– lactíferos, 473

Índice Alfabético **503**

– no néfron, 301
– semicirculares, 128
Duodeno, 346
Dupla-hélice, 5
Dura-máter, 108

E

Ectoderma, 11
Edema, 230
– pulmonar intersticial, 273
Efeito
– de "frenagem", 282
– em cascata, 212
Eixo óptico, 139
Ejaculação, 424, 425
Eletrocardiografia, 239
Eletrocardiograma, 239
Embriologia, 9
Êmese, 366
Emissão, 424
Empazinamento, 386
Encaixe copulatório, 415
Endocárdio, 224
Endocardite, 225
– valvar ou valvular, 225
Endocitose, 46
Endoderma, 11
Endolinfa, 128
Endométrio, 435
Endomísio, 201
Endopeptidase, 375
Endotélio, 13, 224
– vascular, 61
Enfisema, 286
Enteroquinase, 372
Envelope nuclear, 3
Eosinófilos, 44, 48
Epiblasto, 11
Epicárdio, 220, 224
Epidídimo, 408
Epífise, 179
Epiglote, 260
Epimísio, 201
Epinefrina, 163, 165, 401
Epitálamo, 89
Epitélio, 12
– colunar, 13
– – ciliado pseudoestratificado com
     células caliciformes, 14
– – simples, 14
– cuboide, 13
– – simples, 14
– de transição, 14, 299
– escamoso, 13
– – estratificado, 14
– – simples, 13
– estratificado, 13

– mesenquimal, 14
– olfatório, 259
– simples, 13
Equilíbrio, 125
– hídrico, 35
Ereção, 423
Eritrócitos, 51
– morfologia, 54
– quantidade, 54
– remoção dos, 55
– tamanho, 55
– tempo de vida, 55
Eritropoese, 52
Eritropoetina, 54, 319
Eructação, 381
Erupção, 340
Escápula, 174
Esclera, 134
Escotopsina, 140
Escroto, 410
Esfíncter(es), 200
– cranioesofágico, 344
– de músculo liso, 474
– de Oddi, 372
– externo, 299
– interno, 299
– uterovaginal, 465
Esmegmas, 415
Esôfago, 344, 387
Espaço
– intercelular, 34
– intersticial, 34
– mediastínico, 20
– morto fisiológico, 270
– subaracnóideo, 108
Espermatocitogênese, 419
Espermatogênese, 9, 419
Espermatogônia(s), 419
– tipo A, 419
– tipo B, 419
Espermatozoide(s), 9, 419
Espermiação, 419
Espermiogênese, 419
Espessura medular relativa, 316
Espículas, 179
Esqueleto, 170
– apendicular, 52, 173
– axial, 52, 171
– características gerais do, 170
Estágios do parto, 461
Estapédio, 126
Estercobilina, 57
Estímulo
– da sede, 37
– parassimpático, 243
– simpático, 243
Estômago, 344

– de ruminantes, 376, 377
– funções mecânicas do, 364
– simples (monogástrico), 343
Estradiol-17β, 440
Estrangúria, 321
Estrias visuais, 136, 145
Estribo, 126
Estro, 450
Estrógenos, 440
Estroma, 136
Estrutura(s)
– acessórias do olho, 145
– coclear, 130
– do olho, 134
– óssea, 178
– retroperitoneais, 297
– vestibular, 128
Eupneia, 266
Evaporação comprometida, 403
Exame de urina, 321
Exopeptidase, 375
Expiração, 265
Expulsão
– da cria, 463
– das membranas fetais, 463
Extensores, músculos, 200

F

Face bucal, 340
Fagocitose, 46
Falha na concentração da urina, 317
Faringe, 259, 339, 343
Fascículo, 80
Fase aeróbia, 4
Fator(es)
– de von Willebrand, 63
– intrínseco, 370
– tecidual, 65
Febre, 403
– do leite, 207
Feixe A-V, 236
Fenda
– intercelular, 226, 249
– sináptica, 81
Fenômeno
– da "escada" ou *treppe*, 212
– em cascata, 64
Ferormônios, 125, 415
Ferritina, 56
Ferro livre (Fe^{3+}), 57
Fertilização, 455
Fibra(s)
– aferentes sensoriais, 89
– colágenas, 16
– comissurais, 85
– de associação, 85
– de colágeno, 136

504 Anatomia Funcional e Fisiologia dos Animais Domésticos

– de dor, 119
– de projeção, 85
– de Purkinje, 236
– elásticas dos pulmões, 271
– em disposição
– – circular, 137
– – radial, 137
– mielinizadas, 119
– motoras eferentes às raízes ventrais, 89
– não mielinizadas, 119
– nervosa(s), 80
– – mielinizadas, 85
– – não mielinizadas, 136
– reticulares de tecido conjuntivo, 17
– zonulares, 136
Fibrilação, 237
Fibrina, 64
Fibrinogênio, 66, 70
Fibrinólise, 67
Fibroblastos, 16
Fibrócitos, 16
Fibronectina, 61
Fígado, 355, 356
Fileira de dentes, 340
Filme
– lacrimal, 146
– pré-corneano, 146
Filtração, 251
– dinâmicas de, 307
– fatores de, 308
– glomerular, 305
Filtrado glomerular, 303
Fímbrias, 435
Fise, 179
Fístula ruminal, 379
Flavina adenina dinucleotídeo, 5
Flexores, músculos, 200
Flexura sigmoide, 415
Fluxo(s)
– alcalino, 370
– de corrente, 101
– – cruzada, 290
– de massa, 250
– – e difusão, 249
– de plasma renal, 304
– sanguíneo, 246
– – através do coração, 223
– – renal, 304
– – respiração e, 247
Folículo(s)
– da glândula tireoide, 157
– de Graaf, 433
– em crescimento, 432
– ovarianos, 432, 444
– primordiais, 432
Fonocardiograma, 241

Forame obturador, 174, 200
Força(s)
– de contração, 211
– físicas de deposição, 283
Forma de oxidação
– férrica, 57
– ferrosa, 57
Formação
– da proteína e do lipídio da gema, 465
– de calo, 188
– de fibrina, 66
– do coágulo, 64
– óssea, 183
Formas das ondas, 239
Fórmula
– dentária, 339
– vertebral, 173
Fórnice, 437
Forrageiras, 357
Fosfocreatina, 210
Fosfolipídios, 359
Fosforilação oxidativa, 5
Fossa de ovulação, 432
Fotoperíodo, 450
Fotopsina, 140
Fotorreceptores, 139
Fração de filtração, 304
Fraturas ósseas, 187
Freemartin, 457
Frêmito, 439
Frequência
– cardíaca, 241, 242
– respiratória, 266
Função(ões)
– coclear, 130
– de transporte, 373
– do olho, 134
– endócrina e exócrina da glândula pancreática, 355
– linfática, 112
– mecânicas pré-estomacais, 360
– não respiratórias do sistema respiratório, 285
– vestibular, 128
Fundo
– do olho, 140
– gástrico, 344
Fusos musculares, 118

G

Gamaglobulinas, 70, 146
Gameta, 9
Gânglio(s), 80
– da raiz dorsal, 91
– pré-vertebrais, 96
Ganho de água, 36

Gasto calórico, 36
Gastrina, 346, 367, 369, 371
Genitália, 437
Geração
– de pressão e fluxo, 244
– de trombina, 65
Gerador de padrão central, 279
Gestação, 454
– diagnóstico da, 458
– hormônios na, 458
Glande, 415
Glândula(s), 14
– adrenais, 161, 162
– apócrinas, 16
– bulbouretrais, 413
– cutânea, 478
– de Bowman, 124
– de Cowper, 413
– de von Ebner, 121
– desenvolvimento de, 15
– endócrinas, 15
– exócrinas, 14
– gástricas, 346
– holócrinas, 16
– hospedeiras de espermatozoides, 465
– lacrimal, 146
– mamária(s), 477
– – das fêmeas, 472
– – de vacas, 472
– – de éguas, 477
– – de ovelhas e cabras, 477
– – de porcas, cadelas e gatas, 477
– – regressão da, 485
– mandibulares, 354
– meibomianas, 146
– merócrinas, 16
– pancreática, 355
– paratireoides, 160, 161
– parótidas, 354
– pituitária, 89
– salivares, 354
– sem ductos, 15
– sexuais acessórias, 412
– sublinguais, 354
– sudoríferas
– – apócrinas, 399
– – écrinas, 399
– tireoide, 157
– vesiculares, 413
Glaucoma, 139
Glicerol, 383
Glicina, 99
Glicocorticoides, 162-164
Glicogênio, 358
Gliconeogênese, 163, 384
Glicoproteínas, 443
Glicuronídeo de bilirrubina, 57

Índice Alfabético **505**

Globulina(s), 70
– ligadora de tiroxina, 159
Glomérulo, 301
Glote, 260 344
Glucagon, 163, 166, 355
– controle da secreção de, 167
Goitrina, 160
Gonadotrofina(s), 443
– coriônica equina, 458
– coriônica humana, 459
– sérica de égua prenhe, 458
Gordura(s), 375
– branca, 402
– emulsificada, 373
– marrom, 401, 402
– neutras, 359
Gradiente
– de concentração, 26
– de temperatura, 396
Grandes células fagocitárias, 48
Granulações aracnóideas, 108
Grânulos azurófilos, 46
Grupo(s)
– fisiológicos
– – exteroceptores, 117
– – interoceptores, 117
– respiratório
– – dorsal, 279
– – ventral, 279
Gubernáculo testicular, 411
Gustação, 121

H

Hábito
– diurno, 134
– noturno, 134
Haploide ou n, número
de cromossomos, 9
Haptoglobina, 57
Haustra, 352
HCl, 369
Helicotrema, 131
Hematócrito, 42
Heme, 57
Hemisférios cerebrais, 84
– pareados, 84
Hemoglobina
– corpuscular média, 55
– formas, 51
Hemoglobinemia, 32, 57
Hemoglobinúria, 32, 57
Hemólise, 31
– extravascular ou intracelular, 56
Hemossiderina, 56, 59
Hemostasia
– componentes da, 61
– prevenção da perda sanguínea, 60
Heparina, 68

Herbívoros, 338
Hérnia
– de disco intervertebral, 173
– escrotal, 411
– inguinal, 411
Hialuronidase, 456
Hibernação, 402
Hidrólise, 357
Hilo renal, 299
Hipercalcemia, 160, 161
Hipercapia, 286
Hipermagnesemia, 160
Hipermetria, 88
Hiperplasia, 215
Hiperpneia, 266
Hipertermia, 403
Hipertireoidismo, 160
Hipertrofia, 215
Hipoblasto, 11
Hipocalcemia, 161
Hipocapnia, 286
Hipófise, 89, 153, 154
– anterior, 154, 155
– posterior, 154
Hipomagnesemia, 161
Hipoplasia cerebelar felina, 87
Hipotálamo, 88, 89
Hipotermia, 403
Hipotireoidismo, 160
Hipovolemia, 38
Hipoxemia, 273, 286
Hipoxia, 286
– ambiental, 286
– anêmica, 286
– estagnante, 286
– histotóxica, 286
– isquêmica, 286
Histamina, 371
Histaminase, 48
Histonas, 5
Hormônio(s), 152
– adrenocorticotrófico, 156
– aminas, 153, 157
– antidiurético, 157, 313
– – osmorregulação e, 315
– associados aos rins, 319
– betalipoproteico, 156
– bioquímica, 153
– da adeno-hipófise, 155
– da medula adrenal, 165
– do córtex adrenal, 162
– do crescimento, 155, 481
– do sistema reprodutor feminino, 439
– esteroides, 153
– estimulante
– – da tireoide, 156
– – das células intersticiais, 422

– foliculoestimulante, 422, 443
– gonadotróficos, 156
– lactogênese e, 479
– liberador de gonadotrofina, 443
– luteinizante, 422, 443
– na gestação, 458
– pancreáticos, 166
– peptídeos, 153, 155
– somatotrófico, 155
– tireoidianos, 157, 402, 481
– – função, 159
– – regulação da secreção de, 159
Humor(es)
– aquoso, 138
– oculares, 137

I

Icterícia, 57
Idade de um equino, 340
Íleo, 346
Ilhotas pancreáticas, 355
Ílio, 174
Implantação, 456
Impulso(s)
– nervoso, 100, 101
– – transmissão e, 99
– proprioceptivos, 89
Imunidade
– celular, 49
– humoral, 50
Imunoglobulinas, 50, 70, 482
Índices eritrocitários, 55
Inércia, 283
Infundíbulos, 287, 435, 465
Inibina, 422
Inspiração, 265
Insuficiência
– da tireoide, 160
– renal crônica, 317
Insulina, 166, 355, 481
– controle da secreção de, 167
Interconversão das unidades
de medida, 32
Interencéfalo, 88
Interfase, 6
Intermação, 403
Interstício, 34
Intervalo(s)
– do ciclo, 450
– entre ordenhas, 485
Intestino, 346
– delgado, 346, 387
– – funções mecânicas do, 364, 367
– grosso, 350, 388
– – funções mecânicas do, 367
Intoxicação
– hídrica, 34

506 Anatomia Funcional e Fisiologia dos Animais Domésticos

– por trevo-doce, 69
Involução uterina, 462, 463
– cadela, 464
– égua, ovelha e porca, 464
– vaca, 463
Iodo, 158
Íons
– cálcio, 207
– hidrogênio, 280
Ipsilateral, 87
Íris, 134, 136
Ísquio, 174
Istmo, 465

J

Janela
– coclear, 126
– vestibular, 126
Jejuno, 346
Junção(ões)
– comunicantes, 182
– difusas, 214
– muscular carnosa, 201
– neuromuscular, 205
– ureterovesicular, 299

L

Lábios, 437
Labirinto
– membranoso, 128
– ósseo, 126
Lactação, 472, 479
– manutenção hormonal da, 480
Lactogênese, 479
Lactógeno placentário, 478
Lactose, 482
Lamelas, 181
– circunferenciais, 181
– intersticiais, 181
Lâmina, 475
– basal, 225
Laringe, 259
Lateral, 19
Lei
– de Laplace, 228
– de Starling, 243
Leite uterino, 456
Leucemia, 50
Leucócito(s), 44
– agranulócitos, 44
– classificação e morfologia, 44
– função, 46
– granulócitos, 44
– tempo de vida e quantidade, 45
Leucocitose, 50
Leucopenia, 50

Liberação
– de ADH, fatores que
  influenciam, 316
– e transporte de T_3 e T_4, 159
Libido, 423
Ligação peptídea, 358
Ligamento(s), 20, 22
– largo, 432
– suspensor(es), 136
– – laterais, 475
– – medial, 475
Limiar, 102, 363
– renal, 311
Limpeza (*clearance*)
– alveolar, 283, 284
– do trato respiratório superior, 283
– respiratória, 282, 283
Linfa, 230
Linfoblastos, 49
Linfócitos, 44, 49, 232
– grandes, 49
– pequenos, 49
Linfonodos, 231, 232
– inguinais superficiais, 476
Língua, 342
Linha
– isoelétrica, 240
– Z, 202
Lipase pancreática, 372
Lipídios, 359, 482
Líquido
– amniótico, 456
– cerebrospinal, 107, 111
– – circulação e função do, 110
– extracelular, 34
– folicular, 445
– intersticial, 34
– intracelular, 33
– intravascular, 34
– sinovial, 188, 190
– transcelular, 34
– tubular, 303
Lise, 50
Lisossomos, 4
Lisozima, 146
Lobo, 474
– anterior, 154
– caudal, 328
– cranial, 328
– medial, 328
– posterior, 154
Lóbulo, 474
Local de reversão, 421
Lubrificação
– das articulações sinoviais, 193
– exsudativa, 193
Luteinização da camada
  granulosa, 445
Luteólise, 439

M

Macrófagos, 48, 228
Macrominerais, 359
Macrosmáticos, animais, 123
Mácula, 129
– densa, 302
Magno, 465
Mamogênese, 477, 478
Manutenção do equilíbrio
  ácido-base, 323
Marca-passos, 213
Marginação, 47
Martelo, 126
Massa(s)
– interna de células, 9
– laterais, 90
Mastigação, 361
Mastócitos, 49
Meato, 258
– acústico externo, 126
Mecânicas da respiração e da
  circulação de ar, 288
Mecanismo
– da sede, 37
– de contração, 208
– de contracorrente, 311
– de multiplicação por
  contracorrente, 311
– de secreção renal de H^+, 324
– de transmissão, 100
– de troca por
  contracorrente, 311, 313
– do fluxo de massa, 250
Medial, 19
Mediastino, 20, 247
Medições, 245
Medula
– da adrenal, 162
– espinal, 89
– oblonga, 88, 89
– óssea, 179
Meiose, 9
Melanina, 134
Membrana(s)
– alveolar, 262
– basal, 12
– basilar, 131
– celular, 2
– conjuntival, 146
– do endotélio capilar, 262
– epiteliais, 16
– extraembrionárias, 11
– glomerular, 307
– interna, 3
– mucosas, 16
– nuclear, 3
– otolítica, 129

Índice Alfabético 507

– plasmática, 2
– polarizada, 100
– seletivamente permeáveis, 29
– semipermeável, 28
– serosas, 16
– sinovial, 170, 190
– tectorial, 132
Meninges
– cerebrais, 107
– da medula espinal, 109
Meningite, 128
Menisco, 190
Mensageiros intracelulares, 64
Mesencéfalo, 88, 89
Mesentério, 20, 22, 347
Mesoderma, 11
Mesométrio, 432
Mesossalpinge, 432
Mesotélio, 14
Mesovário, 432
Metabolismo
– de ruminantes, 383
– do ferro, 57
– do sistema nervoso central, 112
Metaestro, 450
Metáfase, 6
Metáfise, 179
Metemoglobina, 52
Método(s)
– de depuração de creatinina
endógena, 323
– de diagnóstico, 50
Micção, 320
Microemulsões, 375
Micróglia, 81
Microrganismos anaeróbicos, 382
Microsmáticos, animais, 123
Microvilosidades, 347
Mielina, 82
Mieloblastos, 44
Milk well, 476
Minerais, 359, 482
Mineralocorticoides, 164
Miocárdio, 220
Miofilamentos proteicos, 202
Mioglobina, 52
Miométrio, 436
Miosina, 66, 202
Mitocôndrias, 3
Mitose, 6, 9
Modificação da urina ureteral, 332
Modos de transporte, 153, 275
Moela, 387
Molaridade, 32
Monoblastos, 44
Monócitos, 44, 47
Monossacarídeos, 357

Monoxi-hemoglobina de carbono, 52
Monta, 424
Mórula, 9
Motilidade gastrintestinal, 362
Movimento(s)
– ameboide, 47
– browniano, 26, 283
– do bulbo ocular, 145
Muco, 354
Mucosa, 16, 347
– muscular, 347
Músculo(s), 197
– bulboesponjoso, 416
– cardíaco, 198
– ciliares, 136
– cremáster, 411
– da genitália do macho, 415
– detrusor, 299
esquelético, 198
– – contração do, 205
– – microestrutura do, 201
– intercostais, 265
– isquiocavernosos, 416
– liso, 197
– papilares, 222
– retratores do pênis, 416
– uretral, 416

N

Não ruminantes, 344
Narinas, 258
Necessidade
– basal diária, 36
– de água, 36
– de sangue, 112
Néfron(s), 300
– componentes do, 301
– corticomedulares, 300
– do tipo mamífero, 328
– do tipo réptil, 328
– justamedulares, 300
Nervo(s), 80
– autônomos, 90
– cranianos, 90, 92, 96
– espinais, 90
– misto, 91
– obturador, 176
– óptico, 139
– somáticos, 90
– vago, 92
– vestibulococlear, 132
– viscerais, 90
Neurilema, 80
Neurocrânio, 171
Neuroipófise, 154
Neuroipófise, hormônios e, 156
Neurônio(s), 80

– bipolares, 80
– disposição dos, 103
– motores
– – inferiores, 103
– – superiores, 103
– multipolares, 80
– pós-ganglionar, 96
– pré-ganglionar, 96
Neurotransmissor(es), 98
– centrais, 99
– excitatório, glutamato, 81
– periféricos, 99
Neutralização, 50
Neutrófilos, 44, 46
Nicotinamida adenina
dinucleotídeo, 5
Nó sinoatrial, 236
Nociceptores, 119
Nódulos de Ranvier, 80, 82
Nonapeptídeos, 157
Noradrenalina, 99, 165
Norepinefrina, 99, 165, 401
Núcleo(s), 3, 80
– da base, 84, 85
– paraventricular, 156
– pulposo, 173
– supraóptico, 156
Nucléolo, 3
Nucleoplasma, 3
Nucleotídeos, 5
Número
– absoluto de leucócitos, 50
– relativo de leucócitos, 50

O

Ocitocina, 157, 484
Odor(es)
– da urina, 321
– de cachaço, 423
– desagradáveis, 382
– sexual, 423
Olfação, 123
Olfato, 85, 123
Olho
– brilhante, 143
– de cereja, 148
– partes externas, 134
Oligodendrócitos, 81, 82
Oligopeptidases, 375
Oligopeptídeos, 358, 375
Oligúria, 321
Omaso, 379
Omento, 20, 22
Onnívoros, 338
Onda(s)
– espermatogênica, 421
– P, 239

508 Anatomia Funcional e Fisiologia dos Animais Domésticos

– sonora, 132
– – de alta frequência, 131
– – de baixa frequência, 132
– T, 239
Oócito, 9
Oogênese, 434
Opsonização, 49, 50
Ordenha, 484
Orelha
– externa, 126
– interna, 126
– média, 126
Organelas, 2
Órgão(s), 12
– acessórios, 354
– de Corti, 131
– receptor
– – fásico, 119
– – tônico, 119
– tendinosos de Golgi, 118
Osmoconcentração, 37
Osmol, 29
Osmolalidade, 29
Osmolaridade, 32
Osmorreceptor, 366
Osmorregulação, 318
Osmose, 28
Ossículos auditivos, 126
Ossificação, 183
– endocondral, 183
– heteroplástica, 183
– intramembranosa, 183
Osso(s), 16, 170
– canhão, 176
– compacto, 179
– composição do, 180
– da face, 171
– do quadril, 174
– esponjoso, 179
– formação do, 183
– metacarpianos, 176
– navicular, 178
– peniano, 424
– pneumático, 288
– sesamoide, 176, 178
Osteoblastos, 161, 180, 182
Osteócitos, 161, 181, 182
Osteoclastos, 161, 182
Osteólise, 161
Osteon, 180
Otocônia, 129
Otólitos, 129
Ovários, 432
– parte medular, 432
Oviduto, 464
Ovinos e jumentos, adaptação
  à falta de água, 39

Oviposição, 467
Ovo retido, 467
Ovogênese, 9
Ovulação, 445
– reflexa, 445
Oxigênio
– influências do, 281
– regulação do, 282

P

Paladar, 121
– temperatura e, 122
Palatos duro e mole, 258
Palmar, 19
Pâncreas, 355
Papilas
– cônicas e filiformes, 342
– valatas e fungiformes, 343
Parabrônquios, 287
– neopulmonares, 287
– paleopulmonares, 287
Paralisia do obturador, 200
Paratormônio, 161, 319, 481
– ação nos rins, 161
– e síntese de
  1,25-di-hidroxicolecalciferol, 161
Parênquima
– da glândula mamária, 473
– do baço, 234
Paresia da parturiente, 207
Parição, 460
Partículas
– depositadas, 283
– em uma solução, 28
Parto, 460
– alterações hormonais pouco
  antes do, 460
– estágios do, 461
– sinais de proximidade do, 460
Patela, 178
Pelve renal, 299
Penetração, 424
Pênis, 414
Pepsinogênio, 369
Percepção de odor, 125
Perda(s)
– da tonicidade medular, 313
– de água, 36
– – insensível, 398
– de calor por evaporação, 398
– de dióxido de carbono no
  alvéolo, 277
– insensíveis, 36
– sensíveis, 36
Pericárdio, 219, 220
– parietal, 220
– visceral, 220

Pericardite traumática, 220
Pericitos, 225
Perilinfa, 128
Perimísio, 201
Período(s)
– embrionário, 456
– fetal, 456
– foliculares, 450
– refratário, 102, 237
Periósteo, 180
Peristalse, 364
Peritônio, 20
pH sanguíneo, 43
Pia-máter, 108
Pico
– do potencial de ação, 363
– pré-ovulatório, 445
Pilares do rúmen, 379
Piloro, 345
Pina, 126
Pinocitose, 46
Placa epifisária, 179
Placenta
– cotiledonária, 457
– difusa, 457
– discoide, 457
– fetal, 11, 456
– zonária, 457
Placentação, 436, 456
Placentoma, 457
Plano
– horizontal, 19
– mediano, 18
– sagital, 19
– transverso, 19
Plantar, 19
Plaquetas, 62
Plasma, 72
– composição e, 70
– outros componentes do, 73
– seminal, 413, 424
Plasmina, 67
Plasminogênio, 67
Plasticidade, 55
Pleura(s), 20, 261, 263
– costais, 20
– mediastínicas, 20
– visceral, 20
Plexo
– braquial, 92
– coroide, 81, 110
– lombossacro, 92
– mioentérico (Auerbach), 347
– pampiniforme, 417
– submucoso (Meissner), 347
– venoso escleral, 138
Pneumonia, 287

Índice Alfabético 509

Pneumotórax, 272
Polaridade de um neurônio, 80
Policitemia, 59
– absoluta, 59
– relativa, 59
– vera, 59
Polidipsia, 315
Polipeptídeo, 358
– inibidor gástrico, 366
– pancreático, 167
Polipneia, 266
Polirribossomos, 52
Polissacarídeos, 358
Polissomos, 52
Poliúria, 315, 321
Polpa
– esplênica, 234
– vermelha e branca, 234
Ponte, 88, 89
Ponto cego, 139
População de linfócitos, 45
Porção
– coclear, 126
– vestibular, 126, 128
Poros, 26, 121
Posição e equilíbrio, 126
Potencial, 100
– de ação, 102
– de membrana em repouso, 100
– transmembrana, 100
Prateleiras, 3
Pré-estômagos, 346
Pré-molares, 339
Precipitação, 50
Precursor das cavidades corporais, 11
Preensão, 361
Prenhez, 454
Prepúcio, 414, 415
Pressão(ões)
– arterial, 244
– – diastólica, 245
– – média, 245
– – sistólica, 245
– capilar, 250
– coloidosmótica do plasma, 72
– do líquido intersticial, 251
– do pulso, 245
– intrapleural, 270, 271
– intrapulmonar, 270
– no espaço mediastino, 272
– oncótica, 72
– osmótica, 28
– – coloidal
– – – do líquido intersticial, 251
– – – do plasma, 251
– – efetiva, 29
– parcial, 269
– – do sangue arterial e do sangue
venoso, 269

– que atuam na ventilação, 270
– respiratórias, 268
– total, 269
Primeira bulha cardíaca, 240
Princípio do "tudo ou nada", 102
Pró-coagulantes, 61
Pró-ventrículo, 387
Processos ciliares, 138
Proctodeo, 389
Produção
– de energia, 4, 385
– de gás e eructação, 380
Produtos de degradação da fibrina, 67
Proestro, 449, 450
Prófase, 6
Profundo, 19
Progesterona, 441
Progestinas, 443
Prolactina, 156, 467, 480
Prolapso de disco intervertebral, 173
Propriedades físico-químicas das
soluções, 25
Proprioceptores, 117
Prostaciclina, 62, 167
Prostaglandina(s), 153, 167,
319, 320, 414
– $F_{2\alpha}$, 167, 439
Próstata, 413
Proteína(s), 61, 324, 358, 375, 482
– do soro lácteo, 482
– ligadora de andrógeno, 422
– plasmáticas, 70, 72
Protozoários, 382
Proximal, 19
Pseudópodos, 63
Puberdade, 444
Púbis, 174
Pulmões, 261, 287
Pupila, 137
Púrpura visual, 140
Pus, 47

Q

Qualidade da proteína, 359
Quantidade e densidade da urina
excretada, 322
Quartela, 176
Quarto ventrículo, 109
Quilo, 349
Quilomícrons, 375
Quimiotáticos, 47
Quimiotaxia, 50
Quimo, 346

R

Raiz(ízes)
– do pênis, 414
– dorsais, 89

Ramo
– ascendente
– – delgado, 302
– – espesso, 302
– descendente delgado, 302
– dorsal, 91
– ventral, 91
Rampa
– do tímpano, 130
– do vestíbulo, 130
Raspagem dos dentes, 340
Reabsorção, 251
– de água e ureia, 310
– de Na^+, Cl^-, glicose e
aminoácidos, 309
– e secreção tubular, 309
Reação(ões)
– de hidratação, 276
– do complemento, 50
– plaquetárias, 63
– posturais, 107
Recepção
– de som, 132
– gustativa, 121
Receptividade sexual, 448
Receptor(es)
– articulares, 118
– específicos, 119
– sensorial, 118
– – classificação dos, 117
Recirculação, 313
Redeglutição, 380
Redução da perda de calor, 401
Reflexo(s), 104, 243
– de Bainbridge, 243
– de endireitamento, 107
– de estiramento, 106
– de imobilidade, 107
– de insuflação, 279
– de micção, 320
– de salto, 107
– do sistema nervoso autônomo, 98
– enterogástrico, 366
– enterogastrona, 366
– espinal, 106
– – miotático, 106
– Hering-Breuer, 279
– inspiratório ou de
esvaziamento, 279
– inspiratório-inibitório, 279
– posturais, 89, 107
– somáticos, 106
– visuais, 143
– viscerais, 106
Região
– da fóvea, 136
– glandular
– – da cárdia, 346

510 Anatomia Funcional e Fisiologia dos Animais Domésticos

– – do fundo gástrico, 346
– – do piloro, 346
– não glandular, 346
– olfatória, 123
Regressão
– da glândula mamária, 485
– folicular, 433
Regulação
– do íon de cálcio, 161
– do volume, 318
– – de líquido extracelular, 318
Regurgitação, 380
Relação entre o pH e a
    concentração de H$^+$, 324
Remastigação, 380
Remodelagem óssea, 185
Renina, 302
Reparo ósseo, 186
Repolarização, 101
Reprodução
– do macho da espécie aviária, 425
– em aves, 464
Reservatório de espermatozoides, 455
Respiração, 257
– abdominal, 266
– condições de, 266
– de aves, 287
– fatores associados à, 264
– fluxo sanguíneo e, 247
– ofegante, 285
– tipos de, 266
– torácica, 266
Resposta(s)
– agradáveis, desagradáveis e
    indiferentes, 121
– aos extremos de calor, 400
– de liberação das plaquetas, 64
– dos receptores sensoriais, 118
– fisiológicas
– – ao calor, 397
– – ao frio, 401
– graduadas, 119
Ressalivação, 380
Retardo do esvaziamento
    gástrico, 366
Retículo, 379
– endoplasmático, 3
– – agranular ou liso, 3
– – granular ou rugoso, 3
– sarcoplasmático, 204
Reticulócitos, 52
Retina, 139
– de aves domésticas, 140
– de mamíferos domésticos, 140
– em formato de rampa, 144
– neural, 139
– sensível à luz, 134
Reto, 353

Retração do coágulo, 66
Ribossomos, 3
Rigidez, 210
Rigor mortis, 211
Rins, 296, 297
RNA, 3
– de transferência, 7
– e síntese proteica, 7
– funções do, 5
– mensageiro, 7
– ribossômico, 7
– transportador, 7
Rodopsina, 140
Ronronar, 285
Roseta de Fürstenberg, 474
Rostral, 18
Rubriblasto, 52
Rúmen, 382
Ruminação, 380
Ruminantes, 344

S

Saco(s)
– aéreos, 287
– coclear, 128
– conjuntival, 146
Saculite aérea, 288
Sáculo, 128
Saliva, 369
Sangue, 16
– venoso, 262
Sarcômeros, 202
Sarcotúbulo, 204
Secreção(ões)
– biliares, 372
– digestivas, 368
– gástricas, 369
– lacrimal, 146
– pancreáticas, 371
– serosa, 354
Secretina, 367, 371
Sede, 37
Segmentação, 89, 364
Seio(s)
– aórtico, 243, 280
– carotídeo, 243, 280
– da dura-máter, 111
– lactíferos, 473
Sêmen, 412, 413
Sensações gustativas, 121
Septo, 407
– nasal, 258
Serosa, 16, 347
Silicose, 284
Símbolo pH, 44
Sinais de proximidade do parto, 460
Sinapses, 80

Síndrome de Cushing, 49
Sínfise
– modificada, 173
– verdadeira, 173
Sinoviócitos, 190
Sinusoides, 356
Siringe, 260, 287
Sistema(s)
– adrenérgico, 99
– bicarbonato, 324
– canalicular aberto, 64
– circulatórios sanguíneos, 228
– colinérgico, 99
– complemento, 50
– contracorrente, 401
– corporais, 12
– de ductos excurrentes, 420
– de Havers, 180
– de tamponamento, 326
– – químico, 324
– endócrino, 152
– linfático, 228, 230
– mononuclear fagocitário, 48, 235
– nervoso
– – autônomo, 83, 92, 243
– – – parassimpático, 137
– – – simpático, 137
– – central, 84
– – – metabolismo do, 112
– – entérico, 92
– – estrutura do, 79
– – organização do, 82
– – parassimpático, 92
– – periférico, 90
– – simpático, 92
– porta-hipofisário, 443
– portal renal, 329
– reprodutor feminino, 431
– – hormônios do, 439
– respiratório, 257, 258
– – manutenção do equilíbrio
    ácido-base, 327
– sarcotubular, 203
– tampão fosfato, 324
– urinário de aves, 328
Sistemas-porta, 228
Sístole, 238
Solução(ões)
– hipertônica, 30
– hipotônica, 30
– isotônica, 30
– micelares, 375
Som(ns), 126
– adventícios, 267
– cardíacos, 240
– de ronronar, 286
– pulmonares, 267
– respiratório, 267
Somatomedinas, 155

Índice Alfabético   511

Somatório
– de ondas, 212
– de unidades motoras, 211
Somatostatina, 166
Sopros cardíacos, 241
Submucosa, 347
Substância(s)
– bociogênicas, 160
– branca, 85, 89
– cinzenta, 89
– fundamental amorfa, 17, 34
– intercelulares, 34
Suco nuclear, 3
Sulco gástrico, 378
Superficial, 19
Superfície
– de contato, 340
– de trituração, 340
– labial, 340
– lingual, 340
– lisa do endotélio, 68
– respiratória, 262
Suplementos alimentares, 359
Suporte musculoesquelético, 200
Suprimento sanguíneo à genitália
      feminina, 438
Surfactante, 262
– pulmonar, 286
Sweeny, 215

T

Tálamo, 88
Tampão
– hemostático secundário, 64
– plaquetário, 64
Tapete, 143
Taquipneia, 266
Taxa
– de filtração glomerular, 304
– metabólica, 242
Teca, 444
– externa, 444
– interna, 444
Tecido(s), 12
– conjuntivo(s), 12, 16, 201
– – comuns, 16
– – denso(s), 17
– – – irregular, 18
– – – regular, 17
– – frouxo, 16
– epitelial, 12
– erétil, 415
– muscular, 12
– nervoso, 12
Telófase, 6
Temperatura
– corporal, 396

– crítica, 401
– diurna, 397
– paladar e, 122
– retal, 396
Tempo de circulação, 248
Tendão, 201
Tendência de retração, 271
Tensão da superfície, 271
Tensor do tímpano, músculo, 126
Terceira
– bulha cardíaca, 241
– pálpebra, 146, 147
Terceiro ventrículo, 109
Termos e planos direcionais, 18
Teste(s)
– de coagulação sanguínea, 68
– de depuração (*clearance*) de
      creatinina, 322
– de fragilidade osmótica, 31
– de preferência, 121
Testículos, 406
– irrigação sanguínea e inervação, 417
Testosterona, 422
Tetania, 212
Tétano, 212
Teto, 474
Timpanismo, 386
– e cetose em ruminantes, 385
Tiocianato, 160
Tireoglobulina, 158
Tirosina, 153, 157
Tonicidade
– das soluções, 29
– de uma solução, 29
Tônus
– muscular, 107
– vasomotor, 89
Toracolombar, 94
Torr, 245
Trabéculas, 108, 179, 407
Tradução, 7
Transcrição, 7
Transferência
– da urina para a bexiga, 320
– de água entre os compartimentos
      líquidos, 34
Transferrina, 47, 56
Transmissão sináptica química, 81
Transparência da córnea, 136
Transporte
– ativo, 26
– de dióxido de carbono, 276
– de oócito e espermatozoide, 454
– de oxigênio, 273, 275
– endócrino, 153
– epícrino, 153
– epididimário, 420

– exócrino, 153
– intestinal de eletrólitos e água, 368
– neurócrino, 153
– parácrino, 153
– tubular máximo, 311
Traqueia, 260
Trato, 80, 89
– digestório, 387
– genital tubular, 434
– respiratório de aves, morfologia
      do, 287
Tremor, 88, 401
Tríade, 205
Trifosfato de adenosina, 5
Triglicerídeos, 383
Tripsina, 372
Tripsinogênio, 372
Trismo, 212
Trofoblastos, 9
Trombina, 64
Trombócitos, 62
Trombomodulina, 62, 68
Tromboplastina, 65
Trombostenina, 66
Tromboxano A_2, 64, 167
Tronco
– encefálico, 84, 88
– simpático, 96
Tropomiosina, 208
Troponina, 208
Tuba(s)
– auditiva, 126
– uterinas, 435
Tubos coletores, 297
Túbulo(s)
– coletor cortical, 301
– distal, 301
– no néfron, 301
– proximal, 301
– seminíferos, 407
– T, 204
Túnica(s), 134
– albugínea, 407, 432
– do bulbo ocular, 134
– fibrosa, 134
– nervosa, 134, 139
Turnover da água, 35

U

Ultrassonografia, 459
Unidade motora, 205
Ureia, 313, 322
Ureter, 299
Uretra, 299
Urina
– de aves, características e
      fluxo de, 333

512 Anatomia Funcional e Fisiologia dos Animais Domésticos

– de mamíferos, 321
– formação (produção) de, 303
Urobilina, 57, 321
Urobilinogênio, 57, 321
Urodeo, 389
Útero, 435
– grávido, 437
Utrículo, 128

V

Vagina, 437
Valva(s)
– atrioventriculares, 220
– bicúspide, 222
– cardíacas, 220
– mitral, 222
– portal renal, 329
– tricúspide, 222
Válvula(s)
– cardíacas, 220
– semilunar, 223
– – aórtica, 223
– – pulmonar, 223
Vapor d'água, 269
Variação na composição do leite
  entre as espécies, 483
Vasa recta, 301, 311
Vasopressina, 157
Vasos
– linfáticos intestinais centrais, 349
– sanguíneos, 224

Veia(s)
– aquosas coletoras, 138
– cava caudal, 223
– cava cranial, 223
– pudenda externa, 476
– pulmonares, 261
Velocidade de transmissão, 103
Ventilação, 270
– do espaço morto, 270
– pulmonar, 270, 278
Ventral, 19
Ventrículo(s), 220
– cerebrais, 109
– laterais, 109
Vesículas seminais, 413
Vestíbulo, 128
– vaginal, 437
Via(s)
– anticoagulante da proteína C, 68
– comum final, 103
– de ativação por contato, 65
– de formação de trombina, 65
– do fator tecidual, 65
– internodais, 236
– respiratórias
– – aos pulmões, 258
– – superiores, 280
Vilosidades, 347
– aracnóideas, 108
Visão, 85, 133
– colorida, 134, 136, 140

– em branco e preto, 134, 140
– química da, 140
Viscerocrânio, 171
Vitamina(s), 360, 482
– D, 319
– do complexo B, 383
– hidrossolúveis, 360
– lipossolúveis, 360
Volume, 268
– corpuscular médio, 55
– de reserva
– – expiratório, 268
– – inspiratório, 268
– eritrocitário, 43
– globular, 42
– plasmático, 34, 43
– residual, 268
– sanguíneo, 43
– tidal, 268
– total de água do corpo, 33
Vômito, 366
Vulva, 437

Z

Zigoto, 9
Zonas
– de cartilagem de reserva, 184
– de hipertrofia, 184
– de matriz calcificada, 184
– de proliferação, 184